Inhalt – Kurzübersicht

1	Organisation des menschlichen Körpers	1
2	Notwendiges aus Chemie und Biochemie	25
3	Von der Zelle zum Organismus	35
4	Gewebe des Körpers	53
5	Infektion und Abwehr	65
6	Knochen, Gelenke, Muskeln und Bewegungsapparat	89
7	Haut	155
8	Nervensystem	167
9	Sensibilität und Sinnesorgane	217
10	Hormonsystem	233
11	Blut und Lymphe	243
12	Herz	269
13	Kreislauf und Gefäßsystem	297
14	Atmungssystem	333
15	Stoffwechsel und Ernährung	371
16	Niere, Harnwege, Wasser- und Elektrolythaushalt	415
17	Geschlechtsorgane und Sexualität	437
18	Entwicklung, Schwangerschaft und Geburt	449
19	Kinder und ältere Menschen	465
20	Strukturierte Patientenuntersuchung im Rettungsdienst	487
	Anhang	501

S. Dönitz F. Flake (Hrsg.)
Mensch Körper Krankheit für den Rettungsdienst

Stephan Dönitz   Frank Flake (Hrsg.)

Mensch Körper Krankheit für den Rettungsdienst

Mit Beiträgen von:

Stephan Dönitz (Kap. 4, 6, 7, 19, 20), Stephanie Engelhardt (Kap. 6, 11), Frank Flake (Kap. 1, 2, 7, 10, 20), Sarah Goller (Kap. 8, 9), Dr. med. Bernd Guzek (Kap. 4, 13), David Häske (Kap. 8, 9), Dr. med. Hubert Hasel (Kap. 2, 3, 15), Sven Heiligers (Kap. 17, 18), Ann-Kristin Helmers (Kap. 3, 11), Boris Hoffmann (Kap. 12), Matthias Klausmeier (Kap. 13), Dr. med. Maren Koop (Kap. 1), Dr. med. Nicole Menche, Torsten Moeser (Kap. 15), Dr. rer. nat. Katharina Munk (Kap. 3), Dr. med. Herbert Renz-Polster (Kap. 14, 19), Thomas Semmel (Kap. 14), Achim Thamm (Kap. 5, 16)

ELSEVIER

Zuschriften an:
Elsevier GmbH, Urban & Fischer Verlag, Hackerbrücke 6, 80335 München

Wichtiger Hinweis für den Benutzer
Die Erkenntnisse in der Medizin unterliegen laufendem Wandel durch Forschung und klinische Erfahrungen. Herausgeber und Autoren dieses Werkes haben große Sorgfalt darauf verwendet, dass die in diesem Werk gemachten therapeutischen Angaben (insbesondere hinsichtlich Indikation, Dosierung und unerwünschter Wirkungen) dem derzeitigen Wissensstand entsprechen. Das entbindet den Nutzer dieses Werkes aber nicht von der Verpflichtung, anhand weiterer schriftlicher Informationsquellen zu überprüfen, ob die dort gemachten Angaben von denen in diesem Werk abweichen und seine Entscheidungen in eigener Verantwortung zu treffen.
Für die Vollständigkeit und Auswahl der aufgeführten Medikamente übernimmt der Verlag keine Gewähr.
Geschützte Warennamen (Warenzeichen) werden in der Regel besonders kenntlich gemacht (®). Aus dem Fehlen eines solchen Hinweises kann jedoch nicht automatisch geschlossen werden, dass es sich um einen freien Warennamen handelt.

Bibliografische Information der Deutschen Nationalbibliothek
Die Deutsche Nationalbibliothek verzeichnet diese Publikation in der Deutschen Nationalbibliografie; detaillierte bibliografische Daten sind im Internet über http://www.d-nb.de/ abrufbar.

Alle Rechte vorbehalten
1. Auflage 2015
© Elsevier GmbH, München
Der Urban & Fischer Verlag ist ein Imprint der Elsevier GmbH.

17 18 19   5 4 3

Für Copyright in Bezug auf das verwendete Bildmaterial siehe Abbildungsnachweis

Dieses Buch enthält auch Links auf externe Webseiten Dritter. Auf die Inhalte dieser Webseiten haben wir keinen Einfluss, da es sich nicht um unsere eigenen Inhalte handelt. Für die Richtigkeit der über die Links erreichbaren Inhalte ist der jeweilige Anbieter verantwortlich. Wir übernehmen daher keine Garantie für deren Richtigkeit, Vollständigkeit und Aktualität. Eine Überprüfung der Inhalte der von uns verlinkten externen Seiten ohne tatsächliche und konkrete Anhaltspunkte für einen Rechtsverstoß leisten wir nicht. Falls uns aber entsprechende Hinweise bekannt werden, werden wir unverzüglich eine Überprüfung, soweit möglich, einleiten und die dabei erzielten Ergebnisse bei Neuauflagen berücksichtigen.

Das Werk einschließlich aller seiner Teile ist urheberrechtlich geschützt. Jede Verwertung außerhalb der engen Grenzen des Urheberrechtsgesetzes ist ohne Zustimmung des Verlages unzulässig und strafbar. Das gilt insbesondere für Vervielfältigungen, Übersetzungen, Mikroverfilmungen und die Einspeicherung und Verarbeitung in elektronischen Systemen.

Um den Textfluss nicht zu stören, wurde bei Patienten und Berufsbezeichnungen die grammatikalisch maskuline Form gewählt. Selbstverständlich sind in diesen Fällen immer Frauen und Männer gemeint.

Planung: Heiko Krabbe
Lektorat: Petra Eichholz
Redaktion: Dr. Antje Kronenberg, Gronau/Westf.
Abbildungsredaktion: Julia Stängle
Herstellung: Nicole Kopp, Johannes Kressirer
Satz: abavo GmbH, Buchloe/Deutschland; TnQ, Chennai/Indien
Druck und Bindung: Printer Trento, Trento/Italien
Umschlaggestaltung: SpieszDesign, Neu-Ulm
Titelfotografie: links: © schepers_photography – Fotolia.com; rechts: © sebastian kaulitzky – Fotolia.com

ISBN Print 978-3-437-46201-6
ISBN e-Book 978-3-437-29609-3

Aktuelle Informationen finden Sie im Internet unter www.elsevier.de und www.elsevier.com

Vorwort

Das Buch *Mensch Körper Krankheit* ist seit vielen Jahren das Standardwerk in der Anatomie-/Physiologie-Ausbildung verschiedener Gesundheitsfachberufe, denn es vermittelt komplexe Sachverhalte klar und verständlich und besticht durch eine Vielzahl detailgenauer Abbildungen, ein überzeugendes didaktisches Konzept und eine bewährte Auswahl von Themen. Auch während der Berufsausübung bleibt es oft ein wertvoller Begleiter.

Rettungsfachpersonal jedweder Ausbildungsstufe schätzt das Buch, wenngleich bislang keine spezielle notfallmedizinische Ausrichtung gegeben war. Diese Lücke wird nun mit dem vorliegenden *Mensch Körper Krankheit für den Rettungsdienst* geschlossen.

Am 1. Januar 2014 ist das Notfallsanitätergesetz in Deutschland in Kraft getreten. Zahlreiche Rettungsassistentinnen und Rettungsassistenten werden die staatliche Ergänzungsprüfung absolvieren, darüber hinaus werden Ende 2014 die ersten Ausbildungen zum Notfallsanitäter beginnen. Die Intention der Herausgeber und der mitwirkenden Autoren ist es, den künftigen Notfallsanitätern in Deutschland, aber auch dem Rettungsfachpersonal im deutschsprachigen Ausland ein Lehrbuch an die Hand zu geben, das speziell auf ihre Bedürfnisse zugeschnitten ist.

MKK für den Rettungsdienst umfasst daher nicht nur Anatomie und Physiologie, sondern auch Krankheitslehre und Pathophysiologie. Dieses Wissen musste man sich bisher mühsam aus Pathophysiologie-Büchern zusammensuchen – z. T. Büchern, die für andere Zielgruppen konzipiert waren. In Rettungsdienst-Lehrbüchern wurden pathophysiologische Zusammenhänge und Krankheitslehre entweder gar nicht oder nur im Ansatz erklärt. Gerade aber dieses Wissen wird in Zukunft noch wichtiger werden, denn die erweiterten Kompetenzen für die Notfallsanitäter bedürfen eines zusätzlichen Wissens um komplexe pathophysiologische Vorgänge bzgl. Anatomie, Physiologie, Pathophysiologie und Krankheitslehre. Wissen zur beruflichen Praxis, zu Therapien, Maßnahmen und Arbeitstechniken haben wir dabei nur dann integriert, wenn es für das vernetzte Denken oder zur Erklärung der Zusammenhänge notwendig war. Insofern kann dieses Buch kein spezielles Rettungsdienst-Lehrbuch ersetzen, jedoch dieses sinnvoll ergänzen.

Etwas ungewöhnlich mag zunächst Kapitel 20 in diesem Buch wirken, hat es doch auf den ersten Blick nichts mit den hier vereinten Wissensgebieten zu tun. Auf den zweiten Blick werden Sie feststellen, dass dieses Kapitel die Brücke schlägt vom hier präsentierten theoretischen Wissen hin zur Praxis und somit die Voraussetzung schafft für eine gute Anamnese. Es vermittelt praxisnah und kompakt das strukturierte und professionelle Vorgehen bei der Untersuchung im Rettungsdienst.

Danksagung

Die Erstellung dieses Buches hat viele Monate in Anspruch genommen und war nur möglich, weil es neben uns Herausgebern noch viele andere helfende Freunde und Kollegen gab. Und so möchten wir es nicht versäumen, folgenden Personen im Besonderen zu danken:

- Unseren Familien, insbesondere Petra Flake und Britta Dönitz, für die Zeit, die sie mal wieder auf uns verzichten mussten (wir geloben Besserung)
- Unseren engagierten Mitautoren für die wieder einmal hervorragende Arbeit
- Dr. med. Peter Benöhr (Fulda), Dr. med. Sebastian Casu (Wiesbaden), Dr. med. Markus Höhn (Saarbrücken), Dr. med. Hans-Jörg Meinhold (Hamburg) und Dr. med. Enno Striepling (Hamburg), die uns mit ihrer Expertise bei speziellen Fragestellungen unterstützt haben

Wir danken zudem dem Elsevier-Verlag, der uns mit Rat und Tat unermüdlich unterstützt hat. Hier seien vor allem erwähnt:

- Heiko Krabbe, der uns und das Buch von der Idee bis zur Genehmigung unterstützt und gefördert hat
- Petra Eichholz für die liebevolle und professionelle Begleitung des Buchprojektes im Lektorat (Wie behältst du nur immer den Überblick?)
- Julia Stängle für die unermüdliche Arbeit bei der Bildrecherche (Ohne sie wären wir verzweifelt)
- Dr. Antje Kronenberg für die wieder einmal klasse Redaktion und das Optimieren der Texte

Zu guter Letzt möchten wir Sie, liebe Leserinnen und Leser, auffordern, uns bei der Verbesserung des Buches zu unterstützen. Schreiben Sie uns, wenn Sie Kritikpunkte haben, Themen vermissen oder ihnen diese nicht ausführlich genug behandelt erscheinen.
Wir freuen uns auf Ihre Rückmeldungen.

Schwarzenbek und Oldenburg im Sommer 2014
Stephan Dönitz & Frank Flake

Herausgeber

Stephan Dönitz, Schwarzenbek, Jg. 1966, Fachkrankenpfleger für Anästhesie und Intensivmedizin, Notfallsanitäter, HEMS Technical Crew-Member (HEMS TC); zurzeit tätig am BG-Unfallkrankenhaus Hamburg in der Anästhesieabteilung sowie auf dem Rettungshubschrauber Christoph Hansa; Dozent in der Erwachsenenbildung, Lehrtätigkeit an verschiedenen Bildungseinrichtungen für die (Fach-)Krankenpflege, AMLS-Instruktor, ERC-ALS-Instruktor, PHTLS-Instruktor; Vorstandsmitglied bei PHTLS Deutschland; Autor zahlreicher Fachzeitschriftenartikel sowie Buchautor und -herausgeber.

Frank Flake, Oldenburg, Jg. 1966, Notfallsanitäter, Einzelhandelskaufmann; zurzeit tätig als Leiter Rettungsdienst beim Malteser-Hilfsdienst im Bezirk Oldenburg; Lehrtätigkeit an verschiedenen Bildungseinrichtungen für den Rettungsdienst, AMLS-Instruktor, EPC-Instruktor, ERC-ALS-Instruktor, PHTLS-Instruktor; Vorstandsmitglied im Deutschen Berufsverband Rettungsdienst e.V.; Mitarbeiter verschiedener Fachzeitschriften sowie Autor und Herausgeber zahlreicher einschlägiger Buchveröffentlichungen.

Benutzerhinweise

Um sich schnell in *Mensch Körper Krankheit für den Rettungsdienst* zurechtzufinden, sind folgende Besonderheiten dieses Lern- und Arbeitsbuches zu berücksichtigen:

Inhaltsverzeichnis

Zur leichten und schnellen Orientierung ist der Inhalt stark untergliedert: Zu Beginn des Buches findet sich ein Gesamtinhaltsverzeichnis, zu Beginn der Kapitel jeweils ein detailliertes Kapitelinhaltsverzeichnis.

Abkürzungen

Häufig wiederkehrende Begriffe werden im Text abgekürzt. Im Anhang findet sich ein ausführliches Verzeichnis der verwendeten Abkürzungen.

Glossar

Der Anhang enthält ein Glossar, in dem wichtige Fachbegriffe kurz erläutert werden.

Abbildungen und Tabellen

Das Buch enthält mehr als 500 farbige Abbildungen und zahlreiche Tabellen, die die Informationen des Textes ergänzen und Sachverhalte veranschaulichen. Die Abbildungen und Tabellen sind jeweils kapitelweise nummeriert. An den entsprechenden Textstellen wird auf die dazugehörige Abbildung oder Tabelle verwiesen (z. B. ➤ Abb. 3.4).

PRAXISTIPP
Praxisrelevante Informationen für die Arbeit im Rettungsdienst

ACHTUNG
Warnhinweise, häufig vermeidbare Fehler bei der Arbeit im Rettungsdienst und Hinweise auf besonders zu beachtende Umstände

MERKE
Wichtige, einzuprägende Informationen und Hinweise

KRANKHEIT/SYMPTOM
Kurzbeschreibungen von Erkrankungen oder wichtigen Symptomen

Abbildungsnachweis

Der Verweis auf die jeweilige Abbildungsquelle befindet sich bei allen Abbildungen im Werk am Ende des Legendentextes in eckigen Klammern.

C160	Fujita T., Tanaka K., Tokunaga J.: Zellen und Gewebe, 1986, Gustav Fischer Verlag
E240	Drake R. et al.: Gray's Anatomy, 2nd edition, 2010, Elsevier/Churchill Livingstone
E283	Mettler F. A.: Essentials of Radiology, 2nd edition., 2004, Elsevier/Saunders
E326	Kanski J., Bowling B.: Ophthalmology in Focus, 2005, Elsevier/Churchill Livingstone
E332	Nadeau S. E. et al.: Medical Neuroscience, 2003, © Elsevier/Saunders
E336	LaFleur Brooks M., LaFleur Brooks, D.: Exploring Medical Language, 7th edition, 2008, Elsevier/Mosby
E337	Solomon E. P.: Introduction to Human Anatomy and Physiology, 3rd edition, 2009, © Elsevier/Saunders
E340	Rodak B. F., Fritsma G. A.: Hematology: Clinical Principles and Applications, 3rd edition, 2007, © Elsevier/Saunders
E341	Lovaasen K., Schwerdtfeger J.: ICD-9-CM Coding: Theory and Practice, 2008, Elsevier
E355	Goldman L., Ausiello D.: Cecil Medicine, 23rd edition, 2008, Elsevier/Saunders
E876	Miller R. D. et al.: Miller's Anaesthesia, 7th edition, 2009, Elsevier/Churchill Livingstone
F218	Hodgson H., Epstein O.: Malabsorption. In: Medicine, Vol. 35, Issue 4; April 2007, p. 220–225
F634	Deakin C. D., Nolan J. P. et al.: Notfall + Rettungsmed 14: 299–301, © ERC, 2011, Springer
F633	Reprinted from: Esfandiari N., Burjaq H., Gottlieb L. et al.: Fertility and sterility. Brown oocytes: Implications for assisted reproductive technology. Volume 85, Issue 5, 2006, with permission from © Elsevier
G022	Brooker C., Nicol M., Alexander M. F.: Alexander's Nursing Practice, 4th edition, 2011, Elsevier/Churchill Livingstone
G223	NAEMT (National Association of Emergency Medical Technicians): PHTLS – Prehospital Trauma Life Support, 7th edition, 2011, Elsevier/Mosby
G234	Eschmann D. et al.: Präklinische Frakturversorgung, Notfallmed up2date, 2008, Thieme
G235	Rössler M., Kill C.: Nicht invasive Beatmung in der präklinischen Notfallmedizin. In: Notfallmedizin up2date, Volume 5, Issue 4, 2010, Thieme
G238	Reprinted from: Potter U. J., Love G.: Encyclopedia of Food Microbiology, 1999, with permission from © Elsevier
G251	Alam M.: Tratamiento de las Varices, 2 ediciòn, 2011, Elsevier Espania
G252	Alam M: Procedures in Cosmetic Dermatology Series: Treatment of Leg Veins, 2nd edition, 2010, © Elsevier/Saunders
G255	Reprinted from: Edgar W., Yip J., Li W.: Diagnosis and Management of Adult Congenital Heart Disease, 2nd edition, 2011, with permission from © Elsevier
G256	NAEMT (National Association of Emergency Medical Technicians): AMLS – Advanced Medical Life Support, 2011, Elsevier/Mosby
J747	GraphikBureau, Kronsgaard
J770	Arteria-Photography, Kassel
J787	Colourbox.com
K107	Prof. Dr. med. Hartwig Kastendieck, Hamburg
K115	Andreas Walle, Hamburg
K157	Werner Krüper, Bielefeld
K303	Gerhard Westrich, Berlin
L106	Henriette Rintelen, Velbert
L138	Marta Kosthorst, Borken
L141	Stefan Elsberger, München
L142	Erik Liebermann, Steingaden
L157	Susanne Adler, Lübeck
L190	Gerda Raichle, Ulm
M117	Prof. Dr. Gerhard Grevers, München
M139	Prof. Dr. med. Jürgen Klingelhöfer, Chemnitz
M162	Dr. med. Barnabas Urbanyi, Weinstadt-Großheppach
M180	Dr. med. Viola Hach-Wunderle, Frankfurt am Main
M375	Prof. Dr. med. Dr. rer. nat. Ulrich Welsch, München
M495	Prof. Dr. med. Thomas Deller, Institut für Anatomie I, Johann-Wolfgang-Goethe-Universität, Frankfurt am Main
M496	Ph. D. Dr. med. Tamás Sebestény, Universitätsmedizin Mainz
M839	Frank Flake, Oldenburg
M840	Stephan Dönitz, Schwarzenbek
M842	Achim Thamm, Breisach
M843	Ann-Kristin Helmers, Kiel
M844	Thomas Semmel, Petersberg
O450	Stefanie Schröder, München
R168	Prof. Dr. med. Gunter Gruber, Taucha (G. Gruber, A. Hansch: Interaktiver Atlas der Blickdiagnostik, 2. Auflage, 2005, Elsevier/Urban & Fischer, München)
R172	Mims C. et al.: Medical Microbiology, 3rd edition, 2004, Elsevier/Mosby
R194–003	Prof. Dr. Ernst Beinder, Berlin
R264	Huch, R.; Jürgens, K. D.: Mensch Körper Krankheit, 6. Auflage, 2010, Elsevier/Urban & Fischer
R307	Hackenberg: EKG endlich verständlich, 2008, Elsevier/Urban & Fischer
O177	Sabine Schmidt, Ulm
T127	Prof. Dr. Dr. Peter Scriba, München
T173	Dr. med. Ulrich Vogel, Tübingen
T339	Prof. Dr. med. Rahel Kubik-Huch, Institut für Radiologie, Kantonspital Baden (CH)
T695	Berufsgenossenschaftliches Unfallkrankenhaus, Hamburg
U107	Novo Nordisk Pharma GmbH, Mainz
V112	St. Jude Medical GmbH, Eschborn
V225	Photo-CD-Archiv Studio Dieter Schleifenbaum, Hamburg
V348	VBM Medizintechnik GmbH, Sulz am Neckar
V353	Medtro GmbH, Leimen-Gau
W193	Statistisches Bundesamt, Wiesbaden
W884	European Centre for Disease Prevention and Control, Stockholm, Schweden; http://www.ecdc.europa.eu/en/healthtopics/antimicrobial_resistance/database/Pages/map_reports.aspx, 2014
X112	C. Tönshoff, Stuttgart
X141	Dr. med. Wolfgang Frank, Gauting
X221	Robert-Koch-Institut, Berlin
X243	H. G. Beer, L. Filgueira, Labor für Experimentelle Mikroskopie, Oberasbach

Inhaltsverzeichnis

1	**Organisation des menschlichen Körpers**	1
1.1	Orientierung am Körper	2
1.1.1	Hauptachsen des Körpers	2
1.1.2	Hauptebenen des Körpers	2
1.1.3	Richtungsbezeichnungen	2
1.1.4	Warum der Begriffswirrwarr in der Medizin?	2
1.2	Organisationsebenen des menschlichen Körpers	3
1.2.1	Atome und Moleküle	3
1.2.2	Organellen	3
1.2.3	Zellen	3
1.2.4	Gewebe	3
1.2.5	Organe	4
1.2.6	Organsysteme	4
1.2.7	Psyche	5
1.3	Was sind Lebewesen?	6
1.3.1	Stoffwechsel	6
1.3.2	Erregbarkeit und Kommunikation	6
1.3.3	Motilität	6
1.3.4	Wachstum und Entwicklung	6
1.3.5	Vermehrung (Reproduktion)	7
1.3.6	Differenzierung	7
1.4	Körperhöhlen	7
1.4.1	Schädelhöhle	7
1.4.2	Brusthöhle	7
1.4.3	Bauch-Beckenraum	8
1.5	Inneres Milieu – Grundbedingung zur Aufrechterhaltung des Lebens	8
1.5.1	Inneres Milieu	8
1.5.2	Entscheidend: die Extrazellulärflüssigkeit	8
1.5.3	Lebensgefahr bei Störungen des inneren Milieus	8
1.6	Regulations- und Anpassungsvorgänge	8
1.6.1	Prinzipien der Regulation	8
1.6.2	Temperaturregulation	9
1.6.3	Organismus bei körperlicher Arbeit	11
1.6.4	Fieber	12
1.7	Hyperthermische Notfälle	13
1.7.1	Ursachen	13
1.7.2	Pathophysiologie	13
1.8	Hypothermische Notfälle	15
1.8.1	Unterkühlung	15
1.8.2	Erfrierung	16
1.9	Gesundsein und Kranksein	17
1.9.1	Gesundheit nach WHO	17
1.9.2	Prinzip der Homöostase	17
1.9.3	Grundbegriffe der Krankheitslehre	17
1.10	Zell- und Gewebeschäden	18
1.10.1	Krankhafte Ablagerung von Substanzen	18
1.10.2	Nekrose	18
1.10.3	Ödem	19
1.10.4	Erguss	19
1.10.5	Fibrose	19
1.11	Entzündung	19
1.11.1	Kardinalsymptome	19
1.11.2	Lokale und systemische Entzündungen	19
1.11.3	Reaktionen im Entzündungsgebiet	20
1.11.4	Mitreaktionen des Gesamtorganismus	20
1.11.5	Heilungsprozess und Entzündungsverlauf	21
1.11.6	Die verschiedenen Entzündungsformen	21
1.12	Krankheitsverläufe	22
1.12.1	Heilung	22
1.12.2	Defektheilung	22
1.12.3	Krankheitsrezidiv	22
1.12.4	Chronifizierung	22
1.12.5	Dekompensation und Progredienz	22
2	**Notwendiges aus Chemie und Biochemie**	25
2.1	Chemische Elemente	25
2.2	Aufbau der Atome	25
2.3	Chemische Reaktionen	26
2.3.1	Anabole Reaktionen	27
2.3.2	Katabole Reaktionen	27
2.3.3	Chemische Reaktionen und Energie	27
2.4	Chemische Verbindungen als Grundlage aller Lebensprozesse	27
2.5	Anorganische Verbindungen	28
2.5.1	Wasser	28
2.5.2	Säuren und Basen	28
2.5.3	pH-Wert	29
2.5.4	Puffer	29
2.6	Organische Verbindungen	30
2.6.1	Energiegewinnung aus Glukose	30
2.6.2	Adenosintriphosphat (ATP)	33
2.7	Schlüsselrolle von Enzymen und Coenzymen	33
2.7.1	Enzyme und Coenzyme	33
2.7.2	Oxidation und Reduktion	33
3	**Von der Zelle zum Organismus**	35
3.1	Zelle als elementare Funktionseinheit	35
3.1.1	Mensch als Vielzeller	35
3.1.2	Gewebe	35
3.1.3	Unterschiedliche Gestalt	35
3.1.4	Gemeinsamkeiten aller Zellen	36
3.1.5	Zytosol	36

3.2	**Zellmembran**	37
3.2.1	Glykokalix der Zelloberfläche	37
3.2.2	Selektive Permeabilität der Membranen	37
3.3	**Zellorganellen**	37
3.3.1	Zellkern	37
3.3.2	Ribosomen	39
3.3.3	Endoplasmatisches Retikulum	39
3.3.4	Golgi-Apparat	39
3.3.5	Mitochondrien	39
3.3.6	Zytoskelett und Zentriolen	40
3.4	**„Wasserbasis" des Organismus**	41
3.5	**Stofftransport**	41
3.5.1	Stoffaustausch zwischen Kapillaren und Interstitium	41
3.5.2	Stoffaustausch zwischen Interstitium und Lymphkapillaren	42
3.5.3	Stoffaustausch zwischen Interstitium und Zelle	42
3.5.4	Passive Transportprozesse – Diffusion	42
3.5.5	Passive Transportprozesse – Osmose	43
3.5.6	Kolloidosmotischer Druck	44
3.5.7	Passive Transportprozesse – Filtration	48
3.5.8	Aktiver Transport	48
3.6	**Teilung von Zellen**	49
3.6.1	Mitose	49
3.6.2	Phasen des Zellzyklus	51
3.6.3	Meiose	51
4	**Gewebe des Körpers**	**53**
4.1	**Übersicht**	53
4.1.1	Vier Arten von Gewebe	53
4.1.2	Parenchym, Stroma und Interzellularsubstanz	53
4.1.3	Transplantation – (k)ein Problem?	53
4.2	**Epithelgewebe**	54
4.3	**Binde- und Stützgewebe**	57
4.3.1	Lockeres, straffes und retikuläres Bindegewebe	57
4.3.2	Monozyten-Makrophagen-System	57
4.3.3	Grundsubstanz	57
4.3.4	Fasern	58
4.4	**Fettgewebe**	58
4.4.1	Speicherfett und Baufett	58
4.4.2	Weißes und braunes Fettgewebe	59
4.5	**Knorpel**	59
4.5.1	Hyaliner Knorpel	59
4.5.2	Elastischer Knorpel	59
4.5.3	Faserknorpel	59
4.6	**Knochen**	59
4.7	**Muskelgewebe**	61
4.7.1	Glatte Muskulatur	61
4.7.2	Quer gestreifte Muskulatur	62
4.7.3	Herzmuskulatur	62
4.8	**Nervengewebe**	63

5	**Infektion und Abwehr**	**65**
5.1	**Bestandteile des Abwehrsystems**	65
5.1.1	Vier Teilsysteme der Abwehr	65
5.1.2	Organe des Abwehrsystems	66
5.2	**Unspezifisches Abwehrsystem**	66
5.2.1	Äußere Schutzbarrieren	66
5.2.2	Phagozyten	67
5.2.3	Natürliche Killerzellen	67
5.3	**Spezifisches Abwehrsystem**	67
5.4	**Abwehr von Krankheitserregern**	69
5.4.1	Abwehr von Bakterien	69
5.4.2	Abwehr von Viren	70
5.4.3	Abwehr von Parasiten	70
5.5	**Impfungen**	70
5.5.1	Immunität	70
5.5.2	Aktivimmunisierung	70
5.5.3	Passivimmunisierung	70
5.5.4	Impfnebenwirkungen	71
5.5.5	Impfplan	72
5.6	**Erkrankungen des Abwehrsystems**	72
5.6.1	Allergien (Überempfindlichkeitsreaktionen)	72
5.6.2	Autoimmunerkrankungen	76
5.7	**Infektionslehre**	76
5.7.1	Was bedeuten Infektionen für die Gesellschaft?	76
5.7.2	Formen von Infektionskrankheiten	77
5.7.3	Ablauf einer Infektion	77
5.8	**Bakterielle Infektionen**	78
5.8.1	EHEC	79
5.8.2	Infektionen durch Staphylokokken	79
5.8.3	Infektionen durch Streptokokken	81
5.8.4	Infektiöse Darmerkrankungen	81
5.8.5	Harnwegsinfektionen	82
5.8.6	Tuberkulose	82
5.8.7	Antibiotika und Antibiotikaresistenz	83
5.9	**Virale Infektionen**	83
5.9.1	Erkältungskrankheiten und „Grippe"	84
5.9.2	Erworbenes Immundefektsyndrom – AIDS	84
5.10	**Prionenkrankheiten**	86
5.10.1	Scrapie (Traberkrankheit)	87
5.10.2	Bovine spongiforme Enzephalitis (BSE)	87
5.11	**Pilzinfektionen**	87
5.11.1	Sprosspilze (Candida-Pilze)	87
5.11.2	Fadenpilze (Dermatophyten)	88
5.11.3	Schimmelpilze (saprobiontische Pilze)	88
6	**Knochen, Gelenke, Muskeln und Bewegungsapparat**	**89**
6.1	**Knochen und Skelettsystem**	89
6.1.1	Funktionen des Skelettsystems	90
6.1.2	Aufbau eines Knochens	90
6.1.3	Sehnen und Bänder	92
6.1.4	Frakturen	92

6.2	Gelenke	95
6.2.1	Überblick	95
6.2.2	Gelenkkapseln und Bänder	95
6.2.3	Gelenkformen	95
6.2.4	Distorsion, Kontusion und Luxation	96
6.3	Muskulatur	97
6.3.1	Einführung	97
6.3.2	Mechanik des Skelettmuskelgewebes	97
6.3.3	Aufbau des Skelettmuskelgewebes	98
6.3.4	Kontraktion des Skelettmuskels	99
6.3.5	Energiestoffwechsel des Skelettmuskels	101
6.3.6	Formen der Muskelkontraktion	102
6.3.7	Herzmuskelgewebe	104
6.3.8	Glattes Muskelgewebe	104
6.4	Bewegungsapparat	105
6.4.1	Menschliche Gestalt	105
6.4.2	Körperwachstum	105
6.4.3	Orientierung am Körper	105
6.4.4	Gerüst der menschlichen Gestalt: das Skelett	108
6.4.5	Übersicht über die Skelettmuskulatur	109
6.5	Kopf	109
6.5.1	Schädel – Übersicht	109
6.5.2	Knochen des Hirnschädels	109
6.5.3	Schädelbasis	111
6.5.4	Schädel-Hirn-Trauma (SHT)	112
6.5.5	Schädelnähte	116
6.5.6	Gesichtsschädel	117
6.5.7	Zungenbein	118
6.6	Körperstamm	119
6.6.1	Hals	119
6.6.2	Wirbelsäule – Übersicht	120
6.6.3	Wirbelsäulenabschnitte	121
6.6.4	Wirbelsäulenerkrankungen	123
6.6.5	Wirbelsäulentrauma	124
6.6.6	Knöcherner Thorax	128
6.6.7	Atemmuskulatur	129
6.6.8	Thoraxtrauma	129
6.7	Arme und Beine – eine Übersicht	131
6.8	Schultergürtel	131
6.9	Obere Extremität	133
6.9.1	Oberarm	133
6.9.2	Unterarm	135
6.9.3	Hand	136
6.10	Becken	139
6.10.1	Knöchernes Becken	139
6.10.2	Beckenverletzungen	141
6.11	Untere Extremität	142
6.11.1	Oberschenkel	143
6.11.2	Kniegelenk	147
6.11.3	Unterschenkel	147
6.11.4	Fuß	151

7	**Haut**	**155**
7.1	Einführung	155
7.1.1	Aufgaben der Haut	155
7.1.2	Aufbau der Haut	155
7.2	Hautanhangsgebilde	158
7.2.1	Haare	158
7.2.2	Hautdrüsen	158
7.2.3	Die Nägel	159
7.2.4	Hauterkrankungen	159
7.3	Brandverletzungen	160
7.3.1	Ursachen	160
7.3.2	Pathophysiologie der Brandverletzung	160
7.3.3	Verbrennungsausdehnung, -tiefe und -grad	162
7.3.4	Verbrennungsgrade	162
7.3.5	Inhalationstrauma	164
7.3.6	Begleitverletzungen	165
7.3.7	Wann und wohin transportieren?	165
8	**Nervensystem**	**167**
8.1	Aufgaben und Organisation des Nervensystems	168
8.1.1	Zentrales und peripheres Nervensystem	168
8.1.2	Willkürliches und vegetatives Nervensystem	168
8.2	Strukturelemente und Funktionsprinzipien des Nervengewebes	169
8.2.1	Neuron	169
8.2.2	Gliazellen des Nervengewebes	170
8.2.3	Markscheiden	171
8.2.4	Nervenfasern und Nerven	172
8.2.5	Weiße und graue Substanz	172
8.2.6	Strukturerkrankungen des Nervengewebes	172
8.3	Funktionen des Neurons	173
8.3.1	Grundelement der Informationsverarbeitung	173
8.3.2	Ruhepotenzial	173
8.3.3	Generatorpotenzial	174
8.3.4	Aktionspotenzial	174
8.3.5	Refraktärperiode	175
8.3.6	Ionenkanäle und Gedächtnis	175
8.4	Zusammenarbeit von Neuronen	175
8.4.1	Fortleitung von Nervensignalen	175
8.4.2	Erregungsüberleitung an den Synapsen	176
8.4.3	Übersicht über die Neurotransmitter	177
8.5	Neuropeptide	182
8.6	Funktionen des Nervensystems: ein Beispiel	182
8.7	Aufbau des Großhirns	183
8.7.1	Furchen und Lappen	183
8.7.2	Graue Substanz des Großhirns	183
8.7.3	Weiße Substanz des Großhirns	185
8.7.4	Funktionsfelder des Großhirns, Pyramidenbahn und extrapyramidale Bahnen	185
8.7.5	Rindenfelder der Sinnesorgane	187
8.7.6	Assoziationsgebiete	187
8.7.7	Einige Krankheitsbilder	187

8.7.8	Basalganglien	189	8.18.3	Venen des Gehirns	213
8.7.9	Limbisches System	189	8.18.4	Schlaganfall (Stroke)	213
8.8	**Zwischenhirn**	190			
8.8.1	Thalamus	190	**9**	**Sensibilität und Sinnesorgane**	**217**
8.8.2	Hypothalamus und Hypophyse	190	9.1	**Einführung**	217
8.8.3	Hypophysenvorderlappen	190	9.1.1	Rezeptortypen	217
8.9	**Hirnstamm und Formatio reticularis**	190	9.1.2	Worauf Rezeptoren reagieren	217
8.9.1	Mittelhirn	191	9.1.3	Reizleitung und Reizverarbeitung	218
8.9.2	Brücke	191	9.2	**Hautsensibilität: Berührungs- und Temperaturempfinden**	218
8.9.3	Verlängertes Mark	191	9.3	**Schmerzempfindungen**	219
8.9.4	Formatio reticularis	192	9.3.1	Wie der Schmerz entsteht	219
8.10	**Hirnnerven**	192	9.3.2	Charakteristika des Schmerzes	219
8.10.1	Funktionelle Einteilung der Hirnnerven	192	9.3.3	„Geben Sie mir etwas gegen die Schmerzen!"	220
8.10.2	Riechnerv	192	9.4	**Geruchs- und Geschmackssinn**	223
8.10.3	Sehnerv	193	9.4.1	Geruchssinn als Kontrollstation	223
8.10.4	Augenmuskelnerven	193	9.4.2	Aufbau der Riechfelder	223
8.10.5	Gesichtsnerven	194	9.5	**Auge und Sehsinn**	223
8.10.6	Hör- und Gleichgewichtsnerv	195	9.5.1	Übersicht	223
8.10.7	Nervus vagus	195	9.5.2	Augapfel	224
8.10.8	Nervus accessorius	195	9.5.3	Linse	227
8.11	**Kleinhirn**	195	9.5.4	Glaskörper	227
8.12	**Rückenmark**	196	9.5.5	Sehfunktion	227
8.12.1	Leitungsstrang, aber auch Schaltzentrum	196	9.5.6	Schutzeinrichtungen des Auges	228
8.12.2	Spinalnerven	196	9.6	**Hör- und Gleichgewichtsorgan**	228
8.12.3	Innere Struktur des Rückenmarks	197	9.6.1	Einbettung in die Schädelbasis	228
8.13	**Reflexe**	198	9.6.2	Äußeres Ohr	228
8.13.1	Reflexbogen	198	9.6.3	Mittelohr	229
8.13.2	Eigenreflexe	198	9.6.4	Innenohr	229
8.13.3	Fremdreflexe	199	9.6.5	Gleichgewichtsorgan	230
8.13.4	Vegetative Reflexe	199			
8.13.5	Ganzheitsmedizin: Die Organlandkarte auf der Haut	200	**10**	**Hormonsystem**	**233**
8.14	**Vegetatives Nervensystem**	201	10.1	**Funktion und Arbeitsweise der Hormone**	233
8.14.1	Sympathikus und Parasympathikus	201	10.1.1	Einteilung der Hormone	233
8.14.2	Peripherer Sympathikus	203	10.1.2	Bildungsorte von Hormonen	233
8.14.3	Peripherer Parasympathikus	203	10.1.3	Wirkprinzip und Hormonrezeptoren	234
8.15	**Lähmungen**	204	10.1.4	Transportproteine für Hormone	235
8.15.1	Periphere Lähmung	204	10.1.5	Abbau der Hormone	235
8.15.2	Zentrale Lähmung	204	10.2	**Hypothalamus und Hypophyse**	235
8.16	**Peripheres Nervensystem**	205	10.2.1	Hormone des Hypothalamus und des Hypophysenhinterlappens	235
8.16.1	Äste der Spinalnerven	205	10.2.2	Hypophysenvorderlappen	236
8.16.2	Spinalnervenplexus und einige wichtige periphere Nerven	205	10.3	**Epiphyse**	237
8.17	**Versorgungs- und Schutzeinrichtungen des zentralen Nervensystems**	206	10.4	**Schilddrüse und ihre Hormone**	237
8.17.1	Dura mater	207	10.5	**Hormone der Nebennieren**	238
8.17.2	Arachnoidea	207	10.5.1	Nebennierenrinde	238
8.17.3	Pia mater	207	10.5.2	ACTH und Glukokortikoide	238
8.17.4	Hirnblutungen	209	10.5.3	Mineralokortikoide	239
8.17.5	Liquor	210	10.5.4	Nebennierenmark	240
8.18	**Blutversorgung des zentralen Nervensystems**	212	10.5.5	Stressreaktion	240
8.18.1	Arterien des Rückenmarks	212	10.6	**Weitere endokrin aktive Organe**	241
8.18.2	Arterien des Gehirns	212	10.6.1	Bauchspeicheldrüse als endokrines Organ	241
			10.6.2	Hormone des Verdauungstrakts	241

11	**Blut und Lymphe**	243
11.1	Blut: Zusammensetzung und Aufgaben	243
11.1.1	Aufgaben des Blutes	244
11.1.2	Feste Blutbestandteile	244
11.1.3	Überblick über die Hämatopoese	244
11.1.4	Plasma	245
11.2	Erythrozyten	246
11.2.1	Form der Erythrozyten	246
11.2.2	Hämoglobin	246
11.2.3	Bildung der roten Blutkörperchen (Erythropoese)	246
11.2.4	Regulation der Erythropoese	247
11.2.5	Erythrozytenabbau	247
11.2.6	Störungen des Säure-Basen-Haushalts	249
11.2.7	Rotes Blutbild	252
11.2.8	Anämien	252
11.3	Blutgruppen	253
11.3.1	AB0-System	254
11.3.2	Blutprodukte und Bluttransfusionen	255
11.4	Leukozyten	256
11.4.1	Granulozyten	256
11.4.2	Monozyten	257
11.4.3	Lymphozyten	257
11.4.4	Bildung der weißen Blutkörperchen (Leukopoese)	257
11.4.5	Weißes Blutbild	257
11.4.6	Leukämien	258
11.5	Lymphatisches System	258
11.5.1	Lymphe und Lymphbahnen	258
11.5.2	Milz	260
11.5.3	Thymus	260
11.5.4	Erkrankungen des lymphatischen Systems	261
11.6	Gerinnungssystem	262
11.6.1	Thrombozyten	262
11.6.2	Gefäßreaktion	262
11.6.3	Blutstillung	262
11.6.4	Blutgerinnung	263
11.6.5	Thrombose und Embolie	264
11.6.6	Antikoagulation und Thrombolyse	266
11.6.7	Erhöhte Blutungsneigung (hämorrhagische Diathese)	267
12	**Herz**	269
12.1	Einführung	269
12.1.1	Herzscheidewände	269
12.1.2	Lage, Größe und Gewicht des Herzens	269
12.1.3	Herzspitze und Herzspitzenstoß	270
12.2	Vorhöfe, Kammern und Klappensystem	270
12.2.1	Herzinnenräume	270
12.2.2	Herzklappen	271
12.2.3	Klappenebene	272
12.2.4	Rechter Vorhof	273
12.2.5	Rechte Kammer	273
12.2.6	Linker Vorhof	273
12.2.7	Linke Kammer	273
12.2.8	Herzklappenfehler	274
12.3	Aufbau der Herzwand	274
12.3.1	Echokardiografie	275
12.3.2	Endokard	275
12.3.3	Myokard	276
12.3.4	Herzbeutel	276
12.4	Hämodynamik des gesunden Herzens	277
12.4.1	Kammerzyklus	277
12.4.2	Ventilebenenmechanismus	278
12.4.3	Druckverhältnisse während des Herzzyklus	278
12.4.4	Herztöne und Herzgeräusche	279
12.5	Erregungsbildung und Erregungsleitung	280
12.5.1	Erregungsbildung	280
12.5.2	Physiologischer Erregungsablauf	281
12.5.3	Besonderheiten des Herzmuskels	282
12.5.4	Elektrokardiogramm (EKG)	282
12.5.5	AV-Blockierungen	284
12.5.6	Extrasystolen	286
12.5.7	Vorhofflimmern	286
12.5.8	Kammerflimmern und -flattern	287
12.6	Herzleistung und ihre Regulation	287
12.6.1	Herzminutenvolumen	287
12.6.2	Faktoren mit Einfluss auf die Herzleistung	288
12.6.3	Regulation der Herzleistung	288
12.6.4	Herzinsuffizienz	289
12.6.5	Kardiomyopathien	292
12.6.6	Kardiogener Schock	292
12.7	Blutversorgung des Herzens	293
12.7.1	Koronararterien	293
12.7.2	Koronare Herzkrankheit	293
12.7.3	Akutes Koronarsyndrom (ACS)	295
13	**Kreislauf und Gefäßsystem**	297
13.1	Aufbau des Gefäßsystems	297
13.1.1	Kardiovaskuläres System	297
13.1.2	Arterien	298
13.1.3	Arteriolen	298
13.1.4	Aneurysmen	300
13.1.5	Aortenstenose	304
13.1.6	Kapillaren	304
13.1.7	Venolen und Venen	306
13.2	Abschnitte des Kreislaufs	307
13.2.1	Arterien des Körperkreislaufs	307
13.2.2	Pfortadersystem	310
13.2.3	Venen des Körperkreislaufs	312
13.2.4	Lungenkreislauf	315
13.3	Physiologische Eigenschaften des Gefäßsystems	315
13.3.1	Blutströmung	315
13.3.2	Strömungswiderstand	315

13.3.3	Blutverteilung und Körperdurchblutung	315
13.3.4	Blutdruck und Blutdrucksteuerung	317
13.4	**Blutdruckregulationsstörungen**	**319**
13.4.1	Bluthochdruck (Hypertonie)	319
13.4.2	Zu niedriger Blutdruck (Hypotonie)	320
13.5	**Schock**	**321**
13.5.1	Schockformen	321
13.5.2	Hypovolämischer Schock	321
13.5.3	Kardiogener Schock durch extrakardiale Ursachen (obstruktiver Schock)	327
13.5.4	Anaphylaktischer Schock	327
13.5.5	Septischer Schock	329
13.5.6	Neurogener Schock	331
14	**Atmungssystem**	**333**
14.1	**Nase**	**334**
14.1.1	Aufbau der Nase	334
14.1.2	Funktionen der Nase	335
14.1.3	Nasennebenhöhlen	337
14.1.4	Tränennasengang	337
14.2	**Rachen**	**337**
14.2.1	Nasopharynx	337
14.2.2	Oropharynx	338
14.2.3	Laryngopharynx	338
14.3	**Kehlkopf**	**338**
14.3.1	Aufbau des Kehlkopfes	338
14.3.2	Stimmbänder und Stimme	339
14.3.3	Hustenreflex	340
14.4	**Luftleitendes System**	**340**
14.4.1	Trachea	340
14.4.2	Bronchien	341
14.4.3	Bronchiolen	341
14.4.4	Alveolen	342
14.4.5	Surfactant	345
14.5	**Lungen**	**345**
14.5.1	Lungenhilus	346
14.5.2	Blutversorgung der Lungen	346
14.6	**Pleura**	**349**
14.6.1	Unterdruck zwischen den Pleurablättern	349
14.6.2	Erkrankungen im Pleurabereich	349
14.7	**Atemmechanik**	**351**
14.7.1	Zwerchfell	351
14.7.2	Inspiration	351
14.7.3	Exspiration	352
14.7.4	Bauchpresse	353
14.7.5	Lungen- und Atemvolumina	353
14.7.6	Begriff der Ventilation	354
14.8	**Gasaustausch**	**354**
14.8.1	Komponenten des Gasaustauschs	355
14.8.2	Partialdrücke	356
14.8.3	Sauerstofftransport im Blut	356
14.8.4	Kohlendioxidtransport im Blut	357
14.8.5	Zyanose	358
14.9	**Steuerung der Atmung**	**359**
14.9.1	Mechanisch-reflektorisch Atemkontrolle	360
14.9.2	Atmungskontrolle über die Blutgase	360
14.9.3	Atmungsantrieb und körperliche Arbeit	363
14.9.4	Pathologische Atemmuster	363
14.10	**Invasive und nichtinvasive Beatmung**	**364**
14.10.1	Einleitung	364
14.10.2	Zugangswege für die (maschinelle) Beatmung	364
14.10.3	Beatmungsformen (Beatmungsmodi) und ihre Bezeichnungen	366
14.10.4	PEEP- und CPAP-Anwendung	367
14.11	**Besonderheiten des kindlichen Atmungssystems**	**370**
15	**Stoffwechsel und Ernährung**	**371**
15.1	**Wie viel Energie braucht der Mensch?**	**372**
15.1.1	Energiebedarf und -umsatz	372
15.1.2	Energiegehalt der Nährstoffe	373
15.1.3	Energetische Bedeutung des Alkohols	373
15.2	**Stoffwechsel der Kohlenhydrate – Insulin und Insulinmangel**	**373**
15.2.1	Aufbau und biologische Bedeutung des Insulins	373
15.2.2	Häufigstes Stoffwechselleiden: Diabetes mellitus	374
15.2.3	Akutkomplikationen des Diabetes mellitus	375
15.2.4	Diabetische Spätschäden	376
15.2.5	Diabetes-Behandlung	376
15.3	**Stoffwechsel der Fette – Fettstoffwechselstörungen**	**378**
15.3.1	Fettstoffwechselstörungen	378
15.3.2	Risikofaktor Cholesterin	378
15.4	**Körpergewicht und Essverhalten**	**378**
15.4.1	Normalgewicht und Übergewicht	378
15.4.2	Magersucht	379
15.5	**Mineralstoffe (Mengenelemente und Spurenelemente)**	**380**
15.5.1	Mengenelemente	380
15.5.2	Spurenelemente	380
15.6	**Ballaststoffe**	**381**
15.7	**Parenterale Ernährung**	**381**
15.8	**Gesundheit und Lebensstil: Der Mensch ist, was er isst**	**382**
15.8.1	Vitamine, Vitamine	382
15.8.2	Risiko Mangelernährung	382
15.8.3	Weniger ist mehr	383
15.9	**Verdauungssystem, eine Übersicht**	**383**
15.9.1	Mechanische und chemische Verdauung	383
15.9.2	Verdauungstrakt	383
15.9.3	Flüssigkeitsumsatz	383
15.9.4	Feinbau des Verdauungskanals	383
15.9.5	Peritoneum	384

15.10	Gefäßversorgung des Bauchraums	386	16	**Niere, Harnwege, Wasser- und Elektrolythaushalt**	415
15.10.1	Arterien des Bauchraums	386	16.1	Übersicht über die Nieren und die ableitenden Harnwege	415
15.10.2	Venen des Bauchraums	386			
15.10.3	Lymphgefäße und Lymphknoten	387	16.2	Aufbau der Nieren	416
15.11	Mundhöhle und Rachenraum	387	16.2.1	Äußere Gestalt	416
15.11.1	Mundhöhle	387	16.2.2	Innerer Nierenaufbau	416
15.11.2	Rachen	388	16.2.3	Blutversorgung der Nieren	417
15.11.3	Speiseröhre	388	16.2.4	Nephron	418
15.12	Magen	390	16.2.5	Juxtaglomerulärer Apparat	419
15.12.1	Abschnitte des Magens	390	16.2.6	Sammelrohre	419
15.12.2	Muskelschicht der Magenwand	391	16.3	Funktion der Nieren	419
15.12.3	Magenschleimhaut	391	16.3.1	Der glomeruläre Filtrationsdruck	419
15.12.4	Magensaft	391	16.3.2	Autoregulation der Nierendurchblutung und der glomerulären Filtration	420
15.12.5	Durchmischung des Speisebreis	392			
15.12.6	Entleerung des Magens	393	16.3.3	Funktionen des Tubulussystems	420
15.12.7	Erkrankungen des Magens	393	16.3.4	Diuretikatherapie	421
15.13	Dünndarm	395	16.4	Niere als endokrines Organ	423
15.13.1	Abschnitte des Dünndarms	395	16.4.1	Renin	423
15.13.2	Lymphatisches Gewebe des Dünndarms	396	16.4.2	Renin-Angiotensin-Aldosteron-System (RAAS)	424
15.13.3	Dünndarmsaft	396			
15.13.4	Dünndarm-Bewegungen	396	16.4.3	Erythropoetin	425
15.13.5	Erkrankungen des Dünndarms	397	16.5	Niereninsuffizienz	425
15.13.6	Gastrointestinale Blutungen	397	16.5.1	Chronische Niereninsuffizienz	426
15.14	Pankreassaft und Galle, Gallenwege und Gallenblase	398	16.5.2	Akutes Nierenversagen	427
			16.5.3	Gängige Nierenersatzverfahren	428
15.14.1	Pankreassaft	398	15.5.4	Urämisches Koma (Coma uraemicum)	429
15.14.2	Galle	398	16.6	Zusammensetzung des Urins	429
15.14.3	Gallenwege	399	16.6.1	Bestandteile des Urins	429
15.14.4	Gallenblase	400	16.6.2	Nierensteine	430
15.15	Resorption	401	16.7	Ableitende Harnwege	430
15.15.1	Verdauung und Resorption der Eiweiße	402	16.7.1	Nierenbecken	430
15.15.2	Verdauung und Resorption der Kohlenhydrate	402	16.7.2	Harnleiter	430
15.15.3	Verdauung und Resorption der Fette	403	16.7.3	Harnblase	430
15.15.4	Resorption der Elektrolyte	403	16.7.4	Verschlussmechanismen von Harnblase und Harnröhre	431
15.15.5	Resorption der Vitamine	403			
15.15.6	Resorption der Nukleinsäuren	403	16.7.5	Harnblasenentleerung	431
15.16	Dickdarm und Rektum	403	16.7.6	Harnleitersteine	431
15.16.1	Dickdarmschleimhaut	403	16.8	Wasserhaushalt	432
15.16.2	Bauchfellüberzug des Dickdarms	404	16.8.1	Wasserein- und -ausfuhr	433
15.16.3	Kolon	404	16.8.2	Überwässerung	434
15.16.4	Rektum	404	16.8.3	Unterwässerung	434
15.16.5	Transport des Dickdarminhalts	405	16.9	Elektrolythaushalt	434
15.16.6	Blinddarm und Appendix	406	16.9.1	Störungen im Natrium- und Wasserhaushalt	434
15.16.7	Stuhlentleerung	406			
15.17	Pankreas	407	16.9.2	Störungen im Kaliumhaushalt	435
15.17.1	Lage und makroskopischer Aufbau	407	16.10	Säure-Basen-Haushalt	436
15.17.2	Langerhans-Inseln	408			
15.17.3	Insulin und Glukagon	408	17	**Geschlechtsorgane und Sexualität**	437
15.18	Leber	408	17.1	Geschlechtsorgane des Mannes	437
15.18.1	Lage und makroskopischer Aufbau der Leber	408	17.1.1	Inneres und äußeres Genitale	437
15.18.2	Leber als Entgiftungs- und Ausscheidungsorgan	410	17.1.2	Hoden und Hodensack	438
15.18.3	Gallenfarbstoff Bilirubin	411	17.1.3	Sperma	439
15.18.4	Leber als zentrales Stoffwechselorgan	412			

17.1.4	Ableitende Samenwege	439		19.1.3	Äußere Reifezeichen	467
17.1.5	Äußere männliche Geschlechtsorgane und Harnsamenröhre	440		19.1.4	Geburtsgewicht	467
				19.1.5	Harmlose Auffälligkeiten des Neugeborenen	468
17.2	**Geschlechtsorgane der Frau**	**442**		**19.2**	**Frühgeborene und übertragene Kinder**	**468**
17.2.1	Inneres und äußeres Genitale	442		19.2.1	Frühgeborene	468
17.2.2	Eierstöcke	442		19.2.2	Übertragene Kinder	468
17.2.3	Eileiter	443		**19.3**	**Wachstum und Entwicklung**	**469**
17.2.4	Uterus	443		19.3.1	Körperliche Entwicklung	469
17.2.5	Menstruationszyklus	445		19.3.2	Körperproportionen und Kindchenschema	470
17.2.6	Scheide	447		19.3.3	Meilensteine der Entwicklung	470
17.2.7	Äußere weibliche Geschlechtsorgane	447		**19.4**	**Krankheiten des Kindes**	**473**
17.2.8	Gynäkologische Blutungen	447		19.4.1	Kinderkrankheiten	473
				19.4.2	Plötzlicher Kindstod (SIDS)	473
18	**Entwicklung, Schwangerschaft und Geburt**	**449**		19.4.3	Kindesmisshandlung	474
18.1	**Befruchtung bis Einnistung**	**450**		**19.5**	**Ältere Menschen**	**475**
18.1.1	Männliche und weibliche Keimzellen	450		19.5.1	Einleitung	475
18.1.2	Befruchtung	450		19.5.2	Was ist Altern?	476
18.1.3	Erste Zellteilungen (Furchung)	450		19.5.3	Theorien der Alterung	477
18.1.4	Einnistung (Nidation)	450		19.5.4	Alterungsprozess und moderne Medizin	477
18.1.5	Schwangerschaft am falschen Ort	451		19.5.5	Demografische Aspekte des Alterns	477
18.2	**Entwicklung des Embryos**	**452**		19.5.6	Biografisches und biologisches Alter	478
18.2.1	Organentwicklung	452		19.5.7	Soziales Altern	478
18.2.2	Plazenta	452		19.5.8	Wie geht unsere Gesellschaft mit dem Altern um?	479
18.2.3	Fruchtblasen und Eihäute	454		**19.6**	**Veränderungen der Organsysteme im Alter**	**479**
18.2.4	Nabelschnur	455		19.6.1	Herz-Kreislauf-System	479
18.3	**Entwicklung des Fetus**	**455**		19.6.2	Atmungsorgane	479
18.3.1	Leistungen der fetalen Organe	455		19.6.3	Bewegungsapparat	479
18.3.2	Fetaler Blutkreislauf	455		19.6.4	Verdauungssystem und Leber	480
18.3.3	Immunsystem	456		19.6.5	Nieren und ableitende Harnwege	481
18.4	**Schwangerschaft**	**456**		19.6.6	Hormonsystem	481
18.4.1	Erstes Trimenon – Frühschwangerschaft bis Ende 12. Woche	456		19.6.7	Sexuelle Funktion	482
18.4.2	Zweites Trimenon – 13. bis 24. Woche	457		19.6.8	Immunsystem	482
18.4.3	Drittes Trimenon – Spätschwangerschaft ab 25. Woche	457		19.6.9	Sinnesorgane	482
18.4.4	Vorzeitige Plazentalösung und Placenta praevia	457		19.6.10	Haut und Haare	482
18.4.5	Fehlgeburt	458		19.6.11	Regulation der Körpertemperatur	483
18.4.6	Hypertensive Schwangerschaftserkrankungen	458		**19.7**	**Veränderungen der zentralnervösen und psychischen Funktionen**	**483**
18.5	**Geburt**	**459**		19.7.1	Alterung des Gehirns	483
18.5.1	Eröffnungsphase	460		19.7.2	Kognitive Funktionen	483
18.5.2	Austreibungsphase	460		19.7.3	Veränderungen der Emotionalität	483
18.5.3	Nachgeburtsphase	461		19.7.4	Medizinisches Problem: Schwindel	484
18.6	**Geburtskomplikationen**	**461**		**19.8**	**Verwirrtheit – zentrales Problem im Alter**	**484**
18.6.1	Geburtsstillstand	461		19.8.1	Akute Verwirrtheit	484
18.6.2	Lageanomalien	462		19.8.2	Chronische Verwirrtheit und Demenz	484
18.6.3	Nabelschnurvorfall	462		19.8.3	Besonderheiten der Arzneimitteltherapie	485
19	**Kinder und ältere Menschen**	**465**		**20**	**Strukturierte Patientenuntersuchung im Rettungsdienst**	**487**
19.1	**Neugeborenes**	**465**		**20.1**	**Einleitung**	**487**
19.1.1	Untersuchung des Neugeborenen	466				
19.1.2	Errechneter Geburtstermin	467		**20.2**	**SSS (Scene: Safety, Situation)**	**488**

20.3	Erster Eindruck (General Impression)	488	20.10.5	Weitere Befragung nach OPQRST	499
20.4	Primary Survey – ABCDE	489	20.10.6	Weitere Befragung nach SAMPLER	499
20.5	Secondary Survey (SAMPLER)	490	20.10.7	Fokussierte Untersuchung	500
20.6	OPQRST	493	20.10.8	Bewertung der Differenzialdiagnosen und Entscheidung über die Verdachtsdiagnose	500
20.7	Die 4 Hs und die HITS	494	20.10.9	Zusammenfassung	500
20.8	DOPES	496			
20.9	Fokussierte Untersuchung	497		**Anhang**	501
20.10	Vorgehen anhand eines Fallbeispiels	498		Wichtige medizinische Fachbegriffe	502
20.10.1	Einleitung	498		Abkürzungsverzeichnis	504
20.10.2	Scene: Safety, Situation	498		Literatur	508
20.10.3	Ersteindruck und ABCDE	498			
20.10.4	Sammlung von Differenzialdiagnosen	499		**Register**	511

KAPITEL 1

Maren Koop und Frank Flake

Organisation des menschlichen Körpers

1.1	Orientierung am Körper	2
1.1.1	Hauptachsen des Körpers	2
1.1.2	Hauptebenen des Körpers	2
1.1.3	Richtungsbezeichnungen	2
1.1.4	Warum der Begriffswirrwarr in der Medizin?	2
1.2	Organisationsebenen des menschlichen Körpers	3
1.2.1	Atome und Moleküle	3
1.2.2	Organellen	3
1.2.3	Zellen	3
1.2.4	Gewebe	3
1.2.5	Organe	4
1.2.6	Organsysteme	4
1.2.7	Psyche	5
1.3	Was sind Lebewesen?	6
1.3.1	Stoffwechsel	6
1.3.2	Erregbarkeit und Kommunikation	6
1.3.3	Motilität	6
1.3.4	Wachstum und Entwicklung	6
1.3.5	Vermehrung (Reproduktion)	7
1.3.6	Differenzierung	7
1.4	Körperhöhlen	7
1.4.1	Schädelhöhle	7
1.4.2	Brusthöhle	7
1.4.3	Bauch-Beckenraum	8
1.5	Inneres Milieu – Grundbedingung zur Aufrechterhaltung des Lebens	8
1.5.1	Inneres Milieu	8
1.5.2	Entscheidend: Extrazellulärflüssigkeit	8
1.5.3	Lebensgefahr bei Störungen des inneren Milieus	8
1.6	Regulations- und Anpassungsvorgänge	8
1.6.1	Prinzipien der Regulation	8
1.6.2	Temperaturregulation	9
1.6.3	Organismus bei körperlicher Arbeit	11
1.6.4	Fieber	12
1.7	Hyperthermische Notfälle	13
1.7.1	Ursachen	13
1.7.2	Pathophysiologie	13
1.8	Hypothermische Notfälle	15
1.8.1	Unterkühlung	15
1.8.2	Erfrierung	16
1.9	Gesundsein und Kranksein	17
1.9.1	Gesundheit nach WHO	17
1.9.2	Prinzip der Homöostase	17
1.9.3	Grundbegriffe der Krankheitslehre	17
1.10	Zell- und Gewebeschäden	18
1.10.1	Krankhafte Ablagerung von Substanzen	18
1.10.2	Nekrose	18
1.10.3	Ödem	19
1.10.4	Erguss	19
1.10.5	Fibrose	19
1.11	Entzündung	19
1.11.1	Kardinalsymptome	19
1.11.2	Lokale und systemische Entzündungen	19
1.11.3	Reaktionen im Entzündungsgebiet	20
1.11.4	Mitreaktionen des Gesamtorganismus	20
1.11.5	Heilungsprozess und Entzündungsverlauf	21
1.11.6	Die verschiedenen Entzündungsformen	21
1.12	Krankheitsverläufe	22
1.12.1	Heilung	22
1.12.2	Defektheilung	22
1.12.3	Krankheitsrezidiv	22
1.12.4	Chronifizierung	22
1.12.5	Dekompensation und Progredienz	22

1 Organisation des menschlichen Körpers

Hauptziel dieses Buches ist es, die Funktionsweise des menschlichen Körpers zu vermitteln – und zwar die des gesunden Körpers genauso wie die des erkrankten Körpers. Um verstehen zu können, was geschieht, wenn der Körper verletzt wird, wenn er infektiös erkrankt oder unter extremem Stress steht, muss man ein Grundverständnis für die verschiedenen Organisationsebenen des Körpers entwickeln.

In diesem Kapitel wird außerdem eine Einführung in die verschiedenen Regionen und die Organsysteme des Menschen gegeben. Spätere Kapitel besprechen dann ausführlich die einzelnen Organsysteme und ihre Wechselwirkungen untereinander.

1.1 Orientierung am Körper

Es genügt nicht, den Körper in seinen Funktionen allgemein beschreiben zu können. Bei fast jeder Erkrankung – man denke z. B. an einen Tumor – ist die genaue Kenntnis der Lage erkrankter Organteile von zentraler Bedeutung für die korrekte Diagnostik und Therapie. Die Medizin braucht deshalb ein System von anatomischen Positionen und Lagebeschreibungen.

1.1.1 Hauptachsen des Körpers

Denkt man sich den Menschen in ein dreidimensionales Koordinatennetz gestellt, so können drei jeweils rechtwinklig aufeinandertreffende Hauptachsen unterschieden werden (> Abb. 1.1):
- Die Längsachse des Körpers, auch als **Longitudinalachse** bezeichnet.
- Die Querachse wird **Horizontalachse** genannt. Sie steht senkrecht auf der Längsachse und verläuft von links nach rechts.
- Die **Sagittalachse** verläuft von der Hinter- zur Vorderfläche des Körpers in der Richtung eines Pfeils (sagitta) und steht jeweils senkrecht zu den beiden vorher genannten Achsen.

1.1.2 Hauptebenen des Körpers

Als **Sagittalebene** wird jene Ebene bezeichnet, die durch die Longitudinal- und die Sagittalachse gebildet wird. Die Schnittfläche einer Schweinehälfte bildet z. B. eine Sagittalebene.

Eine parallel zur Stirn liegende Ebene, welche die Longitudinal- und Horizontalachse einschließt, wird **Frontalebene** genannt. Beispiel hierfür sind die Brillengläser.

Die **Transversalebenen** werden aus Sagittal- und Horizontalachse gebildet. Bei aufrechtem Stand liegen sie „quer". Man kann es sich auch so vorstellen: Wäre der Mensch eine Salami, so wären die Salamischeiben die Transversalebenen. Auch der Computertomograf erzeugt meist Transversalebenen (Transversalschnitte).

1.1.3 Richtungsbezeichnungen

An jeder Körperachse werden zwei einander entgegengesetzte Richtungen festgelegt (> Abb. 1.2). Im Einzelnen sind das:

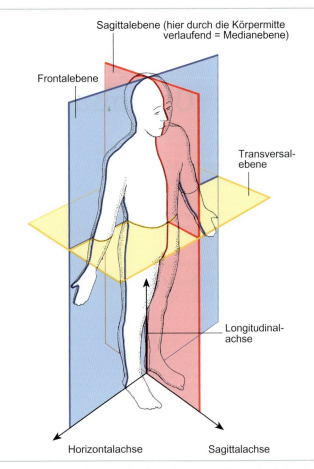

Abb. 1.1 Die Hauptebenen und -achsen des Körpers. Entsprechend den drei Ebenen des Raums wird die Frontalebene (blau), die Transversalebene (gelb) und die Sagittalebene (rot) unterschieden. Jede Ebene wird aus zwei der drei Achsen des Körpers – also der Longitudinal-, der Horizontal- oder der Sagittalachse – gebildet. [L190]

- Für die Longitudinalachse oben (**superior**) bzw. unten (**inferior**). Alternativ wird häufig auch das Begriffspaar kopfwärts (**kranial**) und steißwärts (**kaudal**) verwendet.
- Für die Longitudinalachse von Armen und Beinen näher zur Körpermitte (**proximal**) bzw. von ihr entfernt (**distal**) liegend.
- Für die Sagittalebene vorn (**anterior**) bzw. hinten (**posterior**) oder im Rumpfbereich auch bauchwärts (**ventral**) bzw. rückenwärts (**dorsal**).
- Für die Transversalebene rechts (**dexter**) bzw. links (**sinister**) oder alternativ seitwärts (**lateral**) bzw. zur Körpermitte hin (**medial**).

1.1.4 Warum der Begriffswirrwarr in der Medizin?

Wie man sieht, überlappen sich sehr viele Begriffe (z. B. bezeichnen kaudal und distal häufig dasselbe). Das ist eine in der medizinischen Begriffskunde (**Terminologie**) leider häufig anzutreffende Erscheinung:

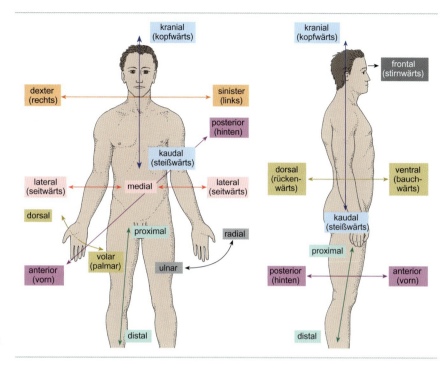

Abb. 1.2 Die wichtigsten Richtungsbezeichnungen am Körper [L190]

- Die medizinische Terminologie ist aus vielen Sprachen entstanden, vor allem aus dem Griechischen und Lateinischen.
- Sie ist im Vergleich z. B. zur Computer-Fachsprache „uralt" – das heißt historisch gewachsen.
- Sie ist stark mit der Alltagssprache verwoben: Jeder kennt z. B. den Begriff „Rheuma" – wer aber denkt daran, dass der Mediziner hierunter eine große Gruppe z. T. recht unterschiedlicher Krankheitsbilder versteht?

MERKE
Terminologie
Alle in der Medizin tätigen Berufsgruppen müssen mit einer gewissen terminologischen Unübersichtlichkeit leben. Dazu gehört auch das Rettungsfachpersonal. Es ist entscheidend für die Berufsgruppen, sich mit der Terminologie auseinanderzusetzen und diese zu beherrschen.

1.2 Organisationsebenen des menschlichen Körpers

1.2.1 Atome und Moleküle

Die kleinsten chemischen Bausteine unseres Körpers sind die **Atome,** die hauptsächlich aus den Elementen Wasserstoff, Kohlenstoff, Sauerstoff und Stickstoff bestehen (➤ Tab. 2.1). Atome verbinden sich durch Bindungskräfte zu größeren Verbänden, den **Molekülen.** Beispiele für lebenswichtige Moleküle sind die Eiweiße, Kohlenhydrate, Fette und Vitamine.

1.2.2 Organellen

Die nächstgrößeren Organisationseinheiten sind die **Organellen.** Sie werden aus dem Zusammenschluss vieler chemischer Verbindungen gebildet. Organellen sind Funktionseinheiten, die z. B. für den Aufbau eines Stoffes, für seine Ausschleusung oder Speicherung zuständig sind. Sie unterscheiden sich von bloßen Ansammlungen gleichartiger Moleküle durch ihre Grenzstrukturen (Scheidewände oder Membranen – z. B. die Mitochondrienwand in ➤ Abb. 1.3).

1.2.3 Zellen

Mehrere Organellen verbinden sich zu einer **Zelle,** der nächsthöheren Organisationsstufe. Zellen sind die Grundeinheiten aller lebenden Organismen. Jede Zelle besitzt einen Zellkern mit dem Erbgut der Zelle und das Zytoplasma, die wässrige Grundsubstanz der Zelle. Im Zytoplasma befinden sich die Organellen, die jeweils spezifische Teilaufgaben der Zelle übernehmen. Durch die Zellmembran sind Zellen von der Außenwelt abgegrenzt (➤ Abb. 3.3).

Der menschliche Körper enthält viele verschiedene Zellarten, z. B. Muskelzellen, Nervenzellen, Blutzellen und Drüsenzellen. Jede dieser unterschiedlichen Zellen hat einen individuellen Aufbau und eigene Funktionen im Dienst für den Gesamtorganismus.

1.2.4 Gewebe

Das nächsthöhere Organisationsniveau des Körpers ist das **Gewebe.** Gewebe sind Verbände ähnlicher Zellen, die in der Regel eine gemeinsame Funktion erfüllen.

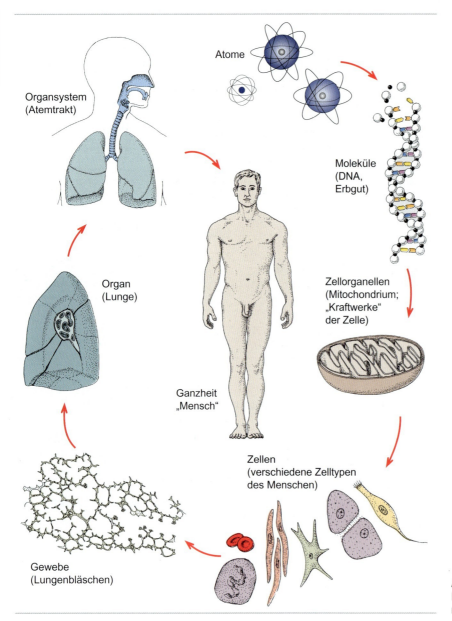

Abb. 1.3 Der Aufbau des menschlichen Körpers mit Beispielen für die unterschiedlichen Organisationsebenen

1.2.5 Organe

Mehrere räumlich beieinanderliegende Gewebe bilden ein **Organ.**

Organe haben typischerweise eine charakteristische Gestalt und sind leicht mit bloßem Auge erkennbar. Beispiele für Organe sind das Herz, die Leber, die Lunge, das Gehirn oder der Magen. Organe sind aus mehreren verschiedenen Geweben zusammengesetzt, die jedoch eine gemeinsame Funktion übernehmen (z. B. im Fall der Lunge den Gasaustausch zwischen dem Körperinneren und der Außenwelt).

Fast alle Organe bestehen dabei aus **Funktionsgewebe** (Parenchym), das die Kernaufgabe des Organs erfüllt, und umgebendem Bindegewebe **(Stroma)**, welches das Organ abstützt und mehr oder weniger für seine äußere Form verantwortlich ist. Das Parenchym ist meist aus dicht gedrängten Zellverbänden gebaut, während sich das Stroma vor allem aus nichtzellulären Strukturen zusammensetzt (z. B. straffen Kollagenfasern).

1.2.6 Organsysteme

Die **Organsysteme** (➤ Tab. 1.1) bilden den sechsten Organisationsgrad. Ein Organsystem besteht aus eng miteinander in Beziehung stehenden Organen, die eine gemeinsame Aufgabe haben. Der Atemtrakt ist das in ➤ Abb. 1.3 dargestellte Organsystem und besteht aus folgenden Organen: Mund, Nase und Rachenraum, Luftröhre, Bronchien und den beiden Lungenflügeln.

➤ Tab. 1.1 gibt einen einführenden Überblick über die zehn wichtigsten Organsysteme des menschlichen Körpers und ihre Aufgaben für den Gesamtorganismus.

1.2 Organisationsebenen des menschlichen Körpers

Tab. 1.1 Organsysteme des Menschen

Organsystem	Dazu gehören	Wichtige Aufgaben
Bewegungs- und Stützapparat (➤ Kap. 6)	Knochen (Skelett) mit den sie verbindenden Bändern sowie den Sehnen und Muskeln	• Stütz- und Haltefunktion • (Willkürliche) Bewegungen • Ort der Blutzellenbildung, Mineralspeicher • Wärmeproduktion
Haut (➤ Kap. 7)	Haut und Hautanhangsgebilde wie z. B. Haare, Nägel, Schweiß- und Duftdrüsen	• Schutz des Körpers vor Außeneinflüssen • Mitregulation v. a. von Temperatur, Flüssigkeitshaushalt • Sinnesorgan für Temperatur, Druck und Schmerz • Vitamin-D-Synthese, Fettspeicher
Nervensystem (➤ Kap. 8, Kap. 9)	Zentrales und peripheres Nervensystem, Sinnesorgane	• Informationsaufnahme und -verarbeitung • Schnelle Regulation fast aller Körperaktivitäten, Regulationszentrum für das innere Milieu
Hormonsystem (➤ Kap. 10)	Drüsen und verstreute Zellen/Zellgruppen, die Hormone produzieren	Langsame und mittelschnelle Regulation fast aller Aktivitäten des Körpers
Immunsystem (➤ Kap. 5, Kap. 11)	Lymphbahnen, -knoten, weiße Blutkörperchen, Thymus, Knochenmark, sekundäre lymphatische Organe (z. B. Milz)	• Erkennung und Ausschaltung von körpereigenen und -fremden schädlichen Substanzen • Immunologisches Gedächtnis • Mithilfe bei Entzündungs-/Heilungsvorgängen
Herz-Kreislauf-System (➤ Kap. 12, Kap. 13)	Herz, Blutgefäße, Blut	• Motor und Bahnen der Blutzirkulation • Sauerstoff- und Nährstofftransport zu den Zellen • Abtransport von Stoffwechselprodukten • Regulation der Körpertemperatur • Verschluss von Blutungsquellen (Gerinnungssystem) • Aufnahme der Lymphe in den venösen Kreislauf
Atmungssystem (➤ Kap. 14)	Atemwege (Nase, Rachen, Kehlkopf, Luftröhre, Bronchien) und Lungen	• Sauerstoffaufnahme, Kohlendioxidabgabe • Mitregulation des Säure-Basen-Gleichgewichts
Verdauungssystem (➤ Kap. 15)	Mund, Speiseröhre, Magen, Darm, Leber, Bauchspeicheldrüse	• Aufnahme von Flüssigkeit und Nahrungsmitteln • Verdauung und Resorption von Nährstoffen • Ausscheidung • Leber: „Stoffwechselzentrale", Mitregulation des inneren Milieus
Harntrakt (➤ Kap. 16)	Nieren, Harnleiter, Harnblase, Harnröhre	• Urinproduktion und -ausscheidung • Mitregulation von Blutdruck, Flüssigkeits-, Elektrolyt-, Säure-Basen-Haushalt
Fortpflanzungssystem (➤ Kap. 17)	Äußere und innere Geschlechtsorgane	• Libido (Geschlechtstrieb) • Fortpflanzung (Erhaltung der Art) • Ernährung des Säuglings

1.2.7 Psyche

Die **Psyche** (Seele) des Menschen ist den Organsystemen übergeordnet, da sie ihnen ein Ziel bzw. einen Willen gibt, dem alle Teile des Körpers gehorchen sollen. Zugleich ist die Psyche aber abhängig vom Funktionieren aller Organsysteme.

Der Psyche kann man kein spezielles Organ zuordnen, sie ist jedoch aufs Engste mit dem Nervensystem, speziell dem Großhirn, verknüpft.

MERKE

Das Wechselspiel von Körper und Seele

Ein gesunder Körper und ein gesunder Geist gehören idealerweise zusammen – das wussten schon die alten Römer. Körper und Seele machen die Ganzheit des Menschen aus und beeinflussen sich wechselseitig.
Bei psychosomatischen Krankheiten etwa manifestieren sich seelische Konflikte in körperlichen Symptomen – in der Psychosomatik wird in diesem Fall von „Ausdruckskrankheiten" gesprochen.

Psychosomatische Einflüsse kommen bei jeder Krankheit vor. Im engeren Sinne versteht man unter psychosomatischen Erkrankungen jedoch solche Leiden, die sich im Zusammenhang mit einem chronischen Konflikt entwickeln. Typisch dafür sind z. B. juckende Hauterkrankungen („Etwas ist zum Aus-der-Haut-fahren").
Psychisches Wohlbefinden kann den Körper aber auch positiv beeinflussen. Die Volksweisheit, dass gute Laune gesund hält, hat auch eine naturwissenschaftliche Grundlage: So haben Wissenschaftler herausgefunden, dass häufiges Lachen das Immunsystem stimuliert und die Abwehrkräfte des Organismus stärkt.
Ähnlich wie die seelische Verfassung den Körper beeinflusst, kann umgekehrt auch der körperliche Zustand Auswirkungen auf die Psyche haben. Eine derartige psychosomatische Beeinflussung findet sich z. B. bei den organischen Psychosyndromen, bei denen sich die psychischen Symptome als Folge einer körperlichen Grunderkrankung entwickeln. Beim endokrinen Psychosyndrom etwa kommt es durch hormonelle Störungen zu Wesensveränderungen.

1.3 Was sind Lebewesen?

Vergleicht man alle Lebewesen (Organismen), egal ob Bakterium, Pflanze, Tier oder Mensch, so fallen grundsätzliche Gemeinsamkeiten auf, die **Lebewesen** von den **nichtlebenden Strukturen** unterscheiden. Kennzeichen von Lebewesen sind ganz allgemein:
- Aufbau aus einer oder vielen **Zellen**
- **Stoffwechsel** (siehe unten)
- Selbstständige **Vermehrung**

Für den Menschen wie auch alle anderen höheren Organismen sind die in ➤ Abb. 1.4 dargestellten sechs „Lebensprozesse" charakteristisch.

1.3.1 Stoffwechsel

Unter **Stoffwechsel** (Metabolismus) werden sämtliche ständig im Organismus ablaufenden chemischen Reaktionen verstanden, die dem Auf- und Abbau von Stoffen dienen.

Chemische Reaktionen, welche die Energie erzeugen, die der Körper zur Aufrechterhaltung der Lebensvorgänge benötigt, werden als **Katabolismus** bezeichnet. Die Energie wird dabei meistens durch Zerlegung und Verbrennung von Nahrungsbestandteilen gewonnen, seltener auch durch das Verbrennen von körpereigenen Substanzen (z. B. Einschmelzen von „Fettpölsterchen").

> **MERKE**
> **Verbrennung**
> Unter Verbrennung verstehen Mediziner und Biologen keine unter Flammenbildung verlaufende Reaktion, sondern im weiteren Sinne die Energiebereitstellung aus Nahrungsbestandteilen unter Sauerstoffverbrauch (oxidative Energiegewinnung).

Dem Katabolismus steht als andere Phase des Stoffwechsels der **Anabolismus** gegenüber. Im anabolen Stoffwechsel wird die aus dem Katabolismus gewonnene Energie dazu verwendet, körpereigene Substanzen aufzubauen – also neue Moleküle, neue Organellen, neue Zellen, neue Gewebe und im Falle der Schwangerschaft sogar einen neuen Organismus.

1.3.2 Erregbarkeit und Kommunikation

Erregbarkeit ist die Fähigkeit, Veränderungen innerhalb und außerhalb des Organismus aufzunehmen, wahrzunehmen und auf sie zu antworten.

Jeder Organismus kann nur überleben, wenn er ständig Reize, z. B. Helligkeit oder Dunkelheit, Hitze oder Kälte, registriert. Neben der Informationsaufnahme muss er aber ferner zur Informationsverarbeitung fähig sein. Die Erregbarkeit ist an eine ganze Reihe von hochspezialisierten **Sinnesorganen** gebunden, deren Informationen meist vom Gehirn weiterverarbeitet und interpretiert werden.

Jeder Organismus ist darauf angewiesen, die Informationen von einer Körperregion zur anderen, von einer Zelle zur Nachbarzelle, weiterzugeben. Dem Menschen stehen hierfür mehrere **Kommunikationssysteme** zur Verfügung:
- Das **Nervengewebe** übermittelt seine Impulse elektrisch über winzige Ströme und leitet diese chemisch über spezielle Botenstoffe, die Neurotransmitter, weiter.
- Das **Hormonsystem** mit den Hormonen als Botenstoffen.
- Das **Immunsystem** (Abwehrsystem) mit einer Vielzahl von Botenstoffen.
- Eine Vielzahl weiterer, teils noch ungenügend erforschter Botenstoffe.

1.3.3 Motilität

Der Mensch muss auf äußere Reize aktiv durch Bewegungen reagieren können (z. B. durch eine Fluchtreaktion). Hierzu bedarf es aktiv beweglicher **(kontraktiler)** Gewebe. Muskelfasern besitzen einen hohen Grad an **Kontraktilität,** der dem Gesamtorganismus in der Zusammenarbeit mit dem Stützapparat aus Knochen und Bindegewebe die erforderliche Beweglichkeit (Motilität) gibt.

1.3.4 Wachstum und Entwicklung

Die Entwicklung des menschlichen Organismus ist über 20 Jahre lang mit **Wachstum** verbunden. Wachstum kann sich auf mehrere Arten vollziehen:

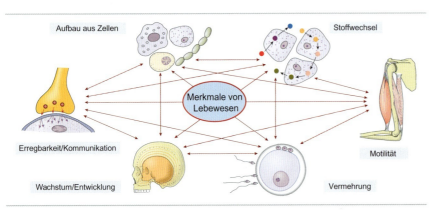

Abb. 1.4 Die sechs Merkmale von Lebewesen in ihren Wechselbeziehungen zur Umwelt [190]

- Vorhandene Zellen können größer werden.
- Die Zahl der Zellen kann sich erhöhen.
- Nichtzelluläre Strukturen (z. B. die Mineralsubstanz des Knochens) können an Substanz zunehmen.

1.3.5 Vermehrung (Reproduktion)

Die Grundeinheiten des Körpers, die Zellen, können sich teilen, also reproduzieren. Diese **Zellteilungen** sind für das Wachstum, die ständige Regeneration von Zellen mit nur kurzer Lebensdauer (z. B. Blutkörperchen) und die Fortpflanzung, aber auch für die Heilungsvorgänge nach Verletzungen erforderlich.

1.3.6 Differenzierung

Alle höheren Organismen bestehen aus vielen, vielen **Zellen,** der Mensch z. B. aus 10.000 Milliarden (10^{13}) Zellen. Alle „Vielzeller" entwickeln sich aber aus einer einzigen Zelle, die sich durch vielfache Teilungen vermehrt.

Die neuen Zellen spezialisieren sich dabei zunehmend in ihrer Funktion. Nur durch diese weitgefächerte **Differenzierung** sind die vielfältigen speziellen Leistungen des Organismus möglich.

1.4 Körperhöhlen

Der Gesamtorganismus ist in Teilräume untergliedert (> Abb. 1.5). Einige davon sind von einer Deckzellschicht ausgekleidet: Diese Teilräume heißen **Körperhöhlen.**

1.4.1 Schädelhöhle

Die **Schädelhöhle** wird von den Schädelknochen des Hirnschädels und den Hirnhäuten gebildet. Sie umfasst und schützt das sehr weiche und empfindliche Gehirn.

1.4.2 Brusthöhle

Die **Brusthöhle** (Cavitas thoracis, auch Thorakalraum) wird von außen durch die Rippen, die Brustwirbelsäule und das Brustbein begrenzt. Unten wird die Brusthöhle durch das Zwerchfell verschlossen, während kopfwärts keine scharfe Grenze zur Halsregion existiert. Innerhalb der Brusthöhle werden wieder drei Teilräume unterschieden:
- Die beiden **Pleurahöhlen,** in denen sich die beiden Lungenflügel befinden. Sie werden durch das Lungen- bzw. Rippenfell abgeschlossen.
- Das **Mediastinum** (Mittelfellraum) liegt zwischen den beiden Pleurahöhlen und umfasst die übrigen Organe und Verbindungswege. Hierzu gehören das Herz und die Thymusdrüse als eigen-

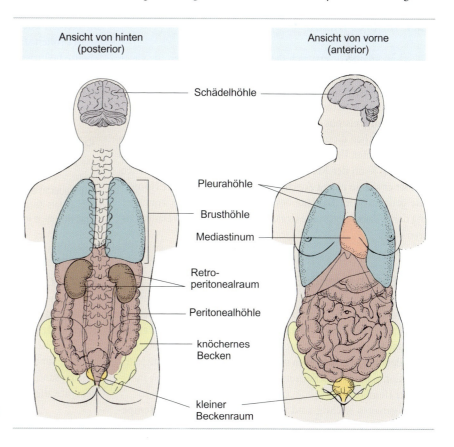

Abb. 1.5 Übersicht über die großen Körperhöhlen und -räume [L190]

ständige Organe sowie Speiseröhre, Luftröhre, Bronchien und die herznahen großen Blut- und Lymphgefäße als Verbindungswege.

1.4.3 Bauch-Beckenraum

Der **Bauch-Beckenraum** wird von der äußeren Bauchmuskulatur, der Lendenwirbelsäule, dem knöchernen Beckenring sowie nach oben vom Unterrand des Zwerchfells begrenzt. Im Bauchraum trennt eine dünne Membran, das Bauchfell oder **Peritoneum,** die **Peritonealhöhle** ab. Dadurch ist der Bauch-Beckenraum ebenfalls in drei Teilräume unterteilt, die äußerlich nur schwer abgrenzbar sind:
- In der Peritonealhöhle **(intraperitoneal)** liegen Magen, Milz, Leber, Gallenblase, Dünndarm, Eierstöcke und der größte Teil des Dickdarms.
- Hinter der Peritonealhöhle **(retroperitoneal)** liegen Nieren, Nebennieren, Bauchspeicheldrüse und ein kleiner Teil des Dickdarms.
- Obwohl keine scharfe Grenze zum Retroperitonealraum besteht, wird aus praktischen Gründen der Raum unterhalb des Peritoneums (präziser: unterhalb einer Linea terminalis genannten Kante im knöchernen Beckenring, Details ➤ Kap. 6.10) bis hin zum Beckenboden als **kleines Becken** oder auch nur kurz Becken bezeichnet. In ihm liegen Blase, Mastdarm und die Mehrzahl der Geschlechtsorgane.

1.5 Inneres Milieu – Grundbedingung zur Aufrechterhaltung des Lebens

1.5.1 Inneres Milieu

Wie schon erläutert, setzt sich der menschliche Körper aus vielen Organsystemen zusammen, von denen jedes wieder aus Milliarden von Zellen besteht. Diese Zellen brauchen stabile Umgebungsbedingungen, um effektiv arbeiten und ihren Beitrag zum Überleben des Gesamtorganismus leisten zu können.

Die Gesamtheit dieser für das Funktionieren der Zellen erforderlichen konstanten Umgebungsbedingungen wird als **inneres Milieu** bezeichnet. Kann der Körper sein inneres Milieu konstant halten, befindet er sich in einem Zustand des Gleichgewichts, der **Homöostase** genannt wird. Die Homöostase ist die wichtigste Voraussetzung dafür, dass der gesamte Organismus überhaupt auf Dauer existieren kann.

1.5.2 Entscheidend: Extrazellulärflüssigkeit

Für diese Konstanz des inneren Milieus ist zunächst einmal die richtige Zusammensetzung der **Extrazellulärflüssigkeit** (also der Flüssigkeit zwischen den Zellen, auch in den Blutgefäßen, ➤ Abb. 3.12) von Bedeutung. Hierbei haben speziell die Salze der Elemente Natrium, Chlor, Kalium und Kalzium ihre besonderen Aufgaben innerhalb der Homöostase.

Fast genauso wichtig sind eine optimale **Körperkerntemperatur** (ca. 37 °C), ein optimaler **pH-Wert** („Säurewert" des Blutes, ➤ Kap. 2.5.3) und eine ausreichende, aber auch nicht zu hohe Konzentration der gelösten Gase Sauerstoff und Kohlendioxid.

1.5.3 Lebensgefahr bei Störungen des inneren Milieus

Jede gröbere Abweichung im inneren Milieu beeinträchtigt sofort die Lebensfähigkeit des Gesamtorganismus. So drohen durch Sauerstoffmangel, pH-Wertabweichungen oder abweichende Salzkonzentrationen rasch ausgeprägte Gewebeschäden. Diese Abweichungen sind meistens Folge von schweren Erkrankungen oder starken äußeren Einwirkungen wie z. B. einer Bauchwassersucht (Aszites) bei Herzversagen oder einer Blutung nach Verkehrsunfall.

Wird das innere Milieu nicht innerhalb kurzer Zeit durch intensivmedizinische Behandlung wieder ins Lot gebracht, führt dies zum Tod des Gesamtorganismus.

1.6 Regulations- und Anpassungsvorgänge

Aber nicht nur Krankheiten und Verkehrsunfälle bedrohen die Konstanz unseres inneren Milieus. Auch im „Normalbetrieb" sind die Umgebungsbedingungen des Organismus Mensch alles andere als gleichbleibend: Man denke nur an trockene Kälte oder schwüle Hitze, Windstille oder Sturmböen, Meeresklima oder Hochgebirgsluft. Auch opulente Mahlzeiten oder Hungern, „Trinkstöße" im Bierzelt oder Dursten, körperliche Ruhe oder anstrengender Sport drohen ständig, das innere Milieu durcheinanderzubringen. Ebenso bedürfen die komplexen Lebensvorgänge unseres Organismus (z. B. im Rahmen der Fortpflanzung) einer genauen Abstimmung.

> **MERKE**
>
> **Konstanthaltung des inneren Milieus**
>
> Die Konstanthaltung des inneren Milieus im menschlichen Organismus ist keine Selbstverständlichkeit, sondern eine Leistung. Unser Körper muss sich dauernd auf neue Umgebungsbedingungen und Situationen einstellen; anders ausgedrückt: Es finden in jeder Sekunde tausendfach Regulationsvorgänge im Körper statt.

1.6.1 Prinzipien der Regulation

Alle Regulationsvorgänge in unserem Körper folgen einem einheitlichen Prinzip, dem des **Regelkreises.**

Regelkreise existieren aber nicht nur in hochentwickelten Organismen, sondern auch in der Technik, etwa zur Regulation einer Heizungsanlage. Immer haben solche Regelkreise dieselben Grundelemente, die auf bestimmte Art zusammenarbeiten:

Regelkreis

Die Größe, die konstant gehalten werden soll (etwa der Blutdruck), heißt **Regelgröße**. **Messfühler** (Rezeptoren) im Körper registrieren ständig den aktuellen **Istwert** dieser Größe (z. B. 90/50 mmHg; sprich „90 zu 50" ➤ Abb. 13.21) und melden ihn an den **Regler** (meist ein bestimmtes Gehirngebiet) weiter, der den Istwert mit einem vorgegebenen **Sollwert** (z. B. 120/80 mmHg) vergleicht. Bei deutlichen Regelabweichungen, verursacht durch **Störgrößen** (z. B. einen Blutverlust), werden **Stellglieder** aktiviert, die den Istwert durch geeignete Korrekturmaßnahmen dem Sollwert annähern. Beispielsweise ziehen sich bei einem zu niedrigen Blutdruck die Arteriolen (kleine Blutgefäße, ➤ Kap. 13.1.3) zusammen, damit der Blutdruck wieder steigt. Die Veränderungen des Istwertes (hier der Blutdruckanstieg) werden an den Regler zurückgemeldet, der daraufhin die Aktivierung der Stellglieder zurücknimmt (**negative Rückkoppelung** = negatives Feedback).

Dieses ganze, in sich geschlossene (gewissermaßen kreisförmige) und sich selbst regulierende System wird als **Regelkreis** bezeichnet (➤ Abb. 1.6).

Komplexität physiologischer Regelkreise

Ganz so einfach, wie oben dargestellt, sind die Verhältnisse in unserem Körper allerdings nicht:

- Die meisten Regelkreise in unserem Organismus arbeiten nicht nur mit einem, sondern mit mehreren Stellgliedern. Beispielsweise sind nicht nur die Arteriolen, sondern ist auch das Herz ein Stellglied der Blutdruckregulation (bei einem Blutdruckabfall etwa beginnt das Herz schneller zu schlagen).
- Auch der Sollwert ist nicht immer konstant. Beim Fieber etwa ist der Sollwert der Körpertemperatur zu höheren Werten verschoben (➤ Kap. 1.6.4).
- Die Regelkreise unseres Körpers sind eng miteinander vernetzt: Der Blutdruck ist Sollwert des Regelkreises „Blutdruckregulation", gleichzeitig aber auch eines von mehreren Stellgliedern des Regelkreises „Sauerstoffversorgung der Gewebe".

Praktisch alle Organ- und Funktionssysteme unseres Körpers unterliegen einer teils sehr komplizierten körpereigenen Regulation, wobei in der Regel mehrere Stellglieder, oft sogar auch mehrere Regelkreise ineinandergreifen.

Krankheit als Versagen des Regelkreises

Viele Erkrankungen können (auch) als Versagen des betreffenden Regelkreises verstanden werden: Beispielsweise bricht bei einem Hitzschlag (➤ Kap. 1.7.2) die Temperaturregulation zusammen, die körpereigenen Mechanismen vermögen den Körper nicht ausreichend zu kühlen. Der Bluthochdruck (➤ Kap. 13.4.1) kann als krankhaft erhöhter Sollwert der Blutdruckregulation gedeutet werden.

1.6.2 Temperaturregulation

Der Mensch gehört zu den **homoiothermen** (gleichwarmen) **Lebewesen**, d. h., seine Körpertemperatur ist im Wesentlichen unabhängig von der Umgebungstemperatur. Dies bietet im Vergleich zu den **poikilothermen** (wechselwarmen) **Lebewesen** zahlreiche Vorteile, insbesondere die Möglichkeit gleichbleibend hoher Aktivität trotz unterschiedlicher Umgebungstemperaturen.

Konstante Temperatur im Körperkern

Die inneren Organe (etwa Leber, Milz, Nieren, Herz, Rückenmark und Gehirn) brauchen eine konstante Temperatur des Körperinne-

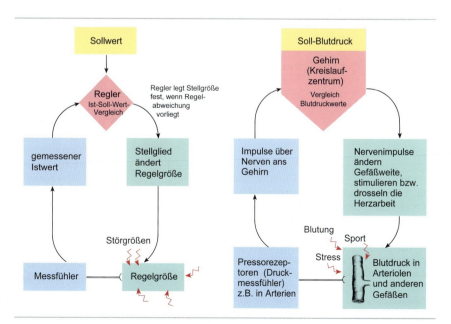

Abb. 1.6 Allgemeiner Regelkreis mit negativer Rückkopplung (links) sowie Regelkreis am Beispiel der Blutdruckregulation (rechts) [L190]

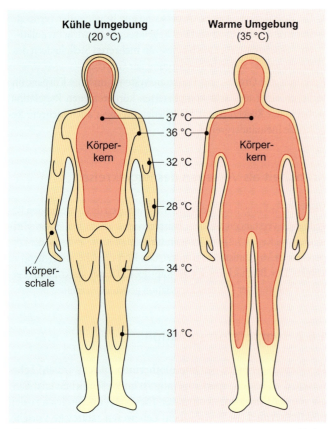

Abb. 1.7 Zonen gleicher Temperatur eines Erwachsenen in warmer und kalter Umgebung [L190]

ren für ihre Stoffwechselleistung: Bei Temperaturen unter 35 °C funktionieren viele lebenswichtige, durch Enzyme (> Kap. 2.7) beschleunigte Stoffwechselreaktionen kaum noch, bei Temperaturen über 41,5 °C werden die Enzymeiweiße zerstört (denaturiert). Die **Körperkerntemperatur** beträgt beim Gesunden ca. 37 °C.

Den Körperkern umgibt die **Körperschale.** Hierzu zählen vor allem die Haut und die Extremitäten, die deutlich mehr als der Körperkern an den Schwankungen der Umgebungstemperatur teilnehmen (> Abb. 1.7): Bei einer Raumtemperatur von 20 °C und einer Körperkerntemperatur von 37 °C weisen Füße und Hände im Durchschnitt Werte von nur 28 °C auf. An heißen Tagen oder beim Schwitzen können sie sich aber auch über die Körperkerntemperatur hinaus erwärmen.

Steuerung der Temperatur

Die Konstanthaltung der Körpertemperatur erfordert eine genaue **Temperaturregulation** (Thermoregulation): Nur wenn Wärmeproduktion und Wärmeaufnahme einerseits und Wärmeabgabe andererseits im Gleichgewicht miteinander stehen, bleibt die Körpertemperatur gleich.

Wärmeproduktion und Wärmeaufnahme

Körperwärme wird vor allem durch den Stoffwechsel innerer Organe, durch willkürliche Muskelbewegung (körperliche Anstrengung) oder unwillkürliche Muskelarbeit (Kältezittern) produziert. Die zitterfreie Wärmebildung im braunen Fettgewebe, einem besonderen Typ des Fettgewebes, spielt nur bei Säuglingen eine Rolle.

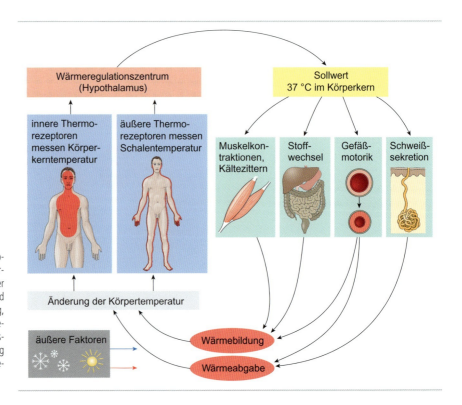

Abb. 1.8 Regelkreis der Körpertemperatur. Rezeptoren in der Haut und im Körperkern messen die Körpertemperatur und übermitteln sie an das Gehirn, wo der Istwert mit dem Sollwert verglichen wird. Von dort wird über Wärmebildung, Veränderung der Durchblutung, Schweißsekretion und sinnvolles Verhalten (z. B. Anziehen eines Mantels) die notwendige Temperaturanpassung eingeleitet. Nicht abgebildet ist die Wärmebildung durch braunes Fettgewebe, da sie nur bei Neugeborenen eine Rolle spielt. [L190]

Befinden sich warme Strahler (z. B. Infrarotstrahler, Sonne) in der Umgebung und/oder ist die Umgebungstemperatur sehr hoch, nimmt der Körper zusätzlich Wärme aus der Umgebung auf.

Wärmeabgabe

Physikalisch betrachtet, kommen bei der Wärmeabgabe vier Mechanismen des Wärmetransports zum Tragen:
- **Konvektion** (Wärmeströmung, Wärmetransport durch ein bewegtes Medium), z. B. der Wärmeabtransport durch die bewegte Luft an der Hautoberfläche.
- **Konduktion** (Wärmeleitung, Wärmetransport durch ruhende Stoffe): Die verschiedenen Körpergewebe tauschen so Wärme aus.
- **Wärmestrahlung** (elektromagnetische Strahlung): Ähnlich wie ein Heizungsradiator gibt der Körper Wärme als Wärmestrahlung ab.
- **Wärmeabgabe durch Verdunstung:** Über die Verdunstung von Schweiß kann der Körper eine beträchtliche Wärmemenge abgeben.

Regelkreis der Temperaturregulation

Temperaturempfindliche Messfühler, die **Thermorezeptoren,** messen ununterbrochen die Temperatur (= Regelgröße) im Körperkern, in der Haut und im Rückenmark. Es lassen sich dabei Rezeptoren für „warm" und „kalt" unterscheiden. Die Thermorezeptoren melden ihre Werte über die Nervenbahnen an das **thermoregulatorische Zentrum** im Hypothalamus (= Regler). Stimmt der Istwert nicht mit dem Sollwert überein, so erfolgt über Muskulatur, Hautdurchblutung, Schweißbildung und Verhalten als Stellglieder eine weitestmögliche Annäherung an den Sollwert (> Abb. 1.8).

Akklimatisierung

Bei der Wochen bis Jahre dauernden Anpassung an länger dauernde Wärme oder Kälte spricht man von **thermischer Akklimatisierung** oder Adaptation:
- Bei der Wärmeanpassung steigert der Körper die Schweißmenge. Gleichzeitig setzt er die Salzkonzentration des Schweißes herab. Dadurch erreicht er eine beschleunigte Verdunstung des Schweißes und vermeidet Salzverluste. Zusätzlich verspürt der Betroffene größeren Durst und trinkt regelmäßig mehr.
- Die Anpassungsfähigkeit an Kälte ist geringer und in ihren Einzelheiten noch ungeklärt. Am wichtigsten ist hier sicher sinnvolles Verhalten (z. B. warme Kleidung, ausreichende Heizung).

1.6.3 Organismus bei körperlicher Arbeit

Bei schwerer Muskelarbeit muss bis zu 500-mal mehr Sauerstoff zur Muskulatur transportiert werden als in körperlicher Ruhe. Gleichzeitig müssen auch die vermehrt anfallenden Stoffwechselprodukte Kohlendioxid und Milchsäure (**Laktat**) abtransportiert werden. Beides erfordert eine verstärkte Organdurchblutung der Muskulatur sowie entsprechende Anpassungsvorgänge von Herz-Kreislauf-System und Atmung (> Abb. 1.9).

Vasodilatation der kleinsten Gefäße

Die stark vermehrte Durchblutung der Muskulatur wird durch eine Weitstellung der Muskelgefäße erreicht. Auslöser für diese Weitstellung (Vasodilatation) sind die in die kleinsten Blutgefäße zurückfließenden Stoffwechselprodukte des anaeroben (= ohne Sauerstoff ablaufenden) Energiestoffwechsels (insbesondere Laktat und Kohlendioxid), die in den ersten Minuten körperlicher Arbeit in großer Menge anfallen. Zusätzlich wirkt auch der fallende Sauerstoffpartialdruck gefäßerweiternd.

Allerdings wird bei reiner Haltearbeit (z. B. Hakenhalten in Operationssaal) die vermehrte Durchblutung z. T. dadurch behindert, dass der ununterbrochen angespannte Muskel seine eigenen Gefäße abdrückt; er ermüdet daher bei **statischer Haltearbeit** besonders schnell. Günstiger dagegen sind **rhythmisch-dynamische Arbeiten,** bei der Kontraktion und Erschlaffung einander abwechseln, wie es z. B. beim Gehen oder Ballspielen geschieht.

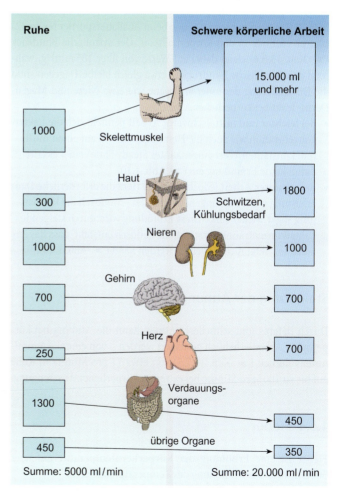

Abb. 1.9 Organdurchblutung in Ruhe und bei schwerer körperlicher Arbeit. Insbesondere die Durchblutung der Skelettmuskulatur steigt an, und zwar bis auf das Zehnfache. Im Gegenzug sinkt die Durchblutung der Verdauungsorgane um mehr als zwei Drittel. [L190]

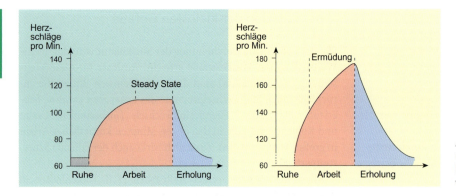

Abb. 1.10 Herzfrequenz bei einer Arbeit unterhalb und oberhalb der Dauerleistungsgrenze. Ist die Dauerleistungsgrenze überschritten, wird kein Gleichgewichtszustand (Steady State) mehr erreicht. [L190]

Steigerung der Herzarbeit

Durch den enormen Blutbedarf der Muskulatur muss die **Herzarbeit** um ein Vielfaches ansteigen. Erreicht wird dies sowohl durch eine erhöhte Herzfrequenz, die von 70 Schlägen in Ruhe auf bis zu 180 Schläge pro Minute ansteigen kann, als auch durch eine ca. 25-prozentige Steigerung des Herzschlagvolumens (➤ Kap. 12.6.1). Dadurch pumpt das Herz statt des Ruhewertes von 5 l pro Minute beim Untrainierten bis zu 20 l und beim Ausdauersportler bis zu 32 l Blut pro Minute in den Körperkreislauf. Der systolische Blutdruck (➤ Kap. 13.3.4) steigt dabei auf Werte von über 185 mmHg, während der diastolische Blutdruck in etwa gleich bleibt. Dagegen sinkt die Durchblutung der inneren Organe wie etwa Niere und Magen-Darm-Trakt bei körperlicher Arbeit.

- Bei **leichter und mittelschwerer Arbeit** pendeln sich die Laktatkonzentration wie auch die Herzfrequenz bald auf einen mittleren, konstanten Wert (sogenanntes Steady State) ein – es tritt damit keine Ermüdung ein (➤ Abb. 1.10).
- Bei **schwerer Arbeit** jedoch kann das Herz die erforderliche Dauerleistung nicht aufbringen; es ermüdet – wodurch die Herzleistung sogar wieder sinkt. Diese Ermüdung wird durch steigende Laktatkonzentration verstärkt, die dadurch entsteht, dass das anfallende Laktat nicht abgebaut werden kann (➤ Abb. 1.10).

Steigerung der Atmung

Durch tieferes und schnelleres Atmen kann die Atmung bei körperlicher Arbeit erheblich gesteigert werden – von einem Atemminutenvolumen (➤ Kap. 14.7.5) von etwa 7 l pro Minute in Ruhe auf bis zu 100 l pro Minute bei extremer körperlicher Anstrengung.

1.6.4 Fieber

Fieber ist eine **Erhöhung der Körperkerntemperatur** auf über 38 °C infolge einer Erhöhung des Temperatursollwertes.

Fieber ist ein notwendiger Mechanismus bei **Entzündungsreaktionen**: Die erhöhte Temperatur hilft, die Entzündungs- und Abwehrvorgänge schneller in Gang zu bringen und damit die Heilung zu beschleunigen.

> **MERKE**
> **Fieber in der Notfallmedizin**
> Während Fiebermessen innerhalb der Notfallmedizin vor vielen Jahren kaum eine Rolle spielte, gehört es heute zu den Standardmaßnahmen. Nicht selten ist Fieber ein differenzialdiagnostisches Kriterium. Ebenso werden häufig präklinisch schon fiebersenkende Maßnahmen ergriffen, z. B. beim Schlaganfall (➤ Kap. 8.20.4), bei dem durch Fieber die Penumbra (geschädigtes Gebiet) vergrößert wird.

Meist kommt Fieber durch die Einwirkung von **Pyrogenen** zustande. Dies sind fiebererzeugende Stoffe, die von Bakterien, Viren und Pilzen produziert werden und zu einer Erhöhung des Temperatursollwertes im Gehirn führen. Aber auch körpereigene Aktivatoren wie Prostaglandine können Fieber auslösen. Die stärksten Pyrogene sind die der gramnegativen Bakterien.

> **PRAXISTIPP**
> **Rettungsdiensttaugliche Fieberthermometer**
> Sowohl Quecksilberthermometer (zu lange Messdauer) als auch einfache digitale Thermometer (Home Care) sind für den Rettungsdienst nicht geeignet und auch nicht zugelassen. Geeignet sind hingegen Geräte mit einer unteren Skalengrenze von 20 °C (Ohrthermometer oder elektrische Temperatursonden). Es handelt sich um sogenannte Professional-Geräte (➤ Abb. 1.11).

Als Folge der Sollwerterhöhung liegt die Körperkerntemperatur unter dem Sollwert. Der Körper regelt die Temperatur nach, indem er die Hautgefäße verengt und Kältezittern auslöst. Im Fieberanstieg friert der Kranke also, obwohl seine Körpertemperatur vielleicht schon erhöht ist. Ist die Krankheit überwunden, sinkt der Sollwert wieder auf 37 °C ab. Der Istwert ist nun im Vergleich zum Sollwert zu hoch: Die Gefäße erweitern sich, der Kranke schwitzt und fühlt sich heiß an.

Fiebersenkende Maßnahmen

Bei sehr hohem Fieber, etwa ab 41,5 °C, beginnen die Körpereiweiße zu denaturieren. Dies führt zum **Hitzetod,** wenn keine Gegenmaßnahmen (z. B. Wadenwickel oder Gabe von fiebersenkenden Medikamenten) ergriffen werden.

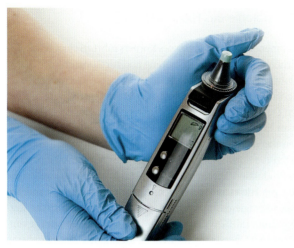

Abb. 1.11 Professionelles Thermometer [J747]

In der Regel steigert der Körper bei Fieber die Hautdurchblutung, um die Wärmeabgabe über die Haut zu erhöhen. Diese Tatsache macht man sich beim Anlegen von Wadenwickeln zunutze, wenn bei hohem Fieber fiebersenkende Maßnahmen angeordnet werden. Die feuchtkalten Wickel erzeugen Verdunstungskälte und entziehen dem sehr gut durchbluteten Hautgewebe dadurch viel Wärme.

Vor dem Anlegen ist darauf zu achten, dass die Füße warm und gut durchblutet sind und die Temperatur des Wickels nur knapp unter der des Patienten liegt. Ansonsten führen die kalten Wickel zu einer Engstellung der Gefäße und eine Wärmeabgabe ist kaum möglich. Für Wadenwickel werden dünne Tücher verwendet. Angelegt werden Wadenwickel über eine Stunde, wobei sie alle 10 Minuten gewechselt werden, spätestens jedoch, wenn sich der Wickel warm anfühlt.

PRAXISTIPP
Wadenwickel im Rettungsdienst?
Wadenwickel können auch im Rettungsdienst angelegt werden. Nicht selten kommen sie bei Säuglingen und kleinen Kindern zur Anwendung. Zusätzlich werden hier Suppositorien (Zäpfchen) verabreicht. Reicht auch dies nicht (bei Erwachsenen), kommen entsprechende intravenös zu verabreichende Medikamente zum Einsatz.

1.7 Hyperthermische Notfälle

Verbrennungen ➤ Kap. 7.3

Als **Hyperthermie** wird eine unphysiologische Erhöhung der Körperkerntemperatur über den Sollwert von 37 °C bezeichnet. Betroffen sind vor allem Säuglinge, Kinder und ältere Personen. Schon ab 39 °C können die unten beschriebenen Symptome auftreten.

Statistische Daten zur **Häufigkeit** von hyperthermischen Notfällen gibt es kaum. Grund hierfür sind u. a. die oft unterschiedlichen Definitionen und die schwierige Diagnostik. Epidemiologische Studien während Hitzewellen in den USA gehen für den Hitzschlag von Zahlen zwischen 17,6 und 26,5 Betroffenen pro 100.000 Einwohner in städtischen Gebieten aus. Meist handelt es sich dabei um sehr junge, ältere oder nicht sozial integrierte Menschen. In Saudi-Arabien variieren die Zahlen aufgrund der dort vorherrschenden Hitze und Saison zwischen 22 und 250 Fällen auf 100.000 Einwohner. Für Deutschland liegen keine Zahlen vor. Aufgrund des milden Klimas ist aber von einer deutlich geringeren Inzidenz auszugehen.

1.7.1 Ursachen

Während beim Fieber die Temperaturerhöhung meist durch eine Infektion ausgelöst wird, liegt die Ursache bei der Hyperthermie gewöhnlich an einer erhöhten Außentemperatur sowie erhöhter körperlicher Anstrengung. Kommen Flüssigkeitsmangel und eine hohe Luftfeuchtigkeit hinzu, sind die körpereigenen Mechanismen überfordert.

1.7.2 Pathophysiologie

Überhitzt der Körper aufgrund der o. g. Ursachen, kommt es zunächst zur Vasodilatation der Gefäße. Das Blut sackt in die Peripherie ab. Durch den körpereigenen Mechanismus des Schwitzens sinkt das Extrazellulärvolumen und der Körper dehydriert. Folgen sind ein Blutdruckabfall und eine Senkung des Herzzeitvolumens (HZV). Hieraus resultieren dann die Symptome Schwindel, allgemeine Schwäche, Übelkeit und ggf. hypotone Orthostasen (Ohnmachtsanfälle).

MERKE
Kurzzeitige Wärmebelastung
Bei einer kurzzeitigen Wärmebelastung wird die Wärmeabgabe erhöht: Durch Gefäßweitstellung (Vasodilatation) steigt die Hautdurchblutung und als Folge die Wärmeabgabe an die Umgebung. Die gerötete Haut bei körperlicher (oder psychischer) Anstrengung ist Folge dieses Regelmechanismus. Zusätzlich wird die Schweißdrüsentätigkeit erheblich gesteigert.

Hitzekrämpfe

Durch starkes Schwitzen bei hoher körperlicher Beanspruchung (z. B. sportliche Aktivität, Arbeit) kommt es zum Verlust von Elektrolyten, vor allem NaCl-Ionen. Vermittelt durch Kalzium, ist Natrium verantwortlich für die Muskelrelaxierung nach einer Muskelkontraktion. In der Folge kommt es dann zu schmerzhaften Muskelfaszikulationen an den Extremitäten, Bauch- und Brustmuskulatur. Durst, Kopfschmerzen oder Übelkeit begleiten diese Symptomatik. **Hitzekrämpfe** gehen **nicht** mit einer Erhöhung der Körperkerntemperatur einher und sind **nicht** lebensbedrohlich.

Hitzeohnmacht (Hitzesynkope)

Die **Hitzeohnmacht** resultiert aus der wärmeinduzierten Weitstellung der Gefäße und dem anschließenden Absacken des Blutes. Das Gehirn wir meist im Stehen nicht mehr genügend mit Blut und damit mit Sauerstoff versorgt. Es kommt zur Synkope, die aber im Liegen meist schnell wieder behoben werden kann. Nicht selten sind

Patienten betroffen, die unter einer Hypotonie leiden. Oft zeigen diese Patienten bei der folgenden Untersuchung einen niedrigen Blutdruck und eine Tachykardie.

PRAXISTIPP
Ursachen der Synkope
Andere Ursachen von plötzlichem Bewusstseinsverlust können eine Hypoglykämie oder ein Schlaganfall sein. Diese sind bei der weiteren Untersuchung auszuschließen.

Hitzeerschöpfung

Die **Hitzeerschöpfung** ist der Vorläufer des Hitzschlags. Durch die hohen Umgebungstemperaturen, unzureichende Kompensation des Körpers und fehlende Flüssigkeitssubstitution kommt es zur Dehydratation. Daraus resultiert eine Exsikkose mit Symptomen wie Verwirrtheit, Erregung, deliranten Erscheinungen, Schwindel, Durst und blasser kaltschweißiger Haut. Werden zügig Maßnahmen ergriffen, ist die Prognose sehr gut.

Hitzschlag

Wird die Hitzeerschöpfung nicht behoben und reichen die bereits beschriebenen Mechanismen der Wärmeabgabe nicht mehr aus (z. B. bei tropischen Außentemperaturen und unzureichender Schweißbildung), staut sich die Wärme im Körper. Dies löst bei besonders hohen Temperaturen einen **Hitzschlag** aus. Die Körperkerntemperatur liegt dann über 40 °C. Der Betroffene schwitzt nicht mehr. Im Gegensatz zur Hitzeerschöpfung ist hier das zentrale Nervensystem beteiligt, wodurch es zu einem Hirnödem und neurologischen Symptomen kommt. Kinder sind besonders gefährdet, da ihr Verhältnis von Masse zu Oberfläche größer ist und sie weniger schwitzen können.

ACHTUNG
Hitzschlag ist lebensbedrohlich!
Während alle anderen hier beschriebenen Formen der hyperthermen Notfälle nicht lebensbedrohlich sind, ist der Hitzschlag eine akut lebensbedrohliche Situation, die umgehendes Handeln erfordert. Der Tod tritt bei einer Körperkerntemperatur von etwa 43,5 °C ein. Wer einen Hitzschlag überlebt, hat nicht selten ein Leben lang neurologische Ausfälle.

Zwei Formen des Hitzschlags werden unterschieden:
- **Klassischer Hitzschlag:** hohes Alter, kardiovaskuläre Vorerkrankungen, Diabetes mellitus, Alkoholismus, diuretische Medikation
- **Anstrengungshitzschlag:** gesunde, aber nicht hitzeakklimatisierte Personen unter körperlicher Belastung, z. B. Sportler, Soldaten

Die Betroffenen haben starke Kopfschmerzen, Schwindel, eine Tachykardie und eine beschleunigte Atmung.
Beim Hitzschlag ist also die Körpertemperatur bei normalem Temperatursollwert erhöht – man spricht auch von **Hyperthermie**.

Pathophysiologie des Hitzschlags

Die zunehmende Hitzebelastung des Körpers führt zu einer reflektorischen Erhöhung der Hautdurchblutung und zur Abnahme der Darmdurchblutung. Hierdurch versucht der Körper, die Wärmeabgabe an die Umgebung zu erleichtern. Die Ischämie des Darms führt zu einer erhöhten Durchlässigkeit der Epithelgewebemembran und zum Austreten von Endotoxinen in die systemische Zirkulation. Rezeptoren erkennen das molekulare Muster des zugeordneten Endotoxins und stimulieren die entzündungsfördernde und entzündungshemmende Zytokin-Produktion. Die für viele Organe toxische Hitze stimuliert die Sekretion von Hitzeschockproteinen, die mit Zytokinen und anderen Proteinen interagieren und das systemische inflammatorische Response-Syndrom (SIRS: systemische Entzündungsreaktion des gesamten Organismus) hervorrufen. Weitere Reaktionen des peripheren und zentralen Nervensystems in Kombination mit Zytokinen und anderen Mediatoren sollen dafür sorgen, die negativen Folgen des Hitzschlags zu mindern, und können in der Endstrecke zu einem Multiorganversagen mit Todesfolge führen (> Abb. 1.12).

KRANKHEIT/SYMPTOM
SIRS
Beim SIRS (systemisches inflammatorisches Response-Syndrom) handelt es sich um eine systemische Entzündungsreaktion des gesamten Organismus. Im Gegensatz zur Sepsis wird diese nicht durch eine Infektion hervorgerufen. Um die Diagnose SIRS zu stellen, müssen zwei der folgenden **Kriterien** erfüllt sein:

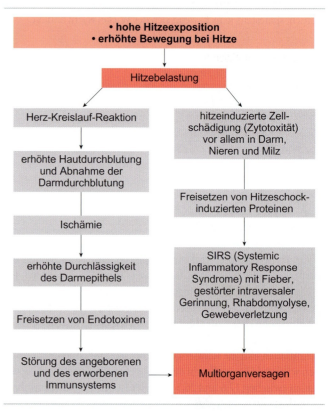

Abb. 1.12 Pathophysiologie des Hitzschlags [M839]

- Körpertemperatur > 38 °C oder < 36 °C
- Tachykardie (HF > 90/min)
- Respiratorische Insuffizienz (AF > 20/min oder paCO$_2$ < 32 mmHg)
- Leukozytose oder Leukopenie

Sonnenstich

Bei genauer Betrachtung ist der Sonnenstich kein direkter hyperthermischer Notfall, da er nicht durch eine Erhöhung der Körperkerntemperatur hervorgerufen wird. Hierbei kommt es durch direkte Sonnenbestrahlung des unbedeckten Kopfes und Nackens zur Reizung der Hirnhäute. Daraus resultieren ein heißer, hochroter Kopf, Kopfschmerzen, Übelkeit, Erbrechen und Schwindel. Im weiteren Verlauf kann es zu einem Hirnödem kommen. Hier dominieren dann die Symptome eines erhöhten Hirndrucks.

1.8 Hypothermische Notfälle

> **MERKE**
> **Kurzzeitige Kältebelastung**
> Wenn die Thermorezeptoren der Haut eine zu niedrige Außentemperatur melden, laufen entgegengesetzte Vorgänge ab. Noch bevor die Körperkerntemperatur sinkt, drosselt der Körper die Hautdurchblutung, um die Wärmeabgabe einzuschränken. Durch eine gesteigerte Wärmebildung kann er dem Auskühlen weiter entgegenwirken. Dazu dienen zum einen willkürliche Muskelbewegungen, wie sie z. B. mit den Füßen stampfende Menschen an einer Bushaltestelle im Winter ausführen. Reichen die willkürlichen Bewegungen nicht aus, löst das thermoregulatorische Zentrum unwillkürliche Muskelaktionen aus: Das Kältezittern, bei dem viele winzige Muskelfasern in Aktion treten, dient der Wärmebildung und wirkt dem Auskühlen des Körperkerns entgegen.
> Hinzu kommt die Temperaturregulation durch sinnvolles Verhalten: Bei Hitze ist einem jede körperliche Aktivität zu viel und der Schatten am angenehmsten, vor Kälte schützen wir uns z. B. durch das Anziehen warmer Kleidung.

1.8.1 Unterkühlung

Sinkt die Körpertemperatur unter 36 °C, spricht man von **Unterkühlung.** Sie wird in drei Stadien eingeteilt (➤ Tab. 1.2).

Tab. 1.2 Stadieneinteilung der Hypothermie

Stadium	Symptome
Leicht: < 35–32 °C	Muskelzittern, Tachykardie, Tachypnoe, Vasokonstriktion; im weiteren Verlauf: Beeinträchtigung des Urteilsvermögens, Apathie, Ataxie
Mittel: < 32–28 °C	Bewusstseinseintrübung, Bradykardie, weite Pupillen, Muskelzittern sistiert, Hyporeflexie, Hypotonie, Verwirrtheit
Schwer: < 28 °C	Bewusstlosigkeit, Kreislaufstillstand, Atemstillstand, Herzrhythmusstörungen

Ursachen der Unterkühlung

Normalerweise merkt jeder Mensch, wenn eine Unterkühlung droht. Er fängt an zu zittern und ihm ist schlicht und einfach kalt. Er sucht eine wärmere Umgebung auf. Wird dieser Schutz aus besonderen Gründen aufgehoben, z. B. bei Patienten mit Alkohol- oder Drogenintoxikation, droht eine Hypothermie. Nicht selten sind auch Obdachlose oder Unfallverletzte bei kalter Witterung betroffen. Besonders gefährdet sind außerdem alte und dünne Menschen.

Beeinflussende Faktoren

Bei der Unterkühlung spielen einige prädisponierende Faktoren, die den Schweregrad und das Ausmaß der Hypothermie beeinflussen, eine wichtige Rolle. Hierbei werden drei Gruppen unterschieden:
- **Äußere Faktoren:** niedrige Außentemperatur, hohe Windgeschwindigkeit, niedrige Luftfeuchtigkeit („trockene Kälte") sowie die Dauer der Kälteeinwirkung.
- **Individuelle Faktoren:** Sie werden jeweils von der unterkühlten Person beeinflusst. Hierzu zählen frühere Frostschäden, Ernährungszustand, Training, Disziplin, Erfahrung sowie die psychische Widerstandskraft des betroffenen Menschen. Nicht zu unterschätzen sind außerdem Faktoren wie geografischer Ursprung (Rasse) sowie Alter und bestehende Vorerkrankungen.
- **Sonstige beitragende Faktoren.**

Des Weiteren wird das Ausmaß des Schadens durch den Schutz gegen Wind und Wetter, z. B. Kleidung, sowie durch die Körperbewegung und Beschäftigung während der Exposition ganz entscheidend beeinflusst.

Pathophysiologie der Unterkühlung

Bei Kälteeinwirkungen und Körperkerntemperaturen < **35 °C** wird vom Körper eine Gegenregulation durchgeführt. Hauptmaßnahmen sind Muskelzittern, Vasokonstriktion und Tachykardie. Die kompensatorische Verengung (Konstriktion) der peripheren Gefäße bewirkt eine verminderte Wärmeabgabe an die Haut. Durch das Zittern steigt der Energieverbrauch, vor allem Glukose wird verbraucht.

Bei Kerntemperaturen < **32 °C** stellt der Körper das Muskelzittern ein. Das Herzzeitvolumen (HZV) und der myokardiale Sauerstoffverbrauch sinken, was unter anderem bei der Reanimation einen positiven Effekt haben kann, sofern der Kreislaufstillstand nicht zu lange besteht. Durch den enormen Verbrauch an Glukose kommt es in diesem Stadium zur Hypoglykämie.

Bei Temperaturen < **30 °C** treten verstärkt Arrhythmien auf. Der Sauerstoffverbrauch sinkt um 50 %; dies wirkt sich positiv auf die Hypoxietoleranz des Gehirns aus.

Kommt es zu einem weiteren Absinken auf Werte < **28 °C,** droht Kammerflimmern. Durch Abnahme des antidiuretischen Hormons (ADH), das im Hypothalamus gebildet wird, wird vermehrt Flüssigkeit aus dem Blut herausgefiltert und ausgeschieden. Es kommt dadurch zur kälteinduzierten Diurese und als Folge davon zur Hypovolämie. Bei der Atmung nehmen mit zunehmendem Temperaturabfall Atemfrequenz und Atemtiefe ab. Ab ca. **24 °C** tritt der Atemstillstand ein.

Das zentrale Nervensystem wird als Auswirkung auf die abfallende Körperkerntemperatur gedämpft und die motorische Aktivität nimmt ab. Ab ca. 33 °C treten Bewusstseinsstörungen auf und ab ca. 30 °C kommt es zur Bewusstlosigkeit.

> **MERKE**
> **„No one is dead until he is warm and dead"**
> Dieser Satz hat präklinisch immer noch eine hohe Bedeutung. Die Hypothermie ist eine der wenigen Fälle, in denen der Transport eines Patienten unter Reanimationsbedingungen in eine Klinik gerechtfertigt ist. Aufgrund der erhöhten Hypoxietoleranz des Gehirns und des herabgesetzten myokardialen Sauerstoffverbrauchs besteht nach Wiedererwärmung in der Klinik für den Betroffenen eine sehr hohe Chance, das Ereignis ohne neurologische Schäden zu überleben.

Sonderfall: Unterkühlung im Wasser

Besonders schwerwiegend ist eine **Unterkühlung im Wasser,** da hier der Wärmeverlust eines Menschen ca. 25-mal größer ist als an der Luft. Eine Wassertemperatur von 30 °C würde einer äquivalenten Lufttemperatur von 5 °C entsprechen. Ein Überleben ohne Hilfsmittel wie z. B. einem Trocken- oder Kälteschutzanzug ist nur bei Wassertemperaturen von mehr als 25 °C möglich. Bei Wassertemperaturen < 20 °C nimmt die Überlebenswahrscheinlichkeit steil ab. Bei den üblichen Wassertemperaturen in Nord- und Ostsee von durchschnittlich 8–10 °C beträgt die Überlebenswahrscheinlichkeit nur 1–4 Stunden; die Zahl der Überlebenden bei Schiffskatastrophen ist dementsprechend gering. Durch hektisches Schwimmen und verzweifelte Anstrengungen wird die Wärmeabgabe an das Wasser erhöht. Die Verstärkung der Konvektion hat einen schnelleren Verbrauch der Energiereserven zur Folge.

> **PRAXISTIPP**
> **Medikamente und Defibrillation bei Hypothermie**
> Laut ERC Guidelines 2010 und der oben beschriebene Pathophysiologie unterliegt der Einsatz von Medikamenten und der Defibrillation bei einem hypothermen Herz-Kreislauf-Stillstand besonderen Regeln. Unter einer Körperkerntemperatur (KKT) von 30 °C ist nur ein **dreimaliger Defibrillationsversuch** sinnvoll. **Medikamente** sollen unterhalb dieser KKT **gar nicht** verabreicht werden.
> Zwischen 30–34 °C wird normal defibrilliert. Bei den eingesetzten Medikamenten soll das Repetitionsintervall verdoppelt werden (z. B. Adrenalin alle 6–10 Minuten). Da der Kreislauf herabgesetzt ist, ist die Halbwertszeit der Medikamente vermutlich erhöht. Werden nun zu viele Medikamente innerhalb zu kurzer Zeit verabreicht, kann es nach Erreichen der normalen KKT zu einem vermehrten Freisetzen der Wirkstoffe mit entsprechenden Nebenwirkungen kommen.

> **ACHTUNG**
> **After Drop**
> Ein gefürchtetes Phänomen ist der After Drop. Nach Beendigung der Kälteexposition gibt der Körper vermehrt Wärme an die Schale ab. Die zentrale Wiedererwärmung ist die einzige Maßnahme, dem zu begegnen. Dies ist allerdings erst in der Klinik möglich, weshalb der zügige, schonende Transport in eine geeignete Klinik nach Stabilisierung der Vitalfunktionen schnellstens durchgeführt werden muss.

Wiedererwärmung

Die Wiedererwärmung sollte **langsam und behutsam** erfolgen; vor allem sollte der Patient so wenig wie möglich bewegt werden.

Die zentrale Wiedererwärmung wird klinisch mit Methoden wie Peritoneallavage, Hämodialyse sowie dem Anschluss an eine Herz-Lungen-Maschine durchgeführt, weshalb der Auswahl der geeigneten Zielklinik eine entscheidende Bedeutung zukommt.

1.8.2 Erfrierung

Während man bei einer Unterkühlung von einem Absinken der Körperkerntemperatur unter 36 °C redet, ist eine **Erfrierung** definitionsgemäß ein örtlich bzw. lokal begrenzter Kälteschaden ohne Absinken der Körperkerntemperatur, hervorgerufen durch ein einmaliges intensives Kältetrauma. Vorwiegend tritt sie an den Akren („Körperenden"), z. B. Zehen, Fingern, Nase, Ohren, Händen und Füßen, auf und kann zum Untergang von Gewebe bis hin zur Nekrose führen.

Ursachen

Ursache ist eine ungeschützte Kälteexposition bei sehr niedrigen Temperaturen oder langer Expositionsdauer, z. B. während einer Expedition oder Arbeiten ohne Handschuhe. Selten sind dabei ganze Extremitäten betroffen.

Pathophysiologie

Lokale Einwirkung von Kälte führt in Abhängigkeit der Außentemperatur, dem einwirkenden Medium, z. B. trockene Kälte oder Nässe, und der Einwirkdauer zu Erfrierungen unterschiedlicher Schwere und Ausdehnung (> Tab. 1.3). Ein häufiger Trugschluss ist, dass Temperaturen oberhalb des Gefrierpunktes keine Erfrierungen verursachen können; sie benötigen nur ausreichend lange Zeit. Tiefe Temperaturen, wie sie z. B. beim Umgang mit Stickstoff auftreten können, benötigen für eine massive Gewebeschädigung

Tab. 1.3 Gradeinteilung der Erfrierung

Grad	Symptome/Schädigung
1. Grad	Hautschwellung, Vasodilatation, Haut: grau, weiß, gefühllos, brennender Schmerz
2. Grad	Schädigung der Kutis und Subkutis, Blasenbildung
3. Grad	Haut: blass, später blau, Einblutungen, schwarze Nekrosen (arterielle Thrombose)
4. Grad	Gangrän ganzer Extremitäten, irreversible Gewebszerstörung

oft nur Sekunden. Mit zunehmender Abkühlung kommt es zur Vasokonstriktion der Gefäße, wobei die Hautdurchblutung in schweren Fällen um bis zu 90 % gesenkt werden kann. Eine Verlangsamung des Blutflusses ist die Folge. Im Gewebe und zwischen den Zellen bilden sich nun leicht Eiskristalle aus, welche die Natriumpumpe beeinträchtigen und damit zum Aufbrechen der Zellmembranen führen. Rote Blutkörperchen (Erythrozyten) verklumpen und führen zu Mikroembolien und Thrombosen, die Durchblutungsstörung schreitet weiter voran. Am Ende steht der Untergang von Gewebe (Nekrose).

1.9 Gesundsein und Kranksein

1.9.1 Gesundheit nach WHO

MERKE
Die Weltgesundheitsorganisation (WHO) definiert Gesundheit als Zustand völligen körperlichen, seelischen und sozialen Wohlbefindens („well-being"; ➤ Abb. 1.13).

Diese Definition ist jedoch für den medizinischen und sozialen Alltag nur wenig brauchbar, hat doch jeder Mensch mindestens fünf, wenn nicht 25 Gründe, sich in der einen oder anderen Hinsicht nicht wohlzufühlen:
- Die Hälfte der deutschen Bevölkerung ist fehlsichtig, aber wer würde sich schon deshalb als krank bezeichnen?
- Die meisten Menschen haben „Defekte" wie z. B. Narben, Wunden, kleine angeborene Mängel (und seien es nur solche ästhetischer Natur) oder lästige Kopfschmerzen – dennoch leidet die Lebens- und Arbeitsfähigkeit darunter meist nur wenig.
- Im seelischen und sozialen Bereich ist das Wohlbefinden praktisch nie ganz erreichbar. Die kranke Schwiegermutter, der Vorgesetzte oder der Bruder, mit dem man im Streit lebt, die Arbeitskollegin, die unerträglich scheint – all dies wirkt sich unweigerlich auf das eigene Wohlbefinden aus, würde aber wohl von kaum jemandem als Krankheit aufgefasst werden.

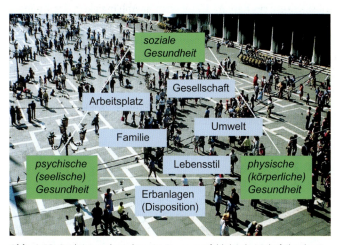

Abb. 1.13 Funktionen des Lebens im Spannungsfeld der drei Eckpfeiler der Gesundheit nach dem Verständnis der Weltgesundheitsorganisation [Foto: V225]

Man hat die WHO-Definition deshalb auch als konkrete Utopie bezeichnet, die zwar einen wünschenswerten Idealzustand beschreibt, aber keine praktikablen Maßstäbe liefert – wer Beschwerden hat, ist noch lange nicht krank, und umgekehrt (z. B. der Tumorkranke im frühen Stadium).

Andere Modelle erscheinen geeigneter, Gesundheit und Krankheit voneinander zu trennen, z. B. das der Homöostase:

1.9.2 Prinzip der Homöostase

Nach einer ganzheitlichen Auffassung ist Gesundheit das **harmonische Gleichgewicht** zwischen Bau und Funktionen des Organismus einerseits und dem seelischen Erleben andererseits.

Auf der **Ebene der Gewebe** wird dieses Gleichgewicht (die **Homöostase**) des Organismus wird durch den ständigen Auf- und Abbau seiner Bestandteile garantiert. Überwiegt der Aufbau, so kommt es zur Strukturzunahme – zur Hypertrophie bzw. Hyperplasie, im Extremfall zum Tumor. Überwiegt dagegen der Abbau, so kommt es zur Strukturabnahme, das heißt zur Atrophie und Leistungsminderung.

Gleichgewicht des inneren Milieus

Die Homöostase der Funktionen unseres Organismus lässt sich ganz wesentlich an der Konstanz messbarer Größen, etwa der Körpertemperatur, der Blutglukosekonzentration, des Blutdrucks oder des Blut-pH-Werts, ablesen. Diese und viele andere Parameter geben Auskunft über das **innere Milieu** (➤ Kap. 1.5). Nur wenn sie sich in einem engen physiologischen Regelbereich befinden, ist der Gesamtorganismus lebens- und aktionsfähig.

Auch für die **psychophysiologischen Grundbedürfnisse** gilt das Prinzip des Gleichgewichts. Zum Beispiel ist Gesundheit nur in einem Rhythmus zwischen ausreichenden Schlaf- und Wachphasen möglich. Ebenso müssen die Bedürfnisse nach sozialer Gemeinschaft, partnerbezogener Zuwendung, aber auch Zurückgezogenheit in einem ausgewogenen Verhältnis zueinander befriedigt werden.

1.9.3 Grundbegriffe der Krankheitslehre

Um die Art und die Ursachen einer Krankheit zu ergründen, ist meist eine genaue Kenntnis der medizinischen Vorgeschichte, der **Anamnese,** von Bedeutung. Kann der Patient selbst die entsprechenden Angaben machen, spricht man von seiner Eigenanamnese; ist er dazu nicht in der Lage, sodass Angehörige oder andere Begleitpersonen befragt werden müssen, handelt es sich um eine Fremdanamnese. Die Anamnese gibt zusammen mit den vorliegenden Krankheitszeichen, den **Symptomen,** Hinweise auf die infrage kommenden Erkrankungen. Anhand dieser Hinweise entscheidet der behandelnde Arzt, welche speziellen Untersuchungen zur Diagnosestellung erforderlich sind: Als **Diagnose** bezeichnet man die Erkennung und Benennung einer bestimmten Krankheit. Die Unterscheidung von Krankheitsbildern mit ähnlichen Symptomen wird Differenzialdiagnose (DD) genannt.

In der Regel soll eine möglichst genaue Diagnose gestellt werden, bevor mit der Krankheitsbehandlung, der **Therapie,** begonnen wird. Es gibt äußerst vielfältige therapeutische Maßnahmen; sie umfassen vor allem die Gabe von Medikamenten, Operationen, Bestrahlungen, Diäten und die Verfahren der Physiotherapie und Psychotherapie. Als Physiotherapie (oder physikalische Therapie) wird die Krankheitsbehandlung mit naturgegebenen physikalischen Mitteln, d. h. mit Wasser, Wärme, Kälte, Licht, Luft, Massagen, Heilgymnastik oder Reizströmen, bezeichnet. Unter Psychotherapie versteht man hingegen die Behandlung von Störungen des emotionalen Befindens und Verhaltens durch verschiedene, meist auf Gesprächen beruhende Methoden.

Meist kann schon vor dem Wirksamwerden einer Therapie der wahrscheinliche Verlauf einer Erkrankung vorausgesagt werden. Eine solche Vorhersage, die auf statistischen Erkenntnissen wie auch auf persönlicher ärztlicher oder pflegerischer Erfahrung beruht, wird als **Prognose** bezeichnet. Prognostische Angaben betreffen die Überlebenschancen eines Patienten oder seine Aussichten auf Heilung bzw. Wiederherstellung bestimmter Fähigkeiten. Die Gesamtprognose einer Gesundheitsstörung hängt oftmals nicht nur vom Grundleiden, sondern auch von der Wahrscheinlichkeit bestimmter Komplikationen ab; unter **Komplikationen** versteht man dabei Zweiterkrankungen, die in einem engen zeitlichen oder ursächlichen Zusammenhang mit der ersten Erkrankung stehen. So bergen z. B. alle Krankheitszustände, die zu längerer Bettlägerigkeit zwingen, insbesondere bei älteren Menschen, eine Reihe von Gefahren: Es drohen Lungenentzündungen und Thrombosen (➤ Kap. 11.6.5); außerdem liegen sich unbewegliche Patienten nicht selten „durch", d. h., sie entwickeln Dekubitalgeschwüre (➤ Kap. 7.2.4).

> **MERKE**
> **Prophylaxe**
>
> Vorbeugende Maßnahmen zur Verhütung von (Zweit-)Erkrankungen werden als **Prophylaxen** bezeichnet. Sie setzen eine sorgfältige Krankenbeobachtung zur Einschätzung der jeweiligen Gefährdung voraus. Prophylaxen nehmen im Pflegealltag eine zentrale Stellung ein; wichtig sind dabei insbesondere:
> - Thromboseprophylaxe (Verhütung von Blutpfropfbildungen), die indirekt auch eine Vorbeugung gegen lebensbedrohliche Lungenembolien darstellt (➤ Kap. 14.5.2)
> - Pneumonieprophylaxe (Verhütung von Lungenentzündungen) und Aspirationsprophylaxe (Vermeidung der Einatmung von Mageninhalt und anderen Fremdkörpern)
> - Dekubitusprophylaxe und Kontrakturenprophylaxe (Verhütung von Dekubitalgeschwüren bzw. Gelenkversteifungen)
> - Obstipationsprophylaxe (Vorbeugung gegen Stuhlverstopfung)
> - Zystitisprophylaxe (Verhütung von Harnwegsinfekten)
>
> Eine herausragende Rolle unter den Prophylaxen spielt die **Mobilisierung** des Patienten, die z. B. möglichst frühzeitig nach einer OP einsetzen sollte. Sie dient gleichzeitig der Verhütung von Thrombosen, Pneumonien, Dekubitalgeschwüren, Kontrakturen und Obstipation.

1.10 Zell- und Gewebeschäden

Viele schädliche Einflüsse **(Noxen),** die auf den Organismus einwirken können, führen zu morphologischen (d. h. mit bloßem Auge oder mikroskopisch sichtbaren) Veränderungen an Zellen und Geweben. Es gibt dabei typische Schädigungsmuster, die in verschiedenen Organen prinzipiell gleichartig auftreten und den Ablauf zahlloser Krankheiten bestimmen. Diese werden hier in Bezug auf die jeweils gestörten Funktionen besprochen.

1.10.1 Krankhafte Ablagerung von Substanzen

Intrazelluläre Ablagerungen

Ablagerungen innerhalb von Zellen kommen bei sehr unterschiedlichen Störungen des Zellstoffwechsels vor; betroffen sind meist Zytoplasma, Lysosomen oder auch der Zellkern. Es können vielerlei Substanzen abgelagert werden, vor allem Fette, Eiweiße, Glykogen (Speicherform der Glukose), Metalle (z. B. Eisen, Kupfer) und der Gallenfarbstoff Bilirubin (Ikterus, ➤ Kap. 15.18.3).

Eine wichtige Form ist die **Verfettung.** Sie betrifft oft die Leber und ist Folge von Sauerstoffmangel (mit gestörter „Fettverbrennung" in den Mitochondrien), übermäßigem Alkoholkonsum oder einer Fettstoffwechselstörung, z. B. bei Diabetes mellitus (➤ Kap. 15.2.2).

Die intrazellulären Ablagerungen werden in unterschiedlichem Ausmaß von den Zellen toleriert; eine massive Zellüberladung mit angesammeltem Material kann in den Zelltod einmünden.

Häufige intra- und extrazelluläre Ablagerungen

Manche Substanzen, die normalerweise chemisch gelöst im Organismus vorkommen, fallen unter bestimmten Bedingungen als Salze im Gewebe (innerhalb und außerhalb von Zellen) aus. Ein wichtiges Beispiel sind die **Kalkablagerungen.**

Normal ist die Einlagerung von Kalksalzen in die Knochen insbesondere während des Wachstums oder der Heilung von Brüchen. Außerhalb der Knochen fallen Kalksalze vornehmlich in nekrotischen oder vermindert vitalen Bezirken aus, z. B. in tuberkulösen Nekrosen oder ernährungsgestörten Tumoranteilen. Hierher gehört auch die klassische Arterienverkalkung im Rahmen der Arteriosklerose (➤ Kap. 13.1.3). Ferner sammelt sich in Konkrementen (z. B. Gallen- und Nierensteinen) nicht selten Kalk an.

Alle größeren Kalkablagerungen sind auf Röntgenaufnahmen erkennbar und können deshalb in der Krankheitsdiagnostik hilfreich sein: So deuten z. B. gruppierte kleine Kalkeinlagerungen (Mikroverkalkungen) des Brustdrüsengewebes auf das Vorliegen eines Mammakarzinoms hin. Kalkeinlagerungen der Lungen sind oft Zeichen einer früheren Tuberkulose

1.10.2 Nekrose

Wenn ein schädigender Einfluss die Anpassungsfähigkeit der Zelle übersteigt, so entwickelt sich eine **Nekrose** (Zelltod).

Wichtige Ursachen solcher Zelluntergänge sind:
- Sauerstoffmangel (Hypoxie), meist infolge von Durchblutungsstörungen; Beispiel: Herzinfarkt

- Physikalische Schädigungen wie radioaktive oder UV-Strahleneinwirkung, Verbrennungen oder Erfrierungen sowie mechanische Verletzungen
- Giftstoffe; Beispiel: Lebernekrosen durch Knollenblätterpilzvergiftung
- Infektionen und Infektabwehr; Beispiel: Abszess
- Sonstige immunologische Reaktionen; Beispiel: Abstoßung von Transplantaten

Als **Gangrän** (Brand) bezeichnet man Nekrosen, die sich durch Einflüsse der Umwelt schwärzlich verfärben und dann „wie verbrannt" aussehen. Sie kommen an durchblutungsgestörten Extremitäten vor, am häufigsten an den Füßen, aber auch an inneren Organen mit Kontakt zur Außenwelt (Lungen-, Darmgangrän).

1.10.3 Ödem

Unter **Ödemen** im engeren Sinne werden Flüssigkeitsvermehrungen im interstitiellen (d.h. zwischen den Zellen gelegenen) Bindegewebe verstanden. Daneben wird jedoch auch eine Flüssigkeitsansammlung in den Lungenalveolen als Ödem (**Lungenödem**) bezeichnet. Alle Ödeme kommen durch gesteigerten Austritt von Blutflüssigkeit aus den Blutgefäßen bzw. verminderten Rückfluss in die Gefäße zustande.

MERKE
Das Ödem im Rettungsdienst
Im rettungsdienstlichen Alltag trifft man sehr häufig auf Ödeme verschiedenster Art. Nicht selten tritt z.B. ein Lungenödem (➤ Kap. 14.8.3) auf. Aus diesem Grund ist eine genaue Kenntnis der pathophysiologischen Vorgänge sehr wichtig, um zu verstehen, wie man diesen Erkrankungen begegnet.

1.10.4 Erguss

Ergüsse sind Flüssigkeitsansammlungen in vorgebildeten Körperhöhlen, z. B. im Pleuraspalt oder einem Gelenkspalt. Sie entstehen am häufigsten bei
- Blutstauungen; so kommt es bei Herzinsuffizienz oft zu Pleuraergüssen (➤ Kap. 14.6.2), bei Pfortaderhochdruck zur Bildung von Aszites (➤ Kap. 13.2.2). Die Ergussflüssigkeit ist in diesen Fällen klar und eiweißarm; man nennt sie **Transsudat**.
- Entzündungen; die Erhöhung der Gefäßdurchlässigkeit lässt dabei auch Serumeiweiße austreten und es wandern Entzündungszellen in die Ergussflüssigkeit, die man als **Exsudat** bezeichnet.
- Tumorwachstum in der Wandung der Körperhöhle; im Erguss finden sich dann mikroskopisch meist Tumorzellen, oft auch Erythrozyten (hämorrhagischer Erguss).

1.10.5 Fibrose

Von einer **Fibrose** spricht man, wenn ein Gewebe zu viel kollagenes Bindegewebe enthält.

Zu den wichtigsten Ursachen zählen:
- Länger dauernde Entzündungen; Beispiel: chronische Polyarthritis.
- Nichtentzündliche Ödeme; Beispiel: Induration (Verhärtung) von stauungsbedingten Unterschenkelödemen.
- Nekrosen von Funktionsgeweben (Parenchym) mit narbiger Bindegewebsvermehrung; Beispiel: Leberfibrose mit möglichem Übergang in eine Zirrhose. Die im Rahmen einer Arteriosklerose entstehende Intimafibrose (➤ Kap. 13.1.3) ist Folge von Ödemen und kleinen Nekrosen der Gefäßwand.

Fibrosen bewirken eine Verhärtung (**Sklerose**) und Elastizitätsabnahme des betroffenen Gewebes. Sie können zu schweren Funktionsstörungen führen, indem sie z.B. die Beweglichkeit eines Gelenks, die Dehnungsfähigkeit der Lungen oder die Durchgängigkeit eines Gefäßes beeinträchtigen.

1.11 Entzündung

Die **Entzündung** stellt eine universale Reaktion des Organismus auf Zell- und Gewebsschäden dar. Die Entzündungsreaktion dient dabei der Eingrenzung einer Gefahr, also dem Schutz des übrigen Körpers vor der Ausbreitung einer Noxe, und der Entfernung des schädigenden Stoffes aus dem Körper, das heißt dem Abbau der Schadstoffe bzw. der Vernichtung von infektiösen Erregern.

Auslöser einer Entzündung können sein:
- Gewebszerstörung mit Entstehung von Gewebstrümmern
- Infektiöse Erreger (Bakterien, Viren, Pilze) und ihre Toxine (Giftstoffe)
- Fremdkörper (z. B. Dorn), Chemikalien
- In Ausnahmefällen auch körpereigenes Gewebe, das als „Autoaggressor" wirkt (Näheres hierzu ➤ Kap. 5.6.2)

1.11.1 Kardinalsymptome

Die entzündliche Reaktion geht mit körperlichen Beschwerden (**Symptomen**) einher. Im Einzelnen werden fast immer – wenn auch unterschiedlich ausgeprägt – die folgenden fünf sogenannten **Kardinalsymptome** der Entzündung beobachtet (➤ Abb. 1.14):
- Schmerz (Dolor)
- Rötung (Rubor)
- Schwellung (Tumor)
- Überwärmung (Calor)
- Gestörte Funktion (Functio laesa)

Der Leser stelle sich vielleicht einmal einen Wespenstich an seiner Oberlippe vor – die genannten fünf Symptome treten wohl ohne Schwierigkeiten plastisch vor Augen.

1.11.2 Lokale und systemische Entzündungen

Der Ort der Entzündung richtet sich nach dem Sitz der auslösenden Noxe. Manche Entzündungsformen sind lokal auf einen kleinen Körperteil begrenzt (z. B. nach Schnittverletzung am Finger), wäh-

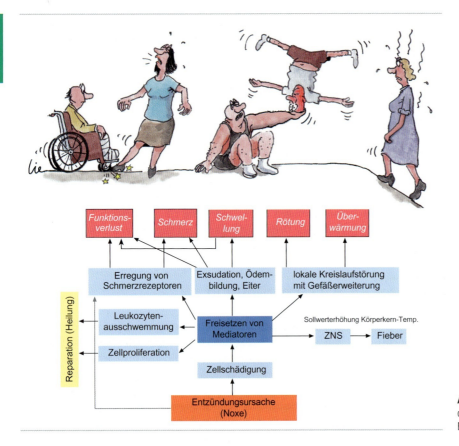

Abb. 1.14 Oben: Die Kardinalsymptome der Entzündung. Unten: Ablauf der Entzündungsreaktion bis zur Entstehung der Kardinalsymptome [L142]

rend andere Entzündungsformen rasch auf mehrere Gewebe übergreifen oder sogar generalisieren, das heißt den gesamten Körper einbeziehen.

Die Ausbreitung der Entzündung ergibt sich dabei aus dem „Kräfteverhältnis" zwischen der angreifenden Noxe einerseits und der Abwehrreaktion des Organismus andererseits.

1.11.3 Reaktionen im Entzündungsgebiet

In dem geschädigten Gebiet werden **Mediatoren** (Botenstoffe) freigesetzt, die den Ablauf der Entzündungsreaktion steuern. Zu diesen Mediatoren gehören Histamin, Prostaglandine, verschiedene Zytokine, aber auch vorwiegend im Blutplasma wirksame Substanzen wie Kinine, Komplementfaktoren und C-reaktives Protein.
- **Histamin** spielt insbesondere bei allergischen Entzündungsreaktionen eine wesentliche Rolle. Zu seinen wichtigsten Wirkungen gehören: Kontraktion der Bronchien (bei hoher Histaminkonzentration droht ein Asthmaanfall!), Erweiterung der kleinen Blutgefäße (Hautrötung), Erhöhung der Gefäßdurchlässigkeit (Ödem) und Juckreiz (Histamin ist der wichtigste juckreizerzeugende Stoff).
- **Prostaglandine** führen während der akuten Entzündungsreaktion zur Gefäßerweiterung mit lokaler Überwärmung, steigern die Gefäßdurchlässigkeit und sind an der Schmerzentstehung beteiligt. Verschiedene Schmerzmittel wie die Salizylate (z. B. Aspirin®) und Pyrazolonabkömmlinge (z. B. Novalgin®) entfalten ihre Wirkung hauptsächlich durch eine Hemmung der körpereigenen Prostaglandinherstellung.
- **Kinine** (z. B. Bradykinin) erweitern ebenfalls die Gefäße, erhöhen ihre Durchlässigkeit (Permeabilität) und aktivieren die Schmerzrezeptoren.

Am Ort der Entzündung treten aus den durch Mediatorstoffe geweiteten Poren der Kapillaren Blutplasma („Blutwasser", ➤ Kap. 3.4) und Leukozyten aus. Diese **Exsudation** (Ausschwitzung) führt zur Gewebsschwellung (**Ödem**).

Leukozyten und ortsständige Phagozyten (Fresszellen) versuchen nun, die schädliche Noxe (z. B. die Bakterien) zu vernichten. Sie bilden einen Saum um die Gefahrenquelle und zerstören infizierte oder anderweitig geschädigte Gewebsanteile. Aus den Trümmern der Nekrosezone entsteht durch die Enzyme der Leukozyten **flüssiger Eiter**. Durch die Gewebsverletzung wird auch das Gerinnungssystem (➤ Kap. 11.6) aktiviert, sodass sich kleine Blutgefäße in der Nachbarschaft des Defekts verschließen. Infolgedessen stirbt weiteres umliegendes Gewebe ab; dadurch werden aber gleichzeitig die Heilungsvorgänge in Gang gesetzt (➤ Kap. 1.11.5).

1.11.4 Mitreaktionen des Gesamtorganismus

Auch bei einer primär (zunächst) lokalen Entzündung bleibt die Mitreaktion des Gesamtorganismus häufig nicht aus:

- Durch Aktivierung des Immunsystems über Mediatoren kommt es zur Ausschwemmung von weißen Blutkörperchen (Leukozyten) ins Entzündungsgebiet, aber auch ins gesamte Blut.
- Von Bedeutung ist auch die Vermehrung bestimmter Bluteiweiße: Noch bevor Gammaglobuline als spezifische Antikörper zur Verfügung stehen, wird die Synthese sog. Akute-Phase-Proteine wie z. B. des **C-reaktiven Proteins (CRP)** angekurbelt. Das CRP heftet sich an Schadstoffe und aktiviert das Komplementsystem, Leukozyten und Thrombozyten.
- Zahlreiche Noxen rufen eine **Fieberreaktion** hervor (als Fieber bezeichnet man eine Körperkerntemperatur von über 38 °C). Dabei aktivieren die Noxen selbst oder die im Zuge der Entzündungsreaktion stimulierten Leukozyten und freigesetzten Prostaglandine das thermoregulatorische Zentrum im ZNS und veranlassen es zur Sollwerterhöhung der Körperkerntemperatur (➤ Kap. 1.6.4). Solche fiebererzeugenden Substanzen nennt man **Pyrogene.**
- Gefäßweitstellung und Plasmaexsudation können bei starken bzw. ausgedehnten Entzündungen zum **allgemeinen Blutdruckabfall** führen, im Extremfall bis zum Kreislaufschock (septischer Schock, ➤ Kap. 13.5.5).

1.11.5 Heilungsprozess und Entzündungsverlauf

Die Heilungsreaktion verläuft typischerweise wie folgt: Bereits nach 12–36 Stunden kommt es zu einer gesteigerten Vermehrung von **Fibroblasten** (Bindegewebsgrundzellen). Sie bilden Kollagenfasern und Bindegewebsgrundsubstanz, in die neue Blutgefäße einsprossen. So entsteht nach 3–4 Tagen ein vorläufiges, gefäßreiches, „schwammiges" Bindegewebe, das man **Granulationsgewebe** nennt. Dieses Gewebe wird von Zellen des üblicherweise an dieser Stelle lokalisierten Gewebes später wieder durchbaut. Wenn durch die Entzündung jedoch mehr als nur kleine Gewebsareale zerstört worden sind, endet die Bindegewebsvermehrung mit der Bildung einer funktionell minderwertigen **Narbe.**

> **MERKE**
> **Chronische Entzündungen**
> Neben den bisher genannten Entzündungen, die plötzlich eintreten und rasch wieder heilen **(akute Entzündung),** gibt es auch Entzündungen mit lang anhaltendem Verlauf.
> Solche **chronischen Entzündungen** können:
> - sich aus einer ursprünglich akuten Entzündung entwickeln. Eine Chronifizierung tritt meist dann ein, wenn der Organismus zwar nicht an der Entzündungsursache zugrunde geht, sie jedoch auch nicht beseitigen kann – dies ist z. B. häufig bei der Tuberkulose der Fall
> - primär chronisch sein, wie z. B. die chronische Polyarthritis oder die chronisch-entzündlichen Dickdarmerkrankungen, die meist schleichend beginnen, sich langsam verschlimmern und oft lebenslang andauern.

1.11.6 Die verschiedenen Entzündungsformen

Obwohl bei den meisten Entzündungen alle oben genannten Reaktionen auftreten, überwiegt doch meist eine der genannten Erscheinungen (z. B. Plasmaaustritt oder Eiterbildung). Es ist deshalb sinnvoll, verschiedene Entzündungstypen zu unterscheiden:

Seröse Entzündungen

Seröse Entzündungen zeichnen sich durch die Ansammlung einer großen Menge eiweißreicher Flüssigkeit (**Exsudat**) aus. Zu den serösen Entzündungen gehört z. B. die Quaddelbildung der Haut (umschriebene Gewebsschwellung) nach Brennnesselkontakt oder Insektenstich. An den Schleimhäuten gibt es die serös-schleimige Entzündung, wie sie jedermann z. B. von der Anfangsphase des Schnupfens kennt.

Seröse Entzündungen finden sich auch in Körperhöhlen in Form seröser Ergüsse. Seröse Entzündungen heilen in der Regel folgenlos ab.

Eitrige (pyogene) Entzündungen

Wie erwähnt, gehen Entzündungen oft mit einer ausgedehnten Einwanderung von Leukozyten ins Entzündungsgebiet einher, die „nach getaner Arbeit" zusammen mit Gewebstrümmern häufig als Eiter aus dem Körper ausgestoßen werden (**eitrige Entzündungen**). Solche Entzündungen werden vor allem durch eitererregende (pyogene) Bakterien wie z. B. Streptokokken oder Staphylokokken (➤ Kap. 5.8) hervorgerufen.

Bei einem **Abszess** handelt es sich um eine Eiteransammlung in einem durch Gewebseinschmelzung entstandenen, abgekapselten Hohlraum. Am häufigsten sind hier Staphylokokken die Ursache. Eine Abszesshöhle muss meist chirurgisch eröffnet und entleert werden. Eine Sonderform des Abszesses ist der **Furunkel,** der durch Staphylokokkeninfektionen der Haar- und Talgdrüsenfollikel entsteht.

Als **Phlegmone** wird die flächenhafte, diffus-eitrige Entzündung bezeichnet, die im Gegensatz zum Abszess ohne Abkapselung des Entzündungsherdes verläuft und deshalb meist bedrohlicher ist. Ausgelöst wird sie in der Regel durch Streptokokken.

Als **Empyem** wird die Eiteransammlung in einem vorgebildeten Hohlraum, z. B. im Herzbeutel, in der Bauchhöhle, im Pleuraspalt oder in der Kieferhöhle, bezeichnet. Eine chronische Nasennebenhöhlenentzündung geht z. B. oft mit einer Eiteransammlung in einer Kieferhöhle einher.

Ulzerierende (geschwürige) Entzündungen

Bei **ulzerierenden Entzündungen** entsteht ein tiefer reichender Defekt von Haut, Schleimhaut oder Gefäßinnenwand, ein **Ulkus** (Geschwür). Es tritt z. B. als Magen- oder Zwölffingerdarmgeschwür bei Überwiegen der aggressiven Magensäurewirkung gegenüber den schleimhautschützenden Faktoren auf. Bei entzündlichen Darmerkrankungen, etwa der Colitis ulcerosa, kommt es als Folge entzündlicher Herde an der Darmschleimhaut zu ausgedehnten Gewebsdefekten.

Als Komplikation droht bei Ulzera (Mehrzahl von Ulkus) ein Magen- oder Darm-Durchbruch mit lebensgefährlicher Bauchfellentzündung (Peritonitis, ➤ Kap. 15.9.5).

Proliferative und granulomatöse Entzündungen

Bei **proliferativen** („produktiven") **Entzündungen** steht die Neubildung (**Proliferation**) von Fibroblastenzellen, die Bindegewebe produzieren, im Vordergrund. Es entsteht übermäßig viel faserreiches Bindegewebe (Fibrose, ➤ Kap. 1.10.5), das oft zu Funktionseinschränkungen führt.

Bei der **granulomatösen Entzündung** kommt es zur knötchenförmigen Ansammlung von Entzündungszellen und Bindegewebe in Form von sogenannten **Granulomen**. Beispiele sind die Granulome bei der Tuberkulose (➤ Kap. 5.8.6) und beim Morbus Crohn (➤ Kap. 15.13.5).

1.12 Krankheitsverläufe

Unabhängig von einer bestimmten Krankheitsursache und der speziellen Erkrankungsart reagiert der Körper auf lange Sicht recht gleichförmig – entweder er überwindet die Erkrankung (Heilung), er geht an ihr zugrunde (Tod) oder die Krankheit besteht in begrenztem Umfang fort.

1.12.1 Heilung

Unter **Heilung** versteht man die Wiederherstellung des ursprünglichen Zustands der Gewebe bzw. des inneren Gleichgewichts und damit der vollen Anpassungsfähigkeit des Organismus. Der Mediziner spricht von Restitutio ad integrum (Wiederherstellung des unversehrten Zustands). Dies bedeutet:
- Die Krankheitsursache (z. B. das Bakterium oder ein durch die Haut eingedrungener Fremdkörper) wurde vollständig entfernt.
- Die geschädigten Gewebe, etwa die verletzten Hautabschnitte, wurden vollständig durch gleichwertiges Gewebe ersetzt, das aus dem Wundgebiet nachgewachsen ist.

1.12.2 Defektheilung

Bleibt bei größeren Verletzungen oder schweren Infektionen ein Defekt zurück, spricht man von **Defektheilung**. Ein Beispiel hierfür ist die Narbenbildung.

Müssen nach einem Unfall Finger oder gar Extremitäten amputiert werden, so ist ein Nachwachsen des Körperteils nicht mehr möglich. Die Haut um die Amputationslinie, z. B. das Kniegelenk, heilt zwar wieder, die Leistungsfähigkeit der Extremität ist aber dauerhaft (chronisch) gemindert.

Ist das Herz z. B. infolge eines schwereren Herzinfarkts nicht mehr ausreichend leistungsfähig, so kommt es zur Herzinsuffizienz (Herzschwäche) mit dauernder Beeinträchtigung der körperlichen Leistungsfähigkeit (➤ Kap. 12.5.2).

1.12.3 Krankheitsrezidiv

Tritt dieselbe Erkrankung nach einem beschwerdefreien Intervall erneut auf, spricht man von Rückfall oder **Rezidiv**. Dabei kann die Krankheit vor dem zweiten Auftreten völlig ausgeheilt gewesen sein oder ohne klinische Erscheinungen weiter bestanden haben.

Nach einer Endokarditis (Entzündung der Herzinnenhaut) z. B. bleiben oft symptomlose Defekte an einer Herzklappe zurück. Bei einer erneuten bakteriellen Infektion, z. B. an den Tonsillen, kommt es sehr leicht zu einem Rezidiv der Endokarditis mit zusätzlicher Klappenschädigung.

Häufig sind Tumorrezidive nach scheinbar vollkommener Beseitigung eines Primärtumors zu beobachten. Diese Rezidive treten meist ein bis zehn Jahre nach der Erstbehandlung auf und gehen von wenigen, verbliebenen Tumorzellen aus.

1.12.4 Chronifizierung

Heilt eine Krankheit nicht aus oder kann die Krankheitsursache nicht beseitigt werden, so kommt es zur **Chronifizierung** (wörtlich „schleichender Verlauf von langer Dauer").

Chronisch-kontinuierlicher Verlauf

Chronisch-kontinuierliche Erkrankungen sind solche, die auf einem gewissen Krankheitsniveau verharren. Ein Beispiel hierfür ist die Nagelmykose (Pilzbefall des Nagels), die nicht weiter stört, aber auch kaum jemals spontan ausheilt.

Auch die sehr häufige Kurzsichtigkeit ist eine chronisch-kontinuierliche Erkrankung.

Chronisch-rezidivierender Verlauf

Das chronische Asthma bronchiale (➤ Kap. 14.4.4) ist dagegen meist keine permanente Erkrankung. Vielmehr kommt es immer wieder – der Mediziner sagt **chronisch-rezidivierend** – zu Atemnotanfällen durch Engstellung der Bronchialwege, Sekretion eines zähen Bronchialsekrets und Schwellung der Bronchialschleimhaut.

Auch die meisten Allergien verlaufen chronisch-rezidivierend, ebenso bestimmte Darmentzündungen wie die Colitis ulcerosa und der Morbus Crohn (➤ Kap. 15.13.5), bei denen es infolge einer Fehlsteuerung des Immunsystems meist über Jahre zu wiederholten Krankheitsschüben mit Durchfällen kommt.

1.12.5 Dekompensation und Progredienz

Chronische Defekte können funktionell ausgeglichen (kompensiert, z. B. kompensierte Herzinsuffizienz mit noch erhaltener Leistungsfähigkeit innerhalb des täglichen Lebens) oder dekompensiert sein (also bei der Herzinsuffizienz z. B. zur Bettlägerigkeit zwingen).

Viele chronische Erkrankungen entwickeln durch sich selbst verstärkende Mechanismen eine Eigendynamik und werden zunehmend schlimmer; man spricht von **chronischer Progredienz.** Die chronische Polyarthritis und viele weitere Systemerkrankungen sind oftmals chronisch progredient.

KAPITEL 2

Hubert Hasel und Frank Flake

Notwendiges aus Chemie und Biochemie

2.1	Chemische Elemente	25
2.2	Aufbau der Atome	25
2.3	Chemische Reaktionen	26
2.3.1	Anabole Reaktionen	27
2.3.2	Katabole Reaktionen	27
2.3.3	Chemische Reaktionen und Energie	27
2.4	Chemische Verbindungen als Grundlage aller Lebensprozesse	27
2.5	Anorganische Verbindungen	28
2.5.1	Wasser	28
2.5.2	Säuren und Basen	28
2.5.3	pH-Wert	29
2.5.4	Puffer	29
2.6	Organische Verbindungen	30
2.6.1	Energiegewinnung aus Glukose	30
2.6.2	Adenosintriphosphat (ATP)	33
2.7	Schlüsselrolle von Enzymen und Coenzymen	33
2.7.1	Enzyme und Coenzyme	33
2.7.2	Oxidation und Reduktion	33

Jeder biologische Organismus – und sei er auch so klein wie ein Bakterium – kann sich nur am Leben halten, wenn er Stoffe aufnimmt und verwertet. Der Mensch mit seinem hoch entwickelten **Stoffwechsel** (Metabolismus) macht hierbei keine Ausnahme. Zu den für den Menschen lebensnotwendigen Substanzen gehören das Wasser und die darin gelösten Salze, ferner die Nährstoffe Fett, Eiweiß und Kohlenhydrate; aber auch andere Substanzen wie z. B. die Vitamine und Spurenelemente sind lebensnotwendig.

2.1 Chemische Elemente

Alle lebenden und toten Gegenstände bestehen aus **Materie,** also etwas, das Raum beansprucht und eine Masse besitzt. Materie kann in flüssigem, festem oder gasförmigem Zustand vorliegen. Alle Formen der Materie bestehen aus **chemischen Elementen.** Diese Elemente zeichnen sich dadurch aus, dass sie durch gewöhnliche chemische Reaktionen nicht weiter in andere Stoffe zerlegt werden können. Gegenwärtig kennt die Wissenschaft 118 verschiedene chemische Elemente, die üblicherweise in Form von **chemischen Symbolen** abgekürzt werden.

Im menschlichen Organismus finden sich mindestens 26 verschiedene chemische Elemente (➤ Tab. 2.1). Die wichtigsten, sozusagen „Schlüsselelemente", sind:
- Sauerstoff (chemisches Symbol: **O**)
- Kohlenstoff (**C**)
- Wasserstoff (**H**)
- Stickstoff (**N**)

Allein diese vier Elemente bilden ungefähr 96 % der Körpermasse. Eine Gruppe von weiteren sieben Elementen – Kalzium (**Ca**), Phosphor (**P**), Kalium (**K**), Schwefel (**S**), Natrium (**Na**), Chlor (**Cl**) und Magnesium (**Mg**) – umfassen noch einmal etwa 3 % der Körpermasse. Sie werden zusammen oft als **Mengenelemente** bezeichnet (➤ Kap. 15.5). Das verbleibende Prozent nehmen die **Spurenelemente** ein, die nur „in Spuren" im menschlichen Organismus anzutreffen sind. Mengen- und Spurenelemente werden als **Mineralstoffe** zusammengefasst.

2.2 Aufbau der Atome

Jedes Element ist aus einer großen Anzahl gleichartiger Einzelbausteine aufgebaut, den Atomen.

Atome sind die Grundeinheiten der Materie. So enthält z. B. reine Kohle ausschließlich Kohlenstoffatome oder ein Tank voll Sauerstoff ausschließlich Sauerstoffatome.

Jedes Atom besteht grundsätzlich aus zwei Hauptteilen: dem Kern im Zentrum und der Elektronenhülle am Rand (➤ Abb. 2.1). Der **Kern** enthält die elektrisch positiv geladenen **Protonen** sowie, außer beim normalen Wasserstoffatom, elektrisch neutrale Partikel, die **Neutronen** genannt werden. Da jedes Proton eine positive Ladung trägt, ist der Kern insgesamt positiv geladen.

2 Notwendiges aus Chemie und Biochemie

Tab. 2.1 Die chemischen Elemente des menschlichen Körpers

	Chemisches Element (Symbol)	Anteil am Körpergewicht	Biologische Funktion
Ca. 96 % „Schlüsselelemente"	Sauerstoff (O)	65,0 %	Bestandteil von Wasser und vielen organischen Molekülen
	Kohlenstoff (C)	18,5 %	Bestandteil jeden organischen Moleküls
	Wasserstoff (H)	9,5 %	Bestandteil von Wasser und organischen Molekülen; als Ion (H^+) ist es für die Säureeigenschaft einer Lösung verantwortlich
	Stickstoff (N)	3,2 %	Bestandteil vieler organischer Moleküle, z. B. aller Proteine und Nukleinsäuren
Ca. 3 % Mengenelemente	Kalzium (CA)	1,5 %	Bestandteil von Knochen und Zähnen; vermittelt die Synthese und Freisetzung von Neurotransmittern. Elektromechanische Kopplung: an allen Muskelkontraktionen beteiligt
	Phosphor (P)	1,0 %	Bestandteil vieler Biomoleküle wie Nukleinsäuren, ATP und zyklischem AMP; Bestandteil von Knochen und Zähnen
	Kalium (K)	0,4 %	Erforderlich zur Weiterleitung von Nervenimpulsen und für Muskelkontraktionen
	Schwefel (S)	0,3 %	Bestandteil vieler Proteine, besonders der kontraktilen Filamente des Muskels
	Natrium (Na)	0,2 %	Notwendig zur Weiterleitung von Nervenimpulsen und für Muskelkontraktionen; Hauption des Extrazellularraumes, das wesentlich zur Aufrechterhaltung der Wasserbilanz benötigt wird
	Chlor (Cl)	0,2 %	Wie Natrium wesentlich an der Aufrechterhaltung der Wasserbilanz zwischen den Zellen verantwortlich
	Magnesium (Mg)	0,1 %	Bestandteil vieler Enzyme
Ca. 1 % Spurenelemente	Chrom (Cr)	Alle jeweils weniger als 0,1 % Biologische Funktionen und Mangelerscheinungen ➤ Tab. 15.3	Weiter gibt es fragliche Spurenelemente – sie sind im Körper nachweisbar, aber der tägliche Bedarf sowie irgendwelche Mangelerscheinungen sind nicht bekannt. Zu ihnen zählen: • Silicium (Si) • Zinn (Sn) • Vanadium (V) • Nickel (Ni) • Arsen (As)
	Jod (J)		
	Eisen (Fe)		
	Kobalt (CO)		
	Kupfer (CU)		
	Fluor (F)		
	Mangan (Mn)		
	Molybdän (Mo)		
	Selen (Se)		
	Zink (Zn)		

Elektronen sind negativ geladene Partikel, die den Kern umkreisen und insgesamt die **Elektronenhülle** des Atoms bilden. Die Anzahl der negativ geladenen Elektronen entspricht immer der der positiv geladenen Protonen, sodass sich ihre Ladungen ausgleichen und das Atom als Ganzes nach außen elektrisch neutral ist.

Was unterscheidet die Atome eines Elements von den Atomen eines anderen?

Die Antwort lautet: die Anzahl der Protonen im Kern und, da jedes Atom nach außen elektrisch neutral ist, damit auch die unterschiedliche Gesamtzahl der Elektronen in der Elektronenhülle. Die Anzahl der Protonen eines Atoms bzw. Elements wird als **Ordnungszahl** bezeichnet, die Summe der Protonen und Neutronen als **Massenzahl** (die Masse der Elektronen kann hierbei vernachlässigt werden, da sie über tausendmal kleiner ist als die der Protonen und Neutronen). Beispielsweise hat Stickstoff (N) die Ordnungszahl 7 und die Massenzahl 14, da sich neben den sieben Protonen auch sieben Neutronen im Kern befinden (➤ Abb. 2.2).

2.3 Chemische Reaktionen

Bei **chemischen Reaktionen** geschieht im Grunde nichts anderes als das Knüpfen von neuen Bindungen zwischen Atomen oder gerade das Gegenteil, nämlich das Aufbrechen von bestehenden chemischen Bindungen. Solche Reaktionen finden in jeder menschlichen Zelle ständig und in großem Ausmaß statt. Nur mithilfe von chemischen Reaktionen ist es möglich, dass der Organismus wachsen kann und neue Gewebe gebildet werden. Aber auch alle Körperfunktionen, z. B. das Zusammenziehen (Kontraktion) eines Muskels oder die Seh- und Hörfähigkeit, erfordern den ständigen Ablauf vielfältiger chemischer Reaktionen.

Bei einer chemischen Reaktion geht nichts verloren, d. h., die Gesamtzahl der Atome bleibt dieselbe. Es ändert sich nur die Verknüpfung zwischen den Atomen, wobei neue Moleküle mit neuen Eigenschaften entstehen.

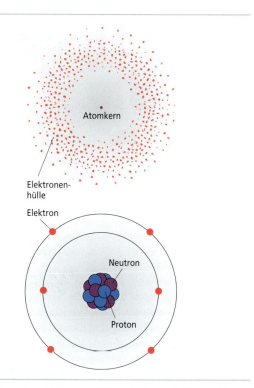

Abb. 2.1 Der Aufbau eines Atoms. Oben mit eher realitätstreuen Proportionen (tatsächlich müsste der Abstand zwischen Atomkern und Elektronenhülle noch viel größer sein) und unten mit stark vergrößertem Kern, sodass Protonen und Neutronen erkennbar sind. Weiterhin sind schematisch zwei Elektronenschalen mit den sich darin bewegenden Elektronen dargestellt. [L190]

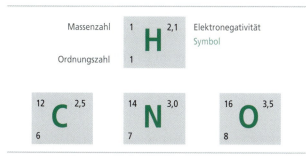

Abb. 2.2 Atomsymbol, Ordnungszahl und Massenzahl am Beispiel des Stickstoffs [L190]

2.3.1 Anabole Reaktionen

Wenn sich ein oder mehrere Atome, Ionen oder Moleküle zu einer größeren Einheit verbinden, so bezeichnet man dies ganz allgemein als **anabole Reaktion.** Ein einfaches Beispiel hierfür ist die Bildung des Ammoniaks (NH_3) aus einem Molekül Stickstoff (N_2) und drei Molekülen Wasserstoff (H_2):

$$N_2 + 3\,H_2 \rightarrow 2\,NH_3$$

Bei einer anabolen Reaktion findet also die **Synthese** (Neubildung) einer neuen Verbindung bzw. eines neuen Moleküls statt. Ein Beispiel für eine solche anabole Reaktion im menschlichen Organismus ist der Aufbau der Körpereiweiße: Sie sind Riesenmoleküle (Makromoleküle), die durch die Verbindung zahlreicher kleinerer Moleküle entstanden sind.

2.3.2 Katabole Reaktionen

Katabole Reaktionen sind das Gegenteil von anabolen Reaktionen. Hierbei werden keine neuen chemischen Bindungen geknüpft, sondern bereits bestehende gelöst. Als einfaches Beispiel hierfür kann man die beschriebene Ammoniak-Synthesereaktion heranziehen, die tatsächlich unter geeigneten Bedingungen in umgekehrter Richtung verläuft:

$$2\,NH_3 \rightarrow N_2 + 3\,H_2$$

Im menschlichen Organismus spielen katabole Reaktionen insbesondere bei der Verdauung eine große Rolle, weil die meist riesigen Nährstoffmoleküle (Fette, Eiweiße und Kohlenhydrate) erst nach der Spaltung in kleine Bruchstücke von der Darmschleimhaut ins Blut überführt werden können.

2.3.3 Chemische Reaktionen und Energie

Unter **chemischer Energie** wird die Energie verstanden, die bei der Bildung einer chemischen Bindung oder deren Aufbrechen entweder verbraucht oder freigesetzt wird. Zur Neubildung (Synthese) einer chemischen Bindung wird gewöhnlich Energie benötigt, beim Aufbrechen einer chemischen Bindung wird gewöhnlich Energie frei. Da bei anabolen Reaktionen neue Bindungen geknüpft werden müssen, wird hierbei in der Regel Energie verbraucht, bei katabolen Reaktionen werden chemische Bindungen aufgebrochen und deshalb wird Energie freigesetzt.

Alle Wachstumsvorgänge des Körpers vollziehen sich im Wesentlichen über anabole Reaktionen und benötigen daher Energie. Diese Energie stammt aus dem Abbau von Nährstoffmolekülen, also aus katabolen Reaktionen, bei denen Energie freigesetzt wird.

2.4 Chemische Verbindungen als Grundlage aller Lebensprozesse

Die meisten chemischen Elemente liegen im Organismus nicht als Atome, sondern als **chemische Verbindungen** vor, die man in zwei Hauptklassen einteilen kann:
- Organische Verbindungen
- Anorganische Verbindungen

Unter **organischen Verbindungen** wurden ursprünglich alle Chemikalien des Pflanzen- und Tierreichs verstanden, wobei angenommen wurde, dass zu ihrer Bildung eine besondere „Lebenskraft" notwendig sei. Diese Theorie fiel jedoch im Jahre 1828 in sich zusammen, als der Chemiker Friedrich Wöhler eine klassische organische Substanz (Harnstoff) aus einer anorganischen Vorstufe im Reagenzglas herstellte.

Mit wenigen Ausnahmen werden heute als organische Verbindungen solche bezeichnet, die hauptsächlich aus Kohlenstoff- und

Wasserstoffatomen bestehen und überwiegend durch kovalente Bindungen zusammengehalten werden. Alle Schlüsselmoleküle des Lebens wie Kohlenhydrate, Fette, Eiweiße und unsere Erbsubstanz, die Nukleinsäuren, gehören zur Gruppe dieser organischen Verbindungen.

Anorganische Verbindungen dagegen zeichnen sich dadurch aus, dass in ihnen gewöhnlich kein Kohlenstoff enthalten ist. Zu den anorganischen Verbindungen gehören viele Salze, Säuren, Laugen, Wasser und als Ausnahme auch die Kohlenstoffverbindungen Kohlendioxid (CO_2) und -monoxid (CO).

MERKE
Sowohl organische als auch anorganische Verbindungen sind lebensnotwendig für die Funktionen des Stoffwechsels.

2.5 Anorganische Verbindungen

2.5.1 Wasser

Alle chemischen Reaktionen und damit alle Lebensvorgänge im Organismus spielen sich in einem **wässrigen Milieu** ab (> Kap. 3.4). Wasser ist dabei ein ausgezeichnetes **Lösungsmittel**. Lebenswichtige Substanzen wie Sauerstoff- oder Nährstoffmoleküle können über das extrazelluläre Wasser alle Zellen erreichen und von diesen verwertet werden. Andererseits können Stoffwechselabfallprodukte wie das Kohlendioxid auf umgekehrtem Wege abtransportiert werden und schließlich über die Lunge den Organismus verlassen. Bei chemischen Reaktionen ermöglicht das Wasser den beteiligten Molekülen überhaupt erst die Annäherung aneinander.

Wasser chemisch gesehen

Wasser besteht aus einem Sauerstoff- und zwei Wasserstoffatomen, die über kovalente Bindungen zusammengehalten werden (> Abb. 2.3). Sauerstoff besitzt jedoch eine wesentlich größere Elektronegativität als Wasserstoff. Dies führt dazu, dass die gemeinsam benützten Bindungselektronen vom Sauerstoff mehr angezogen werden als vom Wasserstoff. Eine derartige Bindung wird als **polare Atombindung** bezeichnet. Ursache ist die Asymmetrie der Ladungsverteilung am Wassermolekül: Die beiden Wasserstoffatome sind geringgradig positiv geladen, auf der anderen Seite ist das Sauerstoffatom geringgradig doppelt negativ geladen.

Das Wassermolekül stellt damit einen **Dipol** dar, der nach außen hin zwar insgesamt elektrisch neutral ist, aber am Sauerstoffende eine negative und an den Wasserstoffenden eine positive „Schlagseite" hat. Durch seine Polarität kann das Wasser sowohl als Lösungsmittel wirken als auch an chemischen Reaktionen teilnehmen. Bei der Verdauung beispielsweise hilft das Wasser, die großen Nährstoffmoleküle auseinanderzubrechen (Hydrolyse), andererseits nimmt es auch an anabolen Reaktionen teil (z. B. der Synthese von Hormonen).

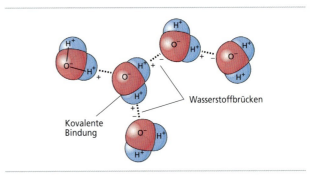

Abb. 2.3 Fünf Wassermoleküle und die sie verbindenden Wasserstoffbrücken [L190]

Wasserstoffbrücken

Die stark polarisierten Dipole üben auf die Nachbarmoleküle Kräfte aus, die man als **Wasserstoffbrücken** bezeichnet (> Abb. 2.3). Im Vergleich zu einer Ionenbindung sind diese Kräfte zwar klein (5 bis 10 % der Stärke einer Ionenbindung), durch die zahlreich ausgebildeten Brücken zwischen allen sich gegenüberstehenden Wassermolekülen werden die Moleküle aber trotzdem stark zusammengehalten.

Wasserstoffbrücken kommen nicht nur zwischen Wassermolekülen vor, sondern auch zwischen polarisierten Atomen innerhalb von Molekülen. Aufgrund ihrer großen Zahl tragen Wasserstoffbrücken z. B. wesentlich zur Stabilisierung von Eiweiß- und Nukleinsäuremolekülen bei.

Funktionen des Wassers im Organismus

Neben seinen Aufgaben als Lösungsmittel und vielfältiger Reaktionspartner hat das Wasser noch weitere Funktionen im Organismus:
- Wasser isoliert – es nimmt Wärme nur langsam auf und gibt sie nur langsam wieder ab.
- Wasser ist ein Hauptbestandteil von Schleimstoffen und dient dadurch als Schmiermittel.

2.5.2 Säuren und Basen

Wenn Salze wie z. B. das Kochsalz in Wasser gelöst werden, unterliegen sie einem Zerfall, d. h., die im Kristallgitter gebundenen Ionen lösen sich voneinander und liegen nun frei beweglich vor.

Ein ganz ähnliches Schicksal erleiden anorganische **Säuren** und **Basen,** wenn sie in Wasser gelöst werden:
- Beim Chlorwasserstoff (HCl) z. B. werden H^+-Ionen (Wasserstoff-Ionen) frei, das Wasser wird „sauer", es entsteht Salzsäure.
- Beim Natriumhydroxid (NaOH) werden dagegen Hydroxid-Ionen (OH^-) frei, welche H^+-Ionen aufnehmen können, das Wasser wird basisch und es entsteht Natronlauge.

Dieser Vorgang wird allgemein als **Dissoziation** bezeichnet.

2.5 Anorganische Verbindungen

Wie unschwer zu sehen ist, sind die Ionenkonzentrationen an H$^+$ und OH$^-$ sehr gering. Deshalb ist aus praktischen Erwägungen der sogenannte **pH-Wert** eingeführt worden, der als negativer dekadischer Logarithmus der H$^+$-Ionenkonzentration definiert ist.

Wie sich ein negativer dekadischer Logarithmus berechnet, ist nicht ganz einfach zu verstehen. Ganz entscheidend aber hängt dieser Wert von der Zahl der Nullen hinter dem Komma ab:

- [H$^+$] = 0,01 mol/l = 10^{-2} mol/l → pH = 2 (sauer, z. B. Magensaft)
- [H$^+$] = 0,0000001 mol/l = 10^{-7} mol/l → pH = 7 (neutral, reines Wasser)
- [H$^+$] = 0,00000004 mol/l = $10^{-7,4}$ mol/l → pH = 7,4 (schwach basisch, Blutplasma)
- [H$^+$] = 0,00000001 mol/l = 10^{-8} mol/l → pH = 8 (basisch, Dünndarmsekret)

Ist die H$^+$-Konzentration einer Lösung größer als 10^{-7} mol/l, d. h., wird sie saurer, so wird der pH-Wert kleiner als 7. Ist die Wasserstoffionenkonzentration einer Lösung kleiner als 10^{-7} mol/l, so wird der pH-Wert größer als 7 (➤ Abb. 2.4). Je kleiner also der pH-Wert einer Flüssigkeit ist, desto saurer ist sie.

H$^+$-Ionen und OH$^-$-Ionen stehen in einem gesetzmäßigen Verhältnis zueinander: Ist die H$^+$-Konzentration hoch, so ist die OH$^-$-Konzentration immer entsprechend gering und umgekehrt.

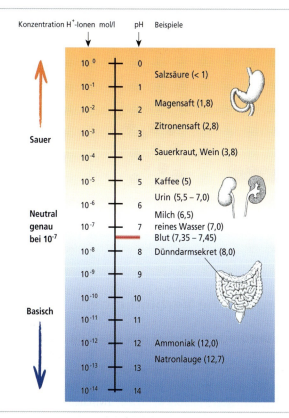

Abb. 2.4 pH-Werte bekannter Flüssigkeiten [L190]

> **MERKE**
> **Säure und Lauge**
> Als Säure werden nach Brönsted chemische Substanzen bezeichnet, die H$^+$-Ionen abgeben können, als Basen (Laugen) solche, die H$^+$-Ionen aufnehmen können.

Säuren nach dieser Definition sind etwa HCl oder NH$_4^+$, Basen z. B. OH$^-$, Cl$^-$ oder NH$_3$.

Je mehr H$^+$-Ionen sich in einer Lösung befinden, umso **saurer** (azider) ist diese Lösung. Je weniger H$^+$-Ionen sich darin befinden, umso **basischer** (alkalischer) ist die Lösung. Der Säuregrad wird auch als **Azidität** bezeichnet, die basische Eigenschaft einer Lösung auch als **Alkalität.**

2.5.3 pH-Wert

Azidität und Alkalität einer Lösung hängen direkt ab von der Konzentration der H$^+$- bzw. OH$^-$-Ionen. Ist diese Konzentration gleich, so ist die Lösung weder sauer noch basisch, sondern **neutral** (➤ Abb. 2.4).

Neutral ist z. B. reines Wasser: Die Konzentration der Ionen – in den folgenden Beispielen mit eckigen Klammern [ ] dargestellt – beträgt am sogenannten Neutralpunkt:

- [H$^+$] = 0,0000001 mol/l = 10^{-7} mol/l
- [OH$^-$] = 0,0000001 mol/l = 10^{-7} mol/l

2.5.4 Puffer

Obwohl die pH-Werte in unterschiedlichen Körperflüssigkeiten stark unterschiedlich sein können, wird der pH-Wert innerhalb einer bestimmten Körperflüssigkeit konstant gehalten. Dafür sorgen die sogenannten **Puffer.** Das sind Substanzen, die überschüssige H$^+$-Ionen auffangen oder bei basischem Milieu wieder abgeben. Sie puffern also pH-Schwankungen ab.

Kohlensäure-Bikarbonat-Puffer

Das wichtigste Puffersystem des menschlichen Körpers ist das **Kohlensäure-Bikarbonat-System** (➤ Abb. 2.5). Dieses System besteht wie alle Puffer aus einer Säure (H$_2$CO$_3$) und der dazugehörigen Base (HCO$_3^-$).

Wenn der Körper mit Säure (also H$^+$-Ionen) belastet wird (**Azidose**), dann werden diese Ionen von HCO$_3^-$ abgefangen und bilden H$_2$CO$_3$. Dieses steht wiederum in einem Gleichgewicht zu CO$_2$ und H$_2$O. Das CO$_2$ und damit die „sauren Valenzen" werden über die Lunge abgeatmet. Außerdem können die H$^+$-Ionen, allerdings wesentlich langsamer, auch über die Niere ausgeschieden werden.

Wenn nun ein Mangel an H$^+$-Ionen bzw. ein Überwiegen von OH$^-$-Ionen vorliegt (**Alkalose**), dann kann die Abatmung von CO$_2$ vermindert werden. Die vermehrt zurückgehaltene Kohlensäure gibt H$^+$-Ionen ab, die sich mit OH$^-$ zu H$_2$O verbinden. Außerdem kann die Niere durch verminderte H$^+$-Sekretion und verstärkte Abgabe von HCO$_3^-$ der Alkalose entgegenwirken.

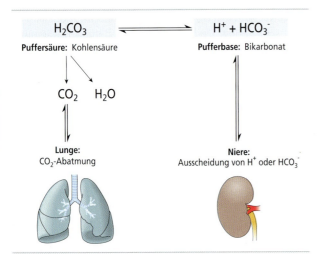

Abb. 2.5 Das Kohlensäure-Bikarbonat-System als lebenswichtiges Puffersystem [L190]

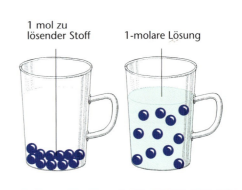

Abb. 2.6 Herstellen einer 1-molaren Lösung: Zur Herstellung einer 1-molaren Lösung wird die Stoffmenge 1 mol in ein Gefäß gegeben. Dann wird dieses mit dem Lösungsmittel zu einem Gesamtvolumen von 1 Liter aufgefüllt. [L190]

Weitere Puffersysteme

Neben dem Kohlensäure-Bikarbonat-Puffer tragen zwei weitere Puffersysteme zur Aufrechterhaltung des pH-Wertes bei:
- **Proteinpuffer:** Zu diesem gehören das Hämoglobin (➤ Kap. 11.2) in den Erythrozyten sowie die Plasmaproteine.
- **Phosphatpuffer:** Seine Pufferkomponenten sind anorganische Phosphate.

Stoffmenge in mol

In der Medizin basieren Stoffmengen- und Konzentrationsangaben meist auf dem **mol**. Die Stoffmenge 1 mol bedeutet, dass die Anzahl der Teilchen in dieser Menge gleich der Anzahl der Wasserstoffatome in einem Gramm Wasserstoff ist. Dies klingt zunächst kompliziert, noch dazu, wenn man weiß, dass die Anzahl der Wasserstoffatome in einem Gramm Wasserstoff $6{,}023 \times 10^{23}$ beträgt: Ein mol einer beliebigen Substanz enthält demnach die unvorstellbare Zahl von $6{,}023 \times 10^{23}$ Teilchen. Diese Anzahl an Molekülen ist in einem mol Zucker, in einem mol Salzsäure oder in einem mol Wasser enthalten. Die Umrechnung von mol in Gramm läuft aus verständlichen Gründen nicht über die Kalkulation mit solchen riesigen Zahlen, sondern viel einfacher über das Periodensystem der Elemente.

Konzentration gelöster Stoffe

In den Körperflüssigkeiten liegen die meisten Stoffe in gelöster Form vor. Entsprechend ihrer Stoffmenge in mol wird deshalb auch die Konzentration einer Lösung in **mol/Liter** (mol/l) angegeben. Beträgt die Konzentration eines Stoffes 1 mol/l, so spricht man von einer **1-molaren** Lösung.

2.6 Organische Verbindungen

2.6.1 Energiegewinnung aus Glukose

Als „Brennstoff" für die lebensnotwendige Energiegewinnung bevorzugen die meisten menschlichen Zellen die Glukose. Die Hauptschritte der Energiegewinnung werden deshalb anhand des Glukoseabbaus dargestellt. Der Abbau der Glukose lässt sich in vier Schritte unterteilen:

1. **Glykolyse** – Energieerzeugung ohne Sauerstoff: Unter der **Glykolyse** werden zahlreiche enzymatische Reaktionen zusammengefasst, bei denen ein Molekül Glukose letztlich in zwei Moleküle **Pyruvat** (Brenztraubensäure, ➤ Abb. 2.7) gespalten wird. Die direkte Energieausbeute dieser Reaktionsfolge ist gering: Pro gespaltenem Glukosemolekül werden zwei Moleküle ATP regeneriert. Andererseits hat die im Zytoplasma stattfindende Glykolyse den Vorteil, dass die Zellen auch bei Sauerstoffmangel weiter Energie erzeugen können.

> **MERKE**
> **Laktatazidose**
>
> Unter Sauerstoffmangel können insbesondere Skelettmuskelzellen Pyruvat nicht weiterverwerten; es wird zu **Laktat** (Milchsäure, ➤ Abb. 2.9) umgewandelt und gelangt über den Kreislauf in die Leber. Interessanterweise können aber die Herzmuskelzellen bei schwerer Arbeit einen Teil ihres Energiebedarfs aus Laktat decken.
> Bei fortgesetzter unphysiologischer Belastung (z. B. ein Langstreckenlauf des Untrainierten) mit Sauerstoffmangel der stark beanspruchten Skelettmuskulatur kann der Laktatanfall aber so groß werden, dass die Pufferkapazität des Blutes überschritten wird und der Blut-pH empfindlich abfällt. Diese Zustand wird **Laktatazidose** genannt. Manche Gelehrte sprechen lieber von **Laktazidose** (statt Laktatazidose), weil Laktat lediglich ein Bestandteil der Milchsäure ist; soll heißen, die Azidose kommt nicht vom Laktat, sondern von der Milchsäure.

2.6 Organische Verbindungen

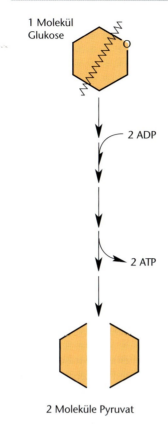

Abb. 2.7 Vereinfachte Darstellung der Glykolyse. Aus einem Glukosemolekül entstehen zwei Moleküle Pyruvat. Dabei werden zwei ATP-Moleküle regeneriert. Das Pyruvat tritt im Regelfall anschließend in den Zitratzyklus ein (➤ Abb. 2.8). [L190]

2. Acetyl-Coenzym A – das zentrale Molekül des Energiestoffwechsels: Steht genügend Sauerstoff zur Verfügung, so tritt das Endprodukt der Glykolyse, das Pyruvat, ins Mitochondrium ein und verbindet sich mit **Coenzym A,** kurz CoA-SH, unter Abspaltung von CO_2 zum **Acetyl-Coenzym A** (kurz Acetyl-CoA; ➤ Abb. 2.8). Hierbei fällt zwar nicht direkt ATP an, aber das reduzierte **NADH** (NAD = **Nikotinamid-Adenin-Dinukleotid**) kann später in der Atmungskette energiebringend verwertet werden. Acetyl-Coenzym A ist ein zentrales Molekül des gesamten Energiestoffwechsels, weil nicht nur der oxidative Abbau der Glukose zu Acetyl-CoA führt, sondern auch der Fettsäureabbau sowie der Abbau einiger Aminosäuren.
3. Zitratzyklus: Der Zitratzyklus ist die nächste Serie enzymatisch gesteuerter Reaktionen, die in den Mitochondrien stattfinden (➤ Abb. 2.8). Pro eingeschleustem Acetyl-CoA entsteht ein energiereiches Phosphat (**Guanosintriphosphat,** kurz **GTP**), das direkt ein ADP zu ATP überführen kann. Des Weiteren fallen als reduzierte Coenzyme NADH und **$FADH_2$** (FAD = **Flavin-Adenin-Dinukleotid**) an, die wiederum erst in der Atmungskette verwertet werden (Details zu Oxidation und Reduktion ➤ Kap. 2.7.2).

MERKE
Zitratzyklus

Der Zitratzyklus hat jedoch nicht nur Bedeutung für den Glukoseabbau. Vielmehr münden zahlreiche katabole Stoffwechselwege indirekt oder direkt in den Zitratzyklus. Gleichzeitig liefert der Zitratzyklus Ausgangsstoffe für viele anabole Stoffwechselreaktionen. Er wird also mit Fug und Recht als „Drehscheibe" des Stoffwechsels bezeichnet.

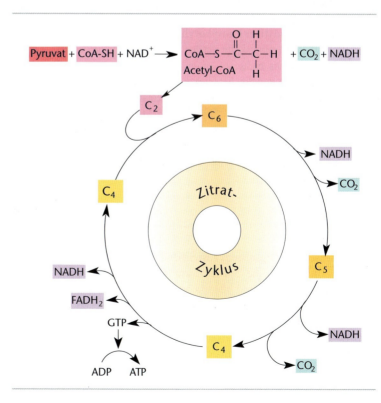

Abb. 2.8 Entstehung des Acetyl-Coenzym A und Einschleusung der Acetylgruppe in den Zitratzyklus. Die im Zitratzyklus entstehenden reduzierten Coenzyme NADH und $FADH_2$ speichern Energie, die erst im letzten Abschnitt der Energiegewinnung, der Atmungskette, zur Regenerierung von ATP verwendet wird. [L190]

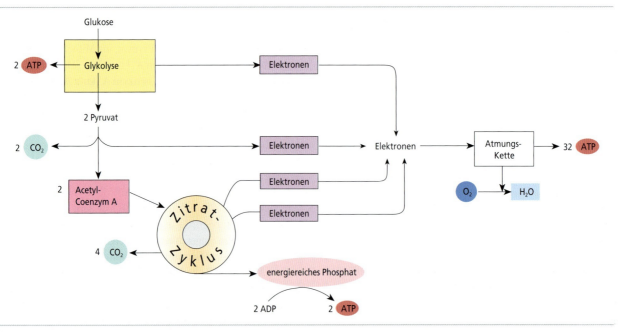

Abb. 2.9 Zusammenfassende Darstellung der vier Phasen der Energiegewinnung aus Glukose [L190]

4. Atmungskette: In den oben beschriebenen Phasen des Glukoseabbaus werden durch Reduktionsreaktionen Elektronen an die Coenzyme gebunden. Die **Atmungskette** (Elektronentransportkette) führt nun diese Elektronen dem Sauerstoff zu. Dabei entstehen Wasser und eine große Menge von Energie, die zur Regeneration von ATP verwendet wird.

Die „Regeneration des ATP" besteht darin, dass ADP mit einem Phosphat verbunden, d. h. phosphoryliert wird. Atmungskette und Phosphorylierung von ATP sind also unmittelbar verknüpft, weswegen auch von **oxidativer Phosphorylierung** gesprochen wird.

Im Verlauf der Atmungskette werden die Elektronen von NADH und $FADH_2$ übrigens nicht auf einen Schlag auf den Sauerstoff übertragen, sondern von den beteiligten Enzymen und Coenzymen schrittweise „weitergereicht". Entsprechend entstehen schrittweise die 32 ATP-Moleküle.

Alle vier Phasen der Energiegewinnung aus Glukose, nämlich Glykolyse, Überführung von Pyruvat in Acetyl-CoA, Zitratzyklus und Atmungskette, sind in ➤ Abb. 2.9 noch einmal zusammenfassend dargestellt.

Glykogen

Ist der menschliche Organismus ausreichend mit Glukose versorgt, kann er Glukose in die Speicherform **Glykogen** überführen. Menschliches Glykogen und pflanzliche Stärke sind ganz ähnlich aufgebaut und bestehen ausschließlich aus aneinandergeketteten Glukosemolekülen.

Glykogen wird vorwiegend in der Leber und der Skelettmuskulatur gespeichert. Insgesamt kann der Erwachsene etwa 400 g Glykogen (entsprechend ca. 2.000 kcal) speichern, davon etwa 150 g in der Leber und 250 g in der Muskulatur. Werden trotzdem weitere Kohlenhydrate aufgenommen (z. B. durch ständigen Verzehr von Süßigkeiten), so wird diese überschüssige Glukose in Fett umgewandelt und im Leber- und Fettgewebe gespeichert. Der entsprechende Mensch wird also dick und die Leber verfettet.

Ganzheitsmedizin: Der Marathonläufer

Dem Sportler dienen die durch Glykogen eingelagerten Kohlenhydrate als Hauptenergiequelle für seine Leistungen. Durch Ausdauertraining lassen sich die Glykogendepots im Muskel auf das Zwei- bis Dreifache steigern. Der Körper kann sich mithilfe dieses „Tricks" entsprechend länger mit der hochwertigen Energie der Kohlenhydrate versorgen. Sind die Glykogenspeicher aufgebraucht, greift der Körper auf seine „eisernen Reserven" zurück und beginnt mit dem Abbau von Fetten. Gut trainierte Marathonläufer merken den Unterschied, wenn sich ihr Stoffwechsel auf die Verbrennung von Fetten umstellt: Sie erreichen ihren sogenannten „toten Punkt" – meist nach 35 km – und müssen plötzlich trotz gleich bleibenden Tempos ihre Atemtätigkeit steigern. Der Grund: Die Verbrennung von Fetten zur Energiegewinnung erfordert mehr Sauerstoff. Übrigens: Der Körper benötigt rund 48 Stunden, um die entleerten Glykogenspeicher wieder aufzufüllen. In den ersten zehn Stunden läuft dieser Vorgang besonders schnell ab; ein Sportler sollte deshalb schon bald nach einem Marathonlauf eine kohlenhydratreiche Mahlzeit zu sich zu nehmen.

Glukoneogenese

Gehirn und Erythrozyten können nur Glukose zur Energiegewinnung verwerten. Außerdem ist Glukose die einzige Substanz, die bei Sauerstoffmangel von der Skelettmuskulatur zur Energiegewinnung herangezogen werden kann. Die **Glukoneogenese,** d. h. die Neubildung von Glukose aus Nicht-Kohlenhydrat-Vorstufen (genauer: aus bestimmten Aminosäuren, Glyzerin oder Laktat), sichert ausreichende Glukosespiegel auch bei fehlender Nahrungszufuhr und leeren Glykogenspeichern.

2.6.2 Adenosintriphosphat (ATP)

Nukleotide sind nicht nur an der Erbsubstanz beteiligt, auch im Energiehaushalt stellen sie eine der Schlüsselsubstanzen dar: das **ATP (Adenosintriphosphat)**.

Eine Zelle kann nur leben oder überleben, wenn genügend ATP in der Zelle vorhanden ist. Leben ist an die Anwesenheit von Energie und damit von ATP gebunden – es findet sich deshalb nicht nur in menschlichen Zellen, sondern in allen Organismen der Erde. Hauptaufgabe des ATP ist es, Energie zwischenzuspeichern und im Bedarfsfall wieder abzugeben; das ATP hat also gewissermaßen die Funktion eines „Akkus" der Zelle. ATP besteht aus der stickstoffhaltigen Base Adenin, dem Zuckermolekül Ribose und drei Phosphatgruppen. Die Bindungen zwischen den Phosphatgruppen sind sehr energiereich: Wird die dritte Phosphatgruppe unter Verbrauch von Wasser (Hydrolyse) enzymatisch abgespalten, so wird Energie verfügbar, welche von der Zelle für energieverbrauchende Vorgänge verwendet wird.

Anschließend muss das entstehende **Adenosindiphosphat (ADP)** wieder zu ATP regeneriert werden, wozu Energie verbraucht wird. Diese Energie stammt aus der „Verbrennung" energiereicher Nährstoffmoleküle (v. a. Glukose) unter Verbrauch von Sauerstoff in der Zelle.

2.7 Schlüsselrolle von Enzymen und Coenzymen

Das Leben jeder einzelnen Zelle des menschlichen Körpers ist untrennbar mit unzähligen chemischen Reaktionen verbunden, die ständig in ihr ablaufen.

Dabei werden bei **anabolen Reaktionen** (> Kap. 2.3) kleinere Moleküle zu größeren Einheiten verbunden, indem neue Bindungen geknüpft werden. Solche Reaktionen sind üblicherweise an die Zufuhr von Energie gebunden, die vom „Zellakku" ATP bereitgestellt wird. Im Gegensatz dazu werden bei **katabolen Reaktionen** bestehende Bindungen gespalten, wobei Energie frei wird, die üblicherweise zur Regeneration des verbrauchten ATP verwendet wird. Der Wirkungsgrad dieser Energieumwandlung in ATP ist jedoch nicht 100-prozentig, sodass als Nebenprodukt zusätzlich Wärme anfällt.

Maßgeblichen Anteil besitzen anabole Reaktionen am Baustoffwechsel, da sie dem Aufbau neuer Strukturen dienen. Ihm steht der Betriebsstoffwechsel gegenüber, der vor allem über katabole Reaktionen bewerkstelligt wird.

Entscheidend für das Funktionieren des Stoffwechsels sind die organischen Kohlenstoffverbindungen, die jedoch nur sehr träge untereinander reagieren. Deshalb gibt es in jeder Zelle Instrumente, die praktisch jede chemische Reaktionskette beschleunigen, nämlich die erwähnten **Enzyme** (Biokatalysatoren).

2.7.1 Enzyme und Coenzyme

Chemisch gesehen gehören alle bisher bekannten Enzyme zu den Proteinen. Die Stoffe, die von einem Enzym umgesetzt werden, werden **Substrate** genannt. Im Verlauf der Enzymreaktion wird das Substrat chemisch verändert, indem entweder neue Bindungen geknüpft oder bestehende Bindungen gespalten werden. So entstehen ein bzw. mehrere **Produkte.**

Für die Wirksamkeit des Enzyms ist sein **aktives Zentrum** verantwortlich. Dieses entsteht durch eine besondere Faltung der Polypeptidkette, aus der das Enzym aufgebaut ist. Hierdurch bildet sich an der Oberfläche des Enzyms eine Struktur, die genau mit dem Substrat zusammenpasst. So wie ein Schlüssel nur in ein ganz bestimmtes Schloss passt, so passt auch das Substrat nur in das entsprechende aktive Zentrum „seines" Enzyms.

Damit Enzyme ihre Funktion ausüben können, sind die meisten von ihnen jedoch auf einen zusätzlichen „Helfer" angewiesen, der **Coenzym** genannt wird. Dies ist deshalb erforderlich, weil das Enzym selbst an der chemischen Reaktion nicht teilnimmt, sondern nur die beteiligten Partner in geeigneter Weise zusammenbringt. So ist es nur das Coenzym, das bei der Enzymreaktion verändert wird, indem es entweder vom Substrat abgespaltene Elektronen bzw. Atome aufnimmt oder diese dem Substrat zur Verfügung stellt.

Coenzyme sind meist sehr kompliziert aufgebaute organische Moleküle und im Gegensatz zu den Enzymen grundsätzlich keine Proteine. Coenzyme leiten sich häufig von Vitaminen ab.

Faktoren, die enzymatische Reaktionen beeinflussen

Viele Enzyme arbeiten nicht nur mit Coenzymen, sondern auch mit bestimmten **Ionen** wie Mg^{2+}, Fe^{2+} oder Zn^{2+} – Magnesium, Eisen und Zink – zusammen. Fehlen die entsprechenden Ionen, so ist die Enzymfunktion gestört.

Des Weiteren spielt die **Körpertemperatur** für die Enzymfunktion eine große Rolle: Mit steigender Körpertemperatur steigt auch die Substratumsatzrate eines Enzyms steil an. Bei hohen Temperaturen, z. B. Fieber über 41 °C, wird das Enzym jedoch geschädigt und seine Eiweißstruktur bricht zusammen. Dann fällt die Umsatzrate fast bis auf Null ab.

Die Enzymfunktion ist ferner vom **pH-Wert** (> Kap. 2.5.3) abhängig. Für die meisten intrazellulären Enzyme ist ein pH-Wert von 7,2 optimal. Extrazellulär arbeitende Enzyme, z. B. die eiweißspaltenden Pepsine des Magens, besitzen jedoch meist ein stark hiervon abweichendes pH-Optimum.

2.7.2 Oxidation und Reduktion

Die Funktionsweise von Enzymen und Coenzymen soll im Folgenden exemplarisch an zwei im Stoffwechsel besonders häufig vorkommenden Reaktionsformen erklärt werden,
- der Oxidationsreaktion (kurz Oxidation) und der
- Reduktionsreaktion (kurz Reduktion).

Von einer **Oxidation** spricht man, wenn ein Molekül Elektronen abgibt. Meist erfolgt dies über die Abgabe von Wasserstoffatomen (also von jeweils einem Elektron und einem Proton).

Die Oxidation ist nur möglich, wenn die abgegebenen Elektronen von einem anderen Stoff – in einer praktisch umgekehrten Reaktion – wieder aufgenommen werden. Eine solche Elektronenaufnahme heißt **Reduktion.** Meist geschieht die Reduktion über die Aufnahme von Wasserstoffatomen (also von jeweils einem Elektron und einem Proton).

Im Falle der oben beschriebenen Oxidationsreaktion findet gleichzeitig die Reduktion des beteiligten Coenzyms, des NAD^+, nach folgender Gleichung statt:

$$NAD^+ + 2\,H^+ + 2\,\text{Elektronen} \rightarrow NADH + H^+$$

NAD^+ (Nikotinamid-Adenin-Dinukleotid) ist ein kompliziert aufgebautes Coenzym und leitet sich von dem Vitamin Nikotinsäure ab. Es spielt im Stoffwechsel die bedeutendste Rolle als Überträger von Elektronen bzw. Wasserstoffatomen. Im Falle obiger Oxidationsreaktion (Laktat zu Pyruvat) wird das Coenzym von NAD^+ zum **NADH + H$^+$** reduziert. Netto nimmt das NAD^+ nicht beide abgegebenen Wasserstoffatome, sondern nur ein Proton und zwei Elektronen auf.

Unter geeigneten Voraussetzungen kann die Reaktion auch in entgegengesetzter Richtung verlaufen: Dann wird das Pyruvat reduziert, nimmt also Elektronen bzw. Wasserstoffatome auf, und das NADH wird oxidiert, gibt also zwei Elektronen und ein Proton ab. Immer dann, wenn eine Reaktion in beide Richtungen möglich ist, wird dies in der Reaktionsgleichung durch einen Doppelpfeil symbolisiert.

Egal in welche Richtung die Reaktion verläuft, sie ist in jedem Fall an ein spezifisches Enzym, im obigen Beispiel die **LDH** (Laktatdehydrogenase), gebunden. Ohne dieses Enzym verläuft die Reaktion zu langsam und es wird kein nennenswerter Substratumsatz erzielt. Die Bedeutung des Enzyms wird dadurch symbolisiert, dass dessen Namen auf den Reaktionspfeil bzw. Doppelpfeil gestellt wird.

KAPITEL 3

Hubert Hasel, Katharina Munk und Ann-Kristin Helmers

Von der Zelle zum Organismus

3.1	**Zelle als elementare Funktionseinheit**	35	3.4	**„Wasserbasis" des Organismus**	41
3.1.1	Mensch als Vielzeller	35	3.5	**Stofftransport**	41
3.1.2	Gewebe	35	3.5.1	Stoffaustausch zwischen Kapillaren und Interstitium	41
3.1.3	Unterschiedliche Gestalt	35	3.5.2	Stoffaustausch zwischen Interstitium und Lymphkapillaren	42
3.1.4	Gemeinsamkeiten aller Zellen	36	3.5.3	Stoffaustausch zwischen Interstitium und Zelle	42
3.1.5	Zytosol	36	3.5.4	Passive Transportprozesse – Diffusion	42
3.2	**Zellmembran**	37	3.5.5	Passive Transportprozesse – Osmose	43
3.2.1	Glykokalix der Zelloberfläche	37	3.5.6	Kolloidosmotischer Druck	44
3.2.2	Selektive Permeabilität der Membranen	37	3.5.7	Passive Transportprozesse – Filtration	48
3.3	**Zellorganellen**	37	3.5.8	Aktiver Transport	48
3.3.1	Zellkern	37	3.6	**Teilung von Zellen**	49
3.3.2	Ribosomen	39	3.6.1	Mitose	49
3.3.3	Endoplasmatisches Retikulum	39	3.6.2	Phasen des Zellzyklus	51
3.3.4	Golgi-Apparat	39	3.6.3	Meiose	51
3.3.5	Mitochondrien	39			
3.3.6	Zytoskelett und Zentriolen	40			

3.1 Zelle als elementare Funktionseinheit

Zellen sind die kleinsten Bau- und Funktionseinheiten des Organismus. Sie können Stoffe aufnehmen, umbauen und auch wieder freisetzen, also am Stoffwechsel teilnehmen. Außerdem können viele Zellen wachsen, sich teilen und auf Reize aus ihrer Umgebung reagieren.

3.1.1 Mensch als Vielzeller

Große Organismen, wie auch der Mensch, bestehen nicht etwa aus besonders großen, sondern aus ungeheuer vielen Zellen. Dementsprechend sind größere Lebewesen nicht „Großzeller", sondern „Vielzeller".

Der Körper eines erwachsenen Menschen ist aus etwa 10^{13} (10.000 Milliarden) Zellen zusammengesetzt. Pro Sekunde werden mehrere Millionen Zellen neu gebildet und ebenso viele gehen zugrunde.

3.1.2 Gewebe

Für die verschiedenartigen Aufgaben, die in einem großen Organismus zu erledigen sind, haben sich die Zellen im Dienste des Gesamtorganismus spezialisiert; dies wird als funktionelle Differenzierung bezeichnet. Zellen, die mit derselben Arbeit betraut sind, bilden üblicherweise Zellverbände, die **Gewebe** (Details ➤ Kap. 4). So bestehen z. B. Drüsen aus einer Vielzahl von Zellen, die auf die Bildung von bestimmten Sekreten (wie z. B. Schleim oder Muttermilch) spezialisiert sind. Muskelzellen dagegen können sich verkürzen, wodurch der Gesamtorganismus in die Lage versetzt wird, sich fortzubewegen.

3.1.3 Unterschiedliche Gestalt

Aus der funktionellen Differenzierung folgt die unterschiedliche Form, Gestalt und Größe der Zellen des Körpers (➤ Abb. 3.1). Während eine Nervenzelle wie ein Baum vielfach verzweigt ist, sind andere Zellen ellipsen- oder kugelförmig. Die reife Eizelle, mit einem Durchmesser von etwa 0,15 mm (150 µm) die größte menschliche Zelle, ist sogar mit bloßem Auge sichtbar. Zum Erkennen aller übrigen Zellen ist ein Mikroskop erforderlich – sie sind nämlich nur zwischen 7 und 30 mm groß.

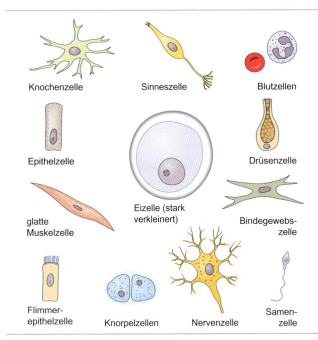

Abb. 3.1 Beispiele für die Differenzierung menschlicher Zellen. Wären die Größenrelationen zwischen den Zelltypen korrekt widergegeben, müsste die Eizelle im Vergleich zur Samenzelle etwa so groß sein wie die gesamte Abbildung. [L190]

Trotzdem sind alle Zellen eines Menschen aus einer **einzigen** befruchteten Eizelle hervorgegangen und besitzen alle den gleichen genetischen Bauplan aus der Erbsubstanz DNA.

3.1.4 Gemeinsamkeiten aller Zellen

Trotz der erwähnten Formenvielfalt gibt es grundlegende Gemeinsamkeiten bei allen Zellen.

Mit einfachen Lichtmikroskopen wurde schon sehr früh erkannt, dass die Zelle aus mindestens zwei Komponenten zusammengesetzt sein musste: zum einen aus der Grundsubstanz (**Zytoplasma**), zum anderen aus dem **Zellkern** (Nukleus).

Mit verbesserter Mikroskopiertechnik kamen dann im Vergleich zum Zellkern noch wesentlich kleinere „Zellorgane" zum Vorschein, die **Zellorganellen.** Der Feinbau dieser Organellen konnte jedoch erst mithilfe des Elektronenmikroskops näher betrachtet werden (➤ Abb. 3.2).

Die meisten Lebensvorgänge innerhalb der Zelle, die in Form von chemischen Reaktionen ablaufen, können aber selbst mit dem Elektronenmikroskop nicht direkt sichtbar gemacht werden.

3.1.5 Zytosol

Die Zellorganellen (➤ Abb. 3.3) nehmen etwa 50 % des gesamten Zellvolumens ein. Der verbleibende Rest des Zytoplasmas wird als **Zytosol** bezeichnet. Im Zytosol spielen sich die meisten Stoffwechselprozesse als komplexes Zusammenspiel chemischer Reaktionen ab.

Das Zytosol besteht zu 70–95 % aus Wasser. Den Rest bilden die darin gelösten Moleküle, welche die Zelle benötigt, vor allem Proteine, Kohlenhydrate und Ionen, sowie die Fette, oft in Form größerer Vakuolen. Aufgrund des hohen Eiweißgehalts ist das Zytosol äußerst zähflüssig.

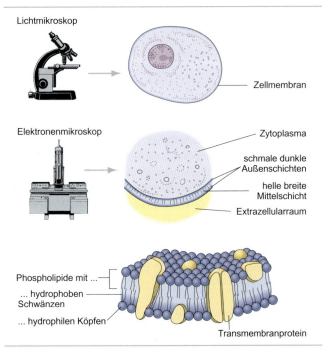

Abb. 3.2 Die Zellmembran unter verschiedenen Vergrößerungen. Während das Lichtmikroskop eine maximale Auflösung von etwa 0,1 µm zulässt, können mit dem Elektronenmikroskop noch Strukturen bis zu einer Größe von 0,1 nm sichtbar gemacht werden: Die mit dem Lichtmikroskop nur als dünne Linie zu sehende Zellmembran erscheint unter dem Elektronenmikroskop dreischichtig aufgebaut. Diese Dreischichtigkeit entspricht in ihrem chemischen Aufbau der Phospholipid-Doppelschicht. [L190]

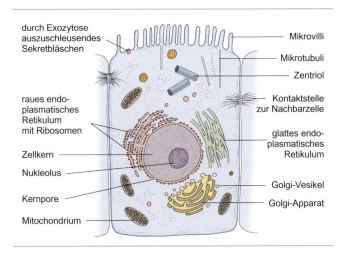

Abb. 3.3 Schnitt durch eine Zelle. Analog zum menschlichen Körper, der aus verschiedenen Organen aufgebaut ist, besteht jede einzelne Zelle wiederum aus kleinen Funktionseinheiten, den Organellen. [L190]

3.2 Zellmembran

Jede Zelle ist von einer hauchdünnen, etwa ein Hunderttausendstel Millimeter (10 nm = 0,01 µm) dicken Membran umschlossen, die als **Zellmembran,** Zytoplasmamembran oder Plasmalemm bezeichnet wird. Da auch innerhalb der Zelle zahlreiche Membranen vorkommen, die ganz ähnlich aufgebaut sind wie die Zellmembran, wird dieser Membrantyp auch als **Einheitsmembran** bezeichnet.

Chemisch gesehen bestehen Membranen aus einem Doppelfilm fettähnlicher Substanzen. Hauptkomponenten sind Glykolipide und – in den meisten Membranen mengenmäßig am häufigsten – Phospholipide. Ein einzelnes Lipidmolekül besitzt jeweils einen langen, Wasser abstoßenden **(hydrophoben)** Schwanzteil sowie einen Wasser anziehenden **(hydrophilen)** Kopf. In den Membranen stehen sich jeweils zwei Lipidmoleküle gegenüber und bilden so die Lipid-Doppelschicht. Unter dem Elektronenmikroskop ergibt sich ein dreischichtiger Aufbau (> Abb. 3.2): Die Wasser anziehenden Köpfe sind als dunkle Schichten zu erkennen. Sie weisen nach außen und stehen mit der wässrigen Lösung innerhalb und außerhalb der Zelle in Kontakt. Die hydrophoben Schwänze zeigen zum Inneren der Membran hin, sie bilden die hellere Mittelschicht der Membran. Zusätzlich zu den Phospho- und Glykolipiden enthalten viele Membranen in unterschiedlichen Mengen Cholesterin, das die Beweglichkeit der Lipidmoleküle untereinander einschränkt.

Während die Lipid-Doppelschicht gewissermaßen das Gerüst der Membran darstellt, sind für die meisten Membranfunktionen Proteine verantwortlich: Membranproteine dienen als spezifische Rezeptoren, als Enzyme oder Transportproteine. Manche dieser Proteine sind nur an die Membran angelagert, andere sind teilweise eingelagert oder durchdringen sie vollständig; sie werden als **periphere, integrale** oder **Transmembranproteine** bezeichnet.

3.2.1 Glykokalix der Zelloberfläche

Ebenso wie die Membranlipide sind auch die Membranproteine an der Zellmembran sehr häufig mit antennenförmigen Zuckerketten versehen. Die äußere Zelloberfläche besteht somit zu einem großen Teil aus Kohlenhydraten, die eine Hülle, die sogenannte Glykokalix, um die Zelle bilden. Die Zuckerketten sind häufig verzweigt und können in der Anordnung ihrer Zucker außerordentlich vielfältig sein.

Die Glykokalix schützt die Zelle vor mechanischen und chemischen Schädigungen und hält Fremdkörper und andere Zellen auf ausreichende Distanz, um unerwünschte Protein-Proteinkontakte zu verhindern. Andererseits spielt die Glykokalix aufgrund ihrer exponierten Lage an der Oberfläche eine Rolle bei vorübergehenden Kontakten zwischen einzelnen Zellen, so z. B. bei der Blutgerinnung oder bei Entzündungsreaktionen.

3.2.2 Selektive Permeabilität der Membranen

Membranen regulieren den Durchtritt von Stoffen und bestimmen damit, welche Stoffe in die Zelle oder in die membranbegrenzten Räume im Zellinneren eintreten bzw. sie verlassen können. Diese Eigenschaft wird als **selektive Permeabilität** oder **Semipermeabilität** der Membranen bezeichnet. Diese selektive Durchlässigkeit hängt von mehreren Faktoren ab:

- **Molekülgröße:** Sehr kleine Moleküle, z. B. Wasser oder die gelösten Gase Sauerstoff (O_2) und Kohlendioxid (CO_2), können die Zellmembran ungehindert überwinden, während sie für große Moleküle, wie es die meisten Proteine sind, ein unüberwindbares Hindernis darstellt.
- **Fettlöslichkeit:** Den weitaus größten Anteil der Zellmembran macht die fettlösliche breite, mittlere Schicht aus. Je besser eine Substanz in Fett löslich ist, desto leichter kann sie die Zellmembran überwinden. Dies trifft z. B. auf die Steroidhormone zu, die als Abkömmlinge des Cholesterins stark in Fett löslich (lipophil) sind und deshalb die Membran relativ leicht passieren können (> Kap. 10.1.3).
- **Elektrische Ladung** der Substanz: Elektrisch geladene Teilchen (Ionen) können die Phospholipid-Doppelschicht kaum überwinden.

Hydrophile und geladene Teilchen, etwa Ionen, Zucker, Aminosäuren und viele andere Stoffwechselprodukte, müssen dennoch durch Membranen transportiert werden. Für ihren Transport ist die Zelle auf die **Membrantransport-Proteine** angewiesen. Es handelt sich hierbei ausschließlich um Transmembranproteine. Jedes dieser Proteine ist für den Transport einer einzelnen bestimmten Substanz zuständig.

> **MERKE**
> **Selektive Permeabilität**
>
> Die selektive Permeabilität der Zellmembran ist die Voraussetzung für die Aufrechterhaltung der für viele Stoffe unbedingt notwendigen Konzentrationsunterschiede (Gradienten) zwischen dem Zellinneren und der äußeren Umgebung (Interstitium).

3.3 Zellorganellen

Da zahlreiche chemische Reaktionen in der Zelle zur gleichen Zeit ablaufen, muss sichergestellt sein, dass diese nicht miteinander in Konflikt geraten. Deshalb ist die Zelle in ein System von getrennten Räumen unterteilt, die von den **Zellorganellen,** also sozusagen den „Organen" der Zelle, gebildet werden. Sowohl die Gesamtzahl als auch die Typen der Organellen unterscheiden sich von Zelle zu Zelle entsprechend ihrer Funktion oft erheblich.

3.3.1 Zellkern

Der **Zellkern** ist die größte Struktur innerhalb der Zelle und bereits mit einem einfachen Lichtmikroskop erkennbar. Die meisten Körperzellen besitzen nur einen einzigen Kern, in manchen Zellen, z. B. Skelettmuskelzellen, kommen aber auch mehrere Kerne vor. Andererseits gibt es einen Typ von Zellen, die ihren Zellkern im Laufe ihrer Reifung verloren haben: die reifen roten Blut*körperchen*.

Der Zellkern übt seine Hauptfunktionen zusammen mit dem Zytoplasma aus: Er ist das Steuerungszentrum des Zellstoffwechsels und beherbergt die genetische Information.

3 Von der Zelle zum Organismus

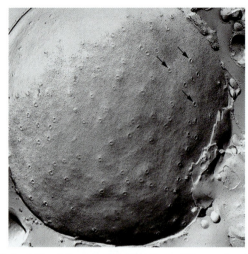

Abb. 3.4 Kernhülle mit Kernporen (Pfeile) im Rasterelektronenmikroskop. Durch ein spezielles Ätzverfahren wurden die Kernporen in der Kernmembran hervorgehoben. [M375]

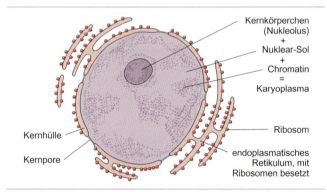

Abb. 3.5 Zellkern. Deutlich zu erkennen sind die drei Hauptbestandteile des Karyoplasmas: Nuklear-Sol, Chromatin und Nukleolus. [L190]

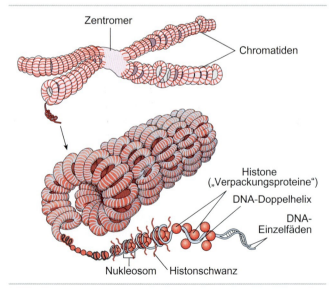

Abb. 3.6 Feinbau der Chromosomen. Das Zentromer gliedert das Chromosom in zwei meist verschieden lange Chromosomenschenkel. In dieser Abbildung befindet sich die Zelle schon in der Kernteilung: Die Chromosomenschenkel liegen doppelt in zwei identischen Untereinheiten, den Chromatiden, vor. [L190]

In der Zeit, in der der Kern sich nicht teilt, hat er ein typisches Aussehen: Er ist von zwei Membranen umgeben, die zusammen als **Kernhülle** bezeichnet werden. Diese Membranen sind in Abständen mit **Kernporen** durchsetzt, die den Austausch von bestimmten Molekülen mit dem Zytoplasma erlauben. Die äußere der beiden Membranen geht kontinuierlich in die Membranen des **endoplasmatischen Retikulums** über (➤ Abb. 3.4).

Alle Bestandteile des Kerninnenraums werden zusammen als **Karyoplasma** bezeichnet (➤ Abb. 3.5). Es besteht aus:
- Erbsubstanz in Form der DNA, die beim Menschen in 46 Untereinheiten, den **Chromosomen**, verpackt ist.
- Einem oder mehreren **Nukleoli** oder Kernkörperchen. Die Nukleoli sind die Orte, an denen im Zellkern die ribosomale RNA gebildet und mit ribosomalen Proteinen zu Ribosomen-Untereinheiten verpackt wird. Die letzten Schritte der Ribosomenreifung finden dann im Zytoplasma statt.
- Dem löslichen Anteil des Karyoplasmas, der als **Nuklear-Sol** (früher Karyolymphe) bezeichnet wird und aus einem Gemisch aus vielen verschiedenen Proteinen besteht. Es wird angenommen, dass analog zum Zytoskelett im Zytoplasma (➤ Kap. 3.3.6) auch im Kern ein inneres Netzwerk existiert. Dieses Kerngerüst spielt vermutlich bei der DNA-Verdopplung eine Rolle.

Chromosomen

Bei der ruhenden, sich nicht teilenden Zelle liegt die DNA wie lose, vielfach gewundene Fäden im Zellkern. Diese Fäden sind so dünn, dass sie im Lichtmikroskop nicht sichtbar sind. Sie bestehen aus sehr langen DNA-Molekülen – ausgestreckt würden sie den Zellkern tausendmal umspannen – die mithilfe spezialisierter Proteine, den **Histonen**, in eine kompaktere Struktur verpackt werden. Der Komplex aus Proteinen und DNA wird als **Chromatin** bezeichnet, es lässt sich durch Anfärben sichtbar machen.

Nur während der Kernteilung, die der Zellteilung vorausgeht (➤ Abb. 3.6), sind die Chromosomen im Mikroskop sichtbar, weil sich dann die 46 langen Fäden zu 46 noch kompakteren Strukturen aufwickeln (vergleichbar mit Wollfäden, die zu Wollknäueln aufgewickelt werden). Die jetzt sichtbaren **Chromosomen** sind häkchenförmige Gebilde mit einer Einschnürung, dem **Zentromer** (➤ Abb. 3.6). Das Zentromer gliedert das Chromosom in zwei, meist unterschiedlich lange Chromosomenschenkel.

Verdoppelung der Chromosomen

Vor jeder Kernteilung werden die beiden Chromosomenschenkel verdoppelt, wodurch zwei identische Untereinheiten entstehen, die **Chromatiden**. Die beiden Chromatiden sind zunächst noch am Zentromer miteinander verbunden. Im Laufe der Kernteilung werden die beiden Chromatiden am Zentromer durch die Mitosespindel (➤ Kap. 3.6.1) auseinandergezogen.

3.3.2 Ribosomen

Ribosomen sind die Zellorganellen für die Proteinbiosynthese. Sie finden sich in großer Zahl in jeder Zelle und sind auch bei Betrachtung mit dem Elektronenmikroskop wegen ihrer Winzigkeit nur als Körnchen sichtbar. Es ist bekannt, dass sie aus zwei verschieden großen Untereinheiten zusammengesetzt sind und hauptsächlich aus Proteinen und verschiedenen Arten **ribosomaler RNA** (r-RNA) bestehen. Eine Art ribosomaler RNA ist z. B. für die Bildung der Peptidbindung während der Proteinbiosynthese verantwortlich.

Häufig lagern sich zahlreiche Ribosomen kettenförmig zusammen; sie werden dann Polysomen genannt.

3.3.3 Endoplasmatisches Retikulum

Das Zytoplasma aller Körperzellen enthält ein reich verzweigtes, membranumschlossenes Hohlraumsystem, das **endoplasmatische Retikulum** (ER, ➤ Abb. 3.7). Sein Innenraum nimmt etwa 10 % des gesamten Zellvolumens in Anspruch. Ist die Membran des endoplasmatischen Retikulums mit Ribosomen besetzt, wird es als **raues** endoplasmatisches Retikulum bezeichnet, ansonsten als **glattes** endoplasmatisches Retikulum.

Das glatte endoplasmatische Retikulum spielt eine wichtige Rolle bei der Synthese von fast allen in der Zelle benötigten Lipiden einschließlich der Membranlipide und sorgt für deren richtige Verteilung innerhalb der Zelle. Entsprechend dominiert es in Zellen, die auf den Lipidstoffwechsel spezialisiert sind, etwa den steroidhormonproduzierenden Zellen der Nebennierenrinde.

Im rauen endoplasmatischen Retikulum werden alle Proteine synthetisiert, die entweder aus der Zelle ausgeschleust werden sollen oder z. B. für das endoplasmatische Retikulum selbst, den Golgi-Apparat (➤ Kap. 3.3.4) oder die Zellmembran bestimmt sind. Es überwiegt in allen anderen Körperzellen.

3.3.4 Golgi-Apparat

In Kernnähe findet sich typischerweise ein System aus napfförmigen Membransäckchen, die in Stapeln von fünf bis zehn dicht gepackt aufeinander liegen. Ein einzelner Stapel wird als Diktyosom bezeichnet (➤ Abb. 3.8), die Gesamtheit aller Diktyosomen einer Zelle bildet den **Golgi-Apparat**. Vom Rand und der Innenseite der Diktyosomen schnüren sich substanzgefüllte Bläschen ab, die Golgi-Vesikel.

Im Golgi-Apparat werden die im endoplasmatischen Retikulum hergestellten Proteine in ihrer Struktur weiter verändert und die reifen Proteine portionsweise abgeschnürt. Dabei muss gewährleistet sein, dass die für den Golgi-Apparat selbst bestimmten Proteine verbleiben und die anderen an den richtigen Bestimmungsort (z. B. Plasmamembran, sekretorische Vesikel oder Lysosomen) „adressiert" werden. Der Golgi-Apparat ist besonders ausgeprägt in Zellen mit sekretorischer Funktion, z. B. in solchen, die sich auf die Hormonbildung spezialisiert haben.

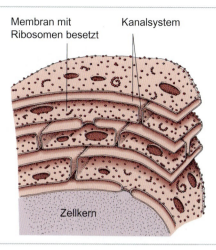

Abb. 3.7 Zellausschnitt mit rauem endoplasmatischem Retikulum. Deutlich sichtbar ist die Verbindung zwischen Kernhülle und endoplasmatischem Retikulum. [L190]

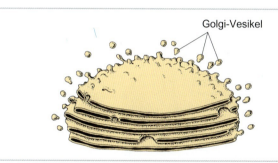

Abb. 3.8 Diktyosom des Golgi-Apparats. Die vom Rand des Diktyosoms abgeschnürten Bläschen heißen Golgi-Vesikel. [L190]

Lysosomen und Peroxysomen

Lysosomen sind winzige, von einer Membran umschlossene Bläschen, die vom Golgi-Apparat gebildet werden. Ihre Hauptfunktion besteht darin, die durch Phagozytose (➤ Kap. 3.5.8) aufgenommenen Fremdstoffe mittels der in ihnen gespeicherten Enzyme zu verdauen. Dabei verschmelzen sie mit den Phagozytosevesikeln zu sog. **sekundären Lysosomen.** Aber auch nicht mehr funktionsfähige, zelleigene Organellen können mithilfe der lysosomalen Enzyme abgebaut und die Abbauprodukte dem Zytoplasma wieder zur Verfügung gestellt werden.

Äußerlich kaum von den Lysosomen zu unterscheiden sind die maximal 0,5 μm großen, ebenfalls membranumgebenen **Peroxysomen.** Sie besitzen andere Enzyme als die Lysosomen und dienen wahrscheinlich der Entgiftung von im Zellstoffwechsel entstehenden Metaboliten.

3.3.5 Mitochondrien

Jede lebende Zelle benötigt für ihren Stoffwechsel sowie die aktiven Membrantransportprozesse (➤ Kap. 3.5.8) Energie. Diese wird in den **Mitochondrien** erzeugt, weshalb man sie auch als Kraftwerke der Zelle bezeichnet.

Mitochondrien besitzen eine charakteristische schmale Eiform und sind aus einer inneren und äußeren Membran aufgebaut. Zur Oberflächenvergrößerung bildet die innere Membran zahlreiche Auffaltungen, die als Cristae bezeichnet werden (> Abb. 3.9 und > Abb. 3.10).

In den Reaktionsräumen des Mitochondriums findet eine komplizierte Kette von Reaktionen statt, wobei die bei der Energieerzeugung aus Nährstoffen (> Kap. 2.6.1) anfallenden reduzierten Coenzyme (NADH, FADH$_2$) ihre Elektronen auf den Sauerstoff übertragen. Die dabei entstehende Energie wird zur Regeneration des „Akkus" ATP verwendet (> Abb. 2.8); das ATP steht dann wieder für energieverbrauchende Vorgänge zur Verfügung, z. B. für das Zusammenziehen einer Muskelfaser (> Kap. 6.3.5).

Die Zahl der Mitochondrien spiegelt den Energiebedarf einer Zelle wider. Herzmuskelzellen z. B. weisen eine hohe Mitochondriendichte auf, ebenso die durchtrainierten Skelettmuskeln eines Leichtathleten. Dagegen kommen wenig stoffwechselaktive Zellen, z. B. Knorpelzellen, mit nur wenigen Mitochondrien aus.

3.3.6 Zytoskelett und Zentriolen

Das Zytoplasma besitzt innere, stabilisierende Strukturen, die in ihrer Gesamtheit als **Zytoskelett** (Zellskelett) bezeichnet werden. Zu diesem Zytoskelett tragen insbesondere Mikrofilamente und Mikrotubuli bei.

Mikrofilamente sind lange, fadenförmige Gebilde und bestehen aus den Proteinen Aktin und Myosin. Sie lagern sich meist zu Bündeln zusammen. Solche Filamentbündel werden dann als Fibrillen bezeichnet, die in verschiedenen Zellarten in unterschiedlicher Ausprägung vorkommen. Bei Muskelzellen sind die Myofibrillen die Strukturen, welche die Muskelzelle zur Kontraktion befähigen (z. B. > Abb. 6.12). Bei den auf die Vernichtung von Bakterien spezialisierten Phagozyten z. B. sind sie für die Beweglichkeit der Zelle verantwortlich.

Mikrotubuli sind verschieden lange, über das ganze Zytoplasma verstreut liegende, röhrenförmige Gebilde, die aus dem Protein Tubulin aufgebaut sind (> Abb. 3.11). Manche dieser Mikrotubuli sind stationär, das heißt, sie bilden in der Zelle ein dauerndes Gerüst, das wesentlich zur Erhaltung der Zellform beiträgt, und sind wichtige Bestandteile anderer Zellorganellen, z. B. der Zentriolen und Zilien. Andere Mikrotubuli werden nur während der Zellteilung aufgebaut. Diese heißen Mitosespindeln. Sie trennen im Teilungsprozess die beiden Chromatiden voneinander.

Einige Arzneimittel blockieren den Aufbau der Mikrotubuli und dadurch die Zellteilung. In der Tumortherapie wird versucht, durch

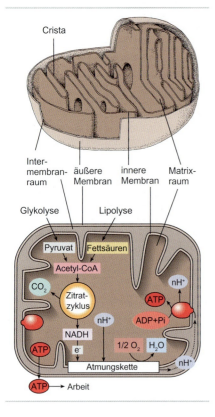

Abb. 3.9 Mitochondrium (aufgeschnitten). Durch die innere und äußere Membran wie auch durch die mehrfachen Auffaltungen im Inneren bilden sich viele separate „Reaktionsräume", die das Nebeneinander verschiedener Reaktionsschritte erlauben. In den rot eingefärbten Bläschen auf der zum Matrixraum gerichteten Seite der inneren Membran findet die eigentliche ATP-Synthese statt. [L190]

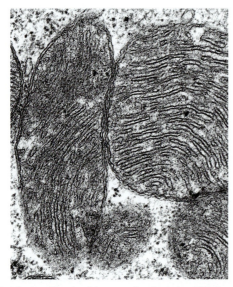

Abb. 3.10 Mitochondrium im elektronenmikroskopischen Bild. Gut zu erkennen sind die äußere und innere Membran sowie die durch Auffaltungen der inneren Membran gebildeten Cristae. [M375]

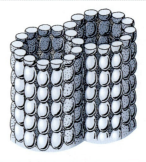

Abb. 3.11 Zwei Mikrotubuli. Die Wand eines einzigen Mikrotubulus ist aus 13 längsgerichteten Filamenten zusammengesetzt. [L190]

Einsatz solcher Zytostatika (z. B. Vincristin®) die Vermehrung der Tumorzellen zu stoppen.

Die **Zentriolen** (Zentralkörperchen) sind winzige, L-förmige Gebilde, die als Zentriolenpaar typischerweise in Kernnähe gelegen sind. Jedes Zentriol ist aus neun parallel angeordneten Mikrotubuli aufgebaut. Zentriolen spielen eine wichtige Rolle während der Zellteilung (➤ Abb. 3.21), da sie die Mikrotubuli des Spindelapparates ausbilden.

3.4 „Wasserbasis" des Organismus

Es ist eine erstaunliche Tatsache, dass der Mensch überwiegend aus Wasser besteht. Beim Neugeborenen entfallen etwa 75 % des Körpergewichts auf den Wasseranteil, bei Erwachsenen etwa 60 %. Bei Frauen ist der Wassergehalt im Vergleich zu Männern geringer, weil das relativ wasserarme Fettgewebe bei Frauen stärker ausgebildet ist.

Bezogen auf einen erwachsenen Menschen mit etwa 70 kg Körpergewicht, befindet sich mit etwa 30 l der größte Teil dieses Körperwassers als Hauptbestandteil des Zytosols *in* den Zellen (➤ Abb. 3.12). Es wird deshalb als **intrazelluläre Flüssigkeit** bezeichnet.

Ihr gegenüber steht die **extrazelluläre Flüssigkeit**, die in drei Kompartimente unterteilt ist:
- Der **Plasma-** oder **Intravasalraum** wird von den Blutgefäßen gebildet. Hier befindet sich etwa 2,7 l Blutplasma. Den Rest (2,2 l) machen die Blutzellen aus
- Der **interstitielle Flüssigkeitsraum** besteht aus etwa 10 l Flüssigkeit, die alle Körperzellen wie ein dreidimensionales Kanalnetz umgibt. Jeder Stoff, der entweder zur Zelle gelangen soll oder von der Zelle abgegeben wird, kann dies grundsätzlich nur über die interstitielle Flüssigkeit tun. Die interstitielle Flüssigkeit steht also einerseits eng mit den Zellen in Verbindung, andererseits besteht ein reger Austausch mit dem Blutplasma in den Blutgefäßen. Zur interstitiellen Flüssigkeit zählt schließlich auch die aus dem Interstitium in die Lymphkapillaren abgepresste **Lymphe** (➤ Kap. 11.5.1).
- Die **transzellulären Flüssigkeiten** befinden sich in eingeschlossenen Flüssigkeitsräumen. Dazu gehören der Magen-Darm-Trakt, die Harnblase, der Liquor cerebrospinalis, die Gelenkflüssigkeiten und andere. Ihr Anteil beträgt etwa 2 l.

2–3 l Wasser nimmt der Mensch täglich zu sich, in heißer Umgebung oder als Marathonläufer auch 10 l und mehr. Während der Mensch einige Monate ohne feste Nahrung überleben kann, stirbt er bei Wasserentzug bereits nach wenigen Tagen.

Säuglinge und Kleinkinder benötigen vergleichsweise mehr Wasser als Erwachsene, weil sie das Wasser durch das ungünstigere Oberflächen-Volumen-Verhältnis über Haut und Lungen schneller wieder abgeben.

3.5 Stofftransport

Jede Funktion der Zelle, egal ob Reproduktion, Wachstum, Kontraktion oder Erregbarkeit, erfordert einen Transport bzw. Austausch von Stoffen innerhalb des Organismus: So müssen z. B. ständig Sauerstoff und Nährstoffe an jede einzelne Zelle herangeführt werden; andererseits muss gewährleistet sein, dass Stoffwechselprodukte der Zelle, etwa das ständig anfallende Kohlendioxid (CO_2), aus der Zelle abtransportiert werden.

3.5.1 Stoffaustausch zwischen Kapillaren und Interstitium

Die Grenze zwischen dem Blutplasma und dem interstitiellen Raum stellt die riesige Austauschfläche der kleinsten Blutgefäße, der Kapillaren, dar (➤ Abb. 3.12). Hier findet ein reger Flüssigkeitsaustausch statt: Durch die Kapillarwände werden Wasser und kleine Moleküle aus dem Blut ins Gewebe abgepresst. Zellen und größere Proteine bleiben in der Regel im Plasma zurück, weil sie die Wände der Kapillaren nicht durchdringen können (Details ➤ Kap. 13.1.7).

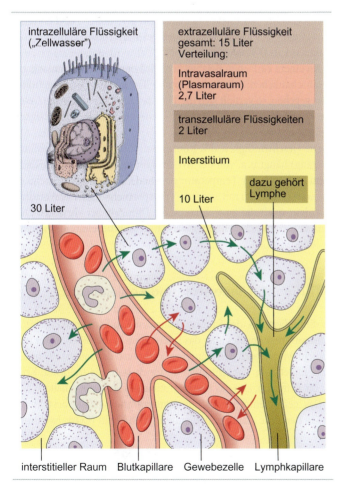

Abb. 3.12 Die Flüssigkeitsräume des Menschen und Stoffaustausch im Kapillargebiet. Zwischen Kapillaren und interstitiellem Raum sowie zwischen Gewebszellen und interstitiellem Raum findet ein ständiger gegenseitiger Stoffaustausch statt. Die Flüssigkeitsbewegung im Bereich der Lymphgefäße ist dagegen nur einseitig: Es fließt nur Flüssigkeit vom interstitiellen Raum zur Lymphkapillare hin, nicht umgekehrt. [L190]

3.5.2 Stoffaustausch zwischen Interstitium und Lymphkapillaren

Die interstitielle Flüssigkeit steht nicht nur mit den Blutkapillaren, sondern auch mit Lymphkapillaren in Verbindung (➤ Abb. 3.12). Diese Lymphkapillaren vereinigen sich zu größeren Lymphgefäßen und erreichen als erste Station kleine Lymphknoten, die in praktisch jedem Winkel des Organismus zu finden sind. Stoffe, die aus dem Kapillargebiet in die Lymphe abdrainiert werden, kommen in den Lymphknoten mit dem körpereigenen Immunsystem (➤ Kap. 5.1.2) in Kontakt.

3.5.3 Stoffaustausch zwischen Interstitium und Zelle

Wie erwähnt, stellen Zellmembranen Hindernisse für den Teilchentransport dar; sie sind für die meisten Stoffe nur begrenzt durchlässig (permeabel). Bei den durch diese semipermeablen Membranen stattfindenden Vorgängen werden grundsätzlich unterschieden (➤ Abb. 3.13):

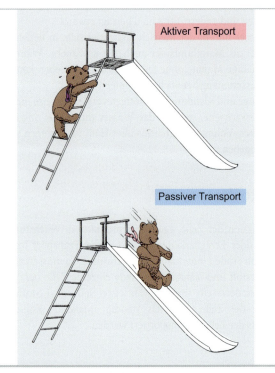

Abb. 3.13 Aktiver und passiver Transport im Vergleich. Analog zum aktiven Stofftransport verbraucht der Bär beim Besteigen der Leiter Energie – während das Herunterrutschen „passiv" erfolgt. [L190]

- **Passive Transportprozesse,** bei denen der Transport durch die Membran ohne den Verbrauch von Energie bewerkstelligt wird. Dazu gehören die **Diffusion,** die **erleichterte Diffusion,** die **Osmose** und die **Filtration.**
- **Aktive Transportprozesse,** die nur unter Zufuhr von Energie stattfinden können.

3.5.4 Passive Transportprozesse – Diffusion

Alle Teilchen (Moleküle, Ionen) im Flüssigkeitsraum eines Organismus sind aufgrund der ihnen innewohnenden kinetischen Energie in ständiger Bewegung – diese wird auch als **Brownsche Molekularbewegung** bezeichnet. Die Zahl der zufälligen Zusammenstöße von Teilchen ist abhängig von der Konzentration: An einem Ort hoher Konzentration finden viele Teilchenzusammenstöße statt, an einem Ort niedriger Konzentration entsprechend weniger. Als Folge der ständigen Bewegung durchmischt sich ein Flüssigkeitsraum ständig: Die gelösten Teilchen wandern immer in größerer Zahl vom Ort höherer Konzentration zum Ort niedriger Konzentration als umgekehrt. Als Effekt findet also ein gerichteter Teilchentransport entlang des Konzentrationsgefälles statt. Dieser Transportvorgang wird als **Diffusion** bezeichnet.

An einem einfachen Beispiel lässt sich der Diffusionsvorgang gut veranschaulichen: Wird ein Tropfen Tinte in ein wassergefülltes Glas gegeben, so verteilt sich die Tinte so lange, bis im ganzen Gefäß die Konzentration der Tinte gleich groß und damit die Flüssigkeit einheitlich blau ist (➤ Abb. 3.14).

Die Geschwindigkeit des Konzentrationsausgleichs (Diffusionsvorgang) hängt u. a. von der Art des Lösungsmittels, der Teilchenform und auch der Temperatur ab. Die Diffusionsgeschwindigkeit ist zwar, verglichen mit anderen Transportvorgängen, sehr niedrig, trotzdem spielt die an sich langsame Diffusion bei kürzesten Distanzen, z. B. zwischen Kapillarwand und Gewebe, eine entscheidende Rolle.

Diffusion von Sauerstoff und Kohlendioxid

So diffundiert z. B. der Sauerstoff aus den Kapillaren entlang seines Konzentrationsgefälles über das Interstitium in die Zellen, wo er verbraucht wird. Durch den ständigen Verbrauch des Sauerstoffs in der Zelle findet kein Konzentrationsausgleich statt, die treibende Kraft für die Diffusion, also das Konzentrationsgefälle, bleibt erhalten.

Das genau entgegengesetzte Konzentrationsgefälle besteht für das in der Zelle ständig anfallende Kohlendioxid (CO_2): Es diffun-

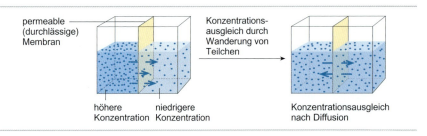

Abb. 3.14 Diffusion von Tintenteilchen in einem Wasserglas [L190]

diert durch die Zellmembran ins Interstitium und von dort ins Blut, aus dem es durch Abatmung in der Lunge ständig entfernt wird.

Für die Atemgase Sauerstoff und Kohlendioxid stellt die Zellmembran praktisch kein Diffusionshindernis dar.

Erleichterte Diffusion

Aber auch andere Moleküle, die entweder größer oder schlecht fettlöslich sind, können die Zellmembran durch Diffusion überwinden, wenn die entsprechenden Kanalproteine bzw. Carrierproteine (➤ Kap. 3.2.2) für diese Moleküle vorhanden sind.

Auf diese Weise gelangen die meisten Zucker, z.B. die Glukose, in die Zelle: Das Carrierprotein verbindet sich mit der Glukose und schleust diese, indem es seine Struktur verändert, entlang des Konzentrationsgradienten und ebenfalls ohne Energieverbrauch durch die Membran. Diese Diffusion, die an die Anwesenheit eines geeigneten Transportproteins gebunden ist, wird als **erleichterte Diffusion** bezeichnet.

3.5.5 Passive Transportprozesse – Osmose

Als **Osmose** wird ein Lösungsmitteltransport (im menschlichen Organismus immer Wasser) durch eine semipermeable (halbdurchlässige) Membran bezeichnet, die zwei Lösungen unterschiedlicher Teilchenkonzentration voneinander trennt.

Osmotische Transportvorgänge finden statt, wenn eine selektiv permeable Membran zwar Lösungsmittelmoleküle ungehindert hindurchtreten lässt, nicht aber die größeren, gelösten Teilchen, die sich z.B. in ➤ Abb. 3.15 in höherer Konzentration in der linken Gefäßhälfte befinden. Entsprechend seinem Konzentrationsgefälle diffundiert das Lösungsmittel nun von der rechten in die linke Gefäßhälfte, und zwar so lange, bis die der Diffusion entgegenwirkende Kraft, der Druck der Wassersäule (hydrostatischer Druck), den Vorgang zum Stehen bringt.

> **MERKE**
> **Osmotische Diffusion**
> Der osmotisch bedingte Lösungsmitteltransport kann auch als Diffusionsvorgang aufgefasst werden, nur dass die Diffusionsbewegung nicht die gelösten Teilchen, sondern das Lösungsmittel betrifft. Dieser Lösungsmitteltransport erfolgt entlang des Konzentrationsgefälles vom Ort höherer Konzentration des Lösungsmittels zum Ort niedrigerer Konzentration des Lösungsmittels (➤ Abb. 3.15).

Osmotischer Druck

Jetzt ist ein Gleichgewichtszustand erreicht: Der Druck, mit dem das Lösungsmittel ins linke Becken einströmt, ist gleich groß wie der durch den Flüssigkeitseinstrom im linken Becken erzeugte hydrostatische Druck, der die Lösungsmittelmoleküle ins rechte Becken zurückdrängt. Es wandern gleichviel Lösungsmittelmoleküle von links nach rechts und von rechts nach links. Ein- und ausströmende Flüssigkeit halten sich die Waage oder – anders ausgedrückt – es ist ein Gleichgewicht erreicht; man spricht auch von Steady-State.

Der hydrostatische Druck der Flüssigkeitssäule, die im linken Gefäß bei Erreichen des Gleichgewichtszustands aufgrund des eingeströmten Lösungsmittels entstanden ist, entspricht dem **osmotischen Druck.**

Seine Größe hängt ab von der Konzentration jener Teilchen, welche die semipermeable Membran nicht passieren können (➤ Abb. 3.15): Eine hohe Teilchenkonzentration bedeutet einen starken Lösungsmitteleinstrom und damit einen hohen osmotischen Druck (und umgekehrt).

Osmolarität

Aufgrund der Abhängigkeit des osmotischen Drucks von der Konzentration osmotisch wirksamer Teilchen wurde ähnlich der Konzentrationsangabe in mol/l (Molarität, ➤ Abb. 2.6) die **Osmolarität** eingeführt, wobei diese osmotische Wirkkonzentration entsprechend in osmol/l angegeben wird.

Bei Vielkomponentenlösungen wie z.B. dem Blutplasma ist die Osmolarität (bzw. der dadurch erzeugte osmotische Druck) von der Gesamtkonzentration aller osmotisch wirksamen Teilchen abhängig und beträgt beim Blutplasma etwa 0,3 osmol/l. Lösungen (z.B. Infusionen), die dieselbe Osmolarität wie das Blutplasma aufweisen, werden als **isotone Lösungen** bezeichnet.

Störungen der Plasmaosmolarität

Die **Plasmaosmolarität** muss konstant gehalten werden, da es sonst zu gefährlichen Flüssigkeitsverschiebungen zwischen den Flüssigkeitsräumen kommen kann. Das folgende Beispiel (➤ Abb. 3.16) verdeutlicht dies eindrucksvoll:

Normalerweise befinden sich die roten Blutkörperchen im isotonen Milieu des Blutplasmas und zeigen dann auch die typische,

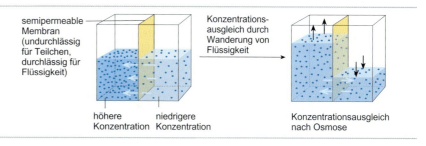

Abb. 3.15 Entstehung des osmotischen Drucks zwischen zwei durch eine semipermeable (halbdurchlässige) Membran getrennte Lösungen, wobei die linke Lösung mehr (größere) Partikel enthält, die die semipermeable Membran nicht durchdringen können (Details im Text). Der im linken Gefäß entstandene hydrostatische Druck entspricht dem osmotischen Druck. [L190]

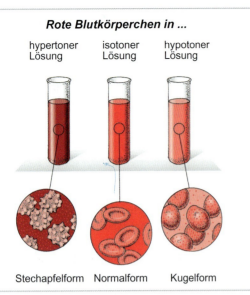

Abb. 3.16 Rote Blutkörperchen in Lösungen mit verschiedener Osmolarität. In hypertoner Lösung schrumpfen die roten Blutkörperchen und gehen in die sogenannte „Stechapfelform" über. Hypotone Lösungen führen dagegen zum Flüssigkeitseinstrom in die Blutkörperchen (Details im Text). [L190]

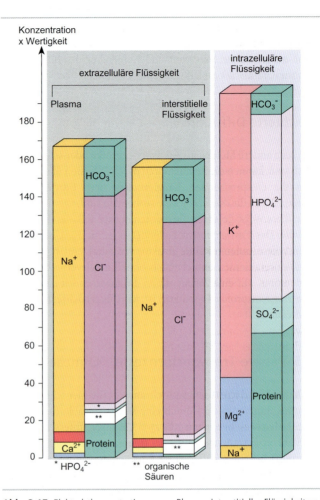

Abb. 3.17 Elektrolytkonzentrationen von Plasma, interstitieller Flüssigkeit und intrazellulärer Flüssigkeit im Vergleich. Die K^+-Konzentration in der Zelle ist am höchsten, die Na^+-Konzentration dagegen am niedrigsten. Interessant ist auch, dass der Proteingehalt der interstitiellen Flüssigkeit verschwindend gering im Vergleich zum Plasma ist; große Eiweißkörper können nämlich bei der Filtration in Kapillargebieten die kleinen Poren in den Blutgefäßen nicht durchdringen und erreichen somit nicht den interstitiellen Raum. Der hohe Proteingehalt in der Zelle erklärt sich aus der Tatsache, dass jede Zelle dauernd Proteine herstellt. [L190]

rundovale Scheibenform. Erhöht sich die Konzentration osmotisch wirksamer Teilchen im Plasma (hypertone Lösung), so strömt nun aus osmotischen Gründen Wasser *aus* den roten Blutkörperchen und lässt diese schrumpfen. Solche „geschrumpften" roten Blutkörperchen werden als Stechapfelform bezeichnet; die seltsamen Ausbuchtungen entstehen durch das Zytoskelett.

Sinkt andererseits die Konzentration osmotisch wirksamer Teilchen im Plasma (hypotone Lösung), so strömt aus osmotischen Gründen Wasser *in* die roten Blutkörperchen und lässt diese anschwellen, wobei sie eine kugelige Gestalt annehmen. Bei starkem Konzentrationsunterschied von osmotisch wirksamen Teilchen kann der Flüssigkeitseinstrom so ausgeprägt sein, dass die roten Blutkörperchen platzen.

Sowohl Stechapfelformen als auch Kugelformen sind in ihrer Funktion beeinträchtigt und werden vom Organismus vorzeitig abgebaut.

3.5.6 Kolloidosmotischer Druck

Welcher osmotische Druck zwischen zwei Flüssigkeitsräumen wirksam wird, hängt entscheidend davon ab, welche Teilchen die dazwischenliegende semipermeable Membran passieren können (> Abb. 3.17). Die Kapillarwände, welche die Grenze zwischen dem Blutplasma und der interstitiellen Flüssigkeit darstellen, sind wegen der relativ großen Poren ihrer Basalmembran für kleinmolekulare Stoffe, z. B. Glukose oder gelöste Salze, durchlässig. Als Schranke wirken sie nur für die im Plasma gelösten, riesigen Proteine (z. B. Albumin, das ein Molekulargewicht von über 60.000 Dalton [1 Dalton = Molekulargewicht von einem Wasserstoffatom] aufweist und zu über 90 % im Gefäßsystem verbleibt). Da solche Proteinmoleküle auch als Kolloide bezeichnet werden, wird der osmotische Druck, den sie erzeugen, **kolloidosmotischer Druck** genannt. Sinkt die Konzentration von Plasmaproteinen (insbesondere des Albumins, > Kap. 11.1.4) im Blutplasma ab, so ist die **Resorption** von Flüssigkeit, das heißt der Übertritt von Flüssigkeit aus dem Interstitium in die Kapillaren, vermindert. Klinisch macht sich dies in Form von Ödemen bemerkbar (> Abb. 12.30).

Wirkweise von Infusionslösungen

Die Verabreichung von Infusionslösungen ist in der Notfallmedizin quasi Tagesgeschäft. Jeder Patient, der einen venösen Zugang erhalten hat, bekommt zumindest eine Infusion zum „Offenhalten" des Zugangs. Nicht selten dient die Lösung auch einem therapeutischen Ziel. Dennoch ist nicht jedem Anwender klar, was genau eigentlich in den Lösungen enthalten ist. In den letzten Jahren wurde diesem Thema vermehrt Aufmerksamkeit gewidmet, und viele Anwender mussten erkennen, dass Lösungen, die jahrelang oder gar über Jahrzehnte unkritisch angewendet wurden, viel problematischer sind als gedacht. Dazu ein Beispiel:

Ringer-Laktat: Der Anwender glaubte, dass die Lösung alle notwendigen Elektrolyte in einer angemessenen Konzentration enthält und somit nichts falsch gemacht werden könne, selbst wenn die Lösung unkritisch verabreicht wird. Ringer-Laktat-Lösung hat einen relativ normalen Gehalt an Kalium (etwas mehr als 5 mmol/l). Viele kritisch kranke Patienten haben jedoch einen **deutlich erhöhten Bedarf** an Kalium. Gerade in Bereichen aber, in denen **keine** Möglichkeit besteht, Elektrolyte zu bestimmen, kann der Einsatz gefährlich sein. So wurden viele Todesfälle bei Kindern in Entwicklungsländern beschrieben, denen aufgrund von Durchfall erhebliche Mengen Ringer-Laktat zur Rehydratation zugeführt wurden und die infolgedessen einen Kaliummangel (**Hypokaliämie**) erlitten.

Alle Anwender müssen sich klar machen, dass es vor allem darauf ankommt, was eine Infusionslösung im Körper bewirkt. Allein die Tatsache, dass das Produkt in der Flasche oder im Beutel als „physiologisch" bezeichnet wird, bedeutet nicht, dass es unkritisch angewendet werden darf. Es gibt leider mehrere solcher Beispiele. Grund genug also, sich die Infusionslösungen genauer anzusehen.

Infusionslösungen im Rettungsdienst

Infusionslösungen dienen im Rettungsdienst als Flüssigkeits- bzw. Volumenersatz, ggf. auch als Trägerlösung für Medikamente (➤ Abb. 3.18, ➤ Tab. 3.1). Genau genommen ist definitionsgemäß mit Flüssigkeitsersatz gemeint, dass **extrazelluläre** Flüssigkeitsverluste **insgesamt** ersetzt werden sollen, also sowohl im Plasma als auch im **Interstitium.** Beim Volumenersatz geht es darum, dass das Volumen im Gefäßsystem (**intravasales** Volumen) aufgefüllt werden soll. Ziel ist hier die Behandlung einer Hypovolämie. Diese Definition spielt in der Praxis eine untergeordnete Rolle, denn auch ein Volumenmangel wird mit Lösungen behandelt, die den gesamten Extrazellulärraum erreichen. Im Gegenteil, aktuell wird für die in Deutschland sehr verbreiteten HES-Lösungen, die den extrazellulären Raum nicht erreichen (s. u.), sogar große Zurückhaltung empfohlen.

Kristalloide und kolloidale Infusionslösungen

Prinzipiell werden im Rettungsdienst kristalloide und kolloidale Infusionslösungen unterschieden:

- **Kristalloide Lösungen** gibt es in unterschiedlichsten Zusammensetzungen, jedoch ist ihnen der Mangel an sog. Makromolekülen gemeinsam. Sie enthalten unterschiedliche Elektrolyte, die in Flüssigkeiten als Ionen bezeichnet werden. Das einfachste Beispiel für eine solche Lösung ist die 0,9-prozentige Kochsalzlösung. Weitere, in anderen Lösungen verwendete Elektrolyte sind z. B. Kalium, Kalzium oder Magnesium. Ringer-Lösung ist dafür ein Beispiel.
- **Kolloidale Lösungen:** Da die Gefäßmembran für Elektrolyte insgesamt gut durchlässig ist, existiert beim Menschen eine Art Barriere, durch die der Intravasalraum und das Interstitium

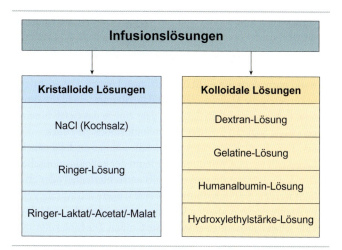

Abb. 3.18 Einteilung von Infusionslösungen im Rettungsdienst [M839]

Tab. 3.1 Vor- und Nachteile gebräuchlicher Infusionslösungen

Infusionslösung	Vorteile	Nachteile
Glukoselösung	Kostengünstig	Durch Verstoffwechselung der Glukose bleibt freies Wasser zurück, hierdurch z. B. Hirnödembildung möglich
Kochsalzlösung, Ringer-Lösung	Kostengünstig	• Unphysiologisch hoher Chloridgehalt • Gefahr der Dilutionsazidose • Verbleibt nur zu ca. 20 % im Blutgefäßsystem
Ringer-Laktat/-Acetat/-Malat	Kostengünstig	• Erhöhung des Sauerstoffverbrauchs, insbesondere bei Ringer-Laktat • Verfälschung der Labordiagnostik durch Ringer-Laktat • Verbleibt nur zu ca. 20 % im Blutgefäßsystem
HES-Lösung	Verbleibt hauptsächlich in den Blutgefäßen	• Allergische Reaktionen möglich • Beeinträchtigung der Nierenfunktion möglich
Gelatine-Lösung	Verbleibt hauptsächlich in den Blutgefäßen	Allergische Reaktionen möglich
Humanalbumin	Verbleibt hauptsächlich in den Blutgefäßen	• Allergische Reaktionen möglich • Sehr teuer
Hyperosmolare hyperonkotische Lösung	Mobilisation von Flüssigkeit aus dem Interstitium	• Allergische Reaktionen möglich • Elektrolytentgleisung möglich • Nur kurze Wirksamkeit • Beeinträchtigung der Nierenfunktion möglich
Mannitol-Lösung	Mobilisation von Flüssigkeit aus dem Interstitium führt zu Reduktion des Hirndrucks	• Steuerung präklinisch schwierig • Elektrolytentgleisung möglich

voneinander getrennt bleiben (➤ Kap. 3.5). Diese Barriere ist die Größe der Poren im Endothel (einer Zellschicht im Inneren der Blutgefäße). Die Porengröße ist dafür verantwortlich, dass sogenannte Makromoleküle aufgrund ihrer Größe die Gefäßwand normalerweise nicht durchdringen können. Das wichtigste körpereigene Makromolekül ist das Albumin, ein Plasmaprotein. Es trägt wesentlich dazu bei, dass eine in das Gefäß hinein gerichtete Sogkraft existiert, der kolloidosmotische Druck (➤ Kap. 3.5.6). Solche Makromoleküle können auch künstlich hergestellt werden. Mit ihrer Hilfe kann der kolloidosmotische Druck des Intravasalraums ebenfalls aufrechterhalten oder erhöht werden, was dazu führt, dass eine längere intravasale Verweildauer des infundierten Volumens erreicht wird. Die Moleküle selbst haben unterschiedlichste Größen. Die Molekülgröße bzw. -masse wird als mittleres Molekulargewicht (mMG) angegeben.

- **Künstliche Kolloide:** In Europa sind vor allem Gelatine, Dextran und Stärke als künstliche Kolloide gebräuchlich. Der Vorteil liegt darin, dass sie recht kostengünstig und gut lagerbar sind. Infektionen mit anschließender Erkrankung sind dadurch ausgeschlossen.

> **MERKE**
> **Elektrolyte in Infusionen**
>
> Elektrolyte sind Substanzen, die in einem Lösungsmittel in sogenannte Ionen zerfallen. Man kann sie sich als elektrisch geladene Teilchen vorstellen, die in einer Flüssigkeit enthalten sind. Ionen mit einer positiven Ladung werden als Kationen bezeichnet, Ionen mit einer negativen Ladung hingegen als Anionen. Betrachten wir als Beispiel das Kochsalz, das auch als Natriumchlorid (Na^+Cl^-) bezeichnet wird: In dieser Verbindung ist Natrium das Kation, während das Chlorid das Anion ist.

> **PRAXISTIPP**
> **Glukoselösungen im Rettungsdienst**
>
> Eine Sonderstellung nimmt die Glukoselösung ein: Sie enthält weder Ionen noch Makromoleküle und lässt sich so in keine der oben genannten Gruppen einordnen. Glukoselösungen im Rettungsdienst enthalten meist 5 % Glukose und sollten aufgrund ihrer Nebenwirkungen insbesondere bei Patienten, die ein Schädel-Hirn-Trauma erlitten haben, nicht mehr eingesetzt werden. Die in der Lösung enthaltene Glukose wird nämlich vom Körper verstoffwechselt, sodass freies Wasser zurückbleibt, das sich im gesamten Körper (im Gesamtkörperwasser) verteilt, **auch intrazellulär!** Dies kann z. B. zum Hirnödem führen. Es gibt heutzutage kaum noch einen Grund für die Bevorratung von Glukose 5 %-Infusionslösungen im Rettungsdienst. Für die Behandlung einer Hypoglykämie (Unterzuckerung) wird zumeist auf höher konzentrierte Ampullen zurückgegriffen, z. B. Glukose 20–40 % oder Glukose 50 %. Bei diesen ist aber wegen einer möglichen Venenreizung darauf zu achten, dass sie „im Bypass" zu einer gut laufenden Infusionslösung injiziert werden.

Konzept der metabolisierbaren Anionen

Herstellungsbedingt kann in Infusionslösungen kein Bikarbonat zugemischt werden. Werden nun große Mengen Flüssigkeit verabreicht, wie etwa beim Schwerbrandverletzten (➤ Kap. 7.3) oder in der Sepsis (➤ Kap. 5.8), kann es zu einer sogenannten **Dilutionsazidose** kommen. Dilution bedeutet so viel wie Verdünnung. Damit ist gemeint, dass die Auffüllung des gesamten Extrazellulärraums mit einer großen Menge bikarbonatfreier Infusionen zu einer Verringerung des relativen Bikarbonatgehalts im Blut führt, wobei der Kohlendioxidpartialdruck konstant gehalten wird. Unterm Strich entwickelt sich daher eine Azidose (➤ Kap. 11.2.6). Bei Verabreichung geringerer Infusionsmengen finden sich hingegen nur geringfügige Änderungen.

Der Lösungsansatz für das seit Langem bekannte Problem der Verminderung des Bikarbonatanteils besteht darin, dass sogenannte metabolisierbare Anionen zu den Lösungen hinzugefügt werden. Der Begriff Anion wurde bereits erklärt. Metabolisierbares Anion bedeutet, dass es sich um ein verstoffwechselbares Anion handelt. Darunter werden Basen organischer Säuren verstanden, die im Körper unter Verbrauch von Wasserstoffionen und Sauerstoff das Bikarbonat aus Kohlensäure freisetzen. Da Kohlensäure im Körper praktisch unbegrenzt vorhanden ist, scheint dies ein guter Ansatz.

Die sicherlich bekannteste und erste Lösung dieser Art war und ist **Ringer-Laktat-Lösung** (Laktat = metabolisierbares Anion), die bereits 1934 von Hartmann entwickelt wurde. Daher wird sie im englischen Sprachraum teilweise auch als Hartmann's Solution bezeichnet. Sie galt lange Zeit als Standardinfusionslösung.

Heutzutage werden anstelle von Laktat gerne andere metabolisierbare Anionen verwendet, die nicht die Nachteile des Laktats haben, z. B. **Acetat** oder **Malat**. Auf diese Weise kann der Infusionslösung eine Substanz beigemengt werden, welche die Bildung von Bikarbonat bewirkt, somit einer Dilutionsazidose entgegenwirkt und zudem die Laktatdiagnostik nicht verfälscht. Zusammenfassend ist festzuhalten, dass – wenn Infusionen mit metabolisierbaren Anionen eingesetzt werden sollen – **Acetat** heutzutage bevorzugt werden sollte. Acetat weist im Vergleich mit anderen metabolisierbaren Anionen einige Vorteile auf; so wird es z. B. sehr schnell vor allem von Muskelzellen metabolisiert und führt nicht zu einem Anstieg des Sauerstoffverbrauchs.

Laktat und Milchsäure

Ein sehr häufig zu beobachtendes Missverständnis betrifft die Verwendung der Begriffe **Laktat** und **Milchsäure.** Vielen ist geläufig, dass **Laktat** in der Labordiagnostik als sog. Hypoxiemarker gilt. Hypoxiemarker bedeutet, dass mit einer Erhöhung des Laktatwertes angezeigt wird, dass in Geweben des Körpers Sauerstoff gefehlt hat, es also zum anaeroben Stoffwechsel gekommen ist. Wenn man bedenkt, dass eine Lösung wie Ringer-Laktat ja u. a. den Zweck verfolgt, eine Dilutionsazidose zu verhindern, weil das beigefügte Laktat in der Leber zu Bikarbonat verstoffwechselt wird, stellt sich unweigerlich die Frage, wieso dann gleichzeitig das Vorhandensein von Laktat im Plasma (normaler Wert 1,5 mmol/l) auf einen anaeroben Stoffwechsel hindeutet. Hier scheint ein Widerspruch vorzuliegen.

Der Grund liegt darin, dass der Metabolismus (**Stoffwechsel**) des Körpers stets in einer sog. **elektroneutralen** Form erfolgen muss. Ein Teil mit positiver Ladung ist an ein anderes mit negativer Ladung gekoppelt, gemeinsam sind sie elektrisch neutral. Die vom Körper gebildete Milchsäure besteht aus dem Anion Laktat$^-$ und dem Kation H^+. Nach Freisetzung der Milchsäure zerfällt diese in die beiden genannten Bestandteile; der Chemiker sagt auch, sie dissoziiert. Dennoch ist in diesem Fall der Anstieg von Laktat ein Zeichen für die Bildung von Milchsäure im Organismus. Anders ist dagegen das Laktat in der Infusionslösung zu bewerten, das z. B. als Natrium-L-Laktat beigemengt wird. Manche Experten legen daher Wert darauf, dass die durch Milchsäure entstandene Azidose als **Lakt-Azidose** und nicht etwa als Laktat-Azidose bezeichnet wird.

Kristalloide Infusionslösungen
Zu den kristalloiden Lösungen zählen **0,9-prozentige Kochsalzlösungen.** Diese werden stets als „physiologische" Kochsalzlösungen bezeichnet. Um zu belegen, dass dies nicht zutrifft, müssen wir ihre genaue Zusammensetzung betrachten: Sie beinhalten je 154 mmol/l Natrium und Chlorid. Zum Vergleich: Blutplasma enthält normalerweise ca. 142 mmol/l Natrium und 103 mmol/l Chlorid. Es stellt sich die Frage nach der Folge dieser Konzentrationsunterschiede. Der unphysiologisch hohe Gehalt an Chlorid reduziert sowohl akut als auch chronisch die Wasserrückresorption in der Niere über die Hemmung des Renin-Angiotensin-Aldosteron-Systems (> Kap. 16.3.1) und vermindert außerdem die Filtrationsrate der Niere. Außerdem fehlt der Lösung Bikarbonat, was bei größeren Infusionsmengen zu einer Dilutionsazidose führen kann (> Kap. 11.2.6).

Zum Einsatz kam Kochsalzlösung lange zum Ausgleich eines Natrium- oder Chloridmangels oder bei Patienten mit unzureichender Nierenfunktion, z. B. Dialysepatienten: Erhalten diese Patienten nur sogenannte Vollelektrolytlösungen, kann es zu einem Überschuss an Kalium kommen, da dieses über die kranken Nieren nicht mehr ausreichend ausgeschieden werden kann. Bei größeren Infusionsmengen, wie sie bei drohendem Nierenversagen typischerweise verwendet werden, sollte allerdings die Kombination von Vollelektrolyt- und Glukoselösungen gegenüber der Monotherapie mit Kochsalzlösung aufgrund der negativen Auswirkungen auf den pH-Wert bevorzugt werden. Grundsätzlich sollte der Einsatz von Kochsalzlösung aufgrund der genannten Nebenwirkungen stets bedacht erfolgen; von einem routinemäßigen Einsatz ist abzuraten.

Eine weitere kristalloide Infusionslösung, deren Einsatz kritisch zu sehen ist, ist die **Ringer-Lösung.** Sie zeichnet sich neben der Anreicherung mit Natrium, Kalium, Kalzium und Magnesium durch einen unphysiologisch hohen Chloridgehalt aus, der sogar noch höher ist als bei der 0,9-prozentigen Kochsalzlösung. Dies beeinträchtigt, wie für die Kochsalzlösung beschrieben, die Nierenfunktion. Außerdem ist auch bei dieser Infusionslösung aufgrund des fehlenden Bikarbonats mit der Gefahr der Dilutionsazidose zu rechnen.

Um dieses Problem zu umgehen, werden, wie beschrieben, metabolisierbare Anionen zu einer Lösung mit einem dem Blutplasma ähnlichen Gehalt an Natrium, Kalium, Kalzium und Magnesium hinzugefügt. Diese Lösungen werden auch als **balancierte Vollelektrolytlösungen** bezeichnet. Hierbei ergeben sich einige Vor- bzw. Nachteile der jeweils verwendeten Anionen: Laktat hat den Nachteil, dass es in der Leber metabolisiert werden muss und hierbei viel Sauerstoff verbraucht. Außerdem ist die Ringer-Laktat-Lösung leicht hypoton, was durch Osmose ein Platzen der Zellen hervorrufen kann. Schließlich kann die Zufuhr von Laktat durch Infusionen die laborchemische Messung des Laktatwertes verfälschen. Diese Nachteile machen Ringer-Laktat insbesondere für den Einsatz beim Traumapatienten vollkommen ungeeignet. Malat- und acetathaltige Lösungen werden unabhängig von der Leber verstoffwechselt, ohne den Sauerstoffbedarf zu erhöhen. Diese Lösungen sind aufgrund der genannten Nachteile der Ringer-Laktat-Lösung vorzuziehen. Insbesondere das schnell metabolisierbare Acetat ist hier überlegen.

MERKE

Balancierte Vollelektrolytlösungen

Balancierte Vollelektrolytlösungen zeichnen sich durch einen dem Blutplasma ähnlichen Gehalt an Natrium, Kalium, Kalzium und Magnesium sowie den Zusatz von metabolisierbaren Anionen aus. Als Anionen kommen z. B. Laktat, Malat und Acetat infrage; diese werden zu Bikarbonat verstoffwechselt, wodurch die Gefahr der Dilutionsazidose reduziert wird. Von den verwendeten Anionen scheint Acetat das günstigste Profil zu besitzen.

Ein großer Nachteil kristalloider Infusionen ist, dass sie nur zu ca. 20 % im Gefäßsystem vebleiben. Der Rest sammelt sich vor allem im Gewebe.

Kolloidale Infusionslösungen
Kolloidale Infusionen bestehen aus Makromolekülen gelöst in einer kristalloiden Lösung. Diese verbleiben im Gegensatz zu kristalloiden Lösungen zunächst zu 100 % in den Gefäßen, wodurch das Volumen im Gefäßsystem erst einmal ansteigt. Dies setzt allerdings voraus, dass das zugrunde liegende Krankheitsbild des Patienten keine erhöhte Permeabilität (Durchlässigkeit) der Gefäße bewirkt hat. Diese Lösungen werden zwar auch als Plasmaersatzmittel oder Blutersatzmittel bezeichnet, dies ist jedoch nicht korrekt, da sie keine Gerinnungsfaktoren enthalten (wie Plasma) und keinen Sauerstoff transportieren können (wie Erythrozyten). Der Begriff Plasmaexpander wiederum trifft nur dann zu, wenn die Lösung so beschaffen ist, dass die Auffüllung des Gefäßraums nach Verabreichung der Lösung größer ist als die infundierte Menge.

Zur Verfügung stehen als künstliche kolloidale Infusionslösungen **Dextran-, Hydroxyethylstärke- (HES-)** und **Gelatine-Lösungen.** Eine weitere kolloidale Lösung, die allerdings nur in der Klinik eingesetzt wird, ist die Humanalbumin-Lösung. Diese ist zwar sehr wirksam, aber aus Kostengründen nur eingeschränkt nutzbar. Es handelt sich hierbei nicht um ein künstlich hergestelltes Kolloid, sondern um Albumin, das aus dem menschlichen Blut gewonnen wurde (> Kap. 11.1). Bei den künstlichen kolloidalen Lösungen haben sich HES- und Gelatine-Lösungen durchgesetzt. Dextran-Lösungen werden heute aufgrund ihres ausgeprägten negativen Einflusses auf Blutgerinnung und Nierenfunktion nicht mehr verwendet und sind in Deutschland gänzlich vom Markt verschwunden.

Gelatine- und HES-Lösungen
Gelatine- und HES-Lösungen wurden in den letzten Jahren häufig großzügig eingesetzt, was aktuell eher kritisch gesehen wird. **Gelatine-Lösung** wird aus Rinderkollagen gewonnen und besteht aus einem Gemisch unterschiedlich großer Aminosäureverbindungen, während die heutige **HES-Lösung** Stärkemoleküle mit einer mittleren Größe (sog. mittleres Molekulargewicht, mMG) von 130 kDa

(HES 130) enthält. Nachteilig an beiden Lösungen ist ihr Potenzial, allergische Reaktionen auszulösen; die Wahrscheinlichkeit hierfür ist bei den neueren Produkten jedoch sehr gering. Neuere Studien ergaben allerdings eine erhöhte Todesrate, insbesondere durch Nierenschäden, bei Patienten, die HES-Lösungen erhielten, sodass deren Einsatz mittlerweile stark umstritten ist.

> **PRAXISTIPP**
> **Einsatz von HES-Lösungen**
>
> Als Kontraindikationen gelten zurzeit Sepsis und Verbrennungen, wobei auch von einem Einsatz bei kritisch kranken Patienten abgeraten wird. Außerdem sollte die Gabe von HES auf eine Dauer von 24 Stunden beschränkt und die Nierenfunktion über 90 Tage nach der Applikation überwacht werden. Aktuell raten die Fachgesellschaften zu einem kritischen Umgang mit HES, was allerdings nicht bedeutet, dass ein Einsatz von HES verboten ist. So stellt der hämorrhagische Schock weiterhin eine mögliche Indikation dar. Allerdings sollte die Gabe erst nach Ausschöpfung aller anderen Maßnahmen erfolgen (Ultima Ratio).

Gelatine-Lösungen zeichnen sich durch weitgehende Neutralität in Bezug auf Blutgerinnung und Nierenfunktion aus. Das macht sie besonders geeignet für die Versorgung von Intensivpatienten mit eingeschränkter Nierenfunktion. Allerdings muss beachtet werden, dass ein Überlebensvorteil für Patienten, die mit kolloidalen Infusionen behandelt wurden, im Gegensatz zu Patienten, die nur kristalloide Infusionslösungen erhielten, nicht gezeigt werden konnte. **Aufgrund der möglichen Nebenwirkungen wird daher zurzeit der Einsatz von kristalloiden Infusionslösungen angeraten, wobei eine Gabe als Ultima Ratio beim hämorrhagischen Schock durchaus zu erwägen ist.**

Hyperosmolare hyperonkotische Infusionslösungen (HHL)

Zum Schluss soll nicht unerwähnt bleiben, dass in Einzelfällen in der Initialtherapie des hämorrhagischen Schocks (➤ Kap. 13.5) auch der Einsatz von hyperosmolaren Lösungen sinnvoll sein kann. Hierfür stehen **hyperosmolare** (hochprozentige, 7,2-prozentige) **Kochsalzlösungen,** die zusätzlich ein Kolloid wie z. B. HES enthalten, zur Verfügung. Durch den Zusatz von HES wird die Lösung als hyperonkotisch bezeichnet (im Gegensatz zu einer „reinen" hochprozentigen Kochsalzlösung). HHL sollten allerdings nur verwendet werden, wenn sich genügend Flüssigkeit im Interstitium befindet, die resorbiert werden kann. Außerdem muss darauf geachtet werden, dass neben der Resorption aus dem Interstitium zusätzlich Flüssigkeit zugeführt wird, da die Resorptionsmöglichkeit durch das vorhandene Volumen im Interstitium begrenzt wird.

Ein weiteres Anwendungsgebiet für eine hyperosmolare Lösung ist das Schädel-Hirn-Trauma: Hier kann der Einsatz von Lösungen, die Zuckeralkohole (z. B. Mannitol) enthalten, oder die oben erwähnte mit einem Kolloid versetzte hyperosmolare Kochsalzlösung sinnvoll sein. Zuckeralkohole kann der Körper im Gegensatz zu Glukose-Lösungen nicht verstoffwechseln, sodass diese osmotisch wirksam werden, Wasser aus dem Gewebe ziehen und so der Hirndruck gesenkt werden kann. **Dieses Vorgehen sollte aber auf**grund der schlechten Steuerbarkeit auf die innerklinische Anwendung beschränkt sein.

> **PRAXISTIPP**
> **Aktuelle Empfehlungen für den Einsatz von Infusionen im Rettungsdienst**
>
> - Für den Einsatz von 5-prozentiger Glukoselösung, Ringer-Lösung und 0,9-prozentiger Kochsalzlösung gibt es kaum eine sinnvolle Indikation.
> - Eine (großzügige) Infusionstherapie mit Lösungen ohne metabolisierbare Anionen (z. B. Acetat) führt zu einer Dilutionsazidose; deshalb sollten Lösungen mit metabolisierbaren Anionen verwendet werden.
> - Als metabolisierbares Anion eignet sich insbesondere Acetat; Laktat sollte hierfür nicht mehr eingesetzt werden.
> - Als kristalloide Lösung sollte heutzutage eine sog. balancierte Vollelektrolytlösung (VEL) mit Acetat verwendet werden.
> - Der Einsatz von kolloidalen Lösungen sollte sehr zurückhaltend erfolgen, da diese nebenwirkungsreicher sind als kristalloide Lösungen.
> - **Verbrennungen und Sepsis stellen Kontraindikationen für die Gabe von HES dar.**
> - Der Einsatz von hyperosmolaren Lösungen, die mit einem Kolloid angereichert sind (sog. hyperosmolare hyperonkotische Lösungen, HHL), bringt nur einen kurzzeitigen Effekt, sodass auf eine weitere Infusion von kristalloiden Lösungen geachtet werden muss. Sofern die HHL HES als Kolloid enthalten, sind die oben genannten Bedenken zu beachten.
> - Der Einsatz von Mannitol zur Hirndruckbehandlung sollte der Klinik vorbehalten bleiben.
>
> Letztendlich sollte der Einsatz von Infusionslösungen immer wieder kritisch hinterfragt werden; daher sollten zukünftige Arbeiten, die sich näher mit den Problemen der Infusionstherapie beschäftigen, immer im Auge behalten werden.

3.5.7 Passive Transportprozesse – Filtration

Unter **Filtration** wird der Transport von Flüssigkeiten durch eine semipermeable Membran verstanden. Die Menge der abgefilterten Flüssigkeit (Filtrat) ist sowohl von der Druckdifferenz zwischen beiden Seiten der Membran als auch von der Membranfläche abhängig.

Im menschlichen Organismus erfolgt die Filtration vorwiegend im Bereich der Blutkapillaren, wobei der durch den Herzschlag erzeugte Druck in den Kapillaren, der hydrostatische Druck, zum Abpressen von Blutplasma ins Interstitium führt.

Im venösen Schenkel der Kapillaren sind die Druckverhältnisse umgekehrt: Die Flüssigkeit wird nun ins Blutgefäß zurückgepresst (Resorption ➤ Abb. 13.9 und ➤ Kap. 13.1.6).

3.5.8 Aktiver Transport

Die Zellen brauchen neben allen passiven Transportmechanismen auch Transportprozesse, die an eine Energiequelle gekoppelt sind und bestimmte Moleküle **aktiv** und gegen ein Konzentrationsgefälle durch die Membran pumpen können. Ansonsten würden sich z. B. lebenswichtige Konzentrationsunterschiede zwischen Zellinnerem und Interstitium mit der Zeit aufheben. Diese energiever-

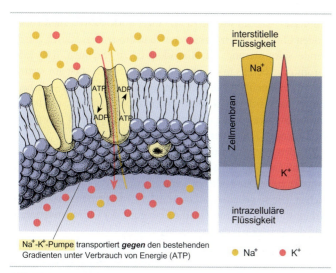

Abb. 3.19 Da aufgrund der Konzentrationsunterschiede dauernd Teilchen aus der bzw. in die Zelle diffundieren, würde der lebensnotwendige Konzentrationsgradient mit der Zeit zusammenbrechen. Um das Konzentrationsgefälle aufrechtzuerhalten, transportiert die Natrium-Kalium-Pumpe unter großem Energieverbrauch ständig Kalium gegen die Konzentrationsgradienten (die der rechte Bildteil zeigt) in die Zelle hinein. Umgekehrte Verhältnisse gelten für das Natrium. [L190]

brauchenden Vorgänge werden immer von Carrier-Proteinen ausgeführt. Die dafür notwendige Energie wird aus dem Zellstoffwechsel zur Verfügung gestellt.

Die unterschiedlichen Ionenkonzentrationen z. B. für Na$^+$ und K$^+$ sind lebenswichtig (etwa für die Erregbarkeit von Nervenzellen (➤ Abb. 3.19). Aufrechterhalten werden diese Konzentrationsunterschiede durch die **Natrium-Kalium-Pumpe,** ein Carrier-Protein in der Membran, das Kalium-Ionen ins Zellinnere ein- bzw. Natrium-Ionen gegen das bestehende Ionen-Konzentrationsgefälle aus der Zelle ausschleust (➤ Abb. 3.19). Energiequelle der Na$^+$-K$^+$-Pumpe ist die Spaltung von ATP.

3.6 Teilung von Zellen

Neue Körperzellen entstehen ausschließlich durch Teilung bereits vorhandener Zellen. Tag für Tag müssen Zellen neu gebildet werden, um Wachstumsvorgänge zu ermöglichen und um die überall im Organismus zugrunde gehenden Zellen zu ersetzen.

3.6.1 Mitose

Die häufigste Art der Zellteilung ist die **Mitose,** wobei das Kernmaterial erbgleich von der **Mutterzelle** an die zwei entstehenden **Tochterzellen** weitergegeben wird. Dies erfordert, dass zuvor die Erbsubstanz der Mutterzelle, also die in den Chromosomen enthaltene DNA, verdoppelt werden muss. Dieser Vorgang heißt **Replikation** der DNA.

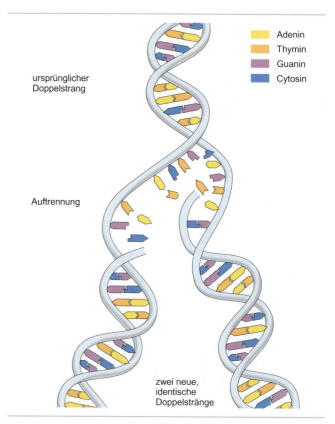

Abb. 3.20 Replikation der DNA. Wie ein Reißverschluss wird die DNA in der Mitte zwischen ihren korrespondierenden Basen aufgetrennt. Mit den offen liegenden Basen paaren sich sofort wieder die korrespondierenden Nukleotide, die dann zu einem neuen Strang verknüpft werden. [L190]

DNA-Replikation

Die Replikation der DNA findet schon vor der eigentlichen Mitose in der sogenannten **Interphase** statt. Dies ist die Phase zwischen (= inter) zwei Zellteilungen. Hierzu wird die DNA wie ein Reißverschluss in der Mitte, also zwischen den korrespondierenden Basen, aufgetrennt (➤ Abb. 3.20). An die freiwerdenden Basen beider Stränge lagern sich dann, der spezifischen Basenpaarung folgend (Adenin zu Thymin, Guanin zu Cytosin), neue Nukleotide an. Diese werden unter Mithilfe von Enzymen zu einem neuen Strang verknüpft. Damit sind zwei neue Doppelstränge entstanden, die mit dem ursprünglichen Doppelstrang völlig identisch sind. Diese neuen Doppelstränge bestehen jeweils aus einer „alten" und einer „neuen" Hälfte und nehmen auch wieder die Form der DNA-Doppelhelix an.

Auf diese Weise wird die DNA sämtlicher Chromosomen vor der eigentlichen Zellteilung in der Interphase verdoppelt, wobei aus einem Chromosom zwei Chromatiden entstehen (➤ Abb. 3.6). Schließlich verdoppelt sich in der Interphase auch das Zentriolenpaar.

Phasen der mitotischen Kernteilung

Die Mitose, bei der als wichtigster Vorgang die Chromatiden auf zwei neue Kerne verteilt werden, verläuft in vier Kernteilungsphasen: **Prophase, Metaphase, Anaphase** und **Telophase** (➤ Abb. 3.21).

3 Von der Zelle zum Organismus

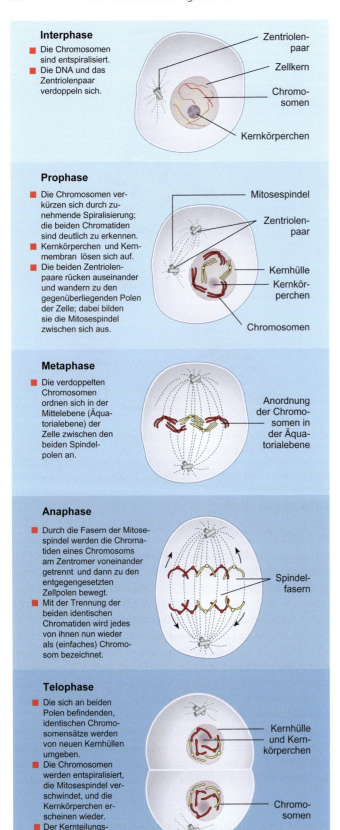

Interphase
- Die Chromosomen sind entspiralisiert.
- Die DNA und das Zentriolenpaar verdoppeln sich.

Prophase
- Die Chromosomen verkürzen sich durch zunehmende Spiralisierung; die beiden Chromatiden sind deutlich zu erkennen.
- Kernkörperchen und Kernmembran lösen sich auf.
- Die beiden Zentriolenpaare rücken auseinander und wandern zu den gegenüberliegenden Polen der Zelle; dabei bilden sie die Mitosespindel zwischen sich aus.

Metaphase
- Die verdoppelten Chromosomen ordnen sich in der Mittelebene (Äquatorialebene) der Zelle zwischen den beiden Spindelpolen an.

Anaphase
- Durch die Fasern der Mitosespindel werden die Chromatiden eines Chromosoms am Zentromer voneinander getrennt und dann zu den entgegengesetzten Zellpolen bewegt.
- Mit der Trennung der beiden identischen Chromatiden wird jedes von ihnen nun wieder als (einfaches) Chromosom bezeichnet.

Telophase
- Die sich an beiden Polen befindenden, identischen Chromosomensätze werden von neuen Kernhüllen umgeben.
- Die Chromosomen werden entspiralisiert, die Mitosespindel verschwindet, und die Kernkörperchen erscheinen wieder.
- Der Kernteilungszyklus ist beendet.

Prophase Die im Ruhekern als lange, unsichtbare Fäden vorliegenden Chromosomen verkürzen sich in dieser Phase durch zunehmende Spiralisierung. Im Mikroskop ist zu erkennen, dass jedes Chromosom bereits in seiner verdoppelten Form – den am Zentromer zusammenhängenden Chromatiden (> Abb. 3.6) – vorliegt. Ferner lösen sich die Nukleoli (Kernkörperchen) auf; die beiden Zentriolenpaare rücken auseinander und wandern zu den gegenüberliegenden Enden der Zelle, den Zellpolen.

Von den beiden Zentriolenpaaren ausgehend, wachsen dann Mikrotubuli (> Kap. 3.3.6) auf das jeweils gegenüberliegende Zentriolenpaar zu, bis sie schließlich von einem Zellpol bis zum anderen reichen. Die so gebildete Mitosespindel steuert zusammen mit den chromosomalen Mikrotubuli die Bewegung der Chromatiden während der weiteren Teilungsvorgänge.

Die Prophase endet mit der Auflösung der Kernhülle, wodurch die zusammenhängenden Chromatiden ins Zytoplasma freigesetzt werden.

Metaphase In der Metaphase ordnen sich die zusammenhängenden Chromatiden in der Mittelebene (Äquatorialebene) der Zelle zwischen den beiden Spindelpolen an und bilden dabei eine sternförmige Figur. Die inzwischen vollständig ausgebildete Teilungsspindel besteht nun aus Mikrotubuli, die
- einerseits von Zellpol zu Zellpol reichen, andererseits aber auch
- als Chromosomenfasern an den Zentromeren ansetzen.

Anaphase Die Anaphase beginnt mit dem Auseinanderweichen der Zentromere aller Chromosomen. Die dadurch voneinander getrennten Chromatiden werden dann durch die an den beiden Zentromerenhälften ansetzenden Chromosomenfasern zu den entgegengesetzten Zellpolen bewegt. Mit der Trennung der beiden identischen („doppelten") Chromatiden wird jedes von ihnen nun wieder als (einfaches) Chromosom bezeichnet.

Telophase Das letzte Stadium der Mitose, die Telophase, ist in vieler Hinsicht die Umkehrung der Prophase. Die an beiden Polen befindlichen, identischen Chromosomensätze werden von Membranen umgeben, wodurch neue Kernhüllen entstehen. Die Chromosomen in den neuen Kernen werden entspiralisiert, wodurch das typische Chromatin-Muster des Zellkerns in Ruhe erscheint. Die Mitosespindel verschwindet und die Nukleoli erscheinen wieder. Damit ist der *Kern*teilungszyklus beendet.

Zellteilung

Die *Kern*teilung wird üblicherweise von der *Zell*teilung begleitet. Sie beginnt meist schon in der späten Anaphase und wird in der Telophase abgeschlossen. Hierbei schnürt sich die Zellmembran etwa in Zellmitte vom Rand her zunehmend ein, bis schließlich zwei etwa gleich große Tochterzellen mit eigenem Zytoplasma und Organellen entstan-

Abb. 3.21 Die verschiedenen Stadien der Mitose. Die beschriebenen Zellteilungsvorgänge finden nicht nur in menschlichen, sondern selbstverständlich auch in tierischen und pflanzlichen Zellen statt. Wie hier in der Wurzelspitze einer Pflanze laufen ständig Mitosen ab. Als eine Art „Momentaufnahme" sind verschiedene Mitosestadien zu erkennen. [L190]

den sind. Nicht jede Kernteilung muss auch von einer Zellteilung begleitet sein. Vielkernige Zellen, z. B. die Skelett- oder Herzmuskelzellen, vermehren bei Bedarf die Kernzahl ohne gleichzeitige Zellteilung.

3.6.2 Phasen des Zellzyklus

Ein Zellzyklus besteht aus zwei Phasen:
- Mitosephase.

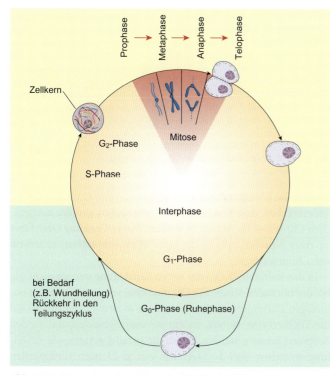

- Interphase (die Zeit zwischen zwei Zellteilungen); sie setzt sich zusammen aus G_1-, S- und G_2-Phase (➤ Abb. 3.22).

Nach der Mitose tritt die neu gebildete Zelle zunächst in die sogenannte präsynthetische Wachstumsphase (G_1-Phase) ein. In dieser Phase läuft die Proteinbiosynthese auf Hochtouren und trägt maßgeblich zur Vergrößerung der Zelle bei. Die Dauer dieser Phase schwankt zwischen wenigen Stunden und unter Umständen mehreren Jahren und bestimmt im Wesentlichen die Dauer des gesamten Zellzyklus.

Viele ausdifferenzierte Zellen verlassen diese Phase normalerweise nicht, sie wird dann auch als G_0-Phase bezeichnet. Nur bei besonderen Ereignissen (Verletzung, Zellverlust) können sie wieder in den Zellzyklus eintreten. Eine Ausnahme bilden die Nervenzellen, sie können sich nicht mehr teilen (regenerieren, ➤ Kap. 8.2.1) und verbleiben daher dauerhaft in der G_0-Phase.

In der sich anschließenden, etwa 5 bis 10 Stunden dauernden Synthesephase (S-Phase) erfolgt die Verdoppelung der DNA, also die Bildung der Chromatiden. Die letzte, etwa vierstündige Phase vor der Mitose heißt postsynthetische Wachstumsphase (G_2-Phase). Hier liegen die Chromosomen also bereits in verdoppelter Form als Chromatiden vor.

3.6.3 Meiose

Damit sich bei der Vereinigung von Eizelle und Spermium das Erbgut nicht verdoppelt, ist bei der Bildung der Keimzellen eine besondere Form der Zellteilung erforderlich (➤ Abb. 3.23 und ➤ Abb. 3.24) Hierbei wird der normale, **diploide** Chromosomensatz (2 × 23 Chromosomen) auf einen **haploiden** Satz (1 × 23 Chromosomen) reduziert – dieser Vorgang wird auch Reduktionsteilung genannt.

Die **Meiose** umfasst zwei Teilungsschritte:

Abb. 3.22 Schematische Darstellung des Zellzyklus [L190]

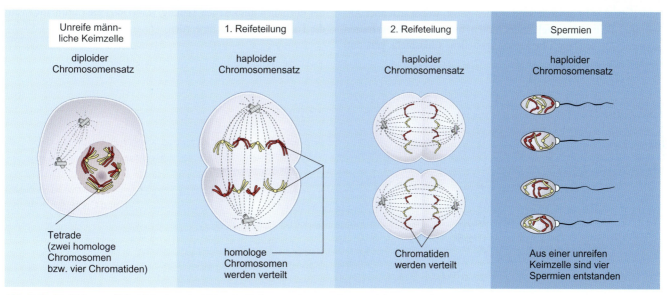

Abb. 3.23 Die Meiose am Beispiel der Spermienbildung im Hoden. Aus einer unreifen männlichen Keimzelle mit diploidem Chromosomensatz entstehen vier Spermien mit einem jeweils haploiden Chromosomensatz. [L190]

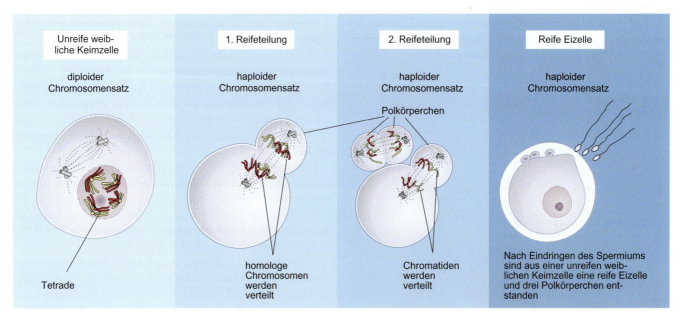

Abb. 3.24 Die Meiose am Beispiel der Eizellbildung. Im Gegensatz zur Spermienbildung entsteht aus einer unreifen weiblichen Keimzelle nur eine Eizelle. Sie hat im Laufe der beiden Reifeteilungen den größten Teil des Zytoplasmavolumens übernommen, während die drei Polkörperchen zugrunde gehen. [L190]

- In der ersten Reifeteilung wird der diploide Chromosomensatz auf den haploiden reduziert (Reduktionsteilung).
- Die zweite Reifeteilung entspricht einer normalen mitotischen Teilung – allerdings mit haploiden Chromosomensätzen.

In der Prophase der ersten Reifeteilung kommt es ebenfalls zu einer Verkürzung und Verdichtung der bereits verdoppelten Chromosomen. Danach lagern sich **homologe Chromosomen** (die sich entsprechenden Chromosomen väterlicher und mütterlicher Herkunft) parallel aneinander, sodass die entsprechenden Genabschnitte genau nebeneinander zu liegen kommen. Da jedes Chromosom zu diesem Zeitpunkt schon aus zwei Chromatiden besteht, entsteht ein Gebilde, eine Tetrade, die aus vier Chromatiden (je zwei mütterlicher und väterlicher Herkunft) besteht. Dieses Aneinanderlagern wird anschließend wieder gelöst, wobei sich aber Abschnitte, die intensiv aneinander haften, miteinander überkreuzen können. An solchen Überkreuzungsstellen, Chiasmata genannt, können die Chromatiden verschmelzen und derart wieder auseinanderbrechen, dass Bruchstücke des väterlichen und des mütterlichen Chromosoms vertauscht werden. Dieses **Crossing Over** führt zu einer Neuverknüpfung der Gene **(Rekombination)** innerhalb von Chromosomen.

In den weiteren Phasen der ersten Reifeteilung werden nicht wie bei der normalen Mitose die Chromatiden, sondern die beiden homologen Chromosomen (bestehend aus je zwei Chromatiden) auf die Tochterkerne verteilt, indem sie vom Spindelapparat zu den Zellpolen gezogen werden. Durch die parallel einsetzende Zellteilung entstehen zwei Tochterzellen mit je 23 noch verdoppelten Chromosomen.

Die sich nun anschließende zweite Reifeteilung entspricht der einer normalen mitotischen Teilung, wobei jetzt die Chromatiden auf die Tochterzellen verteilt werden.

KAPITEL 4

Bernd Guzek und Stephan Dönitz

Gewebe des Körpers

4.1	Übersicht	53	4.4	Fettgewebe	58
4.1.1	Vier Arten von Gewebe	53	4.4.1	Speicherfett und Baufett	58
4.1.2	Parenchym, Stroma und Interzellularsubstanz	53	4.4.2	Weißes und braunes Fettgewebe	59
4.1.3	Transplantation – (k)ein Problem?	53	4.5	Knorpel	59
			4.5.1	Hyaliner Knorpel	59
4.2	Epithelgewebe	54	4.5.2	Elastischer Knorpel	59
			4.5.3	Faserknorpel	59
4.3	Binde- und Stützgewebe	57			
4.3.1	Lockeres, straffes und retikuläres Bindegewebe	57	4.6	Knochen	59
4.3.2	Monozyten-Makrophagen-System	57	4.7	Muskelgewebe	61
4.3.3	Grundsubstanz	57	4.7.1	Glatte Muskulatur	61
4.3.4	Fasern	58	4.7.2	Quer gestreifte Muskulatur	62
			4.7.3	Herzmuskulatur	62
			4.8	Nervengewebe	63

4.1 Übersicht

Der Körper besteht aus einer Vielzahl verschiedener Zellen – doch trotz aller Unterschiede finden sich stets Gruppen von Zellen, die eine gleichartige Funktion und Bauart haben. Diese Zellverbände sind die **Gewebe,** deren Zellen gemeinsam eine Aufgabe für den Gesamtorganismus erfüllen.

4.1.1 Vier Arten von Gewebe

Nach ihrer Entwicklungsgeschichte, ihrer Struktur und ihrer Funktion werden vier Arten von Gewebe unterschieden (> Tab. 4.1):
- Epithelgewebe
- Binde- und Stützgewebe
- Muskelgewebe
- Nervengewebe

4.1.2 Parenchym, Stroma und Interzellularsubstanz

Verschiedene Gewebe zusammen bilden ein **Organ.** Diejenigen Zellen, die für die „eigentliche" Funktion des Organs zuständig sind, bilden das **Parenchym.** Bindegewebsstrukturen (das **Stroma**) bauen das Gerüst des Organs und enthalten auch die Gefäße und Nerven, die das Organ versorgen.

Parenchym und Stroma bestehen nicht nur aus Zellen. Der Raum zwischen den Zellen, der Zwischenzell- oder **Interzellularraum,** ist mit einer sehr variablen Menge an Zwischenzell- oder **Interzellularsubstanz** ausgefüllt. Diese Substanz ist von großer Bedeutung sowohl für den Stoffaustausch zwischen Blut und Zellen als auch für die mechanische Funktion spezieller Gewebsformen, z. B. des Knochens.

4.1.3 Transplantation – (k)ein Problem?

Bei der Transplantation werden Zellen, Gewebe oder Organe eines Spenders in aller Regel auf ein anderes Individuum der gleichen Art (**allogene Transplantation**) oder auf eine andere Stelle desselben Individuums (**autogene Transplantation**) übertragen. Viele Transplantationen sind schon fester Bestandteil der therapeutischen Möglichkeiten, z. B. die Nieren- oder Hornhauttransplantation. Andere Transplantationen befinden sich noch im experimentellen Stadium, etwa die Pankreastransplantation.

Da die Gewebe von Spender und Empfänger meist nicht völlig identisch sind, kommt es häufig zu heftigen Immunreaktionen (Abstoßungsreaktionen), bei welchen der Organismus des Empfängers das Spendergewebe bekämpft. Je weniger Blut- und Lymphgefäße ein Transplantat enthält, desto unproblematischer verläuft die

Tab. 4.1 Übersicht über die vier Grundgewebe des menschlichen Körpers, ihre Aufgaben sowie Beispiele, wo sie im Organismus zu finden sind

Grundgewebe	Funktion	Beispiele im Körper
Epithelgewebe	• Bedeckung und Schutz der Körperoberfläche • Auskleidung von Körperhöhlen • Transport, Resorption, Sekretion, Ausscheidung von Substanzen	• Äußere Haut • Schleimhäute von Atmungs-, Verdauungs-, Harn- und Reproduktionstrakt • Drüsen
Binde- und Stützgewebe	• Unterstützung und Verbindung von Körperstrukturen, Körperstatik • Speicherung von Substanzen • Transportvorgänge	• Knorpel, Knochen, Bänder, Sehnen • Fett • Blut
Muskelgewebe	• Körper- und Organbewegungen • Wärmebildung	• Skelettmuskeln an Kopf, Hals, Rumpf, Armen und Beinen • Herz, Gefäßwände • Hohlorgane, z. B. Magen, Harnblase
Nervengewebe	• Erfassung, Verarbeitung, Speicherung und Aussendung von Informationen • Steuerung der Körperfunktionen	• Gehirn, Rückenmark • Periphere Nerven • Sinnesorgane

Tab. 4.2 Lokalisation und Funktion wichtiger Epithelien (verändert nach Speckmann)

	Form	Lokalisation	Funktion
Schutzepithelien	Mehrschichtiges verhorntes Plattenepithel	Äußere Haut	Äußere Abdeckung und Schutz des Körpers
	Mehrschichtiges unverhorntes Plattenepithel	Schleimhaut (z. B. Mundhöhle)	Innere Abdeckung und Schutz der Körperhöhlen
	Übergangsepithel	Harnweg (z. B. Harnblase)	Schutz gegen Harn
Resorptionsepithelien	Einschichtiges hochprismatisches Epithel	Schleimhaut (z. B. Darm)	Stoffaufnahme (Resorption)
Drüsenepithelien	Mehrschichtiges hochprismatisches Epithel	In Haut und Schleimhäuten (z. B. Darm)	Stoffabsonderung (Sekretion)
Transportierende Epithelien	Einschichtiges Epithel (mit Flimmerhärchen)	Schleimhaut (z. B. Atemwege)	Sekretstrombewegung (Reinigung)

Es gibt viele verschiedene Formen von Epithelgeweben, die sich ganz unterschiedlich spezialisiert haben (➤ Tab. 4.2): Das Hautepithel etwa dient als **Schutzepithel**. Das **Drüsenepithel** sondert Sekrete ab, so etwa die Schweißdrüsenepithelzellen den Schweiß oder die Becherzellen im Dickdarm Schleim. **Resorptionsepithel** findet sich vor allem im Darm und sorgt für die Aufnahme von Nährstoffen aus dem Nahrungsbrei. Zum **Sinnesepithel** schließlich zählen z. B. die Stäbchen und Zapfen der Netzhaut im Auge, die Lichtreize aufnehmen und an das Gehirn weiterleiten.

Die äußeren Epithelgewebe entstehen in der embryonalen Entwicklung meist aus den Zellen des äußeren Keimblatts (Ektoderm), die inneren Epithelgewebe aus dem inneren Keimblatt (Entoderm ➤ Abb. 18.4).

Oberflächenepithelien

Oberflächenepithelien bedecken die innere und äußere Oberfläche des Körpers, wobei ihre Zellen fast lückenlos aneinanderliegen. Die Deckgewebe der Haut schützen den Körper vor Einflüssen aus der Umwelt und vor Wasserverlust. Die Epithelgewebe des Körperinneren kleiden Körperhöhlen aus, so den Darm, die Gallen- oder Harnblase oder die Ausführungsgänge von Drüsen. Dadurch schirmen sie tiefer gelegene Gewebe vor den teilweise aggressiven Körperflüssigkeiten ab. Epithelien besitzen meist keine eigene Blutversorgung, sondern werden durch Diffusionsvorgänge vom darunter gelegenen Bindegewebe versorgt.

Zwischen den einzelnen Epithelzellen findet sich ein mikroskopisch feiner Zwischenraum, der **Interzellularspalt.**

Durch verschiedene Formen von Zellkontakten sind die Zellen fest miteinander verbunden (➤ Abb. 4.1). Für die mechanische Festigkeit sind vor allem die **Desmosomen** wichtig, die aus beidseits verdichteten Membranabschnitten und dazwischen liegender Kittsubstanz bestehen. Eine weitere Form von Zellkontakt sind die

---

Transplantation. Durch Immunsuppressiva sollen die akuten Abstoßungsreaktionen unterdrückt und damit ein Funktionsverlust des transplantierten Organs verhindert werden.

Am häufigsten werden Organe Verstorbener transplantiert. Für die Organentnahme existieren dabei strikte Richtlinien. Ethisch besonders problematisch ist die Lebendspende, bei der einem lebenden Menschen ein Organ entnommen wird. Sie ist deshalb nur in Ausnahmefällen erlaubt.

4.2 Epithelgewebe

Epithelgewebe sind flächenhafte Zellverbände, die sowohl die äußeren als auch die inneren Körperoberflächen bedecken – daher auch die Bezeichnung Deckgewebe.

4.2 Epithelgewebe

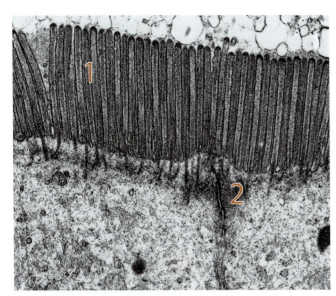

Abb. 4.1 Bürstensaum einer Darmepithelzelle im Elektronenmikroskop. Zu sehen sind Mikrovilli (1) sowie eine Zona adhaerens (2) als Beispiel für einen Zellkontakt. [M375]

sog. **Gap Junctions.** Sie bilden einen „Verbindungstunnel" zwischen Zellen, der den Stoffaustausch ermöglicht. Im Gegensatz dazu sind in der Nähe von freien Oberflächen die Zellmembranen weitgehend miteinander verschmolzen **(Tight Junctions),** wodurch ein interzellulärer Flüssigkeitsaustausch nahezu unmöglich wird.

Basalmembran

Vom darunterliegenden Bindegewebe ist das Epithel durch die ca. 1 µm dicke **Basalmembran** abgegrenzt. Diese für die Epithelgewebe typische Struktur besteht aus verschiedenen Proteinen und kohlenhydratreichen Makromolekülen, die von den Epithelien gebildet werden. Durch die Basalmembran ist das Epithelgewebe fest mit dem Bindegewebe verbunden. Bei der Ausbreitung von Tumoren, z. B. dem malignen Melanom (➤ Kap. 7.1.2), kommt ihr eine entscheidende Bedeutung zu: Hat der Tumor die Basalmembran noch nicht durchbrochen, so besteht noch kein Anschluss an Blut- und Lymphgefäße, und die Heilungschance liegt meist bei 100 % – ist diese Grenzschicht jedoch zerstört, sinken die Heilungsaussichten rapide.

Epithelformen

Sowohl im Aussehen der Zellen als auch im Aufbau der Zellschichten unterscheiden sich die verschiedenen Epithelien voneinander. Es gibt **platte, kubische** und **zylindrische** Zellen. Die kubischen Epithelverbände werden auch **isoprismatische,** die zylindrischen auch **hochprismatische Epithelien** genannt. Isoprismatische Zellen finden sich z. B. in den Ausführungsgängen kleiner Drüsen, hochprismatische Gewebsverbände in der Gallenblase oder im Darmkanal. Die verschiedenen Zellformen entsprechen unterschiedlichen funktionellen Erfordernissen: Bei den prismatischen Epithelformen steht die Stoffaufnahme (Resorption) oder -abgabe (Sekretion) im Vordergrund, bei den platten Epithelien die Schutz- und Abgrenzungsfunktion.

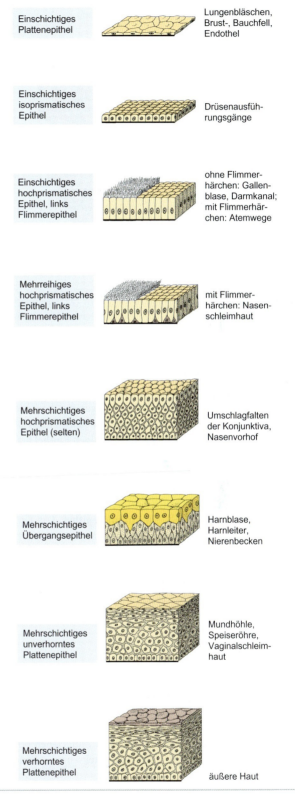

Abb. 4.2 Verschiedene Epithelarten. Die schwarze Linie an der Basis einer jeden Zeichnung entspricht jeweils der Basalmembran. [L190]

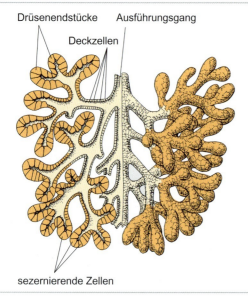

Abb. 4.3 Aufbau einer exokrinen Drüse (schematisiert). Die sezernierenden Anteile der Drüse sind die Drüsenendstücke; die übrigen Teile sind Ausführungsgänge. [L190]

Die Anordnung der Zellen in den Zellverbänden ist unterschiedlich. Sie können einschichtig, mehrschichtig oder auch mehrreihig angeordnet sein. Beim **einschichtigen Epithel** haben alle Zellen Kontakt mit der Basalmembran. Gleiches gilt für die Zellen des **mehrreihigen Epithels.** Bei diesem erreichen jedoch nicht alle Zellen die Epitheloberfläche. Beim **mehrschichtigen Epithel** hat dagegen nur die unterste Zellschicht Kontakt zur Basalmembran (➤ Abb. 4.2).

Insbesondere in den Atemwegen tragen die Zellen an ihrer Oberseite hochbewegliche Härchen, Kinozilien genannt. Durch viele dieser Flimmerhärchen entsteht ein **Flimmerepithel**. Das Flimmerepithel fängt Staubpartikel der Einatemluft ab, transportiert sie in Richtung Mund und verhindert damit eine Verschmutzung der Lungenbläschen.

Um sich selbst vor aggressiven Stäuben zu schützen und um die eingesammelten Partikel besser abtransportieren zu können, besitzen viele Flimmerepithelien zusätzlich schleimbildende Becherzellen.

Funktion der Epithelien

Einschichtiges Plattenepithel dient dem Glätten von Oberflächen und findet sich z. B. in den Lungenbläschen sowie an den inneren Oberflächen von Brustfell, Bauchfell und Herzbeutel. Kleidet das einschichtige Plattenepithel das Innere von Blutgefäßen oder die Herzhöhle aus, so heißt es **Endothel** bzw. **Endokard** (➤ Abb. 12.3.2).

Mehrschichtiges Plattenepithel schützt vor allem gegen mechanische, chemische oder thermische Einflüsse. An der Haut bildet es die **Epidermis.** Die oberste Schicht der Epidermis **verhornt** (➤ Kap. 7.1.2), wodurch insbesondere an Händen und Füßen dicke Schutzpolster gegen mechanische Belastung entstehen. **Unverhornte** mehrschichtige Epithelien kleiden die Mundhöhle und die

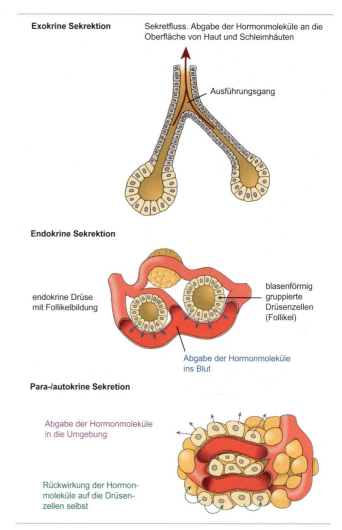

Abb. 4.4 Verschiedene Drüsen. **Oben:** Exokrine Drüse mit Ausführungsgang, über den das Drüsensekret auf die Gewebsoberfläche gelangt. **Mitte:** Endokrine Drüse mit Follikelbildung. Das Drüsensekret sammelt sich in den von den Drüsenzellen ausgebildeten Hohlräumen. Bei Bedarf wird es ins Blut abgegeben (typisches Beispiel: Schilddrüse). **Unten:** Endokrine Drüse ohne Follikelbildung. Das Drüsengewebe ist stark mit Kapillaren durchsetzt. Das Drüsensekret wird ohne Speichermöglichkeit gleich ins Blut abgegeben (Beispiele: Nebennierenrinde, Hypophysenvorderlappen). [L190]

Speiseröhre aus. Sie finden sich auch an den Stimmbändern, der Bindehaut des Auges (➤ Kap. 9.5.2) sowie den Schleimhäuten der Geschlechtsorgane.

Mehrreihiges hochprismatisches Epithel kleidet die Atemwege aus und besitzt auf seiner Oberfläche meist Flimmerhärchen.

Eine Sonderform des mehrschichtigen Epithels ist das **Übergangsepithel,** das in Nierenbecken, Harnleiter, Harnblase und Teilen der Harnröhre vorkommt, weshalb es auch Urothel genannt wird. Die Bezeichnung Übergangsepithel rührt daher, dass bei zunehmender Blasenfüllung (Dehnung) das hohe in ein eher flaches Epithel übergeht. Die oberflächlichste Zellschicht ist hierzu besonders differenziert: Die Zellen sind sehr groß, enthalten häufig zwei Zellkerne und besitzen an ihrer Oberfläche eine Verdichtung, die **Crusta,** die gleichzeitig Schutz gegen den Urin bietet.

Einschichtiges hochprismatisches Epithel kleidet den Verdauungskanal vom Magen bis zum Rektum und die Gallenblase aus. Außerdem findet es sich als Flimmerepithel in den kleinen Bronchien sowie (streckenweise mit Flimmerhärchen) an den Schleimhautoberflächen von Gebärmutter und Eileitern.

Drüsenepithelien

Drüsen (Glandulae), etwa die Tränen- oder Speicheldrüsen, sind Ansammlungen spezialisierter Epithelzellen, die **Sekrete** (überwiegend flüssige Stoffgemische) produzieren.

Exokrine Drüsen sondern ihr Sekret an die Oberfläche von Haut und Schleimhäuten ab. Die einfachste Form einer solchen Drüse sind die Becherzellen des Darms, die nur aus einer einzigen Zelle bestehen. Die Regel sind aber komplexe Gebilde aus sogenannten Drüsenendstücken, die den sekretorisch aktiven Drüsenanteil ausmachen, und einem Ausführungsgangsystem, das mit Deckzellen ausgekleidet ist (➤ Abb. 4.3). Die Deckzellen nehmen an der Sekretproduktion nicht teil, können jedoch spezifische Aufgaben übernehmen, so z. B. die Resorption von Natrium-Ionen aus dem Sekret. Sezerniert eine Drüse vornehmlich wässrige Sekrete, so heißt sie **seröse Drüse**, sezerniert sie vor allem schleimige Sekrete, wird sie **muköse Drüse** genannt. Gemischte Drüsen können je nach Bedarf sowohl seröse als auch muköse Ausscheidungen produzieren.

Endokrine Drüsen heißen auch **Hormondrüsen** oder innersekretorische Drüsen. Sie brauchen keinen Ausführungsgang, denn ihre Sekrete – die Hormone – diffundieren in die Blutkapillaren und erreichen über den Blutkreislauf die Zielzellen (➤ Abb. 4.4, Details ➤ Kap. 10.1).

4.3 Binde- und Stützgewebe

Binde- und Stützgewebe sind entscheidend an der Formgebung und -erhaltung des Körpers beteiligt. Sie entwickeln sich fast ausschließlich aus dem mittleren Keimblatt, dem Mesoderm (➤ Kap. 18.2).

Zu den Bindegeweben gehören das lockere, das straffe und das retikuläre Bindegewebe sowie das Fettgewebe (➤ Kap. 4.4). Die Stützgewebe werden in Knorpel und Knochen unterteilt.

Die besonderen mechanischen Eigenschaften der Binde- und Stützgewebe gehen zu einem großen Teil auf eine Eigenheit dieser Gewebsformen zurück: Zwischen den Zellen findet sich reichlich Zwischenzell- oder **Interzellularsubstanz,** während der Anteil der Zellen vergleichsweise klein ist. Die Zellen der Binde- und Stützgewebe liegen, eingebettet in die Zwischenzellsubstanz, weit voneinander entfernt (Ausnahme: Fettgewebe).

Die Interzellularsubstanz gibt dem Gewebe eine unterschiedliche Stärke und Festigkeit. In ihr läuft auch der Stoffaustausch zur Versorgung der Gewebszellen ab. Die Interzellularsubstanzen kann man grob in **Grundsubstanz** (eine Kittsubstanz, die vor allem aus Wasser, Proteinen und Kohlenhydratverbindungen besteht, ➤ Kap. 4.3.3) und **Fasern** (➤ Kap. 4.3.4) einteilen. Wie noch erläutert wird, ist für jedes Bindegewebe die Mischung aus einem oder mehreren Fasertypen, verbunden mit einer Grundsubstanz, charakteristisch.

4.3.1 Lockeres, straffes und retikuläres Bindegewebe

Das **lockere Bindegewebe** füllt überall im Körper als Stroma (bindegewebiges Stützgerüst, ➤ Kap. 4.1) Hohlräume zwischen ganzen Organen und auch einzelnen Teilen eines Organs aus. Auf diese Weise erhält es die Form der Organe und des Körpers. Es begleitet Nerven und Gefäße und dient sowohl als Wasserspeicher als auch als Verschiebeschicht. Zudem erfüllt das lockere Bindegewebe wichtige Aufgaben bei Abwehr- und Regenerationsvorgängen, da es viele der Entzündungs- und Abwehrzellen beherbergt.

Das **straffe Bindegewebe** wird unterteilt in geflechtartiges und parallelfaseriges Bindegewebe. Die Fasern des **geflechtartigen Bindegewebes** bilden einen filzartigen Verband. Es kommt vor allem in der Lederhaut des Auges (➤ Kap. 9.5.2), der Hirnhaut (➤ Kap. 8.17) und den Organkapseln vor. Das **parallelfaserige Bindegewebe** findet sich in den Sehnen.

Das **retikuläre Bindegewebe** schließlich steht dem undifferenzierten, embryonalen Bindegewebe noch nah. Die sternförmigen **Retikulumzellen** bilden ein dreidimensionales Netzwerk. Den Zellen liegen feine, zugfeste und verzweigte Fasern an, die **retikulären Fasern** (auch Gitterfasern genannt). Retikuläres Bindegewebe kommt hauptsächlich im Knochenmark und den lymphatischen Organen vor.

4.3.2 Monozyten-Makrophagen-System

Viele Zellen des retikulären Bindegewebes sind zur **Phagozytose** fähig, das heißt zur Aufnahme fester Partikel ins Zellinnere, und räumen so Gewebstrümmer, Fremdkörper oder Mikroorganismen ab.

Als **Monozyten-Makrophagen-System** (MMS, ältere Bezeichnung: retikulo-endotheliales System, RES) werden alle Zellen im retikulären Bindegewebe bezeichnet, die in den Geweben und Körperhöhlen vor allem Fremdkörper phagozytieren („auffressen").

Viele dieser Zellen entstammen dem Knochenmark, von wo sie als Monozyten über die Blutbahn ihr Ziel, nämlich die retikulären Bindegewebe der Organe, erreichen (Näheres ➤ Kap. 11.4.2). Außer der Phagozytose tragen diese Zellen aber auch zum direkten Abtöten körperfremder Zellen bei und synthetisieren eine Reihe wichtiger Botenstoffe.

4.3.3 Grundsubstanz

Die von den Bindegewebszellen selbst gebildete **Grundsubstanz** ist eine homogene, kittartige Masse und besteht hauptsächlich aus Interzellularflüssigkeit und Proteoglykanen (Riesenmoleküle mit hohem Polysaccharid- und geringerem Proteinanteil). Die Proteoglykane können Gewebswasser und andere Substanzen binden und der Grundsubstanz dadurch zähflüssige bis feste Eigenschaften verleihen. Bei den Stützgeweben wie dem Knorpel und dem Knochen hat die Grundsubstanz vor allem mechanische Funktion. Im Übrigen ist sie Reservoir der extrazellulären Flüssigkeit und von großer Bedeutung für den Stoffaustausch zwischen Zellen und Blut.

4.3.4 Fasern

Bei den **Fasern** unterscheidet man drei verschiedene Fasertypen:
- kollagene Fasern,
- elastische Fasern und
- retikuläre Fasern,

deren spezieller Aufbau sie für verschiedene Aufgaben bestimmt.

Kollagenfasern

Kollagenfasern finden sich im ganzen Körper, vor allem aber in den Sehnen und Gelenkbändern. Ihre sehr große Zugfestigkeit macht sie besonders geeignet für die Ausübung von Haltefunktionen. Ihr Name rührt daher, dass sie beim Kochen zu Leim (Kolla) verarbeitet werden können (➤ Abb. 4.5).

Elastische Fasern

Elastische Fasern geben z. B. den Arterien (➤ Kap. 13.1.2) ihre hohe Elastizität. Bestünden die Blutgefäße nur aus dem einschichtigen Endothel, würden sie sofort platzen, wenn das Blut mit hohem Druck hineingepresst wird. Die in die Gefäßwand eingelagerten elastischen Fasern fangen jedoch wie ein Gummiband die mechanische Belastung auf.

Auch die Elastizität der Lunge und der Haut beruhen auf ihrem Gehalt an elastischen Fasern (➤ Abb. 4.6).

Retikuläre Fasern

Retikuläre Fasern (Gitterfasern) sind ebenfalls elastisch. Im Vergleich zu den elastischen Fasern ist die Biegungselastizität zwar besser, die Zugelastizität jedoch deutlich schlechter ausgeprägt. Chemisch gesehen bestehen sie aus einem Kollagenuntertyp. Sie bilden kleine verzweigte Netzwerke, die durch ihre Flexibilität eine Anpassung an verschiedene Formen ermöglichen.

Retikuläre Fasern finden sich vor allem in Organen mit retikulärem Bindegewebe wie dem Knochenmark, den Rachenmandeln, den Lymphknoten und der Milz, aber auch in vielen anderen Strukturen. Sie stützen diese Organe. Außerdem sind sie ein wichtiger Bestandteil der Basalmembranen.

4.4 Fettgewebe

Fettgewebe ist eine Sonderform des retikulären Bindegewebes. In die Fettzellen sind kugelförmige Fetttröpfchen eingelagert (➤ Abb. 4.7), die aus Neutralfett (Triglyzeriden) bestehen. Wird dem Körper mehr Energie zugeführt, als er verbraucht, schwellen die Fetttröpfchen an und drängen Zytoplasma und Zellkern an den Rand.

Viele Fettläppchen bilden das Fettgewebe, das von einem Netz aus Kapillargefäßen versorgt wird. Je mehr Fettgewebe gebildet wird, desto größer wird die Zahl der Kapillaren – dadurch wird der Kreislauf von übergewichtigen Menschen zusätzlich belastet.

4.4.1 Speicherfett und Baufett

Fett ist der wichtigste Energiespeicher des Körpers. Im **Speicherfett** versteckt der Körper im Überschuss aufgenommene Energie, um sie bei Energiemangel wieder zu mobilisieren. Im Unterhautfettgewebe und im Gekröse des Darmes (v. a. bei Männern) ist der größte Teil des Speicherfetts gespeichert. Als normal gilt bei jungen Männern ein Fettgehalt des Körpers um 15 %, bei Frauen um 25 %. Der größere Fettanteil bei Frauen dient als Reserve in Schwangerschaft und Stillperiode und prägt die weibliche Körperform. Im Alter nimmt der durchschnittliche Fettanteil des Körpers zu.

Das **Baufett** dient zur Auspolsterung mechanisch beanspruchter Körperregionen und als Isolationsschicht zum Wärmeschutz. Viele Organe werden durch Baufett in ihrer Lage gehalten. Beispiele sind das Baufett der Nierenlager oder das Fettpolster in der Augenhöhle. An Gesäß und Fußsohlen schützt es als Polstermaterial bei mechanischer Belastung. Auch das pausbäckige Aussehen von Säuglingen wird durch Baufettgewebe hervorgerufen. Es versteift die Wangen, damit diese beim Saugen nicht zusammenfallen.

Bei Rückbildung von Organen kann Baufett den entstehenden Hohlraum ausfüllen, wie es z. B. beim Fettmark der Fall ist, das diejenigen Teile des Knochenmarks ausfüllt, die nicht mehr zur Blut-

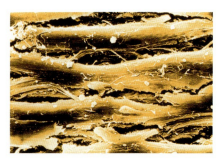

Abb. 4.5 Kollagenfasern in mittlerer rasterelektronenmikroskopischer Vergrößerung [X243]

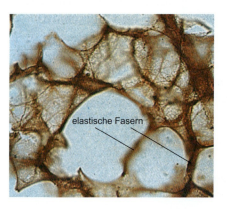

Abb. 4.6 Netz aus elastischen Fasern (Lunge). Die elastischen Fasern umspannen die Lungenbläschen und ermöglichen so das passive Zusammenziehen der Lunge bei der Ausatmung. [X141]

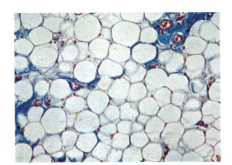

Abb. 4.7 Weißes Fettgewebe im Lichtmikroskop. Das Zytoplasma und der Zellkern sind von den prallen Fetttropfen verdrängt worden. [M375]

bildung benötigt werden. Im Hungerzustand greift der Körper das Baufett erst dann an, wenn sämtliche Vorräte an Speicherfett aufgebraucht sind.

4.4.2 Weißes und braunes Fettgewebe

Während das Bau- und Speicherfett des Erwachsenen fast ausschließlich gewöhnliches, sogenanntes **weißes Fettgewebe** mit Zellen bis zu 0,1 mm Durchmesser besitzt, findet sich beim Säugling auch **braunes Fettgewebe** mit kleinerem Zelldurchmesser. Dieses erhält seine Farbe durch eingelagerte Farbstoffe und enthält viele kleine Fetttröpfchen in jeder Zelle. Das braune Fettgewebe dient der zitterfreien Wärmebildung, da das abgebaute Fett vor allem in Wärme umgesetzt wird.

4.5 Knorpel

Der besonders druckfeste **Knorpel** gehört zu den Stützgeweben des Körpers. Er widersteht mechanischen Beanspruchungen, insbesondere Scherkräften. Die hohe Druckfestigkeit entsteht dadurch, dass eine große Menge fester Grundsubstanz die Knorpelzellen (**Chondrozyten**) und elastischen Fasern umlagert. Eine wichtige Rolle für die Druckfestigkeit spielt auch die äußere Knorpelhaut, das **Perichondrium,** da sie das Knorpelgewebe zusammenhält. Nach dem Verhältnis zwischen Fasern und Knorpelgrundsubstanz unterscheidet man drei Arten von Knorpel:
- Hyaliner Knorpel
- Elastischer Knorpel
- Faserknorpel

Knorpel gehört zu den sogenannten **bradytrophen Geweben** mit niedriger Stoffwechselaktivität. Da er nicht von Blutgefäßen durchzogen wird, kann er nur durch Diffusion von Nährstoffen und Sauerstoff aus den umgebenden Geweben und dem Perichondrium versorgt werden. Seine Regenerationsfähigkeit ist gering, weshalb Verletzungen der Gelenkknorpel oder der ebenfalls aus Knorpelgewebe bestehenden **Menisken** schlecht heilen (➤ Kap. 6.11.2).

4.5.1 Hyaliner Knorpel

Durch **hyalinen Knorpel** (➤ Abb. 4.8) scheint das Licht hindurch wie durch mattes, leicht bläuliches Glas. Er ist sowohl druckfest als

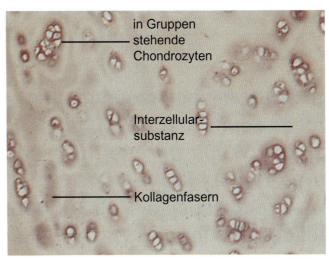

Abb. 4.8 Hyaliner Knorpel. Chondrozyten sind von einem dunkler angefärbten Bereich, dem Knorpelhof, umgeben. Zwischen den Zellen liegt die hellere Interzellularsubstanz. [X141]

auch elastisch und findet sich an vielen Stellen des Körpers. So überzieht er die Gelenkflächen, bildet die Rippenknorpel, das Kehlkopfgerüst und die Spangen der Luftröhre. Auch ein Teil der Nasenscheidewand besteht aus hyalinem Knorpel.

4.5.2 Elastischer Knorpel

Ein hoher Anteil elastischer Fasernetze erhöht die Elastizität dieser Knorpelart und gibt dem **elastischen Knorpel** seine gelbe Farbe. Der Kehldeckel und die Ohrmuscheln bestehen aus diesem sehr biegsamen Material.

4.5.3 Faserknorpel

Die Interzellularsubstanz des **Faserknorpels** wird von zahlreichen, dichtgepackten kollagenen Bindegewebsfasern durchzogen. Dadurch ist diese Form des Knorpels besonders widerstandsfähig gegenüber mechanischen Einflüssen. Faserknorpel bildet die Bandscheiben der Wirbelsäule, die halbmondförmigen Knorpelscheiben des Kniegelenks (Menisken) und verbindet in der Schamfuge die beiden Schambeine.

4.6 Knochen

Das **Knochengewebe** ist das am höchsten differenzierte Stützgewebe des Menschen. Seine Struktur macht den Knochen außerordentlich widerstandsfähig gegenüber Druck, Biegung und Torsion (Drehung um die Längsachse). Diese Festigkeit erlangt das Knochengewebe insbesondere durch die Eigenschaften seiner Interzellularsubstanz, der **Knochenmatrix:** Zwischen kollagenem Bindegewebe sind reichlich Kalksalze eingelagert. Die eigentlichen Knochenzellen, die **Osteozyten** (im teilungsfähigen Zustand auch Osteoblasten genannt), werden ringsum von dieser Knochengrundmasse eingemauert. Sie besitzen viele feine Fortsätze, mit deren Hilfe sie den Kontakt mit den sie ernährenden Blutgefäßen halten, denn durch die feste Grundsubstanz können die Nährstoffe nicht diffundieren.

Rund die Hälfte der Knochenmatrix besteht aus den Kalksalzen, dem anorganischen Anteil. In den besonders harten Zähnen enthält die „Knochenmatrix" auch Fluor-Salze in Form von Kalziumfluorid, was sie besonders widerstandsfähig macht. Knapp ein Drittel macht der organische Anteil aus, die Kollagenfasern. Der Rest ist eingelagertes Wasser. In Zeiten mit hohem Kalzium- und Phosphatbedarf, wie z. B. der Schwangerschaft, kann der Körper diese Substanzen durch Mobilisation aus dem Knochen bereitstellen. Die Knochen dienen also als Kalzium- und Phosphatspeicher. Aus der Kombination der zugfesten Fasern mit der kalkhaltigen Grundsubstanz ergibt sich die hohe mechanische Belastbarkeit unseres Skeletts.

Zwei Arten von Knochengewebe

Die Anatomen unterscheiden zwei Arten von Knochengewebe: den feinfaserigen **Lamellenknochen** und den grobfaserigen **Geflechtknochen.** Im Skelett des Erwachsenen kommen fast nur Lamellenknochen vor. Die komplizierte Struktur des Lamellenknochens entsteht jedoch erst durch langwierige Wachstumsprozesse: Beim Neugeborenen überwiegt noch der einfacher aufgebaute Geflechtknochen, der allmählich zu hochwertigerem Lamellenknochen umgebaut wird.

Lamellenknochen

Die kollagenen Fasern der Knochengrundmasse bilden im Lamellenknochen feine, dünne Plättchen, die **Lamellen** (➤ Abb. 4.9, ➤ Abb. 4.10), die nur Bruchteile von Millimetern dick sind.

Eine Reihe von Lamellen ordnet sich jeweils röhrenförmig um einen Kanal, den sog. **Havers-Kanal,** in dem das sie ernährende, kleine Gefäß liegt. Aufgrund dieser Anordnung entsteht eine Vielzahl feiner Säulen, die Havers-Säulen oder **Osteone** genannt werden. Sie sind jeweils wenige Millimeter lang und bilden die Baueinheit des Knochens. Osteone verlaufen vorwiegend in Längsrichtung und bestimmen so die Biegefestigkeit des Knochens.

Aus diesen Osteonen bilden sich die Knochen und nutzen dabei ein Prinzip, das auch in der Bautechnik bekannt ist: Ein Rohr ist fast so stabil wie ein massiver Stab. Dieses Leichtbauprinzip nutzt der Körper und spart damit Knochenmasse und -gewicht (das knöcherne Skelett eines gesunden, erwachsenen Mannes wiegt nur etwa 10 % seines Körpergewichts): Die wie Rohre gebauten langen Knochen bestehen außen aus kompakten Knochenschichten oder **Kortikalis** (Knochenrinde) und enthalten innen ein System von locker aufgebauter und mit Hohlräumen durchsetzter **Spongiosa** (Schwammknochen). Die Hohlräume der Spongiosa beherbergen in Gelenknähe das blutbildende, rote Knochenmark (➤ Abb. 11.2).

Im Gegensatz zum Knorpel gehört der Knochen zu den gut durchbluteten Geweben: Größere Blutgefäße treten über die Knochenhaut (das **Periost**) an den Knochen heran (➤ Abb. 4.9). Durch quer oder schräg verlaufende Hohlräume, die **Volkmann-Kanäle,** sind sie mit den kleinen Gefäßen in den **Havers-Kanälen** verbunden.

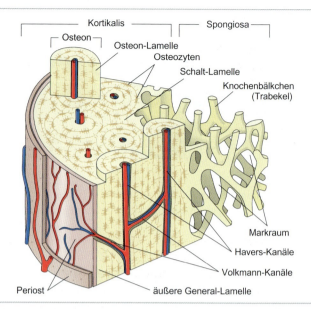

Abb. 4.9 Aufbau eines Lamellenknochens. Außen liegt die in zylinderförmigen Osteonen angeordnete Kortikalis, im Zentrum des Knochens die von großen Hohlräumen durchsetzte Spongiosa. Der Knochen ist aus vielen Lamellen aufgebaut, die untereinander durch eine Kittsubstanz verbunden sind. Große General-Lamellen umschließen den ganzen Röhrenknochen und begrenzen ihn zur Knochenhaut (Periost) hin. Blutgefäße durchstoßen in radiär verlaufenden Volkmann-Kanälen den Knochen und treffen auf die Havers-Kanäle, in denen sich die Blutgefäße weiter verzweigen, um das Gewebe zu versorgen. [L190]

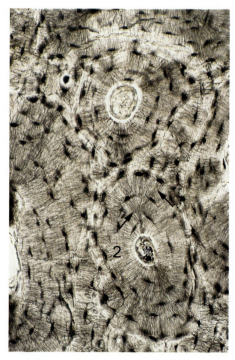

Abb. 4.10 Kortikalis (Knochenrinde) eines Röhrenknochen im Querschnitt. Gut erkennbar sind die kreisförmig (2) um den Havers-Kanal (*) angeordneten Lamellen (Pfeile). [M357]

Geflechtknochen

Die Grundstruktur des Geflechtknochens besteht aus locker miteinander verflochtenen Knochenbälkchen (Trabekula). Dieser Knochenaufbau ist weniger stabil als der des Lamellenknochens. Er findet sich vorwiegend bei Neugeborenen.

Aus Geflechtknochen bestehen beim Erwachsenen nur noch die Ansatzstellen von Sehnen und Bändern sowie die Umgebung der Schädelnähte. Außerdem entsteht er vorübergehend bei der Heilung von Knochenbrüchen.

4.7 Muskelgewebe

Ohne Muskeln wäre der Mensch völlig unbeweglich. Für Fortbewegung, Herzschlag und andere lebenswichtige Funktionen des Körpers sorgen die lang gestreckten, faserartigen **Muskelzellen**. Feine fadenförmige Strukturen im Inneren der Muskelzellen, die **Myofibrillen**, ermöglichen den Muskelzellen das Zusammenziehen. Da die Fasern die Zellen in Längsrichtung durchziehen, bewirkt ihre Kontraktion eine Verkürzung der Zelle.

Die Myofibrillen bestehen aus **Aktin-** und **Myosin-Filamenten**, fadenförmigen Proteinmolekülen. Diese greifen teleskopartig ineinander – bei der Muskelverkürzung mehr, bei der Erschlaffung weniger. Ausgelöst werden Muskelkontraktionen durch Impulse des Nervensystems oder durch einen selbsttätigen Rhythmus der Muskelzelle (Näheres ➤ Kap. 6.3.4).

Der Körper besitzt drei unterschiedliche Typen von Muskulatur: die glatte Muskulatur, die quer gestreifte Muskulatur und die Herzmuskulatur (➤ Abb. 4.11).

4.7.1 Glatte Muskulatur

Die **glatte Muskulatur** findet sich in den Muskelwänden des Magen-Darm-Trakts (Ausnahme: obere Speiseröhre), in den Bronchien, im Urogenitaltrakt, den Blutgefäßen, den Haarbälgen und im Auge. Die glatte Muskulatur besteht aus länglichen, nur selten verzweigten Zellen, die in Strängen oder Schichten angeordnet sind. In der Mitte jeder Zelle liegt ein einzelner Zellkern.

Die Kontraktionen der glatten Muskulatur verlaufen langsam und unwillkürlich. Auch in Ruhe sind die glatten Muskelzellen immer etwas angespannt (Ruhetonus ➤ Kap. 6.3.6). Kontraktionen der glatten Muskulatur werden entweder autogen (d. h. von selbst, durch einen Schrittmacher in der Muskulatur), durch lokale Faktoren (z. B. Darmdehnung) oder durch das vegetative Nervensystem ausgelöst (➤ Kap. 8.16).

Koliken

Koliken bzw. **Kolikschmerzen** werden durch Kontraktionen der glatten Muskulatur (Peristaltik) eines Hohlorgans hervorgerufen.

Glatte Muskulatur

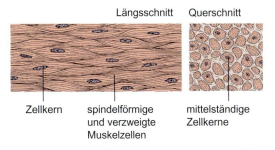

Quer gestreifte Muskulatur

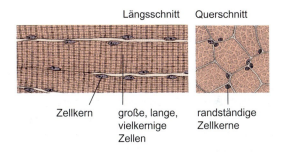

Herzmuskulatur

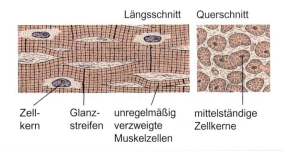

Abb. 4.11 Glatte, quer gestreifte und Herzmuskulatur im Vergleich [L190]

Solche Hohlorgane sind z. B. Magen, Gallenwege, Harnleiter oder Darm. Wenn deren Wandmuskulatur den Inhalt gegen einen Widerstand (ein Passagehindernis) zu befördern versucht, entsteht durch Reizung der dort verlaufenden sensiblen Nerven die Kolik. Aufgrund der Lokalisation der infrage kommenden Organe treten Koliken oft als akuter Bauchschmerz auf.

Der Schmerz tritt plötzlich auf; häufig bezeichnet man ihn als **wellenförmig**, weil die Leibschmerzen sich langsam steigern und dann nach einem Schmerzmaximum wieder abnehmen, um anschließend wiederzukehren. Aufgrund dieser Schmerzcharakteristik bezeichnet man die Schmerzen mitunter auch als **wehenartig**. Oft treten begleitend vegetative Symptome wie Übelkeit, Erbrechen, Schweißausbruch und Kollaps auf. Zu den häufigeren Ursachen gehören die Nierenkolik und die Gallenkolik.

Nierenkolik

Nierenkoliken werden durch **Nierensteine** (Nephrolithiasis) hervorgerufen (> Kap. 16.2 für Einzelheiten). Nierensteine werden aus Bestandteilen des Urins gebildet und entstehen auf dem Boden von Stoffwechselanomalien. Sie gehören zu den häufigsten Nierenerkrankungen und können in den Nieren, im Nierenbecken oder in den ableitenden Harnwegen entstehen. Mitunter wird bei einem Stein im Harnleiter auch vom Harnleiterstein (Urolithiasis) gesprochen. Die Betroffenen sind meistens im Alter zwischen 20 und 40, bei Männern treten Nierensteine doppelt so häufig auf wie bei Frauen.

Probleme treten meist erst dann auf, wenn die Steine in einen Harnleiter wandern, der eine physiologische Engstelle darstellt. Der Schmerz tritt plötzlich im Rücken und im Nierenbereich oder im Unterbauch auf und wird typischerweise als scharf und krampfartig beschrieben. Es kann zu Übelkeit und Erbrechen kommen. Im Verlauf kann der Schmerz auch in der Leistengegend auftreten. Wer einmal Nierensteine hatte, bekommt sie meistens wieder. Daher sollte danach gefragt werden.

Im Rettungsdienst werden Spasmolytika (z.B. Butylscopolamin) und Analgetika (z.B. Metamizol) verabreicht. Im Krankenhaus können Nieren- und Harnleitersteine z.B. mittels extrakorporaler Stoßwellen-Lithotripsie (ESWL) zerkleinert werden. Bei der Ureterendoskopie wird der Nierenstein bzw. Harnstein endoskopisch entfernt.

Gallenkolik

Die Gallenkolik ist eine Erkrankung der Gallenblase (> Kap. 15.6.6). Sie tritt auf, wenn der Betroffene **Gallensteine** (Cholelithiasis) gebildet hat, wobei allerdings der Großteil der Personen mit Gallensteinen asymptomatisch bleibt. Es handelt sich eher um eine Erkrankung von Erwachsenen jenseits des 40. Lebensjahrs, oftmals bei Übergewichtigen. Wenn die Gallensteine Probleme verursachen, rufen sie starke Schmerzen im rechten oberen Quadranten des Abdomens hervor, die mitunter auf die rechte Schulter übertragen werden. Übelkeit und Erbrechen sind typische Begleiter. Die Gallenkolik wird durch das Essen fetthaltiger Lebensmittel verschlimmert, eine fettreiche Mahlzeit kann Auslöser der Beschwerden sein. Eine gute Anamnese kann helfen, die Ursache aufzuspüren.

Die Gallenkolik wird akut mit Spasmolytika (z.B. Butylscopolamin) und Analgetika (z.B. Metamizol) behandelt. Im Krankenhaus kann eine Cholezystektomie (Gallenblasenentfernung) angezeigt sein, diese wird heutzutage meist laparoskopisch (mittels Bauchspiegelung) durchgeführt.

> **PRAXISTIPP**
>
> **Morphin bei Koliken**
>
> Morphin hat im Rettungsdienst einen Stellenwert als potentes Analgetikum. Aus zwei Gründen sollte der Einsatz von Morphin bei Patienten mit Koliken jedoch **zurückhaltend** erfolgen.
>
> Zum einen haben diese Patienten oftmals begleitend Übelkeit und Erbrechen. Morphin selbst löst jedoch bei einer gewissen Anzahl von Patienten Übelkeit aus. Dies liegt daran, dass Morphin am Zentralnervensystem nicht nur hemmende, sondern auch erregende Eigenschaften hat. So werden in der Area postrema Chemorezeptoren stimuliert, was zu einer Erregung des Brechzentrums führen kann.
>
> Zum anderen besitzt Morphin neben den zentralen auch periphere Eigenschaften. So kommt es zu einer Tonussteigerung der glatten Muskulatur, ein bei Patienten mit Koliken unerwünschter Nebeneffekt. Nicht nur das, in den ableitenden Gallen- oder Harnwegen kann durch Morphin sogar ein Spasmus ausgelöst werden.
>
> Deswegen gilt bei Patienten mit Koliken: Wenn ein Opioid verabreicht werden soll, weil z.B. Butylscopolamin und/oder Metamizol zur Analgesie nicht ausreichen, sollte Fentanyl bevorzugt werden.

4.7.2 Quer gestreifte Muskulatur

Die **quer gestreifte Muskulatur** bildet das gesamte System der Skelettmuskeln (> Kap. 6.3.3, > Abb. 6.9 bis > Abb. 6.12).

Die Zunge, die Muskeln des Kehlkopfs und die Schlundmuskulatur bestehen ebenso aus quer gestreifter Muskulatur wie das Zwerchfell und sämtliche Muskeln der Extremitäten. Die Kontraktionen quer gestreifter Muskelzellen werden vom zentralen Nervensystem ausgelöst und sind größtenteils dem Willen unterworfen (> Abb. 8.3).

Die unter dem Mikroskop sichtbare Streifung der quer gestreiften Muskulatur entsteht dadurch, dass ihre Myofibrillen abwechselnd jeweils aus hellen und dunklen Elementen zusammengesetzt sind, die auf gleicher Höhe liegen. Die typische rote Farbe des Muskelgewebes beruht zum einen auf dem sauerstoffbindenden Muskelfarbstoff Myoglobin, der mit dem Blutfarbstoff Hämoglobin verwandt ist, zum anderen auf dem Blutreichtum des Gewebes, das für seine Leistungen viel sauerstoffreiches Blut benötigt.

Jede einzelne Muskelzelle dieses Muskeltyps ist im Vergleich zu anderen Zellen sehr groß und wird deshalb auch **Muskelfaser** genannt. Sie besitzt bis zu 40 randständig liegende Zellkerne. Quer gestreifte Muskelfasern können eine Länge von bis zu 15 cm erreichen. Sie können sich auf ungefähr die Hälfte ihrer Faserlänge verkürzen.

Ein **Skelettmuskel** setzt sich aus vielen Muskelfasern zusammen. Von außen ist er mit straffem Bindegewebe umhüllt, der **Muskelfaszie**. Auch im Innern des Muskels findet sich (lockeres) Bindegewebe, das die einzelnen Muskelfasern sowie immer größer werdende Muskelfasergruppen umhüllt. Das Bindegewebe erlaubt die Verschieblichkeit der Muskelfasergruppen gegeneinander und führt Nerven und Blutgefäße.

4.7.3 Herzmuskulatur

Die Muskulatur des Herzens ist eine Sonderform der quer gestreiften Muskulatur: Zwar findet sich unter dem Lichtmikroskop die für den Skelettmuskel typische Querstreifung, gleichzeitig sind aber auch Kerne in der Zellmitte wie bei der glatten Muskulatur zu sehen. Die Zellen sind durch die sogenannten **Glanzstreifen** (eine Art Kittlinien) miteinander verbunden und bilden ein spitzwinkliges Flechtwerk. Auch Herzmuskelzellen sind kaum regenerationsfähig;

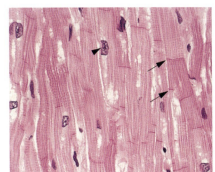
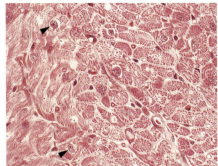

Abb. 4.12 Herzmuskulatur im lichtmikroskopischen Bild; links Längsschnitt, rechts Querschnitt. Deutlich zu sehen sind die Glanzstreifen (Pfeile) und die Zellkerne (Pfeilspitzen). [M375]

so wird z. B. nach einem Herzinfarkt die Nekrose nur durch gering differenziertes Bindegewebe ersetzt. Die Herzmuskulatur ist wie die glatte Muskulatur nicht dem Willen unterworfen.

4.8 Nervengewebe

Das Nervengewebe ist das am kompliziertesten aufgebaute Gewebe des Menschen. Es wird ausführlich in ➤ Kap. 8 und ➤ Kap. 9 besprochen – hier aber schon ein kleiner Überblick:

Die funktionell wichtigsten Zellen des Nervengewebes sind die Nervenzellen oder **Neurone** (➤ Abb. 4.13).

Ihre Aufgaben sind:
- Aufnahme von Informationen: Hierzu dienen vor allem die zahlreichen zarten Ausläufer, **Dendriten** genannt, die elektrische Impulse zum **Zellkörper** (Soma) transportieren.
- Weiterleitung von Informationen: Hierzu verfügt jedes Neuron über einen besonders gestalteten Ausläufer, **Axon** oder Neurit genannt. Die Axone können über 1 m lang werden und bilden an ihrem Ende Kontaktstellen **(Synapsen)** mit Nervenzellen, Muskeln oder Drüsen (Erfolgsorgane) aus.
- Informationsverarbeitung und -speicherung: Insbesondere im Gehirn gibt es sehr komplexe Netzwerke aus Nervenzellen.

Das Nervengewebe besteht zu etwa 10 % aus Nervenzellen. Den Hauptbestandteil bildet die **Neuroglia** (Nervenhüllgewebe) mit ihren verschiedenen Zellarten. Sie stützt die Neurone, versorgt sie mit Nährstoffen, wirkt elektrisch isolierend und dient der Immunabwehr.

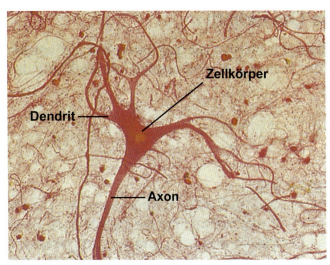

Abb. 4.13 Neuron mit Zellkörper, Dendriten und Axon im Lichtmikroskop [X141]

KAPITEL 5

Achim Thamm

Infektion und Abwehr

5.1	**Bestandteile des Abwehrsystems**	65
5.1.1	Vier Teilsysteme der Abwehr	65
5.1.2	Organe des Abwehrsystems	66
5.2	**Unspezifisches Abwehrsystem**	66
5.2.1	Äußere Schutzbarrieren	66
5.2.2	Phagozyten	67
5.2.3	Natürliche Killerzellen	67
5.3	**Spezifisches Abwehrsystem**	67
5.4	**Abwehr von Krankheitserregern**	69
5.4.1	Abwehr von Bakterien	69
5.4.2	Abwehr von Viren	70
5.4.3	Abwehr von Parasiten	70
5.5	**Impfungen**	70
5.5.1	Immunität	70
5.5.2	Aktivimmunisierung	70
5.5.3	Passivimmunisierung	70
5.5.4	Impfnebenwirkungen	71
5.5.5	Impfplan	72
5.6	**Erkrankungen des Abwehrsystems**	72
5.6.1	Allergien (Überempfindlichkeitsreaktionen) ...	72
5.6.2	Autoimmunerkrankungen	76
5.7	**Infektionslehre**	76
5.7.1	Was bedeuten Infektionen für die Gesellschaft?	76
5.7.2	Formen von Infektionskrankheiten	77
5.7.3	Ablauf einer Infektion	77
5.8	**Bakterielle Infektionen**	78
5.8.1	EHEC	79
5.8.2	Infektionen durch Staphylokokken	79
5.8.3	Infektionen durch Streptokokken	81
5.8.4	Infektiöse Darmerkrankungen	81
5.8.5	Harnwegsinfektionen	82
5.8.6	Tuberkulose	82
5.8.7	Antibiotika und Antibiotikaresistenz	83
5.9	**Virale Infektionen**	83
5.9.1	Erkältungskrankheiten und „Grippe"	84
5.9.2	Erworbenes Immundefektsyndrom – AIDS	84
5.10	**Prionenkrankheiten**	86
5.10.1	Scrapie (Traberkrankheit)	87
5.10.2	Bovine spongioforme Enzephalitis (BSE)	87
5.11	**Pilzinfektionen**	87
5.11.1	Sprosspilze (Candida-Pilze)	87
5.11.2	Fadenpilze (Dermatophyten)	88
5.11.3	Schimmelpilze (saprobiontische Pilze)	88

Täglich versuchen Millionen Bakterien, Viren, Parasiten und Pilze, in unseren Körper einzudringen. Sie leben in der Luft, in Nahrungsmitteln, auf der Haut und in den menschlichen Körperhöhlen selbst. Viele der Mikroorganismen schaden uns nicht, ja wir brauchen sie sogar, z. B. bei der Verdauung. Die meisten Mikroorganismen, die uns schaden können, vernichtet unser **Immunsystem** (Abwehrsystem), und nur selten versagt diese Abwehrkraft, sodass es zum Ausbruch einer Infektionskrankheit kommt (➤ Kap. 5.7).

Auch abnorme Körperzellen, insbesondere Tumorzellen (wie sie nach heutigem Kenntnisstand laufend in unserem Körper entstehen), werden in aller Regel von unserem Immunsystem erkannt und vernichtet.

Unser Immunsystem bewahrt unsere Identität, unser Selbst, indem es als fremd erkannte Strukturen abwehrt und vernichtet.

5.1 Bestandteile des Abwehrsystems

5.1.1 Vier Teilsysteme der Abwehr

Unser Immunsystem ist hochkomplex und besteht aus einer Vielzahl von Zellen und Organen. Prinzipiell werden **vier Teilsysteme der Abwehr** unterschieden (➤ Tab. 5.1), die jedoch eng zusammenarbeiten.

Unspezifische und spezifische Abwehr

- Die **unspezifische Abwehr** steht antigenunabhängig von Geburt an zur Verfügung. Sie ist sehr schnell und sorgt dafür, dass z. B.

Tab. 5.1 Die vier Teilsysteme der Abwehr im Überblick. So getrennt wie in dieser Tabelle sind die Teilsysteme der Abwehr in Wirklichkeit allerdings nicht. Vielmehr sind die verschiedenen Abwehrmechanismen auf vielfältige Weise miteinander vernetzt und arbeiten eng zusammen.

	Zelluläre Abwehr	Humorale Abwehr
Unspezifische Abwehr	• Makrophagen (➤ Kap. 5.2.2) • Neutrophile Granulozyten (➤ Kap. 5.2.2) • Natürliche Killerzellen (➤ Kap. 5.2.3)	• Komplementsystem (➤ Kap. 5.3.1) • Zytokine (➤ Kap. 5.6.1) • Lysozym (➤ Kap. 5.2.1)
Spezifische Abwehr	**T-Zellen** (➤ Kap. 5.3): • T-Helferzellen • Zytotoxische T-Zellen • T-Zell-Gedächtnis	Antikörper (produziert von stimulierten **B**-Zellen = Plasmazellen, ➤ Kap. 5.3.1)

Bakterien, die durch eine kleine Wunde in die Haut eingedrungen sind, rasch und noch am Ort ihres Eindringens unschädlich gemacht werden. Manchmal allerdings reicht die unspezifische Abwehr alleine nicht aus, um den Erreger vollständig zu vernichten. Dann kann sie ihn in der Regel aber so lange „in Schach halten", bis ein zweites Abwehrsystem einsatzbereit ist:
- Die **spezifische Abwehr**, die gegen ein spezielles Antigen gerichtet ist. Sie braucht länger (Tage bis Wochen), um einen effektiven Gegenschlag vorzubereiten, dafür besitzt sie eine große Selektivität (Treffsicherheit). Außerdem hat das spezifische Abwehrsystem die Fähigkeit, sich die Erreger „zu merken" (= **Antigengedächtnis**), sodass diese bei einem erneuten Angriff auf den Körper sozusagen schon erwartet werden und entsprechend schnell und effektiv unschädlich gemacht werden können.

Als **Antigene** werden dabei alle Strukturen bezeichnet, die das Immunsystem dazu bringen, spezifische Gegenmaßnahmen einzuleiten, also eine **Immunantwort** hervorrufen. Typischerweise handelt es sich dabei um Proteine (Eiweiße) auf der Oberfläche von Bakterien, Pilzen und Viren.

Zelluläre und humorale Abwehr

Eine weitere Einteilung unterscheidet:
- **zelluläre Abwehrmechanismen** (zellulär bezieht sich auf die zahlreichen Abwehrzellen, die direkt an der Beseitigung von Erregern beteiligt sind) und
- **humorale Abwehrmechanismen** (humoral = Körperflüssigkeiten betreffend), d.h. nichtzelluläre, im Plasma oder in den verschiedenen Körperflüssigkeiten gelöste Substanzen wie etwa die diversen Eiweißfaktoren, Enzyme und Antikörper (➤ Kap. 5.3.1).

> **MERKE**
> **Immunabwehr**
> Untersuchungen bestätigen, dass die Immunabwehr auch von psychischen Faktoren wie Stress und von einem regelmäßigen Lebensrhythmus abhängig ist. So sind Menschen, die im Schichtdienst arbeiten, oft anfälliger für Infektionskrankheiten.

5.1.2 Organe des Abwehrsystems

Grundsätzlich werden alle Abwehrzellen im Knochenmark gebildet und vermehren sich dort. Danach wandern sie aus und besiedeln die weiteren lymphatischen Organe, wo sie sich noch weiterentwickeln können.

Die lymphatischen Organe und Gewebe lassen sich unterteilen in:
- **primäre lymphatische Organe**, in denen die unreifen Immunzellen zu immunreaktiven (immunkompetenten) Zellen heranreifen, d.h. zu Zellen, die in der Lage sind, fremde Antigene zu erkennen. Hierzu gehören der Thymus und das Knochenmark. Die Immunzellen gelangen dann über Blut- und Lymphbahnen schließlich in
- **sekundäre lymphatische Organe**, sozusagen ihre „Arbeitsplätze", nämlich Lymphknoten, Milz, Mandeln (Tonsillen) und andere lymphatische Gewebe des Rachenrings, Peyer-Plaques des Dünndarms (➤ Kap. 15.12.2) und viele weitere auf Schleimhäuten angesiedelte lymphatische Gewebe. Hier findet neben der Antigenerkennung auch die weitere Vermehrung der Abwehrzellen statt.

5.2 Unspezifisches Abwehrsystem

Die unspezifische Abwehr besteht aus den äußeren Barrieren unseres Körpers, die ein Eindringen krankmachender Mikroorganismen zum größten Teil verhindern können, sowie verschiedenen Gruppen der weißen Blutzellen und mehreren Faktoren, wie Komplementsystem, Zytokinen und Lysozym.

5.2.1 Äußere Schutzbarrieren

Zu den **äußeren Schutzbarrieren** zählen z.B. die Haut und die Schleimhäute (➤ Abb. 5.1). Sie wirken in erster Linie als mechanischer Schutzwall, vergleichbar einer Mauer.

Durch die Produktion von antimikrobiellen Stoffen (bakterienhemmenden Substanzen) wird die äußere Barriere noch sehr viel effektiver. Mundspeichel, Bronchialschleim und Tränenflüssigkeit etwa enthalten das Enzym (➤ Kap. 2.7) **Lysozym**, eine antimikrobielle Substanz, die Zellwandstrukturen von Bakterien zerstören kann. Im Magen wird eine Vielzahl von Erregern durch den hohen Säuregehalt (➤ Kap. 15.11.1) abgetötet.

Auch die **Normalflora** oder physiologische Flora (die Mikroorganismen, die physiologischerweise bestimmte Körperregionen des Menschen besiedeln) unterstützt durch ihre Stoffwechselaktivität oftmals unser Immunsystem. So leben z.B. in der Scheide der Frau Milchsäurebakterien. Die von diesen gebildete Milchsäure (Laktat) sorgt für den sauren pH-Wert der Scheide, der die Besiedlung mit pathogenen Bakterien in aller Regel verhindert (➤ Abb. 5.1).

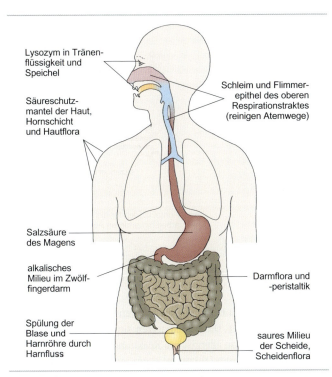

Abb. 5.1 Äußere Schutzbarrieren des menschlichen Organismus (Auswahl). Die meisten Infektionserreger können die Körperoberfläche nicht durchdringen, weil sie von verschiedenen physikalischen und biochemischen Schutzbarrieren zurückgehalten werden. Auch die Normalflora oder physiologische Flora verhindert die Ansiedelung von gefährlichen Mikroorganismen. Sie besteht aus Mikroorganismen, die physiologischerweise bestimmte Körperregionen des Menschen besiedeln; durch die Stoffwechselaktivität der Normalflora wird unser Immunsystem unterstützt. [L190]

5.2.2 Phagozyten

Wenn es Mikroorganismen gelingt, in den Körper einzudringen (z. B. durch eine Verletzung der äußeren Barrieren), so werden sie in der Regel durch **Phagozyten** (Fresszellen; phagos = fressen) unschädlich gemacht. Die größte phagozytotische Aktivität haben die **Makrophagen** und die **neutrophilen Granulozyten** (➤ Kap. 11.4.1). Fremdpartikel (z. B. Bakterien) werden von ihnen umflossen, eingeschlossen und im Inneren der Zelle verdaut. Besonders „scharf" sind die Phagozyten, wenn die Fremdpartikel noch besonders markiert worden sind. Die Markierung kann durch Antikörper (➤ Kap. 5.3.1) oder Komplementfaktoren (➤ Kap. 5.3.1) stattfinden. Dieses Phänomen wird als **Opsonierung** (= „schmackhaft machen") bezeichnet. Durch das schnelle Aufnehmen von antikörperbeladenen Erregern unterstützen Phagozyten somit das spezifische Abwehrsystem.

Makrophagen (auch ➤ Kap. 11.4.2) entwickeln sich aus undifferenzierten Monozyten des Blutes. Diese halten sich nach dem Verlassen des Knochenmarks nur wenige Tage im Blut auf, zwängen sich dann durch die Kapillarwände ins Gewebe und werden dort zu langlebenden Makrophagen. Die Makrophagen gehören zum **Monozyten-Makrophagen-System,** das die Gesamtheit aller zur Phagozytose fähigen, aus den Monozyten hervorgehenden Zellen bezeichnet. Hierzu gehören außerdem die Mikroglia-Zellen des ZNS und wahrscheinlich auch die Osteoklasten (auch ➤ Kap. 6.1.2).

5.2.3 Natürliche Killerzellen

Die **natürlichen Killerzellen** (NK-Zellen), eine Untergruppe der Lymphozyten, wirken vor allem gegen virusinfizierte und tumorartig veränderte Zellen (wie auch die T-Zellen, ➤ Kap. 5.3). Natürliche Killerzellen sind in der Lage, Veränderungen auf der Zelloberfläche wahrzunehmen und die veränderten Zellen dann durch zytotoxische (zellschädigende) Substanzen, sog. **Zytotoxine,** zu zerstören.

5.3 Spezifisches Abwehrsystem

Das **spezifische AbwehrsystemImmun** ist entwicklungsgeschichtlich jünger als das unspezifische. Zwei Besonderheiten zeichnen es aus:

Spezifität Das spezifische Abwehrsystem ist in der Lage, bestimmte molekulare Merkmale der Erreger zu erkennen und nur bei Vorhandensein dieser Merkmale zu reagieren. Grundlage dieser **Spezifität** sind **Antigen-Erkennungsmoleküle,** die als **T-Zell-Antigenrezeptoren** membrangebunden auf den T-Zellen sowie als **Antikörper** frei in den Körperflüssigkeiten und membrangebunden auf den B-Zellen zu finden sind. T-Zell-Antigenrezeptoren und Antikörper sind strukturell unterschiedlich, gehören aber zu einer „großen Familie".

Gedächtnisfunktion Die **Gedächtnisfunktion** des spezifischen Abwehrsystems beruht auf der Bildung von **Gedächtniszellen** (Memory Cells). Dies sind nach Antigenkontakt gebildete, ruhende Lymphozyten, die weiter die spezifische Antigen-Erkennungsmoleküle auf ihrer Oberfläche tragen und z. B. in den Lymphknoten auf eine erneute „Begegnung" mit dem gleichen Antigen „warten". Die Gedächtniszellen ermöglichen dann eine sehr viel schnellere und effektivere Abwehrreaktion und sind der Grund, warum man viele Krankheiten nur einmal im Leben bekommt (auch ➤ Kap. 5.5).

Die Zellen des spezifischen Abwehrsystems sind die **Lymphozyten.** Man unterscheidet bei den Lymphozyten T- und B-Zellen.

Antikörper

Antikörper (Ak), auch **Immunglobuline** (Ig) genannt, sind hochselektiv auf bestimmte Antigene passenden Proteine, die von B-Zellen (= Plasmazellen) sezerniert werden. Sie stellen die humorale Abwehr des spezifischen Systems dar.

Aufbau und Funktion der Antikörper

Antikörper bestehen aus vier verbundenen Proteinketten, je zwei leichten und zwei schweren Ketten. Diese sind so angeordnet, dass sich ein großes, Y-förmiges Molekül ergibt (➤ Abb. 5.2). An den beiden Armen des Y liegen die antigenerkennenden Abschnitte, während der Stamm u. a. für die Kommunikation mit Phagozyten und anderen Abwehrzellen verantwortlich ist. Jedes Antikörpermolekül hat also zwei Antigenbindungsstellen (man sagt auch, er sei bivalent, lat. bi = zwei).

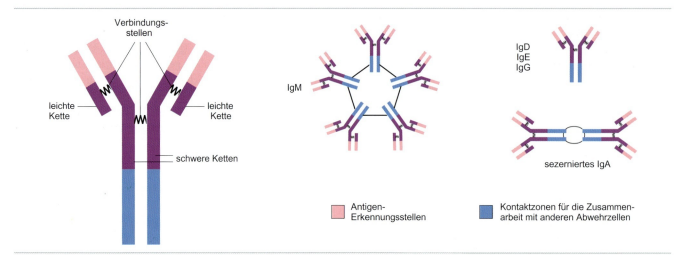

Abb. 5.2 Aufbau der verschiedenen Antikörper [L190]

Aufgrund von eiweißelektrophoretischen Auftrennungen (elektrische Auftrennung nach Ladung, Molekulargewicht) kann man fünf verschiedene **Antikörperklassen** differenzieren:

Fünf Antikörperklassen

Immunglobulin G, kurz **IgG**, macht mit etwa 80 % den größten Anteil der Antikörper aus. Es wird v. a. in der späten Phase der Erstinfektion und bei einer erneuten Infektion mit demselben Erreger gebildet. IgG-Antikörper können das Komplementsystem aktivieren und durch Opsonierung die Phagozytose von Erregern erleichtern. Sie sind plazentagängig, können also vom mütterlichen in das fetale (kindliche ➤ Kap. 18.3.3) Blut übertreten. Damit bieten sie in der Zeit, in der das Abwehrsystem von Fetus und Neugeborenem noch unreif ist, einen guten Schutz vor Infektionen.

IgM (Immunglobulin M) ist ein sehr großes Molekül, da hier fünf Y-förmige Antikörpermoleküle miteinander verbunden sind (Pentamer; penta = fünf). Aufgrund der vielen Antigenbindungsstellen können diese Antikörper ganze Zellen miteinander verklumpen (agglutinieren). IgM ist im Gegensatz zu IgG nicht plazentagängig. IgM ist der erste Antikörper, der nach einer (Erst-)Infektion von der Plasmazelle sezerniert wird. Dadurch eignet er sich besonders zum laborchemischen Nachweis einer Erstinfektion. Als Einzelmolekül (Monomer) kommt IgM außerdem als Antigenrezeptor auf der Oberfläche der B-Zellen vor, wo es als zellmembranständiges „Schloss" auf den „Antigen-Schlüssel" wartet, der zur Aktivierung der Zelle führt.

IgA (Immunglobulin A) ist als Einzelmolekül im Blut vorhanden, als Doppelmolekül (Dimer; griech. di = zwei) kommt es in diversen Körpersekreten wie Speichel, Darmsekreten und Bronchialschleim vor. Entsprechend seinem Aufenthaltsort unterstützt es die lokale Abwehr von Erregern, die auf Schleimhäuten siedeln. IgA findet sich auch in der Muttermilch, sodass das gestillte Neugeborene den „Antikörperschutzmantel" der Mutter teilt.

IgE (Immunglobulin E) spielt bei der Abwehr von Parasiten (z. B. Würmern) und bei Allergien (➤ Kap. 5.6.1) eine Rolle. Am Stamm seines Y-förmigen Moleküls besitzt es Strukturen, die an Mastzellen (➤ Kap. 5.6.1) binden können. Die Mastzellen enthalten Granula mit verschiedenen Entzündungsmediatoren (z. B. Histamin, Heparin, Bradykinin u. a.). Diese Mediatoren sind hauptverantwortlich für die Symptome von allergischen Reaktionen.

IgD (Immunglobulin D) kommt ebenso wie das monomere IgM auf der Oberfläche von B-Zellen vor und dient wie dieses als zellständiges Antigen-Erkennungsmolekül. Andere Funktionen von IgD sind bisher nicht bekannt.

Monoklonale Antikörper

Bei einer normalen Abwehrreaktion werden immer mehrere B-Zellen zur Produktion von Antikörpern aktiviert. Da sich die B-Zellen genetisch leicht voneinander unterscheiden, sind auch die produzierten Antikörper etwas verschieden. In diesem Fall spricht man von **polyklonalen Antikörpern** (ein Klon bezeichnet alle Nachkommen einer einzigen Zelle; poly = viel). **Monoklonale Antikörper** (mAk) sind spezialisiert und zielgerichtet auf ein Antigen und stammen aus einer Ursprungs-B-Zelle. Während beim tumorösen Wachstum von Plasmazellen bzw. ihrer Präkursoren spontan (in vivo = im lebenden Organismus) monoklonale Antikörper entstehen, können sie im Labor künstlich (in vitro = im Glas) hergestellt werden. Durch ein aufwendiges Laborverfahren der Vereinigung (Zellfusion) werden in vitro gezüchtete Tumorzellen (**Myelomzellen**) und eine einzige Plasmazelle z. B. aus der Milz einer Maus, welche mit dem verlangten Antigen immunisiert wurde, fusioniert. Die durch die Zellfusion entstandenen **Hybridzellen** besitzen zum einen die Fähigkeit der B-Zellen, spezifische Antikörper zu produzieren, zum anderen können sie sich unbegrenzt teilen und vollkommen gleiche Antikörper in großer Menge erzeugen.

Die medizinische Bedeutung der monoklonalen Antikörper liegt in erster Linie in der therapeutischen Behandlung von Tumoren, Immunerkrankungen und Abstoßungsreaktionen. Sie spielen aber auch in der Diagnostik, Analytik und Forschung aufgrund ihrer Fähigkeit, mit höchster Genauigkeit bestimmte Moleküle aufzuspüren, eine wichtige Rolle.

In den letzten Jahren hat sich die Herstellung und Zulassung von **monoklonalen Antikörper** rasant weiterentwickelt. Um bei reinen

Mausantikörpern zu verhindern, dass sie vom Immunsystem abgestoßen werden, sowie um die Halbwertszeit und Bindung zu verbessern, wurden zunächst chimäre, später humanisierte und humane Antikörper produziert.

> **MERKE**
> **Erkennungswert monoklonaler Antikörper**
> An den Endungen kann der jeweiligen Status eines monoklonalen Antikörpers erkannt werden. Hierzu einige Beispiele:
> - Bei Removab® Fresenius-Biotech (Catumax*omab*) handelt es sich um einen reinen Mausantikörper, der bei krebsbedingter Flüssigkeitsansammlung in der Bauchhöhle eingesetzt wird.
> - Erbitux® Merck (Cetux*imab*) ist ein chimärer Antikörper, der u. a. bei Kopf-Hals-Tumoren angewendet wird.
> - In der Therapie von Darm- und Brustkrebs kommt u. a. Avastin® (Beva*cizumab*) Hoffmann-La Roche als humanisierter Antikörper zum Einsatz.
> - Als humaner Antikörper wird u. a. Arzerra® (Ofatum*umab*) bei der Behandlung von chronischer, lymphatischer Leukämie (CLL) eingesetzt.

Antigen-Antikörper-Reaktionen

> **MERKE**
> **Schlüssel-Schloss-Prinzip**
> Ein Erreger kann nur dann durch einen Antikörper vernichtet werden, wenn der Antikörper genau zu einem Antigen des Erregers passt, ebenso wie sich eine Tür nur dann öffnet, wenn der Schlüssel exakt zum Schloss passt. Die Immunologen sprechen daher vom Schlüssel-Schloss-Prinzip.

Wie bereits erwähnt, besitzen die Antikörper Bindungsstellen für Fremdmoleküle (Antigene). Reagieren Antikörper nun mit „ihren" Antigenen, bilden sich **Antigen-Antikörper-Komplexe** (Schlösser mit eingestecktem Schlüssel).

Die Antikörper können auf unterschiedliche Weise gegen Erreger oder Toxine wirken:
- **Agglutination:** Das große IgM-Molekül ist z. B. in der Lage, ganze Zellen miteinander zu verklumpen – so gehören die Blutgruppenantikörper Anti-A und Anti-B (➤ Kap. 11.3.1) zur IgM-Klasse. Gibt man Blut der Blutgruppe A mit Serum (ungerinnbarer Blutflüssigkeit ohne Zellen) der Gruppe B zusammen, verklumpen die Erythrozyten der A-Gruppe durch Anti-A-IgM-Antikörper im Gruppe-B-Serum (➤ Abb. 5.3 und ➤ Kap. 11.3.1).
- **Komplementaktivierung:** Bei der Bindung von IgG oder IgM an ein Antigen kann im weiteren Verlauf das Komplementsystem aktiviert werden. Dies führt zur Auflösung (Lyse) der Erregerzelle.
- **Opsonierung:** Außerdem sind IgG-bedeckte, also opsonierte Zellen eine bevorzugte „Mahlzeit" von Fresszellen.

Beendigung der Abwehrreaktion

Damit sich das Immunsystem nach Beseitigung der infektiösen Erreger wieder „beruhigt", werden schon während der Zeit, in der die Abwehrreaktion noch in vollem Gange ist, dämpfende Gegenregulationen eingeleitet (Down-Regulation). So erhöht sich die Aktivität

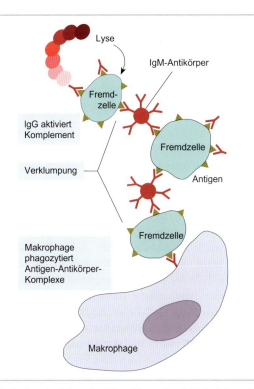

Abb. 5.3 Antigen-Antikörper-Reaktion: Die großen IgM-Antikörper besitzen viele Bindungsstellen für Antigene. Sie sind in der Lage, Fremdzellen (z. B. blutgruppenfremde Erythrozyten) zu verklumpen. Die Komplexe werden von Phagozyten aufgenommen. Darüber hinaus können IgM und IgG das Komplementsystem aktivieren. [L190]

der das Abwehrgeschehen dämpfenden T-Suppressorzellen und über Zytokine wird die Aktivität von T-Helfer- und zytotoxischen T-Zellen gebremst.

Außerdem sorgen Antikörper, die gegen die ursprünglich gegen den Erreger gebildeten Antikörper gerichtet sind, also Anti-Antikörper, für den schnellen Abbau der Antikörper und auch die Neuproduktion von Antikörpern wird gedrosselt.

5.4 Abwehr von Krankheitserregern

5.4.1 Abwehr von Bakterien

Wenn eindringende **Bakterien** „Pech haben", werden sie gleich schon an der Eintrittspforte (z. B. einer kleinen Verletzung der Haut) von den ständig lauernden Phagozyten entdeckt und phagozytiert. Jedoch muss die spezifische Abwehr gerade bei größeren Bakterienmengen oder besonders virulenten (gefährlichen) Erregern zur Hilfe kommen. Hier sind es vor allem die B-Zellen, die, durch Bakterienantigene zu Plasmazellen aktiviert, entsprechende Antikörper bilden. Wenn sich die Antikörper an die Erreger binden, können die Mikroorganismen durch nachfolgende Aktivierung des Komplementsystems vernichtet werden. Außerdem werden sie durch die anhaftenden Antikörper (Prinzip der Opsonierung) eine attraktive Mahlzeit für Phagozyten (Makrophagen und Granulozyten).

Nicht wenige Bakterien haben allerdings Mechanismen entwickelt, um dem Abwehrsystem die Arbeit zu erschweren oder ihm sogar ganz zu entgehen: Sie tragen z. B. bestimmte Moleküle auf ihrer Oberfläche, die vom Abwehrsystem nur schwer als „fremd" erkannt werden können, umhüllen sich mit einer phagozytosehemmenden Schleimkapsel oder vermögen sogar innerhalb von Körperzellen zu überleben.

5.4.2 Abwehr von Viren

Kennzeichnendes Merkmal von **Viren** ist, dass sie sich nur innerhalb einer Wirtszelle vermehren können (Details ➤ Kap. 5.9).

Weder Antikörper noch T-Zellen können Viren, die sich bereits in einer Wirtszelle befinden, erkennen und unschädlich machen. Allerdings können die befallenen Zellen eine Art „SOS-Flagge" hissen, indem sie Teile des Virus zusammen mit MHC-Klasse-I-Molekülen auf ihrer Zelloberfläche darbieten (Antigenpräsentation). Dies ist ein Alarmsignal für T-Zellen, die Zelle als infiziert zu erkennen und abzutöten. Zusätzlich beginnen aktivierte B-Zellen, sich in Plasmazellen umzuwandeln und Antikörper gegen die Viren zu produzieren. Wenn die Viren nach ihrer Vermehrung in der Wirtszelle freigesetzt werden, sind sie für die Antikörper zugänglich.

Daneben werden von virusbefallenen Zellen **Interferone** ausgeschüttet, die Nachbarzellen vor einer möglichen Virus-Invasion warnen. Die Nachbarzellen reduzieren ihren Stoffwechsel und werden so unempfindlicher gegen einen Virusbefall, außerdem produzieren sie vorsorglich antiviral wirkende Zytokine.

5.4.3 Abwehr von Parasiten

Als Parasiten werden v. a. die verschiedenen, den Menschen befallenden Würmer und humanpathogenen Einzeller (Protozoen) zusammengefasst. Gegen Parasiten geht das Abwehrsystem in erster Linie mit den bekannten Abwehrzellen, also den Phagozyten, B- und T-Zellen, vor. Daneben spielen noch die Mastzellen und die eosinophilen Granulozyten sowie Antikörper des Typs Immunglobulin E eine besondere Rolle.

Mastzellen und eosinophile Granulozyten können zell- und gewebeschädigende Substanzen ausschütten. Mit Immunglobulin E besetzte Parasiten werden von den Mastzellen sehr leicht erkannt – sie heften sich an die IgE-Antikörper und können bei diesem engen Kontakt den Parasiten durch die Abgabe von Zytokinen schädigen.

5.5 Impfungen

5.5.1 Immunität

Nach bestimmten Infektionen, etwa nach einer Infektion mit dem Masernvirus, ist man nach der Ersterkrankung praktisch für immer vor weiteren Angriffen des Virus geschützt. Das Virus verändert sich nicht, und im Blut kursieren ein Leben lang Antikörper und Gedächtniszellen gegen das Virus, die den Erregern bei einem erneuten Kontakt in der Regel so schnell den Garaus machen, dass der Betreffende überhaupt nichts bemerkt. Der Mediziner spricht hier von **erworbener Immunität** – also erworbener Unempfänglichkeit eines Organismus für eine Infektion mit pathogenen Mikroorganismen bzw. deren Toxinen.

Aus der erworbenen Immunität resultiert auch das Phänomen der sog. **Kinderkrankheiten:** Ist ein Erreger, der nach der Ersterkrankung eine lebenslange Immunität hinterlässt, in einer Bevölkerung sehr weit verbreitet, erkranken praktisch nur und praktisch alle Kinder, während die Erwachsenen in der Regel nach einem früheren Kontakt immun dagegen sind.

Eine manifeste Erkrankung ist dabei nicht obligate Voraussetzung für den Erwerb der Immunität. Auch inapparente (= ohne äußere Krankheitszeichen verlaufende) Infektionen können eine langdauernde Immunität hinterlassen. Dies ist z. B. häufig beim Rötelnvirus zu beobachten.

5.5.2 Aktivimmunisierung

Eine aktive Immunisierung erwirbt man durch eine aktive Immunität (➤ Abb. 5.4) gegen ein bestimmtes infektiöses Agens. Zum einen geschieht dies auf natürlichem Weg nach einer durchgemachten Infektionskrankheit (Erstinfektion) oder durch Injektionen von meist mehreren künstlich aufbereiteten Impfstoffkomponenten **(Vakzine)** zum Aufbau einer langfristigen Immunität. **Vakazine** können abgetötete und lebende abgeschwächte **(attenuierte)** Mikroorganismen oder Toxoide (Anatoxine, entgiftete Bakterientoxine) bzw. Antigene sein, welche aus Mikroorganismen isoliert und synthetisiert werden und im Organismus einen „kontrollierten Übungskampf" erzeugen. Das Abwehrsystem nutzt die vermeintliche Infektion, aktiv passende Antikörper und Gedächtniszellen zu bilden, die dann im Ernstfall, wenn es also zur tatsächlichen Infektion kommt, parat stehen **(Booster-Effekt)**. Die Krankheitserreger werden dann meist schnell und inapparent vernichtet. Impfungen gegen verschiedene Infektionskrankheiten lösen sicherlich nicht alle Probleme; obwohl es z. B. einen Impfstoff gegen Masern gibt, fordern diese mehr als 800.000 Todesopfer jährlich, weil nicht jedem Kind die Impfung zugänglich gemacht wird. Aktivimmunsierungen werden nach einem Impfplan (➤ Tab. 5.2) empfohlen und durchgeführt

5.5.3 Passivimmunisierung

Bei einigen Infektionen besteht die Möglichkeit der Passivimmunisierung (➤ Abb. 5.4) durch die Applikation von gezielten Antikörperkonzentraten **(Hyperimmunisierung)**. Notwendig kann dies werden, wenn es zu einem Kontakt mit einem Krankheitserreger gekommen ist und kein ausreichender oder fehlender Impfschutz gegen diese Krankheit besteht. Wenn sich beispielsweise eine Schwangere ohne Röteln-Antikörperschutz während der ersten drei Schwangerschaftsmonate mit dem Rötelnvirus infiziert, drohen schwere Schäden des Embryos. Um diese gefürchtete **Röteln-Embryopathie** zu verhindern, können der Schwangeren spezifische Röteln-Antikörper (Röteln-Hyperimmunseren) injiziert werden, die anstelle der nicht vorhandenen eigenen Antikörper die Rötelnviren unschädlich machen sollen, bevor sie auf das Kind übergreifen. Da das Abwehrsystem nicht selbst aktiv werden muss, spricht man von **Passivimmunisierung.**

Die Immunglobuline werden vom Blut anderer Kranker, die eine Rötelninfektion überstanden haben, gewonnen. Ihr Blut, das nun reichlich spezifische Antikörper enthält, wird gereinigt und im Antikörpergehalt zum sog. **Hyperimmunserum** konzentriert.

Auch bei Krankheiten, die weniger durch den Erreger selbst als durch von ihm produzierte Giftstoffe (Toxine) gefährlich werden, hat die passive Immunisierung große Bedeutung, weil durch das Hyperimmunserum die im Blut zirkulierenden Toxine unschädlich gemacht werden können. Dies kann bei Diphtherie, Tollwut oder, am bekanntesten, bei Tetanusinfektionen (z. B. Tetagam®) lebensrettend sein.

Nachteilig – von den hohen Kosten abgesehen – ist bei Passivimmunisierungen, dass die Schutzwirkung auf ein bis drei Monate beschränkt ist, da die zugeführten Antikörper vom Organismus allmählich abgebaut werden. Der Vorteil ist, dass kurzfristig Krankheiten verhindert oder zumindest gelindert werden können.

ACHTUNG
Hyperimmunserum: Einsatzmöglichkeit im Rettungsdienst

Eine Applikation eines Hyperimmunserums könnte im Rettungsdienst bei einem fehlenden oder nicht ausreichenden Schutz direkt nach dem Kontakt mit einem mit Hepatitis-B-infizierten Patienten, z. B. nach einer Nadelstichverletzung, erfolgen. Das Hyperimmunserum verfügt in hoher Konzentration über Antikörper gegen das Antigen (Hepatitis-B-Virus), um es zu bekämpfen. Durch die Applikation wird eine Lücke im Immunsystem überbrückt, bis es durch eine meist parallel durchgeführte aktive Immunisierung zur körpereigenen Immunantwort kommt.

5.5.4 Impfnebenwirkungen

Ein ganz entscheidender Punkt in der Diskussion um die Fragestellung einer möglichen Impfung sind die **Impfnebenwirkungen** und **Impfschäden.**

Dass es Impfnebenwirkungen und Impfschäden gibt, ist unbestritten. Sie treten bei ungefähr 20 % der Geimpften auf. Nicht jede Impfnebenwirkung ist auch eine Impfkomplikation, denn leichte Beschwerden nach einer Lebendimpfung sind auch Zeichen der (erstrebten) Auseinandersetzung des Körpers mit dem Impfstoff und klingen nach wenigen Tagen wieder ab. Lokalreaktionen an der Impfstelle, Kopf- und Gliederschmerzen, Übelkeit, Erbrechen und Durchfall (Diarrhö), leichtes Fieber nach einer Lebendimpfung oder – bei bestimmten Impfungen – der Ausbruch der Krankheit selbst („Impfmasern") gelten als „normal".

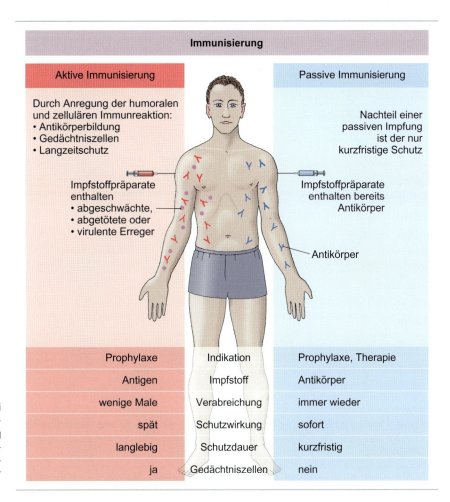

Abb. 5.4 Immunisierung erfolgt auf zwei Arten. Bei der aktiven Immunisierung werden abgeschwächte, abgetötete oder virulente Erreger zur Antikörperbildung mit Langzeitschutz (Gedächtniszellen) injiziert. Die passive Immunisierung dagegen wird mit direkt zur Verfügung stehenden Antikörpern appliziert und bietet nur einen kurzfristigen Schutz. [M842]

Die möglichen Impfrisiken stehen bei korrekter Indikationsstellung und Voruntersuchung durch einen Arzt meist in keinem Verhältnis zu den Risiken, die eine Erkrankung wegen eines fehlenden Impfschutzes mit sich bringt.

5.5.5 Impfplan

Die **Ständige Impfkommission am Robert-Koch-Institut** (STIKO) gibt in regelmäßigen Abständen aktualisierte Impfempfehlungen für Säuglinge, Kinder, Jugendliche und Erwachsene heraus. Für gesunde Menschen ohne besondere Risiken zeigt ➤ Tab. 5.2 einen möglichen Impfplan (Stand 2013).

Seit dem Jahr 1995 wurde die Hepatitis-B-Impfung in den Katalog der empfohlenen Impfungen aufgenommen, die bis dahin nur für besonders Gefährdete (z. B. Dialysepatienten, medizinisches Personal) empfohlen worden war. In Deutschland wird seit 1998 nicht mehr die Schluckimpfung (**Poliolebendimpfung**), sondern die Injektion eines Totimpfstoffes empfohlen.

Ferner können sich Angehörige bestimmter Berufsgruppen durch weitere Impfungen vor besonderen Risiken schützen, beispielsweise Tierärzte oder Förster gegen die Tollwut.

5.6 Erkrankungen des Abwehrsystems

5.6.1 Allergien (Überempfindlichkeitsreaktionen)

Bei allergischen Reaktionen handelt es sich um Immunantworten gegen potenziell harmlose Antigene (**Allergene**). Das Immunsystem reagiert auf ein Allergen nach einer Sensibilisierung und Aktivierung entweder mit einer verstärkten (hyperergen), abgeschwächten (hypergen) oder fehlenden (anergen) Antwort; hierdurch entstehen Überempfindlichkeits- (Hypersensitivitäts-) und **Autoimmunreaktionen.** Der immunpathologische Mechanismus von allergischen Erkrankungen ist ähnlich wie jener der **Autoimmunerkrankungen,** die eigene Zellen, Gewebe und Organe schädigen und somit eine **allergische Entzündung** verursachen. Während bei

Tab. 5.2 Impfplan nach den Empfehlungen der STIKO am Robert-Koch-Institut (Stand 08/2013), Epidemiologisches Bulletin Nr. 34/2013. G = Grundimmunisierung mit bis zu vier Teilimpfungen; A = Auffrischungsimpfung; N = Nachholimpfung bzw. Grundimmunisierung aller noch nicht geimpften bzw. Komplettierung unvollständiger Impfserien; S = Standardimpfungen

Impfung	Alter in Wochen	Alter in Monaten					Alter in Jahren					
	6	2	3	4	11–14	15–23	2–4	5–6 °	9–11	12–17	ab 18	ab 60
Tetanus (T)		G1	G2	G3	G4	N	N	A1	A2		A (ggf. N)[f]	
Diphtherie (D/d)		G1	G2	G3	G4	N	N	A1	A2		A (ggf. N)[f]	
Pertussis (aP/ap)		G1	G2	G3	G4	N	N	A1	A2		A (ggf. N)[f]	
Haemophilus influenzae Typ b (Hib)		G1	G2[a]	G3	G4	N	N					
Poliomyelitis (IVP)		G1	G2[a]	G3	G4	N	N		A1		ggf. N	
Hepatitis B		G1	G2[a]	G3	G4	N	N					
Pneumokokken		G1	G2	G3	G4	N						S[c]
Rotaviren	G1[b]	G2	(G3)									
Meningokokken C					G1 (ab 12 Monaten)		N					
Masern					G1	G2	N				S[d]	
Mumps, Röteln					G1	G2	N					
Varizellen					G1	G2						
Influenza											S Jährliche Impfung	
Humanes Papillomvirus (HPV)										S[e]		

[a] Bei Anwendung eines monovalenten Impfstoffes kann diese Dosis entfallen.
[b] Die 1. Impfung sollte bereits ab dem Alter von 6 Wochen erfolgen, je nach verwendetem Impfstoff sind zwei bzw. drei Dosen im Abstand von mindestens 4 Wochen erforderlich.
[c] Einmalige Impfung mit Polysaccharid-Impfstoff, Auffrischungsimpfung nur für bestimmte Indikationen empfohlen.
[d] Einmalige Impfung für alle nach 1970 geborenen Personen ≥18 Jahre bei unklarem Impfstatus, ohne oder bei nur einer Impfung in der Kindheit, vorzugsweise MMR-Impfung.
[e] Standardimpfung für Mädchen und junge Frauen
[f] Td-Auffrischung alle 10 Jahre. Nächste fällige Td-Impfung einmalig als Tdap oder bei entsprechender Indikation als Tdap-IPV-Kombinationsimpfung

Autoimmunerkrankungen Autoantikörper und autoaggressive T-Zellen eigene Antigene als fremd erkennen, sind es bei den allergischen Erkrankungen Allergene, die bei disponierten Personen (**Atopiker**) eine allergische Reaktion auslösen. Entscheidend für das klinische Bild einer anaphylaktischen Reaktion ist jedoch, wie das Allergen in den Körper gelangt und sich eine Mastzellenaktivierung ereignet. So sind z. B., wie in ➤ Tab. 5.3 dargestellt, die Entzündung der Augenbindehaut (Konjunktivitis), der allergische Schnupfen (Rhinitis) und das allergische Asthma bronchiale eine klinische Manifestationen einer Reaktion auf Inhalationsallergene.

Die **Hypersensitivitätsreaktionen** werden in vier verschiedene Typen von allergischen und autoimmunen Reaktionen unterschieden, die sich unter anderem im Mechanismus der Immunantwort und der Zeitspanne zwischen (erneutem) Allergen- und Antigenkontakt sowie der Symptomausbildung unterscheiden (➤ Tab. 5.4).

> **MERKE**
> **Reaktionstypen der Immunüberempfindlichkeit**
>
> Nicht ganz richtig ist, dass alle Reaktionstypen der Immunüberempfindlichkeit als allergische Reaktion bezeichnet werden. Die britischen Immunpathologen Philip G. H. Gell und Robert R. A. Coombs nahmen in den 60er-Jahren des vergangenen Jahrhunderts eine Einteilung der autoimmunen und allergischen Reaktionen in vier Typen vor (➤ Tab. 5.4). Die typischen allergischen Reaktionen entstehen nur durch den Mechanismus des ersten (**anaphylaktischen**) oder des vierten (**verzögerten**) Typs. Hingegen ist der Mechanismus zur Entstehung von Autoimmunerkrankungen allen Typen der Überempfindlichkeit, bis auf den ersten Typ (anaphylaktisch), zuzuordnen.

Allergische Reaktion vom Typ I (Soforttyp)

Allergische Reaktionen vom Typ I basieren auf der Bildung von IgE gegen ein Allergen und machen aufgrund des sehr häufigen Aufkommens ungefähr 90 % der allergischen Reaktionen aus.

Entsprechend disponierte Menschen (**Atopiker**) reagieren häufiger auf bestimmte Antigene (z. B. Pollen, Erdbeeren, Fischprodukte oder Arzneimittel) mit besonders starker Bildung von IgE (➤ Kap. 5.4.3), wodurch zu einem späteren Zeitpunkt bei gleichen Antigenkontakt eine anaphylaktische Reaktion ausgelöst werden kann. Das IgE heftet sich mit seinem Stammteil an die Oberfläche von Mastzellen und basophilen Granulozyten. Bei einem erneuten Antigenkontakt verknüpft nun das Antigen die zellgebundenen IgE-Antikörper miteinander. Dies regt die Mastzellen an, ihre Granula zu entleeren (Exozytose) und die darin enthaltenen Mediatoren (Histamin, Heparin u. a., ➤ Abb. 5.5) in großen Mengen freizusetzen. Diese hochaktiven Substanzen führen durch ihre pharmakologischen Wirkungen zu schweren Funktionsstörungen (**Anaphylaxie**). Neben der Beeinträchtigung der Blutgerinnung kommt es durch eine Gefäßweitstellung (**Vasodilatation**) der Arteriolen und einer gesteigerten Kapillarpermeabilität durch Histamin sowie weiteren Botenstoffen, zur Ödembildung (**Quaddeln**), zur Nesselsucht (**Urtikaria**) und zu Hautrötungen (**Erytheme**). In manchen Fällen bleibt die anaphylaktische Reaktion örtlich (lokal) begrenzt, z. B. beim allergischen Asthma bronchiale oder beim Heuschnupfen (**Rhinitis**). Tritt sie jedoch bei entsprechend disponierten Personen generalisiert (**systemisch**) auf, z. B. nach Insektengiften oder nach Injektion bestimmter Medikamente, kommt es im ungünstigsten Fall zu einem massiven Blutdruckabfall (**anaphylaktischer Schock**) und zur Entwicklung von Spasmen in der Bronchialmuskulatur.

Tab. 5.3 Beispiele von allergischen Erkrankungen und ihre klinischen Symptome

Betreffendes Organ	Auslösende Allergenart	Erkrankung	Symptome
Lunge	Inhalationsallergen	Asthma bronchiale	Husten, Atemnot, Stridor
Nase	Inhalationsallergen	Rhinitis	Verstopfte Nase, Sekretion, Niesen
Haut	Kontakt- und Nahrungsmittelallergen, Chemikalien	Urtikaria, Ekzem	Quaddeln, Schwellungen, Juckreiz und rötliche Flecken bis zu nässenden Blasen
Gastrointestinaltrakt	Nahrungsmittelallergie	Nahrungsmittelallergie	Urtikaria, Verstopfung, Diarrhö, Übelkeit
Augen	Inhalationsallergien, Chemikalien	Konjunktivitis	Rote Augen, Jucken, Brennen, verstärkter Tränenfluss
Verschiedene	Insektenstiche und Medikamentenallergie	Lokale bis systemische anaphylaktische Reaktionen	Schmerz, Rötung, Schwellung, Juckreiz
Systemische Anaphylaxie	Verschiedene	Anaphylaktischer Schock	Übelkeit, Ohnmacht, Tod

Tab. 5.4 Immunpathologische Reaktionstypen

Einteilung der Überempfindlichkeit	Auslösender Faktor	Vermittelnder Faktor	Form der Erkrankung
Allergische Reaktion vom Typ I (Soforttyp)	Allergen	IgE-Antikörper	Allergisch
Allergische Reaktion vom Typ II (zytotoxischer Typ)	Unlösliches Autoantigen	IgG- oder IgM-Antikörper	Autoimmun
Allergische Reaktion vom Typ III (Immunkomplex)	Lösliche fremde oder eigene Antigene	IgG-, IgM- und IgA-Antikörper	Immunkomplex (autoimmun oder allergisch)
Allergische Reaktion vom Typ IV (verzögerter Typ)	Antigen oder Allergen	Zellen (T_H1-Lymphozyten und Makrophagen)	Autoimmun, allergisch

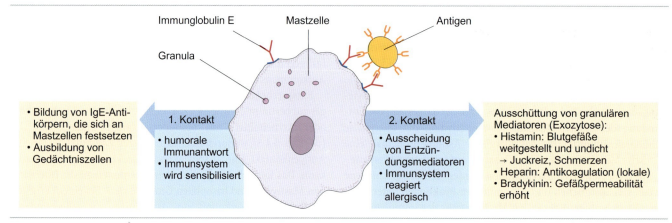

Abb. 5.5 Bei einem ersten Kontakt mit einem Antigen kommt es zur humoralen Immunantwort mit der Bildung von Antikörpern und Gedächtniszellen. Bindet bei einem Zweitkontakt das Allergen an zwei benachbarte Antikörper und vernetzt sie, löst dies eine Exozytose aus (Ausschüttung von granulären Mediatoren). [M842]

Allergischer (anaphylaktischer) Schock

Der allergische **(anaphylaktische) Schock** ist die schwerste Form einer systemischen allergischen Reaktion, die auch bei sofortiger medizinischer Intervention tödlich enden kann. Gemäß aktueller Datenlage liegt die Häufigkeit für das Auftreten einer Anaphylaxie bei 30 und 950 Fällen/100.000 Personen im Jahr. Dabei beträgt die Lebenszeitprävalenz 50–2.000 anaphylaktische Reaktionen/100.000 Personen, dass sind 0,05–2,0 %.

Allergische Patienten reagieren innerhalb weniger Sekunden bis Minuten nach einem Allergenkontakt (z. B. Nahrungsmittel, Insektengifte, Arzneimittel) mit lebensbedrohlichen Veränderungen des respiratorischen und kardiovaskulären Systems sowie Veränderungen der Haut und Schleimhäute. Ausgelöst werden die Symptome durch eine disseminierte Aktivierung der Mastzellen und basophilen Granulozyten sowie die Bildung von Prostaglandinen und Leukotrienen. Einerseits entsteht durch die freigesetzten Mediatoren eine periphere Vasodilatation, besonders in den Endstrombahnen der Bauchgefäße, andererseits kommt es an den Wänden der Kapillaren und postkapillaren Venolen zur Steigerung der Permeabilität. Der resultierende Schockverlauf wird durch die entstandene Störung des venösen Rückflusses und der Fehlverteilung des Blutstromes zulasten der lebenswichtigen Organe bestimmt. Weitere Symptome anaphylaktischer Reaktionen können zusätzlich auftreten.

> **ACHTUNG**
> **Allergische Reaktion – Soforttyp**
>
> Grundsätzlich gilt, dass eine systemische allergische Reaktion vom **Soforttyp (Typ 1)** nie unterschätzt werden darf, da sie sich nach einem scheinbar harmlosen Beginn zu einem anaphylaktischen Schock entwickeln kann. Entsprechende Beobachtungsstudien belegen, dass es je nach Allergenkontakt innerhalb weniger Minuten zu einem Atemstillstand (Nahrungsmittelallergie 30–35 Minuten), zu Kreislaufstörungen mit Schocksymptomen (Insektenstich 10–15 Minuten) und innerhalb von 5 Minuten nach einer intravenösen Medikamentenapplikation zum Kreislaufstillstand kommen kann.

> **PRAXISTIPP**
> **Adrenalin bei Anaphylaxie**
>
> Neben der **sofortigen** Unterbrechung der Allergenzufuhr, sofern dies möglich ist, und einer sorgfältigen Überwachung des Patienten nach dem ABCDE-Schema sollte bei einer systemischen allergischen Reaktion mit lebensbedrohlichen Schockanzeichen die frühzeitige intramuskuläre (i. m.) Injektion von **Adrenalin** (Epinephrin) in Erwägung gezogen werden. Sie bietet eine große therapeutische Sicherheit und Applikation ohne einen intravenösen Zugang. Präferiert wird als Applikationsort die anterolaterale Seite des mittleren Drittels des Oberschenkels.
> Obwohl randomisierte Untersuchungen von Adrenalin in der Behandlung von pulmonalen und kardiovaskulären Störungen bei Anaphylaxie fehlen, trägt es als α-Rezeptor-Agonist zur Vasokonstriktion und Minderung der Ödembildung, durch Aktivierung der β-Rezeptoren zur Bronchodilatation, Steigerung der Herzmuskelkontraktion und zur Senkung der Histamin- und Leukotrinausschüttung bei. Auf β_2-adrenerge Rezeptoren an den Mastzellen führt es zu einer Verminderung der IgE-vermittelten allergischen Reaktion.
> Die Dosis für die i. m.-Gabe von Adrenalin ist gemäß den Empfehlungen schwach und orientiert sich an Sicherheitsaspekten und der Praktikabilität im Notfall (z. B. > 12 Jahre und Erwachsene: 500 µg i. m.; entspricht 0,5 ml eines Äquivalenzvolumens für 1:1.000 Adrenalin).

Atopie

Atopie ist kein Synonym, sondern eine Eigenschaft, welche eine erbliche (genetische) Bereitschaft zur Entwicklung einer Typ-I-Allergie, bedingt durch eine übermäßige Überempfindlichkeit auf ein bestimmtes Allergen oder eine Gruppe von Allergenen, hat. **Atopiker** (griechisch wörtlich übersetzt „seltsamen Menschen") haben teilweise erhöhte Serumkonzentrationswerte des Gesamt-IgE und reagieren bereits bei sehr niedrigen Dosen eines Allergens mit einer spezifischen IgE-Antikörperreaktion mit der Freisetzung von Mastzellmediatoren. Allgemein dauert die IgE-Antikörperbildung abnormal lange, auch ohne eine weitere Stimulation mit einem Allergen. Genetisch bedingt besitzen Atopiker eine übermäßige Reaktivität der glatten Muskulatur der Lunge auf Histamin und andere Mastzellmediatoren. Dies führt zur Kontraktion der glatten Muskulatur in den Lungen und nachfolgend zu entzündlichen Prozessen und einer Verengung der Atemwege, was eine Verschlechterung der Atmung bewirkt. Für diese Reaktion an den Lungen reichen bereits sehr niedrige Histaminkonzentrationen aus, die bei den Lungen eines Nichtatopikers gar keine Wirkung auslösen würden.

Allergische Erkrankungen bei Atopikern werden auch als **atopische Erkrankungen** bezeichnet. Zu ihnen gehören vor allem:
- Atopisches (allergisches) Asthma bronchiale
- Urtikaria (Nesselsucht mit Quaddelbildung in der Haut)
- Neurodermitis (auch endogenes Ekzem, atopisches Ekzem genannt)
- Allergische Konjunktivitis (Bindehautentzündung des Auges)
- Heuschnupfen (Rhinitis allergica)

Die Häufigkeit atopischer Krankheitsbilder in der Bevölkerung steigt an. Dabei scheint unser „moderner" Lebensstil mitverantwortlich zu sein, der uns mit einer Vielzahl früher unbekannter Fremdstoffe (z. B. Konservierungsstoffe, Farben, Luftverunreinigungen bis hin zu exotischen Früchten) in Kontakt bringt.

Allergische Reaktion vom Typ II (zytotoxischer Typ)

Die antikörpervermittelte **allergische Reaktion vom Typ II** wird durch die Bindung von IgG oder IgM an zellständige Antigene ausgelöst. Opsonierung mit folgender Phagozytose oder die Aktivierung des Komplementsystems mit anschließender Zytolyse der Zielzellen (zytotoxische Reaktion) schließen sich an.

Ein bekanntes Beispiel für diese Reaktion ist die Unverträglichkeit verschiedener Blutgruppen: Wenn man eine Blutkonserve mit roten Blutkörperchen (Erythrozyten, ➤ Kap. 11.2) der Blutgruppe A einem Empfänger mit der Blutgruppe B gibt, kommt es zur Zerstörung der A-Blutkörperchen. Der Grund ist, dass das Blut der Gruppe B Antikörper gegen die Blutgruppe A enthält (und umgekehrt). Diese Antikörper binden sich an die fremden Spendererythrozyten und bewirken nach Komplementaktivierung deren Zerstörung – es kommt zur Hämolyse (➤ Kap. 11.3).

Allergische Reaktion vom Typ III (Immunkomplex-Typ)

Die **allergische Reaktion vom Typ III** ist bedingt durch im Blut zirkulierende Antigen-Antikörper-Komplexe, die aus nicht genau bekannten Gründen nicht durch das Phagozyten-System aufgenommen und abgebaut werden. Diese Komplexe können an bestimmten Stellen des Körpers „hängen bleiben" (z. B. Basalmembranen, ➤ Kap. 4.2.1) und durch Aktivierung von Komplementfaktoren Gewebeschäden auslösen (➤ Abb. 5.6). Besonders häufig tritt dies im Bereich der Nieren auf mit der Folge einer Glomerulonephritis (Entzündung der Nierenkörperchen).

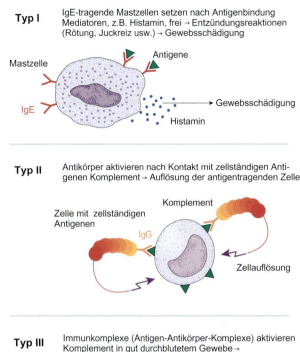

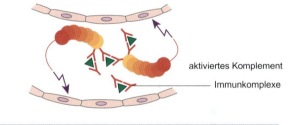

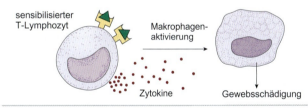

Abb. 5.6 Übersicht über die vier Typen allergischer Reaktionen [L190]

Allergische Reaktion vom Typ IV (verzögerter Typ, T-zellvermittelte Reaktion)

Der **allergischen Reaktion vom Typ IV** kommt eine besondere Bedeutung zu; sie ist die einzige, die in erster Linie nicht durch Antikörper, sondern durch sensibilisierte T-Zellen ausgelöst wird. Die Sensibilisierung erfolgt über die Lymphknoten, wo naive allergenspezifische T-Zellen aktiviert werden und bei einem Folgekontakt mit dem Allergen zu Symptomen führen. Diese Abläufe dauern deutlich länger als bei einer antikörpervermittelten Allergie; daher treten Symptome üblicherweise erst nach 24 Stunden auf und erreichen nach ca. 72 Stunde ihren Höhepunkt. Diese Reaktion wird auch als eine allergische Reaktion vom verzögerten Typ bezeichnet.

Diese Allergieform finden wir z. B. als **Nickelallergie** (häufigste Kontaktallergie) und in Form der **Transplantatabstoßung.** Bei der Nickelallergie binden sich Nickelsalze an körpereigene Proteine, die daraufhin eine veränderte und fremde antigene Struktur darstellen und von T-Zellen attackiert werden. Auf der Oberfläche der Zellen des Transplantats befinden sich für den Empfängerorganismus fremde MHC-Moleküle. Diese Fremdheit wird von den T-Zellen erkannt, die daraufhin Zytokine ausschütten. Die Zytokine können sowohl direkte Schädigungen des Zielgewebes verursachen als auch Makrophagen aktivieren, die dann das Fremdgewebe attackieren und zerstören. Diagnostisch wird die allergische Reaktion vom Typ IV bei der Tuberkulinreaktion (> Kap. 5.8.6) ausgenutzt.

Diagnostik der Allergien

Es gibt unterschiedliche diagnostische Verfahren, um Personen auf Allergien zu testen. Am einfachsten und schnellsten beim **Soforttyp** (Typ I) ist eine Exposition der Haut; hierzu werden das Allergen oder mehrere vermutete Allergene auf die Haut aufgetragen. Bei einer starken Überempfindlichkeit kommt es bereits beim Auftragen auf die Haut zu einer starken histaminvermittelten positiven Reaktion **(Reibetest).** Nachfolgend sind Allergien vom Typ I auf diese Weise durch eine urtikarielle Schwellung innerhalb von 10–20 Minuten erkennbar. Antigene können auch durch einen Einstich **(Prick-Test)** oder Kratzer **(Scratch-Test)** in die Haut injiziert werden.

Bei der Diagnostik zur Feststellung von Allergien des **Spättyps** (Typ IV) werden sogenannte **Patch-** oder **Epikutantests** angewendet. Dazu werden zum Nachweis Pflaster mit unterschiedlichen Allergenen üblicherweise für 2 Tage auf den Rücken geklebt. Eine Reaktion der Haut (z. B. Rötung, Blasen) kann nach Abnahme der Testpflaster sowie nach 72 und ggf. 168 Stunden beurteilt werden. Neben diesen Verfahren gibt es außerdem die Möglichkeit, die betroffenen Gewebe direkt mit einem Allergen zu konfrontieren, z. B. die Schleimhäute von Nase, Bronchien und Magen. Um eine Nahrungsmittelallergie zu identifizieren, wird eine orale Provokation in Kapselform mit dem vermuteten Allergen verwendet.

Zusätzlich zu den beschrieben Tests bestehen noch die Möglichkeiten der **In-vitro-Testverfahren.** Im Vergleich zu anderen Immunglobulinklassen ist IgE nur in geringer Konzentration im Serum vorhanden und kann dort nachgewiesen werden. Aus den nachgewiesenen erhöhten IgE-Werten kann nicht sicher auf eine Allergie oder auf das auslösende Antigen geschlossen werden. Ein spezifischer Test ist der **RAST** (Radioallergosorbent Test). Hierbei wird das Allergen auf einer Festphase fixiert, damit es vorhandenes antigenspezifisches IgE binden kann, das dann mit markierten anti-IgE-Antikörpern nachgewiesen werden kann.

5.6.2 Autoimmunerkrankungen

Im Allgemeinen zeigt der Organismus gegen seine eigenen Gewebe und Substanzen eine natürliche Selbsttoleranz **(Immuntoleranz),** welche auf einen Lernprozess des Immunsystems beruht. Dabei wird zwischen den beiden Mechanismen der zentralen und der peripheren Toleranz unterschieden. Während bei der **zentralen Toleranz** herangereifte T- bzw. B-Zellen mit dem Potenzial, gegen eigene Antigene zu reagieren, im Thymus bzw. Knochenmark ausgemustert werden, kommt es bei der **peripheren Toleranz** zur Verhinderung der Aktivierung reifer T- bzw. B-Zellen in den peripheren Geweben. Somit werden das Auftreten autoreaktiver T-Zellen sowie die Produktion von Autoantikörpern unterbunden. Kommt es zum Verlust der Immuntoleranz, entsteht nach Zufuhr eines bestimmten Antigens keine spezifische Immunreaktion. Es bilden sich Antikörper gegen körpereigene Substanzen und Gewebe, was zum Auftreten von Autoimmunkrankheiten führt.

Es wird zwischen zwei großen Gruppen der organspezifischen und nichtorganspezifischen **(systemischen)** Autoimmunkrankheiten unterschieden. Zu den organspezifischen Autoimmunkrankheiten gehören u. a. die **Hashimoto-Thyreotiditis** und der **Typ-1-Diabetes** (> Kap. 15.2.1). Bei beiden Krankheiten werden Autoantikörper gegen Antigene gebildet, welche charakteristisch in einem oder wenigen Organen vorkommen; dabei bleibt die Krankheit auf diese Bereiche beschränkt. Sind mehrere Organe betroffen, handelt es sich um **systemische** Autoimmunkrankheiten, dabei sind Autoantigene auf verschiedenen Zelltypen im ganzen Körper ausgeprägt, wie z. B. bei der rheumatoiden Arthritis oder dem systemischen **Lupus erythematodes.**

Nicht selten kommt es vor, dass Patienten mehr als nur eine Autoimmunerkrankung aufweisen. Hierbei handelt es sich meist um Krankheiten aus dem gleichen Krankheitsspektrum.

5.7 Infektionslehre

Die Übertragung, das Eindringen und Haftenbleiben von Mikroorganismen (z. B. Viren, Bakterien und Pilzen) in einen oder an einem Organismus und ihre Vermehrung werden **Infektion** genannt. Erkrankungen, die dadurch bei Menschen ausgelöst werden, heißen **Infektionskrankheiten.** In der Klinik spricht man auch kurz von Infektionen, obwohl dies nicht ganz korrekt ist.

5.7.1 Was bedeuten Infektionen für die Gesellschaft?

Infektionskrankheiten haben in der Vergangenheit großen Einfluss auf alle menschlichen Zivilisationen gehabt. Ihr seuchenhaftes Auftreten, z. B. das der Pest im späten Mittelalter, hat Menschen immer wieder in ihrem Zusammenleben beeinflusst. Erst die wissenschaftliche Kenntnis der Erreger von Infektionskrankheiten (die jedoch erst seit 100 Jahren besteht) und der Ausbau der **Hygiene** (Maßnahmen zur Gesunderhaltung des Menschen, umfasst auch Maßnahmen zur Infektionsverhütung) haben viele Infektionskrankheiten in den sogenannten entwickelten Ländern weitgehend unter Kontrolle gebracht.

> **ACHTUNG**
> **Infektionskrankheiten**
> Entgegen früheren Hoffnungen sind die Infektionskrankheiten noch lange nicht besiegt. Im Gegenteil: Das Auftreten antibiotikaresistenter Bakterien und völlig neue, bisher nicht therapierbare Erkrankungen stellen eine ernst zu nehmende Bedrohung dar.

5.7.2 Formen von Infektionskrankheiten

Inapparente und apparente Infektionen

Vielleicht erstaunt es zu erfahren, dass wohl die meisten Infektionen symptomlos (**inapparent**) verlaufen, das heißt, ohne dem Betroffenen Beschwerden zu bereiten. Dabei wird der Erreger vom Immunsystem des Wirtes (des infizierten Menschen) nach der Infektion vollständig beseitigt. Schwerere Infektionen hingegen verlaufen mit wahrnehmbaren Symptomen (**apparent**), also mit Fieber oder anderen Krankheitszeichen.

Lokale und generalisierte Infektionen

Die Infektion kann auf die Eintrittspforte beschränkt bleiben (**lokale Infektion**) oder über Lymphknoten und Lymphbahnen bis ins Blut vordringen (**generalisierte Infektion,** Allgemeininfektion). Beispiele:
- Typische lokale Infektionen sind Wundinfektionen oder eine Gastroenteritis mit Durchfall, jedoch ohne schwere Beeinträchtigung des Allgemeinbefindens.
- Generalisierte Infektionen sind z. B. Windpocken, das Pfeiffer-Drüsenfieber (= Mononucleosis infectiosa) und die Virushepatitis. Fast alle schwereren Viruserkrankungen verlaufen generalisiert.

Bakteriämie und Sepsis

Dringen Bakterien nur kurzfristig in die Blutbahn ein (etwa nach einer Zahnentfernung), so wird das als **Bakteriämie** bezeichnet. Dabei kommt es weder zur Vermehrung der Erreger im Blut noch zur Absiedlung in Organen.

Bei einer **Sepsis** oder Blutvergiftung hingegen werden von einem Herd aus (z. B. Wunde, infizierter Knochen) kontinuierlich oder periodisch Erreger in die Blutbahn gestreut. Die Erreger gelangen mit dem Blut in alle Organe des Körpers und vermehren sich oft auch in der Blutbahn. Die Gefahr tödlicher Komplikationen ist groß, insbesondere dann, wenn infektiöse Absiedlungen (septische Metastasen) lebenswichtige Organanteile (z. B. das Gehirn) angreifen.

Die hohe Erregerzahl im Blut sowie die sich im Blut anreichernden Bakterien-„Leichen" und -Stoffwechselprodukte führen aber auch noch zu anderen Gefahren für den Patienten:
- Oft kommt es zu einer Entgleisung des körpereigenen Gerinnungssystems (sogenannte **Verbrauchskoagulopathie** mit lebensgefährlichen inneren Blutungen, disseminierte intravasale Koagulopathie = DIC, ➤ Kap. 13.5.2).
- Häufig sind ferner schwere Kreislaufkomplikationen, die als **septischer Schock** (➤ Kap. 13.5.5) bezeichnet werden: Ursächlich hierfür sind die an vielen Stellen des Körpers gleichzeitig ablaufenden starken Entzündungsreaktionen, die zum Zusammenbruch der Kreislaufregulation führen.

Sepsispatienten sind deshalb immer lebensbedrohlich erkrankt und intensivpflegepflichtig. Auch bei intensiver Behandlung und wirksamer Antibiotikatherapie kann der Tod des Patienten oft nicht verhindert werden.

5.7.3 Ablauf einer Infektion

Jede Infektion verläuft in mehreren Stadien:
Invasionsphase: In der Ansteckungsphase dringt der Krankheitserreger zunächst in den Organismus ein, vermehrt sich dort jedoch zunächst nicht.
Inkubationsphase: Bezeichnet die Zeit zwischen der Ansteckung durch den Krankheitserreger und dem Ausbruch der Erkrankung. Nach einer mehrstündigen bis mehrtägigen „Eingewöhnungsphase" beginnt sich der Erreger im Körper zu vermehren; der Infizierte hat jedoch noch keine Beschwerden. Kurz vor dem Auftreten von Fieber und anderen Symptomen findet meist eine Phase „explosionsartiger" Vermehrung statt. Die Inkubationszeiten der verschiedenen Infektionskrankheiten sind sehr unterschiedlich; so sind es z. B. 1–3 Tage bei einer Virusgrippe, bei Mumps beträgt sie ca. 3 Wochen und bei AIDS können mehr als 10 Jahre zwischen Ansteckung und Ausbruch der Erkrankung liegen.
Krankheitsphase: Je nach Schwere der Infektionskrankheit empfindet der Patient nur eine leichte Beeinträchtigung des Allgemeinbefindens (z. B. Heiserkeit oder leichten Kopfschmerz) oder aber schwerere Symptome (z. B. hohes Fieber bis hin zur Sepsis).
Überwindungsphase: Wird die Infektion überstanden, so wird in dieser letzten Phase der Erreger aus dem Körper entfernt.
Dauerausscheidung: Bei einigen Keimen wird die Krankheit zwar besiegt, die Erregerelimination gelingt jedoch nicht und die Keime ziehen sich in eine „Körpernische" zurück. So können Salmonellen z. B. über viele Jahre in der Gallenblase verbleiben. Von dort aus gelangen sie über den Darm immer wieder nach außen und können neue Infektionen bei anderen hervorrufen.

Infektionsquellen

Infektionskrankheiten entstehen nicht aus dem „Nichts". Vielmehr sind Reservoire nötig, in denen sich die Erreger aufhalten und die als **Infektionsquellen** für die weitere Ausbreitung der Erreger dienen:
- Die wohl wichtigste Infektionsquelle ist der Mensch selbst. Die Keime können z. B. mit dem Sputum (Beispiel Tuberkulose) oder dem Stuhl (Beispiel Salmonellosen) ausgeschieden werden. Der Betroffene braucht dabei nicht (apparent) krank zu sein.

- Viele Mikroorganismen sind nicht auf Menschen oder Tiere angewiesen, sondern können auch in der unbelebten Umwelt überleben, so etwa die Tetanuserreger im Erdreich oder die Tuberkuloseerreger im Staub.
- Bei allen bisher genannten Beispielen handelt es sich um **exogene Infektionen,** d. h., der Erreger dringt von außen in den Körper ein. Dagegen werden **endogene Infektionen** von körpereigenen Keimen hervorgerufen, die bei lokaler oder systemischer Abwehrschwäche in für sie untypische Körperregionen gelangen (z. B. Darmkeime in die Harnblase). Letztgenannte Infektionen sind durch Einhaltung von Hygieneregeln vermeidbar.

Übertragungswege

Der wichtigste **Übertragungsweg** zum Menschen ist die **Schmierinfektion,** z. B. durch Händeschütteln, durch feuchte Handtücher oder auch – insbesondere bei Kindern – fäkal-oral. Andere Erreger werden aerogen durch **Tröpfchen-** (Niesen!) oder **Staubinfektion** übertragen. Weitere Übertragungswege sind:
- **Orale Infektion** über Nahrungsmittel (oder auch Instrumente)
- **Parenterale Übertragung** (z. B. über Stich mit verunreinigter Kanüle)
- **Sexuelle Übertragung**

Desinfektion und Sterilisation

Um Infektionen zu verhüten, sind neben dem hygienegerechten Verhalten des Krankenhauspersonals Maßnahmen der Desinfektion und Sterilisation zur Keimvernichtung wichtig.

Als Keimverminderung (**Desinfektion**) wird die gezielte (nicht aber vollständige) Keimvernichtung, z. B. auf Händen, auf Hautflächen oder auf Materialoberflächen wie Fußböden oder Medizingeräten, bezeichnet.

Bei der Entkeimung (**Sterilisation**) dagegen werden grundsätzlich alle Mikroorganismen abgetötet und alle Viren vollständig inaktiviert. Dies erfordert entweder hohe Temperaturen (120–200 °C), meist in Kombination mit Druck, Feuchtigkeit oder radioaktiver Strahlung, oder aggressive Chemikalien – weshalb nur widerstandsfähige Materialien wie z. B. medizinische Instrumente, Injektionslösungen oder Leinenwäsche sterilisierbar sind.

Eintrittspforten

Der Erreger muss nicht nur zum Menschen kommen, sondern auch in ihn hinein. Die wichtigsten Eintrittspforten der Keime sind kleinste Wunden der Haut oder der Schleimhäute (z. B. bei Nagelfalzverletzungen), Insektenstiche (z. B. bei der Malaria) oder die intakten Schleimhäute (z. B. bei Salmonellen). Manche Erreger vermögen auch durch die intakte Haut einzudringen (z. B. die Pärchenegel, welche die Bilharziose verursachen). Vor der Geburt kann das Ungeborene diaplazentar, d. h. mit dem Blut über die Plazenta, infiziert werden. Hierbei nehmen Viren eine Schlüsselstellung ein.

Nosokomiale Infektionen

Bei der **nosokomialen Infektion** oder auch Krankenhausinfektion handelt es sich um eine Infektion, die sich im Krankenhaus entwickelt; sie ist weder bei der Aufnahme noch in der Inkubationszeit vorhanden. Es ist nicht zwingend davon auszugehen, dass medizinische Maßnahmen in einem direkten Zusammenhang mit einer Infektion stehen. Doch können unsachgemäße Fehler bei der innerklinischen Versorgung (medizinische und pflegerische Maßnahmen) sowie nicht ausreichende Maßnahmen einer **Infektionsprävention** das Risiko einer nosokomialen Infektion erhöhen.

Manche Erreger führen bei praktisch jedem Infizierten ohne ausreichenden Antikörperschutz zum Ausbruch der entsprechenden Krankheit. Solche Erreger werden als **obligat pathogen** bezeichnet.

Im Krankenhaus sind aber vor allem bei älteren oder abwehrgeschwächten Patienten die **fakultativ pathogenen** Keime inzwischen von weit größerer Bedeutung – das sind solche, die nur bei allgemeiner oder lokal begrenzter Abwehrschwäche zu sogenannten **opportunistischen Infektionen** führen. Am häufigsten treten nosokomiale Infektionen als Harnwegsinfektionen (40 %), Infektionen der unteren Atemwege (20 %), bei der postoperativen Wundheilung (15 %) sowie bei gefäßkathederassoziierten Infektionen (8 %) auf.

5.8 Bakterielle Infektionen

Sowohl leichte als auch schwere Infektionskrankheiten werden oft von **Bakterien** (> Abb. 5.7, > Abb. 5.8) ausgelöst, z. B. die (wieder häufiger auftretende) Tuberkulose, die (inzwischen sehr seltene) Pest, fast alle eitrigen Infektionen (z. B. durch die Kugelbakterien Staphylokokken und Streptokokken) und einige der Kinderkrankheiten (Keuchhusten und Scharlach). Dabei können nicht nur die Bakterien selbst, sondern auch die von ihnen gebildeten Giftstoffe (**Toxine**) Krankheitserscheinungen verursachen.

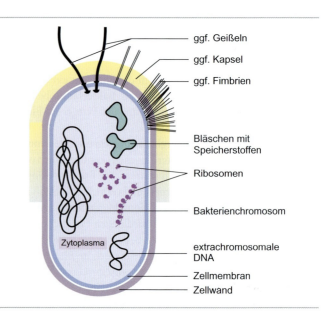

Abb. 5.7 Bakterium (Schemazeichnung) [L190]

5.8.1 EHEC

Escherichia coli (*E. coli*) gehört zur normalen Darmflora von Mensch und Tier. Einige Stämme dieses Bakteriums können jedoch beim Menschen schwere Darmerkrankungen auslösen. Sie werden als enterohämorrhagische *E. coli* (EHEC) bezeichnet. Diese Coli-Bakterien haben im Laufe der Zeit die Eigenschaft erworben, sog. **Shiga-Toxin** (→ Shiga-Toxin-produzierende *E. coli*, **STEC**) zu bilden. Daneben entwickelten sie weitere Virulenzfaktoren, die zum krankmachenden Potenzial der Bakterien beitragen. EHEC-Infektionen sind in Deutschland meldepflichtig.

Ursachen

Das Hauptreservoir für EHEC/STEC bilden landwirtschaftlich genutzte und in der Wildnis lebende Wiederkäuer (z. B. Rinder, Hirsch). Es scheint so, als seien die Bakterien bei diesen Tieren ein normaler Bestandteil der Darmflora, denn sie lösen bei ihnen keine Krankheitssymptome aus. Übertragen wird STEC/EHEC u. a. durch unzureichend gegartes Fleisch und nicht ausreichend erhitzte Rohmilchprodukte sowie andere Produkte infizierter Tiere, die auf den Menschen übertragbar sind. Somit gehören die Infektionen zu den **Zoonosen**, eine vom Tier auf den Menschen übertragene Infektionskrankheit, die auch durch direkten Tierkontakt möglich ist.

Pathophysiologie

STEC kommt in verschiedenen Serotypen vor und verursacht schwerwiegende Entzündungen des menschlichen Dickdarms, wie die **hämorrhagische Colitis** (Blutungen in die Darmschleimhaut und starke Diarrhö) oder das **hämolytisch-urämische Syndrom** (HUS), das zum akuten Nierenversagen und Tod führen kann. Die verursachenden STEC-Stämme werden als EHEC bezeichnet; es reichen teilweise 10–100 Keime für eine Infektion aus. Durch eine hohe Plastizität können sich die Erreger ihrer Umgebung ständig anpassen und tauschen untereinander mit anderen Bakterien Erbmaterial aus. Dabei wird das verursachende Shiga-Toxin-Gen häufig weitergegeben. Proteine, die ein Anheften an die Darmwand oder das Einschleusen infizierter Individuen unterstützen, kommen hinzu und erhöhen das krankmachende Potenzial.

ACHTUNG
Infektionen sind vermeidbar

Es sollten die normalen Hygieneregeln zum Schutz vor einer Übertragung des EHEC-Erregers eingehalten werden. Hierzu zählen neben der Händereinigung nach einem Toilettengang auch entsprechende Hygienemaßnahmen bei der Lagerung und Zubereitung von Lebensmitteln und dem direkten Kontakt mit Tieren (ggf. kotverschmutztes Fell). EHEC-Erreger werden durch eine Erhitzung auf 60 °C abgetötet.

5.8.2 Infektionen durch Staphylokokken

Diese traubenförmig angeordneten Kugelbakterien sind **weltweit verbreitete Krankheitserreger.** Harmlose Staphylokokkenarten gehören zur normalen Keimflora des Menschen (z. B. *Staphylococcus epidermidis* auf der Haut).

Die gefährlichen Staphylokokkenarten, insbesondere *Staphylococcus aureus*, bei denen der Mensch das Hauptreservoir bildet (die Trägerschaft variiert zwischen 15 und 40 % der gesunden Menschen), und unter bestimmten Umständen auch die ansonsten harmlosen Staphylokokkenarten rufen viele eitrige Entzündungen wie Abszesse, Furunkel (Haarbalgentzündungen), Mastitis (Brustentzündung), Wund-, Haut-, Atemwegs- und Katheterinfektionen bis hin zu Sepsis, Osteomyelitis und Meningitis (Hirnhautentzündung, ➤ Kap. 8.19.3) hervor.

Staphylokokken werden in der Regel durch **Schmierinfektion** (meist durch Händekontakt, auch durch das Pflege- und ärztliche Personal!) übertragen.

MRSA/ORSA

Neben der steigenden Bedeutung von *Staphylococcus aureus* als Erreger nosokomialer Infektionen ist außerdem ein signifikanter Anstieg

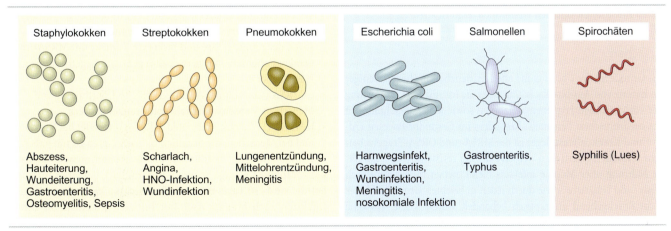

Abb. 5.8 Hunderte verschiedene Bakterientypen [L190]

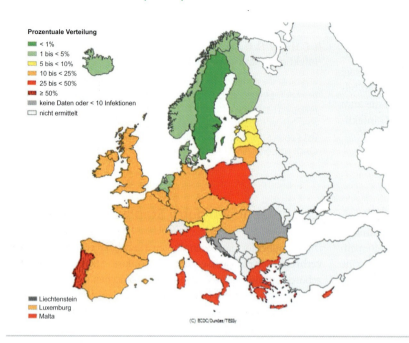

Abb. 5.9 Nachweishäufigkeit von MRSA [W884]

von Infektionen mit **multiresistenten Erregern** (MRE) in Deutschlands Krankenhäusern sowie Alten- und Pflegeheimen zu verzeichnen. Dadurch verlängert sich bei MRE-Patienten nicht nur die Liegedauer, sondern ihre Morbidität und Mortalität sind ebenfalls erhöht.

Methicillin- bzw. Oxacillin-resistente *Staphylococcus aureus* (MRSA bzw. ORSA) sind gegen alle derzeit verfügbaren β-Lactam-Antibiotika (z. B. Penicilline wie Methicillin und Oxacillin) sowie viele weitere Antibiotikaklassen resistent. Dadurch sind die Therapiemöglichkeiten eingeschränkt und werden zu einem signifikanten Problem für betroffene Patienten. Statistisch gesehen erkranken jährlich 400.000–600.000 Menschen an den Keimen und 10.000–15.000 versterben an ihnen (➤ Abb. 5.9).

Seit dem 1.7.2009 ist die Meldepflicht nach § 7 Absatz 1 Satz 1 des Infektionsschutzgesetzes (IfSG) gemäß § 1 IfSG auf alle MRSA-Stämme ausgedehnt worden. Alle aus Blut oder Liquor nachgewiesenen Infektionen sind den Gesundheitsämtern anzuzeigen.

Ursachen

Die Gründe für die Übertragung und Resistenzbildung liegen weniger im Einsatz von Antibiotika; häufig ist es die insuffiziente Umsetzung der vorbeugenden Hygienemaßnahmen sowie fehlende Schulungen des medizinischen Personals. Besonders im Gesundheitswesen (Alten- und Krankenhauspflege) ist die MRSA- und ORSA-Trägerschaft sehr verbreitet. Übertragen werden kann der resistente Keim, der ohne Nahrung über Monate infektiös bleibt, neben Menschen durch Haus- und Nutztiere sowie durch jeden unbelebten Gegenstand, der nicht durchgehend antiseptisch behandelt wurde. Diese Tatsache macht eine 100-prozentige Desinfektion bei hochempfindlichen elektronischen Geräten und Fahrzeugen des Rettungsdienstes schwierig.

Pathophysiologie

Überwiegend wird der Keim über die Hände übertragen und siedelt sich vorzugsweise im Nasen-Rachenraum (Vestibulum nasi) sowie an behaarten Körperstellen des Kopfes, der Achseln, der Leisten und Schamregion an. Eine bloße Besiedelung mit dem Keim auf der Haut oder einer Wunde stellt zunächst kein Problem dar; erst wenn die Bakterien endogen oder exogen in den Organismus gelangen, verursachen sie dort Infektionen.

Es werden nach ihrem Vorkommen und den wichtigsten Ort der Übertragung **drei große Gruppen** von MRSA unterschieden:
- **haMRSA** (Hospital Acquired MRSA): insbesondere auf Intensivstationen (z. B. Trachetomien, bei liegenden Kathedern) und bei Patienten mit dem Risiko einer Infektion (z. B. großflächigen Wunden, chronischen Wunden), bei chronischen Erkrankungen (z. B. Dialysepatienten), einem geschwächten Immunsystem (Immunsuppression) und der Einnahme von Antibiotika, dies besonders bei unsachgemäßer Indikationsstellung, sowie der unmittelbare und indirekte Kontakt mit MRSA-tragenden Patienten über gemeinsam genutzte Gegenstände (z. B. Handtücher).
- **caMRSA** (Community Acquired MRSA): Übertragung von Mensch zu Mensch außerhalb von Krankenhäusern
- **laMRSA** (Livestock Associated MRSA): verbreitet bei Nutztieren und bei Menschen, die beruflich mit den Tieren zu tun haben

Die Inkubationszeit beträgt bei oral aufgenommenen Staphylokokkentoxinen wenige Stunden (2 Stunden); bei einer Infektion beträgt sie 4–10 Tage. Bei einer Besiedelung kann eine endogene Infektion auch Monate nach der initialen Kolonisation auftreten.

PRAXISTIPP
Wichtig für Transporte mit MRSA-Stämmen

Die Information, dass der Transport eines MRSA-positiven Patienten ansteht, ist mit das Wichtigste, denn er wird als Einzeltransport durchgeführt. Für den Transport ist der Patient durch das Krankenhaus, Alten- oder Pflegeheimpersonal entsprechend vorzubereiten (z. B. Körperpflege, Hautläsionen und Wunden frisch verbunden oder abgedeckt). Handelt es sich um Infektionen der Atemwege, kann dem Patienten u. U. ein Mundschutz angelegt werden. Bei Trachealkanülenträgern bietet sich ein HME-Filter an. Wenn möglich, sollte der Patient unmittelbar vor dem Transport eine Händedesinfektion durchführen. Tragestuhl oder Krankentrage sind nach Möglichkeit mit einem Einmallaken zu beziehen.

Das Tragen von Overalls ist überzogen und auch unerwünscht. Neben den Basishygienemaßnahmen wird das Tragen von Einmalschürzen und keimarmen Einmalhandschuhen favorisiert. Auch das Anlegen eines Mundschutzes ist in den meisten Fällen unnötig und wird nur beim Absaugen oder der Säuberung des Mundraums empfohlen.

Nach dem Transport sind alle kontaminierten Einmalmaterialien in einem Plastiksack zu deponieren und zugeknotet in den Restmüll zu geben. Textilien (z. B. Decken) sind auszutauschen und maschinell bei 60 °C oder höher zu waschen. Arbeits- und Kontaktflächen sowie verwendete medizinische Materialien werden mit aktuell gelisteten **RKI-** oder **VAH-Desinfektionsmitteln** einer Wischdesinfektion unterzogen. Empfohlen werden ein schnellwirkendes alkoholisches Desinfektionsmittel oder Tücher. Bei Verwendung von Tragen- und Sitzflächenunterlage ist eine großflächige Desinfektion (z. B. Wände, Fußboden, Tragestuhl) nur dann notwendig, wenn es während des Transports zu einer potenziellen Kontamination mit infektiösen Substanzen (z. B. Fäkalien, Sputum, Erbrochenes) gekommen ist. Abschließend muss das Einsatzpersonal wie nach jedem Ausziehen der Schutzhandschuhe eine **hygienische Händedesinfektion** durchführen.

ACHTUNG
Einsatzkräfte als Träger von MRSA

Wenn Einsatzkräfte des Krankentransportes und Rettungsdienstes selber chronische Hautveränderungen haben (z. B. Ekzeme oder andere Hautläsionen), sollten sie keine MRSA-positiven Patienten betreuen. Wird eine Einsatzkraft als positiver MRSA-Träger identifiziert, darf sie bis zu einer Sanierungsbehandlung mit anschließender Kontrolluntersuchung (mikroskopisch drei negative Abstriche an drei aufeinanderfolgenden Tagen) und einem abschließenden Arztgespräch keine Kranken- oder Rettungstransporte durchführen. In beiden Fällen muss der betriebsärztliche Dienst hinzugezogen werden.

5.8.3 Infektionen durch Streptokokken

Streptokokken sind kettenförmig angeordnete Kugelbakterien, die in der Natur weit verbreitet sind. Viele Streptokokkenarten können Erythrozyten auflösen (hämolysieren). Streptokokken verursachen z. B. den Scharlach, Entzündungen an praktisch allen Orten des Hals-, Nasen- und Ohrenbereichs, aber auch Wundinfektionen, Phlegmonen, annähernd die Hälfte aller Endokarditiden und viele Sepsisfälle (➤ Abb. 5.10).

Pneumokokken (*Streptococcus pneumoniae*) sind zu zweit in einer Kapsel eingelagerte Kugelbakterien. Sie können Lungenentzündungen, Mittelohrentzündungen, Hirnhautentzündungen und andere Infektionen der Luftwege verursachen.

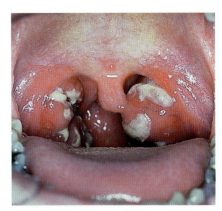

Abb. 5.10 Rachenbefund bei einer Mandelentzündung [M117]

Staphylokokken, Streptokokken, Pneumokokken und einige verwandte Bakterien werden zu den **grampositiven Bakterien** zusammengefasst, da sie sich in der sogenannten *Gramfärbung* im mikrobiologischen Labor violett anfärben lassen. Ihnen stehen die **gramnegativen Bakterien** gegenüber, bei denen sich im Gegensatz zu den grampositiven der violette Farbstoff leicht wieder herauslösen lässt und die dann mit einem roten Farbstoff gegengefärbt werden können. Zu den gramnegativen Bakterien gehören die meisten Stäbchenbakterien, die unter anderem Darm- und Harnwegsinfektionen auslösen (z. B. *Escherichia coli* und Salmonellen).

5.8.4 Infektiöse Darmerkrankungen

Obwohl die Magensalzsäure viele Mikroorganismen abtötet, sind durch Mikroorganismen verursachte Magen-Darmerkrankungen recht häufig.

(Bakterielle) Lebensmittelvergiftungen im engeren Sinne entstehen, wenn sich in unsachgemäß gelagerten Lebensmitteln (z. B. Milch- und Eierspeisen) Bakterien vermehren und Toxine produzieren. Beim Verzehr der verdorbenen Speisen gelangen die Toxine in den Verdauungstrakt und lösen dann die Krankheitserscheinungen aus. Am häufigsten verursachen *Staphylococcus aureus* und *Escherichia coli* (➤ Abb. 5.11) solche Lebensmittelvergiftungen, die sich meist durch Brechdurchfälle bald nach dem Verzehr der verdorbenen Nahrung bemerkbar machen.

Abgegrenzt hiervon werden **Lebensmittelinfektionen** durch das Eindringen von Bakterien (seltener von Viren) in den Magen-Darm-Trakt. Ein Teil der Erreger ist in der Lage, die Darmschleimhaut zu durchdringen und evtl. auch ins Blut zu gelangen. Erwähnt seien hier die Salmonellen und die Shigellen als Erreger der Darmruhr.

Vibrio cholerae hingegen, der Erreger der Cholera, bleibt auf das Darmlumen beschränkt. Die für die Erkrankung typischen und bedrohlichen Durchfälle und Erbrechen werden durch das im Darm produzierte Enterotoxin der Erreger hervorgerufen. Insbesondere bei Kleinkindern sind Rota-Viren eine häufige Durchfallursache.

Da bakterielle Lebensmittelvergiftungen und -infektionen oft nicht klar voneinander zu trennen sind, werden beide vielfach auch als Lebensmittelvergiftungen zusammengefasst.

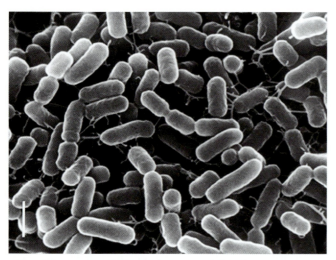

Abb. 5.11 Das Stäbchenbakterium *Escherichia coli* [G238]

Salmonellen

Immer wieder für Schlagzeilen sorgen infektiöse (Brech-)Durchfälle durch Enteritis-Salmonellen, oft kurz nur **Salmonellen** genannt, die in den letzten Jahren dramatisch zugenommen haben: Im Jahr 2012 gab es 20.849 gemeldete Fälle in Deutschland.

Salmonellen sind in der Tierwelt weit verbreitet. Als Infektionsquelle für den Menschen bedeutsam ist vor allem Geflügel, da befallene Tiere am ganzen Körper kontaminiert sind, sodass z. B. auch Eier salmonellenhaltig sind. Werden nun solche mit Salmonellen kontaminierten Speisen nicht ausreichend erhitzt und/oder bei Zimmertemperatur stehen gelassen, können sich die Bakterien vermehren und zu Erkrankungen führen. Befallene Menschen scheiden die Salmonellen mit ihrem Stuhl aus und können sie bei Nichtbeachtung der einschlägigen Hygieneregeln auf Speisen verschleppen.

Zwar dauert die Erkrankung bei ansonsten Gesunden meist nur wenige Tage, doch kann eine Salmonellengastroenteritis bei Säuglingen, älteren Menschen oder Abwehrgeschwächten auch tödlich verlaufen.

Wesentlich gefährlicher als Enteritis-Salmonellen sind ihre in Deutschland glücklicherweise selteneren Verwandten, die Typhus- und Paratyphus-Salmonellen. Sie rufen mit **Typhus** bzw. **Paratyphus** schwere Allgemeinerkrankungen hervor. Einziges Erregerreservoir ist hier der Mensch, und Dauerausscheider haben als Infektionsquelle wesentlich größere Bedeutung als bei den Enteritis-Salmonellen.

5.8.5 Harnwegsinfektionen

Die häufigsten im Krankenhaus entstehenden (nosokomialen) Infektionen sind **Harnwegsinfektionen,** wobei *Escherichia coli* mit ca. 40 % aller Fälle wichtigster Erreger ist. Neben *E. coli* sind die ebenfalls zu den gramnegativen Stäbchen zählenden Bakterien *Proteus* und *Klebsiella* sowie *Enterobacter* und die schon erwähnten Staphylokokken bedeutsame Erreger im Harntrakt. Begünstigende Faktoren für Harnwegsinfektionen im Krankenhaus sind neben Harnstauungen in Harnleitern oder Harnröhre vor allem Dauerkatheter, durch die Bakterien von der Hautoberfläche in den Harntrakt verschleppt werden.

Alle oben genannten Erreger gehören zu den **Enterobakterien.** Die meisten Enterobakterien sind fakultativ pathogen und können bei Abwehrgeschwächten die unterschiedlichsten Infektionen hervorrufen, am häufigsten Harn-, Gallenwegs- und Atemwegsinfekte, Wundinfektionen und Meningitis (Hirnhautentzündung).

5.8.6 Tuberkulose

Weltweit ist ⅓ der Weltbevölkerung nach Schätzungen der WHO mit *Mycobacterium tuberculosis* infiziert, dem Erreger der **Tuberkulose** (Tbc, Tb). Jährlich erkranken etwa 8,7 Millionen Menschen an Tbc und 1,4 Millionen versterben an ihr. Die Übertragung erfolgt meist durch Tröpfcheninfektion, wobei die Erreger in sehr kleinen Tröpfchen bis in die Alveolen (Lungenbläschen) gelangen. Dort werden sie zwar von Makrophagen phagozytiert, können sich aber in diesen wie auch extrazellulär im Lungengewebe weitervermehren. Über die Lymphwege erreichen die Mykobakterien die Lymphknoten und streuen von dort evtl. ins Blut. Innerhalb von drei bis vier Wochen haben T-Lymphozyten die Erreger erkannt und aktivieren Makrophagen, wodurch diese phagozytierte Mykobakterien besser töten können. Um die Tuberkelbakterien bildet sich ein sogenanntes Granulom, ein Wall von Makrophagen und Lymphozyten.

Die Kombination von Primärherd, zugehörigem Lymphknotenherd (befallenem Lymphknoten) und verbindendem Lymphgefäß wird Primärkomplex genannt. Der Primärherd kann narbig abheilen, verkalken oder sich verflüssigen (Kavernenbildung, Verkäsung), was die Vermehrung der Tuberkelbakterien begünstigt. Dadurch kann es zum Eindringen in weitere Lungenabschnitte oder ins Blut kommen. Brechen die Tuberkelbakterien aus einem Granulom heraus in die Blutbahn, was meist innerhalb einer Phase der Abwehrschwäche geschieht, so kann es zur tuberkulösen Absiedelung in alle inneren Organe und die Haut kommen. Gewinnen die Tuberkelbakterien Verbindung zu den Atemwegen, so werden sie ausgehustet. Der Patient ist hochgradig ansteckend **(offene Tuberkulose).**

Tuberkulintest

Auch heute noch unverzichtbar in der Tuberkulosediagnostik ist der **Tuberkulintest.** Ein Extrakt aus Tuberkelbakterien wird unter die Haut gebracht (Nadelstempeltest = Tine-Test) oder – heute selten – auf die Haut appliziert (Pflastertest). Hat sich der Organismus schon mit Tuberkelbakterien auseinandergesetzt (durch Infektion oder Tbc-Impfung), so reagieren die T-Lymphozyten und bilden nach zwei bis drei Tagen ein rotes Knötchen an der Teststelle. Ist der Tuberkulintest negativ, also keine Hautreaktion erkennbar, so liegt in aller Regel keine Infektion mit Mykobakterien vor.

Zwei Ausnahmen von der Regel gibt es allerdings: Bei einer ganz frischen Infektion ist der Test negativ, weil der Organismus für die Ausbildung der zellulären Immunität ca. 4–6 Wochen benötigt. Falsch negative Testergebnisse treten auch bei einer erheblichen

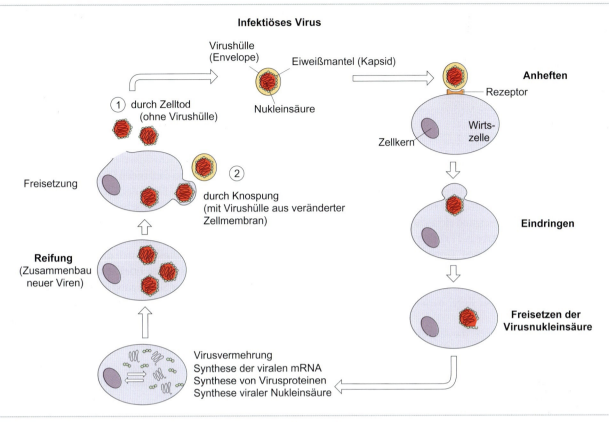

Abb. 5.12 Eindringen in die Wirtszelle, Vermehrung und Ausbreitung von Viren [R172]

Schwäche der zellulären Abwehr auf, etwa kurz nach einer Masern-Infektion oder bei AIDS.

5.8.7 Antibiotika und Antibiotikaresistenz

Bakterien lassen sich oft durch Gabe entsprechender **Antibiotika** (gegen Bakterien wirksame Arzneimittel) wie z. B. Penicillin abtöten. Allerdings hilft nicht jedes Antibiotikum gegen jedes Bakterium. Vielmehr tötet jedes Antibiotikum nur ein bestimmtes Spektrum von Bakterien. Und auch wenn ein bestimmtes Antibiotikum von seinem Hersteller als wirksam, z. B. gegen Staphylokokken, vertrieben wird, können im Einzelfall Resistenzentwicklungen das Antibiotikum trotzdem nutzlos werden lassen:

Viele Bakterien entwickeln nämlich durch Erweiterung oder Änderung ihres Erbgutes Mechanismen, die das Antibiotikum unwirksam machen, es etwa durch Änderung seiner Struktur inaktivieren. Bei jeder unklaren Infektion muss deshalb die entsprechende Urinprobe, Blutkultur oder der Wundabstrich bebrütet und die gewachsenen Bakterien systematisch auf ihre Empfindlichkeit gegenüber verschiedenen Antibiotika geprüft werden (Resistenzprüfung, **Antibiogramm**). Eine bereits begonnene Behandlung muss dann unter Umständen entsprechend dem Ergebnis der Resistenzbestimmung auf ein wirksames Antibiotikum umgestellt werden.

5.9 Virale Infektionen

Wahrscheinlich noch häufiger als von Bakterien werden wir Menschen jedoch von **viralen Infektionen** befallen. Die meisten „Erkältungskrankheiten" (Schnupfen, Grippe, Bronchitiden) gehören genauso hierzu wie die überwiegende Zahl von Leber- oder Hirnhautentzündungen. Auch die Mehrzahl der Kinderkrankheiten (➤ Kap. 5.5.1) wird von Viren ausgelöst. Beispiele sind Masern und Mumps.

Wie bereits erwähnt, bestehen **Viren** nur aus Erbgut (und zwar DNA oder RNA, dementsprechend werden Viren auch als DNA- oder RNA-Viren klassifiziert) und einer meist geometrisch-regelmäßig geformten Virushülle. Sie haben keine Möglichkeit zur Energiegewinnung oder zur Proteinsynthese, kurzum sie können nicht selbstständig leben. Um zur Vermehrung zu gelangen, infizieren sie deshalb eine menschliche, tierische oder pflanzliche Wirtszelle, in der sie ihr eigenes Erbgut freisetzen. Dieses Erbgut wird in das Erbgut der Wirtszelle eingebaut und veranlasst im typischen Falle deren Proteinsyntheseapparat, tausendfach Viruspartikel zu synthetisieren und zu neuen kompletten Viren zusammenzusetzen. Anschließend stirbt die Wirtszelle ab, die neuen Viren werden freigesetzt und infizieren weitere Körperzellen (➤ Abb. 5.12).

Nicht immer zeigt sich aber die Viruswirkung so rasch: Einige Viren z. B. bauen ihr Erbgut in das der Wirtszelle ein, die jedoch überlebt und das Erbgut des Virus an ihre Tochterzellen weitergibt. So kann das Virus jahrelang schlummern, bis nach Jahren die Infektion ausbricht (sog. **Slow-Virus-Infektion**) oder sich die Wirtszelle in eine unkontrolliert wachsende Tumorzelle umwandelt (sog. **onkogene Viren**).

Da die Viren sich zu ihrer Vermehrung der Zellen ihres Wirts bedienen, sind sie medikamentös deutlich schwerer zu bekämpfen als Bakterien. Denn fast jedes Medikament, welches das Virus trifft, trifft auch den Wirt, also den Patienten. Bis heute stehen daher nur in relativ wenigen Fällen wirksame Medikamente gegen Viren (**Virostatika**) zur Verfügung.

5.9.1 Erkältungskrankheiten und „Grippe"

Vorzugsweise im Winterhalbjahr trifft es fast jeden von uns: Allgemeines Unwohlsein, Schnupfen, Husten und vielleicht auch Halsschmerzen und Heiserkeit lassen den (Arbeits-)Tag lang werden; die „Grippe" geht wieder um. Doch „Grippe" und „Grippe" sind zweierlei:

Spricht der Laie von der Grippe, so meint er meist die **banalen Erkältungskrankheiten,** hervorgerufen durch eine Vielzahl verschiedener Viren. Sie sind in aller Regel harmlos und nach einer Woche wieder vorbei.

Anders hingegen die echte Grippe, die auch als **Virusgrippe** oder **Influenza** bezeichnet wird. Sie wird durch Influenzaviren der Typen A, B oder C hervorgerufen und durch Tröpfcheninfektion übertragen. Die Beschwerden sind meist stärker als bei der banalen Erkältung, im Frühstadium oder bei leichtem Verlauf ist die klinische Abgrenzung aber kaum möglich. Für Ältere, Abwehrgeschwächte und Patienten mit Vorerkrankungen der Atemwege stellt die Influenza eine ernste Bedrohung dar: Als Komplikation gefürchtet ist insbesondere die Grippepneumonie, die für die Mehrzahl der grippebedingten Todesfälle verantwortlich ist.

Da sich die Influenzaviren außerordentlich rasch verändern, kann man nach durchgemachter Erkrankung nicht mit längerdauerndem Schutz rechnen. Es haben sich zwar spezifische Antikörper gebildet, doch „greifen" diese gegen das veränderte Virus weniger oder gar nicht mehr, sodass alle paar Jahre mit größeren Erkrankungswellen zu rechnen ist. Daher wird für gefährdete Personen die **aktive Schutzimpfung** gegen die Influenza empfohlen, die allerdings jährlich mit einem Impfstoff gegen die „wahrscheinlich aktuellen" Typen durchgeführt werden muss.

5.9.2 Erworbenes Immundefektsyndrom – AIDS

Das erworbene Immundefektsyndrom (AIDS – Acquired Immune Deficiency Syndrome) wurde 1981 erstmals als eine Immunschwächekrankheit infolge einer Infektion mit dem **Humanen Immundefizienz-Virus** (HIV – menschliches Immunschwäche-Virus), das zur Gruppe der Retroviren gehört, beschrieben (➤ Abb. 5.13). Das Virus infiziert Schlüsselstellen des Immunsystems (T-Zellen) und vermehrt sich rasant weiter. Die Virenmenge im Blut (**Viruslast**) entwickelt sich, bis beide Arme des Immunsystems reagieren. Durch die B-Zellen werden Antikörper produziert; daraus bilden sich HIV-spezifische zytotoxische T-Zellen (CTL-Killerzellen), welche die Viruslast schließlich auf einem relativ stabilen Niveau halten. Die Entwicklungsphase einer Infektion wird nach der **CDC-Klassifikation** von 1993 (CDC = Centers for Disease Control and Prevention, USA) in drei Kategorien eingeteilt:

- **Kategorie A** (akute HIV-Infektion, Mononucleosis-Like-Illness): Eine grippeähnliche Erkrankung bekommen einige Patienten nach ungefähr 1–3 Wochen. Danach sind die Infizierten völlig beschwerdefrei (asymptomatische Infektion), bis nach Monaten oder Jahren Lymphknotenschwellungen an mehreren Körperstellen (generalisierte Lymphadenopathie) folgen.
- **Kategorie B** (HIV-assoziierte Erkrankung): Der Patient wird in dieser Phase zunehmend schwächer, es kommt zu Beschwerden wie Fieberschüben, längerdauernden Durchfällen und Mundsoor (➤ Kap. 5.11.1). Die Phase der klinischen Latenz beträgt meist mehrere Jahre und die fortschreitende Schädigung des Immunsystems bewirkt eine erneute Viruslast.
- **Kategorie C** (AIDS-definierende Erkrankung): Das fortgeschrittene Stadium AIDS ist definiert durch das Auftreten von unterschiedlichen opportunistischen Infektionen (z. B. Pneumonien durch *Pneumocystis*, einer Schädigung des ZNS – „HIV-Enzephalopathie", die eine Veränderung der Psyche und geistigen

Folgen der HIV-Infektion

HIV-Enzephalopathie (direkter Gehirnbefall durch das Virus), Hirnbefall mit Protozoen, Pilzen oder Viren, Zytomegalie, Netzhautentzündung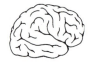

 Pilzbefall von Mundhöhle, Rachen und Speiseröhre

Hauttumoren (Kaposi-Sarkom), Gürtelrose, Warzen, gehäufte Hautinfektionen, z.T. mit Abszessbildung

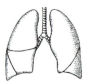 Lungeninfektionen durch Pneumocystis jiroveci, Tuberkulose, Pilze, Bakterien, Viren

Darminfektionen durch Salmonellen, Staphylokokken, verschiedene Viren, Hefepilze, Kryptosporidien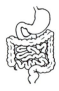

 länger dauerndes Fieber, fortschreitende Abmagerung (Wasting-Syndrom), Lymphome

Abb. 5.13 Klinische Symptome von AIDS [L190]

Abbau zur Folge hat) sowie einigen Tumorerkrankungen, woran die Patienten letztlich versterben.

Zusammen mit einem positiven HIV-Test rechtfertigen diese Erkrankungen die Diagnose der **AIDS-Erkrankung.** In jeder der drei klinischen Kategorien werden in Abhängigkeit von der Zahl der T-Helferzellen im Blut noch einmal jeweils drei Laborkategorien unterschieden, sodass sich insgesamt neun Zuordnungsmöglichkeiten ergeben.

MERKE
Killervirus HIV

HIV/AIDS ist weltweit mit 34 Millionen infizierten Menschen der führende infektiöse Killer, an dem bereits über 25 Millionen Menschen verstarben. Allein im Jahr 2011 gab es 2,5 Millionen neue Infektionen und bis heute gibt es keinen Impfstoff, der vor einer HIV-Infektion schützt. Ein Teil der infizierten Personen befindet sich in einer **antiretroviralen Therapie** (ART), die zwar einen positiven Erfolg zeigt und eine Vermehrung des HIV im Körper verhindert, aber kaum Aussicht darauf hat, weltweit Menschen zu helfen, da die Therapie nicht jedem zugänglich gemacht werden kann. Medikamente einer ART haben mitunter stärkste Nebenwirkungen, was insbesondere für die lebenslange Einnahme zum Problem wird. Zudem besteht die Gefahr einer ausgeprägten **Virämie** bei Absetzen der Therapie sowie bei einer schlechten Compliance die Entstehung resistenter Virusvarianten.

MERKE
Wie findet eine Übertragung des HIV statt?

Eine Übertragung des HIV kann auf verschiedenen Wegen stattfinden; jedoch besteht keine Gefahr bei alltäglichen sozialen Kontakten, im Gegensatz zu vielen anderen infektiösen Krankheitserregern. Das Virus kann nur in Flüssigkeiten überleben; daher besteht ausschließlich ein Infektionsrisiko bei Kontakt mit infektiösen Körperflüssigkeiten:
- Ungeschützter Geschlechtsverkehr (anal/vaginal)
- Kontaminierte Bluttransfusionen
- Gemeinsame Nutzung von oder eine Verletzung (> Abb. 5.14) mit kontaminierten Nadeln, Spritzen, scharfen Instrumenten
- Übertragung Mutter zu Kind während der Schwangerschaft, der Geburt oder beim Stillen

Nach § 7 Abs. 3 des Infektionsschutzgesetzes (IfSG) besteht bei HIV-Infektion eine nicht namentliche Meldepflicht, die direkt an das **Robert-Koch-Institut** (RKI) gerichtet wird. Um die Anonymität bei Mehrfachmeldungen zu bewahren, findet eine Verschlüsselung der Daten gemäß **§ 10 Abs. 2 IfSG** statt. Alle erhobenen Daten bilden die Basis der aktuellen HIV/AIDS-Epidemie und bilden eine Grundlage für die gesundheitspolitische Entscheidung auf kommunaler und bundesweiter Ebene.

Der Königsweg, um eine HIV- oder eine andere Infektion (z. B. mit HBV/HBC) zu umgehen, ist immer noch die Prävention mit Aufklärungs- und Nadelaustauschprogrammen (Drogenszene) sowie die Entwicklung von Mikrobioziden (z. B. Gele, die antiretrovirale Medikamente enthalten) oder die medikamentöse **Postexpositionsprophylaxe** (PEP).

Berufliche HIV-Exposition

Trotz aller Präventions- und Arbeitsschutzmaßnahmen sind weit über 2 Millionen Beschäftigte im Gesundheitswesen, bedingt durch ihre berufliche Tätigkeit, generell durch die Gefahr einer Nadelstichverletzung oder einer Stichverletzung (scharfe und spitze Instrumente) infektionsgefährdet. Entscheidend für eine Infektion ist u. a., dass der **Quellpatient** infektiös ist (Prävalenz) und eine Infektion von der Übertragungsgeschwindigkeit her möglich ist (Serokonversionsrate). Die Prävalenz von HIV/AIDS liegt in Deutschland bei etwa 0,05 % (40.000 Personen); zu einer Serokonversion kommt es in ca. 3 von 1.000 Fällen. Somit ist ein rechnerisches Infektionsrisiko von 1:650.000 möglich. Das Risiko erhöht sich drastisch, je schwerer die Verletzung ist (z. B. Tiefe des Einstichs).

Postexpositionsprophylaxe (PEP)

Ist es zu einer möglichen HIV-Exposition gekommen, sollte schnellstmöglich eine **antiretrovirale Therapie** (ART) eingeleitet werden **(nach einer Exposition innerhalb von 24 Stunden)** und eine ärztliche Beratung erfolgen (> Abb. 5.14). Es wird nicht mehr empfohlen, eine ART nach einer Exposition vor mehr als 72 Stunden einzuleiten.

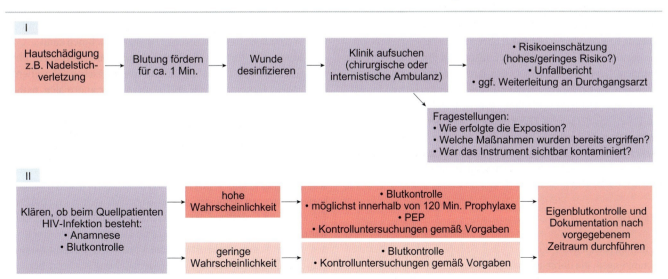

Abb. 5.14 Maßnahmen bei einer möglichen HIV-Exposition [M842]

Die Wirksamkeit der ART ist durch die Einführung neuer Medikamente wesentlich erhöht. Üblich ist eine Therapiekombination von zwei Reverse-Transkriptase-Inhibitoren (NRTIs) und zwei Proteinaseinhibitoren (PIs) oder einem nichtnukleosidalen Reverse-Transkriptase-Inhibitor (NNRTI). Die Therapie mit ART wird prophylaktisch 4 Wochen lang durchgeführt. Zusätzlich erfolgen serologische Kontrolluntersuchungen nach 6 und 12 Wochen sowie nach 6 Monaten.

ACHTUNG
Nadelstichverletzung: keine Bagatellfälle

Jede Nadelstichverletzung ist umgehend dem zuständigen Durchgangsarzt für Arbeitsunfälle zu melden, da sie schwerwiegende Folgen haben kann, denn einen 100-prozentigen Schutz vor HIV (HBV/HCB) gibt es nicht. Der Arzt registriert den Arbeitsunfall für die Berufsgenossenschaft (BGW) als Kostenträger und kann eine Überweisung an Spezialambulanzen oder in der Behandlung von HIV (HBV/HCB) erfahrene Ärzte veranlassen.
In vielen Arbeitssituationen können Nadelstichverletzungen im Gesundheitswesen (z. B. Rettungsdienst) auftreten; daher muss ihre Vermeidung im Vordergrund stehen. Benutzte Nadeln sind nicht wieder beidhändig in die Schutzkappe zurückzuführen **(Recapping)**. Ein weiteres Risiko liegt im Entsorgungsbereich durch:
- Nadeln oder Instrumente, die achtlos liegengelassen wurden
- Unzureichende Entsorgungsbehältnisse (Anzahl/Qualität)
- Überfüllte Entsorgungsbehältnisse

Um eine erhöhte Sicherheit für die Mitarbeiter z. B. im Rettungsdienst zu erreichen, sollten neben dem Tragen der persönlichen Schutzausrüstung und Handschuhen nur Arbeitsmittel mit integrierten Sicherheitsvorrichtungen verwendet werden. So können Verletzungen und Infektionen weitestgehend ausgeschlossen werden.

5.10 Prionenkrankheiten

Im Jahr 1982 stellte Stanly Prusiner (US-Neurologe) erstmals die Hypothese auf, dass **Prionenerkrankungen** (Prionosen) nicht durch Viren oder Bakterien, sondern durch bestimmte Eiweiße **(Proteine)** ausgelöst wurden; er bezeichnete sie als eiweißartige ansteckende Teilchen (Prionen – Proteinaceous Infectous Particles). **Spongioforme Enzephalopathien** sind seltene und tödlich verlaufende Krankheiten, welche sich über Monate bis Jahrzehnte hinweg entwickelt. Als Folge steht im Endstadium die Schädigung des zentralen Nervensystems (ZNS, Gehirn und Rückenmark), was sich durch Störung der Bewegungskoordination, der kognitiven Funktion und einer Demenzentwicklung äußert. Durch eine Ablagerung von Prionenproteinen im ZNS kommt es zu einem Untergang von Nervenzellen **(Neuronen)**; hieraus resultiert eine Vielzahl neurologischer Krankheitserscheinungen, zusammengefasst werden diese **transmissible spongioforme Enzephalopathie** (TSE) genannt.

Ursache

Zu den menschlichen Prionosen, einer Gruppe neurodegenerativer Erkrankungen, die durch pathologische Konformationen von Prionen ausgelöst werden, zählt als bekannteste die **Creutzfeld-Jakob-Krankheit** (CJK), die erstmals in den 1920er-Jahren von den gleichnamigen Ärzten beschrieben wurde. An ihr erkranken in Deutschland jährlich etwa 100–120 Personen. Bei 85 % handelt es sich um eine sporadische CJK (Ursachen und Risikofaktoren sind unbekannt). In 10–15 % liegt eine sog. familiäre CJK vor, die auf einer Veränderung des Erbgutes (DNA), einer Mutation, beruht und familiär weitervererbt werden kann. Die bekanntesten Prionenerkrankungen von Tieren sind die **Traberkrankheit** (Scrapie) der Schafe und die **bovine spongiforme Enzephalopathie** (BSE) der Rinder; Letztere steht auch im Zusammenhang mit einer neuen Variante der vCJD, die erstmals 1994 in Großbritannien auftrat.

KRANKHEIT/SYMPTOM
Creutzfeld-Jakob-Krankheit (CJD)

Sie kommt in verschiedenen Formen vor (sporadisch, familiär oder iatrogen) und hat unterschiedliche Ursachen (unbekannt, genetisch und infektiös). Eine neue **Variante der CJD** (vCJD) ist eine typische Infektionserkrankung, die durch den Genuss von Fleisch und Produkten von BSE-erkrankten Rindern übertragen wird und meist jüngere Patienten betrifft. Symptome der CJD/vCJD sind u. a.
- Psychische Veränderungen (z. B. Depressionen, Angstzustände)
- Verfall der geistigen Fähigkeit (Entstehung einer Demenz)
- Störungen der Koordination und von Bewegungsabläufen (z. B. spastische Muskelzuckungen, übersteigerte Reflexe, gestörte Feinmotorik)

Der wesentliche Unterschied in den klinischen Zeichen zwischen den beiden Formen liegt darin, dass ältere Personen vorwiegend an der sporadischen CJD erkranken, mit einem schnellen Krankheitsverlauf, der binnen 3 Monaten zum Tod führt.

Pathophysiologie

Der menschliche Körper enthält viele verschiedene **Proteine.** Sie sind zur Unterhaltung der meisten Lebensfunktionen wichtig. Proteine bestehen aus kettenförmig aneinandergereihten kleinen Einheiten, den Aminosäuren. Die Baupläne für eine riesige Zahl solcher Proteine befinden sich im menschlichen Erbgut (DNA). Proteine können sich nach ihrer Bildung in der menschlichen Zelle zu komplizierten Strukturen falten oder aufrollen, vergleichbar mit einem Wollknäuel, das verschiedene Formen annehmen kann.

Prionen sind Proteine, die in einer harmlosen, „normalen" physiologischen Form (PrP^c) im Gehirn von Menschen, Säugetieren und Vögeln vorkommen, die aber auch in einer anormalen, pathologischen Struktur (PrP^{sc}) auftreten können. Die Funktion von PrP^c ist weitestgehend unbekannt; man nimmt an, das es Superoxid, das bei oxidativem Stress gebildet wird, abbauen kann, was vor allem Neurone vor oxidativem Stress schützen könnte. In Tierversuchen mit Meeresweichtieren wurde festgestellt, dass Proteine, die Eigenschaften eines Prions besitzen, die Verbindungen zwischen benachbarten Neuronen stabilisieren. Dies ist bei Menschen und höheren Tierarten die Grundlage der Langzeitspeicherung von Gedächniswahrnehmungen. Folglich kann es beim „Verschwinden" von Prionen an der Neuronenoberfläche zum Verlust der Gedächtnisinformationen kommen, was eine Demenzentstehung zur Folge hat.

Die Funktion des PrP^{sc} hingegen kann sich in zwei Richtungen äußern: zum einen in der Ansteckungsfähigkeit **(Infektiosität)**, zum anderen in einer Schädigung der Nervenzellen im Gehirn (**Konformationserkrankungen**). Damit sich infektiöse Prione vermehren können, ist die Anwesenheit normaler Prione notwendig; diese werden „gezwungen", sich in pathologische Prione umzuwandeln. Dieser Prozess ist relativ langwierig, da Prionen lange Inkubationszeiten haben. Sind aber erst einmal einige wenige Moleküle umgewandelt worden, entwickelt sich die weitere Bildung von pathologischen Prionen nach der Gesetzmäßigkeit einer geometrischen Reihe (aus zwei entstehen vier, aus vier acht usw.) sehr schnell. Erkennt das Immunsystem die pathologischen Prionen nicht als fremd und bietet es ihnen Zuflucht für die Vermehrung, erfüllt es somit die Funktion eines „Trojanischen Pferdes", entstehen Schädigungen an Nervenzellen und Gehirn, das dann mikroskopisch wie ein löchriger Schwamm aussieht.

5.10.1 Scrapie (Traberkrankheit)

Die Traberkrankheit (**Scrapie**) ist die älteste (18. Jahrhundert) und bekannteste Enzephalopathie, die bei Schafen und Ziegen durch Prionen ausgelöst wird. Sie kommt mit Ausnahme von Australien praktisch in allen Ländern und Kontinenten der Erde vor und gilt als Prototyp der Prionenerkrankungen. Tiere, bei den die Erkrankung auftritt, leiden u. a. an **Verhaltensstörungen** (Aggressivität, Nervosität, Schreckhaftigkeit), **Bewegungsstörungen** (Gangunsicherheit), **Juckreiz** (Scheuern mit Fellverlust) sowie **unspezifischen** Symptomen. Lämmer werden direkt über die Muttermilch infiziert. Durch die Verseuchung der Weiden mit Fruchtwasser und der Nachgeburt infizieren sich die anderen Tiere. Die direkte Übertragung auf den Menschen wird im Vergleich zur **bovinen spongioformen Enzephalitis** (BSE) weitestgehend ausgeschlossen.

5.10.2 Bovine spongioforme Enzephalitis (BSE)

Bei BSE (**Rinderwahnsinn**) handelt es sich um eine Erkrankung des Nervensystems, die bei Rindern durch infektiöse Prionen ausgelöst wird. Die Symptome der Tiere sind die gleichen wie bei der Scrapie. 1985 wurde BSE durch einen Tierarzt in England erstmals beschrieben; wahrscheinlich gab es jedoch bereits um 1983 erste Krankheitsfälle. Auch wenn bis heute mit 100-prozentiger Sicherheit keine Übertragungsart nachgewiesen werden konnte, geht man von dem Verfüttern infektiöser Prionen in Tiermehl an Kühe aus. Das Tiermehl stammte u. a. aus Kadavern und Abfallprodukten, die bei der Schlachtung von Rindern und Schafen entstehen und die unzureichend erhitzt wurden (80 °C statt 130 °C). Zwischenzeitlich wurden auch andere Übertragungswege diskutiert.

5.11 Pilzinfektionen

Viele Menschen sind in der heutigen Zeit von einer Pilzerkrankung (**Pilzinfektion**) betroffen; dies ist nicht nur unangenehm, sondern auch eine große Belastung. Neben vielfältigen Symptomen, z. B. Müdigkeit, Sehstörungen, Kopfschmerzen, kann eine Pilzinfektion zu **schwerwiegenden gesundheitlichen Beeinträchtigungen** führen. Pilzinfektionen können im ganzen Organismus z. B. durch die Schädigung der Epithel- und Mukosaoberfläche sowie bei Veränderung der körpereigenen Flora (kutane Mykosen) entstehen. In der Natur wachsen und leben Pilze bekanntlich auf saurem Boden; unter ganz ähnlichen Bedingungen leben auch die krankmachenden Pilze im menschlichen Körper: Sie bevorzugen das saure und kranke Gewebe als Nährboden. Pilze siedeln sich dort an, wo der Organismus abwehrgeschwächt und das Gewebe nicht mehr ausreichend intakt ist sowie ein feucht-warmes Milieu herrscht (z. B. Hautfalten, an den Nägeln und den Schleimhäuten im Genitalbereich).

Der ursächliche Grund einer jeden Pilzinfektion, ganz gleich um welche Pilzart es sich handelt (z. B. Fußpilz, Nagelpilz oder Hautpilz), liegt im Darm. Durch eine Übersäuerung, z. B. durch Stress, kommt es im Darm zu einer Verschiebung (**Dysbiose** oder **Dysbakterie**). Dabei verdrängen die normalerweise in verhältnismäßig geringen Mengen im Darm vorkommenden Pilze durch ihre Ausbreitung die anderen „guten" Darmbewohner. Weitere Ursachen für eine Dysbakterie können vielseitig sein, z. B.
- Implementierte Zahngifte
- Einnahme von Medikamenten, besonders Antibiotika
- Eine säureüberschüssige oder nährstoffarme Ernährung

Die genannten Faktoren sind erheblich an der Veränderung des Darmmilieus beteiligt und tragen somit zu jeder Art einer Pilzerkrankung bei. Besonders anfällig für Pilzinfektionen durch invasive Mykosen sind Menschen mit einer Granulozytopenie bzw. einer defekten T-Zell-Abwehr.

> **MERKE**
> **Pilzerkrankungen (Pilzinfektionen)**
> Bei einer basischen Ernährung haben Pilzinfektionen keine Chance, einen Gärungsprozess in Gang zu setzen und sich dadurch ungehindert zu vermehren, denn Hautpilze oder Nagelpilze bevorzugen nun einmal ein saures oder krankes Gewebe als Nährboden.
> Die wichtigsten Abwehrzellen, die eine Pilzinfektion lokal begrenzen oder verhindern, sind die polymorphkernigen neutrophilen Granulozyten.
> Pilze können auch die Bildung spezifischer Immunglobuline der Klassen IgM, IgG und IgE auslösen. Außerdem können sie die Bildung von Antigen-Antikörper-Komplexen beeinflussen, die eine Hypersensitivität vom Typ III verursachen können.

Es gibt tausende von Pilzarten, von den etwa 180 Arten als Krankheitserreger beschrieben sind. Hierzu zählen u. a.:

5.11.1 Sprosspilze (Candida-Pilze)

Sprosspilze werden auch als **Hefepilze** bezeichnet. Als menschlicher Krankheitserreger spielt vor allem die Art *Candida albicans* (u. a. Verursacher von Finger- und Zehennägel-Pilz) eine herausragende Rolle. *Candida albicans* findet sich bei 60–80 % der Menschen auf der Haut sowie im Verdauungstrakt vom Mund bis zum Enddarm und verursacht in der Regel kaum Beschwerden. Bei **disponierten** Patienten allerdings (z. B. bei bestehender Grunderkrankung wie Diabetes mellitus, Tumorerkrankungen, AIDS oder nach Einnahme bestimmter Medikamente) mit einer Beeinträchtigung oder einem Zusammenbruch des Immunsystems besteht die Gefahr einer *Candida*-Besiedelung an allen inneren Organen, die zu lebensbedrohlichen Umständen führen kann. Die durch *Candida* hervorgerufene Infektion wird als Candidose, Candidiasis, Soor oder Monoliasis bezeichnet. *Candida albicans* ist einer von mehreren Hospitalkeimen.

5.11.2 Fadenpilze (Dermatophyten)

Fadenpilze oder **Dermatophyten** verursachen spezifische Pilzinfektionen der Haut, indem sie sich in den oberen Hautschichten einnisten. Sie können den Säureschutzmantel der Haut schädigen. Des Weiteren besitzen einige Arten spezielle Haftorgane, die eine Anbindung an Hautzellen ermöglichen. Durch eine besondere Enzymausstattung (Keratinaseren, Elastasen, Kollagenasen) sind Dermatophyten nicht nur in der Lage, Proteine und Strukturen der menschlichen Haut aufzulösen, sondern auch sich anzusiedeln und damit Infektionen auszulösen.

Fadenpilze ernähren sich vom Hornmaterial der abgestorbenen Hautzellen, was letztlich zu Entzündungsreaktionen der Haut mit unterschiedlichen Ausprägungen führt. Medizinisch wird eine Infektion mit Dermatophyten als **Tinea** bezeichnet.

5.11.3 Schimmelpilze (saprobiontische Pilze)

Schimmelpilze wachsen in Form von multizellulären Filamenten **(Hyphen)**. Sie sind sogenannte **Fäulnisfresser (Saprobionten),** die als Zerleger von Zerfallprodukten organischer Stoffen nützlich sind.

Normalerweise sind Schimmelpilze harmlos und kommen überall in der Natur vor. Sie werden auch u. a. als Nahrungsmittelveredler (z. B. Schimmelkäse, Salami) oder als Antibiotikaproduzenten (z. B. Penicillin) eingesetzt. Jedoch können Schimmelpilzarten in hohen Konzentrationen gesundheitsschädliche Wirkungen entfalten und eine Infektion **(Chromomykose)** auslösen:

- Schimmelpilze sind bei der Aufnahme über die Atemwege und Augen vielfach verantwortlich für allergische Reaktionen.
- Mit der Nahrung aufgenommen, können manche Schimmelpilze bzw. ihre Toxine krebserregend wirken.
- Als Auslöser schwerer **systemischen** Erkrankungen (z. B. Meningitis, Pneumonie oder Mykose des Urogenitaltrakts) sind sie bei immunsupprimierten Patienten gefürchtet.

Neben den medizinisch relevanten Schimmelpilzen aus der Gruppe der **Ascomycota** (Schlauchpilze; z. B. Pilze der Gattungen *Aspergillus, Penicillium* und *Neurospora*) und der **Zygomyzeten** (Jochpilze; z. B. Pilze der Gattung *Mucor*) gibt es noch die Sonderform der **dimorphen Pilze,** welche die Fähigkeit haben, eine Schimmel- oder eine Hefepilzform anzunehmen (z. B. Histoplasmen). Dieser Schimmelpilz vermehrt sich parasitär durch Sprossung bei höheren Temperaturen (im menschlichen Körper bei 37 °C).

Der Nachweis einer Schimmelpilzinfektion kann durch eine mikrobiologische Diagnostik (Anzüchtung von Kulturen mit gewonnenem Material, z. B. aus dem Sputum, oder Antigennachweis) erfolgen.

KAPITEL 6

Stephanie Engelhardt und Stephan Dönitz

Knochen, Gelenke, Muskeln und Bewegungsapparat

6.1	Knochen und Skelettsystem	89
6.1.1	Funktionen des Skelettsystems	90
6.1.2	Aufbau eines Knochens	90
6.1.3	Sehnen und Bänder	92
6.1.4	Frakturen	92
6.2	Gelenke	95
6.2.1	Überblick	95
6.2.2	Gelenkkapseln und Bänder	95
6.2.3	Gelenkformen	95
6.2.4	Distorsion, Kontusion und Luxation	96
6.3	Muskulatur	97
6.3.1	Einführung	97
6.3.2	Mechanik des Skelettmuskelgewebes	97
6.3.3	Aufbau des Skelettmuskelgewebes	98
6.3.4	Kontraktion des Skelettmuskels	99
6.3.5	Energiestoffwechsel des Skelettmuskels	101
6.3.6	Formen der Muskelkontraktion	102
6.3.7	Herzmuskelgewebe	104
6.3.8	Glattes Muskelgewebe	104
6.4	Bewegungsapparat	105
6.4.1	Menschliche Gestalt	105
6.4.2	Körperwachstum	105
6.4.3	Orientierung am Körper	105
6.4.4	Gerüst der menschlichen Gestalt: das Skelett	108
6.4.5	Übersicht über die Skelettmuskulatur	109
6.5	Kopf	109
6.5.1	Schädel – Übersicht	109
6.5.2	Knochen des Hirnschädels	109
6.5.3	Schädelbasis	111
6.5.4	Schädel-Hirn-Trauma (SHT)	112
6.5.5	Schädelnähte	116
6.5.6	Gesichtsschädel	117
6.5.7	Zungenbein	118
6.6	Körperstamm	119
6.6.1	Hals	119
6.6.2	Wirbelsäule – Übersicht	120
6.6.3	Wirbelsäulenabschnitte	121
6.6.4	Wirbelsäulenerkrankungen	123
6.6.5	Wirbelsäulentrauma	124
6.6.6	Knöcherner Thorax	128
6.6.7	Atemmuskulatur	129
6.6.8	Thoraxtrauma	129
6.7	Arme und Beine – eine Übersicht	131
6.8	Schultergürtel	131
6.9	Obere Extremität	133
6.9.1	Oberarm	133
6.9.2	Unterarm	135
6.9.3	Hand	136
6.10	Becken	139
6.10.1	Knöchernes Becken	139
6.10.2	Beckenverletzungen	141
6.11	Untere Extremität	142
6.11.1	Oberschenkel	143
6.11.2	Kniegelenk	147
6.11.3	Unterschenkel	147
6.11.4	Fuß	151

6.1 Knochen und Skelettsystem

Knochen- und Knorpelgewebe bilden ein stabiles Gerüst, welches die äußere Gestalt beeinflusst und im Zusammenspiel mit den Muskeln die Bewegung einzelner Körperteile erlaubt. Dieses Gerüst ist das **Skelettsystem.** Skelettsystem und Muskulatur werden zusammenfassend als **Bewegungsapparat** bezeichnet.

Traditionell ist die **Orthopädie** das medizinische Fachgebiet, das sich mit der Behandlung und Vorbeugung von Erkrankungen des Bewegungsapparates beschäftigt. Akute (und z. T. auch chronische) Erkrankungen des Bewegungsapparates wurden von **Chirurgen** behandelt. Seit dem Jahr 2008 sind die beiden Fachgebiete zu einem Fach verschmolzen (www.dgou.de). Außerdem gibt es weitere spezialisierte Fachgebiete wie z. B. die Handchirurgie, die

6 Knochen, Gelenke, Muskeln und Bewegungsapparat

normalerweise an Abteilungen für plastische Chirurgie angegliedert ist.

6.1.1 Funktionen des Skelettsystems

Das Skelett gewährt dem Körper insbesondere Stabilität. Außerdem schützt es auch innere Organe vor Verletzungen (z. B. der Schädel oder Brustkorb) und speichert **Mineralien,** v. a. Kalzium und Phosphat. Viele Strukturen im Körper brauchen Kalzium, um ordnungsgemäß funktionieren zu können. So besteht ein ständiger Austausch von Kalzium zwischen Blut und Knochengewebe. Schließlich bietet das Skelettsystem im Inneren vieler Knochen auch die Produktionsstätte für die meisten Blutzellen (**Hämatopoese,** ➤ Kap. 11.1.3).

6.1.2 Aufbau eines Knochens

Knochentypen und -formen

Das knöcherne Skelett des Menschen besteht aus über 200 Knochen. Diese werden nach ihrer Form eingeteilt. Man unterscheidet:

- **Röhrenknochen** (lange Knochen, z. B. der Oberschenkel- oder Oberarmknochen)
- **Kurze Knochen** (z. B. Hand- und Fußwurzelknochen)
- **Platte** oder **flache Knochen** (z. B. Brustbein, Rippen oder Schulterblätter)
- **Sesambeine** (z. B. Kniescheiben)
- **Lufthaltige Knochen** (einige Knochen enthalten Hohlräume, die mit Luft gefüllt sind, z. B. Stirnbein oder Siebein).
- **Irreguläre Knochen** (diese werden so bezeichnet, weil sie in kein Schema passen, z. B. bestimmte Schädelbasisknochen oder die Wirbelkörper)

Äußere Struktur eines Röhrenknochens beim Erwachsenen

Den Schaftanteil eines Röhrenknochens nennt man **Diaphyse,** seine beiden Enden heißen **Epiphyse,** der Abschnitt zwischen Epi- und Diaphyse **Metaphyse** (➤ Abb. 6.1) Die Metaphyse ist die Längenwachstumszone (im Kindes- und Jugendalter). Die beiden Epiphysen werden von einer dünnen Schicht aus hyalinem Knorpel bedeckt. Dieses Knorpelgewebe setzt die Reibung herab, wenn der Knochen mit einem anderen Knochen ein Gelenk bildet.

Periost

Außerhalb der Gelenkflächen ist der Knochen von Knochenhaut (**Periost**) umgeben. Das Periost liegt dem Knochen als dünne Faserschicht fest an. Es setzt sich aus zwei Schichten zusammen, die jedoch nur in der Wachstumsphase zu unterscheiden sind: Die äußere besteht aus Kollagen und elastischen Fasern, die innere enthält

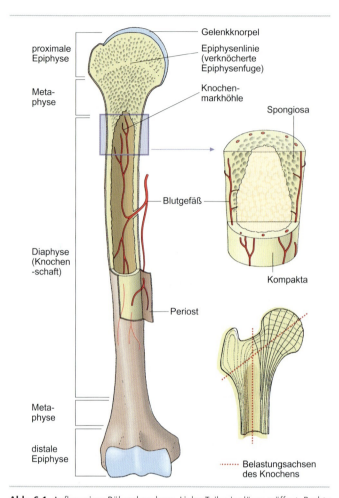

Abb. 6.1 Aufbau eines Röhrenknochens. Links: Teilweise längs eröffnet. Rechts oben: Vergrößerter Ausschnitt mit Knochenmarkhöhle. Rechts unten: Schnitt durch den Hüftkopf des Oberschenkelknochens. Die Knochenbälkchen sind in den Richtungen der Hauptbelastungsachsen (rot) angeordnet. [L190]

die Nerven und die Gefäße, die das Innere des Knochens mit Nährstoffen versorgen. Deswegen ist das Periost auch – im Gegensatz zum Knochen selbst – schmerzempfindlich. Neben der Schutz- und Ernährungsfunktion für den Knochen dient das Periost dem Ansatz von Sehnen und Bändern, mit denen es sich reißfest verbindet.

Kortikalis, Kompakta und Spongiosa

Bestünden unsere Knochen durch und durch aus dichtem Knochengewebe, so wäre unser Körper sehr viel schwerer. Tatsächlich ist aber bei den meisten größeren Knochen nur die Außenschicht, die **Kortikalis,** aus dichtem Knochengewebe aufgebaut (➤ Abb. 6.2). Ihre Dicke variiert je nach funktioneller Erfordernis. Bei den Röhrenknochen ist die Kortikalis im Bereich der Diaphyse relativ breit und wird dort **Kompakta** genannt.

Der wesentlich größere Anteil im Inneren des Knochens besteht dagegen aus zarten Knochenbälkchen, der **Spongiosa.** Auch die Anordnung der Knochenbälkchen in der Spongiosa folgt funktionellen Anforderungen: Durch die einwirkenden Kräfte werden sie so beeinflusst, dass für jede Belastungsart genau die nötige Anzahl

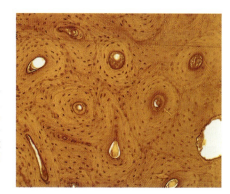

Abb. 6.2 Kortikalis eines Lamellenknochens. Deutlich zu erkennen sind mehrere quergeschnittene Osteone mit zentralem Havers-Kanal (Details ➤ Kap. 4.6.1). [M375]

und Stärke an verstrebenden Knochenbälkchen gebildet werden. Da die Innenräume der Knochen vergleichsweise wenig zu deren Biegesteifigkeit beitragen, wird hierdurch enorm Gewicht eingespart – durchschnittlich wiegt unser Skelett nur 7 kg! Andererseits wird so Platz gewonnen für ein lebenswichtiges Organ: das blutbildende Knochenmark.

Knochenmarkhöhle

In den meisten kurzen, flachen oder irregulären Knochen ist **rotes blutbildendes Knochenmark** angesiedelt, außerdem in den Epiphysen der Röhrenknochen von Oberarm und Oberschenkel. Die Markhöhlen der übrigen Knochen enthalten nur im Kindesalter rotes Knochenmark, das jedoch im Verlauf der Kindheit nach und nach in **gelbes Knochenmark** (Fettmark) umgewandelt wird.

Ernährung des Knochens

Der Knochen wird auf zwei Wegen mit Blut und dadurch auch mit Nährstoffen versorgt: Einerseits sprossen aus dem Periost winzige Blutgefäße in den Knochen ein und versorgen ihn von außen. Andererseits durchbohren größere Arterien die Kortikalis, ziehen zum Markraum und verzweigen sich dort zu einem Gefäßnetz, das den Knochen von innen versorgt.

In der Kompakta verlaufen die kleinen Gefäße in den längs gerichteten Havers-Kanälen (➤ Kap. 4.6.1). Die Querverbindungen zwischen diesen in Längsrichtung verlaufenden Kanälchen werden Volkmann-Kanäle genannt (➤ Abb. 4.9). Sie verbinden auch die beiden Versorgungssysteme untereinander.

> **MERKE**
> **Intraossärer Zugang**
>
> Bei der Anlage eines intraossären Zugangs spielen die oben genannten anatomischen Gegebenheiten eine große Rolle. Die Gefäße im roten Knochenmark kollabieren auch bei Schockzuständen und im Kreislaufstillstand nicht. Gewissermaßen wird der Knochen mit dem intraossären Zugang als venöser Zugang (Vene) benutzt. Manche Autoren verwenden synonym den Begriff intramedullärer Zugang (Medulla = Mark). Seit einigen Jahren ist der intraossäre Zugang auch bei Erwachsenen etabliert (➤ Abb. 6.3).

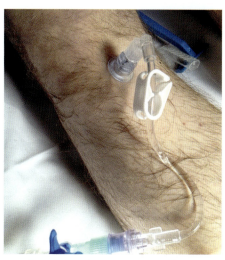

Abb. 6.3 Intraossärer Zugang in der proximalen Tibia eines Erwachsenen [M840]

Bildung und Auflösung von Knochengewebe

Es gibt drei verschiedene Arten von Knochenzellen, die am Auf-, Um- und Abbau des Knochens beteiligt sind. Die **Osteoblasten** sind für den Auf-, Um- und Abbau der Knochengrundsubstanz (**Knochenmatrix**) zuständig, die sie allerdings nicht direkt bilden; vielmehr scheiden sie vor allem Kalziumphosphate und Kalziumkarbonate in den interstitiellen Raum aus. Da diese Salze schlecht löslich sind, kristallisieren sie entlang den Kollagenfasern der Knochengrundsubstanz aus und mauern so die Osteoblasten ein. Von der Umgebung weitgehend abgeschnitten, verlieren sie ihre Fähigkeit zur Zellteilung und werden dann **Osteozyten** genannt. Schließlich verhärtet sich das Gewebe und bildet die bekannte, extrem belastbare Knochenstruktur.

Dieser Prozess der Verknöcherung dauert je nach Knochen mehrere Monate bis viele Jahre. Deswegen besitzen Neugeborene und auch noch Kleinkinder ein weicheres, biegsameres Skelett als Erwachsene.

Gegenspieler der Osteoblasten bzw. Osteozyten sind die **Osteoklasten.** Dieser Zelltyp ist in der Lage, Knochen wieder aufzulösen, was in Umbauphasen des Skeletts, z. B. in Wachstumsphasen, aber auch in der Heilungsphase nach Knochenbrüchen, notwendig ist.

Gleichgewicht zwischen Osteoblasten und Osteoklasten

Auch nach Abschluss des Wachstums (➤ Kap. 6.4.2) erfolgt die Neubildung von Knochengewebe durch Osteoblasten und die Auflösung von Knochenstrukturen durch Osteoklasten. Es besteht ein dynamisches Gleichgewicht, bei dem ständig Knochenminerale in die Blutbahn abgegeben und von dort wieder aufgenommen werden. Durch diese Dynamik ist der Knochen in der Lage, sich z. B. durch Neubildung von Knochenbälkchen erhöhten bzw. veränderten Anforderungen anzupassen oder während einer Schwangerschaft Knochenminerale zur Verfügung zu stellen.

6.1.3 Sehnen und Bänder

Die Knochen sind die passiven Elemente des Bewegungssystems, an denen die Muskeln als aktive Komponenten Arbeit verrichten. Hierzu sind die Muskeln über bindegewebige, derbe **Sehnen** (Tendines, Sing. Tendo) an die Knochen angeheftet. An vielen Körperstellen sind auch Knochen untereinander zum Zweck einer besseren Stabilität direkt durch sehnenähnliche derbe Bindegewebszüge verknüpft – diese Bindegewebszüge heißen **Bänder** (Ligamenta, Sing. Ligamentum).

Die Anhaftungsstellen von Sehnen und Bändern an der Knochenoberfläche müssen hohen mechanischen Belastungen standhalten. An solchen **Knochenanhaftungsstellen** bildet der Knochen speziell ausgeformte Oberflächenstrukturen. Beispiele sind:
- Knochenleisten (**Cristae,** z. B. die Crista iliaca des Hüftknochens, ➤ Abb. 6.70)
- Knochenvorsprünge (**Kondylus** bzw. **Epikondylus,** z. B. beim Oberarmknochen, ➤ Abb. 6.60)
- Aufrauungen zum Ansatz von Bändern oder Sehnen (**Tuberositas,** z. B. ➤ Abb. 6.87)
- Schmale spitze Ausläufer (Dornfortsätze der Wirbelkörper, z. B. ➤ Abb. 6.39 und ➤ Abb. 6.40)

6.1.4 Frakturen

> **MERKE**
> **Frakturen**
> Eine **Fraktur,** umgangssprachlich **Knochenbruch** genannt, ist eine Kontinuitätsunterbrechung des Knochens. Dabei entstehen Bruchstücke, sog. Fragmente. Meistens denkt man bei einer Fraktur an ein Trauma als Ursache, jedoch gibt es auch pathologische Frakturen, die z. B. infolge einer krankhaften Knochenveränderung auftreten können (durch Metastasen oder Knochentumoren).

Bei der rettungsdienstlichen Versorgung von **Frakturen** (Knochenbrüchen) gibt es mehrere Überlegungen:
- Handelt es sich um eine **isolierte** (einzelne) Fraktur oder hat der Patient **mehrere** Frakturen? Diese Frage spielt eine Rolle, weil z. B. eine isolierte Unterarmfraktur nicht lebensbedrohlich ist. Bei Mehrfachverletzungen hingegen verlagern sich die Prioritäten, weil durch die Summe der Frakturen erhebliche Blutverluste und durch das Gewebetrauma ein Schock (➤ Kap. 13.5) drohen.
- **Welche** Körperteile bzw. Knochen sind verletzt? Auch eine einzelne Fraktur kann lebensbedrohlich sein, wenn damit ein hoher Blutverlust einhergehen kann, wie etwa bei Becken- oder Oberschenkelfrakturen (➤ Tab. 6.1). Zudem kann ein Schädel-Hirn-Trauma (SHT, ➤ Kap. 6.5.4) ebenfalls lebensgefährlich sein, auch wenn es als isolierte Verletzung vorliegt.

Tab. 6.1 Möglicher Blutverlust durch verschiedene Frakturen

Knochen	Möglicher Blutverlust
Rippe	125 ml
Unterarm	250–500 ml
Oberarm	500–750 ml
Unterschenkel	500–1.000 ml
Oberschenkel	1.000–2.000 ml
Becken	Über 1.000 ml

Tab. 6.2 Klassifikation von Weichteilschäden bei offenen Frakturen nach Tscherne und Oestern

Grad	Merkmale
I	Durchtrennung der Haut ohne relevante Weichteilkontusion, unbedeutende bakterielle Kontamination
II	Lokalisierte Quetschung von Haut oder Muskulatur, keine Gefäß- oder Nervenverletzung, mittelschwere Kontamination
III	Ausgedehnte Weichteilverletzung, Verletzung von Nerven oder Gefäßen, Knochenzertrümmerung, Kompartmentsyndrom, starke Wundkontamination
IV	Subtotale oder totale Amputation, weniger als ¼ der Weichteilzirkumferenz erhalten, keine wesentliche Restdurchblutung

- Ist die Fraktur **offen,** besteht also gleichzeitig eine Haut- und Weichteilverletzung durch ein Frakturende oder liegt ein Bruch bei unverletzter Haut vor (**geschlossene** Fraktur) (➤ Tab. 6.2)? Dies ist wichtig, weil offene Frakturen zu Blutverlusten führen können, welche kontrolliert werden müssen. Aufgrund der Infektionsgefahr für den Knochen muss die Wunde steril verbunden werden.
- Besteht eine **Fehlstellung** (Achsenabweichung oder herausragendes Knochenteil)? In dem Fall besteht meistens die Indikation für eine Reposition (Einrenkung). (Näheres dazu unter „Frakturbehandlung im Rettungsdienst")

Untersuchung

Die **Untersuchung** einer verletzten Extremität basiert neben der Anamneseerhebung (**Vorgeschichte**), der Inspektion (**Beobachtung**) und Palpation (**Betasten**) auf folgenden Fragestellungen:
- Wie ist die **Durchblutung?** (Tasten der Pulse distal der Fraktur, z. B. am Fuß, am Handgelenk)
- Wie ist die **Motorik?** („Können Sie mit den Zehen wackeln, die Finger noch vorsichtig bewegen?")
- Wie ist die **Sensibilität** distal (**körperfern**) der Verletzung? („Spüren Sie, wo ich Sie gerade anfasse?")

Diese drei Untersuchungen werden auch unter dem Begriff „**DMS**" zusammengefasst. Es wird empfohlen, die DMS **vor** und auch **nach** einer etwaigen Reposition zu überprüfen. Natürlich lassen sich Teile dieser Untersuchung auch auf andere Regionen anwenden; z. B. wird man bei Verdacht auf eine Wirbelsäulenverletzung ebenfalls prüfen, ob der Patient die Beine noch bewegen

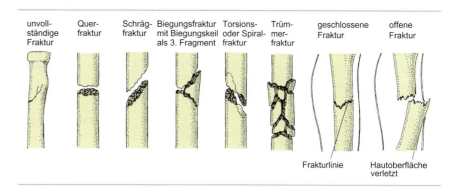

Abb. 6.4 Verschiedene Frakturformen [L190]

kann und ob er Berührungen wahrnimmt. Die Untersuchung von Motorik und Sensibilität stellt in diesem Fall eine einfache neurologische Untersuchung dar, die bei einem Patienten mit Verdacht auf Schädel-Hirn-Trauma stets noch um die Beurteilung anhand der Glasgow Coma Scale und der Pupillen erweitert werden muss (> Kap. 6.5.5).

> **MERKE**
> **Untersuchungsschema bei Frakturen**
> - Folgendes Prinzip gilt bei allen Patienten: Die Herangehensweise an den Patienten sollte immer **strukturiert** und **prioritätenorientiert** – z. B. nach dem ABCDE-Schema und SAMPLER – erfolgen (> Kap. 20).
> - **CAVE:** Die Versorgung von bedrohlich aussehenden Frakturen und/oder Weichteilschäden kann ansonsten von lebensbedrohlichen Zuständen des Patienten ablenken (> Abb. 6.4) und eine falsche Prioritätensetzung bewirken.
> - Stellt man beim ersten Anblick des Patienten (Ersteindruck) eine starke Blutung fest, sollte vor der ABCDE-Herangehensweise eine sofortige Blutungskontrolle erfolgen (CABCDE). Dies ist eine Strategie, die insbesondere in der Militärmedizin propagiert wird, jedoch universal gültig ist.

Frakturzeichen

Nur wenige Symptome sind beweisend für eine Fraktur. Sie werden **sichere Frakturzeichen** genannt:
- Fehlstellung
- Abnorme Beweglichkeit
- Fühl- oder hörbares Knochenreiben (Krepitation)
- Offene Fraktur

Viel häufiger sind die **unsicheren Frakturzeichen** wie Schmerzen, Schwellungen, Hämatome oder eine aufgehobene bzw. gestörte Funktion (functio laesa). Zum Ausschluss oder Beweis einer Fraktur sowie zur Therapieplanung werden daher im Krankenhaus stets Röntgenaufnahmen angefertigt, oftmals in verschiedenen Ebenen, also z. B. von vorn und seitlich. Bei Bedarf kann eine **Computertomografie** (CT) oder eine **Magnetresonanztomografie** (MRT) helfen, Details zu erkennen, die im normalen Röntgenbild nicht sicher beurteilbar sind. Nur die bildgebende Diagnostik ermöglicht es auch, die Fraktur weiter zu differenzieren. Im Rettungsdienst ist dies nicht möglich.

> **MERKE**
> **Offene Extremitätenfraktur**
> Fast die Hälfte aller Patienten mit **offenen Extremitätenfrakturen** erleidet zusätzlich andere schwere muskuloskeletale Verletzungen. Die überwiegende Ursache für derartige Brüche sind Verkehrsunfälle (ca. 60 %), gefolgt von einfachen Stürzen (ca. 20 %). Weitere 10 % sind Folge von Stürzen aus großer Höhe und ca. 5 % gehen auf Sportunfälle zurück. In weiteren 5 % der Fälle sind direkte Anpralltraumata, Körperverletzungen oder Quetschverletzungen ursächlich für die offenen Frakturen.

Frakturbehandlung im Rettungsdienst

Die **Frakturbehandlung** basiert im Rettungsdienst auf den zwei Säulen Reposition und Retention.

Bei der **Reposition (Einrenkung)** wird die Fraktur unter schonendem Zug und Gegenzug achsengerecht eingerichtet, d. h., die Knochenstücke werden wieder so gut wie möglich in die anatomisch korrekte Lage gebracht. Ruckartige Bewegungen sind dabei zu vermeiden. Dies dient zur Schmerzreduzierung und Verminderung von Blutverlusten, nicht zuletzt auch der Vermeidung von Nervenschäden. Außerdem kann eine stark fehlgestellte Extremität nicht oder nur schlecht mittels Schienung ruhiggestellt werden. Ein Beispiel hierfür ist die Luxationsfraktur des oberen Sprunggelenks. Ein besonderes Beispiel ist die Anlage einer Beckenschlinge bei Verdacht auf eine sog. „Open-Book-Fraktur", bei der die **Symphyse** (Schambeinfuge) gesprengt ist (> Abb. 6.73).

Die Reposition sollte im Rettungsdienst angewendet werden, wenn
- eine Fraktur mit Fehlstellung vorhanden ist
- eine offene Fraktur vorliegt (> Abb. 6.5)
- eine Luxation **mit** neurovaskulärem Defizit vorliegt
- eine Luxationsfrakturen des oberen Sprunggelenks besteht (Vermeidung von Nerven-, Gefäß- und Weichteilschäden)

Dagegen sollten in folgenden Situationen im Rettungsdienst **nicht** reponiert werden:
- Proximale Humerusfrakturen
- Schenkelhalsfrakturen
- Oberschenkelfrakturen
- Traumatische Luxationen **ohne** neurovaskuläres Defizit

Der Begriff Reposition, der eigentlich aus der klinischen Versorgung kommt, wird auch im Rettungsdienst häufig verwendet, wenngleich manche Autoren kritisieren, dass er präklinisch fragwürdig sei. Grund ist, dass die Reposition kaum überprüfbar ist, nicht selten besondere Fertigkeiten voraussetzt und auch nicht der Anspruch und das Ziel ist: Im Rettungsdienst geht es vor allem um Entlastung überdehnter Weichteilstrukturen und die damit ermöglichte suffiziente Blutstillung und Schienung.

> **PRAXISTIPP**
> **Analgesie (Schmerzbekämpfung) bei der Reposition**
> Zur Reposition einer Fraktur muss der Patient eine vorherige ausreichende Analgesie erhalten. Bewährt haben sich hier potente Substanzen wie Fentanyl oder S-Ketamin. S-Ketamin erschwert jedoch die neurologische Beurteilung des Patienten im Verlauf (z. B. bei Patienten mit leichtem Schädel-Hirn-Trauma, die nicht intubiert werden sollen). Bei der Verabreichung von Fentanyl sollte beachtet werden, dass die Substanz erst nach mehreren Minuten ihr Wirkungsmaximum erreicht, daher ist etwas Geduld erforderlich. Mitunter lässt sich beobachten, dass Fentanyl alleine bei der Reposition von Frakturen nicht ausreicht, selbst in höheren Dosen.

Die **Retention** (hier Ruhigstellung) der Fraktur wird präklinisch z. B. mit Vakuumschienen, einem mit Binde fixierten SamSplint®, der Vakuummatratze oder auf dem Spineboard durchgeführt. Dabei gilt das Prinzip, dass die benachbarten Gelenke ebenfalls ruhiggestellt werden sollten. Luftkammerschienen haben den Nachteil, dass sie bei Gewebeschäden die ohnehin beeinträchtigte Gewebedurchblutung noch weiter herabsetzen können.

> **MERKE**
> **Stabilisierung der Halswirbelsäule**
> Falls die HWS ruhiggestellt werden soll, darf nicht am Hals gezogen werden! Es erfolgt lediglich eine Ruhigstellung in achsengerechter, neutraler Ausrichtung, sofern der Patient dies toleriert. Nach PHTLS® gehört hierzu auch die Fixierung des Rumpfes und des Kopfes. Dabei gilt immer, dass erst der Rumpf und danach der Kopf fixiert wird.

Im Krankenhaus wird die Retention je nach Lokalisation, Schwere und Art der Fraktur konservativ oder operativ durchgeführt. Das bekannteste Verfahren der konservativen Retention ist die **Gipsbehandlung.** Bei der operativen Retention (**Osteosynthese**) werden die Frakturteile mit Schrauben, Nägeln, Metallplatten oder Drähten zusammengefügt. Vorteil dieser Methode sind die hohe Stabilität und die Verkürzung der Immobilisation (➤ Abb. 6.6).

Wie lange es dauert, bis der verletzte Knochen wieder voll belastbar ist, hängt von vielen Faktoren ab: Knochenbrüche bei Kindern heilen z. B. doppelt so schnell wie Brüche älterer Menschen, und Frakturen der unteren Extremität brauchen im Durchschnitt wesentlich länger als Frakturen der oberen Extremität, bis die Belastbarkeit wiederhergestellt ist.

Primäre und sekundäre Frakturheilung

Ziel jeder Frakturbehandlung ist es, dass der Knochen über den Frakturspalt hinweg wieder stabil durchbaut wird, d. h. neue Knochenbälkchen bildet, die den Frakturspalt überbrücken und auffüllen – falls zwischen den Bruchstücken eine Lücke klafft. Werden die Knochenbruchstücke durch Osteosynthese unter Druck genau passend aufeinander gepresst, so erfolgt der Durchbau direkt (**primäre Frakturheilung**). Diese schnellste Form der Frakturheilung funktioniert jedoch nur, wenn die Fraktur absolut ruhiggestellt und gut durchblutet ist.

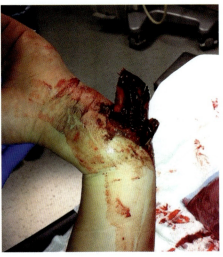

Abb. 6.5 Diese offene Fraktur entstand bei einem Motocross-Fahrer. Sie wurde lediglich steril verbunden, jedoch (leider) nicht unter Längszug achsengerecht ausgerichtet. Das Foto entstand im Schockraum unmittelbar nach Einlieferung des Patienten und Entfernung des Verbands. [M840]

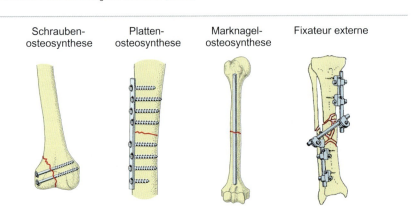

Abb. 6.6 Verschiedene Osteosyntheseverfahren. Durch Schrauben, eventuell unterstützt durch Metallplatten, lassen sich getrennte Knochenteile wieder aneinander fixieren. Die Marknagelosteosynthese eignet sich für Brüche an langen Röhrenknochen. Der Fixateur externe ist ein äußeres Festhaltesystem zur Fixierung und Stabilisierung von Frakturenden und wird vor allem bei (potenziell) infizierten Wundverhältnissen eingesetzt. [L190]

Oft jedoch sind diese Voraussetzungen nicht erfüllt. Dann entsteht zunächst über Entzündungsprozesse ein knorpelartiger Reizkallus, der die Bruchstelle nach und nach verlötet und sich sekundär über viele Monate hinweg wie bei der chondralen Ossifikation in Knochen umwandelt (**sekundäre Frakturheilung**).

6.2 Gelenke

6.2.1 Überblick

Körperbewegungen finden nicht an den Knochen selbst, sondern an den bindegewebigen Verbindungsstellen zwischen den Knochen statt – den **Gelenken**. In ihnen stehen sich zwei weißliche spiegelglatte Gelenkflächen gegenüber. Diese Grenzfläche zwischen zwei Knochen wird durch den der Epiphyse aufgelagerten Gelenkknorpel gebildet.

Einteilung nach der Beweglichkeit

Nicht alle Gelenke sind gleich stark beweglich: Manche erlauben die Bewegung in mehreren Ebenen, andere nur in einer Ebene; einige Gelenke erlauben gar keine Bewegung.

Gelenke mit Gelenkhöhle und deutlicher Beweglichkeit in mindestens einer Ebene werden **Diarthrosen** oder freie Gelenke genannt. Die meisten Gelenke gehören zu dieser Gruppe.

Sehr straffe Gelenke mit geringer Beweglichkeit werden **Amphiarthrosen** (straffe Gelenke) genannt. Zu ihnen gehört das Sakroiliakalgelenk zwischen Darm- und Kreuzbein (> Abb. 6.71).

Synarthrosen (Fuge, Haft) sind unbewegliche Knochengelenke, die, ohne einen Gelenkspalt zu bilden, mit Knorpel- oder straffem Bindegewebe ausgefüllt sind. Sie dienen dazu, Knochen möglichst unverrückbar zusammenzuhalten. Synarthrosen werden auch als unechte Gelenke bezeichnet.

Die Synarthrosen können weiter unterteilt werden, und zwar in:
- **Syndesmosen:** Als solche werden z. B. die Schädelknochenverbindungen bezeichnet (> Abb. 6.26), die aus festen, sich verzahnenden, bindegewebig überbrückten Nähten bestehen. Syndesmosen werden auch als Bandhaften bezeichnet.
- **Synchondrosen:** Es besteht hierbei eine knorpelige Verbindung wie z. B. an der Symphyse (Schambeinfuge, > Kap. 6.10.1) oder zwischen Rippen und Sternum. Sie werden auch als Knorpelhaften bezeichnet.
- **Synostosen:** Sie entstehen dann, wenn das ursprünglich faserige Bindegewebe zwischen zwei Knochen im Laufe der Entwicklung durch Knochensubstanz ersetzt wird, wie z. B. bei der Verknöcherung des Kreuzbeins aus fünf Wirbelsegmenten (gut erkennbar in > Abb. 6.42). Man nennt sie auch Knochenhaften.

Preis der Mobilität

Ist die Gelenkverbindung nur lose, so ist die Beweglichkeit (Mobilität) größer, allerdings steigt damit auch die Gefahr von Gelenkauskugelungen (**Luxationen** oder Dislokationen, > Kap. 6.2.4). Sehr beweglich ist z. B. das Schultergelenk – die Schultergelenksluxation ist die häufigste Luxation überhaupt.

6.2.2 Gelenkkapseln und Bänder

Um Luxationen zu verhindern, sind die meisten Diarthrosen (auch echte Gelenke genannt, weil die Knochen durch einen Gelenkspalt getrennt sind) von einer straffen **Gelenkkapsel** umhüllt. Die Gelenkkapsel setzt sich aus zwei Schichten zusammen: Außen liegt die **Membrana fibrosa**, die aus kollagenem Fasermaterial besteht und durch ihren festen Halt vor Verrenkungen schützt. Innen liegt die **Membrana synovialis (Synovialmembran)**; sie beinhaltet elastische Fasern, Gefäße sowie Nerven und sondert die Synovialflüssigkeit ab.

In die Gelenkkapseln sind oft die bereits erwähnten Bänder eingeflochten, derbe Verstärkungsstränge, welche die Epiphysen der beiden gegenüberstehenden Knochen direkt verbinden und dem Gelenk Stabilität in ungünstigen Belastungssituationen geben. Diese Verstärkungszüge schützen so z. B. als Innen- und Außenband des oberen Sprunggelenks vor dem „Umknicken" des Fußes.

Bei kleinen Gelenken ist die Gelenkkapsel oft gar nicht als solche erkennbar, weil sie mit den die beiden Knochen verbindenden Bandstrukturen zu einer Art Faserschlauch verflochten ist.

6.2.3 Gelenkformen

Es leuchtet ein, dass ein Kugelgelenk wie z. B. das Hüftgelenk wesentlich mehr Bewegungsmöglichkeiten – man spricht von **Freiheitsgraden** – besitzt als ein Scharniergelenk etwa zwischen zwei Fingergliedern. Die Beweglichkeit des Gelenks wird dabei entscheidend von der Gestalt der gegenüberstehenden Gelenkflächen (mit-) bestimmt. Insgesamt gibt es sechs verschiedene Grundformen (> Abb. 6.7):

Gleitgelenk

Die Gelenkflächen der Knochen, die ein **Gleitgelenk** bilden, sind im Allgemeinen flach. Mitunter werden diese Gelenke daher auch als plane Gelenke bezeichnet. Diese Verbindungen erlauben in geringem Maße eine Gleitbewegung nach vorne und hinten oder von Seite zu Seite, ohne dass Beuge- oder Rotationsbewegungen möglich sind. Solche Gleitgelenke befinden sich z. B. in der Hand- und Fußwurzel; auch die Zwischenwirbelgelenke sind Gleitgelenke.

Scharniergelenk

Wird eine nach außen gewölbte (**konvexe**) Gelenkfläche in Rollenform von einer nach innen gewölbten (**konkaven**) Gelenkfläche schalenförmig umgriffen, so sind Scharnierbewegungen möglich. Ähnlich wie das Öffnen oder Schließen einer Türe eine einzige

Gelenktyp	Scharnier 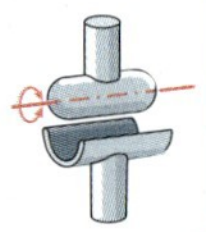	Zapfen 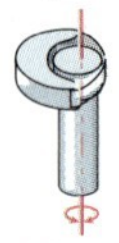	planes 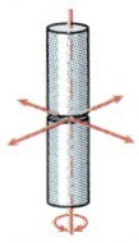	Ei 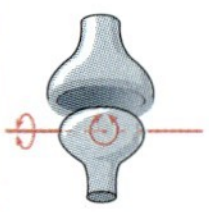	Sattel 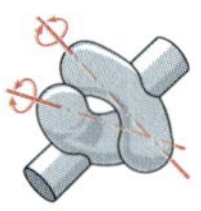	Kugel 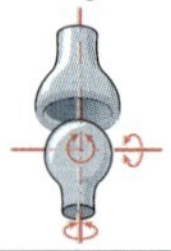
Freiheitsgrade	1	1	2	2	2	3
Bewegung	Flexion/Extension	Innen-/Außenrotation	Gleitbewegung Innen-/Außenrotation	Flexion/Extension Abduktion/Adduktion	Flexion/Extension Abduktion/Adduktion	Flexion/Extension Abduktion/Adduktion Innen-/Außenrotation
Beispiel	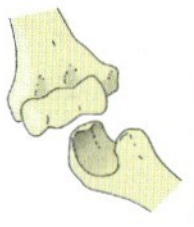 Ellenbogengelenk	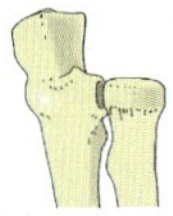 proximales Radio-Ulnar-Gelenk	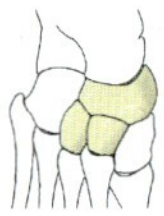 Mittelfußgelenk	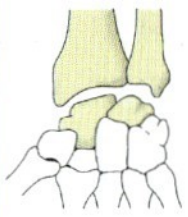 proximales Handgelenk	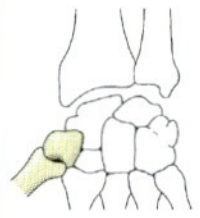 Daumenwurzelgelenk	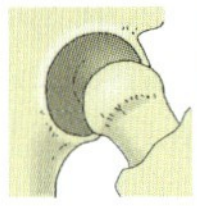 Hüftgelenk

Abb. 6.7 Verschiedene Gelenkformen [L190]

Bewegung in zwei Richtungen ermöglicht, haben auch **Scharniergelenke** nur einen Freiheitsgrad:
- Bei der **Beugung** oder Flexion nimmt der Winkel zwischen den artikulierenden Knochen ab (wenn wir z. B. unseren Zeigefinger beugen).
- Bei der **Streckung** oder Extension vergrößert sich der Winkel (wenn wir z. B. den Finger wieder strecken).

Scharniergelenke finden sich zwischen allen Finger- und Zehengliedern.

Zapfen- und Radgelenke

Bei beiden Gelenktypen steht eine konvexe, zylindrisch geformte Gelenkfläche einer konkaven gegenüber. Zapfen- und Radgelenke haben nur einen Freiheitsgrad:
- Beim **Zapfengelenk** dreht sich die konvexe Gelenkfläche innerhalb eines Bandes, das die konkave Gelenkfläche zum Ring ergänzt. Ein Beispiel hierfür ist das proximale Radioulnargelenk am Ellenbogen.
- Beim **Radgelenk** bewegt sich die konkave Gelenkfläche um die konvexe (z. B. das distale Radioulnargelenk).

Eigelenk

Beim **Eigelenk** (oder Ellipsoidgelenk) stehen ellipsenförmige konvexe oder konkave Gelenkflächen einander gegenüber. Das proximale Handgelenk zwischen Speiche und Handwurzelknochen ist ein solches Eigelenk. Eigelenke erlauben sowohl die Beuge-Streck-Bewegung als auch die Seit-zu-Seit-Bewegung (Ab- bzw. Adduktion). Sie besitzen also zwei Freiheitsgrade.

Sattelgelenk

Beim **Sattelgelenk** besitzt eine Gelenkfläche die Form eines Sattels, während die andere der Form eines Reiters auf seinem Sattel ähnelt. Dieses Gelenk erlaubt die Seit-zu-Seit-Bewegung und die Vorwärts-Rückwärts-Bewegung, hat also zwei Freiheitsgrade. Ein Beispiel ist das Grundgelenk des Daumens.

Kugelgelenk

Die meisten Bewegungsmöglichkeiten bietet ein **Kugelgelenk.** Hier sitzt eine kugelige Gelenkfläche, der Gelenkkopf, in einer kugelförmig ausgehöhlten Gelenkpfanne.

Mit einem Kugelgelenk, z. B. dem Schulter- oder Hüftgelenk, sind Bewegungen in allen drei Freiheitsgraden möglich:
- Flexion und Extension
- Abduktion und Adduktion
- Innen- und Außenrotation

6.2.4 Distorsion, Kontusion und Luxation

Die Distorsion, Kontusion und Luxation gehören zu den drei in der allgemeinen Traumatologie beschriebenen Formen der **Gelenkverletzungen.**

Eine **Distorsion** ist eine Dehnung von Bändern, auch **Bänderzerrung** oder **Verstauchung** genannt. Eine häufige Distorsion ist z. B. die Zerrung der Außenbänder des Sprunggelenks durch Umknicken des Fußes nach innen oder auch eine Verdrehung des Kniegelenks. Hierbei wird das Gelenk über das Maß der normalen Gelenkbeweglichkeit hinaus belastet. Im Extremfall kann es auch zur Zerreißung von Bändern kommen.

Die **Kontusion** ist ein anderer Begriff für eine **Prellung** oder **Quetschung**. Ursache ist eine direkte, stumpfe Gewalteinwirkung, die durch einen Sturz oder Schlag entstanden ist. Meistens ist das Ellenbogen- oder Kniegelenk betroffen. Man sieht diese Verletzungen z. B. bei Mannschafts- oder Kampfsportarten.

Als **Luxation** wird die vollständige **Auskugelung** eines Gelenks bezeichnet. Umgangssprachlich wird auch der Begriff **Verrenkung** benutzt. Bei der Luxation ist die Kontinuität der Gelenkpartner vollständig aufgehoben, d. h., die Gelenkflächen stehen etwas versetzt zueinander oder sogar nebeneinander. Die Luxation wird meist von einem Gelenkkapselriss begleitet.

> **PRAXISTIPP**
> **Luxation – reponieren oder nicht?**
> Die Grundlage der Behandlung eines Patienten mit einem luxierten Gelenk besteht in der adäquaten Analgesie. Bei Patienten mit Luxationen der großen Gelenke wie **Schulter, Knie** und **Hüfte** soll bei intakter peripherer Durchblutung, Motorik und Sensibilität **kein** Versuch einer präklinischen Reposition unternommen werden, so der allgemeine Konsens. In diesen Fällen soll der Patient entsprechend analgetisch versorgt, ruhiggestellt und umgehend in das nächstgelegene geeignete Krankenhaus gebracht werden. Dort wird die Luxation unter optimalen Bedingungen reponiert. Sind Durchblutung, Motorik und Sensibilität **gestört,** sollte jedoch ein Repositionsversuch unternommen werden.

> **MERKE**
> **PECH-Regel**
> Die PECH-Regel ist vielen Anwendern u. a. aus dem Bereich der Sportmedizin geläufig. Sie kommt bei unsicheren Frakturzeichen und Distorsionen zur Anwendung und stellt eine Eselsbrücke dar. Die Buchstaben PECH bedeuten Folgendes:
> - **P**ause (= Ruhigstellung bzw. Schonung)
> - **E**is (Kühlung der Verletzung zur Schmerzlinderung und Reduktion der Schwellung)
> - **C**ompression (Anlage eines Kompressionsverbandes, z. B. mit elastischer Binde)
> - **H**ochlagerung (Hochlagern der Extremität wirkt der Schwellung und Hämatombildung entgegen)

6.3 Muskulatur

Es gibt drei Grundtypen von Muskelgewebe (auch ➤ Kap. 4.7):
- Skelettmuskulatur (quer gestreift, willkürlich) (➤ Kap. 6.3.1 bis ➤ Kap. 6.3.6)
- Herzmuskelgewebe (quer gestreift, unwillkürlich) (➤ Kap. 6.3.7)
- Glatte Muskulatur (unwillkürlich) (➤ Kap. 6.3.8)

6.3.1 Einführung

Die aktive Bewegung des Körpers kommt durch den Wechsel zwischen Kontraktion und Erschlaffung der **quer gestreiften Muskulatur (Skelettmuskulatur)** zustande. Die Skelettmuskulatur macht ca. 45 % der Körpermasse aus. Sie besteht aus hochspezialisierten Zellen, die vier Grundeigenschaften aufweisen:
- Sie sind erregbar, d. h., sie können auf Nervenreize reagieren.
- Sie sind kontraktil, d. h., sie können sich verkürzen.
- Sie sind dehnbar, d. h., sie lassen sich auseinanderziehen.
- Sie sind elastisch, d. h., sie kehren nach Dehnung oder Kontraktion in ihre ursprüngliche Ruhelage zurück.

Durch seine Fähigkeit zur **Kontraktion** (zum Zusammenziehen) kann der Skelettmuskel gleich mehrere Aufgaben erfüllen:
- **Aktive Bewegung des Körpers:** Sie ist sichtbar beim Laufen oder Rennen und bei lokalisierten Bewegungen wie z. B. dem Ergreifen eines Bleistifts.
- **Aufrechte Körperhaltung:** Die Skelettmuskulatur ermöglicht den aufrechten Gang. Infolge einer kontinuierlichen Stimulation von Muskelzellen durch das zentrale Nervensystem wird der Körper in sitzender oder stehender Position gehalten, ohne dass wir bewusst darauf achten.
- **Energieumsatz:** Bereits in Ruhe entfallen ca. 20–25 % des Energieumsatzes auf die Skelettmuskulatur.
- **Wärmeproduktion:** Von der Energie, die zur Muskelarbeit eingesetzt wird, können nur 45 % für die Kontraktion selbst verwendet werden. Als „Abfallprodukt" entsteht Körperwärme. Bei Unterkühlung oder ansteigendem Fieber (Schüttelfrost) wird die Muskulatur jedoch ausschließlich zum Zweck der Wärmeproduktion kontrahiert (Kältezittern). Insgesamt werden so bis zu 85 % der Körperwärme durch Muskeln erzeugt.

Muskulatur von Mann und Frau

Männer haben wesentlich mehr (Skelett-)Muskelgewebe als Frauen: durchschnittlich 30 kg gegenüber etwa 24 kg bei der Frau. Ursächlich für diesen Unterschied ist vor allem das Sexualhormon Testosteron (➤ Kap. 17.1.2), das stark muskelaufbauend (anabol) wirkt. Noch stärker weicht die maximal erzielbare muskuläre Kraftentwicklung voneinander ab – Frauen vermögen durchschnittlich nur 65 % der Kraft des „Durchschnittsmannes" zu entwickeln.

6.3.2 Mechanik des Skelettmuskelgewebes

Ansatz und Ursprung eines Skelettmuskels

Muskelkontraktionen erzeugen Bewegung durch die Ausübung von Zug auf die Sehnen, die wiederum Zugkräfte auf die Knochen übertragen, an denen sie angeheftet sind.

Als **Ursprung** des Muskels ist der kranial (kopfwärts), bei Armen und Beinen der proximal (rumpfwärts) befestigte Teil definiert, als **Ansatz** die kaudal bzw. distal davon liegende Befestigung. Der zwischen den Sehnen bzw. zwischen Ansatz und Ursprung liegende fleischige Anteil des Muskels wird **Muskelbauch** (lateinisch: Venter) genannt.

Agonist und Antagonist

Zur flüssigen Ausführung der meisten Bewegungen ist das Zusammenspiel gegensätzlich wirkender Muskeln erforderlich. Ein **Agonist** (Spieler) führt eine bestimmte Bewegung aus, sein **Antagonist** (Gegenspieler) ist für die entgegengesetzte Bewegung verantwortlich. Je nach beabsichtigter Bewegungsrichtung wirkt ein und derselbe Muskel entweder als Agonist oder als Antagonist.

Dies soll am Beispiel des Ellenbogens erklärt werden (➤ Abb. 6.8):

Soll der Unterarm gebeugt werden, muss sich der M. biceps brachii zusammenziehen, er ist Agonist. Während er kontrahiert, muss sich sein Gegenspieler, der M. triceps brachii, entspannen. Er ist Antagonist.

Soll der Ellbogen nun ausgestreckt werden, ist der M. triceps brachii der Agonist, während der M. biceps brachii die Aufgabe des (sich entspannenden) Antagonisten übernimmt.

Kontrahieren Agonist und Antagonist gleichzeitig mit gleicher Kraft, so entsteht keine Bewegung, sondern eine sogenannte isometrische Kontraktion (➤ Kap. 6.3.6).

Muskeln, die sich gegenseitig in ihrer Arbeit unterstützen, nennt man **Synergisten**. So beugt der M. brachialis (➤ Abb. 6.57) das Ellenbogengelenk ebenso wie der M. biceps brachii.

6.3.3 Aufbau des Skelettmuskelgewebes

Der elementare Baustein des Skelettmuskelgewebes ist die **quer gestreifte Muskelfaser.** Sie ist eine riesige vielkernige Zelle, die bis zu 15 cm lang und ca. 0,1 mm dick werden kann und daher oft mit dem bloßen Auge zu erkennen ist.

Hüllstrukturen

Jede einzelne Muskelfaser ist von einem feinen Bindegewebsmantel umhüllt, dem **Endomysium.** Mehrere Muskelfasern sind durch stärkere Bindegewebssepten, dem **Perimysium,** zu **Muskelfaserbündeln** zusammengefasst, und jeder einzelne anatomisch benannte Muskel (bestehend aus vielen Muskelfaserbündeln) besitzt eine äußere Bindegewebshülle, das **Epimysium.** Das Epimysium mit der weiter außen aufliegenden **Muskelfaszie** (Muskelhülle) hält den Muskel in seiner anatomischen Form; zusammen mit Ausläufern von Perimysien und Endomysien setzt sich die Muskelfaszie am Muskelende als Sehne (➤ Kap. 6.1.3) aus straffem kollagenem Bindegewebe fort, die dann in der Regel an einem Knochen ansetzt (➤ Abb. 6.9, ➤ Abb. 6.10).

Nerven- und Blutversorgung

Der Skelettmuskel ist reich mit Nerven und Blutgefäßen versorgt. Im Allgemeinen begleiten eine Arterie und ein oder zwei Venen jeden Nerven, der durch das Bindegewebe in den Muskel eindringt; dort zweigen sich die zuführenden Gefäße in ein Kapillarnetz auf, das im Endomysium verlaufend jede einzelne Muskelfaser um-

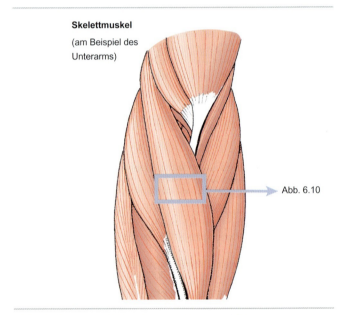

Abb. 6.9 Skelettmuskeln (am Beispiel des Unterarms) [L190]

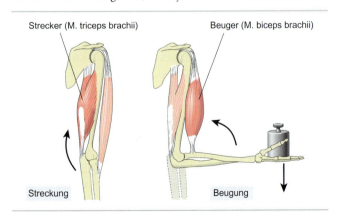

Abb. 6.8 Die Beziehung zwischen Agonist und Antagonist am Beispiel des Zusammenspiels von Beuger (M. biceps brachii) und Strecker (M. triceps brachii) am Ellenbogengelenk. Vergleiche hierzu auch ➤ Abb. 6.60. [L190]

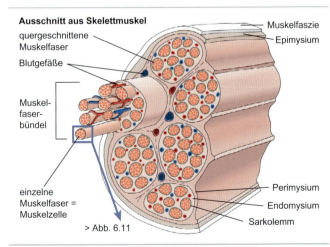

Abb. 6.10 Ausschnitt aus einem Skelettmuskel [L190]

spinnt. Die rote Farbe verdankt der Muskel seinem Blutreichtum, aber auch dem roten Farbstoff **Myoglobin,** der ähnlich dem Hämoglobin (➤ Kap. 11.2.2) als Sauerstoffträger fungiert. Die Nerven teilen sich wie die Gefäße auf, nähern sich der Muskelfaserwand und treten über eine weit verzweigte Synapse als sogenannte **motorische Endplatte** in Kontakt mit der Zellmembran der Muskelfaser, dem **Sarkolemm** (➤ Abb. 6.11).

Histologischer Aufbau der Muskelfasern

Jede Muskelfaser enthält als Hauptbestandteil fadenförmige Strukturen, die sogenannten **Myofibrillen,** welche die Faser parallel in Längsrichtung durchziehen und zur Kontraktion befähigt sind (➤ Abb. 6.12). Die Myofibrillen wiederum bestehen aus einer langen Kette von zwei einander abwechselnden Strukturen, den dünnen und den dicken **Myofilamenten.** Diese erscheinen im mikroskopischen Bild als helle und dunkle Streifen und geben der quer gestreiften Muskulatur ihren Namen. Diese Streifen bilden, auf die Gesamtlänge der Muskelfaser bezogen, viele aneinandergereihte funktionelle Untereinheiten, die **Sarkomere.** Ihre Begrenzungen sind mikroskopisch als feine, quer verlaufende Linien – sogenannte **Z-Streifen** – erkennbar. Das Zytoplasma jeder Muskelfaser (**Sarkoplasma** genannt) ist von dem **Sarkolemm,** der Muskelfasermembran, umschlossen. Im Sarkoplasma befinden sich neben den Myofibrillen und vielen Zellkernen auch zahlreiche Mitochondrien. Ihre Zahl steht in direktem Verhältnis zum Energiebedarf des jeweiligen Muskels.

Sarkomer

Jedes Sarkomer ist aus zwei verschiedenen Myofilamenten, dem **Aktin-** und dem **Myosinfilament,** aufgebaut. Das dicke Myofilament, das **Myosin,** ist aus golfschlägerähnlichen Untereinheiten geformt. Die Kopfteile ragen nach außen auf die Oberfläche des Schaftteils (➤ Abb. 6.13). Die Kopfteile besitzen eine Bindungsstelle für den bei jeder Kontraktion benötigten „Energiespender" ATP. Zwischen diese dicken Myosinfilamente ragen von außen die dünnen **Aktinfilamente** (kurz Aktin) hinein. Sie berühren sich in der Mitte jedoch nicht. Definitionsgemäß ist das Sarkomer von den Z-Streifen begrenzt, die aus Aktin und anderen Proteinen aufgebaut sind (➤ Abb. 6.12 und ➤ Abb. 6.13).

6.3.4 Kontraktion des Skelettmuskels

Damit ein Skelettmuskel kontrahiert, muss er von einer **Nervenzelle** (Neuron; ➤ Kap. 4.8) einen Reiz erhalten. Dieser besondere Typ von Nervenzelle heißt **Motoneuron** (motorisches Neuron). Das Motoneuron nähert sich – meist vom Rückenmark kommend – in Form seines Ausläufers (Axon genannt) dem Sarkolemm, ohne dieses jedoch zu berühren. Die Erregungsübertragung von Motoneuron zur Muskelfaser findet an einer speziellen Synapse (➤ Kap. 4.8)

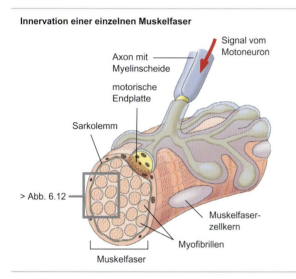

Abb. 6.11 Innervation einer einzelnen Muskelfaser [L190]

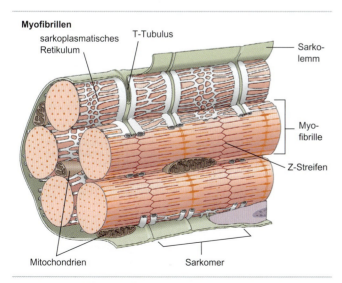

Abb. 6.12 Myofibrillen [L190]

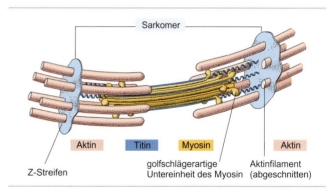

Abb. 6.13 Prinzip der Muskelkontraktion. Durch das Ineinandergleiten von Aktin- und Myosinfilamenten verkürzen sich die Sarkomere und es entsteht eine Muskelkontraktion. Für die Kontraktion werden ein entsprechender Impuls von Motoneuronen, ATP-Moleküle und auch Kalzium gebraucht, welche durch den Impuls aus Speichern im Sarkoplasma – dem Zytoplasma der Muskelzelle – freigesetzt werden. [L190]

statt, der **motorischen Endplatte** (➤ Abb. 6.11). Dort befinden sich Sekretbläschen, synaptische Vesikel genannt, die einen chemischen Überträgerstoff, den **Neurotransmitter Acetylcholin** (➤ Kap. 8.4.3) enthalten.

Kommt eine Nervenerregung am Axonende an, dringen Kalziumionen aus der Umgebung der motorischen Endplatte in das Axon ein und verursachen die Ausschüttung von Acetylcholin in den synaptischen Spalt, den Zwischenraum zwischen Motoneuron und Sarkolemm (➤ Abb. 8.10).

Am Sarkolemm vereinigen sich die Acetylcholinmoleküle mit Rezeptoren. Dadurch verändert sich die Durchlässigkeit des Sarkolemms für Natrium- und Kaliumionen, wodurch die Erregung des Motoneurons auf die Myofibrillen der Skelettmuskelfaser weitergeleitet wird (Details zur Funktion von Synapsen ➤ Kap. 8.2.1).

Die Erregung bewirkt, dass die Aktinfilamente tiefer zwischen die Myosinfilamente gleiten (➤ Abb. 6.13): Der Kopfteil des Myosinfilaments verbindet sich unter Verbrauch von ATP mit dem Aktinfilament und bewegt sich dabei wie das Ruder eines Bootes auf der Oberfläche des Aktinfilaments (➤ Abb. 6.14). Weil die dünnen Aktinfilamente so stärker zwischen die Myosinfilamente gezogen werden, nähern sich die Z-Streifen (➤ Abb. 6.12 und ➤ Abb. 6.13) einander, und das Sarkomer verkürzt sich. Kontrahieren viele Myofibrillen gleichzeitig, verkürzt sich dadurch der gesamte Skelettmuskel. Zwischen dem Moment der Acetylcholinausschüttung und dem Beginn der Muskelkontraktion vergeht nur etwa 1 ms (¹⁄₁.₀₀₀ s). Diese Zeit wird **Latenzzeit** genannt.

Solange Acetylcholin im synaptischen Spalt vorhanden ist, wird die Muskelfaser erregt. Erst wenn das Acetylcholin durch das Enzym **Acetylcholinesterase** gespalten ist, erreicht der Muskel wieder seinen Ruhezustand. Die Acetylcholin-Spaltprodukte werden z. T. wieder ins Axonende aufgenommen, im Zytosol wieder zu Acetylcholin zusammengesetzt und dort, in Vesikeln angereichert, für erneute Kontraktionen bereitgestellt.

> **MERKE**
> **Muskelrelaxanzien – wie wirken sie?**
>
> Wir unterscheiden depolarisierende (z. B. Suxamethonium) und nichtdepolarisierende (z. B. Atracurium, Rocuronium, Vecuronium) Muskelrelaxanzien voneinander. Beiden ist gemein, dass sie am nikotinischen Acetylcholinrezeptor an der motorischen Endplatte der Skelettmuskulatur andocken. Die **depolarisierenden** Muskelrelaxanzien reagieren mit dem Rezeptor so, wie es das Acetylcholin tut, bevor sie ihn blockieren. Dies erkennt man daran, dass es eine kurze Weile nach Verabreichung des Medikaments zu erkennbaren Muskelfaszikulationen kommt. Die **nichtdepolarisierenden** Muskelrelaxanzien hingegen verbinden sich mit dem Rezeptor und blockieren diesen **ohne** Erregung des Rezeptors, sodass klinisch keine Muskelfaszikulationen erkennbar sind.
>
> Muskelrelaxanzien werden immer (in Verbindung mit anderen Medikamenten – Analgetika und Hypnotika) verwendet, um die endotracheale Intubation zu erleichtern. In der Notfallmedizin ist ihre Anwendung nicht unumstritten. Viele Experten befürworten dennoch ihren Einsatz. Anwender sollten jedoch Erfahrung damit haben – ein Grundsatz, der für alle verwendeten Medikamente gilt.

Motorische Einheit

Eine **motorische Einheit** wird aus einem Motoneuron und der von ihm innervierten Gruppe von Muskelfasern gebildet. Ein einzelnes motorisches Neuron versorgt also viele Muskelfasern. Bei Muskeln, die einer äußerst präzisen Steuerung bedürfen, z. B. den Augenmuskeln, bilden weniger als zehn Muskelfasern eine motorische Einheit. In anderen Muskeln sind bis zu 2.000 Muskelfasern in einer motorischen Einheit zusammengefasst (➤ Abb. 6.15).

Alles-oder-Nichts-Regel

Nach der sogenannten **Alles-oder-Nichts-Regel** kontrahiert jede Muskelfaser einer motorischen Einheit maximal, sobald ein ausrei-

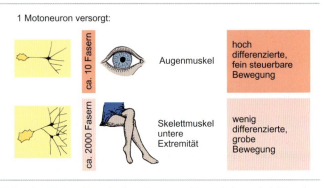

Abb. 6.15 Motorische Einheit beim Augen- und beim Skelettmuskel der unteren Extremitäten. Je nach funktioneller Erforderung innerviert ein Motoneuron über eine entpsrechende Zahl von Verzweigungen seines Axons zwischen 10 und 2.000 Muskelfasern. [L190]

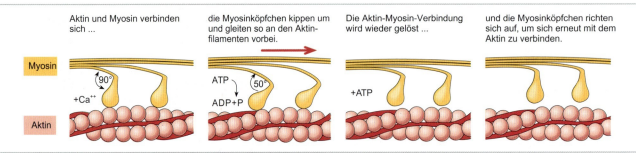

Abb. 6.14 Der Mechanismus der Muskelkontraktion nach dem traditionellen Modell des sogenannten Querbrückenzyklus [L190]

chend starker Reiz die motorische Endplatte erreicht. Es gibt also keine „halbe" Kontraktion einer motorischen Einheit.

Die Alles-oder-Nichts-Regel bedeutet aber nicht, dass Muskeln nicht in verschiedenem Ausmaß kontrahieren können: Da sich der Muskel aus vielen hundert motorischen Einheiten zusammensetzt, wird eine abgestufte Zusammenziehung erreicht, indem einmal z. B. zehn, ein andermal vielleicht zwanzig und bei maximaler Anstrengung z. B. 100 motorische Einheiten gleichzeitig kontrahieren.

Es kommt jedoch in der Regel nicht zur Kontraktion aller motorischen Einheiten eines Muskels, da – von Krampfanfällen einmal abgesehen – das ZNS immer nur einen Teil der motorischen Einheiten eines Muskels zur selben Zeit reizt. In der nächsten Zehntelsekunde aktiviert das ZNS die nächste motorische Einheit, sodass sich die zuerst gereizte wieder erholen kann. Die abwechselnde Aktivierung von jeweils nur einem Teil der motorischen Einheiten eines Skelettmuskels verhindert, dass der Muskel frühzeitig ermüdet. Nur so sind Dauerleistungen wie langes Stehen und Tragen von Lasten möglich.

Refraktärzeit

Wird eine motorische Einheit zweimal unmittelbar hintereinander gereizt, reagieren ihre Muskelfasern auf den ersten, jedoch nicht auf den zweiten Reiz. Nach dem ersten Reiz befindet sich die motorische Einheit in der **Refraktärperiode**, einer Art Schutzpause (➤ Kap. 8.3.5). Die Länge dieser Phase liegt im Bereich von 1 ms, danach reagiert die motorische Einheit wieder auf einen neuen Reiz.

Totenstarre

Nach Eintritt des Todes werden die Muskeln steif und fest. Dieser Zustand wird als **Totenstarre** (Leichenstarre, Rigor mortis) bezeichnet. Ursache ist, dass kein ATP mehr in den Muskelzellen bereitgestellt werden kann. Ohne ATP bleiben die Myosinköpfchen mit dem Aktinfilament fest verknüpft, eine Muskelentspannung ist nicht möglich, da die „Weichmacherwirkung" des ATP fehlt. Die Leichenstarre beginnt an der Kopfmuskulatur, zumeist bei den Kaumuskeln, und schreitet abwärts fort. Nach spätestens 8 Stunden ist sie voll ausgeprägt.

Die Leichenstarre löst sich durch Autolyse (Gewebezersetzung) nach etwa 24–48 Stunden in der gleichen Reihenfolge, in der sie eingetreten ist.

6.3.5 Energiestoffwechsel des Skelettmuskels

Kurzzeitige Muskelarbeit

Obwohl ATP als unentbehrlicher Energielieferant für die Muskelkontraktion reichlich in jedem Skelettmuskel vorhanden ist, enthalten die meisten Muskelfasern nur für 5 bis 6 Sekunden Daueraktivität genügend ATP. Sodann greift die Skelettmuskelfaser auf das energiereiche **Kreatinphosphat**-Molekül zurück. Mithilfe der Spaltung von Kreatinphosphat können die ATP-Speicher rasch wieder regeneriert werden. Damit hat der Muskel bei maximaler Arbeitsbelastung Energie für ca. 15 Sekunden.

Länger andauernde Muskelarbeit

Dauert die Muskelarbeit länger an, so erschöpft sich auch der Kreatinphosphatvorrat, und es muss **Glukose** (Traubenzucker) als Energieträger verstoffwechselt werden (➤ Kap. 2.6.1). Im Skelettmuskel wird Glukose in seiner Speicherform **Glykogen** gelagert. Bei Bedarf kann dieses Glykogen durch die **Glykogenolyse** zu Glukose gespalten werden (➤ Kap. 2.6.1), die dann als Energielieferant zur Verfügung steht.

Die Glukose kann jedoch nicht direkt für die Regeneration von ATP herangezogen werden. Zuvor muss sie weiter zerlegt werden (➤ Abb. 6.16):
- Entweder – bei Sauerstoffmangel – über die Glykolyse (➤ Kap. 2.6.1) zum Pyruvat und weiter zum Laktat (Bestandteil der Milchsäure), hierbei entstehen 2 mol ATP pro Mol Glukose.
- Oder – wenn genügend Sauerstoff verfügbar ist – wird das immer noch energiereiche Pyruvat nicht als Laktat ausgeschieden, sondern im **Zitratzyklus** (➤ Kap. 2.6.1) vollständig zu Kohlendioxid (CO_2) und Wasser zerlegt. Hierbei wird ca. 20-mal mehr ATP erzeugt.

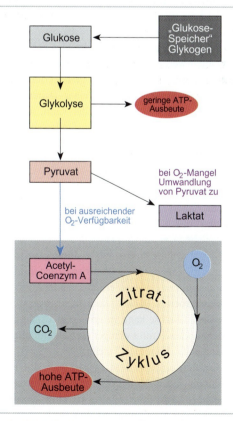

Abb. 6.16 Der Muskel benötigt Glukose und Sauerstoff, um Energie zu gewinnen. Wasser, Kohlendioxid und Laktat bleiben nach der Oxidation übrig. [L190]

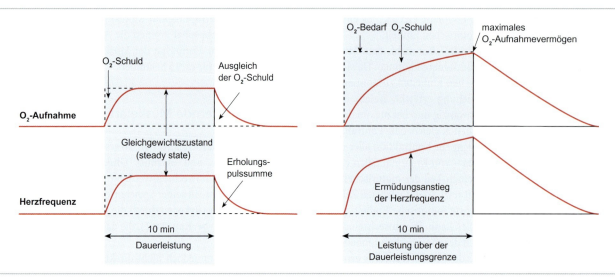

Abb. 6.17 Sauerstoffschuld und ihre Tilgung. Nach Arbeitsende lässt sich vor allem in den ersten Minuten eine über dem Ruhewert liegende Sauerstoffaufnahme messen. [L190]

Die Glykolyse benötigt keinen Sauerstoff, sie ist ein anaerober Prozess. Daher wird die Glykolyse auch als **anaerober Energiestoffwechsel** bezeichnet. Der Zitratzyklus benötigt Sauerstoff und heißt deshalb **aerober Energiestoffwechsel**.

Voraussetzung dafür, dass die Glukoseverwertung nicht bei der Glykolyse stecken bleibt, sondern bis zum CO_2 erfolgen kann, ist die Verfügbarkeit von Sauerstoff im Muskel. Der limitierende Faktor hierbei ist allerdings nicht die Lunge, sondern die Bereitstellung des Sauerstoffes in der Muskelfaser.

Zu Beginn der Muskelarbeit kann der im Myoglobin gespeicherte Sauerstoff genutzt werden. Nach 2–4 Minuten sind Muskeldurchblutung und Sauerstofftransport dem gesteigerten Bedarf angepasst. Braucht ein Muskel während einer Dauerleistungsphase mehr Sauerstoff, als ihm zugeführt werden kann, so sammelt sich im Muskelgewebe das durch anaeroben Stoffwechsel gewonnene Laktat an. Dieses Laktat muss nach Beendigung der Muskelarbeit durch zusätzliche Sauerstoffzufuhr wieder abgebaut werden. Außerdem müssen die ATP-, Kreatinphosphat- und Glykogenspeicher aufgefüllt werden, was ebenfalls Sauerstoff erfordert. Der sich hieraus ergebende Sauerstoffbedarf wird **Sauerstoffschuld** genannt. Die Schuld wird durch eine verstärkte Atmung nach Beendigung der Arbeit beglichen (➤ Abb. 6.17).

Durch Muskeltraining, insbesondere durch Ausdauertraining, erhöht sich u. a. die Zahl der Mitochondrien in den trainierten Muskelpartien und kommt es zu einer erheblichen funktionellen Erweiterung des Kapillarbettes. Dadurch kann mehr Sauerstoff „vor Ort" gebracht werden, Glukose kann in größerem Umfang aerob verbrannt werden, und es kommt weniger zur Laktatbildung: Die Dauerleistungsfähigkeit („Kondition") steigt.

Erst bei Hochleistungssportlern steigen auch das Herzgewicht und Herzvolumen, beim Ausdauersportler bis auf das Doppelte. Auch die Lunge passt sich im Training an (ohne allerdings äußerlich zu wachsen). Das **Atemminutenvolumen** (➤ Kap. 14.7.5), also die während einer Minute eingeatmete Luftmenge, steigt von 6 l/min in Ruhe auf Werte bis über 80 l/min an.

> **KRANKHEIT/SYMPTOM**
> **Rhabdomyolyse**
>
> Der Begriff „rhabdomyolysis" tauchte erstmals im Zusammenhang mit Opfern von Bombenangriffen im Zweiten Weltkrieg in London auf, um sogenannte „crush injuries" zu beschreiben. Der englische Begriff „crush" bedeutet u. a. Quetschung. Es kommt dabei zu einer Freisetzung von **Myoglobin** aus dem geschädigten Muskelgewebe. Myoglobin ist ein Protein, welches für den Sauerstofftransport im Muskel zuständig ist. Hohe Myoglobinkonzentrationen im Blut können zu einer Beeinträchtigung der Nierenfunktion führen. Die Behandlung beinhaltet deshalb u. a. eine aggressive Infusionsbehandlung zur Vermeidung einer Nierenschädigung mit dem Ziel, dass der Patient 200–300 ml/h Urin ausscheidet.
> Die Ursachen für eine Rhabdomyolyse sind vielfältig. Starkstromunfälle, bestimmte Medikamente, ausgeprägte Muskelaktivität (z. B. durch epileptische Anfälle), Alkoholabusus, Infektionen, ein Kompartmentsyndrom (➤ Kap. 6.11.3), Hitzschlag, entzündliche Prozesse und vieles mehr können Auslöser sein (➤ Abb. 6.18).

6.3.6 Formen der Muskelkontraktion

Zuckung

Jede ausreichend starke elektrische Reizung einer motorischen Einheit eines Skelettmuskels bewirkt nach einer sehr kurzen Latenzperiode von 1 ms eine kurzzeitige Kontraktion (**Zuckung**).

Dauerkontraktion (Tetanus)

Wird ein Muskel zweifach rasch nacheinander gereizt, wobei der zweite Reiz nach der Refraktärzeit des ersten (➤ Kap. 6.3.4) eintrifft, so wird der Muskel auch auf den zweiten Reiz reagieren. Wird der Muskel so rasch ein zweites Mal gereizt, dass zwar die Refraktärzeit, nicht aber die Muskelzuckung abgeschlossen ist, so überlagert die zweite Zuckung die erste und die erzielte Gesamt-

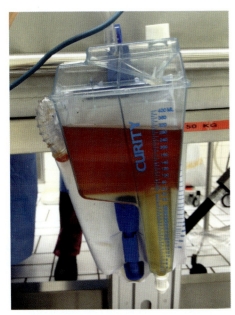

Abb. 6.18 Urin eines Patienten mit Myoglobinurie nach Starkstromverletzung. Beachten Sie die veränderte Farbe des Urins im oberen Bereich des Sammelbehälters. [M840]

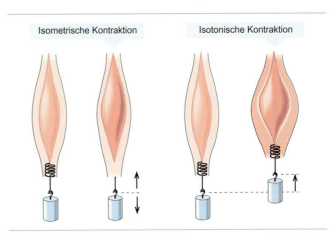

Abb. 6.19 Muskel in Ruhe, bei isometrischer Kontraktion (links) und bei isotonischer Kontraktion (rechts). Die Federn spiegeln den herrschenden Muskeltonus wider. Er ist bei einer rein isotonischen Kontraktion konstant. [L190]

kontraktion ist dann stärker („kräftiger") als bei der Einzelzuckung. Man spricht von **zeitlicher Summation,** da sich erster und zweiter Reiz „aufsummieren".

Wird ein Muskel mit mindestens zwanzig Reizen pro Sekunde erregt, verschmelzen die einzelnen Zuckungen zunehmend miteinander, und der Muskel kann sich nur teilweise oder gar nicht mehr zwischen den Reizen entspannen. Somit erzielt der Muskel eine andauernde Kontraktion, auch **Tetanus** genannt. Der Tetanus kommt durch die zusätzliche Freisetzung von Kalziumionen (Legende zu ➤ Abb. 6.13) durch die jeweils nachfolgende Reizung zustande, während die Kalzium-Ionen der vorausgehenden noch nicht in die Speicher zurückgekehrt sind. Dies verursacht eine miteinander verschmelzende Folge einzelner Zuckungen. Interessanterweise sind alle bewusst gesteuerten Bewegungen wie das Anspannen des Oberarmmuskels kurzzeitige tetanische Kontraktionen.

Muskeltonus

Unter normalen Bedingungen sind immer einige Muskelfasern eines Muskels kontrahiert, während andere entspannt sind. Durch diese Kontraktionen wird der Muskel zwar angespannt, jedoch nicht genügend, um eine Bewegung zu erzeugen. Diese Teilanspannung des Muskels erzeugt den **Muskeltonus** (Muskelgrundtonus), der unter anderem die aufrechte Haltung des Körpers ermöglicht. Zum Beispiel verhindert so die Nackenmuskulatur, dass der Kopf beim Sitzen vornüberkippt; sie zieht den Kopf aber nicht nach hinten.

Abweichungen vom normalen Tonus können entweder zur Muskelhypotonie führen, d. h. zu abnormer Schlaffheit der Muskeln, oder auch zur Muskelhypertonie. Bei der Muskelhypertonie werden zwei Formen unterschieden:

- Die **spastische Hypertonie,** bei der der Muskeltonus erhöht ist, im Verlauf einer passiven Bewegung aber plötzlich nachlassen kann (Taschenmesserphänomen), und bei der häufig pathologische Reflexe (➤ Kap. 8.13.3.) vorhanden sind (oft deutlich ausgeprägt bei Patienten nach Schlaganfall, ➤ Kap. 8.18.4)
- Der **Rigor,** bei dem die Tonuserhöhung bei passiver Bewegung während des gesamten Ablaufs erhalten bleibt oder ruckartig nachlässt (Zahnradphänomen). Die Reflexe sind normal (auftretend z. B. bei Parkinson-Patienten, ➤ Kap. 8.4.3).

Isotonische und isometrische Kontraktionen

Nach außen hin kann eine muskuläre Kontraktion zwei Effekte haben (➤ Abb. 6.19):

- Bei einer **isotonischen Kontraktion** verkürzt sich der Muskel und erzeugt somit eine Bewegung. Der Muskeltonus (die Muskelspannung) verändert sich dabei nur wenig. Beispiel: Kontraktionen der Beinmuskulatur beim Gehen.
- Bei einer **isometrischen Kontraktion** wird der Muskel fixiert (z. B. durch Antagonisten) und kann sich nicht oder nur minimal verkürzen; die Muskelspannung steigt dabei erheblich an. Obwohl hier keine Bewegung erzeugt wird, wird trotzdem Energie verbraucht. Beispiel: Fingerhakeln am Stammtisch, Tragen einer Tasche am hängenden Arm.

Pathologische Kontraktionen

Zu den abnormen Kontraktionen gehört der **Spasmus,** die plötzliche unwillkürliche Kontraktion einer großen Muskelgruppe. Er tritt z. B. während eines epileptischen Anfalls auf.

Als **Tremor** werden rhythmische, ungewollte Kontraktionen antagonistisch wirkender Muskelgruppen bezeichnet. Charakteristisch ist der Parkinson-Tremor bei Parkinson-Patienten.

Unter **Faszikulieren** versteht man ungewollte, sichtbare, kurze Zuckungen von Muskelfaserbündeln unter der Haut. Sie finden unregelmäßig statt, führen nicht zur Körperbewegung und deuten meist auf Erkrankungen des den Muskel versorgenden Motoneurons hin.

Ein **Tick** ist eine stereotype, sich wiederholende, nichtrhythmische Bewegung vor allem in der Augen- und Stirnregion (z. B. Blinzeltick), die meist automatisch erfolgt, gelegentlich jedoch willkürlich beeinflussbar ist. Ticks treten häufig begleitend bei psychiatrischen Erkrankungen oder kindlichen Entwicklungsstörungen auf.

6.3.7 Herzmuskelgewebe

Die Herzwand besteht hauptsächlich aus Herzmuskelgewebe, dem **Myokard** (➤ Kap. 12.3.3). Dieses ist quer gestreift wie die Skelettmuskulatur. Das **Herzmuskelgewebe** zeichnet sich jedoch durch einige anatomische und funktionelle Besonderheiten aus (auch ➤ Kap. 12.5.3; ➤ Abb. 6.20):
- Im Gegensatz zu den vielen peripher gelegenen Zellkernen der Skelettmuskelzellen besitzen die meisten Herzmuskelzellen nur einen einzigen, zentral liegenden Zellkern. Gelegentlich kommen zwei bis drei Zellkerne in einer Herzmuskelzelle vor.
- Die Herzmuskelzellen sind im Gegensatz zu den Skelettmuskelfasern unregelmäßig verzweigt und haben untereinander End-zu-End-Verbindungen, wodurch sie ein Netzwerk bilden. Diese Eigenschaft führt dazu, dass auch ein Impuls, der sich **irgendwo** im Herzmuskel bildet, zu einer Fortpflanzung der Erregungswelle führt. So kann sich z. B. eine einzelne in der Herzkammer gebildete Erregung über den Herzmuskel ausbreiten. Im EKG wird sie dann als sogenannte ventrikuläre Extrasystole (VES) sichtbar.
- Während die Skelettmuskulatur normalerweise willkürlich, d. h. gewollt als Reaktion auf Nervenimpulse kontrahiert, kontrahiert der Herzmuskel unwillkürlich, kontinuierlich und rhythmisch ungefähr 75-mal pro Minute, ohne auszusetzen; dies ist die Folge innerer Impulsbildungszentren (Schrittmacher) wie z. B. dem Sinusknoten (➤ Kap. 12.5.2).
- Das Herzmuskelgewebe besitzt eine hundertfach längere Refraktärzeit (ca. 300 ms) als die Skelettmuskulatur, wodurch dem Herzen eine Erholung zwischen den Herzschlägen garantiert wird. Diese lange Refraktärperiode beugt zudem einer tetanischen Dauererregung (➤ Kap. 6.3.6) der Herzmuskulatur vor, die nutzlos, ja tödlich wäre, da keinerlei Blut mehr aus dem Herzen gepresst würde, wie es beim Kammerflimmern der Fall ist.

6.3.8 Glattes Muskelgewebe

Glatte Muskulatur findet sich in den Wänden der meisten Hohlorgane des Menschen. Ihre Kontraktionen werden unwillkürlich ausgelöst (➤ Kap. 4.7.1).

Glattes Muskelgewebe weist einige physiologisch wichtige Unterschiede zur Skelettmuskulatur auf (➤ Abb. 6.20):
- Die glatte Muskelfaser ist beträchtlich kleiner als die Skelettmuskelfaser. Sie hat eine Spindelform, d. h., im mittleren Bereich ist sie breit, an ihren Enden läuft sie spitz zu.
- In jeder Faser befindet sich nur ein einzelner ovaler, in der Mitte liegender Kern.
- Die Fasern der meisten glatten Muskeln sind eng vermascht, um so ein kontinuierliches Netzwerk zu bilden. Wenn ein Neuron eine Faser aktiviert, so wird diese Erregung zu jeder Faser des Netzwerks geleitet. Dadurch kommt es zur wellenförmigen (peristaltischen) Kontraktion über viele benachbarte Fasern.
- Die Kontraktion der glatten Muskelfaser ist 5- bis 500-mal langsamer als die der Skelettmuskelfaser. Dieser Vorgang ist für viele Hohlorgane sehr wichtig, z. B. für die Arteriolen, den Magen-Darm-Trakt und die Harnblase.

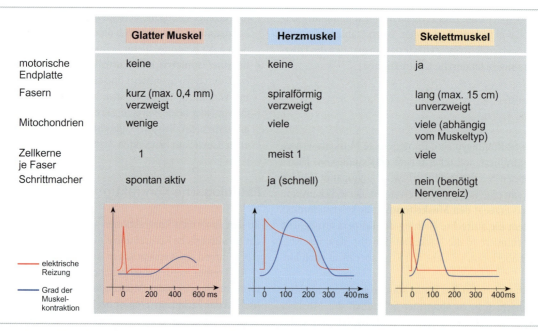

Abb. 6.20 Anatomische und funktionelle Unterschiede der drei Muskelfasertypen [L190]

Wie das Herzmuskelgewebe arbeitet auch die glatte Muskulatur weitgehend unwillkürlich. Hierbei können zwei Muskeltypen unterschieden werden:
- Beim neurogenen Typ (**Multi-Unit-Typ,** z. B. der M. sphincter pupillae und der Ziliarmuskel des Auges) erfolgt die Erregung über Transmitterausschüttung aus Synapsen.
- Beim myogenen Typ (**Single-Unit-Typ,** z. B. die Darmmuskulatur) zeigen die Muskeln eine spontane rhythmische Aktivität.

In der Regel liegen Mischformen vor, d. h., die spontane rhythmische Aktivität wird durch Einflüsse des vegetativen Nervensystems verändert. Außerdem reagiert sie z. B. auf den pH-Wert und die Sauerstoff- oder Kohlendioxidkonzentration des Blutes. Diese selbsttätige Anpassung ist unentbehrlich, um die Durchblutung an die jeweilige Stoffwechsellage eines Organs anzupassen. Außerdem macht man sich diesen Mechanismus z. B. bei Medikamenten zur Blutdruckregulation (➤ Kap. 13.3.4) zunutze.

6.4 Bewegungsapparat

6.4.1 Menschliche Gestalt

Schon auf den ersten Blick erkennen wir große Unterschiede in **Körpergröße, -bau** und **-gestalt** unserer Mitmenschen. Diese Merkmale bilden sich zwar erst im Laufe der über 20-jährigen Wachstumsperiode des Menschen aus, sind aber im Wesentlichen schon vor der Geburt genetisch festgelegt.

Damit dieses genetische Soll erfüllt wird, müssen bis zum Erreichen der vollen Körpergröße ständig Wachstumsprozesse über das Nerven- und Hormonsystem gesteuert und koordiniert werden; gleichzeitig müssen kontinuierlich Energie sowie essenzielle Aminosäuren, essenzielle Fettsäuren, Spurenelemente und Vitamine zugeführt werden.

6.4.2 Körperwachstum

Die **Wachstumsphasen** des Menschen zeigen einen charakteristischen Verlauf: Im ersten Lebenshalbjahr wächst der Mensch mit ca. 16 cm am schnellsten. Ab dem 2. Lebenshalbjahr bis zum Beginn der Pubertät wächst er langsamer, ca. 6 bis 7 cm pro Jahr (➤ Kap. 19.3).

Die endgültige Größe haben Mädchen etwa mit 16 Jahren, Jungen mit 19 Jahren erreicht. Vor allem diese verlängerte Wachstumsphase bei Jungen ist der Grund, weshalb Männer im Durchschnitt etwa 10 cm größer sind als Frauen.

Während des Wachstums verändert sich jedoch nicht nur die Körpergröße, sondern auch die **Körperproportionen.**

Details zur körperlichen Entwicklung ➤ Kap. 19.3.1.

6.4.3 Orientierung am Körper

Ähnlich wie beim Koordinatensystem, das die Erdoberfläche bedeckt (Längen- und Breitengrade) und eine entsprechende Orien-

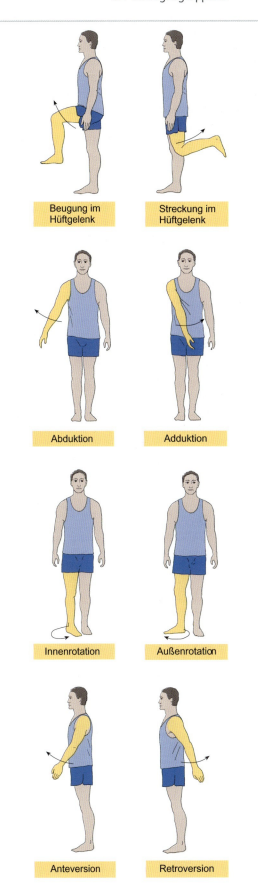

Abb. 6.21 Die Extremitätenbewegungen und ihre korrekte Bezeichnung [L190]

tierung ermöglicht, gibt es auch ein Koordinatensystem beim menschlichen Körper. Dieses ermöglicht, Missverständnisse zu vermeiden. So ist z. B. die Angabe „der rechte Arm des Patienten" immer auf den Patienten bezogen, denn dieser hat nur einen rechten Arm, auch wenn sich dieser Arm aus der Sicht des Betrachters links befindet. Wir unterscheiden drei Hauptachsen, nämlich die **Längsachse** (Longitudinalachse), die von links nach rechts verlaufende **Horizontalachse** (Transversal- oder Querachse) sowie die von vorne nach hinten verlaufende **Sagittalachse** (➤ Abb. 1.1).

Richtungsbezeichnungen

Für die Richtungsbezeichnungen gelten folgende Fachbegriffe (Auswahl; ➤ Abb. 1.2):
- **Anterior:** nach vorne
- **Distal:** von der Rumpfmitte entfernt liegend
- **Dorsal:** rückenwärts
- **Fibular:** zum Wadenbein (Fibula) hin
- **Inferior:** nach unten (bei aufrechtem Körper)

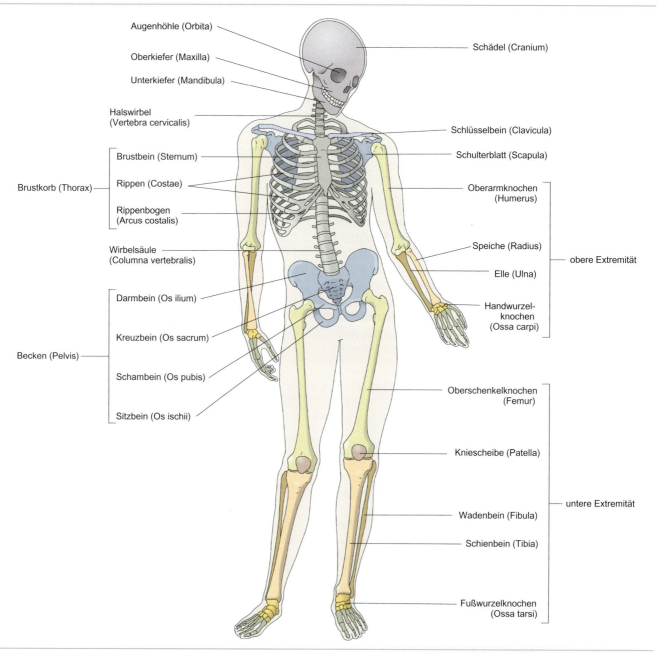

Abb. 6.22 Das menschliche Skelett (Ansicht von vorn) [L190]

- **Kaudal:** steißwärts, nach unten (bei aufrechtem Körper)
- **Kranial:** kopfwärts (zum Schädel hin)
- **Lateral:** von der Mitte weg, seitwärts
- **Medial:** zur Mitte, auf die Medianebene zu
- **Median:** innerhalb der Medianebene
- **Palmar** oder **volar:** zur Hohlhand hin
- **Peripher:** auf den Rand des Körpers zu, von der Mitte weg
- **Plantar:** zur Fußsohle hin
- **Posterior:** nach hinten
- **Proximal:** auf den Rumpfansatz der Gliedmaßen zu
- **Radial:** zur Speiche (Radius) hin
- **Superior:** nach oben (bei aufrechtem Körper)
- **Ulnar:** zur Elle (Ulna) hin
- **Ventral:** bauchwärts
- **Zentral:** auf das Innere des Körpers zu, zur Mitte hin

Bewegungsrichtungen

Die Gelenke des Körpers erlauben entsprechend den drei Achsen des Raums drei mal zwei Bewegungsrichtungen, die mit folgenden Fachbegriffen beschrieben werden (> Abb. 6.21):

- **Abduktion:** Bewegung vom Körper weg
- **Adduktion:** Bewegung zum Körper hin
- **Extension:** Streckung
- **Flexion:** Beugung

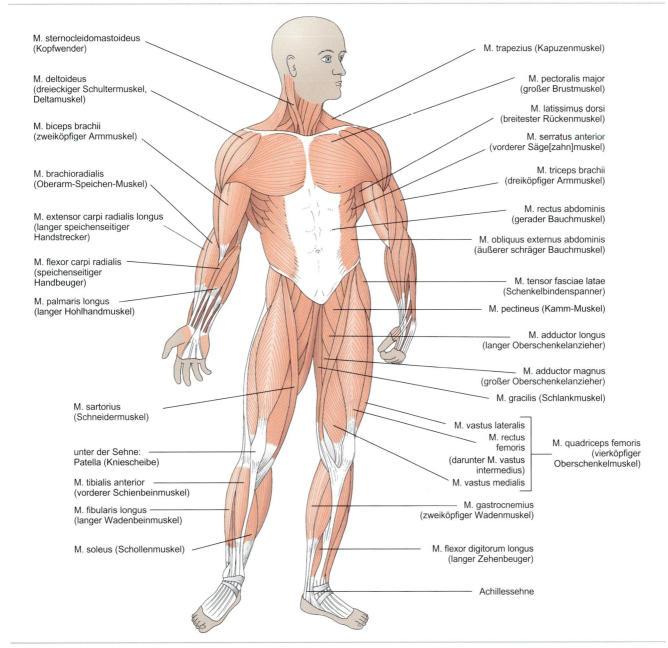

Abb. 6.23 Oberflächliche Skelettmuskulatur (von vorn) [L190]

- **Innenrotation:** Einwärtsdrehung
- **Außenrotation:** Auswärtsdrehung

6.4.4 Gerüst der menschlichen Gestalt: das Skelett

Das **Skelett** (➤ Abb. 6.22) des Erwachsenen besteht aus über 200 Knochen, von denen allerdings einige im Laufe des Wachstums miteinander verschmelzen, z. B. beim Hüftknochen. Zusammen mit den Muskeln und Bändern gibt das Skelett dem Körper seine Stabilität und ermöglicht zugleich seine Beweglichkeit.

Das Skelett wird in verschiedene Knochengruppen eingeteilt:
- **Schädel** (Cranium)
- **Wirbelsäule** (Columna vertebralis), ein Stützstab aus über 30 Einzelknochen, den Wirbeln
- Knöcherner **Brustkorb** (Thorax)
- **Schultergürtel** und **Beckengürtel**
- Obere Extremitäten **(Arme)**
- Untere Extremitäten **(Beine)**

Kopf, Hals und Rumpf werden zusammenfassend als **Körperstamm** bezeichnet. Dabei werden am Rumpf nochmals Brust, Bauch (Abdomen) und Becken (Pelvis) differenziert. Der Körperstamm ist über die Gürtelknochen von Schulter- und Beckengürtel mit den Extremitäten verbunden.

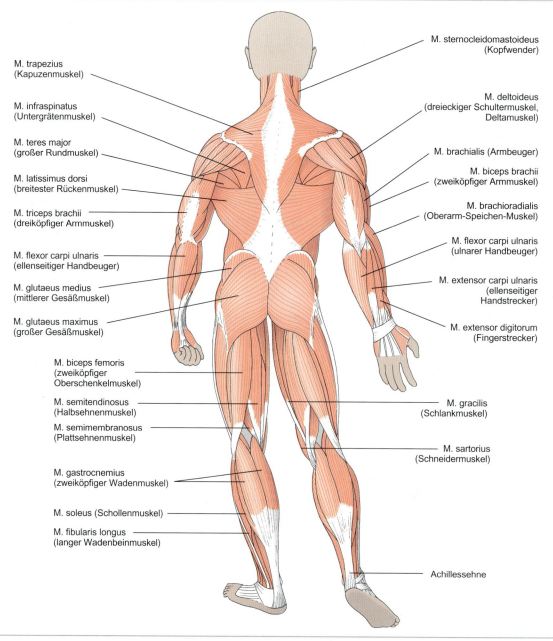

Abb. 6.24 Oberflächliche Skelettmuskulatur (von hinten) [L190]

6.4.5 Übersicht über die Skelettmuskulatur

Durch Kontraktionen der Skelettmuskeln werden sämtliche Bewegungen des Körpers ermöglicht, sei es das Händeschütteln, ein Lächeln oder das Atmen. Der Körper ist mit insgesamt über 600 Muskeln ausgestattet.

Die Übersichtsabbildungen (➤ Abb. 6.23, ➤ Abb. 6.24) zeigen die oberflächliche Skelettmuskulatur in der Vorder- und Rückenansicht.

6.5 Kopf

6.5.1 Schädel – Übersicht

Der Schädel (➤ Abb. 6.25, ➤ Abb. 6.26, ➤ Abb. 6.27) sitzt auf der Wirbelsäule und besteht aus zwei Knochengruppen:
- **Hirnschädel** (Neurocranium)
- **Gesichtsschädel** (Viscerocranium)

Zum Hirnschädel zählen:
- **Stirnbein** (Os frontale)
- **Scheitelbein** (paarig; Os parietale)
- **Schläfenbein** (paarig; Os temporale)
- **Hinterhauptsbein** (Os occipitale)
- **Keilbein** (Os sphenoidale)
- **Siebbein** (Os ethmoidale)

Zum Gesichtsschädel zählen:
- **Nasenbein** (Os nasale)
- **Oberkiefer** (Maxilla)
- **Jochbein** (Os zygomaticum)
- **Unterkiefer** (Mandibula)
- **Tränenbein** (Os lacrimale)
- **Gaumenbein** (Os palatinum)
- **Untere Nasenmuschel** (Concha nasalis inferior)
- **Pflugscharbein** (Vomer)
- **Zungenbein** (Os hyoideum)

Die acht Knochen des Hirnschädels umschließen die längsovale Schädelhöhle, die das Gehirn enthält. Dieses ruht auf der knöchernen **Schädelbasis** (Schädelgrundplatte) und wird von der **Schädelkalotte** (Schädeldach) kapselartig eingeschlossen.

Im Bereich der Schädelkalotte sind die Knochen platt, an der Schädelbasis z. T. bizarr geformt und mit Hohlräumen ausgestattet.

6.5.2 Knochen des Hirnschädels

Stirn- und Scheitelbein

Das **Stirnbein** (Os frontale) bildet die Stirn, das Dach der Augenhöhle (Orbita) und den größten Teil der vorderen Schädelgrube. Im mittleren Stirnbereich sind meist asymmetrisch die **Stirnhöhlen** (Sinus frontales, ➤ Abb. 6.27 und ➤ Abb. 6.33) angelegt. Diese mit Epithel ausgekleideten, luftgefüllten Kammern stehen mit der Nasenhöhle in Verbindung. Die beiden **Scheitelbeine** (Ossa parietalia) bilden den größten Teil der Schädelkalotte.

Schläfenbein

Die beiden **Schläfenbeine** (Ossa temporalia) bilden einen Teil der Schädelbasis und des Schädeldaches. Die Kiefergelenkpfanne (**Fossa mandibularis,** ➤ Abb. 6.26) umfasst den Gelenkfortsatz des Unterkiefers und bildet mit ihm das Kiefergelenk. Ein (vorspringender) Teil des Schläfenbeins (**Felsenbein**) trennt an der inneren Schädelbasis mittlere und hintere Schädelgrube (➤ Abb. 6.28). Im Felsenbein liegen das Hör- und Gleichgewichtsorgan sowie der **innere Gehörgang** (Meatus acusticus internus). Durch den Gehörgang zieht der Hör- und Gleichgewichtsnerv (N. vestibulocochlearis, ➤ Kap. 9.6.4) und erreicht nach Durchtritt durch den Porus acusticus internus (➤ Abb. 6.28) die hintere Schädelgrube. Der **äußere Gehörgang** ist ein Kanal im Schläfenbein, der die Ohrmuschel mit dem Mittelohr verbindet. Der **Warzenfortsatz** (Processus mastoideus) ist ein abgerundeter, hinter der Ohrmuschel tastbarer Knochenvorsprung (➤ Abb. 6.26 und ➤ Kap. 6.27). Er enthält, wie das Stirnbein, luftgefüllte, mit Schleimhaut ausgekleidete Hohlräume (Cellulae mastoideae), die mit der Paukenhöhle des Mittelohrs in Verbindung stehen. Am Warzenfortsatz setzen mehrere Halsmuskeln an. Ein zweiter Vorsprung, der **Griffelfortsatz** (Processus styloideus, ➤ Abb. 6.26), liegt an der Unterfläche des Os temporale und dient als Ansatzstelle für die Muskeln und Bänder von Zungenbein und Nacken.

Die Seitenansicht des Schädels in ➤ Abb. 6.26 zeigt, dass das Schläfenbein und das davor gelegene **Jochbein** (Os zygomaticum) Fortsätze besitzen, die zusammen den **Jochbogen** (Arcus zygomaticus) bilden.

Hinterhauptsbein

Das **Hinterhauptsbein** (Os occipitale) macht den hinteren Teil der Schädelhöhle aus. Durch das **große Hinterhauptsloch** (Foramen

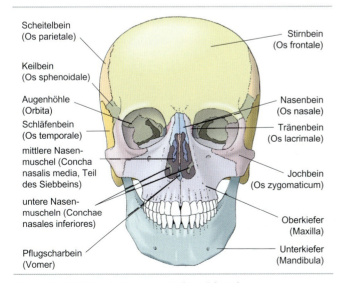

Abb. 6.25 Schädel in der Vorderansicht (frontal) [L190]

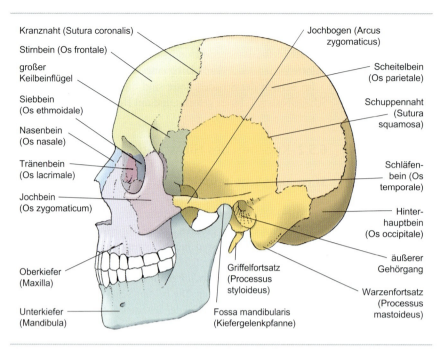

Abb. 6.26 Schädel in der Seitenansicht [L190]

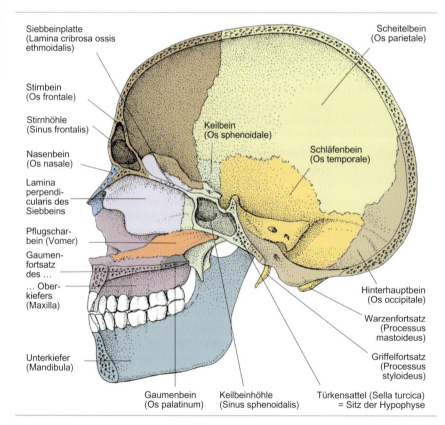

Abb. 6.27 Schädelschnitt seitlich [L190]

magnum) ziehen das verlängerte Rückenmark sowie die Vertebralarterien und -nerven hindurch (➤ Abb. 6.28). Beidseits neben dem Foramen magnum liegt je ein ovaler Vorsprung (**Condylus occipitalis,** ➤ Abb. 6.29; ➤ Kap. 6.5.3) mit den Gelenkflächen für den ersten Halswirbel (Atlas).

Am seitlichen Übergang des Hinterhauptsbeins zum Schläfenbein klafft etwa in der Mitte eine Lücke (Foramen jugulare genannt), durch welche die Vena jugularis und die Hirnnerven IX, X und XI (➤ Abb. 6.28, Funktion ➤ Kap. 8.10.1) durchtreten.

An der Außenfläche des Hinterhauptsbeins setzen Teile der Nackenmuskulatur an. Der äußere Hinterhauptshöcker (Protuberantia occipitalis externa) ist vor allem bei Männern gut durch die Haut zu tasten.

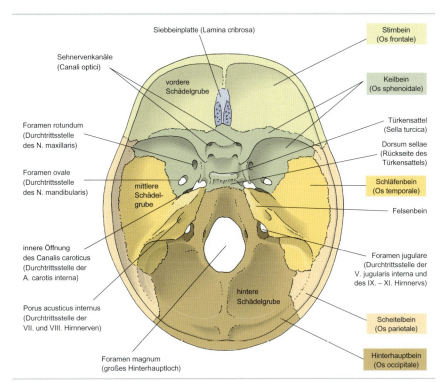

Abb. 6.28 Schädelbasis nach Entfernung der Kalotte und des Gehirns, Ansicht von oben [L190]

Keilbein

Das **Keilbein** (Os sphenoidale, ➤ Abb. 6.28) liegt in der Mitte der Schädelbasis und ist mit allen anderen Knochen des Hirnschädels verbunden. Seine Form ist der einer Fledermaus mit ausgestreckten Flügeln **(große Keilbeinflügel)** vergleichbar. Der innere würfelförmige Anteil des Keilbeins enthält die **Keilbeinhöhle** (Sinus sphenoidalis, ➤ Abb. 6.27 und ➤ Abb. 6.33), die mit der Nasenhöhle verbunden ist. Im hinteren Bereich des Keilbeinkörpers befindet sich eine Vertiefung: der **Türkensattel** (➤ Kap. 6.5.3). Davor liegen die **kleinen Keilbeinflügel,** an deren Wurzel die Sehnervenkanäle (Canales optici) verlaufen: Diese verbinden die Augenhöhlen (Orbitae) mit der Schädelgrube und enthalten die Sehnerven und die Augenarterien (Aa. ophthalmicae).

Siebbein und Nasenmuscheln

Das **Siebbein** (Os ethmoidale) ist ein leichter Knochen zwischen den beiden Augenhöhlen. Es enthält 3–18 **Siebbeinzellen** (Cellulae ethmoidales, ➤ Abb. 6.33), die in ihrer Gesamtheit **Siebbeinhöhle** (Sinus ethmoidalis) genannt werden. Nach unten ist das Siebbein zur **Lamina perpendicularis** (senkrechte Platte, ➤ Abb. 6.27) verlängert. Diese bildet den oberen Teil der Nasenscheidewand. Die obere Begrenzung des Siebbeins, die Siebbeinplatte **(Lamina cribrosa),** bildet das Dach der Nasenhöhle zur Schädelgrube hin. Durch kleine Löcher in dieser dünnen Platte ziehen die Axone des **Riechnerven** (N. olfactorius) von der Nase zum Gehirn (➤ Abb. 9.5).

Am Siebbein hängen zwei dünne Knochen, die wie Papierrollen eingerollt sind. Sie ragen in die Nasenhöhle und heißen **obere** und **mittlere Nasenmuschel** (Concha nasalis superior und medialis). Sie vergrößern die Oberfläche der Nasenhöhlenwände, was für die Reinigung, Erwärmung und Anfeuchtung der Atemluft von Bedeutung ist (➤ 14.1.2 und ➤ Abb. 14.2).

6.5.3 Schädelbasis

Die Schädelbasis lässt sich von oben (innere Schädelbasis; ➤ Abb. 6.28) und von unten (äußere Schädelbasis; ➤ Abb. 6.29) betrachten.

Innere Schädelbasis

Die **innere Schädelbasis** besitzt von vorn nach hinten treppenförmig angeordnet drei Einsenkungen, die **Schädelgruben,** die die verschiedenen Lappen des Gehirns aufnehmen.

Die **vordere Schädelgrube** (Fossa cranii anterior) liegt am höchsten und wird von Teilen des Stirnbeins, des Siebbeins und den kleinen Keilbeinflügeln gebildet. In der vorderen Schädelgrube liegen das Riechhirn und die Stirnlappen des Großhirns (➤ Kap. 8.7). Unter der vorderen Schädelgrube befinden sich die Augenhöhlen (Orbitae).

Die **mittlere Schädelgrube** (Fossa cranii media) trägt die Schläfenlappen des Gehirns. Sie wird in der Mitte vom Keilbeinkörper und an den Seiten von den großen Keilbeinflügeln sowie von den Teilen der Schläfenbeine gebildet, die Felsenbeine genannt werden. Der Keilbeinkörper hat hier eine besondere Form: Zwischen Vorder- und Hinterrand senkt er sich so ab, dass dieser Bereich an ei-

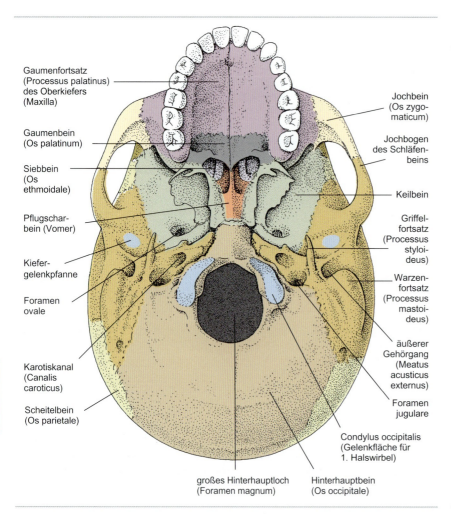

Abb. 6.29 Schädelbasis, Ansicht von unten [L190]

nen türkischen Pferdesattel erinnert; er heißt deshalb **Türkensattel** (Sella turcica). In einer Vertiefung (Fovea hypophysalis) liegt hier gut geschützt die **Hypophyse** (Hirnanhangsdrüse), eine wichtige Hormondrüse (➤ Abb. 8.23, ➤ Abb. 8.25 und ➤ Abb. 10.2).

Vorspringende Knochenkämme an den Oberrändern der Felsenbeine (Felsenbeinpyramiden genannt) trennen die mittlere von der **hinteren Schädelgrube** (Fossa cranii posterior). Diese wird von den Rückseiten des Türkensattels (Dorsum sellae) und der Felsenbeinpyramiden sowie vom Hinterhauptbein gebildet. Der hinteren Schädelgrube liegt das Kleinhirn auf (➤ Abb. 8.18).

Wie ➤ Abb. 6.28 zeigt, weist die Schädelbasis noch viele andere Löcher und Furchen auf, die Gefäße und Nerven aus dem Schädelinneren zum Körper bzw. umgekehrt durchtreten lassen.

Äußere Schädelbasis

Die **äußere Schädelbasis** setzt sich aus Knochen des Hirnschädels (➤ Kap. 6.5.2) und des Gesichtsschädels (➤ Kap. 6.5.6) zusammen. Eine Übersicht gibt ➤ Abb. 6.29.

Die Schädelbasis hat zwei große paarige Gelenkflächen:

- Beidseits des großen Hinterhauptslochs bildet das Os occipitale am Condylus occipitalis mit dem ersten Wirbelkörper (Atlas) der Halswirbelsäule ein Gelenk.
- Weiter lateral finden sich die Kiefergelenke mit der Fossa mandibularis als Gelenkfläche.

6.5.4 Schädel-Hirn-Trauma (SHT)

Definition

- Ein **Schädel-Hirn-Trauma** ist Folge einer Gewalteinwirkung, die zu einer **Funktionsstörung** und/oder Verletzung des **Gehirns** geführt hat. Diese kann mit einer Prellung oder Verletzung der Kopfschwarte, des knöchernen Schädels, der Gefäße und/oder der Dura verbunden sein.
- Eine Verletzung des Kopfes **ohne Hirnfunktionsstörung** oder Verletzung des Gehirns bezeichnet man als **Schädelprellung.**

Sicher jedem bekannt ist der auch im Volksmund häufig verwendete Begriff der **Gehirnerschütterung.** Dieser Begriff gilt als veraltet, beschreibt aber gut, was man sich unter einem leichten SHT vorstellen kann.

Offenes und geschlossenes SHT

Weiterhin unterscheidet man beim SHT die offene oder geschlossene Variante. Statt dem Begriff geschlossen spricht man mitunter auch vom gedeckten SHT. Das Kriterium für ein offenes SHT ist die Eröffnung der **Dura mater** (harte Hirnhaut). Dies ist im Rettungsdienst nicht immer zweifelsfrei feststellbar, jedoch ist das alleinige Vorliegen einer Kopfplatzwunde noch kein offenes SHT.

Immobilisierung der Halswirbelsäule

Beim Schädel-Hirn-Trauma sollte die Halswirbelsäule (HWS) immobilisiert werden. Der vergleichsweise schwere Kopf sitzt auf der relativ empfindlichen Halswirbelsäule; bei entsprechender Gewalteinwirkung auf den Kopf sollte daher auch **immer von einer Verletzung der HWS** ausgegangen werden. Um dem Rettungsfachpersonal Hilfestellung zu leisten, ob die Erfordernis einer Immobilisierung des Patienten vorliegt oder nicht, gibt es Empfehlungen bzw. Algorithmen. Genannt seien z. B. die Canadian C-Spine Rule, die S3-Leitlinie Polytrauma der Deutschen Gesellschaft für Unfallchirurgie (DGU) oder der Algorithmus Wirbelsäulen-Immobilisierung des PHTLS©.

Einfach gesagt, ist eine Immobilisierung **normalerweise nicht erforderlich,** wenn
- der Patient voll orientiert ist (GCS 15, kein Einfluss von Alkohol, Drogen, Medikamenten etc.),
- keine Beschwerden aufweist (z. B. Schmerzen, Verspannungen),
- keine neurolgischen Probleme vorliegen (Taubheitsgefühl, Kribbeln, Lähmungen etc.)
- keine „ablenkenden Verletzungen" bestehen, z. B. schmerzhafte Extremitätenfrakturen oder Verbrennungen, und
- keine Faktoren vorliegen, welche die Kommunikation zwischen Rettungsdienstpersonal und Patient beeinträchtigen (z. B. Sprachbarriere, Taubheit etc.).

Es gilt aber der Grundsatz: „Im Zweifel lieber immobilisieren." Bei der Rettung eines Patienten aus Lebensgefahr (Feuer/Explosionsgefahr) sind Immobilisierungsmaßnahmen zu unterlassen. Die Rettung des Lebens hat hier Vorrang.

Glasgow Coma Scale

Heutzutage erfolgt die Einteilung in **leichtes, mittelschweres oder schweres SHT** mittels der **Glasgow Coma Scale** (GCS; ➤ Tab. 6.3 und ➤ Tab. 6.4). Genau genommen ist der damit ermittelte Punktwert der Glasgow Coma Score. Umgangssprachlich wird jedoch gesagt: „Der Patient hat einen GCS von x Punkten." Für Kinder gibt es eine angepasste Skala. Die Glasgow Coma Scale ist ein Bewertungssystem, in dem auch im schlechtesten Fall noch drei Punkte vergeben werden. Selbst ein „toter" Patient erhält diesen Wert.

Die Schweregradeinteilung nach der GCS wird in der Praxis durch eine **Kontrolle der Pupillenfunktion** (Lichtreaktion, Größe der Pupillen, Isokorie) ergänzt. Insbesondere die Anisokorie (ungleich große Pupillen) gilt als bedrohliches Hirndruckzeichen, jedoch auch eine verlangsamte Pupillenreaktion auf Lichteinfall. Weiterhin sollte die motorische Funktion der Extremitäten mit seitengetrennter Unterscheidung an Arm und Bein geprüft werden.

Tab. 6.3 Glasgow Coma Scale

Augen öffnen	Spontan	4
	Auf Aufforderung	3
	Auf Schmerzreiz	2
	Nicht	1
Verbale Reaktion	Orientiert	5
	Verwirrt	4
	Inadäquat	3
	Unverständlich	2
	Keine	1
Motorische Reaktion	Gezielt auf Aufforderung	6
	Gezielt auf Schmerzreiz	5
	Ungezielt auf Schmerzreiz	4
	Beugesynergismen	3
	Strecksynergismen	2
	Keine	1

Tab. 6.4 Schweregradeinteilung des SHT über die Glasgow Coma Scale

Schweregrad	Punkte GCS
Leichtes SHT	13–15
Mittelschweres SHT	9–12
Schweres SHT	3–8

Schädelbasisfraktur

Bei stumpfer Gewalteinwirkung auf den Schädel, etwa beim Sturz auf den Motorradhelm, kommt es häufig zum Schädelbasisbruch. Je nach Lokalisation werden dabei Gefäße zerrissen. Die Folgen sind Einblutungen in das Innen- oder Mittelohr oder in die Nasenhöhlen. Liquor, die Flüssigkeit, die das Hirn umspült (➤ Kap. 8.17.5), kann beim Einriss der Hirnhäute nach außen (z. B. durch die Nase) austreten. Schwere Schädelbasisbrüche führen oft zum Tode.

> **ACHTUNG**
> **Versorgung des schweren SHT**
> Bei Patienten, die einen GCS von 8 Punkten oder weniger aufweisen, besteht die Indikation für eine Atemwegssicherung. Diese sollte im notarztbasierten Rettungsdienst mittels Narkose und endotrachealer Intubation durchgeführt werden. Bei Patienten mit SHT ist es ganz wesentlich, Phasen von Hypoxie (Sauerstoffmangel im Gewebe) und Hypotonie (Blutdruck < 90 mmHg systolisch) zu vermeiden, da anderenfalls das Mortalitätsrisiko steigt.
> Eine Beatmung mit Hyperventilation sollte nicht routinemäßig, sondern nur bei sog. Einklemmungszeichen durchgeführt werden, also Hinweisen auf stark erhöhten Hirndruck.
> Weiterhin profitieren die Patienten davon, wenn sie in eine Klinik mit rund um die Uhr einsatzbereiter Neurochirurgie transportiert werden, selbst wenn dadurch die Transportdauer erhöht wird.

Primär- und Sekundärschaden beim SHT

Unter **Primärschaden** versteht man den Schaden, der zum Zeitpunkt der Verletzung durch direkte Krafteinwirkung auftritt. Dieser Schaden ist durch Versorgungsmaßnahmen nicht beeinflussbar, da sich Nervengewebe nicht regenerieren kann. Unter **Sekundärschaden** versteht man den Schaden, der infolge der Verletzung auftritt und der zu einer Verschlechterung der Situation führt. Ursache für den Sekundärschaden sind pathologische Prozesse, die durch den Primärschaden in Gang gesetzt werden und das Gehirn über Stunden, Tage oder gar Wochen schädigen. Demzufolge besteht eine wesentliche Aufgabe in der Behandlung von Patienten mit einem SHT darin, die Entwicklung eines Sekundärschadens so gut wie möglich zu begrenzen oder gar zu stoppen. Da jedoch eine Vielzahl von schädigenden Mechanismen unter dem Begriff „Schädel-Hirn-Trauma" zusammengefasst wird, ist die Vorstellung einer immer gleichartig ablaufenden Pathophysiologie sehr vereinfachend und trifft vermutlich oft nicht zu.

Schädigende Mechanismen beim SHT

- Epidurales Hämatom (➤ Abb. 6.30)
- Subdurales Hämatom (➤ Abb. 6.31)
- Intrazerebrale Kontusionsblutung
- Diffuses axonales Schertrauma
- Hirnödem
- Kombinationen aus den oben genannten

Epidurales Hämatom

Beim epiduralen Hämatom (EDH) kommt es, typischerweise durch Verletzung der A. meningea media, zu einer **Einblutung zwischen der Dura mater und dem Schädelknochen** (➤ Abb. 6.30). Fast immer liegt zugleich ein Schädelbruch vor. Das EDH ist eher bei jüngeren Patienten festzustellen, weil sich dort die Dura noch leichter von der Innenseite der Kalotte ablöst und dem aus Duraarterien unter hohem Druck austretenden Blut nachgibt. Nicht untypisch ist beim EDH eine initiale Bewusstseinsstörung, gefolgt von einer Phase der Unauffälligkeit, bis dann die zunehmende Raumforderung erneut zur Eintrübung führt. Allerdings weist nur ⅓ der Patienten dieses „symptomfreie Intervall" auf.

Subdurales Hämatom

Subdurale Hämatome (SDH) werden, im Gegensatz zum EDH (arterielle Blutung), durch **venöse Blutungen aus den sog. Brückenvenen** verursacht (➤ Abb. 6.31). Das Blut sammelt sich im subduralen Raum **zwischen der Dura mater und der Arachnoidea.** Beim Gesunden existiert dort allerdings kein „freier Raum", vielmehr findet sich dort eine dichte Zellschicht.

Man unterscheidet beim SDH zwischen dem akuten und dem chronischen SDH.

Akutes SDH Ursache ist meistens ein schweres SHT, z. B. durch ungebremsten Aufschlag oder Sturz mit hoher Geschwindigkeit. Dies führt zu einer oberflächlichen Hirnkontusion, wodurch wiederum die Blutung verursacht wird. Das akute SDH lässt sich zeitlich mit dem Trauma direkt in Zusammenhang bringen. Die Patienten sind initial meist bewusstlos. Es tritt altersunabhängig auf, im Gegensatz zum chronischen SDH.

Chronisches SDH Abzugrenzen vom akuten SDH ist das chronische SDH, welches beim älteren Menschen auftritt, selten vor dem 40. Lebensjahr. Das chronische subdurale Hämatom ist mit Abstand die häufigste intrakranielle Blutung. Die Symptome, wie etwa **Hemiparese** (Halbseitenschwäche), Sprachstörungen oder Kopfschmerzen, entwickeln sich über Tage oder gar Monate. Im Alter ist es normal, dass das Hirnvolumen abnimmt, man bezeichnet dies als **Hirninvolution.** Infolgedessen kann es zu Zugkräften auf die Brückenvenen kommen, die dann auch durch eine leichte Gewalteinwirkung (Bagatellverletzung, in ca. 40 % der Fälle kann der Patient sich an gar kein Trauma erinnern) oder rezidivierende Stürze zerreißen können. Nimmt der Betroffene gerinnungshemmende Medikamente ein, gilt das neben mehreren anderen Faktoren als prädisponierender Faktor für die Entstehung eines chronischen SDH.

Intrazerebrale Kontusionsblutung

Diese Blutungen entstehen durch sog. **Parenchymzerreißungen** (Parenchym = Gewebe). Kontusionsblutungen stellen eine Art

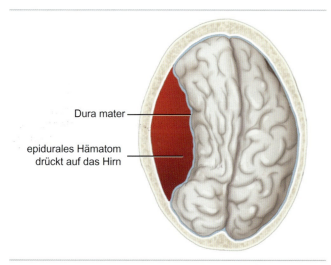

Abb. 6.30 Epidurales Hämatom [G223]

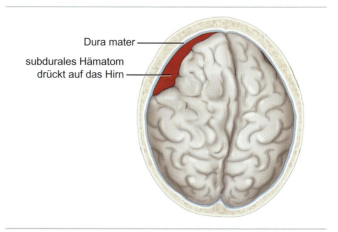

Abb. 6.31 Subdurales Hämatom [G223]

Mischung aus lokal und diffus raumfordernden Verletzungsfolgen im Gehirn dar. Kontusionsblutungen entwickeln sich oftmals erst im Verlauf von Stunden zu ihrer endgültigen Größe. Im Krankenhaus lässt sich z. B. beobachten, dass im initial durchgeführten Schädel-CT (CCT, kranielles CT) das Ausmaß noch gering ist; im Kontroll-CCT nach z. B. 6 Stunden kann die Blutung sich dann verstärkt haben. Typisch ist auch, dass nicht nur am direkten Ort der Gewalteinwirkung oberflächliche Kontusionen feststellbar sind, sondern auch an der gegenüber liegenden Hirnoberfläche. Dieses wird als **Contre-Coup-Mechanismus** bezeichnet.

Diffuses axonales Schertrauma

Dieses wird auch als DAI (Diffuse Axonal Injury) bezeichnet. Mit „diffus" ist gemeint, dass eine Vielzahl von kleinen Verletzungen vorliegt, die aber kaum erkennbar sind; das Ausmaß ist schwer bestimmbar. In der Bildgebung im Krankenhaus sieht man bei schwerer Symptomatik (z. B. Bewusstlosigkeit, lang anhaltendes posttraumatisches Koma) diskrete, stippchenförmige Blutungen, die auf einen drehenden Beschleunigungsmechanismus deuten. Der Begriff „axonal" bezieht sich auf das Axon, den Teil einer Nervenzelle, der Impulse von der Zelle fortleitet. Wie der Name **„Schertrauma"** sagt, ist es infolge von Kopfbewegungen mit hoher Geschwindigkeitsänderung zur Entwicklung von Scherkräften gekommen, welche die Axone geschädigt haben.

Hirnödem

Nach der Entstehung und Entwicklung wird das Hirnödem in zwei unterschiedliche Formen unterteilt, nämlich in das **zytotoxische (= zelluläre)** und das **vasogene** Hirnödem. In Abhängigkeit von der Grunderkrankung und dem Krankheitsstadium besteht aber eine **Kombination** aus beiden Formen.
- Beim **zytotoxischen** Hirnödem kommt es zu einer Zunahme des Wassergehalts in den Zellen. Durch eine Ischämie oder ein schweres SHT verliert die Natrium-Kalium-Pumpe (Na^+/K^+-ATPase) ihre Funktion; dadurch nehmen die Ionen in der Zelle mehr und mehr zu. Der dadurch entstehende osmotische Gradient zwischen intra- und extrazellulärer Flüssigkeit führt zu einem Einstrom von Wasser nach intrazellulär.
- Beim **vasogenen** Hirnödem hingegen kommt es zur Verschiebung von Wasser aus den Blutgefäßen in den Extrazellulärraum des Gehirns, zumeist ausgelöst durch eine Störung der Blut-Hirn-Schranke. Diese kann durch einen Hirntumor, Infektionen oder ein SHT verursacht werden.

Die Therapie des Hirnödems erfolgt z. B. durch die Verabreichung von Mannitol oder hypertoner Kochsalzlösung, sog. Osmotherapeutika. Allerdings gibt es für die Gabe von hypertoner Kochsalzlösung bislang nur geringe Evidenzbelege.

Autoregulation der Gehirndurchblutung

Das Gehirn ist ein Organ, das aufgrund einer hohen Stoffwechselaktivität viel Sauerstoff benötigt. Die Toleranz des Gehirns gegenüber einer Ischämie ist sehr gering. Aus diesem Grund ist es auf einen ausreichenden **zerebralen Perfusionsdruck** (CPP, Cerebral Perfusion Pressure) angewiesen. Unter physiologischen Bedingungen besteht eine sog. Autoregulation der Gehirndurchblutung. Damit ist gemeint, dass der zerebrale Blutfluss in einem weiten Bereich des **mittleren arteriellen Drucks** (MAP, Mean Arterial Pressure) von etwa 60–160 mmHg durch Gefäßengstellung (**Vasokonstriktion**) oder Gefäßweitstellung (**Vasodilatation**) konstant gehalten wird. Zur Bestimmung der Organdurchblutung wird bevorzugt der mittlere arterielle Druck herangezogen, weil er verschiedene weitere Größen berücksichtigt und daher zuverlässiger ist.

> **MERKE**
> **Störung der Autoregulation**
> Eine zerebrale Ischämie und ein schwereres Schädel-Hirn-Trauma gehen mit einer Störung der Autoregulation einher. Daher sinkt die Hirndurchblutung bei abnehmendem MAP passiv im Verhältnis zum Perfusionsdruck.

Mittlerer arterieller Druck (MAP)

Wie oben angesprochen, steht MAP für den **mittleren arteriellen Druck.** Oft gibt man sich damit zufrieden, den Blutdruck nach Riva-Rocci zu messen. Der MAP ist jedoch ein besserer Parameter für die Organdurchblutung. Automatische Blutdruckmessgeräte berechnen den MAP genau, allerdings kann auch mittels verschiedener Formeln, die hier vorgestellt werden, ein brauchbarer Näherungswert ermittelt werden. Hinweis: Beide Formeln kommen zum gleichen Ergebnis, so kann man für sich schauen, welche leichter zu merken ist.

Formel 1: MAP = (Diastole + Diastole + Systole) ÷ 3

Beispiel 1: Der Patient hat einen RR von 120/90 mmHg. (90 + 90 + 120)/3 = 100. Der MAP ist 100 mmHg.

Eine andere Formel besagt:

Formel 2: MAP = Diastole + ⅓ (Systole - Diastole)

Beispiel 2: Der Patient hat einen RR von 120/90 mmHg. 90 + ⅓ (120 − 90) = 90 + ⅓ (30) = 100. Der MAP ist 100 mmHg.

Genau genommen ist der MAP im Wesentlichen ein Produkt aus dem **Herzzeitvolumen** (HZV) und dem **systemischen Gefäßwiderstand** (SVR, Systemic Vascular Resistance). Das HZV ist das Produkt aus dem **Schlagvolumen** (SV, Stroke Volume) und der **Herzfrequenz** (HF).

$$MAP = HZV \times SVR$$
$$HZV = HF \times SV$$

Das **Schlagvolumen** wiederum hängt ebenfalls von einer Reihe Faktoren ab:
- Vorlast
- Kontraktilität
- Synchronie
- Nachlast

Zerebraler Perfusionsdruck (CPP)

Folgende Formel beschreibt, wie sich der **zerebrale Perfusionsdruck** (CPP, Cerebral Perfusion Pressure) berechnen lässt:

zerebraler Perfusionsdruck =
mittlerer arterieller Druck – intrakranieller Druck
CPP = MAP - ICP

Sinkt der CPP ab auf Werte zwischen 50 und 70 mmHg, gilt dies noch als ausreichend. Niedrigere Werte sind jedoch als kritisch zu werten. Kommt es, etwa durch eine Blutung im Kopf, ein Hirnödem, unphysiologische Liquorzunahme oder auch einen Hirntumor, zu einer stetigen Zunahme des Volumens innerhalb der Schädelkapsel, kann daraus ein lebensbedrohlicher Anstieg des intrakraniellen Drucks (ICP) resultieren. Normalerweise liegt der MAP im Bereich von 85–95 mmHg und der ICP ist kleiner als 15 mmHg. Deshalb liegt der CPP normalerweise im Bereich von 70–80 mmHg.

Das Problem im Rettungsdienst ist, dass der ICP dort nicht gemessen werden kann. Man muss sich hier auf die Symptomatik verlassen und auf die Dynamik der Ereignisse achten (z. B. eine GCS-Verschlechterung). Ist der MAP niedrig und der ICP hoch (wir wissen es im Rettungsdienst nicht, können es aber bei verschiedenen Symptomen annehmen, s. u.), wird der zerebrale Perfusionsdruck in einen kritischen Bereich abfallen.

Zeichen einer lebensbedrohlichen Verschlechterung beim bewusstseinsgestörten Patienten mit SHT sind:
- Pupillenerweiterung
- Gestörte Pupillenreaktion auf Licht
- Hemiparese
- Beuge- und Strecksynergismen
- Kreislaufstörungen

Immer wieder hört man auch von der sog. „**Cushing-Trias**". Die Cushing-Trias (Bradykardie, Hypertonie und Bradypnoe) ist ein Anzeichen einer lebensbedrohlichen intrakraniellen Druckzunahme. Für weitergehende Informationen sei auf die weiterführende Literatur verwiesen.

> **MERKE**
> **Hypotonie und Hypoxämie beim SHT**
>
> In der Frühphase des SHT werden pathophysiologische Veränderungen im Gehirn insbesondere durch sog. extrakranielle (Kranium = Schädel) Begleitverletzungen „angestoßen", sofern diese zu niedrigem Blutdruck und Hypoxämie führen. Der Grund dafür ist, dass dadurch im Gehirn eine Minderversorgung mit Sauerstoff auftritt. Hypotonie und Hypoxämie gelten als die wichtigsten Prädiktoren der langfristigen Prognose nach SHT. Hieraus ergeben sich die beiden wichtigsten Therapiesäulen des SHT:
> • Perfusion
> • Oxygenierung

6.5.5 Schädelnähte

Der Schädel des heranwachsenden Feten und des Neugeborenen besteht aus schollenartigen Knochenplatten, die über die desmale Ossifikation aus Bindegewebe entstanden sind und nicht aneinanderstoßen. Die Spalträume dazwischen, **Schädelnähte** (Suturae) genannt (➤ Abb. 6.32), sind zum Zeitpunkt der Geburt nur durch Bindegewebe verschlossen, d. h., die Knochenplatten lassen sich noch gegeneinander verschieben. Dies ermöglicht das weitere Hirnwachstum nach der Geburt. Die Verschiebbarkeit der Schädelknochen erleichtert zudem den Durchtritt durch den Geburtskanal.

- Die **Stirnnaht** (Sutura frontalis) trennt die beiden Stirnbeinhälften voneinander.
- Die **Kranznaht** (Sutura coronalis) grenzt das Stirnbein von den beiden Scheitelbeinen ab.
- Die **Pfeilnaht** (Sutura sagittalis) liegt zwischen den beiden Scheitelbeinen, etwa unterhalb eines Mittelscheitels.
- Die **Lambdanaht** (Sutura lambdoidea) ist die Grenze zwischen Scheitelbeinen und Hinterhauptsbein.
- Die **Schuppennaht** (Sutura squamosa) liegt zwischen Schläfen- und Scheitelbein.

Fontanellen

Bei der Geburt klaffen in den Bereichen, in denen drei oder mehr Knochenplatten aneinanderstoßen, relativ weite Lücken. Diese weichen, bindegewebig überbrückten Stellen heißen **Fontanellen** (➤ Abb. 6.32). Sie haben eine charakteristische Form und ermöglichen dem Geburtshelfer unter der Geburt eine gute Orientierung über die Lage des kindlichen Kopfes im mütterlichen Becken.

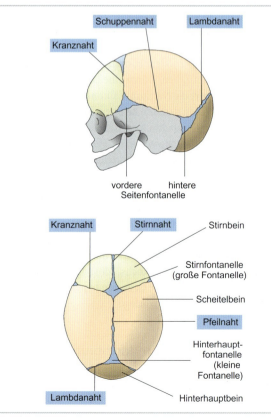

Abb. 6.32 Fontanellen und Schädelnähte [L190]

- Die rautenförmige **Stirnfontanelle** (große Fontanelle, Fonticulus anterior) befindet sich zwischen den vorderen Winkeln der Scheitelbeine und den Stirnbeinen. Sie ist die größte Fontanelle.
- Die **Hinterhauptfontanelle** (kleine Fontanelle, hintere Fontanelle, Fonticulus posterior) befindet sich am Hinterkopf zwischen der Hinterhauptsschuppe und den hinteren Winkeln der Scheitelbeine. Sie ist dreieckig.
- Zu den **Seitenfontanellen** zählen die **vordere Seitenfontanelle** (Fonticulus sphenoidalis) beidseits zwischen Stirn-, Scheitel- und Keilbein sowie die **hintere Seitenfontanelle** (Fonticulus mastoideus) zwischen Scheitel-, Schläfen- und Hinterhauptsbein.

Während sich Hinterhaupt- und Seitenfontanellen in der Regel schon im zweiten Lebensmonat schließen, kann die Stirnfontanelle bis in das zweite Lebensjahr hinein offen bleiben.

> **PRAXISTIPP**
> **Einschätzung des Säuglings**
>
> Bei der Beobachtung des Säuglings gibt die große Fontanelle wichtige Hinweise auf den Zustand des Wasserhaushalts: Hat der kleine Organismus zu wenig Flüssigkeit, z. B. durch Wasserverlust bei Fieber oder Erbrechen und Durchfall, so ist die Fontanelle eingefallen. Bei ausgeglichenem Wasserhaushalt liegt sie im Hautniveau, und der Pulsschlag ist bei aufgelegtem Finger zu spüren. Eine deutlich gespannte Fontanelle kann auf einen erhöhten Hirndruck hinweisen, z. B. bei einer Meningitis.

6.5.6 Gesichtsschädel

Die paarigen **Tränenbeine** (Ossa lacrimalia, lacrima = Träne; ➤ Abb. 6.25 und ➤ Abb. 6.26) sind fingernagelgroße, dünne Knochen an der Innenseite der Augenhöhle. Sie sind die kleinsten Knochen des Gesichts.

Der **Oberkieferknochen** (Maxilla) bildet das Mittelstück des Gesichtsschädels und ist mit jedem der übrigen Knochen verbunden. Er umschließt beidseits die **Kieferhöhlen** (Sinus maxillares), die mit der jeweils gleichseitigen Nasenhöhle in Verbindung stehen (➤ Abb. 14.4). Der **Zahnfortsatz** (Processus alveolaris) verstärkt den Unterrand des Oberkieferkörpers und nimmt in 2 mal 8 Fächern (Alveoli dentales) die obere Zahnreihe auf. Nach hinten oben ragt der **Jochfortsatz** (Processus zygomaticus, ➤ Abb. 6.25) hervor. Er formt zusammen mit dem **Jochbein** (Os zygomaticum) das Wangenprofil. Im vorderen Anteil des Oberkiefers befindet sich der **Gaumenfortsatz** (Processus palatinus). Er bildet zusammen mit dem **Gaumenbein** (Os palatinum) den **harten Gaumen** (Palatum durum).

Die beiden Gaumenbeine sind L-förmige Knochen, die den hinteren Anteil des harten Gaumens bilden (➤ Abb. 6.27 und ➤ Abb. 6.29).

Knöcherne Begrenzung der Nase

Das paarig angelegte **Nasenbein** (Os nasale) bildet den oberen Teil des Nasenrückens (➤ Abb. 6.33). Der untere Anteil des Nasenrückens besteht aus Knorpel (Cartilago nasi). Knorpel bildet auch den Hauptanteil der Nasenscheidewand **(Nasenseptum)**, an der sich ferner auch das Siebbein und das Pflugscharbein beteiligen (➤ Abb. 6.29). Die knöcherne Nasenhöhle wird durch das Nasenseptum in eine rechte und eine linke Höhle geteilt.

Die **untere Nasenmuschel** (Concha nasalis inferior) ist ein rinnenförmiger Knochen und über einen Fortsatz (Processus maxillaris) mit der Kieferhöhle verbunden. Sie dient genauso wie die kleinere mittlere und die obere Nasenmuschel (➤ Abb. 6.25) der Oberflächenvergrößerung der Nasenschleimhaut.

Das **Pflugscharbein** (Vomer) ist ein rechteckiger, von vorne zur Keilbeinhöhle ziehender Knochen, welcher den unteren und hinteren Anteil des Nasenseptums bildet (➤ Abb. 6.25). Vorne und unten grenzt es an den harten Gaumen, oben an die Lamina perpendicularis (vertikale Platte) des Siebbeins und hinten an das Keilbein.

Nasennebenhöhlen

Die **Nasennebenhöhlen** (Sinus paranasales) befinden sich in den die Nasenhöhle umgebenden Knochen und sind von Schleimhaut ausgekleidet (➤ Abb. 6.33). Zu den jeweils paarig angelegten Nasennebenhöhlen gehören:
- **Stirnhöhle** (Sinus frontalis)
- **Kieferhöhle** (Sinus maxillaris)
- **Siebbeinhöhle** (bestehend aus den Siebbeinzellen)
- **Keilbeinhöhle** (Sinus sphenoidalis, nicht paarig)

Die Nasennebenhöhlen machen die Schädelknochen leichter und dienen als Resonanzraum für den Klang der Sprache. Die Sekrete aus den Nasennebenhöhlen fließen, außer im Fall einer Nasennebenhöhlenentzündung, in die Nasenhöhle ab (mehr hierüber ➤ Kap. 14.1.3).

Unterkiefer

Der **Unterkiefer** (Mandibula) ist der größte und der einzige frei bewegliche Knochen des Gesichtsschädels (➤ Abb. 6.34). Er besteht

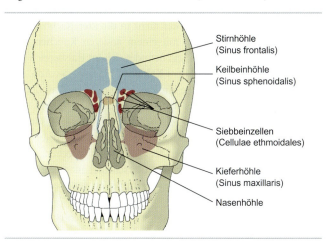

Abb. 6.33 Nasennebenhöhlen. Sagittalschnitt mit entfernten Nasenmuscheln (Frontalansicht ➤ Abb. 14.4). Kaum zu sehen ist die Kieferhöhle. [L190]

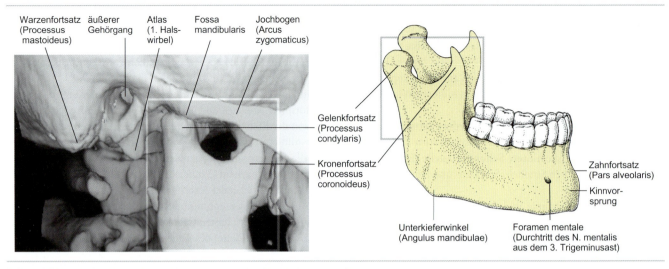

Abb. 6.34 Unterkiefer (Mandibula) seitlich mit Zahnreihe [Foto: R264; Zeichnung: L190]

aus einem hufeisenartig nach hinten gebogenen Unterkieferkörper und zwei Seitenästen (Rami mandibulae), die vom (unterhalb des Ohrs leicht fühlbaren) **Unterkieferwinkel** (Angulus mandibulae) aus fast senkrecht nach oben steigen. Jeder Seitenast schließt nach oben hin mit zwei Fortsätzen ab: Auf dem weiter hinten gelegenen **Gelenkfortsatz** (Processus condylaris) liegt die Gelenkfläche, die mit der Fossa mandibularis des Schläfenbeins und einer kleinen Knorpelscheibe das Kiefergelenk bildet. An dem weiter vorn gelegenen **Kronenfortsatz** (Processus coronoideus) setzt der Schläfenmuskel (M. temporalis) an.

Der **Zahnfortsatz** (Pars alveolaris) am Oberrand des Unterkieferkörpers nimmt die Zahnwurzeln des Unterkiefergebisses auf. Der untere, kräftigere Teil des Unterkieferkörpers besitzt zwei Löcher an seiner Vorderseite (Foramina mentalia), durch die der **N. mentalis** (Unterkiefernerv, aus dem 3. Ast des N. trigeminus, ➤ Kap. 8.10.5) eintritt.

6.5.7 Zungenbein

Das **Zungenbein** (Os hyoideum, hyoid = U-förmig) ist der einzige Knochen des Körperstamms, der nicht in direkter Nachbarschaft oder gelenkiger Verbindung mit einem anderen Knochen steht (➤ Abb. 6.35). Das Zungenbein befindet sich im Halsbereich zwischen dem Unterkiefer und dem **Kehlkopf** (Larynx, ➤ Abb. 6.35 und ➤ Abb. 14.7). Über viele Muskeln ist es mit dem Mundboden und dem Griffelfortsatz des Schläfenbeins, dem Kehlkopf, dem Brustbein und sogar mit dem Schulterblatt verbunden. Deshalb ist das Zungenbein hochbeweglich und unterstützt so wirkungsvoll den Kauakt und die Bewegungen der Zunge beim Sprechen.

Bei der Zungenbeinmuskulatur unterscheidet man eine **obere** und eine **untere Zungenbeinmuskelgruppe.** Zu der oberen Gruppe zählen:

- **M. digastricus,** der mit einem hinteren Bauch (Venter posterior) vom Warzenfortsatz zum Zungenbein zieht und mit seinem vorderen Bauch (Venter anterior) bis zur Innenseite der Unterkiefermitte läuft

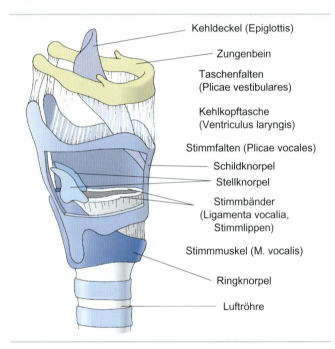

Abb. 6.35 Zungenbein. Außerdem dargestellt ist der knorpelige Kehlkopf mit dem Kehldeckel in Mittelstellung. [L190]

- **M. stylohyoideus,** vom Griffelfortsatz zum Zungenbein ziehend
- **M. mylohyoideus,** der vom Innenrand des Unterkiefers plattenförmig bis zum Zungenbein reicht
- **M. geniohyoideus,** der von der Zungenbeinmitte zur Unterkiefermitte zieht

Die unteren Zungenbeinmuskeln (auch Rectus-Gruppe genannt) zählen zu den Halsmuskeln.

Das Zungenbein bricht häufig während einer Strangulation. Deshalb wird es bei der Autopsie nach Tod durch Erwürgen besonders genau begutachtet.

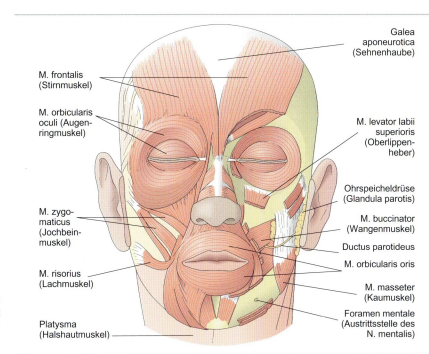

Abb. 6.36 Mimische Muskulatur. Die rechte Gesichtshälfte zeigt die oberflächliche Muskelschicht, während links die tiefere Schicht freigelegt wurde. Man erkennt in der linken Gesichtshälfte den M. masseter (Kaumuskel) und die Ohrspeicheldrüse mit ihrem Ausführungsgang (Ductus parotideus). [L190]

Fazialislähmung

Die mimische Muskulatur (➤ Abb. 6.36) wird vom N. facialis (➤ Kap. 8.10.5) innerviert. Eine Schädigung dieses Nerven, die relativ häufig vorkommt, führt im typischen Fall zu Lähmungen der mimischen Muskulatur. Die Patienten können auf der betroffenen Seite u. a. weder das Auge (Gefahr der Austrocknung!) noch den Mund vollständig schließen (➤ Abb. 8.28).

6.6 Körperstamm

6.6.1 Hals

Der **Hals** als Verbindungsabschnitt zwischen Kopf und Schultergürtel enthält als knöcherne Strukturen die sieben Halswirbel und das Zungenbein; unter Letzterem befindet sich der aus mehreren gegeneinander beweglichen Knorpeln bestehende Kehlkopf. Im Gegensatz zum 3.–7. Halswirbel, die in der Form den übrigen Wirbeln entsprechen und deshalb in ➤ Kap. 6.6.2 näher beschrieben werden, weisen die ersten beiden Halswirbel besondere Formen auf.

Atlas und Axis

Der erste Halswirbel (**Atlas**) hat die Form eines knöchernen Rings, auf dessen Oberfläche sich zwei Gelenkflächen befinden. Auf diesen liegt der knöcherne Schädel mit den entsprechenden Gelenkflächen des Hinterhauptsbeins (➤ Abb. 6.29).

Der zweite Halswirbel, **Axis** genannt, hat als Besonderheit einen in den Ring des Atlas emporragenden Knochenzapfen. Um diesen **Dens axis** oder Zahn kann sich der Atlas drehen (Zapfengelenk, ➤ Abb. 6.37 und ➤ Abb. 6.7), wodurch Drehbewegungen des Kopfes möglich werden. Der Dens füllt jedoch nur den vorderen Teil des Atlasrings aus. Getrennt durch eine Bindegewebsmembran, verläuft im hinteren, größeren Teil des Atlasrings das Rückenmark.

Dens-axis-Fraktur

Die **Dens-axis-Fraktur** ist gefürchtet, weil schlimmstenfalls der Dens das Rückenmark verletzen kann. Eine so hohe Rückenmarkverletzung im Bereich der Medulla oblongata führt dann zur Lähmung der Atmungs- und Kreislaufregulation, was den Tod des Betroffenen bewirkt. Aber nicht jede Densfraktur nimmt diesen katastrophalen Verlauf, es gibt auch Patienten, die zu Fuß ins Krankenhaus kommen und bei denen dann eine Densfraktur diagnostiziert wird. Mit den Untersuchungsmöglichkeiten im Rettungsdienst kann dies jedoch nicht zuverlässig bestimmt werden. Deshalb sollte bei Verdacht auf eine HWS-Verletzung auch stets eine Immobilisierung vorgenommen werden. Wie üblich sind der Verletzungsmechanismus und eine Untersuchung des Patienten hilfreich. Siehe dazu auch ➤ Kap. 6.6.5.

Nach Anderson und D'Alonzo werden bei den **Dens-Frakturen** die Typen I, II und III unterschieden (➤ Abb. 6.38). Beim Typ I handelt es sich um eine Fraktur der Dens-Spitze. Beim Typ II ist der Processus odontoideus oberhalb der Basis gebrochen. Beim Typ III liegt der Bruch im Axiskörper.

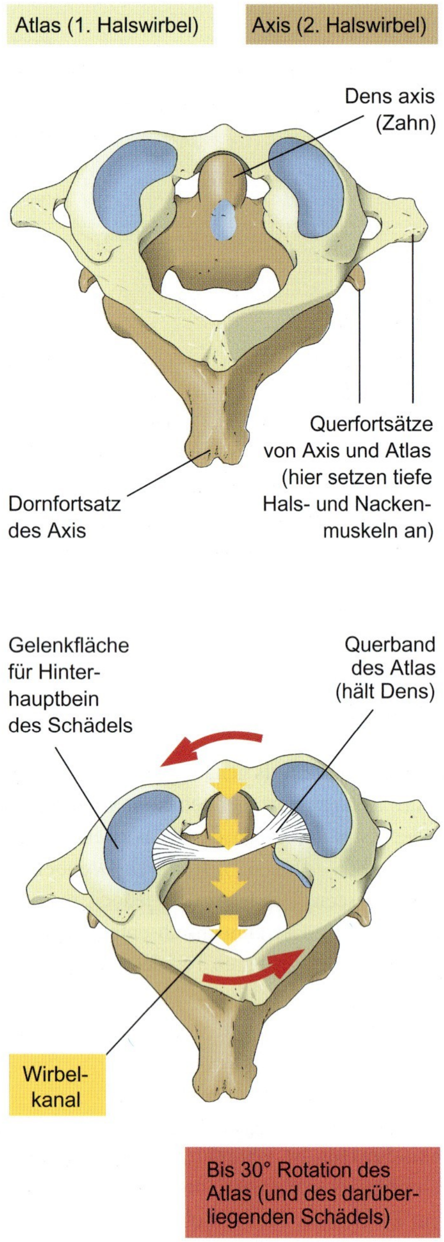

6.6.2 Wirbelsäule – Übersicht

Die **Wirbelsäule** (Columna vertebralis) bildet die große Längsachse unseres Skeletts. Sie besteht aus 24 segmentförmigen Knochen, den **Wirbeln** (Vertebrae), sowie dem **Kreuzbein** und dem **Steißbein.** Die Wirbel sind gegeneinander beweglich und erlauben dadurch Bewegungen nach vorn, hinten, links, rechts und um die Längsachse. Diese Beweglichkeit wird von den Bandscheiben unterstützt, die außerdem zusammen mit vielen Bändern die Wirbelsäule stabilisieren. Die Wirbelsäule umschließt und schützt das Rückenmark, welches durch die Wirbellöcher nach unten zieht. Sie trägt den Kopf und dient der Anheftung von Rippen und Rückenmuskulatur.

Zwischen den Wirbeln liegen Öffnungen, die **Zwischenwirbellöcher** (Foramina intervertebralia) genannt werden. Durch sie verlaufen Nerven, die vom Rückenmark ausgehen oder zum Rückenmark führen, die **Spinalnerven** (> Kap. 8.12.2).

Die Wirbelsäule hat fünf Abschnitte:
- **Halswirbelsäule** (HWS) mit sieben Halswirbeln (kurz: C1–C7, **C**ervix = Hals)
- **Brustwirbelsäule** (BWS) mit zwölf Brustwirbeln, die mit den Rippen gelenkig verbunden sind (Th1–Th12, Th = **Th**orax)
- **Lendenwirbelsäule** (LWS) mit fünf Lendenwirbeln (L1–L5)
- Ihr schließt sich das **Kreuzbein** (Os sacrum) an – fünf Sakralwirbel sind hier zu einem kompakten Knochen verschmolzen.
- Etwa vier verkümmerte Steiß-„Wirbel" bilden das **Steißbein** (Os coccygis).

Krümmungen der Wirbelsäule

Von vorn gesehen ist die gesunde Wirbelsäule nahezu gerade. Betrachtet man die Wirbelsäule jedoch von der Seite, weist sie vier charakteristische Krümmungen auf (> Abb. 6.39). Zwei von ihnen sind nach hinten gewölbt; sie heißen **Brustkyphose** und **Sakralkyphose.** Bei den anderen zweien weist die Bogenkrümmung nach vorn. Sie werden als **Halslordose** und **Lendenlordose** bezeichnet.

Diese Krümmungen verleihen der Wirbelsäule eine hohe Stabilität, da durch sie die Belastungen, die bei den verschiedenen Bewegungen auftreten, auf alle Wirbel gleichmäßig verteilt werden.

Abb. 6.37 Gelenk zwischen Atlas und Axis (Atlanto-Axial-Gelenk). Drehung des Atlas um den Dens axis ermöglicht Drehbewegungen des Kopfes. Das Querband verhindert ein Abgleiten des Atlas in Richtung Rückenmark. [L190]

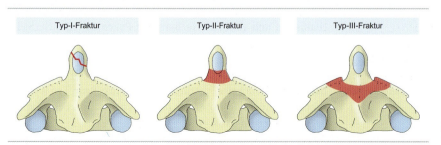

Abb. 6.38 Einteilung der Dens-Frakturen nach Anderson und D'Alonzo: Typ I, II und III [L190]

6.6 Körperstamm

den **Wirbelkanal** (Spinalkanal), durch den das Rückenmark vom großen Hinterhauptsloch nach unten zieht.

Vom Wirbelbogen gehen drei Knochenfortsätze aus, an denen Muskeln entspringen und ansetzen: der nach hinten unten zeigende **Dornfortsatz** (Processus spinosus) und links und rechts je ein **Querfortsatz** (Processus transversus).

Etwa auf Höhe der Querfortsätze entspringen dem Wirbelbogen ferner je zwei **Gelenkfortsätze** nach oben und unten (Processus articularis superior und inferior). Sie verbinden die Wirbel untereinander. Zwischen den unteren Gelenkfortsätzen und dem zugehörigen Wirbelkörper bleibt immer ein Freiraum, der oben vom Wirbelbogen abgeschlossen ist (Incisura vertebralis inferior). Ein sehr viel kleinerer Einschnitt befindet sich auch zwischen oberem Gelenkfortsatz und Wirbelkörper (Incisura vertebralis superior, ➤ Abb. 6.40). Diese beiden Einschnitte liegen bei benachbarten Wirbeln direkt übereinander und umschließen das jeweilige **Zwischenwirbelloch** (Foramen intervertebrale). Durch die Zwischenwirbellöcher verlassen die Spinalnerven den Wirbelkanal.

6.6.3 Wirbelsäulenabschnitte

Halswirbelsäule

Die HWS ist der beweglichste Teil der gesamten Wirbelsäule. Atlas und Axis, also 1. und 2. Halswirbel, haben eine besondere Form und Funktion (➤ Kap. 6.6.1). Die darunter liegenden Wirbelkörper der Wirbel C3–C7 sind relativ klein im Vergleich zu ihrem Wirbelloch.

Die Querfortsätze sind platt und haben im Gegensatz zur restlichen Wirbelsäule je ein Loch (Foramen transversarium), durch das hirn- und rückenmarksversorgende Gefäße (A. und V. vertebralis) ziehen (➤ Abb. 8.55).

Die Dornfortsätze von C2–C6 sind meist an ihren Enden zweigeteilt. Der 7. Halswirbel (C7) wird auch Vertebra prominens genannt, da sein Dornfortsatz am weitesten nach dorsal vorspringt. Er bietet beim Tasten durch die Haut einen guten „geografischen" Anhaltspunkt für den Übergang zwischen HWS und BWS.

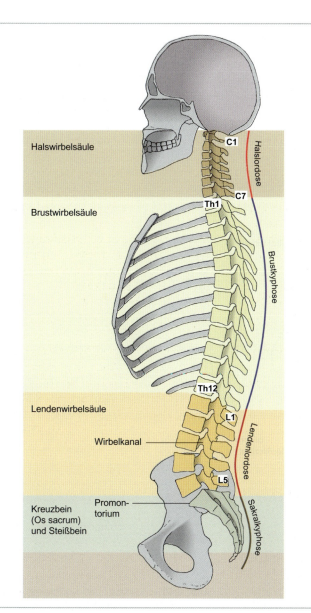

Abb. 6.39 Aufbau der Wirbelsäule. Man erkennt Halslordose, Brustkyphose, Lendenlordose und Sakralkyphose. [L190]

Brustwirbelsäule

Die BWS ist ein wenig beweglicher Wirbelsäulenabschnitt – die Haltefunktion für den Brustkorb steht im Vordergrund. Die Brustwirbel sind beträchtlich größer und stärker gebaut als die Halswirbel. Das Wirbelloch ist annähernd rund und etwa fingerdick.

Außer Th11 und Th12 besitzen alle Brustwirbel an ihrem Körper und am Querfortsatz Gelenkflächen für die Verbindung mit den Rippen (➤ Abb. 6.41). Th11 und Th12 tragen nur Gelenkflächen am Wirbelkörper.

Lendenwirbelsäule

In der Lendenwirbelsäule sind die größten Wirbel des Menschen. Sie besitzen einen massigen Körper und ein vergleichsweise kleines,

Wirbel

Die Wirbel haben vom 3. Halswirbel bis zum 5. Lendenwirbel einen einheitlichen Aufbau, auch wenn sie sich, je nach den funktionellen Erfordernissen der einzelnen Wirbelsäulenabschnitte, in Größe und Form unterscheiden (➤ Abb. 6.40).

Der **Wirbelkörper** (Corpus vertebrae) ist eine dicke rundliche Knochenscheibe. Die Wirbelkörper bilden den gewichtstragenden Teil der Wirbelsäule. Da alle Wirbelkörper übereinander liegen, sind sie für die charakteristische Säulenform unserer Körperachse verantwortlich.

An der Hinterfläche des Wirbelkörpers setzt eine Knochenspange an, der **Wirbelbogen** (Arcus vertebrae). Er umgibt das **Wirbelloch** (Foramen vertebrale). Alle Wirbellöcher zusammen bilden

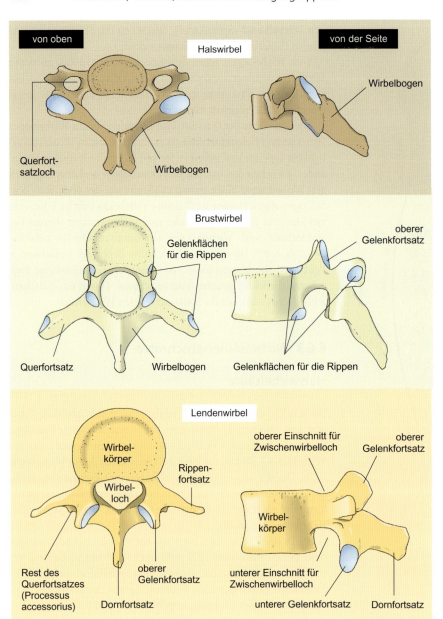

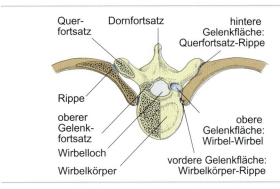

Abb. 6.41 Wirbelkörper-Rippen-Gelenk [L190]

Abb. 6.40 Hals-, Brust- und Lendenwirbel im Vergleich (jeweils links von oben und rechts von der Seite) [L190]

annähernd dreieckiges Wirbelloch. Sie sind nicht mehr mit Rippen verbunden, besitzen aber einen **Rippenfortsatz** (Processus costarius), der entwicklungsgeschichtlich einer verkümmerten Rippe entspricht. Von den ursprünglichen Querfortsätzen sind nur die kleinen **Processus accessorii** übrig geblieben. Die Dornfortsätze der Lendenwirbel zeigen relativ gerade nach hinten. Beugt man den Rumpf weit nach vorn, wird der Abstand zwischen den Dornfortsätzen der Lendenwirbelsäule so groß, dass eine Punktion des Spinalkanals möglich ist (Lumbalpunktion, ➤ Abb. 8.50). Der 5. Lendenwirbelkörper ist keilförmig, ebenso der darunter liegende 1. Kreuzbeinwirbel. Sie bilden den markanten Übergang von der Lendenlordose zur Sakralkyphose, das **Promontorium** (➤ Abb. 6.39 und ➤ Abb. 6.77).

Kreuzbein und Steißbein

Das **Kreuzbein** (Os sacrum) ist ein dreieckiger abgeplatteter Knochen, der aus fünf miteinander verschmolzenen Wirbeln besteht

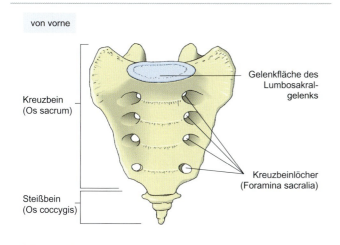
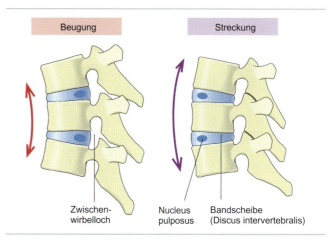

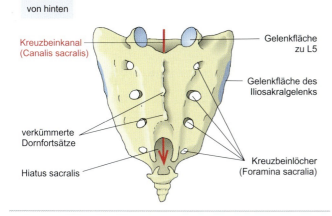

Abb. 6.42 Kreuzbein und Steißbein [L190]

Abb. 6.43 Bandscheibenfunktion. Der Nucleus pulposus verschiebt sich geringgradig innerhalb der Bandscheibe je nach Beugung oder Streckung der Wirbelsäule (zum besseren Verständnis hier verstärkt dargestellt). [L190]

Bandscheiben

Zwischen den Wirbelkörpern der Hals-, Brust- und Lendenwirbelsäule sowie zwischen L5 und Kreuzbein liegen die **Bandscheiben** (Zwischenwirbelscheiben, Disci intervertebrales). Jede Bandscheibe ist etwa 5 mm dick und besteht aus zwei bindegewebigen Schichten:
- Einem Außenring, dem **Anulus fibrosus,** aus derben kollagenen Fasern und Faserknorpel und
- Einem Gallertkern, dem **Nucleus pulposus.** Dieser gleicht wie ein Wasserkissen die Druckunterschiede zwischen zwei Wirbeln aus, wenn diese sich gegeneinander bewegen. Diesen Vorgang zeigt ➤ Abb. 6.43.

Die Bandscheiben bilden elastische Verbindungen der Wirbelkörper untereinander. Sie erhöhen die Beweglichkeit der Wirbelsäule, indem sie sich entsprechend mitverformen, und fangen wie ein Stoßdämpfer Stauchungen der Wirbelsäule ab, z. B. wenn man von einem Stuhl springt.

6.6.4 Wirbelsäulenerkrankungen

Bandscheibenvorfall

Unbegrenzte Fehlbelastungen hält die Bandscheibe nicht aus. Insbesondere schweres Heben in falscher Haltung kann dazu führen, dass sich der Nucleus pulposus der Bandscheibe durch eine Schwachstelle in seinem Fasermantel nach außen vorwölbt oder sogar austritt. Ein solcher **Bandscheibenvorfall** (Discusprolaps) geschieht meist in Richtung Dornfortsatz, wenn der Nucleus pulposus beim Heben in nach vorn gekrümmter Haltung nach hinten gedrückt wird (➤ Abb. 8.32). Die meisten Bandscheibenvorfälle treten zwischen L4 und L5 bzw. L5 und S1 auf, da in diesem Bereich die Druckbelastung auf die Bandscheiben am größten ist.

Wenn die vorgefallene Bandscheibe auf die dorsolateral von ihr austretenden Nervenwurzeln drückt, kommt es zur Druckschädi-

(➤ Abb. 6.42). Die Fusion der Wirbel beginnt zwischen dem 16. und 18. Lebensjahr und ist normalerweise um das 25. Lebensjahr beendet. Das Kreuzbein bildet den hinteren Mittelteil des Beckens und ist mit beiden Hüftknochen über das nahezu unbewegliche Sakroiliakalgelenk (➤ Abb. 6.71) verbunden. Entsprechend den Zwischenwirbellöchern der übrigen Wirbelsäule stehen vier paarige **Kreuzbeinlöcher** (Foramina sacralia) mit dem **Kreuzbeinkanal** (Canalis sacralis) in Verbindung. Durch sie verlaufen die vorderen und hinteren Sakralnerven, wie die Spinalnerven in diesem Bereich heißen. Der Sakralkanal ist die Verlängerung des Wirbelkanals und nach unten offen. An der Hinterfläche des Kreuzbeins befinden sich ferner auch die verkümmerten Dorn- und Rippenfortsätze, die leistenähnlich angeordnet sind.

Nach oben ist das Kreuzbein über ein relativ großes Zwischenwirbelgelenk, das Lumbosakralgelenk, mit dem 5. Lendenwirbelkörper verbunden, nach unten über ein weitestgehend unbewegliches Gelenk mit dem **Steißbein** (Os coccygis; ➤ Abb. 6.42).

Die typische Wirbelform der Steißbeinwirbel ist nicht mehr erkennbar. Die Wirbelrudimente können verschmolzen sein oder einzeln auftreten.

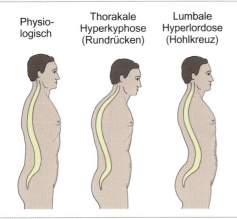

Abb. 6.44 Häufige Fehlhaltungen der Wirbelsäule [L190]

gung der betroffenen Nervenabschnitte und damit zu starken Schmerzen, Sensibilitätsstörungen und Lähmungserscheinungen.

Fehlhaltungen der Wirbelsäule

Die physiologischen Krümmungen der Wirbelsäule nach vorn bzw. hinten bilden sich in der Kindheit aus. Durch Fehlbelastungen während dieser Entwicklung und auch noch im Erwachsenenalter können sich diese Krümmungen (Halslordose, Brustkyphose und Lendenlordose) krankhaft verstärken: Es kann dann ein **Hohlkreuz** bei durch Fehlhaltung verstärkter Lendenlordose oder ein **Rundrücken** (Buckel) bei stärkerer Brustkyphose entstehen (➤ Abb. 6.44). Solche Fehlhaltungen begünstigen ferner das Auftreten von chronischen Rückenschmerzen, vor allem im LWS-Bereich, und sind weit verbreitet.

> **MERKE**
> **Vorbeugung: Rückenschule**
>
> Solche Wirbelsäulenbeschwerden und -schäden zu verhindern, hat jeder ein Stück weit selbst in der Hand: Um den Rücken nicht falsch zu belasten, muss dieser z. B. durch richtiges Hebeverhalten (etwa beim Umlagern von Patienten) geschont werden; durch Gymnastik können die Rücken- und Bauchmuskulatur trainiert und die Wirbelsäule beweglich gehalten werden. Eine solche **Rückenschule** sollte früh beginnen: So ist schon im Kindesalter auf möglichst viel Bewegung und das Vermeiden von Fehlbelastungen, z. B. durch einseitiges Tragen des Schulranzens, zu achten.
> Solche Vorsichtsmaßnahmen gelten auch für Ältere: Darf z. B. ein Patient wegen einer Fraktur im Beinbereich oder anderer Einschränkungen die Beine nicht voll belasten, so muss er mit einer Gehhilfe versorgt werden, die für den Rücken (und damit für den gesamten Körper) am günstigsten ist.

Rettungsfachpersonal sollte sich von Anfang an bewusst und richtig bewegen, da die Wirbelsäule z. B. durch das Heben von Patienten stark beansprucht wird und durch andauernde Fehlbelastungen irreparable Schäden entstehen können, die oft von chronischen Schmerzen begleitet sind. Hier ist die Prophylaxe (Rückenschule) äußerst wichtig, denn Dauerschäden können auch vorhanden sein, wenn noch keine Beschwerden aufgetreten sind.

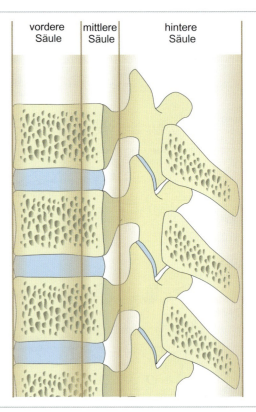

Abb. 6.45 Drei-Säulen-Modell der Wirbelsäule nach Denis in der Seitenansicht. Vordere Säule: vordere ⅔ des Wirbelkörpers samt Anulus fibrosus und vorderem Längsband, mittlere Säule: hinteres ⅓ Drittel des Wirbelkörpers samt Bogenwurzeln und hinterem Längsband, hintere Säule: Wirbelbogen samt Gelenken, Gelenkkapseln und den Bändern zwischen diesen Strukturen). [L190]

6.6.5 Wirbelsäulentrauma

Definition

Beim **Wirbelsäulentrauma** kommt es zu einer Verletzung der Wirbelsäule (WS), welche die **Knochen** und/oder die **Muskulatur** und/oder den **Bandapparat** betreffen kann. Außerdem können Nervenstrukturen beteiligt sein.

Im Krankenhaus werden verschiedene Klassifikationen verwendet. Während sich frühere Klassifikationen auf den Knochen beschränkten, beziehen die modernen Klassifikationen den Bandapparat und die Bandscheiben mit ein, da auch sie eine große Bedeutung für die Funktionalität der Halswirbelsäule haben.

Dabei wird oft vom sog. **„Drei-Säulen-Modell" der Wirbelsäule** (WS) ausgegangen. Es basiert auf der Erkenntnis, dass auch der Bandapparat, z. B. vorderes und hinteres Längsband, sowie die Bandscheiben für die Stabilität der WS eine große Rolle spielen. ➤ Abb. 6.45 zeigt die drei Säulen nach Denis in der Seitenansicht.

Nach Aebi und Nazarian wird z. B. unterschieden zwischen der Verletzung,
- die ausschließlich oder überwiegend den Knochen betrifft (**ossäre Läsion**),

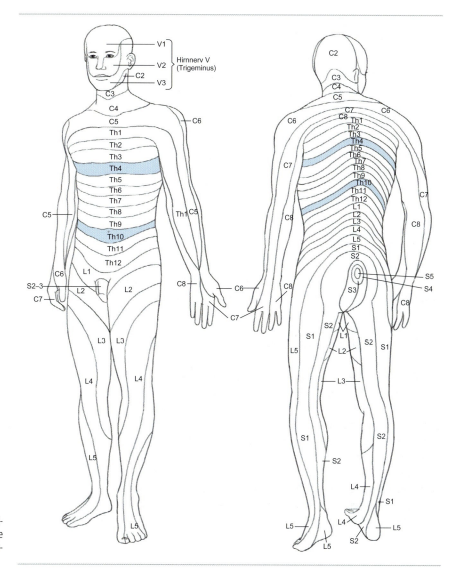

Abb. 6.46 Dermatome. Diese Grafik zeigt, durch welchen Spinalnerv welches Segment der Hautoberfläche innerviert wird. Die jeweiligen Abschnitte werden Dermatom genannt. [G223]

- die sowohl Knochen als auch den Bandapparat betrifft (**osteoligamentäre Läsion**),
- die ausschließlich oder überwiegend den Bandapparat betrifft (**ligamentäre Läsion**).

Häufigkeit

Nach Auswertungen der Deutschen Gesellschaft für Unfallchirurgie (DGU) hat etwas mehr als **ein Drittel** aller schwerverletzten Patienten eine begleitende Wirbelsäulenverletzung. Mit „schwerverletzt" ist hier gemeint, dass ein Injury Severity Score (ISS) von 16 oder mehr Punkten vorliegt.

Untersuchung

Aus rettungsdienstlicher Sicht ist es nicht möglich, eine Diagnose bereits vor Ort zu stellen (auch ➤ Kap. 6.1.4). Dafür sind bildgebende Verfahren im Krankenhaus erforderlich. Durch eine gute Untersuchungs- und Befragungstechnik lässt sich aber viel herausfinden. Wie immer sollte die gründliche Untersuchung im Secondary Survey aus einer Inspektion (Hämatome? Blutungen? Schürfungen? usw.), Palpation (Deformitäten? Stufenbildung?) und Befragung (Unfallmechanismus? Schmerzen? Parästhesien? Lähmungen?) bestehen.

Dermatome

Eine grobe Einschätzung von Motorik und Sensorik kann z. B. durch die Frage „Spüren Sie, wo ich Sie gerade anfasse?" oder die Aufforderung „Wackeln Sie mal mit den Füßen" usw. erfolgen. Die Höhe, auf der ein Sensibilitätsdefizit beginnt, kann z. B. mit einem Stift direkt auf der Haut des Patienten markiert werden. Eine genauere Einschätzung kann mithilfe der sog. Dermatome erfolgen.

Ein **Dermatom** ist der sensorische Körperabschnitt, für den eine bestimmte Spinalnervenwurzel zuständig ist. Das bedeutet, dass alle sensorischen Signale eines Dermatoms durch die gleiche Spinalwurzel ins Hirn geleitet werden. Liegt in einem bestimmten Dermatom ein Sensibilitätsverlust vor, deutet dies auf eine Verletzung des dafür zuständigen Spinalnervs hin. ➤ Abb. 6.46 zeigt ein Bild des Körpers mit den verschiedenen Dermatomen. Die Kenntnis der Dermatome kann dem Rettungsfachpersonal bzw. Notarzt helfen, bei Verletzungen des Rückenmarks den Ort der Verletzung anzugeben. Es wird aber auch die Auffassung vertreten, dass dies präklinisch nicht nötig sei. Als Orientierung reicht es meist aus zu wissen, dass die Brustwarze dem Niveau Th4 und der Bauchnabel dem Niveau Th10 entspricht.

Immobilisation – Ja oder Nein?

Der überwiegende Teil der Wirbelsäulenverletzungen ist für den Patienten nicht gefährlich. Gefürchtet sind jedoch **instabile Verletzungen,** die zu einer **Querschnittlähmung** des Patienten führen können. Deswegen werden Patienten im Zweifelsfall so behandelt, als wenn sie eine Wirbelsäulenverletzung erlitten hätten.

Andererseits geht eine komplette Wirbelsäulenimmobilisation, sofern sie konsequent durchgeführt wird, mit einem erheblichen Diskomfort für den Patienten einher. Deswegen ist man im Rettungsdienst bestrebt, die Patienten zu identifizieren, die tatsächlich eine Wirbelsäulenimmobilisierung benötigen, und andererseits darauf zu verzichten, wenn sie unnötig ist. Die S3-Leitlinie Schwerverletztenversorgung der DGU trifft dazu mehrere Aussagen, die dem Anwender das Vorgehen erleichtern:

- So sollen **Akutschmerzen** im Wirbelsäulenbereich nach einem Trauma als ein Hinweis auf eine Wirbelsäulenverletzung gewertet werden.
- Ist der Patient **bewusstlos,** dann soll bis zum Beweis des Gegenteils von dem Vorliegen einer Wirbelsäulenverletzung ausgegangen werden.
- Falls eine **technische Rettung,** z. B. aus einem Fahrzeug heraus, notwendig ist, soll zuvor die HWS immobilisiert werden.
- Andererseits ist beim **Fehlen** folgender fünf Kriterien davon auszugehen, dass **keine** instabile Wirbelsäulenverletzung vorliegt:

– Bewusstseinsstörung
– Neurologisches Defizit
– Wirbelsäulenschmerzen oder Muskelhartspann
– Intoxikation (auch Drogen, Medikamente)
– Extremitätentrauma

> **MERKE**
> **Lebensrettung hat Vorrang**
> Wie immer gilt auch bei Verdacht auf eine Wirbelsäulenverletzung, dass bei Gefahren für das Leben (z. B. Feuer, Explosionsgefahr) die schnelle Rettung aus dem Gefahrenbereich wichtiger ist als die schonende – und somit zeitaufwendigere – Rettung.

Halswirbelsäulenverletzungen

Nur etwa 15–20 % der Wirbelsäulenverletzungen betreffen die HWS. Dabei ist das Spektrum groß; es reicht von der einfachen Zerrung bis hin zur gefürchteten hohen Querschnittlähmung mit **Tetraplegie.** Der Spinalkanal ist auf Höhe der HWS enger als auf Höhe der Brustwirbelsäule (BWS) oder der Lendenwirbelsäule (LWS), sodass neurologische Verletzungen beim HWS-Trauma häufiger sind. Am häufigsten sind der zweite und der sechste Halswirbelkörper von Frakturen bzw. Luxationen betroffen, beide gemeinsam machen über 50 % der HWS-Verletzungen aus.

Denkbar sind als **Unfallmechanismus** z. B. (ohne Anspruch auf Vollständigkeit):

- Kopfsprung ins flache Wasser
- Sturz aus dem Stand mit Anschlagen des Kopfes (z. B. am Tisch, Waschbecken)
- Pkw-Auffahrunfall von **hinten** mit HWS-Distorsion (früher Schleudertrauma genannt)
- Pkw-Auffahrunfall **vorne** gegen Hindernis, Insasse nicht angeschnallt, Kopf schlägt von innen gegen Windschutzscheibe
- Fußgänger/Radfahrer wird von Pkw angefahren, Kopf schlägt von außen gegen Windschutzscheibe/A-Säule
- Kräftiger Schlag gegen den Kopf
- Sturz aus großer Höhe

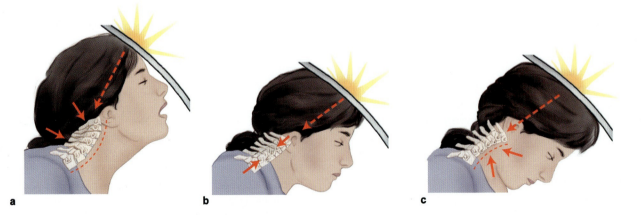

Abb. 6.47 Häufige Unfallmechanismen der Halswirbelsäule [G223]

Wie bei anderen Verletzungen gibt es auch beim HWS-Trauma **direkte** und **indirekte** sowie **penetrierende** Unfallmechanismen. Die **indirekten** Mechanismen überwiegen ganz deutlich. Man unterscheidet hierbei die **Hyperflexion** (starke Beugung, ➤ Abb. 6.47a), **Hyperextension** (starke Überstreckung, ➤ Abb. 6.47c) und die **axiale Stauchung** (in Längsrichtung, ➤ Abb. 6.47b).

> **MERKE**
> **Stabilisierung der HWS**
> Bei Patienten mit V. a. HWS-Trauma gehört zum Schritt A im Primary Survey nicht nur die Untersuchung des Atemweges, sondern auch die **sofortige manuelle Stabilisierung der HWS.** Die Untersuchung bzw. Befragung des Patienten sollte Folgendes beinhalten:
> - Besteht ein Hautemphysem, Heiserkeit? (mögliche Zeichen einer Larynxfraktur)
> - Sind Parästhesien in Händen oder Unterarmen vorhanden?
> - Hat der Patient einen „steifen" Hals?
> - Liegen Schluckbeschwerden vor?

Klassifikation von HWS-Verletzungen

Das oben vorgestellte Drei-Säulenmodell nach Denis (➤ Abb. 6.45) hat sich bei der Klassifikation von HWS-Verletzungen nicht durchgesetzt, weil die Anatomie der beiden ersten Halswirbel Atlas und Axis stark von der Anatomie der sonstigen Wirbelsäule abweicht.

Querschnittlähmung

Etwa 1.000–1.500 Menschen erleiden in Deutschland jährlich eine Querschnittlähmung (QSL), die auch **spinales Querschnittsyndrom** genannt wird. QSL sind Folge von Schädigungen des Rückenmarks oder der **Cauda equina** (Nervenwurzeln am unteren Ende des Rückenmarks), wobei zwischen **traumatischer** und **nichttraumatischer** Ursache und **akutem** bzw. **chronisch-progredientem** Auftreten unterschieden wird.
- **Traumatisch:** Hierbei kommt es – meist durch knöcherne Verletzungen der Wirbelsäule – zu der spinalen Schädigung.
- **Nichttraumatisch:** Hier kommen vaskuläre, entzündliche, metabolische oder neoplastische Ursachen in Betracht, als häufigster Auslöser gilt die Multiple Sklerose (MS).

Männer sind mit etwa 70 % häufiger betroffen und das Durchschnittsalter beträgt 40 Jahre. Die Schädigung des Rückenmarks führt zur teilweisen oder kompletten Lähmung des Betroffenen. Die Ausfälle betreffen isoliert oder kombiniert motorische, sensible und autonome Funktionen. Als Folge kommt es zu motorischen, sensiblen und autonomen Funktionsstörungen. Mit Letztgenannten sind neurogene Blasen-, Darm- und Sexualfunktionsstörungen sowie Herz-Kreislauf-Dysregulationen gemeint, wobei die meisten davon wenig Relevanz für den Rettungsdienst aufweisen. Bei der QSL werden unterschieden:
- Tetraplegie
- Tetraparese
- Paraplegie
- Paraparese

Diese Begriffe beziehen sich grob auf die Höhe der Läsion und das Ausmaß der Schädigung. Sind beim Patienten alle vier (= **tetra**) Extremitäten betroffen, liegt also eine hohe QSL vor, dann spricht man entweder von **Tetraparese** (Parese = Schwäche) oder **Tetraplegie** (Plegie = Lähmung). Ist die untere Körperhälfte betroffen, d. h., der Patient kann seine Arme noch gebrauchen, wird dies als **Paraplegie** oder **Paraparese** bezeichnet. Nicht zu verwechseln sind die Begriffe mit der Hemiparese oder Hemiplegie, bei denen die rechte oder linke Körperseite betroffen ist.

Für die Betroffenen ist es ein Ereignis, das zu einschneidenden Veränderungen in ihrem weiteren Leben führt. Die häufigste Ursache für Querschnittlähmungen sind Wirbelsäulenverletzungen. Ein typischer Unfallmechanismus ist z. B. der Kopfsprung in flaches Gewässer, häufig in Verbindung mit dem Genuss alkoholischer Getränke, der dann zu leichtsinnigem Verhalten führt. Hiervon sind meistens sehr junge Männer betroffen. Andere Ursachen sind z. B. Verkehrsunfälle oder Stürze aus der Höhe, etwa der Bauarbeiter, der vom Gerüst gefallen ist.

Für den Rettungsdienst gilt bei der Versorgung von Patienten mit V. a. Querschnittlähmung neben den allgemeinen Maßnahmen Folgendes:
- Der **mittlere arterielle Blutdruck** (MAP) sollte kontinuierlich über 80 mmHg gehalten werden, nach PHTLS® zwischen 85–90 mmHg.
- Auf eine ausreichende **Oxygenierung** ist zu achten. Beim Traumapatienten wird allgemein empfohlen, die SpO_2 nicht unter 95 % fallen zu lassen.
- Da es zu lebensgefährlichen Komplikationen kommen kann, müssen die Patienten überwacht werden (EKG, NIBP, SpO_2).
- Handelt es sich um eine **hohe** Querschnittlähmung im Bereich der oberen Brustwirbelsäule (BWS) bzw. der Halswirbelsäule (HWS), geht oft auch eine **Beatmungspflicht** für den Betroffenen mit der Verletzung einher.
  - Dies liegt daran, dass der für den wichtigsten Atemmuskel, das Zwerchfell **(Diaphragma),** zuständige **N. phrenicus** dem Rückenmark im Bereich des vierten Halswirbels entspringt. Ein englischer Merkspruch besagt dementsprechend „C3, 4, 5 keeps the diaphragm alive."
  - Die Wahrscheinlichkeit für eine Beatmungspflicht wird außerdem erhöht, wenn ein Thoraxtrauma, z. B. mit Lungenkontusion, vorliegt.
- Eine allgemeine Empfehlung für Methylprednisolon bei traumatischer Querschnittlähmung wird von den meisten Fachgesellschaften nicht mehr ausgesprochen.
- An die Möglichkeit eines **neurogenen Schocks** ist zu denken (➤ Kap. 13.5.6). Verursacht wird dieser durch einen Verlust des Sympathikotonus mit Gefäßweitstellung (distributiver Schock – Verteilungsstörung) und damit relativer Hypovolämie (Volumenmangel). Typisch ist dabei eine warme, trockene Haut distal der Läsion.
  - Der neurogene Schock wird mit Infusionen – am besten balancierten Vollelektrolytlösungen – und ggf. Katecholaminen behandelt, z. B. Noradrenalin (Arterenol®).

- Bei hohen Wirbelsäulenverletzungen (Th1 bis Th4) kann mitunter auch eine Bradykardie beobachtet werden, die im Extremfall mit einem Herzschrittmacher therapiert werden muss.
- Zu bedenken ist, dass die Symptome eines neurogenen Schocks (warme, trockene Haut) einen gleichzeitig bestehenden Volumenmangel aufgrund einer inneren Verletzung „maskieren" können. Man sollte daher auch immer den Unfallmechanismus in die Überlegungen einbeziehen und an die Möglichkeit eines hypovolämischen Schocks denken. Dieser ist die häufigste Schockform beim Traumapatienten.

6.6.6 Knöcherner Thorax

Der knöcherne **Thorax** oder Brustkorb wird vom **Brustbein** (Sternum), den **Rippen** (Costae) und der Brustwirbelsäule gebildet (➤ Abb. 6.48). Der Brustkorb umschließt die Brusthöhle mit Herz und Lunge und den oberen Anteil der Bauchhöhle. Er hat die Form eines nach oben und unten offenen ovalen Bienenkorbes, d. h., sein Umfang vergrößert sich von oben nach unten. Dorsal in der Mitte liegt die Brustwirbelsäule, deren Wirbelkörper in den Thorakalraum hineinragen.

Rippen

Am Aufbau des Brustkorbes beteiligen sich zwölf Rippenpaare. Jede Rippe besteht aus einem dorsalen knöchernen und einem ventralen knorpeligen Anteil, die zusammen etwa die Form eines halben Herzens bilden. Ihre Länge nimmt bis zur 7. Rippe zu, danach wieder ab. Die ersten zehn Rippen sind über jeweils zwei Gelenke mit Wirbelkörper und Querfortsatz „ihres" Brustwirbels verbunden, die 11. und 12. Rippe nur mit den entsprechenden Wirbelkörpern.

Die Knorpel der 1. bis 7. Rippe stehen in direkter gelenkiger Verbindung mit dem **Brustbein** (Sternum). Diese Rippen nennt man **echte Rippen** (Costae verae). Die restlichen fünf Rippen werden als **falsche Rippen** (Costae spuriae) bezeichnet, weil sie entweder nur indirekten Kontakt zum Brustbein haben (8. bis 10. Rippe) oder frei enden (11. und 12. Rippe, auch als **freie Rippen** oder Costae fluctuantes bezeichnet).

Die Rippenknorpel acht, neun und zehn sind untereinander über Knorpelstege verbunden, die den sogenannten **Rippenbogen** (Arcus costalis) bilden. Ein solcher Steg führt auch zur 7. Rippe und stellt so die Verbindung zum Brustbein her.

Die Gelenkverbindungen der Rippen gewährleisten die Beweglichkeit des knöchernen Brustkorbes, sodass er sich bei Rippenhebungen ausdehnen und umgekehrt auch wieder zusammenziehen kann. Das ist sehr wichtig für die Atemmechanik (➤ Kap. 14.7).

Der schmale Zwischenraum zwischen den einzelnen Rippen wird **Interkostalraum** (ICR) genannt. Er wird von den **Interkostalmuskeln** (Zwischenrippenmuskeln) überspannt. Am Oberrand jedes Interkostalraums verlaufen eine Arterie, eine Vene und ein Nerv. Um diese Leitungsbahnen nicht zu verletzen, wird daher bei Pleurapunktionen immer am Unterrand eines Interkostalraums, d. h. am Oberrand einer Rippe, eingestochen.

Brustbein

Das **Brustbein** (Sternum) ist ein flacher, schmaler Knochen und bildet das ventrale Mittelstück des Brustkorbes. Es besteht von oben nach unten aus drei Teilen:
- Dem Handgriff, **Manubrium sterni,** einer kurzen breiten Knochenplatte zwischen Schlüsselbein und erstem Rippenpaar, an dem viele der vorderen Hals- und Zungenbeinmuskeln entspringen
- Dem Brustbeinkörper oder **Corpus sterni,** einer längs verlaufenden schmalen Knochenplatte mit Gelenkflächen für die 3. bis

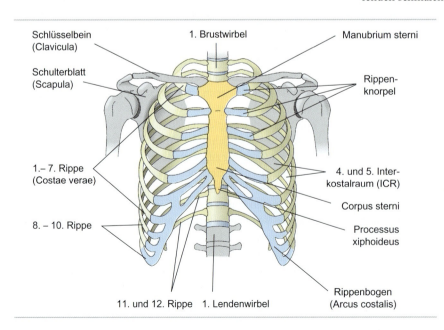

Abb. 6.48 Brustkorb in der Vorderansicht [L190]

7. Rippe (die 2. Rippe setzt direkt am Übergang zwischen Manubrium und Corpus an)
- Dem frei nach unten ragenden Schwertfortsatz, der auch als **Processus xiphoideus** bezeichnet wird und als Ansatzstelle für Bauchmuskeln dient

6.6.7 Atemmuskulatur

Die **Interkostalmuskeln** sind aktiv an der Atmung beteiligt, indem sie die Rippen heben und so den Brustraum erweitern bzw. die Rippen senken und ihn damit verkleinern (➤ Abb. 14.17). Damit unterstützen sie die Zwerchfellmuskulatur, die für die Aus- und Einatmung am wichtigsten ist. Das **Zwerchfell** (Diaphragma) ist kuppelförmig zwischen Brustbein, den unteren sechs Rippen und der LWS verspannt und trennt die Brust- von der Bauchhöhle. Aorta, Speiseröhre und untere Hohlvene treten an verschiedenen Stellen durch das Zwerchfell (➤ Abb. 6.49 und ➤ Abb. 6.50).

Muskulatur der vorderen Rumpfwand ➤ Abb. 6.51

> **MERKE**
> **Atemhilfsmuskulatur**
> Fällt einem Menschen, z. B. durch eine Lungenerkrankung, die Atmung sehr schwer, so können auch noch andere Muskelgruppen die Atmung unterstützen. Diese Atemhilfsmuskeln können bei vorgebeugtem Oberkörper mit aufgestützten Armen (Kutschersitz) den Brustkorb erweitern oder verengen, obwohl das nicht ihre Hauptaufgabe darstellt.

6.6.8 Thoraxtrauma

Thoraxtraumata (Brustkorbverletzungen) treten mit rund 10 % aller Unfallfolgen recht häufig auf, sie zählen neben dem Schädel-Hirn-Trauma zu den häufigsten Todesursachen. Beim Schwerverletzten sind nach Daten der Deutschen Gesellschaft für Unfallchirurgie (Traumaregister) sogar in über 50 % der Fälle Thoraxtraumata vorhanden.

Wie auch bei anderen Verletzungen wird zwischen stumpfen und penetrierenden Verletzungsmechanismen unterschieden. In Deutschland überwiegen die stumpfen Mechanismen mit ca. 90 % bei weitem (z. B. Stürze, Verkehrsunfälle, Gewaltanwendung; ➤ Abb. 6.52). Penetrierende Thoraxtraumata machen mit ca. 10 % einen geringen Anteil aus; sie werden z. B. durch Stich- oder Schussverletzungen hervorgerufen. Der Brustkorb (**Thorax**) enthält u. a. das Herz mit mehreren großen Gefäßen, die Lungen, die Luftröhre (**Trachea**) und die Speiseröhre (**Ösophagus**). Dies legt nahe, dass bei einer Verletzung des Brustkorbes harmlose Verletzungen, z. B. eine Rippenprellung, aber auch schwere Beeinträchtigungen der Atmung und/oder des Kreislaufs auftreten können. Zu den gravierenden Verletzungen gehören z. B. der Spannungspneumothorax, der Hämatothorax, die Lungenkontusion, die Contusio cordis, die Perikardtamponade oder Aortenverletzungen. An dieser Stelle soll nur auf die die Rippenfraktur und Rippenserienfraktur eingegangen werden.

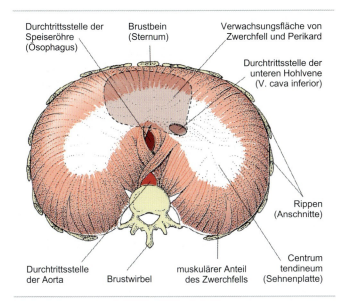

Abb. 6.49 Zwerchfelldurchtrittspforten, Ansicht von kranial [L190]

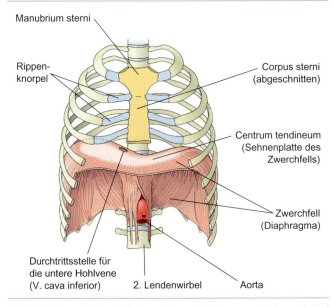

Abb. 6.50 Zwerchfell und knöcherner Thorax, Ansicht von ventral (vorne) [L190]

Vorgehen beim Thoraxtrauma

Die S3-Leitlinie Polytrauma der Deutschen Gesellschaft für Unfallchirurgie empfiehlt u. a. Folgendes beim V. a. Thoraxtrauma:
- Eine **klinische Untersuchung** des Thorax und der Atemfunktion soll durchgeführt werden.
- Die Untersuchung sollte mindestens die **Bestimmung der Atemfrequenz** und die **Auskultation** der Lunge umfassen. Eine wiederholte Untersuchung sollte erfolgen.
- **Inspektion** (Seitendifferenz der Atemexkursion, Vorwölbung einer Seite, paradoxe Atmung ➤ Abb. 6.53, Prellmarken, Abschürfungen), **Palpation** (Schmerzen, Krepitationen, Hautem-

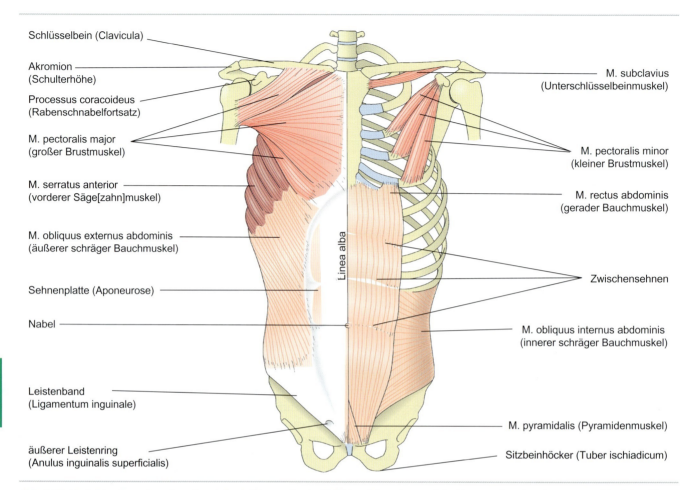

Abb. 6.51 Muskulatur der vorderen Rumpfwand. Durch Abtragen der oberflächlichen Sehnenplatte und des M. pectoralis major erkennt man auf der linken Körperseite den M. rectus abdominis, den M. obliquus internus abdominis und den M. pectoralis minor. Der unter dem M. obliquus internus abdominis liegende M. transversus abdominis ist nicht sichtbar. [L190]

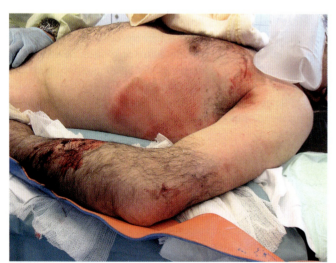

Abb. 6.52 Thoraxprellung mit deutlich erkennbarer Abschürfung. Außerdem hat der Patient eine offene Unterarmschaftfraktur links. (mit frdl. Gen. BG Unfallkrankenhaus Hamburg) [G223]

physem, Instabilität) und **Perkussion** (hypersonorer Klopfschall) des Thorax sowie **Pulsoxymetrie** und, bei beatmeten Patienten, Überwachung des **Beatmungsdrucks** können hilfreich sein.

Rippenfrakturen

Rippenfrakturen können durch Gewalteinwirkungen auf den Brustkorb auftreten. Dies kann z. B. bei Verkehrsunfällen oder Stürzen, bei tätlichen Auseinandersetzungen, aber auch durch Thoraxkompressionen bei der Wiederbelebung passieren. Rippenfrakturen können harmlos verlaufen, obwohl sie schmerzhaft sind, jedoch können sie auch die darunter liegenden Organe verletzen, z. B. die Lunge oder Blutgefäße.

Rippenfrakturen können grob orientierend in **obere** (1.–3. Rippe), **mittlere** (4.–9. Rippe) und **untere** Frakturen (10.–12. Rippe) eingeteilt werden. Die Lokalisation kann Hinweise auf mögliche Begleitverletzungen geben. Da im Rettungsdienst keine Bildgebung zur Verfügung steht, hat diese Angabe nur orientierenden Charakter.

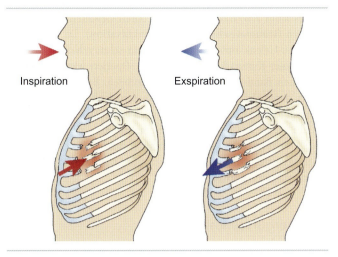

Abb. 6.53 Paradoxe Atmung: Geht die Stabilität des Thorax durch an zwei oder mehreren Stellen frakturierte Rippen verloren, wird die Brustwand während der Inspiration durch den höheren Umgebungsdruck nach innen gedrückt. In der Exspirationsphase steigt der Druck in der Brusthöhle an und der verletzte Abschnitt des Thorax wird nach außen bewegt. [T695]

Frakturen der Rippen 1–3 Diese Rippen sind breit und dick und durch Muskeln des Schultergürtels gut geschützt. Daher muss eine starke Gewalt auf den Patienten eingewirkt haben; es ist bis zum Beweis des Gegenteils von schweren intrathorakalen Begleitverletzungen auszugehen.

Frakturen der Rippen 4–9 Manchmal besteht ein Pneumothorax, bei hohen einwirkenden Kräften ggf. auch eine Lungenkontusion. Hier sind recht oft gerade im seitlichen Bereich Frakturen vorhanden, denn diese Rippen sind wenig durch Muskelmasse geschützt.

Frakturen der Rippen 10–12 Die unteren Rippen können z. B. die Leber oder die Milz verletzen. Damit geht die Gefahr starker innerer Blutungen einher.

Rippenserienfraktur

Bei einer **Rippenserienfraktur** sind drei oder mehr benachbarte Rippen gebrochen. Davon wird der **instabile Thorax** abgegrenzt, bei dem Rippen mehrfach gebrochen sind; dadurch entsteht ein Segment, das vom restlichen knöchernen Brustkorb losgelöst ist. Im letzteren Fall kommt es zu einer sogenannten **paradoxen Atmung** in dem betroffenen Bereich, d. h., bei der Einatmung wölbt sich der Bereich nach innen und umgekehrt (➤ Abb. 6.53).

6.7 Arme und Beine – eine Übersicht

In der Entwicklungsgeschichte der höheren Wirbeltiere haben Form und Funktion des Schultergürtels und Armskeletts eine starke Wandlung erfahren: Mit der Einführung des aufrechten Ganges bei den Vorfahren des heutigen Menschen wurde die obere Extremität als Stütz- und Gehorgan überflüssig. Stattdessen hat sie sich zu einem

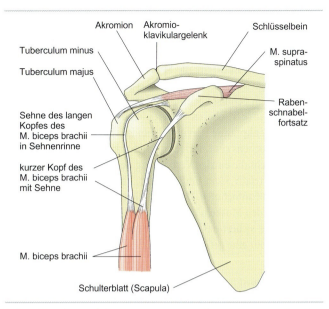

Abb. 6.54 Schultergelenk, Ansicht von vorn mit Verlauf der Sehnen des M. biceps brachii. Die Sehne des langen Muskelkopfes zieht durch eine Knochenrinne zwischen Tuberculum majus und minus. Die Sehne des kurzen Kopfes verläuft dagegen direkt vom Processus coracoideus (Rabenschnabelfortsatz), einem nach vorne herausragenden Knochenvorsprung des Schulterblatts, abwärts. [L190]

komplexen Greif- und Tastorgan entwickelt, was die Entwicklung der Zivilisation beschleunigt haben dürfte (so sind z. B. die ältesten aller menschlichen Tätigkeiten, das Jagen und Sammeln, ohne die Hand als Greif- und Haltewerkzeug kaum vorstellbar).

Die untere Extremität wurde dadurch allein für das Gehen und Laufen verantwortlich und ihre Halte- und Stützfunktion noch wichtiger. Da die Beine nun das gesamte Körpergewicht tragen mussten, wurden die Knochen und Gelenke im Verlauf der Evolution stärker ausgebildet.

> **MERKE**
> **Coxarthrose**
>
> Die größeren Belastungen durch den aufrechten Gang kann die untere Extremität allerdings in vielen Fällen nicht ohne Schäden ein ganzes Leben lang tragen. Die Mehrzahl der älteren Menschen leidet an Verschleißerscheinungen vor allem des Hüftgelenks (Coxarthrose).

6.8 Schultergürtel

Der **Schultergürtel** verbindet die Knochen der oberen Extremitäten mit dem Körperstamm. Er besteht auf jeder Seite aus zwei Knochen, dem **Schlüsselbein** (Clavicula) und dem **Schulterblatt** (Scapula). Das Schlüsselbein ist ein relativ dünner, annähernd S-förmiger Knochen, der an beiden Enden Gelenkflächen besitzt. Er liegt dem Brustkorb vorn oben auf und ist medial über das Sternoklavikulargelenk mit dem **Brustbein** (Sternum) verbunden. Lateral bildet das Schlüsselbein ein Gelenk mit dem dorsal liegenden Schulterblatt, das Akromioklavikulargelenk.

Schulterblatt und Schultergelenk

Das **Schulterblatt** (Scapula) ist ein etwa dreieckiger, platter Knochen, an dessen Rückseite die **Spina scapulae** (Schulterblattgräte) hervorspringt. Deren freies Ende, das **Akromion** (Schulterhöhe), steht mit dem Schlüsselbein in Verbindung. Eine muldenförmige Vertiefung in der oberen äußeren Schulterblattecke bildet die **Schultergelenkpfanne** (Cavitas glenoidalis), die mit dem Kopf des Oberarmknochens ein Kugelgelenk bildet. Über die Schultergelenkpfanne besteht die einzige Verbindung des Armes zum Rumpfskelett. Da sie relativ klein und flach ist, kann sie nicht den ganzen Oberarmkopf aufnehmen. Damit das Gelenk stabil bleibt, ist es von stabilisierenden Muskeln umschlossen. Auch die Sehne des langen Bizepskopfes sichert das Gelenk mit (➣ Abb. 6.54), wohingegen die Bänder nur eine geringe Rolle spielen.

Schultergelenkluxation

Trotz der Sicherung durch Muskeln kann das Schultergelenk auskugeln (luxieren), wobei der Gelenkkopf aus der Pfanne springt. Dieses kann z. B. traumatisch, d. h. durch Gewalteinwirkung, geschehen (**traumatische Schultergelenkluxation**). Da die Einrenkung des Gelenkkopfes in der Regel sehr schmerzhaft ist, wird sie oft in einer Kurznarkose durchgeführt. Operiert wird nur bei zusätzlichen Band- oder Knochenverletzungen. Bei manchen Menschen, deren Haltebänder für das Schultergelenk nicht so straff angelegt sind, springt der Gelenkkopf auch bei einfachen Bewegungen immer wieder aus der Pfanne. Diese **habituelle** („gewohnheitsmäßige") **Schultergelenkluxation** kann je nach Schweregrad bzw. Häufigkeit des Auftretens eine operative Straffung der beteiligten Bandstrukturen notwendig machen.

Schultergürtelmuskulatur

Die Muskulatur des Schultergürtels fixiert das Schulterblatt und ermöglicht Gleitbewegungen des Schulterblatts auf der hinteren Brustwand. Diese Fixierung ist die Voraussetzung für die Funktion der vom Schulterblatt entspringenden Armmuskeln: Um den Arm im Schultergelenk bewegen zu können, müssen sie einen „festsit-

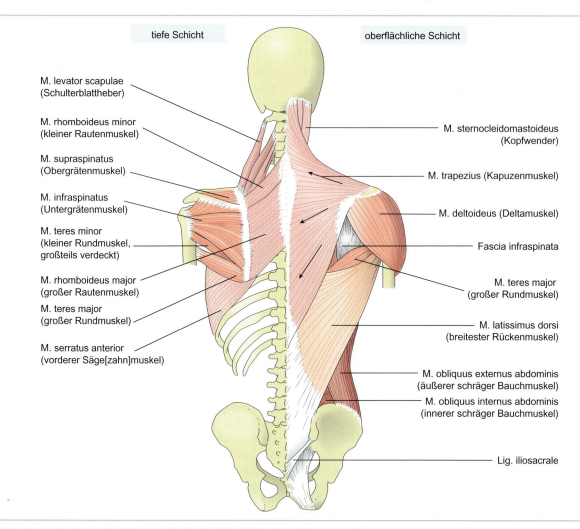

Abb. 6.55 Hintere Schultergürtelmuskulatur; rechts oberflächliche, links tiefe Schicht. Rechts oben in schematischer Darstellung mit „Muskelschläuchen", um die verschiedenen Schichten gleichzeitig sichtbar zu machen. [L190]

zenden" Ursprung als Widerlager haben, gegen das sie den Arm ziehen. Das Schlüsselbein wird dabei passiv mitbewegt.

Man unterscheidet eine **vordere** (ventrale) und eine **hintere** (dorsale) Gruppe der Schultergürtelmuskeln:

Im Brustbereich, also vorn, sind der **M. pectoralis minor** (kleiner Brustmuskel) und der **M. serratus anterior** (vorderer Sägezahnmuskel) beteiligt (➤ Abb. 6.51). Sie entspringen an den Rippen und setzen am Schulterblatt an. Sie helfen dabei, dieses nach vorn und unten zu ziehen. Der M. serratus anterior dreht das Schulterblatt zusätzlich und hält es am Rumpf fest; bei einer schlaffen Lähmung des Muskels steht das Schulterblatt flügelartig ab (Scapula alata). Der **M. subclavius** (Unterschlüsselbeinmuskel) entspringt am ersten Rippenknochen und setzt als einziger der Schultergürtelmuskeln am Schlüsselbein an. Er zieht dieses nach unten in Richtung Brustkorb.

Auf der hinteren Seite ziehen viele Muskeln zum Schulterblatt (➤ Abb. 6.55 und ➤ Abb. 6.57): Der **M. trapezius** (Kapuzenmuskel) zieht wie ein großer Fächer vom Hinterhauptsbein und sämtlichen Dornfortsätzen der HWS und BWS zur Spina scapulae, zum Akromion und zum Schlüsselbein. Bei dieser großen Ursprungsfläche zeigen die Fasern unterschiedliche Verläufe und unterstützen somit auch unterschiedliche Bewegungen. So ziehen die querverlaufenden Fasern das Schulterblatt nach medial, während der obere und untere Anteil des Muskels das Schulterblatt so drehen, dass die Gelenkpfanne höher bzw. tiefer tritt. Die Aufwärtsbewegung tritt z. B. dann in Kraft, wenn der seitlich abgewinkelte (abduzierte) Arm über die Horizontale (Schulterblattniveau) gehoben wird (= Elevation). In diesem Fall muss die Schultergelenkpfanne „mitwandern".

Hierbei hilft auch der M. serratus anterior. Der **M. levator scapulae** (Schulterblattheber) hebt das Schulterblatt und dreht es etwas nach unten. Der **M. rhomboideus** (Rautenmuskel) hat einen größeren und einen kleineren Anteil. Er dreht und fixiert das Schulterblatt.

6.9 Obere Extremität

Der Arm hat mehr als 24 Knochen. Er wird in drei Abschnitte eingeteilt:
- **Oberarm** mit dem Oberarmknochen (Humerus)
- **Unterarm** mit Elle (Ulna) und Speiche (Radius)
- **Hand** mit den Handwurzel- (Carpus), Mittelhand- (Metacarpus) und Fingerknochen (Phalanx)

6.9.1 Oberarm

Der **Humerus** (Oberarmknochen) ist der längste und größte Knochen der oberen Extremität (➤ Abb. 6.56). Das obere Ende ist im Schultergelenk mit dem Schulterblatt, das untere über das Ellenbogengelenk mit Elle und Speiche verbunden.

Der **Humeruskopf** (Caput humeri) liegt etwas schräg medial am proximalen Ende des Oberarmknochens. Fast auf gleicher Höhe befinden sich lateral ein etwas größerer und ein kleiner Knochenhö-

cker (**Tuberculum majus** und **minus**). Der kurze Steg zwischen Kopf und Höckern bzw. Humerusschaft wird Collum anatomicum genannt. Der sich anschließende **Humerusschaft** (Corpus humeri) ist röhrenförmig und der längste Teil des Oberarmknochens. Mehrere Knochenleisten und Aufrauungen sowie die beiden schon erwähnten Höcker dienen dem Ansatz von Oberarmmuskeln und -bändern (➤ Abb. 6.57).

Humerusfraktur

Die Humerusfraktur tritt gerade bei älteren Menschen häufig auf, meist als Niedrigenergietrauma beim Sturz, wenn der Betroffene versucht, sich mit dem ausgestreckten Arm abzustützen (➤ Abb. 6.58 und ➤ Abb. 6.59). Typisch ist bei Älteren die schultergelenknahe (proximale) Lokalisation. Die proximale Humerusfraktur zählt zu den häufigsten osteoporotischen Frakturen, weshalb sie bei Frauen ca. zwei- bis dreimal häufiger vorkommt als bei Männern. Beim jüngeren Patienten hingegen treten Oberarmfrakturen eher als Hochenergietrauma auf, etwa durch Sport- oder Verkehrsunfälle.

Ellenbogengelenk

Distal verbreitert sich der Humerusschaft wieder und läuft innen und außen in die Oberarmknorren (**Epicondylus medialis** und

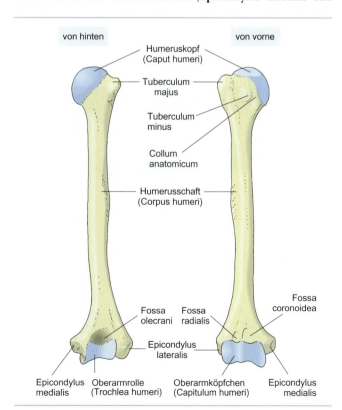

Abb. 6.56 Rechter Oberarmknochen (Humerus); links: Ansicht von hinten, rechts: Ansicht von vorn [L190]

6 Knochen, Gelenke, Muskeln und Bewegungsapparat

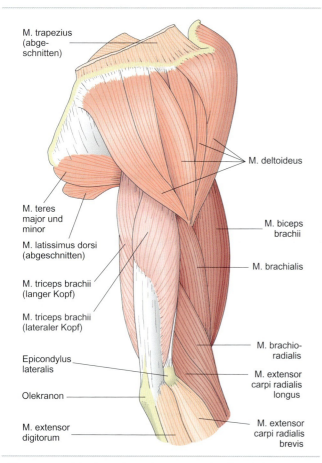

Abb. 6.57 Muskeln des rechten Oberarms von dorsolateral (seitlich/hinten) [L190]

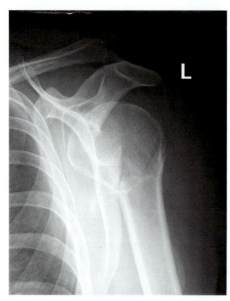

Abb. 6.58 Gering eingestauchte, nicht wesentlich abgekippte subkapitale Humerusfraktur links (Bruch unterhalb des Oberarmkopfs). Es ist keine Dislokation von Fragmenten erkennbar. Ein typischer Unfallmechanismus ist der Sturz des älteren Menschen auf Ellenbogen, Hand oder Schulter. (mit frdl. Gen. des BG Unfallkrankenhaus Hamburg) [T695]

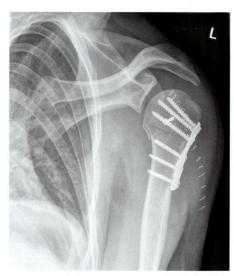

Abb. 6.59 Diese Röntgenaufnahme zeigt den Patienten nach der Operation. Zu sehen ist eine unauffällig einliegende Plattenosteosynthese, zusätzlich eine lange Zugschraube im Bereich des Tuberculum minus zu dessen Refixation. (mit frdl. Gen. BG Unfallkrankenhaus Hamburg) [T695]

lateralis) aus. Zwischen diesen Epicondylen liegt die Gelenkfläche für das Ellenbogengelenk. Die Gelenkfläche wird in die Rolle (**Trochlea humeri**) und das Köpfchen (**Capitulum humeri**) unterteilt.

Außer dem Humerus beteiligen sich Elle und Speiche am **Ellenbogengelenk** (Articulatio cubiti; ➤ Abb. 6.60), das dadurch zu einem aus drei Teilgelenken zusammengesetzten Gelenk wird, die aber eine gemeinsame Gelenkhöhle bilden und von einer gemeinsamen Gelenkkapsel umhüllt sind:

- Dem Humeroulnargelenk zwischen Humerus und Elle, ein Scharniergelenk (➤ Abb. 6.7)
- Dem Humeroradialgelenk zwischen Humerus und Speiche, das zwar anatomisch ein Kugelgelenk bildet, praktisch durch die Bänder zwischen Elle und Speiche jedoch nur Scharnier- und Drehbewegungen ausführen kann
- Dem oberen Radioulnargelenk zwischen Elle und Speiche, ein Zapfengelenk (➤ Abb. 6.7), in dem Drehbewegungen möglich sind

Dadurch sind die Bewegungsmöglichkeiten des Ellenbogengelenks auf die beiden Hauptachsen Beugung und Streckung sowie Pronation und Supination festgelegt, weshalb das Gelenk auch als Drehscharniergelenk bezeichnet wird.

Distaler Humerus

Die beiden Epicondylen des Humerus liegen außerhalb des Gelenks und dienen verschiedenen Muskeln als Ursprung. Oberhalb des Gelenks befindet sich dorsal eine Knochengrube (Fossa olecrani), die den Hakenfortsatz (Ellenhaken) der Elle (**Olekranon**) aufnimmt. In gleicher Höhe befinden sich vorn zwei kleinere Gruben. Die mediale Grube (**Fossa coronoidea**) bietet Platz für den Kronenfortsatz der Elle bei Beugestellung des Gelenks. Die laterale Grube (**Fossa radialis**) nimmt während bestimmter Armbewegungen den Speichenkopf auf.

6.9 Obere Extremität

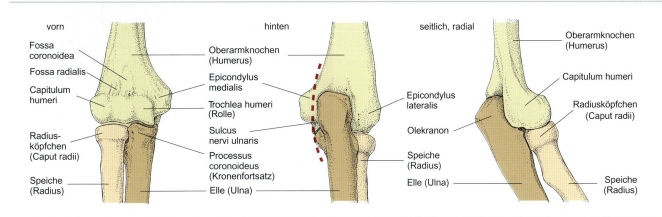

Abb. 6.60 Ellenbogengelenk von vorn, hinten und von der Seite. Die gestrichelte Linie skizziert den Verlauf des in diesem Abschnitt leicht verletzbaren N. ulnaris (Ellennerv). Der N. ulnaris lässt sich leicht als druckschmerzhafte Stelle zwischen Olekranon und Epicondylus medialis ertasten. [L190]

6.9.2 Unterarm

Der **Unterarm** erstreckt sich vom Ellenbogengelenk bis zur Handwurzel. Er besteht aus zwei Knochen: **Elle** (Ulna) und **Speiche** (Radius).

Elle

An ihrem oberen Ende, also am Ellenbogengelenk, weist die Elle einen tiefen, halbrunden Ausschnitt auf, der vorn von einem kleinen hakenförmigen Fortsatz (Processus coronoideus) und hinten von einem großen hakenförmigen Fortsatz begrenzt bzw. überragt wird **(Olekranon)**. Der Einschnitt dient als Gelenkpfanne für das Ellenbogengelenk und nimmt die Rolle **(Trochlea)** des Oberarmknochens auf (➤ Kap. 6.9.1 und ➤ Abb. 6.60). Das Olekranon ist als „Ellenbogenspitze" von außen gut zu tasten.

Ein kleiner Einschnitt neben dem Processus coronoideus, die Incisura radialis, dient als Gelenkfläche für das **Radiusköpfchen** (Caput radii) und beteiligt sich am oberen Radioulnargelenk (➤ Abb. 6.61). An der Elle befinden sich verschiedene Knochenleisten und Aufrauungen für den Ansatz von Muskeln. Am unteren schmalen Ende sitzt das **Ellenköpfchen** (Caput ulnae), das an seiner Rückseite einen kleinen Knochenfortsatz (Processus styloideus ulnae) besitzt.

Speiche

Die Speiche liegt lateral der Elle, also auf der Seite des Daumens. An ihrem proximalen Ende befindet sich das Radiusköpfchen, das etwa die Form einer dicken, oben eingedellten Scheibe hat. Es bildet mit der Elle ein Zapfengelenk (➤ Kap. 6.2.3 und ➤ Abb. 6.7). Der Speichenschaft bietet Ansatz für mehrere Muskeln und weist entsprechende Leisten und Aufrauungen auf. Er ist etwas kantiger und schmaler als die Elle. Das untere Ende ist kolbig verdickt und trägt dort die Gelenkflächen für die Handwurzelknochen. Ähnlich wie bei der Elle findet sich auch an der Speiche ein Processus styloideus, hier jedoch am lateralen Ende.

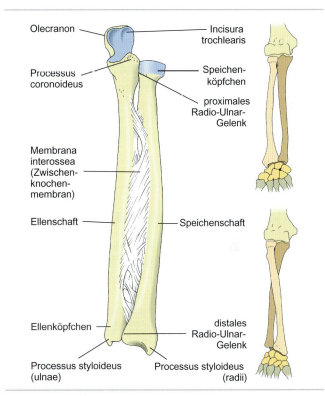

Abb. 6.61 Pronation und Supination. Im oberen und unteren Radioulnargelenk werden Unterarm und Hand um ihre Längsachse gedreht. [L190]

An ihren distalen Enden sind Speiche und Elle durch ein Radgelenk (➤ Kap. 6.2.3) miteinander verbunden (unteres Radioulnargelenk, ➤ Abb. 6.61).

Supination und Pronation

Betrachtet man den eigenen Unterarm mit nach oben weisender Handinnenfläche, so liegen in diesem Moment Elle und Speiche parallel nebeneinander. Dreht man nun die Handfläche nach unten, überkreuzt die Speiche die Elle, die laterale Handkante (Daumen-

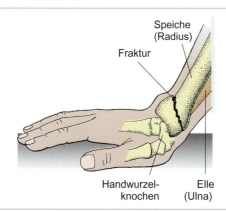

Abb. 6.62 Die distale Radiusfraktur (Typ Colles) ist der häufigste Knochenbruch des Menschen. [L190]

seite) zieht also die Speiche mit nach medial. Diese (Einwärts-)Bewegung heißt **Pronation.**

Die umgekehrte (Auswärts-)Bewegung heißt **Supination** (> Abb. 6.61). Dabei fungiert das untere Radioulnargelenk als Radgelenk, d. h., der konkave Gelenkanteil der Speiche dreht sich um den konvexen Anteil der Elle. Das obere Radioulnargelenk wirkt als Zapfengelenk; das Speichenköpfchen dreht sich innerhalb eines Bandes (Ligamentum anulare radii) sowie auf der Gelenkfläche der Elle um seine eigene Längsachse.

Radiusfraktur

Bei den Frakturen des Radius (Speiche) findet sich besonders häufig die distale Radiusfraktur (> Abb. 6.62). Im Erwachsenenalter stellt sie mit einem Anteil von ca. 25 % die häufigste Fraktur überhaupt dar. Als distale Radiusfraktur werden Brüche bezeichnet, die im Abstand von bis zu 3 cm zum Handgelenk auftreten. Wie auch die proximale Humerusfraktur ist die distale Radiusfraktur eine typische Fraktur des älteren Menschen und hier insbesondere derjenigen mit Osteoporose. Deswegen ist dieser Frakturtyp ebenfalls häufiger bei Frauen zu finden. Der typische Unfallmechanismus besteht darin, dass die Betroffenen versuchen, einen Sturz mit der Hand abzufangen. In den allermeisten Fällen kommt der Patient dabei zunächst mit der Handfläche auf, sodass eine sogenannte Extensionsfraktur entsteht (auch als Colles-Fraktur bezeichnet, > Abb. 6.63). Deutlich seltener tritt eine Fraktur beider Unterarmknochen auf (> Abb. 6.64).

6.9.3 Hand

Handwurzelknochen

Die **Handwurzel** (Carpus) besteht aus acht **Handwurzelknochen** (Ossa carpi; > Abb. 6.65, > Abb. 6.66). Die Handwurzelknochen sind untereinander durch Bänder verbunden und in zwei Reihen zu je vier Knochen angeordnet. Jeweils von radial (Daumenseite) nach ulnar (Kleinfingerseite) gezählt sind das:

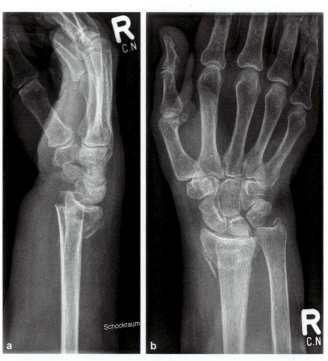

Abb. 6.63 a/b: Die Röntgenaufnahmen zeigen eine deutlich eingestauchte distale Radiusfraktur mit erheblicher Abkippung und streckseitiger Dislokation des distalen Radiusfragments. (mit frdl. Gen. BG Unfallkrankenhaus Hamburg) [T695]

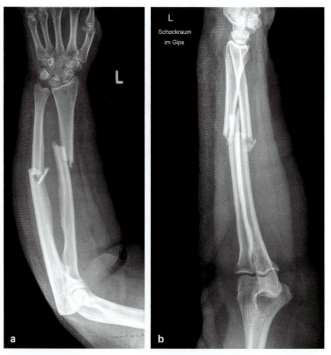

Abb. 6.64 a/b: Die Röntgenaufnahmen zeigen eine komplette Fraktur des linken Unterarms in zwei Ebenen. Die Patientin war als Fahrerin eines Pkw auf einen Lkw aufgefahren und hatte sich wahrscheinlich reflektorisch mit dem Arm abgestützt. (mit frdl. Gen. BG Unfallkrankenhaus Hamburg) [T695]

- In der proximalen Reihe: **Kahnbein** (Os scaphoideum), **Mondbein** (Os lunatum), **Dreieckbein** (Os triquetrum), **Erbsenbein** (Os pisiforme)

- In der distalen Reihe: **großes Vieleckbein** (Os trapezium, Trapezbein), **kleines Vieleckbein** (Os trapezoideum, trapezähnliches Bein), **Kopfbein** (Os capitatum), **Hakenbein** (Os hamatum)

> **MERKE**
> **Handwurzelknochen**
>
> Merkspruch: Ein **Kahn**, der fuhr im **Mond**enschein im **Dreieck** um das **Erbsen**bein; **Vieleck groß, Vieleck klein** – am **Kopf**, da muss ein **Haken** sein.

Kahnbein, Mondbein und Dreieckbein weisen auf ihrer proximalen Seite jeweils eine Gelenkfläche auf; diese Flächen bilden zusammen mit der Gelenkfläche der Speiche das **proximale Handgelenk.** Dieses wirkt als Eigelenk (➤ Abb. 6.7), weil die drei Gelenkflächen der Handwurzelknochen zusammengenommen eine Eiform bilden. Das Ellenköpfchen ist am proximalen Handgelenk nicht beteiligt, sondern nur indirekt über eine Knorpelscheibe mit ihm verbunden.

Mittelhandknochen

An die vielkantigen Handwurzelknochen schließen sich die Röhrenknochen der Mittelhand an (➤ Abb. 6.65). Proximale (Basis) und distale Enden (Köpfchen) der **Mittelhandknochen** tragen Gelenkflächen zur Verbindung mit der Handwurzel bzw. mit den Fingerknochen. Der Mittelhandknochen des ersten Fingers (Daumen) ist über ein **Sattelgelenk** (➤ Abb. 6.7), das Daumenwurzelgelenk, mit der Handwurzel verbunden. Dabei stellt die Gelenkfläche des großen Vieleckbeins den Sattel dar, auf dem der Mittelhandknochen „reitet". In diesem Gelenk wird der Daumen den anderen Fingern gegenübergestellt. Nur so kann man mit der Hand etwas greifen und festhalten. Die anderen Gelenke zwischen Handwurzel und Mittelhand sind durch straffe Bänder fixiert und praktisch unbeweglich.

Fingerknochen

Auf die fünf Mittelhandknochen folgen die Finger, die beim Daumen aus zwei, sonst aus drei Fingergliedern, den **Phalangen**, bestehen (➤ Abb. 6.67). Von der Mittelhand nach distal gesehen werden diese **Grund-, Mittel-** und **Endglied** (Grund-, Mittel- und Endphalanx, beim Daumen Grund- und Endphalanx) genannt. Sie sind über kleine Gelenke miteinander verbunden. Die einzelnen Verbindungen zwischen Mittelhandknochen und den Grundgliedern heißen **Fingergrundgelenke** (Metacarpophalangealgelenke), die zwei Gelenkreihen zwischen den Gliedern **Fingermittelgelenke** bzw. **Fingerendgelenke** (proximale bzw. distale Interphalangealgelenke, kurz PIP und DIP).

Die Fingergrundgelenke sind mit Ausnahme des Daumengrundgelenks nach der Form ihrer Gelenkflächen **Kugelgelenke.** D. h., sie sind von der Anlage her in alle drei Freiheitsgrade beweglich. Die Drehung um ihre Längsachse ist allerdings nur passiv möglich, weil

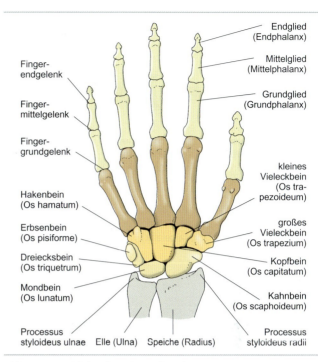

Abb. 6.65 Handskelett der Hohlhand [L190]

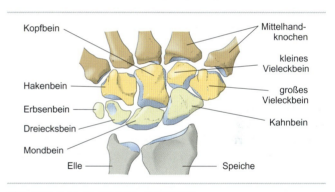

Abb. 6.66 Handwurzelskelett im Detail [L190]

für diese Bewegung keine Muskulatur existiert. Aktiv kann man die Finger zur Handinnenfläche hin beugen (Flexion) und wieder strecken (Extension) sowie seitlich spreizen (Abduktion) und wieder zusammenführen (Adduktion). Beim Daumengrundgelenk und allen Interphalangealgelenken handelt es sich dagegen um reine **Scharniergelenke** (➤ Abb. 6.7). Hier sind nur Beugung und Streckung möglich.

Handgelenks- und Fingermuskulatur

Die Muskeln, welche die Hand und Finger bewegen, werden in Beuge- und Streckmuskeln eingeteilt.

Alle Beuge- und Streckmuskeln entspringen am distalen Oberarm bzw. am Unterarm. Sie verlaufen je in einer oberflächlichen und einer tiefen Muskelschicht an Beuge- und Streckseite des Unterarms und setzen mit langen, dünnen Sehnen an Hand und Fingern an (setzten sich die Muskelbäuche bis auf die Hand fort, wäre

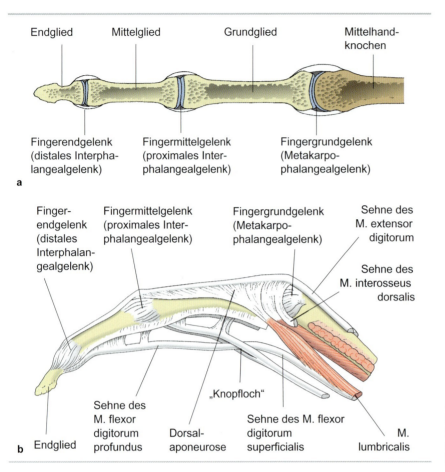

Abb. 6.67 Skelett (a) sowie Beuge- und Strecksehnenapparat (b) eines Fingers. Die Sehne des M. flexor digitorum profundus zieht durch die aufgespaltene Sehne des M. flexor digitorum superficialis („Knopfloch"). [L190]

durch den vermehrten Umfang keine Bewegung mehr möglich). Sowohl Beuge- als auch Strecksehnen verlaufen zum großen Teil durch eine Art Führungsschienen, die durch Haltebänder zur Oberfläche hin begrenzt werden. So überdeckt das **Retinaculum extensorum** die Strecksehnen an der Dorsalseite der Handwurzel; das **Retinaculum flexorum** (Ligamentum carpi transversum, queres Handwurzelband) überspannt die Beugesehnen auf der Ventralseite der Handwurzel. Die Anordnung der Handwurzelknochen bildet in diesem Bereich eine Längsrinne (Sulcus carpi), durch welche die Beugesehnen verlaufen. Dieser wie ein Tunnelgewölbe vom Retinaculum flexorum überdachte Raum wird auch **Karpaltunnel** genannt (> Abb. 6.69). Die Handfläche wird von einer festen Sehnenplatte, der **Palmaraponeurose,** überspannt.

Damit trotz der ständigen Bewegung der Streck- und Beugesehnen in den Haltebändern keine Reizung der Umgebung auftreten kann, sind sie hier von bindegewebigen Sehnenscheiden umschlossen, die durch einen Flüssigkeitsfilm an der Innenseite das reibungslose Gleiten der Sehnen ermöglichen.

Im Karpaltunnel verläuft neben den Beugesehnen auch der wichtigste Nerv für die Hand, der N. medianus (> Kap. 8.16.2).

Sechs Muskeln bewegen die Hand ausschließlich im Handgelenk. Dabei entspringen drei Muskeln vom Epicondylus medialis des Oberarmknochens und beugen die Hand im Handgelenk. Vom Epicondylus lateralis entspringen drei Streckmuskeln.

Je nach ihrem Verlauf und Ansatz können fünf dieser Muskeln die Hand nicht nur beugen bzw. strecken, sondern auch nach ulnar bzw. radial ziehen, d. h. zur Daumenseite oder zur Kleinfingerseite hin beugen.

Muskeln, die auf die Fingergelenke wirken, entspringen entweder am Arm oder an der Hand selbst. Entsprechend werden sie auch lange und kurze Fingermuskeln genannt. Die Muskelbäuche der langen Fingermuskeln liegen am Unterarm, und nur ihre Sehnen ziehen über das Handgelenk.

Die zwei **langen Fingerbeuger** unterscheiden sich durch ihren oberflächlichen (**M. flexor digitorum superficialis**) bzw. eher tiefen Verlauf (**M. flexor digitorum profundus**). Die vier Endsehnen des M. flexor digitorum superficialis verlaufen zu den Mittelgliedern der Finger zwei bis fünf.

Das Endstück der Sehne spaltet sich auf und setzt links und rechts am Mittelglied an. Durch dieses „Knopfloch" (> Abb. 6.67) zieht die Sehne des M. flexor digitorum profundus zum Fingerendglied und setzt dort an der Ventralseite ungeteilt an. So beugt der M. flexor digitorum superficialis den Finger im Grund- und Mittelgelenk, der M. flexor digitorum profundus zusätzlich im Endgelenk. Damit die Sehne sich auf dem Finger nicht verschieben kann, ist sie durch feste Bänder gesichert.

Der Daumen besitzt einen eigenen langen Beugemuskel (**M. flexor pollicis longus**), der mit seiner Sehne am Endglied des Daumens ansetzt.

Auf der Rückseite der Hand verläuft der lange Fingerstrecker (**M. extensor digitorum,** > Abb. 6.67). Auf der Dorsalseite jedes Fingers bildet er zusammen mit kleinen Fingermuskeln eine Seh-

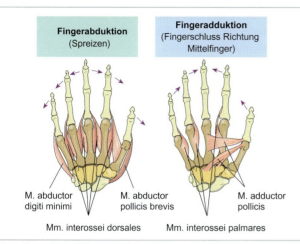

Abb. 6.68 Ab- und Adduktion der Finger. M. abductor digiti minimi, M. abductor pollicis brevis und die M. interossei dorsales spreizen die Finger. Die Mm. interossei palmares und der M. adductor pollicis schließen abduzieren die Finger. [L190]

nenplatte. So vermag er die Finger in Grund-, Mittel- und Endgelenk zu strecken. Zusätzlich zum langen Strecker besitzen der Zeigefinger und der kleine Finger jeweils einen eigenen Streckmuskel.

Zum Daumen verlaufen auf der Dorsalseite mehrere Muskelsehnen. Außer einem kurzen und einem langen Daumenstrecker verläuft dort der lange Daumenabspreizer (**M. abductor pollicis longus**), der den Daumen nach radial zieht und von den Fingern entfernt.

Muskulatur der Hand

An der Hand selbst verlaufen die sogenannten **kurzen Handmuskeln** (➤ Abb. 6.68, ➤ Abb. 6.69). Die **Mm. lumbricales** entspringen von den Sehnen des tiefen Fingerbeugers, die Zwischenknochenmuskeln (**Mm. interossei palmares** und **dorsales**) jeweils von den Mittelhandknochen. Sie setzen alle seitlich auf den Streckseiten der Finger zwei bis fünf an.

Die **Mm. interossei dorsales** und **palmares** verlaufen zwischen den Mittelhandknochen und erstem Fingerglied. Sie spreizen die Finger in den Grundgelenken bzw. ziehen sie wieder aneinander. Außerdem beugen sie die Finger zusammen mit den Mm. lumbricales im Grundgelenk und strecken sie im Mittel- und Endgelenk.

Am Retinaculum flexorum entspringen mehrere Muskeln, die zu Daumen bzw. Kleinfinger ziehen. Dies sind der kurze Daumen- und Kleinfingerbeuger (**M. flexor pollicis brevis** bzw. **M. flexor digiti minimi brevis**) und der kurze Daumen- und Kleinfingerabspreizer (**M. abductor pollicis brevis** und **digiti minimi**). Auf die Daumenrückseite zieht der Daumengegensteller (**M. opponens pollicis**), der den Daumen den anderen Fingern gegenüberstellt und Greifbewegungen möglich macht.

Der Daumenanzieher (**M. adductor pollicis**) führt den Daumen wieder an die anderen Finger heran. Er verläuft quer unterhalb der langen oberflächlichen Beugesehnen des Mittel- und Zeigefingers zum Daumen.

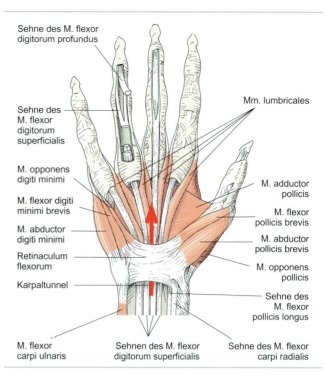

Abb. 6.69 Muskulatur der Hohlhand. Unter dem Ligamentum carpi transversum liegt der Karpaltunnel, durch den die Beugesehnen und der Nervus medianus verlaufen (roter Pfeil). [L190]

Auch der kleine Finger besitzt einen Gegenstellmuskel (**M. opponens digiti minimi**). Dieser wirkt mit, wenn Daumen und Kleinfinger zueinander geführt werden.

Die kurzen Eigenmuskeln von Daumen und kleinem Finger bilden den sogenannten **Daumen**- bzw. **Kleinfingerballen** (Thenar bzw. Hypothenar).

6.10 Becken

6.10.1 Knöchernes Becken

Über das **Becken** (Pelvis) stehen die unteren Extremitäten mit dem Rumpfskelett in Verbindung. Es wird auch Beckenring oder Beckengürtel genannt, weil die drei beteiligten Knochen ringförmig zusammengeschlossen sind. Das **Kreuzbein** (Os sacrum, ➤ Abb. 6.42) bildet die Rückwand des knöchernen Beckens. Es liegt zwischen den beiden **Hüftbeinen** (Ossa coxae), deren Ausläufer in einem Bogen nach vorne führen und dort über eine etwa 1 cm breite knorpelige Verbindung, die **Symphyse** (Schambeinfuge), zusammengefügt sind. Die beiden **Sakroiliakalgelenke** (Kreuzbein-Darmbeingelenke) zwischen Kreuz- und Hüftbein sind durch einen festen Bandapparat gesichert und nahezu unbeweglich.

Die Hüftbeine bestehen aus jeweils drei miteinander verschmolzenen Knochen (➤ Abb. 6.70): dem **Darmbein** (Os ilium), dem **Sitzbein** (Os ischii) und dem **Schambein** (Os pubis). Im Laufe der Wachstumsperiode wachsen diese drei Knochen zusammen, sodass ihre Grenzen im Erwachsenenalter nicht mehr sichtbar sind.

140   6 Knochen, Gelenke, Muskeln und Bewegungsapparat

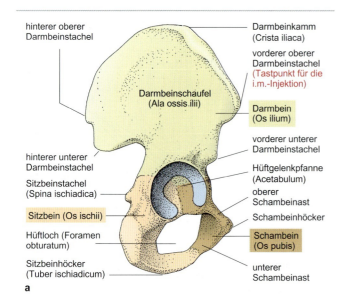

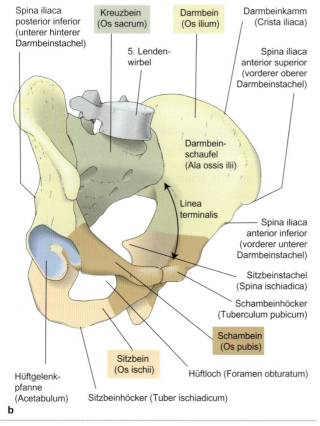

Abb. 6.70 a/b: Hüftbein (Os coxae) in der Seitenansicht. Darmbein, Sitzbein und Schambein bilden gemeinsam die Hüftgelenkpfanne. [L190]

Darmbein

Das **Darmbein** (Os ilium) als größter dieser drei Knochen bildet eine schaufelähnliche Platte, die **Darmbeinschaufel** (Ala ossis ilii).

Sie umgibt die Organe des Unterbauches. Ihre obere Begrenzung, der **Darmbeinkamm** (Crista iliaca), ist bei den meisten Menschen gut im Lendenbereich zu tasten.

Da das Darmbein rotes, also blutbildendes, Knochenmark enthält, ist der Darmbeinkamm – wie das Sternum – eine gut zugängliche Stelle zur Knochenmarkpunktion.

Das Darmbein hat vier charakteristische Knochenvorsprünge: Die dorsalen Knochenvorsprünge heißen **hinterer unterer Darmbeinstachel** (Spina iliaca posterior inferior) und **hinterer oberer Darmbeinstachel** (Spina iliaca posterior superior). Der am weitesten nach vorn vorspringende und als einziger leicht durch die Haut tastbare Vorsprung des Darmbeins wird **vorderer oberer Darmbeinstachel** (Spina iliaca anterior superior) genannt. Darunter liegt der **vordere untere Darmbeinstachel** (Spina iliaca anterior inferior).

Sitz- und Schambein

Unterhalb des Darmbeins schließt sich das **Sitzbein** (Os ischii) an. Es ist ein gedrungener, etwas bogenförmiger Knochen, der an seinem Dorsalrand den **Sitzbeinstachel** (Spina ischiadica) und unten eine Verdickung besitzt, den **Sitzbeinhöcker** (Tuber ischiadicum). Dieser Höcker bildet den tiefsten Knochenpunkt unseres Beckens und ist beim Sitzen auf einem harten Stuhl gut zu spüren (im Stehen bedecken ihn die Gesäßmuskeln).

Als ebenfalls gebogener Knochen schließt sich das **Schambein** (Os pubis) an. Zwischen einer nach vorn medial gerichteten Fläche und dem Schambein der Gegenseite bleibt ein mit Knorpel ausgefüllter Spalt, die **Symphyse** (Schambeinfuge). Ein kleiner Vorsprung oberhalb dieser Gelenkfläche wird **Schambeinhöcker** (Tuberculum pubicum) genannt. Er ist der Teil des Schambeins, den man durch die Haut tasten kann.

Hüftgelenk und umgebende Strukturen

Anteile aller drei Hüftknochen bilden gemeinsam die **Hüftgelenkpfanne** (Acetabulum), eine schüsselförmige Vertiefung, die den Kopf des Oberschenkelknochens aufnimmt und mit ihm das **Hüftgelenk** bildet. Da dieses Kugelgelenk nicht nur viele Bewegungen ermöglichen, sondern auch starke Gewichts- und Bewegungsbelastungen aushalten muss, ist es durch einen kräftigen Bandapparat gesichert.

Außer der Bewegungsführung hat dieser die Aufgabe, ein Abgleiten des Oberschenkelkopfes aus seiner Pfanne sowie eine Überstreckung des Gelenks zu verhindern. Dies wiederum führt dazu, dass das Becken nicht nach hinten abkippen kann, wenn man entspannt steht.

Die rahmenförmigen Bögen von Sitz- und Schambein sowie der Acetabulum-Rand umschließen das **Hüftloch** (Foramen obturatum). Es ist durch eine derbe Bindegewebsmembran (**Membrana obturatoria**) verschlossen, die Gefäße und Nerven durchtreten lässt und den Ursprung für mehrere Muskeln bietet.

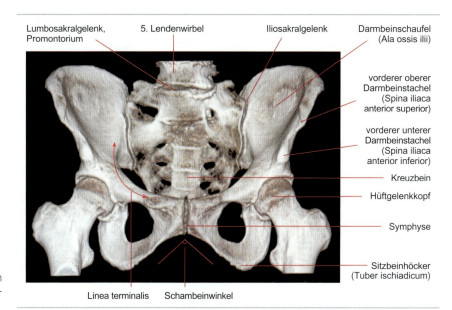

Abb. 6.71 Dreidimensionale Computerrekonstruktion eines weiblichen Beckens auf der Grundlage von Computertomografien [T339]

Angeborene Hüftdysplasie

Die häufigste angeborene Skeletterkrankung ist die **angeborene Hüftdysplasie.** Aus ungeklärter Ursache ist die Hüftgelenkpfanne zu steil und nicht tief genug geformt. Durch die mangelnde Formgebung der Pfanne kommt es oft schon im Säuglingsalter zur Luxation (Auskugelung), in schweren Fällen besteht sie auch schon bei der Geburt (angeborene Hüftluxation). Die Reposition (Wiedereinrenkung) und damit eine günstige Stellung für das weitere Wachstum kann durch spreizende Verbände, Overhead-Extension, Bandagen oder Osteosyntheseoperationen (➤ Kap. 6.1.4) erreicht werden. Trotzdem drohen Spätschäden, vor allem eine frühzeitige Hüftgelenksarthrose. Die Prognose hängt vor allem von einer frühzeitigen Diagnosestellung ab, weshalb Kinderärzte die Hüftgelenksstellung und -funktion bei jedem Neugeborenen prüfen.

Großes und kleines Becken

In seiner Gesamtheit gesehen, erinnert das knöcherne Becken an einen kurzen Trichter (➤ Abb. 6.71). Die obere Öffnung dieses „Beckentrichters" wird von den großen Darmbeinschaufeln gebildet. Unterhalb der Darmbeinschaufeln erfolgt schräg nach vorn unten der Beckenringschluss der beteiligten Knochen. Den hierdurch entstehenden nach innen vorspringenden Rand nennt man **Linea terminalis.** Der Bereich oberhalb dieser Linea terminalis wird als **großes Becken** bezeichnet. Unterhalb der Linie folgen ein Teil des Kreuzbeins mit Steißbein und die Bögen der Sitz- und Schambeine. Dieser engere Bereich des „Trichters" heißt **kleines Becken.** Es ist auch gemeint, wenn der Kliniker nur von „Becken" spricht.

6.10.2 Beckenverletzungen

Definition

Bei der Beckenverletzung kommt es zu einer **Fraktur des Beckens** und/oder **Verletzung des Bandapparates.** Die traumatische Schädigung kann ein weites Spektrum von der einfachen stabilen Fraktur über die Beckenringverletzung mit Rotationsinstabilität bis hin zur komplexen Verletzung mit Rotations- und Vertikalinstabilität umfassen.

Vorkommen

Das Becken ist ein sehr stabiler Knochen. Bricht es, muss eine große Krafteinwirkung stattgefunden haben, sodass die Patienten oftmals neben der Beckenverletzung andere Verletzungen aufweisen, wie z. B. ein SHT, Frakturen der großen Röhrenknochen, ein Thoraxtrauma u. a. Beckenfrakturen treten oft im Zusammenhang mit sog. Hochrasanz- bzw. Hochenergietraumata auf, etwa beim Sturz aus großer Höhe bzw. beim älteren Patienten auch als „einfacher" Sturz bzw. Treppensturz. Ein weiterer typischer Entstehungsmechanismus ist der Verkehrsunfall, z. B. bei Motorrad- und Fahrradfahrern, Fußgängern, beim Seitenaufprall auf einen Pkw-Insassen oder bei Überrolltraumata. Über 25 % der Schwerverletzten weisen eine Beckenringfraktur auf.

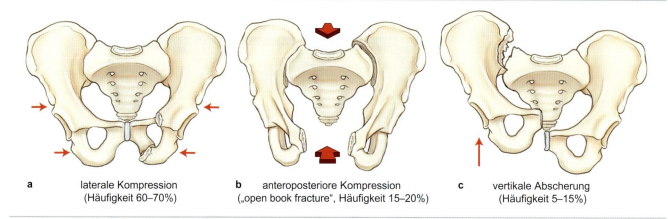

| a | laterale Kompression (Häufigkeit 60–70%) | b | anteroposteriore Kompression („open book fracture", Häufigkeit 15–20%) | c | vertikale Abscherung (Häufigkeit 5–15%) |

Abb. 6.72 Verschiedene Typen von Beckenringfrakturen (Typ A, B, C nach AO), Erklärung im Text [G223]

Beckenfrakturen

Es werden **drei Arten** von Beckenfrakturen unterschieden:
1. Frakturen der Sitzbeinäste
2. Acetabulumfrakturen
3. Beckenringfrakturen

Man unterscheidet weiterhin **stabile** von **instabilen** Frakturen. Eine instabile Fraktur liegt erst dann vor, wenn der Beckenring an zwei Stellen unterbrochen ist. Die Art der Verletzung hängt u. a. davon ab, in welche Richtung die Gewalt auf den Körper gewirkt hat.

> **MERKE**
> **Beckengurt/-schlinge**
> Zum Schritt C beim Primary Survey gehört auch die Untersuchung des Beckens. Kommt es durch eine Beckenfraktur zur Verletzung von **intrapelvinen Gefäßen** (Gefäße des Beckens), können daraus ganz erhebliche Blutungen resultieren, an denen der Patient verbluten kann. Es empfiehlt sich die Anlage einer sog. Beckenschlinge bzw. eines Beckengurtes. Dazu sollte zunächst unter Längszug eine Innenrotation der Beine erfolgen, danach die Knie zusammengebracht (z. B. mit einem Halskragen o. Ä.) und dann der Beckengurt angelegt werden. Der Beckengurt soll eine Kompression auf die beiden Trochanteren (Trochanter major) ausüben; insofern ist der Begriff Beckengurt evtl. etwas irreführend und führt dazu, dass man manchmal eine „zu hoch" angebrachte Beckenschlinge sieht.

Untersuchung des Beckens

Derjenige, der das Becken des Patienten untersucht, sollte dies vorsichtig machen (auch ➤ Kap. 6.1.4). Der Grund ist, dass durch eine grobe Untersuchungstechnik eine beginnende Selbsttamponade (durch Blutgerinnung) gestoppt werden kann. Ganz wesentlich ist auch, dass nur **ein** Rettungsdienstmitarbeiter das Becken **einmal** untersuchen sollte, auch dies, um keine Blutungen auszulösen.

Schwere Beckenverletzungen sind, wie oben erwähnt, typisch nach Hochenergietraumata. Daher sollten die Einsatzkräfte die Kinematik in ihre Überlegung einbeziehen. Eine instabile Beckenverletzung ist präklinisch schwierig zu untersuchen; daher kann es gerechtfertigt sein, alleine aufgrund des Unfallmechanismus die Entscheidung zu treffen, eine Beckenschlinge anzulegen. Auch wenn der Untersuchungsbefund nicht eindeutig für eine Beckenverletzung spricht, schadet die Beckenschlinge normalerweise nicht.

Im Krankenhaus, wo eine bildgebende Diagnostik zur Verfügung steht, existiert eine standardisierte Klassifikation von Beckenringverletzungen. Diese beruht auf der Arbeitsgemeinschaft für Osteosynthesefragen (AO). Nach der AO werden drei verschiedene Beckenfrakturtypen unterschieden:
- Typ-A-Frakturen (stabil)
- Typ-B-Frakturen (rotationsinstabil)
- Typ-C-Frakturen (translations- und rotationsinstabil)

Typ A Dieser Verletzungstyp ist stabil. Bei der Untersuchung wird man daher bei seitlichem Druck zwar Schmerzen hervorrufen, aber keine Instabilität wahrnehmen.

Typ B Diese Art von Fraktur wird auch als Open-Book-Verletzung bezeichnet. Sie ist häufig bei Motorradunfällen zu sehen. Eine Untersuchung durch Druck von oben zeigt möglicherweise eine Druckschmerzhaftigkeit oder Zeichen der Instabilität. Das Tasten der Symphyse wird empfohlen. Bei schlanken Patienten kann hier eine schmerzhafte **Dehiszenz** (Auseinanderweichen von Gewebestrukturen, die zusammengehören) gefunden werden.

Typ C Diese Beckenfraktur ist typisch beim Überrolltrauma oder Verkehrsunfall, jedoch auch beim Sprung aus großer Höhe mit einseitiger Landung auf einem Bein. Hier besteht eine Instabilität sogar in zwei Ebenen (Translation und Rotation).

➤ Abb. 6.72 zeigt exemplarisch jeweils ein Beispiel der Frakturtypen A, B und C. In Wirklichkeit gibt es natürlich viel mehr Arten, wie ein Becken verletzt sein kann.

6.11 Untere Extremität

Auch bei der unteren Extremität lassen sich drei Abschnitte unterscheiden: der über das Becken mit dem Rumpf verbundene Oberschenkel, der Unterschenkel und der Fuß.

6.11.1 Oberschenkel

Der **Oberschenkelknochen** (Femur) ist der längste und schwerste Knochen des Körpers (> Abb. 6.73). An seinem proximalen Ende befindet sich der **Oberschenkelkopf** (Caput femoris), der mit dem Acetabulum des Beckens das Hüftgelenk bildet. Das distale Ende steht mit dem **Schienbein** (Tibia) in gelenkiger Verbindung.

Der Knochenschaft ist über den schräg abzweigenden Schenkelhals (Collum femoris) mit dem Oberschenkelkopf verbunden. Am Übergang vom Schenkelhals zum Schaft befinden sich zwei Knochenvorwölbungen: oben-seitlich der große und dorsomedial der kleine Rollhügel (Trochanter major und minor). Der Trochanter major ist gut durch die Haut tastbar. An beiden setzen Hüftmuskeln an (> Abb. 6.74, > Abb. 6.75, > Abb. 6.76).

Auf dem sich anschließenden **Oberschenkelschaft** (Corpus femoris) finden sich mehrere Rauigkeiten und Knochenleisten, an denen ebenfalls Hüftmuskeln ansetzen (Linea aspera, > Abb. 6.73). Der Oberschenkelschaft zieht schräg von lateral oben nach medial unten. An seinem distalen Ende verbreitert sich der Oberschenkelknochen kolbenförmig. Ähnlich wie der Oberarmknochen (> Kap. 6.9.1) besitzt der Oberschenkel medial und lateral je einen Gelenkknorren **(Epicondylus medialis** und **lateralis).** An seiner Unterfläche befinden sich die gekrümmten Gelenkflächen zum Schienbein, die noch ein kleines Stück bis auf die Hinterfläche des Knochens ziehen. Dieser Verlauf ermöglicht eine „Rollbewegung" auf den Gelenkflächen des Schienbeins beim Beugen und Strecken im Kniegelenk (auch > Kap. 6.11.2).

> **PRAXISTIPP**
> **I. m. Injektion**
>
> Im Rettungsdienst gibt es kaum Indikationen für die intramuskuläre (i. m.) Injektion von Medikamenten. Eine ist jedoch gemäß den Leitlinien 2010 des European Resuscitation Council (ERC) die **Anaphylaxie.** Hierbei wird die i. m. Verabreichung von 0,5 mg Adrenalin in den mittleren anterolateren Anteil des Oberschenkels empfohlen. Tritt hierdurch keine Verbesserung ein, kann dies nach 5 Minuten wiederholt werden. Diese Vorgehensweise ist in diesem Fall weniger riskant als die i. v. Verabreichung von Adrenalin.

Schenkelhalsfraktur

Statt von einer Schenkelhalsfraktur sollte besser von einer **proximalen Femurfraktur** gesprochen werden. Genau genommen werden nämlich nach der AO-Klassifikation drei Frakturtypen unterschieden (> Abb. 6.77), von denen eigentlich nur der Typ B eine Schenkelhalsfraktur ist:
1. Frakturen des Trochanter (Typ A)
2. Frakturen des Schenkelhalses (Typ B)
3. Frakturen des Hüftkopfes (Typ C)

Für den Rettungsdienst spielt das aber keine Rolle, da eine Einteilung wie oben erst nach Röntgendiagnostik in der Klinik erfolgen kann. Insofern behalten wir hier den im Rettungsdienst häufig genutzten Begriff bei. Angemerkt sei noch, dass es zur Schenkelhalsfraktur auch noch andere Klassifikationen gibt, z. B. die nach Pauwels.

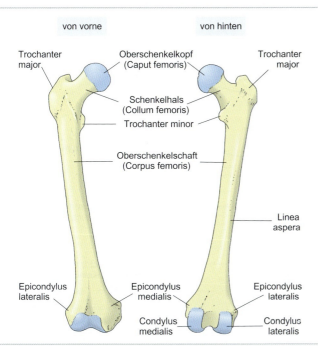

Abb. 6.73 Rechter Oberschenkelknochen (Femur); links Ansicht von vorn, rechts Ansicht von hinten [L190]

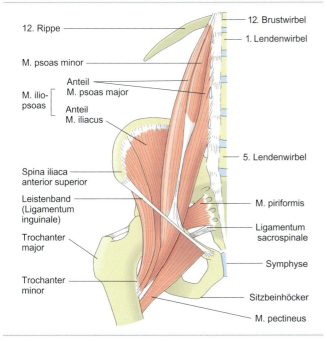

Abb. 6.74 Die innere Hüftmuskulatur, Beuger im Hüftgelenk. M. iliacus und M. psoas major vereinigen sich zum M. iliopsoas und ziehen unter dem Leistenband zum Oberschenkelknochen. Der schlanke M. psoas minor strahlt in die Faszie des M. iliopsoas ein – er hat beim Menschen nur eine untergeordnete Bedeutung. Der M. pectineus ist neben seiner Funktion als Hüftbeuger ein Adduktor und wird zu diesen gezählt. [L190]

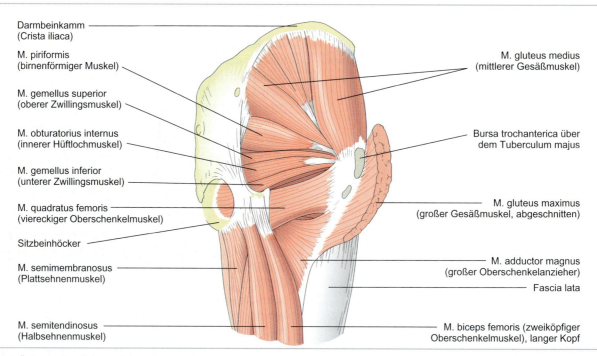

Abb. 6.75 Äußere Hüftmuskulatur. Blick von hinten auf die Hüfte. Der M. gluteus maximus ist entfernt. Darunter wird der breit ansetzende M. gluteus medius sichtbar. Die Fascia lata ist auf der Außenseite des Oberschenkels angedeutet. [L190]

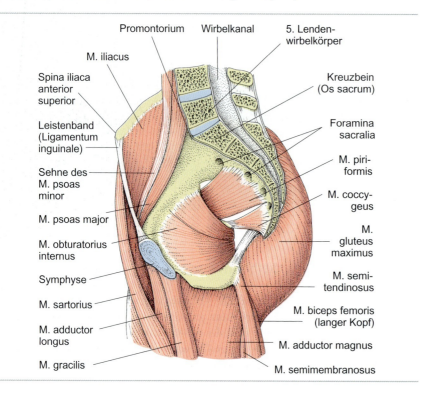

Abb. 6.76 Innere und äußere Hüftmuskulatur. Blick von innen auf die längs aufgeschnittene Hüfte. Der M. obturatorius internus und der M. piriformis werden sichtbar – sie sind beide Außenrotatoren. Der M. coccygeus ist bei vielen Menschen nur verkümmert angelegt. [L190]

Die **Schenkelhalsfraktur** (SHF) ist eine der häufigsten Frakturen bei älteren Menschen (➤ Abb. 6.78, ➤ Abb. 6.79 und ➤ Abb. 6.80). Wie der Name schon sagt, ist der „Hals" des Oberschenkelknochens gebrochen. Der Schenkelhals ist durch Druck- und Scherkräfte sehr belastet. Wenn die Knochen im höheren Alter dünn und brüchig („osteoporotisch") werden, typischerweise im Alter > 65 Jahren, bricht der Schenkelhals schon bei geringfügigen Unfällen, z. B. beim Ausrutschen auf nassem Laub, Sturz aus dem Bett u.ä. Bei jüngeren Leuten treten Schenkelhalsfrakturen hingegen durch große Gewalteinwirkung auf.

6.11 Untere Extremität

Femur proximal, Fraktur in der Trochanterregion

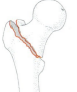
pertrochantär einfach

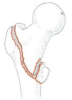
pertrochantär mehrfragmentär

intertrochantär

Femur proximal, Schenkelhalsfraktur

subkapital, wenig disloziert

transzervikal

subkapital, disloziert

Femur proximal, Kopffraktur

reine Spaltung

reine Impression

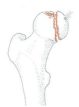
Kombination von zwei Frakturen

Abb. 6.77 AO-Klassifikation der proximalen Femurfrakturen [L190]

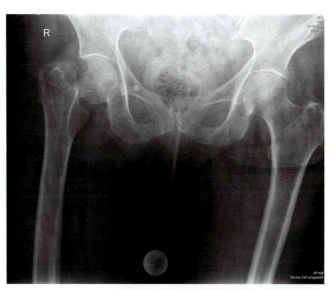

Abb. 6.79 Dislozierte mediale Schenkelhalsfraktur rechts mit Hochstand und Fehlrotation des proximalen Femurs. Auch für das weniger geübte Auge ist dieser Befund eindrucksvoll, da man die gesunde Seite mit der Fraktur vergleichen kann (mit frdl. Gen. des BG Unfallkrankenhaus Hamburg). [T695]

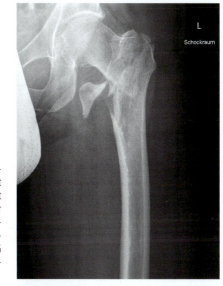

Abb. 6.80 Pertrochantäre Femurfraktur mit Einstauchung. Es besteht ein Abriss des Trochanter minor und eine Dislokation nach kranial und medial. (mit frdl. Gen. BG Unfallkrankenhaus Hamburg) [T695]

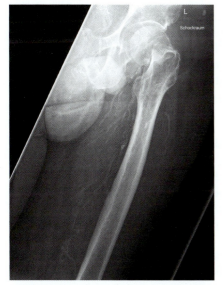

Abb. 6.78 Röntgenaufnahme einer dislozierten medialen Schenkelhalsfraktur links mit deutlicher Verkürzung der unteren Extremität. Es handelte sich um einen 57 Jahre alten Patienten (mit frdl. Gen. BG Unfallkrankenhaus Hamburg). [T695]

Die wichtigsten Symptome sind neben Schmerzen in der Hüftgegend eine Verkürzung des betroffenen Beins mit sog. Außenrotation, d. h., das Bein ist nach „außen" gedreht. Bewegt man das Bein, führt dies zu einer deutlichen Zunahme der Schmerzen. Eine schonende Umlagerung, z. B. mithilfe der Schaufeltrage auf eine Vakuummatratze, ist eine geeignete Maßnahme. Gegebenenfalls benötigt der Patient eine Analgesie.

Oberschenkelschaftfraktur

Oberschenkelschaftfrakturen können mit einem erheblichen Blutverlust von bis zu 2 Litern einhergehen (auch ➤ Kap. 6.1.4). Ein Problem stellt die kräftige Oberschenkelmuskulatur dar, durch die bei Oberschenkelschaftfrakturen die Frakturenden in die Muskula-

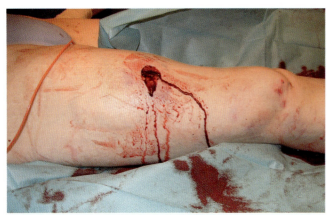

Abb. 6.81 Offene Oberschenkelfraktur rechts mit Fehlstellung (nach Unfall mit Motorrad). Ventral befindet sich ein etwa 3×4 cm großer Hautweichteildefekt. (mit frdl. Gen. des BG Unfallkrankenhaus Hamburg). [T695]

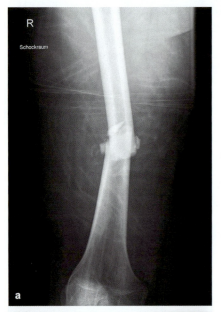

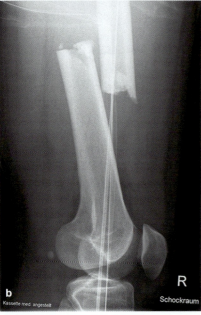

Abb. 6.82 a/b: Röntgenaufnahmen einer Femurschaftfraktur im Übergang vom mittleren zum distalen Drittel mit deutlicher Verkürzung. Die Aufnahmen zeigen das Bein in der Ansicht von vorne (ap) und seitlich (mit frdl. Gen. des BG Unfallkrankenhaus Hamburg). [T695]

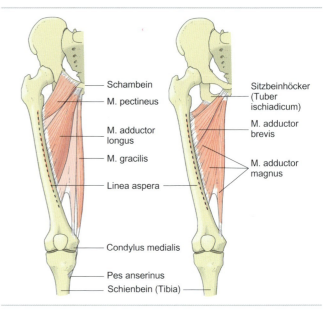

Abb. 6.83 Adduktoren des Oberschenkels; links die oberflächliche, rechts die tiefere Schicht [L190]

tur gezogen werden können. Abgesehen von den starken Schmerzen, die das verursacht, kann daraus eine starke Blutung und ggf. eine offene Fraktur resultieren (➤ Abb. 6.81, ➤ Abb. 6.82). Das Vorgehen hängt auch davon ab, ob ein lebensbedrohlicher Zustand vorliegt, z. B. durch ein begleitendes schweres SHT und/oder weil eine Mehrfachverletzung vorliegt. Bei Lebensgefahr wird es als ausreichend angesehen, den Patienten mittels Spineboard oder auf der Vakuummatratze zu immobilisieren.

Falls hingegen Zeit für eine Schienung vorhanden ist, kann eine sog. Traktionsschiene oder Extensionsschiene den Oberschenkel stabilisieren und dazu beitragen, Schmerzen und das Blutungsausmaß zu reduzieren. Allerdings zeigte eine Studie, dass die Anwendung dieser Schienen im prähospitalen Einsatz Probleme bereitet hat oder sogar kontraindiziert war. Als **Kontraindikationen für den Einsatz von Traktionsschienen** gelten:
- Verdacht auf Beckenfrakturen
- Verdacht auf Oberschenkelhalsfraktur
- Traumatische Amputationen von Knöchel oder Fuß
- Verdacht auf Frakturen im Bereich der Kniegelenke

Oberschenkelmuskulatur

Die Muskeln der unteren Extremität sind viel mächtiger als die der oberen Extremität, da jedes Bein große Gewichte stabilisieren, halten und bewegen muss. Deshalb entspringen die meisten Muskeln des Oberschenkels schon im Hüftgelenk und verlaufen häufig über zwei Gelenke, also über das Knie hinaus (➤ Abb. 6.83). Sie ermöglichen so Bewegungen sowohl im Hüftgelenk als auch im Kniegelenk. Eine Übersicht gibt ➤ Tab. 6.5.

Tab. 6.5 Muskeln, die auf das Kniegelenk wirken

Muskel	Ursprung	Ansatz	Funktion
M. biceps femoris (zweiköpfiger Schenkelmuskel)	Zweiköpfig: Caput longum: Hinterfläche Sitzbein; Caput breve: Linea aspera	Wadenbeinköpfchen	Beugung und Außenrotation im Kniegelenk, Caput longum zusätzlich Strecker im Hüftgelenk
M. sartorius (Schneidermuskel)	Spina iliaca anterior superior	Medial der Tuberositas tibiae	Beugung und Abduktion im Hüftgelenk, Innenrotation im Knie
M. gracilis (Schlankmuskel)	Unterer Schambeinast	Medial der Tuberositas tibiae	Adduktion im Hüft-, Beugung und Innenrotation im Kniegelenk
M. semitendinosus (Halbsehnenmuskel)	Hinterfläche Sitzbeinhöcker	Medial der Tuberositas tibiae	Streckung im Hüft-, Beugung und Innenrotation im Kniegelenk
M. semimembranosus (Plattsehnenmuskel)	Hinterfläche Sitzbeinhöcker	Medialer Kondylus des Schienbeins, hinterer Anteil der Gelenkkapsel	Streckung im Hüft-, Beugung und Innenrotation im Kniegelenk
M. quadriceps femoris (Schenkelstrecker) vier Muskeln: M. rechtus femoris oberhalb des Hüftgelenks; M. vastus medialis, M. vastus lateralis und M. vastus intermedius am Femurschaft		Tuberositas tibiae (mit Patella als in die Sehne eingelagertem Sesambein)	Streckung des Kniegelenks, M. rectus femoris beugt zudem im Hüftgelenk
M. popliteus (Kniekehlenmuskel)	Lateraler Kondylus des Femur	Kniekehlenfläche des Schienbeins	Beugung und Innenrotation im Kniegelenk
M. gastrocnemius (Zwillingswadenmuskel)	Zwei Köpfe: vom lateralen und medialen Oberschenkelkondylus	Fersenhöcker (über Achillessehne)	Beugung im Knie- und Fußgelenk
M. gluteus maximus und **M. tensor fasciae latae:** Die Streckwirkung auf das Kniegelenk wird über eine bandförmige Verstärkung der Oberschenkelbinde, den Tractus iliotibialis, ausgeübt.			

6.11.2 Kniegelenk

Das **Kniegelenk** ist das größte Gelenk des Körpers und wird vor allem durch Bänder geführt. Beteiligt sind die Gelenkflächen der Kondylen von Oberschenkelknochen und Schienbein. Im Gegensatz zum Hüftgelenk sind im Kniegelenk fast nur Beuge- und Streckbewegungen möglich. Nur im gebeugten Zustand ist zusätzlich eine geringgradige Innen- und Außenrotation möglich.

Zur Vergrößerung der Gelenkfläche zwischen Oberschenkelknochen und Schienbein sind zwei knorpelige Strukturen, die Menisken, zwischengeschaltet. Diese liegen medial und lateral und werden demgemäß als **Innen-** und **Außenmeniskus** bezeichnet. Der innere hat eine Halbmond-, der äußere eine nahezu geschlossene Kreisform. Sie sind zwar an ihrem verdickten Außenrand mit der Gelenkkapsel verwachsen, aber doch so beweglich befestigt, dass sie noch auf den Gelenkflächen des Schienbeins verschieblich sind. So bieten sie dem Oberschenkelknochen eine der jeweiligen Gelenkstellung angepasste Pfanne. Weil die Menisken außerdem eine gewisse Elastizität besitzen, gleichen sie Belastungen aus, die auf das Knie einwirken, und ermöglichen so eine bessere Verteilung der auf den Knorpel einwirkenden großen Druckkräfte.

Innerhalb des Gelenks befinden sich auch die **Kreuzbänder** (➤ Abb. 6.84), zwei starke, sich überkreuzende Bänder (vorderes und hinteres Kreuzband), die eine Verschiebung der beiden Gelenkanteile nach vorn oder hinten verhindern. Medial und lateral wird die Kniegelenkkapsel durch das **innere** und das **äußere Seitenband** (kurz Innen- bzw. Außenband) verstärkt, deren kräftige Faserzüge die vorn gelegene Patellarsehne ergänzen. Unter maximalen Belastungen, z. B. während des Sports, können sowohl Menisken als auch Kreuzbänder und Seitenbänder an- oder durchreißen. Am häufigsten ist davon der Innenmeniskus betroffen, da er über die Gelenkkapsel mit dem Innenband verwachsen und deshalb etwas weniger flexibel ist.

Am Kniegelenk ist außerdem die knorpelige Rückseite der **Kniescheibe** (Patella) beteiligt. Diese ist in die Sehne des M. quadriceps femoris (Patellarsehne) eingelagert, die das Kniegelenk ventral überzieht und an einer Rauigkeit des Schienbeins unterhalb des Kniegelenks ansetzt.

Unterhalb der Patella befindet sich ein verformbarer Fettkörper, dessen Gestalt sich der Stellung des Kniegelenks anpasst. Damit keine Schäden an den über das Gelenk ziehenden Sehnen entstehen, sind an besonderen Reibungspunkten oberhalb, vor und unterhalb des Knies Schleimbeutel eingelassen (Bursa suprapatellaris, Bursa praepatellaris und Bursa infrapatellaris).

Das Kniegelenk wird schließlich auch durch die darauf wirkende Muskulatur stabilisiert und in physiologischen Bewegungsmustern geführt. Diese Muskeln entspringen größtenteils im Beckenbereich. Ein einziger kleiner Muskel, der **M. popliteus,** gehört ausschließlich zum Kniegelenk und unterstützt dort die Beugung und die Innenrotation des Unterschenkels. Außerdem zieht er den Außenmeniskus bei der Kniebeugung nach hinten und verhindert die Einklemmung der Gelenkkapsel. Eine Übersicht gibt ➤ Tab. 6.5.

6.11.3 Unterschenkel

Der Unterschenkel enthält das Unterschenkelskelett mit zwei Röhrenknochen, dem **Schienbein** (Tibia) und dem **Wadenbein** (Fibula), und eine um diese Knochen angeordnete Muskulatur, die größtenteils hinunter zum Fuß zieht (➤ Abb. 6.85, ➤ Abb. 6.86).

148 6 Knochen, Gelenke, Muskeln und Bewegungsapparat

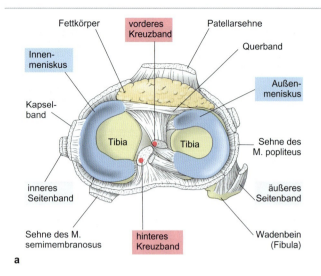

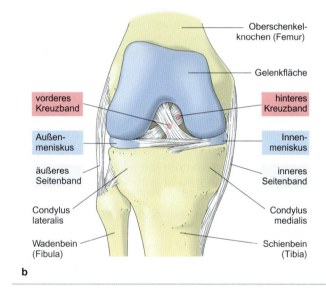

Abb. 6.84 Blick auf das eröffnete rechte Kniegelenk von oben und von vorne. Die beiden Kreuzbänder verlaufen zwar diagonal über Kreuz *durch* das Kniegelenk, werden aber von Synovialmembran überzogen (> Kap. 6.2.1): Sie liegen also *außerhalb* der eigentlichen Gelenkhöhle. [L190]

Abb. 6.85 Beinmuskulatur, Ansicht von lateral [L190]

Schienbein

Das **Schienbein** ist der kräftigere von beiden Knochen (> Abb. 6.87, > Abb. 6.88). Sein Schaft (Corpus tibiae) hat im Querschnitt die Form eines nach vorn spitz zulaufenden Dreiecks. Die Vorderkante (Margo anterior) ist durch die Haut gut tastbar und Zielort des berühmten „Tritts vor das Schienbein".

Das proximale Schienbeinende, der **Schienbeinkopf** (Caput tibiae), ist an zwei Seiten aufgetrieben **(Condylus medialis** und **lateralis).** Zwischen beiden Kondylen trägt der Schienbeinkopf eine abgeflachte Gelenkfläche. Diese bildet mit ihrem Gegenstück am distalen Femurende das **Kniegelenk.** In der Mitte des Tibiaplateaus befindet sich eine knöcherne Erhebung, an der die Kreuzbänder des Gelenks befestigt sind.

Am lateralen Kondylus befindet sich hinten seitlich eine weitere sehr kleine Gelenkfläche, die mit dem **Wadenbeinkopf** in Verbindung steht.

An der Vorderseite des Schienbeinkopfes befindet sich eine Rauigkeit (Tuberositas tibiae), an der die Patellarsehne ansetzt.

Das untere Ende des Schienbeins ist ebenfalls etwas verbreitert und besitzt medial einen Knochenzapfen (Malleolus medialis), der von außen als **Innenknöchel** zu tasten ist.

Seiner Dreiecksform entsprechend, besitzt der Schienbeinschaft neben der Vorderkante auch einen medialen und einen lateralen Rand (Margo medialis und lateralis). An Letzterem setzt auf ganzer Länge ein straffes Band an **(Membrana interossea),** das den Spalt zwischen Schien- und Wadenbein vollständig überbrückt.

6.11 Untere Extremität   149

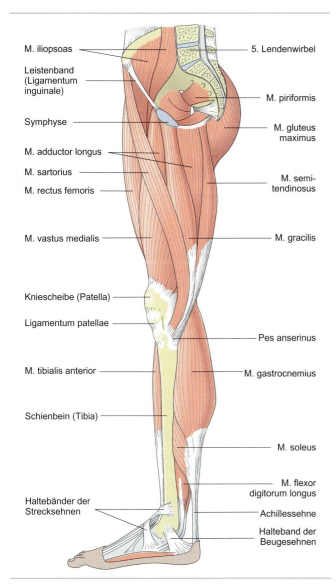

Abb. 6.86 Beinmuskulatur, Ansicht von medial [L190]

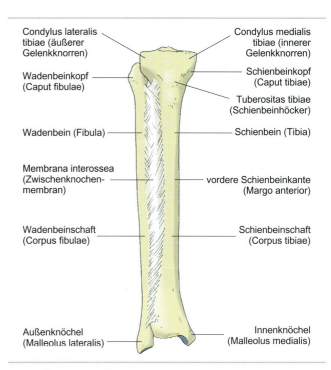

Abb. 6.87 Schienbein (Tibia) und Wadenbein (Fibula) des rechten Unterschenkels, Ansicht von vorn [L190]

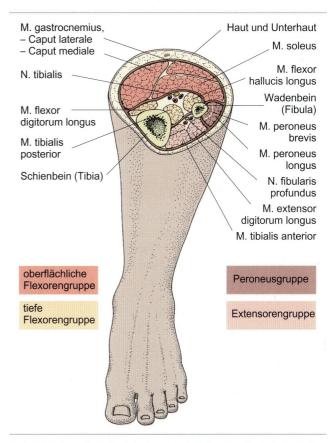

Abb. 6.88 Querschnitt durch den mittleren Teil des Unterschenkels. Durch Septen zwischen den einzelnen Muskelgruppen bilden sich vier Muskellogen. [L190]

Wadenbein

Das **Wadenbein** ist ein sehr dünner Röhrenknochen lateral vom Schienbein (➤ Abb. 6.87, ➤ Abb. 6.88). Sein etwas verbreitertes oberes Ende (Caput fibulae, **Wadenbeinkopf**) hat eine gelenkige Verbindung zum lateralen Kondylus des Schienbeins. Es ist als knöcherner Vorsprung seitlich unterhalb des Kniegelenks durch die Haut tastbar. Das deutlich verbreiterte untere Ende des Wadenbeins bildet den gut zu tastenden **Außenknöchel** am Fuß (Malleolus lateralis). Am Wadenbeinschaft ist ebenfalls auf voller Länge die Membrana interossea befestigt.

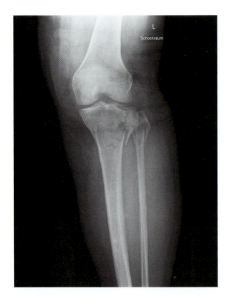

Abb. 6.89 Röntgenaufnahme einer schweren Verletzung der linken Tibia (Schienbein). Es handelt sich um eine Trümmerfraktur des Tibiakopfes und des Fibulaköpfchens mit Beteiligung der gesamten Gelenkfläche. (mit frdl. Gen. BG Unfallkrankenhaus Hamburg) [T695]

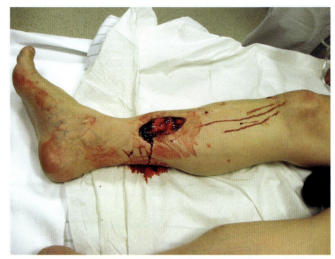

Abb. 6.90 Drittgradig offene Unterschenkelfraktur. Zunächst hatte eine Fehlstellung bestanden, zum Zeitpunkt der Aufnahme ist diese bereits reponiert worden. [T695]

Malleolengabel

Beide Knöchel sowie das zwischen ihnen liegende Schienbeinende sind an der Bildung des **oberen Sprunggelenks** (häufig nur OSG genannt) beteiligt. Die besondere Form der Knochenvorsprünge, die hier die obere Gelenkfläche des Sprungbeins (Talus, ➤ Kap. 6.11.4) umklammern, wird auch **Malleolengabel** genannt. Distal des oberen Sprunggelenks schließt sich das **untere Sprunggelenk** (➤ Kap. 6.11.4) an. Beide zusammen bilden eine funktionelle Einheit.

Kommt es zur ödematösen Schwellung der Muskeln oder zu einer Druckerhöhung durch Einbluten in eine Loge (z. B. nach Knochenbruch), werden die Weichteile rasch massiv komprimiert. Dies kann zum gefürchteten **Kompartmentsyndrom** mit irreversiblen Muskelnekrosen und Nervenschäden führen.

Unterschenkelfraktur

Abzugrenzen sind von der **kompletten** Unterschenkelfraktur (Tibia **und** Fibula sind **beide** betroffen) die isolierte Tibiafraktur und die isolierte Fibulafraktur (auch ➤ Kap. 6.1.4). Da große Teile des Schienbeins (Tibia) lediglich von Haut bedeckt sind, kann dieses durch direkte Gewalteinwirkung leicht verletzt werden (➤ Abb. 6.89). Wie bei allen Frakturen wird auch beim Unterschenkel in **geschlossene** und **offene** Frakturen unterteilt.

Unterschenkelfrakturen können auf drei Arten entstehen:
- Direkte Gewalteinwirkung
- Indirekte Gewalteinwirkung
- Penetrierende Gewalteinwirkung

Typische **direkte** Gewalteinwirkungen, die häufig zu Unterschenkelfrakturen führen, sind Pkw-, Motorrad- oder Fußgängerunfälle. Hier spielen Stoß- oder Biegungskräfte eine Rolle und es kommt häufig zu erheblichen Weichteilverletzungen. **Indirekt** entstandene Unterschenkelbrüche sieht man oft beim Sport oder beim Sturz aus geringer Höhe. Der Fuß kann währenddessen fixiert sein oder es erfolgt eine Drehung des Fußes. Oft wirken dadurch Rotationskräfte auf den Unterschenkel, die zu einer Spiralfraktur oder Schrägfraktur führen. **Penetrierende** Unfallmechanismen, wie etwa Schussverletzungen, kommen bei uns sehr selten vor.

Nach Möglichkeit sollte eine Ruhigstellung immer auch die benachbarten Gelenke einbeziehen. Dies ist bei Verletzungen des Unterschenkels meistens problemlos möglich, z. B. mit einer Vakuumschiene. Pneumatische Schienen, die aufgepumpt werden und von außen Druck ausüben, sind wahrscheinlich weniger gut geeignet, u. a. wegen der denkbaren Begünstigung eines Kompartmentsyndroms.

Offene Frakturen werden steril verbunden, ggf. nach der Reposition (➤ Abb. 6.90). Nach **Analgesie** (Schmerzbehandlung) wird – bei Bedarf unter entsprechendem Zug – die betroffene Extremität geschient und ruhiggestellt. Bei lebensgefährlich verletzten Patienten muss die Schienung der einzelnen Extremität u. U. zugunsten lebensrettender Maßnahmen und des zügigen Transportes unterbleiben. Dies sind Einzelfallentscheidungen, die man stets nach der Bewertung aller Begleitumstände abwägen sollte. Nach dem Traumaregister der DGU hat etwa ⅓ der Schwerverletzten begleitende Verletzungen der unteren Extremitäten.

Kompartmentsyndrom

Eine gefürchtete Komplikation ist das **Kompartmentsyndrom**. Dabei entsteht Druck in einem von Faszien umschlossenen Raum, entweder durch Flüssigkeitsansammlung innerhalb des Raums oder/und durch Druck von außen. Dadurch kommt es zu einer kritischen Minderdurchblutung innerhalb des sog. **Kompartments** (anatomisch umschlossener Raum). Wahrscheinlich sind mehrere Faktoren für die Druckerhöhung im Kompartment verantwortlich:

- Das Gewebetrauma führt zur Freisetzung von Substanzen (z. B. Bradykinin, Histamin), die zu einer **Vasodilatation** (Gefäßweitstellung) und einer erhöhten **Permeabilität** (Durchlässigkeit) der Kapillaren führen. Dies begünstigt die Entstehung eines Ödems.
- Die Gefäßwände werden durch das Trauma beschädigt. Dies führt zur Freisetzung von gerinnungsfördernden Substanzen,

wodurch es wiederum zur Bildung vieler kleiner Gerinnsel kommt. Die Folge ist eine **Ischämie** (Minderdurchblutung).
- Die Muskelzellen werden durch das Trauma ebenfalls geschädigt. Daraufhin kommt es zu einem Funktionsverlust von Ionenpumpen an der Zellmembran. Die Folge ist ein unkontrollierter Einstrom von Ionen und Wasser in die Zelle, wodurch diese anschwillt.
- Kommt es zum massivem Zerfall von Muskelzellen, kann es wegen der Myoglobinfreisetzung zu einer sogenannten „Crush-Niere" kommen (**Rhabdomyolyse;** ➤ Kap. 6.3.5).

Bei Frakturen der unteren Extremität sieht man das Kompartmentsyndrom am häufigsten, es kann aber an vielen Stellen im Körper auftreten. Es stellt einen chirurgischen Notfall dar, nicht zuletzt, weil dadurch irreversible Schäden resultieren können, wenn es unbehandelt bleibt.

Das Kompartmentsyndrom beginnt zunächst mit einer verhärteten, schmerzhaften Muskulatur. Im Verlauf kommt es dann zu Muskeldehnungsschmerz, dann zu spontanem Muskelschmerz. Als Spätzeichen gelten Sensibilitätsstörungen. Das Vorhandensein eines Fußpulses spricht **nicht** gegen ein Kompartmentsyndrom.

6.11.4 Fuß

Der Fuß ist der am meisten belastete Körperteil, da er unser gesamtes Gewicht tragen muss. Er hat deshalb besonders kompakte Knochen und eine Vielzahl stützender Bänder und haltgebender Muskeln (➤ Abb. 6.91, ➤ Abb. 6.92).

Der **Fuß** (Pes) besteht wie die Hand aus drei Abschnitten, die nachfolgend ausführlich erläutert werden:
- **Fußwurzel** (Tarsus) mit sieben **Fußwurzelknochen** (Ossa tarsi)
- **Mittelfuß** (Metatarsus) mit den fünf **Mittelfußknochen** (Ossa metatarsalia)
- Fünf **Zehen,** bei denen die Großzehe (Hallux) zwei, die übrigen Zehen (Digiti pedis) jeweils drei Knochen enthalten

Fußwurzel

Das **Fersenbein** (Calcaneus) ist der größte Fußwurzelknochen und liegt am weitesten dorsal. Seine dorsale Begrenzung, der **Fersenhöcker** (Tuber calcanei), dient der Achillessehne als Ansatz und bildet den hinteren Pfeiler des Fußlängsgewölbes. Dem Fersenbein liegt das **Sprungbein** (Talus) auf.

Zehenwärts vom Sprungbein bzw. medial vom Fersenbein liegt das **Kahnbein** (Os naviculare). Ventral von Fersen- und Kahnbein schließen sich die drei **Keilbeine** (Ossa cuneiformia) und das **Würfelbein** (Os cuboideum) an, die kettenförmig nebeneinander liegen.

Sprunggelenke

Das Sprungbein bildet nach proximal mit den unteren Gelenkflächen von Schien- und Wadenbein das **obere Sprunggelenk.** Der Fuß wird im oberen Sprunggelenk gehoben (Dorsalextension) und gesenkt (Plantarflexion).

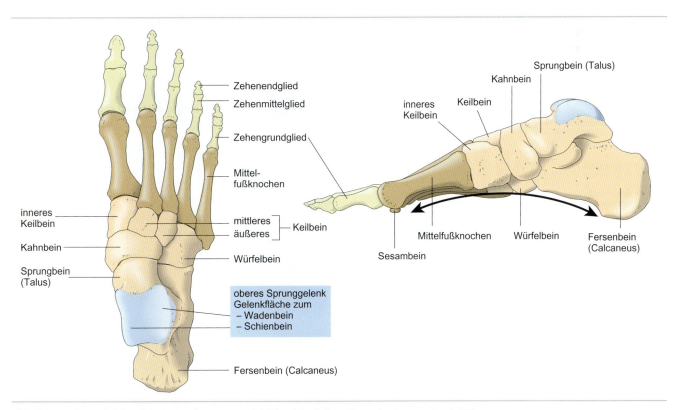

Abb. 6.91 Rechtes Fußskelett, links von von innen unten mit Blick auf das Fußgewölbe und rechts von oben [L190]

6 Knochen, Gelenke, Muskeln und Bewegungsapparat

> **MERKE**
> **Sprunggelenk – empfindliche Struktur**
> Das obere Sprunggelenk ist von einer dünnen Kapsel umgeben, die durch mehrere Bänder verstärkt wird. Trotzdem kommt es häufig zu Bänderzerrungen oder Rupturen (Zerreißung) des Bandapparates im oberen Sprunggelenk.

Das Fersenbein bildet zusammen mit dem oben aufliegenden Sprungbein (Talus) sowie dem sich medial anschließenden Kahnbein das **untere Sprunggelenk.** Dieses besteht genau genommen aus einem vorderen und einem hinteren Gelenkanteil, die jeweils eine eigene Kapsel besitzen. Am hinteren sind Fersen- und Sprungbein, am vorderen Fersen-, Sprung- und Kahnbein beteiligt. Im unteren Sprunggelenk wird der Fuß supiniert und proniert.

Sprunggelenkfraktur

Bei der Sprunggelenkfraktur ist der Knochen im sog. oberen Sprunggelenk (OSG) gebrochen. Es kann der Außenknöchel (das distale Ende der Fibula) alleine betroffen sein, das ist am häufigsten der Fall. Es können aber auch Außen- und Innenknöchel (das distale Ende der Tibia) gemeinsam betroffen sein, dann wird von einer **Bimalleolarfraktur** gesprochen. Zudem spielen häufig ligamentäre Verletzungen (Verletzungen des Bandapparates) eine Rolle.

Auftreten

Indirekte Gewalteinwirkungen spielen neben der axialen Stauchung die größte Rolle bei der Entstehung von Frakturen des Sprunggelenks. Eine direkte Gewalteinwirkung ist selten Ursache.

- OSG-Frakturen passieren oft als Sportverletzung oder bei Freizeitaktivitäten, z. B. beim Laufen, Rennen und Springen.
- Fehltritte und Drehstürze sind häufige Auslöser. In ⅓ der Fälle sind Alkohol und rutschige Flächen beteiligt.
- Ein typischer Unfallmechanismus ist das abrupte, starke Umknicken des Fußes nach innen oder nach außen.
- Die OSG-Fraktur kann aber auch Begleitverletzung bei einer Unterschenkelfraktur sein.

Klassifizierung der OSG-Frakturen

Für die Klassifizierung der OSG-Frakturen ist die Einteilung nach Danis und Weber sehr geläufig: Danach gibt es eine Weber-A-, Weber-B- und Weber-C-Fraktur. Eine andere Klassifizierung ist die nach der Arbeitsgemeinschaft Ostosynthese (AO) und eine weitere nach Lauge-Hansen. Eine Frakturvariante ist die sog. **Maisonneuve-Fraktur.** Für Interessierte sei auf weiterführende Literatur verwiesen. Beispielhaft sei das Röntgenbild einer Bimalleolarfraktur (Außen- und Innenknöchel, ➤ Abb. 6.93) dargestellt.

> **PRAXISTIPP**
> **Sonderfall OSG-Luxationsfraktur**
> Bei der **Luxationsfraktur** (Verrenkungsbruch) wurde der Knochen nicht nur gebrochen, sondern zugleich aus seiner normalen Gelenkposition herausgelöst (➤ Abb. 6.94). Bei gröberen Dislokationen (Fehlstellungen)

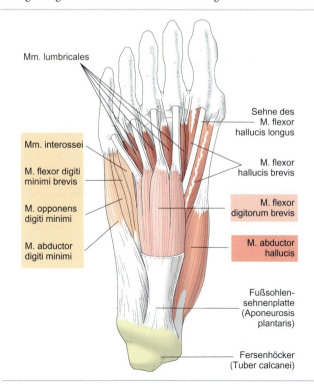

Abb. 6.92 Die drei Muskelgruppen der Fußsohle [L190]

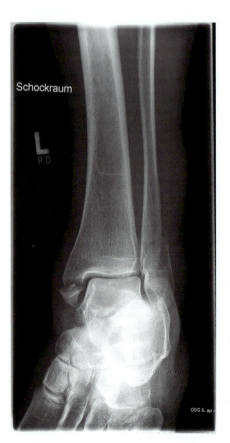

Abb. 6.93 Röntgenaufnahme einer Fraktur des Innenknöchels **und** des Außenknöchels (bimalleoläre Fraktur) links (mit frdl. Gen. des BG Unfallkrankenhaus Hamburg) [T695]

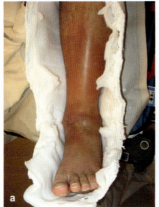
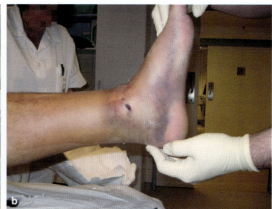

Abb. 6.94 a/b: Luxationsfraktur des oberen Sprunggelenks (OSG). (mit frdl. Gen. BG Unfallkrankenhaus Hamburg) [T695]

kann es zur Überdehnungen der Haut mit Blasenbildungen und Drucknekrosen kommen. Eine rasche Reposition der Fehlstellung sollte möglichst noch am Unfallort in Analgosedierung erfolgen. Dabei wird gleichzeitig an Ferse und Vorfuß gezogen (➤ Abb. 6.95).

Mittelfuß

An die Keilbeine und das Würfelbein der Fußwurzel schließen sich strahlenförmig nebeneinander liegend die fünf **Mittelfußknochen** (Ossa metatarsalia) an. Sie sind kräftige, kurze Röhrenknochen, die an beiden Enden kolbenförmig verdickt sind. Das proximale Ende wird Basis, das distale Kopf genannt. Beide Enden tragen Gelenkflächen, die proximal mit der Fußwurzel und distal mit den Grundphalangen der Zehen verbunden sind.

Zehen

Die Phalangen der Zehen sind wie die Fingerphalangen Röhrenknochen, jedoch weitaus kürzer und plumper. Die Zehengrundgelenke sind Kugel-, die distal davon gelegenen Interphalangealgelenke Scharniergelenke. Aufgrund ihrer reduzierten Länge sind die Zehen nicht so beweglich wie die Finger.

Fußgewölbe

Das Fußskelett besitzt ein **Quer-** und ein **Längsgewölbe.** Obwohl sie durch straffe Bänder, Sehnen und Muskeln verspannt sind, besitzen sie eine gewisse Flexibilität, um auf den Fuß einwirkende Belastungen federnd abzupuffern.

Das **Längsgewölbe** ist an der Innenseite des Fußes stärker ausgeprägt als außen und wird an drei Hauptbelastungspunkten abgestützt: an den Köpfchen des 1. und des 5. Mittelfußknochens und am Fersenbein. Ein typischer Fußabdruck, z. B. in feuchtem Sand, bildet nur einen bogenförmigen Verlauf dieser Belastungszonen ab (➤ Abb. 6.96 oben). Das Längsgewölbe wird durch Bänder und besonders durch Muskelzüge gesichert.

Das **Quergewölbe** überspannt zwischen den lateralen und medialen Anteilen der Fußwurzel- und Mittelfußknochen quer das Längsgewölbe. Bänder und Sehnen, wie die Sehne des M. peronaeus longus, spannen sich zwischen den Knochen des Quergewölbes aus. Sämtliche Fußwurzel- und Mittelfußknochen sind zusätzlich untereinander durch straffe Bänder verbunden, was die Stabilität des Gewölbes noch unterstützt und die nötige Elastizität gewährleistet.

Ferse und Vorfuß als hauptsächlich belastete Zonen sind durch eine Fettschicht gepolstert. Diese schützt die darunter liegenden Strukturen vor Druckschäden durch das auf ihnen lastende Körpergewicht.

Fehlfunktionen des Fußgewölbes sind Plattfuß und Hohlfuß (➤ Abb. 6.96 unten).

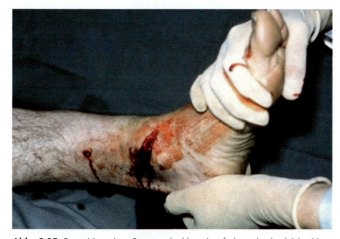

Abb. 6.95 Reposition einer Sprunggelenkluxationsfraktur durch gleichzeitiges Ziehen an Vorfuß und Ferse [G234]

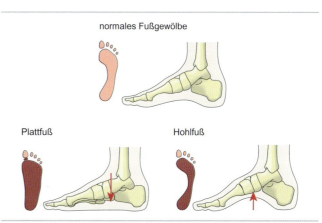

Abb. 6.96 Normales Fußgewölbe, Plattfuß und Hohlfuß in der Seitenansicht mit jeweils typischem Fußabdruck [L190]

KAPITEL 7

Stephan Dönitz und Frank Flake

Haut

7.1	Einführung	155		7.3	Brandverletzungen	160
7.1.1	Aufgaben der Haut	155		7.3.1	Ursachen	160
7.1.2	Aufbau der Haut	155		7.3.2	Pathophysiologie der Brandverletzung	160
				7.3.3	Verbrennungsausdehnung, -tiefe und -grad	162
7.2	Hautanhangsgebilde	158		7.3.4	Verbrennungsgrade	162
7.2.1	Haare	158		7.3.5	Inhalationstrauma	164
7.2.2	Hautdrüsen	158		7.3.6	Begleitverletzungen	165
7.2.3	Die Nägel	159		7.3.7	Wann und wohin transportieren?	165
7.2.4	Hauterkrankungen	159				

7.1 Einführung

7.1.1 Aufgaben der Haut

Mit einer Fläche von 1,5–2 m^2 und einem Gewicht von 3,5–10 kg ist die Haut das größte Organ des menschlichen Körpers. Die Haut hat mehrere Funktionen:
- Sie trennt die „Innenwelt" von der „Außenwelt" und schützt den Körper so vor schädlichen Umwelteinflüssen.
- Die Haut ist mit ihren diversen Rezeptoren (Sensoren) ein wichtiges Sinnesorgan (> Kap. 9.2).
- Sie hat Speicher- und Stoffwechselfunktionen, z.B. die Fettspeicherung in der Haut bei Übergewicht, die Ablagerung von Farbstoffen oder auch die Synthese von Vitamin D mithilfe von Sonnenlicht.
- Sie hat eine wichtige Regulatorfunktion, indem sie über die Abgabe von Flüssigkeit (z.B. in Form von Schweiß) sowie durch Verengung und Erweiterung der Hautgefäße die Körpertemperatur konstant hält. Darüber hinaus greift die Haut ausgleichend in den Wasserhaushalt ein, indem sie gewissermaßen als natürliche Barriere einem extremen Wasserverlust entgegenwirkt und über Drüsensekrete Wasser und Salz abgibt.
- In Zusammenarbeit mit dem endokrinen System, dem Nervensystem und dem Immunsystem ist sie an der Körperhomöostase (> Kap. 1.5) beteiligt.
- Sie ist ein wichtiges Kommunikationsorgan.

MERKE

Ganzheitsmedizin: Die Haut als Spiegel der Seele

Die Haut ist eine Art „Spiegel der Seele" und in diesem Sinne auch Kommunikationsorgan – man denke nur daran, wie wir vor Neid erblassen oder in unangenehmen Situationen vor Scham erröten! Der Volksmund weiß dies längst und hat dem Phänomen, dass Haut und Haare oftmals die psychische Befindlichkeit des gesamten Menschen widerspiegeln, Ausdruck gegeben: Ob etwas „zum Aus-der-Haut-fahren" oder „zum Haare ausraufen" ist – umgangssprachliche Beschreibungen treffen die seelischen Probleme oft ziemlich genau.

7.1.2 Aufbau der Haut

Grob unterteilt besteht die Haut aus drei Schichten: der Oberhaut (Epidermis) als äußerster Schicht, der Lederhaut (Korium, auch Dermis genannt) und der darunterliegenden Unterhaut (Subkutis). Epidermis und Korium, also die oberen Schichten, werden oft zur Kutis zusammengefasst (> Abb. 7.1).

Ferner unterscheidet man zwei Hauttypen: die **Leisten-** (> Abb. 7.1) und die **Felderhaut** (> Abb. 7.4). Letztere hat ihren Namen durch gruppenförmig stehende Bindegewebspapillen der Lederhaut, welche die Hautoberfläche in Felder aufgeteilt erscheinen lassen. Die Felderhaut enthält Haare, Schweiß- und Talgdrüsen.

Die Leistenhaut wird dagegen durch kammartig stehende Bindegewebspapillen in Hautleisten aufgeteilt. Sie enthält nur Schweißdrüsen, aber keine Haare und Talgdrüsen. Sie findet sich nur an den Handflächen und Fußsohlen (alle anderen Hautflächen entsprechen der Felderhaut).

Oberhaut

Die **Oberhaut** (Epidermis) ist die äußerste Schicht der Haut. Sie ist gefäßlos und je nach Körperregion zwischen 30 µm (= 0,03 mm) und 0,4 mm dick. An mechanisch besonders beanspruchten Stellen kann die Dicke sogar 2 mm betragen.

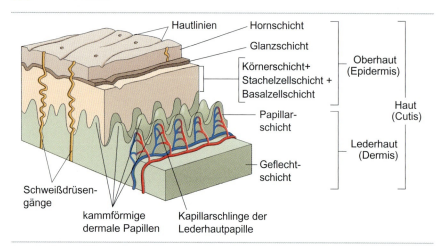

Abb. 7.1 Übersicht über den Aufbau der unbehaarten Haut (Leistenhaut). Die Hautoberfläche ist durch feine Rillen (Hautlinien) in Hautleisten aufgeteilt, an deren Kämmen die Ausführungsgänge der Schweißdrüsen enden. [L190]

Sie besteht aus einem mehrschichtigen verhornten Plattenepithel (> Abb. 4.2), das hauptsächlich aus **Keratinozyten** (kernhaltigen Hornzellen) aufgebaut ist. Diese Zellen produzieren den Hornstoff Keratin, der zum einen eine Wasser abweisende und mechanisch schützende Schicht bildet und zum anderen der Haut Festigkeit verleiht.

Schichten der Oberhaut

Vom Körperinneren zur Oberfläche hin werden folgende Schichten unterschieden (> Abb. 7.1, > Abb. 7.2):
- **Basalzellschicht** (Stratum basale): So wird eine einfache Zellschicht aus sich ständig teilenden, länglichen Zellen genannt. Die durch fortlaufende Vermehrung neugebildeten Zellen schieben sich Richtung Oberfläche und werden dabei allmählich zu Zellen der Stachelzellschicht. Sie verlieren zunächst ihren Kern und werden dann abgeschilfert und von den nachdrängenden jüngeren Zellen ersetzt – ein Kreislauf ohne Ende. Die Basalzellschicht der haarlosen Haut führt berührungsempfindliche Nervenendigungen, die Merkel-Tastscheiben genannt werden.
- **Stachelzellschicht** (Stratum spinosum): Sie besteht aus acht bis zehn Reihen von z. T. melaninhaltigen Zellen mit stacheligen Ausläufern („spinosus" = stachelig), über welche die Zellen miteinander verbunden sind. Die Zellen bilden über diese Brücken ein Gerüst, das die Epidermis stabil hält.
- **Körnerschicht** (Stratum granulosum): Diese Schicht besteht aus drei bis fünf Reihen flacher Zellen, die Keratohyalin enthalten, eine zur Hornbildung (Keratinbildung) wichtige Substanz. Ferner scheidet die Körnerschicht ölähnliche Substanzen aus, welche die Epidermis geschmeidig machen. In dieser Hautschicht verlieren die lebenden Keratinozyten ihren Kern und werden zu den kernlosen **Keratozyten** (kernlosen Hornzellen).
- **Glanzschicht** (Stratum lucidum): Diese Schicht findet sich nur an Handtellern und Fußsohlen. Sie besteht aus mehreren Reihen von durchsichtigen, flachen Zellen („lucidus" = leuchtend), die ebenfalls die Haut vor mechanischer Belastung schützen.
- **Hornschicht** (Stratum corneum): Diese Schicht besteht aus 25–30 Reihen flacher und vollständig mit Keratin gefüllter Zellen **(Korneozyten)**. Zwischen ihnen liegt ein Fettfilm, der ähnlich wie Mörtel zwischen Steinen für die Festigkeit dieser Hautschicht sorgt und außerdem vor Verdunstung schützt. Die Korneozyten werden ständig abgeschilfert und stellen die eigentliche Trennschicht zwischen dem Körperinneren und der Außenwelt dar.

MERKE

Melanozyten

In der Basal- und Stachelzellschicht finden sich die **Melanozyten**. Sie produzieren **Melanin**, ein Pigment, das der Haut seine Farbe verleiht und die tieferen Hautschichten vor schädlichen UV-Strahlen schützt.
Bei übermäßiger Sonnenbestrahlung können die Melanozyten Schaden nehmen und sich in Tumorzellen verwandeln. Es kann dann ein malignes Melanom entstehen, ein bösartiger Hauttumor, der außer in Frühstadien kaum erfolgreich behandelt werden kann.

Verhornung der Oberhaut

Das **Horn** gibt der Haut seine Wasser abweisende Eigenschaft. Die Verhornung erfolgt dadurch, dass die in der Basalschicht neu gebildeten Zellen in Richtung Hautoberfläche geschoben werden. Während dieser Wanderung verschwinden Zytoplasma, Zellkern und Zellorganellen und werden durch den Hornstoff **Keratin** ersetzt. Zuletzt werden die verhornten Zellen an der Oberfläche abgerieben.

Dieser Prozess der Erneuerung mit seiner Wanderung der Zellen von innen nach außen dauert insgesamt ungefähr zwei Wochen.

Hautfarbe

Die Hautfarbe wird bestimmt durch:
- **Melanin,** das von den Melanozyten gebildete Pigment der Epidermis.
- **Karotin,** ein Pigment der Leder- und Unterhaut.
- **Blutkapillaren** der Lederhaut – die durch die Durchblutung erzeugte Hautfarbe erlaubt Rückschlüsse auf die Sauerstoffsättigung des Blutes, z. B. Blaufärbung der Lippen bei Sauerstoffmangel (Zyanose, > Kap. 14.8.5), rosige Wangen bei guter Sauerstoffsättigung.

Je nach Melaninanteil der Haut variiert die Hautfarbe zwischen blass, gelb und schwarz. Da die Melanozytenzahl bei allen menschlichen Rassen ungefähr gleich ist, ist die Hautfarbe auf die unterschiedliche Pigmentmenge, die diese Melanozyten produzieren, zurückzuführen.

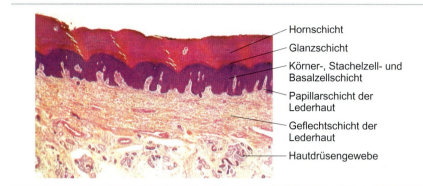

Abb. 7.2 Die Schichten der Haut im histologischen Schnitt. Die verhornten Anteile sind rot gefärbt, die restlichen Schichten der Epidermis violett. Darunter erkennt man rosa die Lederhaut mit Schweißdrüsenanschnitten. [X141]

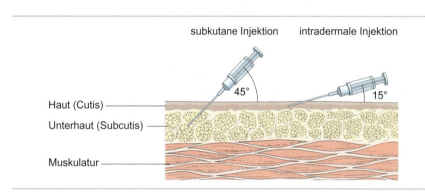

Abb. 7.3 Subkutane und intradermale Injektion [L190]

Leder- und Unterhaut

Lederhaut

Die unter der Oberhaut liegende, bindegewebige **Lederhaut** (Korium, Dermis) ist im Bereich der Leistenhaut (Hand- und Fußsohlen) bis zu 2,4 mm dick, dagegen nur 0,3 mm dünn an den Augenlidern, am Penis und am Hodensack. Sie verleiht der Haut einerseits Reißfestigkeit, aber gleichzeitig auch die Möglichkeit zur elastischen Dehnung. Der Ausdruck Lederhaut rührt daher, dass aus der Lederhaut tierischer Häute durch Gerben Leder gewonnen wird.

Die Grenze zur Oberhaut ist durch kleine, zapfenartige Ausziehungen vergrößert, die dermale Papillen genannt werden (➤ Abb. 7.1, ➤ Abb. 7.2). In ihnen verlaufen Blutkapillaren, welche die Oberhaut versorgen. Die dermalen Papillen dienen nicht nur einer festen Verzahnung mit der Oberhaut, sondern werfen die Oberhaut auch zu linienartigen Mustern auf, den Hautlinien. Diese Linien erleichtern das Greifen und geben jedem Finger seinen charakteristischen Fingerabdruck.

Einige dermale Papillen enthalten Berührungsrezeptoren, die **Meissner-Tastkörperchen,** die vor allem im Bereich der Fingerbeeren vorkommen (➤ Abb. 9.1).

Der untere Abschnitt der Lederhaut, die **Geflechtschicht** (Stratum reticulare), ist aus hartem Bindegewebe aufgebaut, das neben kollagenen und elastischen Fasern auch Blutgefäße, Fettgewebe, Haarfollikel, Nerven, Talgdrüsen und Gänge von Schweißdrüsen enthält. Die Kombination von kollagenen und elastischen Fasern macht die Haut elastisch und trotzdem stabil.

Unterhaut

Die **Unterhaut** (Subkutis) besteht aus lockerem Bindegewebe. Sie ist die Verschiebeschicht der Haut zu den darunter liegenden Schichten wie Muskelfaszien (Muskelscheiden) oder Periost (Knochenhaut).

In der Unterhaut liegen die Schweißdrüsen, die unteren Abschnitte der Haarbälge sowie spezielle Druck- und Vibrations-Tastkörperchen, die nach ihren Entdeckern Vater-Pacini-Lamellenkörperchen genannt werden (➤ Abb. 9.1). In der Unterhaut verlaufen außerdem größere Blutgefäße und Nerven.

In die Unterhaut sind je nach Körperstelle, Geschlecht und Körperbau mehr oder weniger viele Fettzellhaufen eingelagert, zwischen denen straffe Bindegewebszüge verlaufen. Dieses subkutane Fettgewebe dient als Stoßpuffer, als Kälteschutz und als Energiespeicher.

Die unterschiedliche Beschaffenheit der Unterhaut spielt z. B. bei der Ausprägung von Ödemen und Hämatomen (Blutergüssen) eine Rolle: Je lockerer und fettärmer die Unterhaut, desto leichter breitet sich die Flüssigkeit aus.

> **PRAXISTIPP**
> **Injektionen, die unter die Haut gehen**
>
> Die Unterhaut (Subkutis) ist nur gering durchblutet. Deshalb eignet sie sich als Injektionsort für Medikamente, die wegen einer gewünschten langanhaltenden Wirkung langsam resorbiert werden sollen, wie der Blutzuckersenker Insulin (➤ Kap. 15.2.1) und der Gerinnungshemmer Heparin (➤ Kap. 11.6.6). Die bevorzugten Injektionsstellen für diese subkutane Injektion ist die Haut um den Nabel, der Oberschenkel sowie der Oberarme im dorsalen Bereich, da in diesen Bereichen die Subkutis besonders dick ist.

Die Haut wird zudem auch als Durchtrittspforte für Arzneimittelgaben in den Muskel und in die Venen sowie als Zielort für intradermale (intrakutane) Injektionen bei Allergietests gewählt. Es wird entsprechend von **intramuskulären, intravenösen** und **intradermalen Injektionen** gesprochen (➤ Abb. 7.3).

Auch intramuskuläre Injektionen werden in speziellen Situationen im Rettungsdienst angewendet, z. B. die Injektion von Adrenalin bei der Anaphylaxie (ERC Guidelines 2010).

Ebenfalls unter die Haut gehen **intraossäre** Punktionen (in das Knochenmark). Bevor, häufig mittels eines speziellen Bohrers, das Knochenmark erreicht wird, müssen sämtliche Hautschichten durchquert werden.

7.2 Hautanhangsgebilde

Unsere Haut ist nicht nackt: Sie besitzt **Hautanhangsgebilde,** nämlich Haare, Hautdrüsen und Nägel. Alle Hautanhangsgebilde durchstoßen den Oberhautbereich und münden auf der Oberfläche.

7.2.1 Haare

Haare finden sich an fast allen Körperstellen der Felderhaut. Ihre wichtigste Aufgabe ist der Schutz des Körpers vor Kälte und mechanischer Belastung. Die **Kopfhaare** schützen den Schädel gleich einer luftigen Mütze vor zu starker Sonneneinstrahlung. Die **Augenbrauen** und **Augenwimpern** bewahren das Auge vor Fremdkörpern. Haare in den Nasenlöchern verhindern, dass Insekten oder Schmutzpartikel eingeatmet werden. Schließlich haben die Haare in fast allen Kulturen eine große ästhetische und identitätsstiftende Bedeutung (z. B. „Punker"). „Schöne" Haare zu haben bedeutet, gesund, gepflegt und attraktiv zu sein.

Anatomisch gesehen muss man sich ein Haar als einen Faden von zusammengeflochtenen, verhornten Zellen vorstellen. Es besteht jeweils aus einem **Haarschaft** und einer **Haarwurzel.** Die Wurzel reicht bis in die Kutis, manchmal auch bis in die Unterhaut.

Jedes Haar ist mit einer **Talgdrüse** vergesellschaftet, deren Ausführungsgang am Haarschaft mündet. Die Haarwurzel wird durch den **Haarfollikel** umschlossen. Er besteht aus zwei Schichten von epidermalen Zellen: dem externen und dem internen Wurzelblatt. Umgeben werden die beiden von der bindegewebigen Wurzelscheide (**Haarbalg**).

Um die Haarfollikel herum enden Nervenfasern (➤ Abb. 7.4). Sie sind sehr empfindlich und registrieren auch feinste Haarbewegungen, z. B. durch einen leichten Luftzug.

Entlang des Haarfollikels verläuft ein Bündel von glatten Muskelzellen. Dieses Bündel wird auch als M. arrector pili bezeichnet (➤ Abb. 7.3). Bei Kälte und Stress kontrahieren die Muskelfasern und stellen so die Körperhaare senkrecht: Es bildet sich die Gänsehaut.

Ein gesunder Erwachsener verliert durchschnittlich 70–100 Haare pro Tag. Die normale Wachstumsgeschwindigkeit von ca. 0,4 mm pro Tag und der natürliche Regenerationszyklus können diesen Verlust kompensieren. Allerdings werden diese Mechanismen durch chronische Krankheiten, Medikamente, Bestrahlungen und psychischen Stress beeinträchtigt: Es kommt zum Haarausfall (Alopezie) und im Extremfall zur Glatzenbildung.

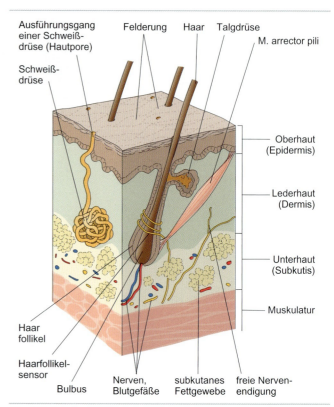

Abb. 7.4 Felderhaut mit Haaren, Talg- und Schweißdrüse. Schweiß- und Duftdrüsen münden auf den Feldern, Haare und Talgdrüsen in den Furchen. Die Haarwurzel entspringt einer bis in die Kutis-Subkutisgrenze reichenden Ausstülpung der Oberhaut. Jedes Haar besitzt eine Talgdrüse, die ihr Sekret entlang des Haares an die Hautoberfläche abgibt. Sensible Nervenfasern umspinnen die Haare und registrieren Haarbewegungen, etwa durch Berührung. [L190]

7.2.2 Hautdrüsen

Bei den Hautdrüsen werden Talgdrüsen, Schweißdrüsen und Duftdrüsen unterschieden. Außerdem gibt es im äußeren Gehörgang Drüsen, die Ohrschmalz produzieren. Die größte Hautdrüse ist die weibliche Brust.

Talgdrüsen

Talgdrüsen sind im Allgemeinen an Haarfollikel gebunden. Der sekretproduzierende Anteil der Drüsen liegt im Korium und öffnet sich in die Haarfollikel. Lippen, Penis, Eichel, kleine Schamlippen, Augen und Augenlider enthalten Talgdrüsen, die jeweils unabhängig von Haaren an der Oberfläche münden. Hand- und Fußsohlen besitzen keine Talgdrüsen. Das von den Talgdrüsen produzierte Sekret ist eine Mischung aus Fetten, Cholesterin, Protein und Elektrolyten.

Der Talg bewahrt das Haar vor Austrocknung und erhält die Haut geschmeidig, zudem verhindert er eine übermäßige Wasserverdunstung und das Wachstum von Bakterien.

Schweißdrüsen

Schweißdrüsen verteilen sich über die ganze Körperoberfläche. Lediglich Lippenrand, Nagelbett, Eichel, Klitoris, kleine Schamlippen und Trommelfell sind ausgespart. Schweißdrüsen haben die größte Dichte im Bereich der Hand- und Fußsohlen. Die Ausführungsgänge der Schweißdrüsen enden in einer **Hautpore**. Der **Schweiß** ist eine Mischung aus Wasser, Salz, Harnstoff, Harnsäure, Aminosäuren, Ammoniak, Zucker, Milchsäure und Ascorbinsäure (Vitamin C). Seine Aufgabe ist einerseits die Regulation der Körpertemperatur, zum anderen die Ausscheidung von Stoffwechselendprodukten. Zusätzlich wird durch das saure Sekret der Schweißdrüsen (pH 4,5) der sogenannte Säureschutzmantel der Haut hergestellt, der das Keimwachstum auf der Haut hemmt.

> **MERKE**
> **Hautpflege im Arbeitsalltag**
> Durch häufiges Waschen wird der Säureschutzmantel abgetragen, die Haut wird trocken, rissig und anfälliger für Entzündungen. Deshalb ist bei häufigem Waschen regelmäßiges Eincremen notwendig, um eine gewisse Rückfettung zu erreichen.

Duftdrüsen

Duftdrüsen befinden sich in den Achselhöhlen, der Schamregion und im Bereich der Brustwarzen. Sie produzieren ein duftendes Sekret. Die Sekretion ist durch psychische Faktoren beeinflussbar. Das Sekret der Duftdrüsen lässt zusammen mit dem typischen Schweißgeruch einen individuellen Körpergeruch entstehen.

7.2.3 Die Nägel

Nägel sind Platten von dicht gepackten, harten, verhornten Zellen der Oberhaut. Sie erleichtern das Greifen und die Feinmotorik im Umgang mit kleinen Gegenständen. Außerdem verhindern sie Verletzungen an den Finger- und Zehenenden (➤ Abb. 7.5).

Der überwiegende Teil des sichtbaren Nagels, die **Nagelplatte**, erscheint wegen des darunter liegenden, gut durchbluteten Nagelbettes rosafarben. Auf diesem **Nagelbett** schiebt sich der Nagel nach vorne. Der helle, halbmondförmige Abschnitt am körpernahen Ende des Nagels wird Lunula genannt.

Der Nagel wächst, indem sich die Oberflächenzellen der Nagelmatrix in verhornte, tote Nagelzellen umwandeln. Durchschnittlich beträgt der Längenzuwachs eines Fingernagels 0,5–1 mm pro Woche.

> **MERKE**
> **Sauerstoffversorgung**
> Da die Nägel transparent (durchscheinend) sind, ist die Farbe des durchscheinenden Nagelbetts ein guter Beobachtungsparameter für die Sauerstoffversorgung des Organismus: Rosige Fingernägel bestätigen eine genügende Sauerstoffsättigung des Blutes; sind sie blau oder blass, so deutet dies auf einen Sauerstoffmangel (oder eine zu kalte Extremität) hin.

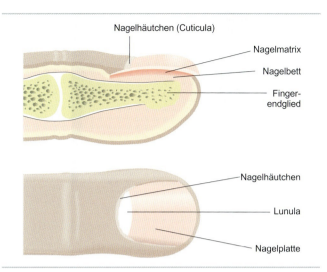

Abb. 7.5 Längsschnitt durch die Fingerspitze und den Nagel (oben) und Aufsicht (unten) [L190]

> **PRAXISTIPP**
> **Nagelbettprobe/Rekapillisierungstest**
> An den Nägeln kann auch ein Indikator für die Versorgung des Körpers mit Blut abgelesen werden, der Rekapillisierungstest. Dazu drückt man für 2–3 s auf den Nagel und löst anschließend plötzlich den Druck. Füllt sich das Gewebe unter dem Nagel innerhalb von ca. 2 s wieder mit Blut (färbt sich wieder rosa), so ist die periphere Blutversorgung in Ordnung. Dauert es länger als ca. 2 s, so kann die periphere Blutversorgung gestört sein.

7.2.4 Hauterkrankungen

Die **Dermatologie** beschäftigt sich mit den Hauterkrankungen (Dermatosen). Dermatosen können als eigenständige Krankheitsbilder oder aber als Begleitsymptome bei anderen, vor allem bei internistischen Erkrankungen, auftreten. Als Beispiel seien Infektionen oder Allergien genannt.

Neurodermitis

5 % der Erwachsenen und 10–20 % der Kinder leiden unter einer **Neurodermitis** (atopische Dermatitis, endogenes Ekzem), einer chronisch wiederkehrenden Entzündung der Haut, die mit Juckreiz, Rötung, Nässen, Schuppung und Krustenbildung einhergeht.

Gemeinsam mit Heuschnupfen und Asthma wird die Neurodermitis zum sogenannten **atopischen Formenkreis** gezählt, dessen Ursache noch nicht vollständig geklärt ist. Diskutiert werden eine genetisch bedingte Veranlagung für die Neurodermitis sowie eine veränderte Immunantwort auf Allergene. Auch eine gestörte Barrierefunktion der Haut spielt eine Rolle. Neben der Bekleidung und bestimmten Lebensmitteln können auch psychische Belastungen Auslöser für die Neurodermitis sein. Oftmals beginnt die Erkrankung schon im Säuglingsalter. Hier sind typischerweise Gesicht, Kopf und die Streckseiten der Extremitäten betroffen. Später ist der

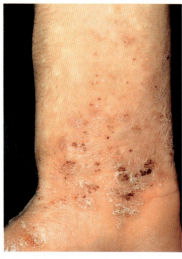

Abb. 7.6 Typischer Hautbefund bei Neurodermitis. Bevorzugt in den Gelenkbeugen (hier das Handgelenk) kommt es zu Rötungen und starkem Juckreiz mit nachfolgenden Kratzeffekten, Schuppung und Krustenbildung. Die Haut ist verdickt, das Hautfaltenrelief vergröbert. [G022]

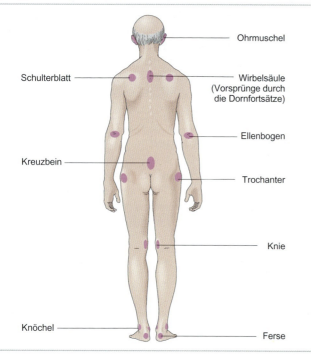

Abb. 7.7 Die eingefärbten Körperregionen sind besonders vom Dekubitus bedroht. [L190]

symmetrische Befall der Gelenkbeugen (> Abb. 7.6), des Gesichts, des Halses, des Nackens und der Brust typisch.

Dekubitus

Durch längerdauernde Druckeinwirkung auf die Haut drohen über eine Kompression der hautversorgenden Gefäße Durchblutungsstörungen. Folge ist eine Mangelversorgung der Haut mit Sauerstoff, die zunächst zu einer Rötung führt. Später stirbt die Haut ab und es bilden sich Hautdefekte, die bis auf die Muskeln und Knochen hinunterreichen können (Dekubitus). Gefährdet sind vor allem bettlägerige Patienten. Besonders betroffen sind die Körperregionen, an denen die Haut dem Knochen direkt aufliegt, z. B. Kreuzbein, Ferse und Knöchel (> Abb. 7.7).

Zur Vorbeugung (**Dekubitusprophylaxe**) muss deshalb jeder bettlägerige Patient regelmäßig umgelagert werden. Wichtig sind auch gründliche Körperpflege, druckstellenfreie Lagerung auf Spezialmatratzen und durchblutungsfördernde Maßnahmen, v. a. Krankengymnastik.

7.3 Brandverletzungen

Im Folgenden wird der Begriff **Brandverletzung** – sofern nicht anders aufgeführt – als Oberbegriff für Verbrennungen, Verbrühungen, elektrische Verletzungen etc. verwendet. Brandverletzungen gehören zu den schmerzhaftesten und unangenehmsten Verletzungen. Jeder, der sich einmal eine solche Verletzung zugezogen hat – und war sie noch so klein –, kennt dies.

In Deutschland gibt es ca. 100.000 Verbrennungen im Jahr. Etwa 15.000 Patienten müssen stationär behandelt werden. 1.500–1.900 Patienten sind intensivbehandlungspflichtig. Etwa 10 % der Betroffenen sind Kinder bzw. junge Erwachsene bis 18 Jahre. Über zwei Drittel der Brandverletzten sind männlichen Geschlechts. Ca. 600 Menschen sterben pro Jahr im Zusammenhang mit Brandgeschehen. Führend bei den Todesursachen ist das Inhalationstrauma.

Die Überlebenswahrscheinlichkeit ist abhängig von Alter, Allgemeinzustand, Vorerkrankungen, Verbrennungsausdehnung, Verbrennungstiefe und der Behandlungsqualität. Lebensbedrohlich werden zweit- bis drittgradige Brandverletzungen beim Erwachsenen ab 15 % verbrannter Körperoberfläche (VKOF) und ab 8–10 % bei Kindern.

7.3.1 Ursachen

Die Ursachen sind vielfältig. Es werden thermische, elektrische, chemische und strahlenbedingte Verletzungen unterschieden. Beispiele dafür sind:
- **Thermische Ursachen:** Verbrennung durch Flammen, Verbrühung durch heißes Wasser oder Öl (Friteuse), Kontakt zu heißen Gegenständen (Herdplatte, Backofen u.ä.), elektrothermische Wirkung = Lichtbogenverbrennung
- **Elektrische Ursachen:** elektrischer Strom (v. a. Hochspannung >1.000 V)
- **Chemikalien:** Säuren, Laugen
- **Strahlen:** Sonne, Solarium, Röntgen, radioaktive Strahlung

7.3.2 Pathophysiologie der Brandverletzung

Jede Brandverletzung verursacht durch eine akute entzündliche Reaktion die Freisetzung von chemischen Botenstoffen, die eine große

Verschiebung von Flüssigkeit, die Bildung von Ödemen und ein verringertes Blutvolumen bewirken.

Eine Verbrennung kann mit dem Braten von Eiern verglichen werden. Zunächst ist das Ei dünnflüssig und klar, beim Braten in der Pfanne wird es dann fest und undurchsichtig. Diese Zerstörung der Proteinstruktur wird Denaturierung genannt. Dies geschieht auch mit der Haut, wenn die Temperatur hoch genug ist. Neben der **Temperatur** spielen außerdem die **Quelle,** die **Dauer** der Exposition und die **Lokalisation** der Läsion eine Rolle. Dabei gilt:

- Ab einer intrakutanen Temperatur von ca. 45 °C entstehen Rötungen (Eryntheme), ab 55 °C kommt es zur Blasenbildung. Bei Temperaturen von mehr als 60 °C bilden sich infolge der Eiweißdenaturierung Nekrosen.
- Die Dicke der Haut spielt ebenfalls eine Rolle. So kann bei Kindern, die eine dünnere Haut haben, ein 10-sekündiger Kontakt mit 55 °C heißem Wasser schon eine drittgradige Verbrühung bewirken. An Stellen dagegen, die Hornhaut aufweisen, z. B. die Handfläche, entstehen Schäden erst etwas später.
- Abhängig von der **Dauer** der thermischen Wirkung kommt es bereits nach kürzester Zeit zum **Zelltod:** zwischen 45 ° und 51 °C innerhalb von Minuten, zwischen 51 ° und 70 °C innerhalb von Sekunden und über 70 °C in Sekundenbruchteilen.

Bereits 1953 beschrieb Jackson den noch heute gültigen zwiebelschalenförmigen Aufbau einer Brandwunde. Er unterschied (von innen nach außen) die **Nekrosezone** (bzw. Koagulationszone), die **Stasezone** und die **Hyperämiezone.**

- Die **Nekrosezone (Koagulationszone)** liegt im Zentrum der Verbrennung. Durch die Denaturierung von Eiweißen ist die Zellstruktur zerstört (nekrotisch). Eine Heilung ist nicht möglich. Es kommt hier zur Freisetzung von sog. Mediatoren und Zytokininen. Dieser Bereich entspricht der Brandverletzung 3°.
- In der **Stasezone** finden sich sowohl intakte als auch geschädigte Zellen. Die Gewebedurchblutung ist zunächst herabgesetzt. Je nach Verlauf ist sowohl eine Heilung als auch die Ausbildung einer Nekrose möglich. Tritt Letzteres ein, wird dies als „Nachbrennen" oder auch „Abtiefen" bezeichnet. In der Stasezone werden ebenfalls Mediatoren freigesetzt, die zu der lokalen und systemischen unspezifischen Entzündungsreaktion durch die Brandverletzung führen (entspricht der Brandverletzung 2°).
- Die **Hyperämiezone** (entspricht der Brandverletzung 1°) weist eine lokal gesteigerte Durchblutung im Sinne einer Entzündungsreaktion auf. Dieser Bereich kann sich vollständig regenerieren.

Durch die Freisetzung der sogenannten vasoaktiven Mediatoren (z. B. Prostaglandine, Kinine und Histamin) kommt es lokal zur Schädigung von Kapillaren, bei Verbrennungen ab etwa 15 % Körperoberfläche (KOF) auch im ganzen Körper. Dies liegt daran, dass bei größeren Verbrennungen die Mediatoren über das Blut im gesamten Körper verteilt werden und auch im unverbrannten Gebiet ihre schädlichen Wirkungen entfalten. Es können dann sogar „große" Moleküle mit über 1 Million Dalton (Eiweiße) durch das „Kapillarleck" (Permeabilitätserhöhung), das sich aufgrund dieses Mechanismus bildet, ins Gewebe abwandern. In diesem Zusammenhang wird gelegentlich der Begriff der **endothelialen Glykokalyx** genannt (> Kap. 3.2). Diese ist ein wichtiger funktioneller Be-

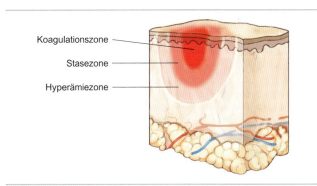

Abb. 7.8 Die drei Zonen einer Brandverletzung [G223]

standteil der endothelialen Barriere (Endothel = Innenauskleidung der Blutgefäße). Die Zerstörung der endothelialen Glykokalyx gilt als Auslöser des „Kapillarlecks".

Die Folge der Permeabilitätserhöhung ist ein ausgeprägtes Ödem mit Verlust von Wasser, Elektrolyten und Proteinen. Durch direkten Flüssigkeitsverlust über die Wunde (Exsudation) wird der Volumenmangel noch verstärkt. Schließlich kommt es zum Verbrennungsschock (= hypovolämischer Schock). Am ausgeprägtesten ist die Kapillarpermeabilitätserhöhung in den ersten acht Stunden. Dem trägt auch die **Parkland-Baxter-Formel** Rechnung. Mithilfe dieser Formel lässt sich die Infusionsmenge berechnen, die einem Patienten in Abhängigkeit von der verbrannten KOF infundiert werden soll. Die Hälfte der so errechneten 24-Stunden-Infusionsmenge wird in den ersten acht Stunden verabreicht. Soll der Patient beispielsweise in den ersten 24 Stunden 16 Liter Infusionslösung erhalten, entfallen davon 8 Liter (die Hälfte) auf die ersten acht Stunden. Eine weitere Folge ist das Systemic Inflammatory Response Syndrome (SIRS). Am Ende droht eine schwere Sepsis. Durch die oben genannten Probleme kann es zusätzlich noch zu einem Herz-Kreislauf-Stillstand sowie einem Lungen-, Nieren- und Leberversagen kommen.

KRANKHEIT/SYMPTOM
SIRS, Sepsis, Organversagen, Herzkreislaufstillstand

Ein Systemic Inflammatory Response Syndrome (SIRS) ist die unspezifische systemische Entzündungsreaktion, die aufgrund der durch die thermische Schädigung verursachten Zytokinin- und Mediatoren-Ausschüttung entsteht. Dazu gehören insbesondere das kapilläre Leck mit Ödembildung und Hypovolämie, aber auch Fieber und Leukozytose.
Eine Sepsis (oder schwere Sepsis) entsteht nur dann, wenn es zu einer Bakteriämie oder Fungiämie kommt. Das heißt, dass dazu eine Infektion, für die Brandverletzte natürlich ein sehr hohes Risiko haben (ebenso wie Patienten mit SIRS), notwendig ist. Diese kann im Verlauf durch den Verlust der Barrierefunktion der Haut oder (eher häufiger) Keimeintrag durch künstliche Beatmung (bei evtl. durch Inhalationstrauma verletzter Lunge) oder medizinisches Material zur Patientenbehandlung (ZVK, Dauerkatheter etc.) verursacht werden.
Lungen-, Nieren- und Leberversagen können Ursache einer inadäquaten Infusionstherapie am Beginn der Behandlung sein; in aller Regel treten sie aber als Folge einer Sepsis auf.
Ein Herz-Kreislauf-Stillstand ist ein Endzustand, entweder als Folge wiederum inadäquater Kreislauftherapie in der Schockphase oder als Endstrecke eines multiplen Organversagens in der Sepsis.

ACHTUNG
Flüssigkeitsersatz

Immer wieder wird in der Rettungsdienstausbildung die **Parkland-Baxter-Formel** gelehrt. Diese Formel berechnet den Infusionsbedarf innerhalb der ersten 24 Stunden anhand von VKOF (II°–IV°) und Körpergewicht. Es existieren zudem zahlreiche andere Formeln, die zum Teil sehr große Unterschiede aufweisen und daher weiterhin eingehend untersucht werden. Bisher wurden dazu keine kontrollierten Studien, die den Kriterien der evidenzbasierten Medizin entsprechen, publiziert.

Für die präklinische Praxis ist die Anwendung von Formeln unnötig komplizierend, zumal Studien zeigen konnten, dass im Rettungsdienst die korrekte Einschätzung der VKOF oft misslingt. Wenn einem Erwachsenen prähospital 500 ml kristalloide Infusionslösung pro Stunde verabreicht werden, reicht dies aus. Bei Kindern werden 10 ml/kg KG pro Stunde gerechnet. **Vermieden** werden sollten isotonische Kochsalzlösung, Ringer-Lösung und Ringer-Laktat-Lösung. Isotonische Kochsalzlösung und Ringer-Lösung sollen wegen der Gefahr einer hyperchlorämischen Azidose nicht angewendet werden. Ringer-Laktat-Lösung hat eine ungünstige Energiebalance und verhindert eine Therapiesteuerung über die Bestimmung von gebildetem Laktat als Ausdruck einer anaeroben Stoffwechsellage. Geeignet sind sog. **balancierte Vollelektrolytlösungen.** Vor dem Hintergrund der zurzeit anhaltenden Diskussion pro und contra HES kann die Anwendung von HES-Lösungen derzeit nicht empfohlen werden – allenfalls als Ultima Ratio. In den sehr seltenen Fällen, in denen sich mit 1.000 ml pro Stunde balancierter Elektrolytlösung keine minimale Kreislaufstabilität erreichen lässt, wird das Überschreiten der 1.000-ml-Grenze empfohlen (➤ Kap. 3.5.6, ➤ Abb. 3.18). Diskutiert werden kann die Anwendung von Katecholaminen in niedriger Dosierung; insbesondere muss in diesem Fall nach anderen Ursachen für eine Hypotonie gesucht werden (Begleitverletzungen, Narkoseüberdosierung; Letzteres wird bei Brandverletzten oft gesehen).

7.3.3 Verbrennungsausdehnung, -tiefe und -grad

Die Schwere einer Brandverletzung ergibt sich aus der **Ausdehnung** der Brandverletzung und der **Verbrennungstiefe.** Die Ausdehnung wird in Prozent der Gesamtkörperoberfläche (GKOF oder KOF) angegeben. Gängig ist die Bezeichnung VKOF für die verletzte/verbrannte Körperoberfläche in Prozent. Etabliert sind zur Einschätzung der VKOF die Neuner-Regel nach Wallace (➤ Abb. 7.9), welche die Körperoberfläche (KOF) in Abschnitte zu 9 % oder einem Vielfachen davon einteilt, sowie die Handregel/Handflächenregel. Bei dieser wird von der Handinnenfläche inkl. der Finger (des Patienten) ausgegangen, die etwa 1 % KOF entspricht (➤ Abb. 7.10). Besonders bei Kindern kommt diese Regel zur Anwendung. Da der Kopf beim Kleinkind eine etwa doppelt so große Oberfläche wie bei einem Erwachsenen hat, kann die Neuner-Regel hier keine zuverlässigen Angaben liefern.

Die verletzte Körperoberfläche (VKOF) wird im Rettungsdienst häufig überschätzt. Studien zeigten, dass
- bei beinahe der Hälfte der Patienten (Erwachsene/Kinder) im Schnitt 9 % mehr VKOF angenommen wurden, als tatsächlich betroffen waren.
- bei mehr als der Hälfte der Patienten mit weniger als 20 % VKOF die Schätzungen um 25 bis 100 % höher lagen.

Als Ursachen werden Verschmutzungen der Wunden sowie geringe Erfahrungen des notfallmedizinisch tätigen Personals vermutet.

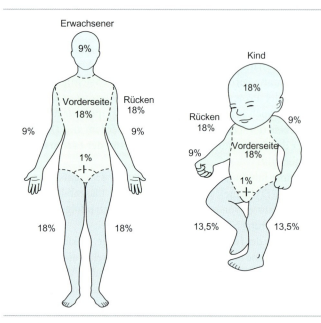

Abb. 7.9 Neuner-Regel nach Wallace. Bereits 1947 veröffentlichte Wallace die sog. Neuner-Regel (links). Rechts im Bild die Berücksichtigung der anderen Proportionen im Säuglingsalter. [G223]

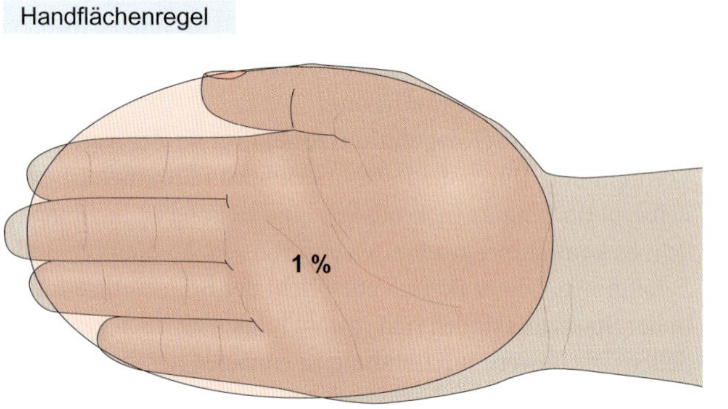

Abb. 7.10 Handflächenregel. Die Handfläche des Patienten inkl. der Finger entspricht etwa 1 % seiner Körperoberfläche (KOF). [L190]

➤ Abb. 7.11 und ➤ Abb. 7.12 verdeutlichen, warum die Einschätzung im Rettungsdienst schwierig sein kann.

7.3.4 Verbrennungsgrade

Die Verbrennungstiefe wird in drei oder vier Graden angegeben, die sich auf die Hautschichten beziehen (➤ Tab. 7.1, ➤ Abb. 7.13–7.20). Der zweite Grad wird zusätzlich noch in oberflächlich zweitgradig (2a) und tief zweitgradig (2b) unterteilt. Für den Rettungsdienst sind diese Unterscheidungen nicht wichtig. Eine genaue Beurteilung ist oft erst im Krankenhaus möglich. Aber auch das Rettungsfachpersonal sollte wissen, dass in die Berechnung der VKOF erstgradige Verbrennungen (Rötungen) nicht mit einfließen.

7.3 Brandverletzungen

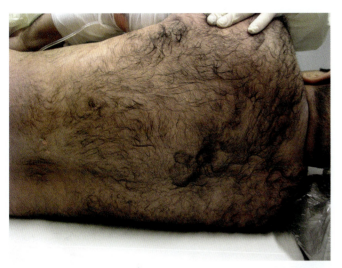

Abb. 7.11 Patient bei Aufnahme im Brandverletztenzentrum. Der Patient hatte sich mit heißem Wasser verbrüht. Vor der Rasur des betroffenen Areals ist die Brandverletzung kaum erkennbar. (mit frdl. Gen. BG Unfallkrankenhaus Hamburg) [T695]

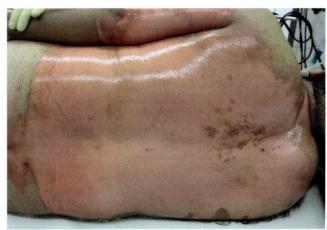

Abb. 7.12 Der gleiche Patient nach Rasur des Rückens. Jetzt ist die ausgedehnte Brandverletzung, die als Grad 2 a eingestuft wurde, gut erkennbar. Beachten Sie die Übergangszone zum unverletzten Areal, wo der Patient seine Hose getragen hatte. (mit frdl. Gen. BG Unfallkrankenhaus Hamburg) [T695]

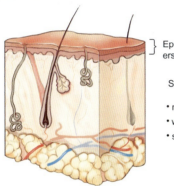

Epidermis
erster Grad

Sonnenbrand
- rot
- warm
- schmerzhaft

Abb. 7.13 Schematische Darstellung einer Brandverletzung 1° [G223]

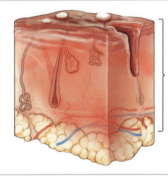

Epidermis und komplette Dermis
dritter Grad
- ledrig
- weiß bis verkohlt
- totes Gewebe
- Patienten haben Schmerzen

Abb. 7.15 Schematische Darstellung einer Brandverletzung 3° [G223]

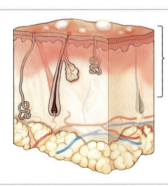

Epidermis, teilweise Dermis
zweiter Grad
- Blasen
- schmerzhaft
- glänzend-feuchtes Wundbett

Abb. 7.14 Schematische Darstellung einer Brandverletzung 2° [G223]

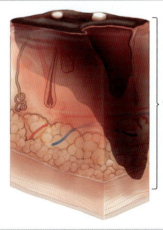

vierter Grad

Abb. 7.16 Schematische Darstellung einer Brandverletzung 4° [G223]

Tab. 7.1 Gradeinteilung bei Brandverletzungen mit Verbrennungstiefe und Symptomen

Grad	Tiefe	Symptome
1	Epidermal	Rötung (Erythem), Schwellung, starker Schmerz, trockene Wunde
2a	Oberflächlich dermal	Rötung, Blasenbildung, starker Schmerz, feuchter hyperämischer Wundgrund (mit Rekapillarisierung)
2b	Tief dermal	Blasenbildung, fetzenförmige Epidermolyse, feuchter blasser Wundgrund (keine Rekapillarisierung)
3	Komplett dermal	Lederartig, keine Schmerzen (Zerstörung der Schmerzrezeptoren), weißbräunliche Wunde
4	Subdermal	Verkohlung der Haut, ggf. Beteiligung von Knochen, Sehnen, Muskeln

PRAXISTIPP
Kühlen oder lieber nicht?

Nachdem traditionell bei Brandverletzten sehr stark gekühlt wurde, zeigte eine Studie dazu, dass eine Hypothermie bei Brandverletzten die Sterblichkeit umso mehr erhöht, desto unterkühlter die Patienten im Krankenhaus ankommen. Dies führte dazu, dass die **Kühlung im Rettungsdienst aufgegeben und zunehmend kritisiert** wurde. Heutzutage wird der Wärmeerhalt sehr betont. Bei kleineren Verletzungen (z. B. verbrühter Unterarm) ist ein zehnminütiges Kühlen mit lauwarmem Wasser jedoch unproblematisch, weil dadurch keine Hypothermie herbeigeführt wird.
Zumeist wird die Auffassung vertreten, dass bei ausgedehnten Verbrennungen mit > 30–40 % VKOF, bei Kindern und insbesondere bei narkotisierten oder aus anderen Gründen bewusstlosen Patienten nicht gekühlt werden sollte. Nasse Kleidung soll entfernt werden, Wärmeerhalt erfolgen und eine Analgesie medikamentös eingeleitet werden. Aktiv kühlende oder wärmeableitende Verbandmittel, die oft in schon vorbereiteter Form angeboten werden (Water-Jel®, Burn-Pac® etc.), sind – insbesondere bei ausgedehnten Brandverletzungen, narkotisierten Patienten und Kindern – kontraindiziert.

7.3.5 Inhalationstrauma

Auch heute noch sind **Inhalationstraumata** und nicht, wie oft angenommen, die thermischen Verletzungen die führende Todesursache im Zusammenhang mit Brandgeschehen. Zudem sind die giftigen Inhaltsstoffe des Rauchs im Rahmen der Zunahme terroristischer Aktivitäten in den Mittelpunkt des Interesses gerückt. Beispielsweise hatte etwa die Hälfte der Überlebenden des Anschlags auf das World Trade Center am 11. September 2001 Inhalationsverletzungen. Ein weiteres Problem stellen die heutzutage verwendeten Industrieerzeugnisse dar, weil statt Holz und natürlicher Rohstoffe Produkte verwendet werden, die sich schneller entzünden und zwei- bis dreimal heißer und schneller verbrennen als die traditionellen Materialien. Die Rauchgase werden dadurch immer giftiger und den Opfern einer Rauchgasinhalation bleibt immer weniger Zeit für die Flucht.

MERKE
Rauch

Bedeutet für den/die Patienten
- Hitze
- Partikel (Ruß)
- Gase

in unbekannter Zusammensetzung.

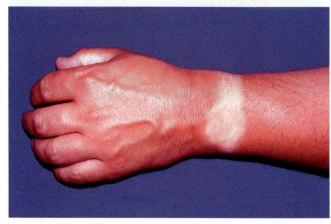

Abb. 7.17 Brandverletzung 1°. Gut zu erkennen sind die Rötung der Haut sowie die unverletzte Stelle, wo der Betroffene seine Uhr getragen hat. Viele kennen aus eigener Erfahrung eine Brandverletzung 1° in Form eines Sonnenbrands. (mit frdl. Gen. BG Unfallkrankenhaus Hamburg) [T695]

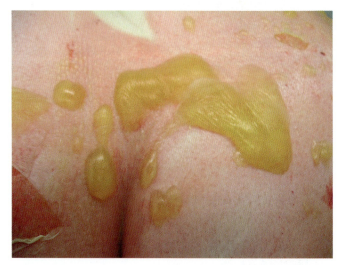

Abb. 7.18 Brandverletzung 2°. Verursacht wurde diese durch heißes Wasser auf der Vorderseite des Brustkorbs. Gut zu erkennen ist die gerötete Haut, teils mit intakten Blasen und teils mit bereits eröffneten Blasen. Beachten Sie auch die in Rückenlage sichtbare Hautfalte zwischen den Brüsten, wo das heiße Wasser in aufrechter Position der Patientin nicht hingelangte. (oben links im Bild). (mit frdl. Gen. BG Unfallkrankenhaus Hamburg) [T695]

Inhalationstraumata (IHT) sind die häufigste Begleitverletzung bei Brandverletzten. Von einem IHT muss insbesondere dann ausgegangen werden, wenn Kopfhaare, Augenbrauen, Wimpern und Nasenhaare versengt wurden, an Nase und Mund Schmauchspuren zu sehen sind und Gesichtsverbrennungen vorliegen. Allerdings können solche Anzeichen auch auftreten, ohne dass ein ernsthaftes IHT besteht!

7.3 Brandverletzungen

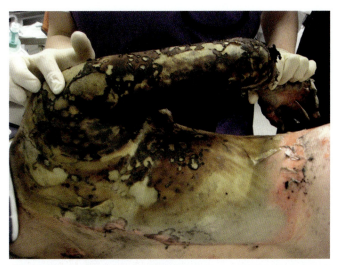

Abb. 7.19 Brandverletzung 3.–4. Grades. Zu sehen ist eine drittgradige Brandverletzung, die an einigen Stellen einen Übergang in den viertgradigen Bereich aufweist (mit frdl. Gen. des BG Unfallkrankenhaus Hamburg). [T695]

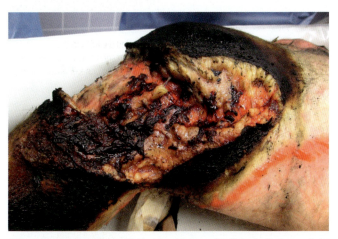

Abb. 7.20 Brandverletzung 4°. Zu sehen ist das rechte Knie des Patienten. Es ist gut zu erkennen, dass die Verletzung über die Schichten der Haut deutlich hinausgeht (mit frdl. Gen. BG Unfallkrankenhaus Hamburg). [T695]

Klinische Hinweise auf ein IHT können sein:
- Heiserkeit
- Husten
- Gähnen (Hypoxiezeichen)
- Dyspnoe
- Tachypnoe
- Zyanose
- Stridor
- Bewusstseinsstörungen
- Desorientiertheit

In solchen Fällen sollte eine Intubation des Patienten erwogen werden. Anderenfalls kann eine Schwellung des Kehlkopfes die spätere Intubation erschweren. Die Intubation sollte aber nicht prophylaktisch erfolgen. Insbesondere bei kurzen Transportzeiten sollte sie im Krankenhaus durchgeführt werden, in dem bessere Möglichkeiten zur Atemwegsicherung bestehen als im Rettungsdienst.

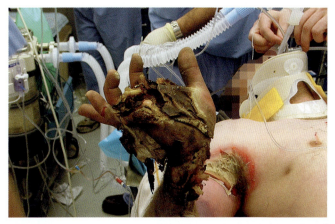

Abb. 7.21 Patient mit Stromverletzung durch eine Hochspannungsleitung [G223]

7.3.6 Begleitverletzungen

Diese werden mitunter übersehen, da die Brandverletzung einen starken Eindruck macht. Sogenannte **thermomechanische Kombinationsverletzungen** treten in ca. 5 % der Fälle auf. Eine gründliche Untersuchungstechnik ist daher wichtig. Hier bietet sich das etablierte ABCDE-Schema an, um eine strukturierte, prioritätenorientierte Untersuchung durchzuführen. Thermomechanische Kombinationsverletzungen entstehen z. B. bei Verkehrsunfällen mit Feuerentwicklung oder durch Sprünge aus größerer Höhe bei Flucht aus einem brennenden Gebäude. Auch Stromunfälle in großer Höhe auf Hochspannungsmasten können zu solchen Abstürzen führen; diese sind aber eher selten. In Verbindung mit Starkstrom kommt es hingegen häufiger zu Unfällen durch zu geringen Abstand zu Oberleitungen der Bahn, sei es durch sog. „Graffiti-Sprayer" oder auch durch Arbeiten auf Arbeitsplattformen (wobei der Strom dann irrtümlich doch nicht abgeschaltet war). Bereits die **Nähe** zu Starkstromleitungen reicht aus, um zu Verletzungen zu führen!

Behandlungspriorität vor der Verbrennung haben:
- Blutungen in Körperhöhlen
- Schweres SHT
- Frakturen der großen Röhrenknochen
- Spinales Trauma

7.3.7 Wann und wohin transportieren?

Die Deutsche Gesellschaft für Verbrennungsmedizin e. V. (DGV) hat einen Katalog erstellt, welche Patienten in ein **spezialisiertes Zentrum für Brandverletzte** eingewiesen werden sollen:
- Alle Patienten mit Verbrennungen an Gesicht/Hals, Händen, Füßen, Anogenitalregion, Achselhöhlen, Bereichen über großen Gelenken oder sonstiger komplizierter Lokalisation
- Patienten mit mehr als 15 % zweitgradig verbrannter Körperoberfläche
- Patienten mit mehr als 10 % drittgradig verbrannter Körperoberfläche
- Patienten mit mechanischen Begleitverletzungen

- Alle Patienten mit Inhalationstrauma
- Patienten mit vorbestehenden Erkrankungen oder Alter unter 8 Jahren bzw. über 60 Jahren
- Alle Patienten mit elektrischen Verletzungen

Wichtig ist dabei jedoch, dass der Transport eines adäquat behandelten Brandverletzten in ein solches Zentrum nicht zeitkritisch ist. Es ist unnötig, z. B. einen nächtlichen Hubschraubertransport zu organisieren. Dies kann am nächsten Tag erfolgen. Insbesondere bei vermuteten thermomechanischen Kombinationsverletzungen (Begleitverletzungen), unsicherer Diagnose oder Transport über große Entfernungen ist das nächste Traumazentrum bzw. die nächste geeignete Klinik mit Unfallchirurgie anzusteuern. Von dort kann der Patient nach Diagnostik und ggf. stabilisierender Erstversorgung später weiterverlegt werden.

Vor der Weiterverlegung in ein Zentrum für Schwerbrandverletzte sollte Folgendes gewährleistet sein:

- Anmeldung im Zentrum für Schwerbrandverletzte hat stattgefunden.
- Gegebenenfalls empfiehlt sich die Rücksprache mit dem Zentrum bzgl. der Behandlung des Patienten.
- Diagnostik und ggf. Therapie sind erfolgt.
- Vitalfunktionen sind stabilisiert.

PRAXISTIPP
ZA-Schwerbrandverletzte

Der offizielle Name lautet „Zentrale Anlaufstelle für die Vermittlung von Krankenhausbetten für Schwerbrandverletzte". *„Aufgabe der ZA-Schwerbrandverletzte ist es, auf telefonische Anfrage die dem Schadensort am nächsten gelegene, geeignete Einrichtung mit freien Kapazitäten und den dortigen Ansprechpartnern zu benennen. Die Einzelheiten des Transports und der Aufnahme sind dann zwischen den beteiligten Ärzten/Krankenhäusern eigenverantwortlich zu regeln."* (www.hamburg.de/feuerwehr/108006/brandbettenvermittlung-feuerwehr-hamburg.html). Die ZA-Schwerbrandverletzte wird von der Rettungsleitstelle der Feuerwehr Hamburg rund um die Uhr betrieben und kann über die Telefonnummern 040-42851-3998 und -3999 erreicht werden.

KAPITEL 8

Sarah Goller und David Häske

Nervensystem

8.1	**Aufgaben und Organisation des Nervensystems**	168
8.1.1	Zentrales und peripheres Nervensystem	168
8.1.2	Willkürliches und vegetatives Nervensystem	168
8.2	**Strukturelemente und Funktionsprinzipien des Nervengewebes**	169
8.2.1	Neuron	169
8.2.2	Gliazellen des Nervengewebes	170
8.2.3	Markscheiden	171
8.2.4	Nervenfasern und Nerven	172
8.2.5	Weiße und graue Substanz	172
8.2.6	Strukturerkrankungen des Nervengewebes	172
8.3	**Funktionen des Neurons**	173
8.3.1	Grundelement der Informationsverarbeitung	173
8.3.2	Ruhepotenzial	173
8.3.3	Generatorpotenzial	174
8.3.4	Aktionspotenzial	174
8.3.5	Refraktärperiode	175
8.3.6	Ionenkanäle und Gedächtnis	175
8.4	**Zusammenarbeit von Neuronen**	175
8.4.1	Fortleitung von Nervensignalen	175
8.4.2	Erregungsüberleitung an den Synapsen	176
8.4.3	Übersicht über die Neurotransmitter	177
8.5	**Neuropeptide**	182
8.6	**Funktionen des Nervensystems: ein Beispiel**	182
8.7	**Aufbau des Großhirns**	183
8.7.1	Furchen und Lappen	183
8.7.2	Graue Substanz des Großhirns	183
8.7.3	Weiße Substanz des Großhirns	185
8.7.4	Funktionsfelder des Großhirns, Pyramidenbahn und extrapyramidale Bahnen	185
8.7.5	Rindenfelder der Sinnesorgane	187
8.7.6	Assoziationsgebiete	187
8.7.7	Einige Krankheitsbilder	187
8.7.8	Basalganglien	189
8.7.9	Limbisches System	189
8.8	**Zwischenhirn**	190
8.8.1	Thalamus	190
8.8.2	Hypothalamus und Hypophyse	190
8.8.3	Hypophysenvorderlappen	190
8.9	**Hirnstamm und Formatio reticularis**	190
8.9.1	Mittelhirn	191
8.9.2	Brücke	191
8.9.3	Verlängertes Mark	191
8.9.4	Formatio reticularis	192
8.10	**Hirnnerven**	192
8.10.1	Funktionelle Einteilung der Hirnnerven	192
8.10.2	Riechnerv	192
8.10.3	Sehnerv	193
8.10.4	Augenmuskelnerven	193
8.10.5	Gesichtsnerven	194
8.10.6	Hör- und Gleichgewichtsnerv	195
8.10.7	Nervus vagus	195
8.10.8	Nervus accessorius	195
8.11	**Kleinhirn**	195
8.12	**Rückenmark**	196
8.12.1	Leitungsstrang, aber auch Schaltzentrum	196
8.12.2	Spinalnerven	196
8.12.3	Innere Struktur des Rückenmarks	197
8.13	**Reflexe**	198
8.13.1	Reflexbogen	198
8.13.2	Eigenreflexe	198
8.13.3	Fremdreflexe	199
8.13.4	Vegetative Reflexe	199
8.13.5	Ganzheitsmedizin: Die Organlandkarte auf der Haut	200
8.14	**Vegetatives Nervensystem**	201
8.14.1	Sympathikus und Parasympathikus	201
8.14.2	Peripherer Sympathikus	203
8.14.3	Peripherer Parasympathikus	203
8.15	**Lähmungen**	204
8.15.1	Periphere Lähmung	204
8.15.2	Zentrale Lähmung	204

8.16	**Peripheres Nervensystem**	205	8.17.4 Hirnblutungen	209
8.16.1	Äste der Spinalnerven	205	8.17.5 Liquor	210
8.16.2	Spinalnervenplexus und einige wichtige periphere Nerven	205	8.18 **Blutversorgung des zentralen Nervensystems**	212
8.17	**Versorgungs- und Schutzeinrichtungen des zentralen Nervensystems**	206	8.18.1 Arterien des Rückenmarks	212
8.17.1	Dura mater	207	8.18.2 Arterien des Gehirns	212
8.17.2	Arachnoidea	207	8.18.3 Venen des Gehirns	213
8.17.3	Pia mater	207	8.18.4 Schlaganfall (Stroke)	213

8.1 Aufgaben und Organisation des Nervensystems

Die Gesamtheit der Nervengewebe des Menschen wird als **Nervensystem** bezeichnet. Das Nervensystem dient der Erfassung, Auswertung, Speicherung und Aussendung von Informationen. In Zusammenarbeit mit dem Hormonsystem werden dadurch die Leistungen aller Organsysteme geregelt und der Gesamtorganismus den sich ständig ändernden Anforderungen der Umwelt angepasst.

Mit spezialisierten Messfühlern (Rezeptoren) nimmt das Nervensystem Veränderungen im Bereich des Körpers und in der Außenwelt auf; es übermittelt sie über **afferente** (hinführende) **Nervenfasern** an übergeordnete Zentren, verarbeitet sie dort und antwortet über **efferente** (wegführende) **Nervenfasern** mit entsprechenden Reaktionen.

Zusätzlich leistet das Nervensystem weitere, z. T. nur schwer fassbare Dienste für den Gesamtorganismus:
- Es nimmt Sinnesreize nicht nur wahr, sondern verknüpft sie auch mit Gefühlsqualitäten wie Freude, Angst oder Ekel. Dadurch können wir nicht nur hören oder sehen, sondern auch **empfinden**.
- Es speichert Informationen (**Gedächtnis**).
- Es kann schöpferisch aus Informationen neuartige Handlungsmuster entwerfen, also kreativ sein (**Kreativität**).
- Es gibt dem Gesamtorganismus Motivation und Antrieb, d. h. **Handlungsimpulse** ohne äußeren Reiz.
- Es ermöglicht dem Menschen, über sich selbst nachzudenken (**Bewusstsein**).
- Es gibt die **Rhythmen** für Leistungs- und Erholungsphasen vor.

8.1.1 Zentrales und peripheres Nervensystem

Aufgrund seines Aufbaus wird das Nervensystem in ein zentrales und ein peripheres Nervensystem unterteilt (➤ Abb. 8.1, ➤ Abb. 8.2). Zum zentralen Nervensystem (**ZNS**) gehören die übergeordneten Zentren Gehirn und Rückenmark, zum **peripheren Nervensystem** alle außerhalb dieser zwei Zentren liegenden Nervenzellen und Nervenbahnen. Hirnnerven, Rückenmarksnerven und ihre Verzweigungen (➤ Kap. 8.10 und ➤ Kap. 8.12.2). Sie verbinden die Peripherie („außen") mit dem ZNS („innen").

8.1.2 Willkürliches und vegetatives Nervensystem

Im Hinblick auf Funktion und Art der Steuerung wird das **willkürliche** oder somatische **Nervensystem,** das alle dem Bewusstsein und dem Willen unterworfenen Vorgänge (z. B. die Bewegung von Muskeln) steuert, vom **vegetativen** oder autonomen **Nervensys-**

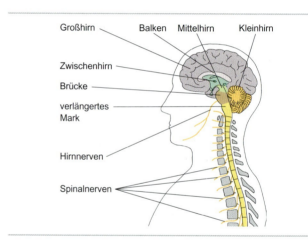

Abb. 8.1 Zentrales und peripheres Nervensystem. Gehirn und Rückenmark gehören zum zentralen Nervensystem (ZNS). Die Spinalnerven und alle weiteren außerhalb davon liegenden Nervenzellen und -bahnen werden dem peripheren Nervensystem zugeordnet. [L190]

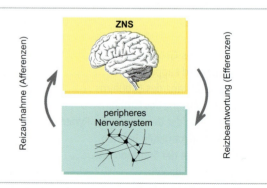

Abb. 8.2 Zentrales und peripheres Nervensystem. Reize der Außenwelt erreichen über das periphere Nervensystem das ZNS. Nach der Verarbeitung und dem Entwurf einer sinnvollen Reaktion im ZNS werden die notwendigen Muskeln für die Reizbeantwortung mithilfe des peripheren Nervensystems erregt. [L190]

tem unterschieden (> Abb. 8.3). Wie bereits der Name sagt, steuert das willkürliche Nervensystem alle dem Bewusstsein und dem Willen unterworfenen Vorgänge, beispielsweise das Heben eines Arms durch aktive Bewegung der entsprechenden Muskulatur. Die Funktion der inneren Organe und die Regulation wesentlicher Teile des inneren Millieus werden durch das vegetative Nervensystem reguliert und sind durch den Willen nur wenig beeinflussbar (autonom = unabhängig).

Willkürliches und vegetatives Nervensystem haben beide enge Beziehungen zum Hormon- und Immunsystem und sind weder von der Funktion noch vom Aufbau her eindeutig trennbar. Sie gehen z. B. nur im peripheren Nervensystem überwiegend getrennte Wege; im ZNS dagegen sind beide Systeme vollständig miteinander verflochten.

8.2 Strukturelemente und Funktionsprinzipien des Nervengewebes

Wie ist das **Nervengewebe** aufgebaut, das so hochspezialisierte und komplexe Leistungen erbringen kann?

Alle Zellen des Nervengewebes werden zwei unterschiedlichen Zelltypen zugeordnet: den **Neuronen** (Nervenzellen) einerseits oder den **Gliazellen** (Stützzellen) andererseits. Die Neurone sind zur Erregungsbildung und Erregungsleitung befähigt. Sie sind hochspezialisiert, haben aber andere, „primitivere" Fähigkeiten verloren. So können sie sich weder genügend selbst stützen noch immunologisch schützen oder ausreichend ernähren. Diese Funktionen übernehmen die Gliazellen, welche die Neuronenverbände auch elektrisch voneinander isolieren. Außerdem bilden die Gliazellen zusammen mit den Blutgefäßwänden eine Trennschicht zwischen Gehirn und Blut, die Blut-Hirn-Schranke (> Kap. 8.2.2).

8.2.1 Neuron

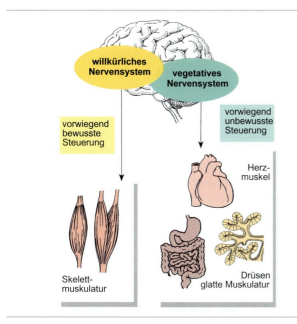

Abb. 8.3 Willkürliches und vegetatives Nervensystem im Vergleich. Während über das willkürliche Nervensystem die Skelettmuskulatur gesteuert wird, beeinflusst das vegetative Nervensystem die inneren Organe, die glatte Muskulatur und die Drüsen. [L190]

Neurone – 100 Milliarden davon enthält allein das Gehirn – besitzen die gleichen Grundstrukturen und werden genauso von Genen gesteuert wie alle anderen Körperzellen. Dennoch unterscheiden sie sich in drei grundlegenden Eigenschaften:

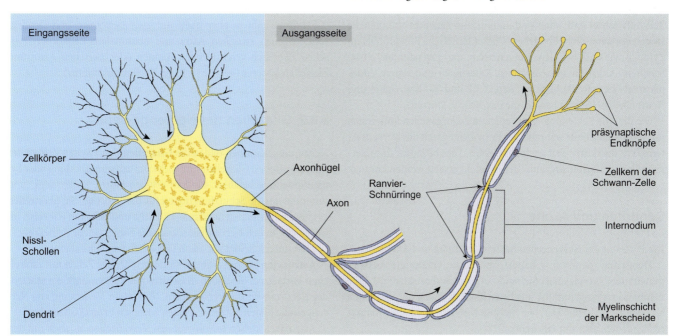

Abb. 8.4 Der Aufbau einer Nervenzelle. Die Pfeile geben die Richtung der Erregungsleitung an. Die obere, hellgrau hinterlegte Bildhälfte stellt die „Eingangsseite" des Neurons dar, wo Informationen empfangen werden; die untere, dunkel hinterlegte Bildhälfte die „Ausgangsseite", die Informationen fortleitet. [L190]

- Nach Abschluss der Gehirnwachstumsphase können sie sich nicht mehr teilen.
- Sie haben besondere Zellfortsätze – Dendriten und Axone –, die mit anderen Zellen (Nerven-, Muskel-, Drüsenzellen) Kontakt aufnehmen (➤ Kap. 4.8). Eine einzelne Nervenzelle hat so meist mehrere Tausend Kontaktstellen (Synapsen) mit anderen Nervenzellen (➤ Abb. 8.11).
- Sie haben eine Zellmembran, die elektrische Signale erzeugt und mithilfe von Botenstoffen und Rezeptoren Signale empfangen kann; das unterscheidet sie von vielen – aber nicht allen – anderen Zelltypen (die Zellen des Reizbildungs- und Reizleitungssystems des Herzens können es beispielsweise auch, ➤ Kap. 12.5).

Die Neurone (➤ Abb. 8.4) können nach der Richtung der Signalleitung unterschieden werden: Die zuführenden oder **afferenten Neurone** leiten Impulse von den Rezeptoren oder peripher liegenden Neuronen zum ZNS *hin*. Herausleitende oder **efferente Neurone** leiten Impulse von Gehirn und Rückenmark *weg* zu den **Zielzellen** – z. B. zu Muskel- oder Drüsenzellen oder Zellen, die diesen vorgeschaltet sind. Erstaunlicherweise besteht der größte Teil der Neurone jedoch aus Nervenzellen, die *innerhalb* des ZNS verschiedene Abschnitte miteinander verbinden oder eng beieinanderliegende Verflechtungen bilden (**Interneurone**).

Aufbau des Neurons

MERKE
Neuron
Ein Neuron besteht aus einem Zellkörper und Zellfortsätzen.

Zum Zellkörper gehören der Zellkern und das Zytoplasma mit den Zellorganellen. Hier finden die Eiweißsynthese und der gesamte Zellstoffwechsel statt; ohne Verbindung zum Zellkörper können die langen Fortsätze nicht überleben. Charakteristische Bestandteile im Zytoplasma sind bei den Nervenzellen die sogenannten Nissl-Schollen (Anhäufungen von freien Ribosomen und rauem endoplasmatischem Retikulum, ➤ Kap. 3.3.2 und ➤ Kap. 3.3.3) und Neurofibrillen (feinste Fasern, die das Neuron stützen).

Die für eine Zellteilung erforderlichen Zellorganellen finden sich im Neuron meist nur während der Entwicklungszeit des Nervensystems, vor und kurze Zeit nach der Geburt. Dies bedeutet, dass Nervenzellen, die später zugrunde gehen, nicht ersetzt werden können.

Dendriten und Axone

Die Fortsätze der Nervenzellen heißen Dendriten und Axone:
Dendriten (dendron = Baum) sind kurze, verzweigte Ausstülpungen des Zytoplasmas. Sie sind zuführende Fortsätze, d. h., sie nehmen Erregungsimpulse aus benachbarten Zellen auf und leiten sie weiter zum Zellkörper. Die meisten Nervenzellen haben mehrere Dendriten, aber nur ein Axon.
Axone (auch Neuriten oder Achsenzylinder genannt) sind längliche Ausstülpungen des Zytoplasmas. Sie entspringen am **Axonhügel,** der Verbindungsstelle zum Zellkörper, ziehen dann als dünne, kabelartige Fortsätze weiter und teilen sich am Ende in viele Endverzweigungen auf. Sie leiten mit einer Geschwindigkeit von bis zu 100 Metern pro Sekunde elektrische Impulse zu anderen Neuronen oder Muskelzellen weiter, sind also efferente Fortsätze. Die Länge von Axonen variiert von wenigen Millimetern (z. B. innerhalb des ZNS) bis zu über einem Meter (z. B. vom Rückenmark zum Fuß).

Neurone lassen sich auch nach der Zahl ihrer Fortsätze einteilen. Es wird zwischen multipolaren, bipolaren, unipolaren und pseudounipolaren Nervenzellen unterschieden. Die meisten Nervenzellen sind **multipolar,** d. h., sie haben mehr als zwei Fortsätze, nämlich ein Axon und mehrere Dendriten. **Bipolare** Nervenzellen besitzen ein Axon und einen Dendriten. Sie sind seltener und kommen hauptsächlich im Ohr und in der Netzhaut vor. Unipolare Nervenzellen besitzen nur ein Axon als ableitende Struktur. Man findet sie vor allem als Sinneszellen in der Netzhaut und in der Riechschleimhaut. **Pseudounipolare** Nervenzellen haben nur einen Fortsatz, der sich nach kurzem Verlauf T-förmig in zwei Äste aufteilt: einen Dendriten und ein Axon. Entwicklungsgeschichtlich ist diese Form aus den bipolaren Nervenzellen hervorgegangen.

Synapsen

Die Axone übertragen ihre Impulse meist auf die Dendriten des nächsten Neurons. Vor allem am Ende der Axone befinden sich bis zu 10.000 **Synapsen,** die Schaltstellen für die Kommunikation zwischen den Neuronen. An jeder Schaltstelle sind die zahlreichen Endverzweigungen der Axone knopfförmig zu **präsynaptischen Endknöpfen** aufgetrieben. Die Endknöpfe enthalten Bläschen (**synaptische Vesikel** genannt), in denen die Überträgerstoffe für die synaptische Übermittlung, die **Neurotransmitter** (➤ Kap. 8.4.3), gespeichert werden.

Synapsen gibt es aber nicht nur zwischen Axon und Dendrit, sondern auch zwischen Axon und neuronalem Zellkörper, zwischen zwei sich vereinigenden Axonen oder zwischen Axon und Zielzellen anderer Gewebe (z. B. der Skelettmuskulatur).

8.2.2 Gliazellen des Nervengewebes

Neben den Neuronen bilden die **Gliazellen** den zweiten Zelltyp des Nervengewebes. Gliazellen sind nicht zur Erregungsbildung oder Erregungsleitung befähigt, sondern erfüllen Stütz-, Ernährungs- und immunologische Schutzfunktionen für die Neurone. Sie übertreffen Letztere zahlenmäßig um das 5–10-Fache und behalten teilweise, im Gegensatz zu den Nervenzellen, auch die Fähigkeit zur Zellteilung.

Man unterscheidet vor allem vier Arten von Gliazellen:
Astrozyten (astron = Stern) sind sternförmige Zellen mit zahlreichen Fortsätzen. Sie bilden in Gehirn und Rückenmark ein stützendes Netzwerk für die Nervenzellen. Nach einer Verletzung von Nervengewebe bilden Astrozyten einen narbigen Ersatz (Glianarbe).

Astrozyten stehen sowohl mit den Nervenzellen als auch mit den Blutkapillaren des ZNS in enger Verbindung und beeinflussen den Übergang von Stoffen aus dem Blut zu den Nervenzellen. Damit die empfindlichen Nervenzellen vor schädlichen Stoffen geschützt werden, lässt diese als **Blut-Hirn-Schranke** bezeichnete Barriere viele Substanzen wie z. B. Giftstoffe, Stoffwechselprodukte oder bestimmte Medikamente nicht passieren. Maßgeblich dafür, ob eine Substanz die Blut-Hirn-Schranke überwinden kann oder nicht, ist dabei die Lipophilie (Fettlöslichkeit) der Substanz: Hydrophile (also wasserlösliche) Stoffe können die Blut-Hirn-Schranke beim Gesunden in aller Regel kaum oder gar nicht passieren. Dagegen stellt die Blut-Hirn-Schranke für die meisten lipophilen Substanzen keine entscheidende Barriere dar.

> **PRAXISTIPP**
> **Blut-Hirn-Schranke**
>
> Auch bei der Wahl eines Medikaments hat die Blut-Hirn-Schranke Bedeutung. Einige Medikamente, etwa Narkotika, müssen ins Gehirn gelangen, um ihre Wirkung zu entfalten. Für andere Arzneimittel hingegen ist (z. B. krampflösenden Medikamenten) ist dieser Effekt unerwünscht und erhöht nur das Risiko zentralnervöser Nebenwirkungen. Bei Fieber, Gehirn- oder Hirnhautentzündungen ist die Blut-Hirn-Schranke durchlässiger als normal.

Oligodendrozyten (oligo = wenig) bilden im ZNS die Markscheiden (➤ Kap. 8.2.3). Im peripheren Nervensystem entsprechen ihnen die Schwann-Zellen, die dort die elektrische Isolierung übernehmen.

Astrozyten und Oligodendrozyten werden auch als **Makrogliazellen** bezeichnet.

Mikrogliazellen (micro = klein) sind kleine, bewegliche Zellen. Sie wehren im ZNS Krankheitserreger durch Phagozytose (➤ Abb. 3.22) ab und werden deshalb auch „Gehirn-Makrophagen" genannt (auch ➤ Kap. 5.2.2).

Ependymzellen (ependym = Oberkleid) kleiden in einer einlagigen Zellschicht die Hohlräume in Gehirn und Rückenmark aus (Liquorräume, ➤ Kap. 8.17.5).

8.2.3 Markscheiden

Bei den peripheren Nerven wird jedes Axon schlauchartig von speziellen Gliazellen, den **Schwann-Zellen,** umhüllt (➤ Abb. 8.4).

Axon und umgebende Schwann-Zelle bezeichnet man als **Nervenfaser.** Etwa bei einem Drittel aller Nervenfasern wickelt sich die Schwann-Zelle mehrfach um das Axon herum und bildet eine dickere Hülle aus einem Fett-Eiweiß-Gemisch, das **Myelin.** Diese schützende Myelinummantelung wird **Markscheide** (Myelinscheide) genannt. Im Querschnitt ähnelt eine solche Nervenfaser einem Draht, der von einer Isolierung umgeben ist. Durch diese elektrische Isolierung erhöht sich die Übertragungsgeschwindigkeit für ausgehende Nervensignale.

Axone, bei denen eine hohe Leitungsgeschwindigkeit erforderlich ist – weil sie z. B. blitzschnelle Reaktionen in Gefahrenmomenten vermitteln –, müssen eine gute elektrische Isolation aufweisen: Sie haben eine dicke Myelinschicht und werden deshalb als **markhaltige Nervenfasern** bezeichnet (➤ Abb. 8.5). Die meisten Nervenfasern, bei denen die Leitungsgeschwindigkeit nicht so entscheidend ist – z. B. bei der Steuerung der inneren Organe –, besitzen eine weniger gute Isolierung und heißen deshalb **marklose Nervenfasern.**

Auch im ZNS wird Myelin von besonderen Gliazellen, in diesem Fall den **Oligodendrozyten,** gebildet. Dies ist grundsätzlich vergleichbar mit den Verhältnissen im peripheren Nervensystem.

Der Grund für die höhere Übertragungsgeschwindigkeit markhaltiger Nervenfasern liegt in ihren verbesserten elektrischen Eigenschaften. Wie ➤ Abb. 8.4 und ➤ Abb. 8.9 zeigen, haben markhaltige Nervenfasern nur für jeweils sehr kurze Abschnitte ihren normalen, „dünnen" Durchmesser: Diese Bereiche werden **Ranvier-Schnürringe** genannt. Nur an diesen Stellen tritt das elektrische Nervensignal mit der umgebenden Interzellularsubstanz in Kontakt, was verhältnismäßig viel Zeit beansprucht.

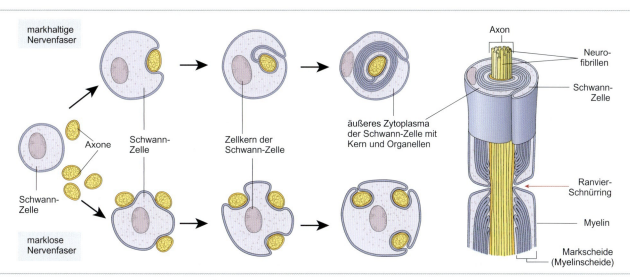

Abb. 8.5 Schnitt durch eine markhaltige Nervenfaser. Das Axon ist von einer dicken Isolierschicht umgeben, die von der Schwann-Zelle gebildet wird. Rechts ist dargestellt, wie sich die Schwann-Zelle im Laufe der Nervenreifung zunächst an das Axon anlegt, es dann umwickelt und letztlich durch mehrere Lagen ihrer Zellmembran die Myelinscheide bildet. [L190]

In den dazwischenliegenden myelinisierten Abschnitten – die wie elektrische Isolierungen wirken – entfällt der Kontakt zwischen elektrischem Signal und Umgebung, sodass sich das Signal in großen Sprüngen direkt auf den nächsten Ranvier-Schnürring ausbreitet. Auf diese Weise wird Leitungszeit eingespart, die Erregung „springt" von Schnürring zu Schnürring. Man spricht von **saltatorischer Erregungsleitung** (saltatorisch = sprunghaft, auch ➤ Kap. 8.4.1).

Zum Zeitpunkt der Geburt sind beim Menschen nur wenige Bereiche im Nervensystem myelinisiert. Die Ausbildung der Markscheiden erstreckt sich über die gesamte Kindheit.

Nervenverletzungen im peripheren Nervensystem

Wenn ein Nerv mit seinen Axonen und Markscheiden verletzt wird, die dazugehörigen Zellkörper aber intakt bleiben, bilden die Schwann-Zellen unter günstigen Wundverhältnissen eine neue Markscheide. Diese ermöglicht als Leitschiene eine erneute Aussprossung des Axonstumpfes und damit eine Regeneration des Axons. Die maßgebliche Frage dieser **Nervenläsionen** ist der Schweregrad der Verletzung. Bei der sogenannten **Neurapraxie** kommt es zu keiner anatomischen Unterbrechung und somit auch zu einer spontanen Rückbildung aller Symptome. Die **Axonotmesis** beschreibt eine Schädigung mit erhaltener Hülle, wohingegen bei der **Neurotmesis** der komplette Nerv durchtrennt ist und für sofortige motorische und sensible Ausfälle sorgt. Therapeutisch kann versucht werden, mit einer mikrochirurgische Nervennaht die Nerven zu verbinden.

Nervenverletzungen im ZNS

Im ZNS hingegen ist eine Durchtrennung von Axonen (etwa bei einer traumatisch bedingten Rückenmarksverletzung) bisher irreparabel. Neue Forschungsergebnisse lassen aber hoffen, dass die Regeneration von Axonen in der Zukunft gefördert und in die „richtige Bahn" gelenkt werden kann. Alle Therapieansätze sind jedoch noch im tierexperimentellen Stadium.

Spinaler Schock

Ein spinaler Schock kann im Rahmen einer Verletzung des Rückenmarks mit plötzlichem Ausfall von vegetativen, motorischen und sensorischen Funktionen eintreten (➤ Kap. 13.5.6).

8.2.4 Nervenfasern und Nerven

Ein Axon und seine zugehörige Myelinscheide werden **Nervenfaser** genannt. Wie erwähnt, heißen Nervenfasern, die vom ZNS zur Peripherie ziehen, efferente Nervenfasern. Versorgen diese einen Skelettmuskel, heißen sie auch **motorische Nervenfasern.** Umgekehrt heißen zum ZNS ziehende Nervenfasern afferente Fasern. Leiten sie Informationen von Sinneszellen oder -organen, heißen sie auch **sensible** oder **sensorische** Nervenfasern.

Bündel von mehreren parallel verlaufenden Nervenfasern, die gemeinsam in eine Bindegewebshülle eingebettet sind, bilden im peripheren Nervensystem einen **Nerv.** Ein Nerv kann sich in seinem Verlauf mehrere Male aufteilen oder sich auch mit anderen Nerven vereinigen. Während eine Nervenfaser im peripheren Nervensystem immer nur motorisch oder sensibel sein kann, enthalten Nerven häufig sowohl motorische als auch sensible Fasern (= gemischte Nerven).

8.2.5 Weiße und graue Substanz

Myelin erscheint makroskopisch weiß. Die Bereiche im ZNS, in denen die markhaltigen Nervenfasern verlaufen – im Gehirn **Bahnen** genannt –, werden deshalb als **weiße Substanz** bezeichnet. Eine größere Ansammlung von eng beieinander liegenden Nervenzellkörpern mit ihren Dendriten – im Gehirn als **Kerne** oder **Rindenfelder** bezeichnet – erscheint dagegen grau und wird entsprechend **graue Substanz** genannt (auch ➤ Abb. 8.22).

8.2.6 Strukturerkrankungen des Nervengewebes

Für die ungestörte Ausbreitung von Informationen sind die Markscheide und ein intaktes Axon von zentraler Bedeutung. Pathologische Prozesse können zu Schädigungen der Axone sowie zu Zerstörung der Myelinschicht führen und resultieren in krankhafter Erregungsleitung.

Polyneuropathien

Nicht wenige Patienten im mittleren oder höheren Lebensalter leiden unter zunehmenden Missempfindungen an Armen und Beinen (Brennen und Kribbeln vor allem nachts) sowie strumpf- und handschuhförmigen distalen Sensibilitätsstörungen. Einige zeigen auch eine Unsicherheit in der Beinmotorik mit zunehmenden schlaffen Lähmungserscheinungen, die zu Stürzen führen können. Muskelschmerzen und vegetative Störungen bis hin zu Blasen- und Mastdarmentleerungsstörungen (Inkontinenz) sind seltener.

Zugrunde liegt oft eine **Polyneuropathie** (PNP), bei der ohne Verletzung an vielen verschiedenen Stellen des peripheren Nervensystems Axone degenerieren oder sich Markscheiden auflösen. Die häufigsten Ursachen sind Alkoholmissbrauch, Diabetes mellitus (diabetische Polyneuropathie, ➤ Kap. 15.2.4) und Vitaminmangel (vor allem Vitamin-B_{12}- und Folsäuremangel), aber auch Medikamente, Tumoren und Infektionen.

Der Ausprägungsgrad und das weitere Fortschreiten einer Polyneuropathie lassen sich durch Bekämpfung der zugrunde liegenden Ursache eingrenzen – also z. B. durch konsequente Blutzuckereinstellung, strikten Alkoholverzicht oder hochdosierte Vitamingabe.

KRANKHEIT/SYMPTOM

Diabetischer Fuß

Eine häufige und schwere Komplikation der diabetischen Polyneuropathie ist der diabetische Fuß. Hierbei leidet der Patient an Missempfindungen sowie an einem veränderten bis aufgehobenen Schmerzempfinden. Verhärtete Hautveränderungen und Substanzdefekte der Haut (Ulkus) sind häufig erkennbar. Drückende Schuhe, Verletzungen oder zu heiße Wassertemperaturen werden oftmals nicht wahrgenommen.

8.3 Funktionen des Neurons

8.3.1 Grundelement der Informationsverarbeitung

Die Fähigkeit von Neuronen, Informationen in Form von elektrischen Signalen aufzunehmen, zu verarbeiten und weiterzuleiten, beruht auf elektrischen und biochemischen Vorgängen.

Man unterscheidet an jedem Neuron einen Abschnitt, der Signale empfängt („Eingangsseite": Dendriten und Zellkörper), und einen Abschnitt, der überwiegend Signale an andere Zellen weitergibt („Ausgangsseite": Axon mit Endknöpfen). Die elektrischen Signale auf der Eingangsseite eines jeden Neurons ändern sich relativ langsam in Abhängigkeit davon, wie viele ankommende Synapsen aktiviert werden. Das **elektrische Potenzial** (das ist die elektrische Spannung gegen einen beliebigen Punkt außerhalb der Zelle; in der Neurophysiologie auch **Membranpotenzial** genannt) kann fein abgestuft verschiedene Werte annehmen, so wie der Wasserstand eines Flusses. Die Höhe (Amplitude) dieses Potenzials verändert sich also entsprechend der Anzahl und Stärke der über die Synapsen einlaufenden Impulse. Diese „Übersetzung" einer Reizstärke in eine ganz bestimmte Potenzialhöhe wird **Amplitudenmodulation** genannt.

Wenn das Potenzial am Zellkörper eine bestimmte Schwelle überschreitet, dann wird am Axonhügel (also an der Ausgangsseite des Neurons) schlagartig ein **Aktionspotenzial** ausgelöst. Aktionspotenziale entstehen nach dem **Alles-oder-Nichts-Prinzip** und sind mit kurzen, blitzartigen elektrischen Impulsen vergleichbar. Die Information auf der Ausgangsseite des Neurons hat deswegen viele Ähnlichkeiten mit der digitalen Technik, wie sie in Computer Anwendung findet. Auch dort gibt es nur zwei Schaltzustände (ein oder aus = alles oder nichts). Entsprechend der Höhe der Reizstärke entsteht an der Ausgangsseite des Neurons eine bestimmte Anzahl von Aktionspotenzialen, d. h., die Stärke des Reizes wird durch die aufnehmende Nervenzelle in eine bestimmte Aktionspotenzialfrequenz übersetzt, man spricht von **Frequenzmodulation.** Wenn das Aktionspotenzial an den Synapsen der axonalen Endknöpfe angelangt ist, dann aktiviert die Synapse (wie weiter unten ausführlich beschrieben) die Eingangsseite des nächsten Neurons.

Der Grund für diese umständliche Umformung von der fein abgestuften Signalform in die digitale Ein- oder Aus-Signalform in jedem Neuron liegt in den unterschiedlichen Aufgaben, die den beiden Zellabschnitten zukommen: Die Eingangsseite muss meist viele eingehende Signale zusammenführen und verarbeiten **(integrie-** **ren);** dazu eignen sich fein abstufbare Signale am besten. Die Aufgabe der Ausgangsseite hingegen ist es, die Signale z. T. über sehr weite Strecken **sicher zu übertragen.** Sehr gut dazu eignen sich die Aktionspotentiale als „primitive" Ein- oder Aus-Signale, weil diese Art der Information sehr sicher auch über weite Entfernung übertragen werden kann. Ein anderes Beispiel mag dies zusätzlich illustrieren: Will man sich von einem Berggipfel zum anderen verständigen, eignen sich dazu Rauchzeichen (= Ein-Aus-Signal) viel besser als die fein regulierbare menschliche Stimme.

8.3.2 Ruhepotenzial

Damit ein Neuron Informationen in elektrische Impulse übersetzen kann, braucht es mindestens zwei verschiedene Zustände: einen Ruhezustand („Aus") und einen Aktionszustand („Ein"). Dem Ruhezustand entspricht bei der Nervenzelle das **Ruhepotenzial** (➤ Abb. 8.6, ➤ Abb. 8.7 und ➤ Abb. 8.8) Im Ruhezustand ist das Membranpotenzial also keineswegs aufgehoben (gleich Null), sondern es besteht an der Plasmamembran des Neurons eine Spannung von etwa 70 mV (Millivolt; Volt = Einheit der Spannung; handelsübliche Batterie = 1,5 V = 1.500 mV), wobei das Zellinnere gegenüber dem Extrazellulärraum negativ geladen ist (man schreibt deshalb –70 mV). Dieses Membranpotenzial wird durch unterschiedliche Ionenkonzentrationen innerhalb und außerhalb der Zelle und damit mittelbar durch die Natrium-Kalium-Pumpe (➤ Kap. 3.5.8) aufrechterhalten.

Wie in ➤ Kap. 3 bereits besprochen, sind die einzelnen Ionen sehr ungleich zwischen Intrazellulärraum und Extrazellulärraum verteilt. Durch diese Konzentrationsunterschiede entstehen **Diffusionskräfte** (➤ Kap. 3.5.4), die z. B. Kalium-Ionen (K^+) durch die Zellmembran nach außen und Natrium-Ionen (Na^+) ins Zellinnere hinein treiben, insoweit die Zellmembran für die genannten Ionen zumindest minimal durchlässig ist.

In diesem Punkt unterscheiden sich Neurone von anderen Zellarten, die für Ionen viel weniger permeabel sind. Im Ruhezustand sind Neurone etwa 10-mal durchlässiger für Kalium-Ionen als für Natrium-Ionen. Für negativ geladene Phosphat-Ionen und Eiweiße im Zellinneren ist die Neuronenmembran **nicht** durchlässig.

Die vergleichsweise hohe Durchlässigkeit (in der Physiologie auch **Leitfähigkeit**) für Kalium-Ionen lässt infolge der Diffusionskraft positiv geladene Kalium-Ionen durch die Zellmembran nach außen strömen, sodass sich dort positive Ladungen anhäufen. Im Zellinneren dagegen entsteht ein Mangel an positiven Teilchen, sodass dort die negative Ladung überwiegt: Eine elektrische Ladungsdifferenz, Ruhe(membran)potenzial genannt, ist entstanden. Es beträgt, wie erwähnt, etwa 70 mV (Millivolt).

Der Ausstrom von Kalium-Ionen im Ruhezustand begrenzt sich allerdings selbst: Der zunehmende negative Ladungsüberschuss an der Zellmembran-Innenseite wirkt schließlich einem weiteren Ausstrom von Kalium-Ionen entgegen, da mit steigendem elektrischen Ungleichgewicht ein Kalium-Ionen-Rückstrom einsetzt. Schließlich stellt sich ein Gleichgewichtszustand ein, bei dem der Kaliumausstrom genauso groß ist wie der Kaliumeinstrom, das sog. **Gleichgewichtspotenzial.**

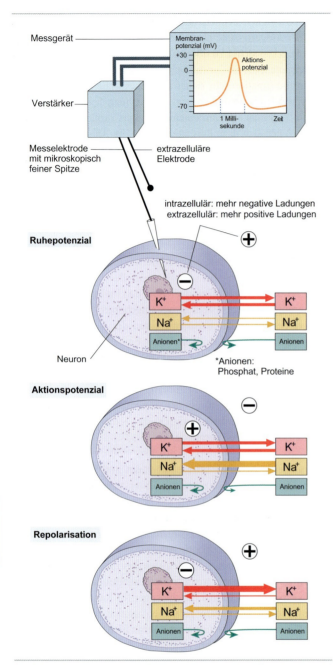

Abb. 8.6 Ladungsverschiebung im Verlauf eines Aktionspotenzials. Während des Ruhepotenzials ist das Zellinnere negativ gegenüber dem Außenraum geladen. Das Ruhepotenzial ist vorwiegend ein Kaliumdiffusionspotenzial. Durch Öffnung der Natriumkanäle strömt Na$^+$ in die Zelle hinein, führt zur Ladungsumkehr und Bildung eines Aktionspotenzials. Am Höhepunkt dieser Ladungsumkehr nimmt die Membranleitfähigkeit für Na$^+$ plötzlich wieder ab. Gleichzeitig kommt es zu einem verstärkten Kaliumausstrom: Die Ladungsverhältnisse kehren sich wieder um (Repolarisation). [L190]

8.3.3 Generatorpotenzial

In ➤ Kap. 8.3.1 wurde gesagt, dass immer dann ein Aktionspotenzial ausgelöst wird, wenn das Membranpotenzial einen bestimmten Wert, den Schwellenwert, erreicht. Doch wie kommt es dazu? Wenn die Synapsen, die sich auf den Dendriten und dem Zellkörper befinden, aktiv werden, dann ändern sie das Membranpotenzial ihrer Empfängerzelle. Manche Synapsen schwächen das Ruhepotenzial ab (man spricht von **Depolarisation,** ➤ Abb. 8.8), andere verstärken es, senken es also weiter ab (**Hyperpolarisation**). Die meisten Nervenzellen haben beide Typen von Synapsen auf ihrem Dendritenbaum und fast immer werden – wenn die Eingangssynapsen aktiv sind – beide Typen mehr oder weniger gleichzeitig aktiviert. Nur wenn der Effekt überwiegend in Richtung Depolarisation geht, kann es zur Auslösung eines Aktionspotenzials kommen. Solange das Nettomembranpotenzial noch nicht den Schwellenwert erreicht hat, spricht man vom **Generatorpotenzial.**

8.3.4 Aktionspotenzial

Neben dem Ruhemembranpotenzial als Ruhezustand („Aus") stellt das **Aktionspotenzial** den zweiten Schaltzustand („Ein") der Nervenzelle dar (➤ Abb. 8.6). Es kommt folgendermaßen zustande:

In die Membran von Axonhügel und Axon sind spezielle **Natrium-Ionenkanäle** eingelagert, die bei einer bestimmten Spannung zwischen Zellinnerem und Extrazellulärraum für die Natrium-Ionen schlagartig durchlässig werden (➤ Abb. 8.7, ➤ Abb. 8.8).

Depolarisation

Wenn der Axonhügel depolarisiert wird, öffnen sich die Natrium-Ionenkanäle 1 Millisekunde lang, und die vorher nur sehr geringe Leitfähigkeit der Nervenzellmembran für Na$^+$-Ionen nimmt explosionsartig um mehr als das Hundertfache zu. Aufgrund des Konzentrationsgefälles (im Zellinneren sind nur wenig Na$^+$-Ionen vorhanden) und der negativen Ladung im Zellinneren setzt sofort ein starker **Na$^+$-Einstrom** in die Zelle ein. Die Ladungsverhältnisse kehren sich hierdurch in der Depolarisationsphase um: Jetzt überwiegt an der Innenseite der Membran für sehr kurze Zeit die positive Ladung, sie beträgt + 30 mV. Damit ist das Aktionspotenzial entstanden. Es kann nun über das Axon an andere Zellen weitergeleitet werden, kann jedoch nicht zurückschlagen, da Zellkörper und Dendriten keine Na$^+$-Ionenkanäle enthalten. Diese Ventilfunktion ist sehr wichtig für die neuronale Informationsverarbeitung.

Repolarisation

Damit sich nach einer solchen Signalgebung der Ruhezustand rasch wieder einstellen kann, nimmt die Leitfähigkeit der Zellmembran für Na$^+$-Ionen am Höhepunkt einer Depolarisation rasch wieder ab und die Leitfähigkeit für K$^+$-Ionen steigt für kurze Zeit sehr stark an. Der Na$^+$-Einstrom in die Zelle wird dadurch gestoppt, und K$^+$-Ionen strömen aus der Zelle. Durch diesen verminderten Einstrom von Natrium bei gleichzeitig verstärktem Ausstrom von Kalium überwiegt an der Innenseite der Membran bereits nach 1 Millisekunde wieder die negative Ladung. Der ursprüngliche Zustand, das Ruhepotenzial, ist wieder hergestellt. Dieser Vorgang heißt **Repolarisation.**

8.4 Zusammenarbeit von Neuronen

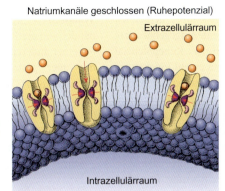
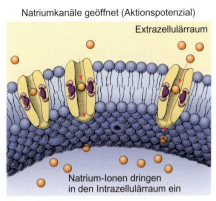

Abb. 8.7 Modellvorstellung der sich ändernden Leitfähigkeit von Nervenzellmembranen. Während des Ruhepotenzials sind die Natrium-Ionenkanäle verschlossen; die Membranleitfähigkeit für Natrium ist gering. Weiten sich die Ionenkanäle, indem sich die dreidimensionale Struktur des den Ionenkanal begrenzenden Tunnelproteins (> Kap. 3.2.2) ändert, so vergrößert sich die Membranleitfähigkeit, etwa beim Aktionspotenzial für Natrium. [L190]

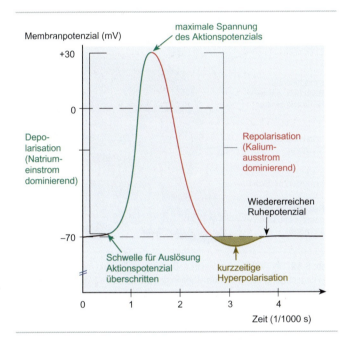

Abb. 8.8 Zeitlicher Ablauf des Aktionspotenzials [L190]

Verantwortlich für die rasche Depolarisation beim Aktionspotenzial ist ein Anstieg der Na$^+$-Leitfähigkeit, während für die Repolarisation eine Erhöhung der K$^+$-Leitfähigkeit maßgeblich ist.

8.3.5 Refraktärperiode

Während und unmittelbar nach dem Ablauf eines Aktionspotenzials ist die Zellmembran und damit die Nervenzelle nicht erneut erregbar. In dieser als **Refraktärperiode** (Refraktärzeit, Refraktärphase) bezeichneten Zeit können einwirkende Reize oder eintreffende Erregungsimpulse aus vorgeschalteten Nervenzellen kein weiteres Aktionspotenzial auslösen. Die biochemische Grundlage der Refraktärperiode sind die Natrium-Ionenkanäle: Sie schließen sich kurze Zeit nach Beginn des Aktionspotenzials selbstständig und sind dann für eine gewisse Zeit nicht aktivierbar. Die Refraktärperiode stellt einen „Filter"-Mechanismus dar, der die Nervenzelle vor einer Dauererregung schützt und Erregungen nur in genau vorgegebenen Abständen zulässt: Von den auf eine Nervenzelle einströmenden Impulsen können nur diejenigen zu einer Erregung führen, die außerhalb der Refraktärperiode eintreffen. Außerdem bildet die Refraktärperiode einen weiteren Ventilmechanismus, indem sie das „Zurücklaufen" von Aktionspotenzialen auf den Axonen verhindert.

8.3.6 Ionenkanäle und Gedächtnis

Die Ionenkanäle spielen auch beim **Speichern von Informationen** (Gedächtnis) eine wichtige Rolle. Sie können sich nämlich nicht nur zeitlich befristet, sondern unter bestimmten Bedingungen auch längerfristig verändern und so Informationen festhalten.

Diese Erkenntnisse wurden z. B. aus Versuchen mit Meeresschnecken gewonnen. Trifft ein leicht schmerzhafter Reiz, z. B. ein Wasserstrahl, den Kopf der Schnecke, zieht das Tier sofort die Kiemen zurück und schützt sich so vor der vermuteten Gefahr. Aber nach etwa zehn Wasserstrahlreizen lässt sich der Kiemenrückziehreflex für etwa eine Stunde nicht mehr auslösen. Die Schnecke hat sich an den Reiz gewöhnt und diese Information im Kurzzeitgedächtnis gespeichert. Sie kümmert sich nicht mehr um den Wasserstrahl, da er offenbar nicht schadet. Während dieses Lernvorgangs haben sich Ionenkanäle in den Neuronen messbar verändert, sodass keine Aktionspotenzialbildung mehr möglich ist. Erst nach einigen Stunden ohne erneute Wasserstrahlreizung sind diese Ionenkanalveränderungen nicht mehr zu beobachten; die Erinnerungen im Gedächtnis der Meeresschnecke sind damit gelöscht. Dementsprechend zieht sie bei erneuter Reizung wieder die Kiemen ein.

Ähnliche Mechanismen dürften auch beim **Lernen** eine Rolle spielen: So ist aus der täglichen Erfahrung geläufig, dass häufige Wiederholungen ein erfolgreiches Lernen unterstützen und dass längere Pausen das „Vergessen" beschleunigen.

8.4 Zusammenarbeit von Neuronen

8.4.1 Fortleitung von Nervensignalen

Damit Informationen in Form von Aktionspotenzialen übermittelt werden können, müssen sie vom Reizort an der Nervenzellmembran, wo sie entstehen, fortgeleitet werden. Der Membranabschnitt, an dem ein Aktionspotenzial besteht, hat gegenüber dem noch nicht erregten benachbarten Membranbezirk eine entgegengesetzte elektrische Ladung (Aktionspotenzial = + 30 mV, Ruhepotenzial = –70 mV). Diese Spannungsdifferenz führt zu einem Ionenstrom vom positiven in den negativen Bereich, also vom erregten zum nicht erregten Membranabschnitt. Durch diesen **elektrotonischen Stromfluss** (Stromfluss durch Ladungsausgleich) wird der (noch) nicht erregte Membranabschnitt bis zum Schwellenwert depolarisiert und ein Aktionspotenzial ausgelöst: Der Vorgang beginnt von Neuem. So pflanzt sich die Erregung immer weiter fort – das Aktionspotenzial „wandert" über das Axon (zur Erinnerung: Das Aktionspotenzial kann nur in eine Richtung wandern, da die gerade zuvor erregten Membranabschnitte noch nicht wieder erregbar sind).

Diese **kontinuierliche Erregungsausbreitung** (➤ Abb. 8.9), wie sie in marklosen Nervenfasern zu beobachten ist, ist mit ca. 0,5–3 m/s verhältnismäßig langsam, da an jeder Stelle der Axonmembran ein Aktionspotenzial entsteht. Die immer wieder neue Auslösung eines Aktionspotenzials ist aber notwendig, weil das Signal bei rein elektrotonischer (kabelartiger) Ausbreitung mit zunehmender Entfernung immer schwächer werden und schließlich versiegen würde.

Bei markhaltigen Nervenfasern fließen die oben genannten Ionenströme mit sehr geringem Verlust von Schnürring zu Schnürring. Nur im Bereich der Schnürringe wird die Zellmembran depolarisiert und ein Aktionspotenzial ausgelöst. Das Aktionspotenzial „springt" also von Schnürring zu Schnürring, weshalb diese Form der Erregungsausbreitung **saltatorische Erregungsleitung** genannt wird. Sie ist mit 120 m/s sehr schnell.

8.4.2 Erregungsüberleitung an den Synapsen

Damit Informationen ausgetauscht werden können, reicht es nicht aus, dass die Erregungsimpulse entlang den Fortsätzen einer einzelnen Nervenzelle fortgeleitet werden, sondern es muss auch eine Übermittlung an andere Zellen stattfinden. Dies geschieht an besonderen Verbindungsstellen zwischen benachbarten Zellen, den **Synapsen** (➤ Abb. 8.10). Synapsen verbinden Nervenzellen miteinander – in der Regel das Axon einer Nervenzelle mit dem Dendriten einer anderen Zelle. Synapsen können aber auch Nervenzellen mit quer gestreiften Muskel- oder Drüsenzellen verbinden (➤ Abb. 8.11). Die synaptische Verbindung zwischen Axon und quer gestreifter Muskelzelle wird motorische Endplatte genannt (➤ Kap. 6.3.4 und ➤ Abb. 8.12).

Eine Synapse besteht aus drei Anteilen:
- Dem **präsynaptischen Neuron** (prä = vor): Wie bereits beschrieben, enthält ein am Ende vielfach verzweigtes, knopfför-

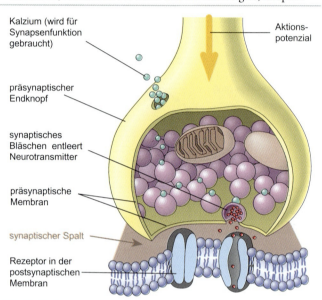

Abb. 8.10 Der Aufbau einer Synapse. Die Erregung bewirkt mithilfe von Kalzium die Ausschüttung des im Ruhezustand in den synaptischen Bläschen gespeicherten Neurotransmitters in den synaptischen Spalt. Auf der postsynaptischen Membran finden sich Rezeptoren, an die sich der Transmitter anheftet. [L190]

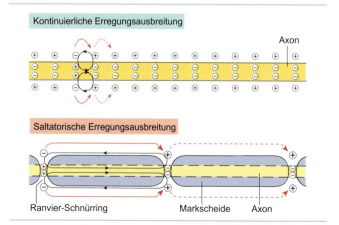

Abb. 8.9 Oben kontinuierliche Erregungsausbreitung einer marklosen Nervenzelle, unten saltatorische Erregungsausbreitung einer markhaltigen Nervenzelle (Schema). Die grauen Pfeile bezeichnen den elektrotonischen Stromfluss, die roten die Fortbewegung des Aktionspotenzials. [L190]

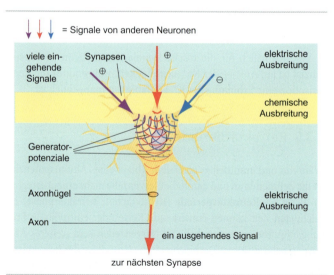

Abb. 8.11 Erregungsleitung durch Nerven. Die am Axon elektrisch fortgeleitete Erregung wird an der Synapse chemisch übertragen. An der Membran des nachgeschalteten Neurons werden die eingegangenen Informationen dann wieder elektrisch weitergeleitet. [L190]

mig aufgetriebenes Axon die synaptischen Bläschen mit den Neurotransmittern.
- Der nachgeschalteten **postsynaptischen Zelle** (post = nach) mit der **postsynaptischen Membran;** diese beinhaltet die Rezeptoren für die Transmitter.
- Dem **synaptischen Spalt** zwischen der präsynaptischen und der postsynaptischen Zelle; dieser Spalt ist mit Extrazellulärflüssigkeit gefüllt und nur 0,02 µm weit.

Was passiert im synaptischen Spalt?

Ein Erregungsimpuls trifft an den Endaufzweigungen des präsynaptischen Axons ein. Dort verschmelzen die Transmitterbläschen nach dem Einströmen von Kalzium-Ionen mit der präsynaptischen Membran, wobei sich der Inhalt – der **Neurotransmitter** – in den synaptischen Spalt ergießt. Die Neurotransmittermoleküle passieren innerhalb einer tausendstel Sekunde den synaptischen Spalt

und binden sich an die **Rezeptoren** der postsynaptischen Membran. Diese Rezeptoren sind jeweils an Ionenkanäle gekoppelt, die durch die Bindung des Neurotransmitters verändert, d. h. für bestimmte Ionenarten durchlässig werden. Durch diese Veränderung der Durchlässigkeit, d. h. der Leitfähigkeit der postsynaptischen Membran, entsteht ein bestimmtes **postsynaptisches Potenzial** (➤ Abb. 8.13).

Nach der Reaktion mit dem Rezeptor wird der Neurotransmitter rasch inaktiviert, entweder durch enzymatischen Abbau oder durch Rücktransport in den präsynaptischen Endknopf.

Je nach Art des Neurotransmitters und des Rezeptortyps können unterschiedliche Effekte an der postsynaptischen Membran eintreten.

8.4.3 Übersicht über die Neurotransmitter

Neurotransmitter wirken entweder **erregend** (exzitatorisch) oder **hemmend** (inhibitorisch) auf die postsynaptische Membran. Es gibt zahlreiche verschiedene Neurotransmitter. Zu den wichtigsten zählen:
- Acetylcholin
- Die Katecholamine Dopamin, Noradrenalin und Adrenalin
- Serotonin

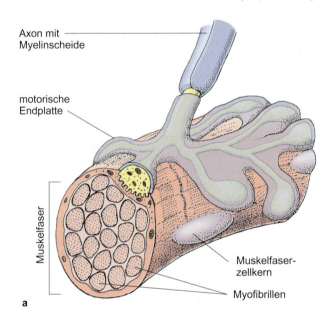

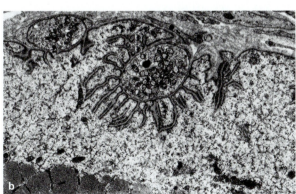

Abb. 8.12 Die motorische Endplatte. Ein motorischer Nerv verzweigt sich in mehrere synaptische Endknöpfe, die mit einer Muskelfaser mehrere motorische Endplatten bilden. Im Bereich der synaptischen Endknöpfe findet man vermehrt Mitochondrien, weil der chemische Übertragungsvorgang energieverbrauchend ist. [Foto: M375; Zeichnung: L190]

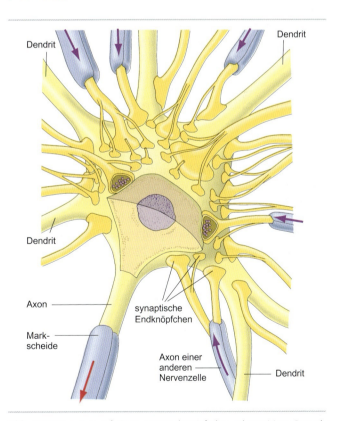

Abb. 8.13 Synapsen auf einem Neuron (vereinfachte, schematisierte Darstellung). Die Oberfläche des Nervenzellleibes ist fast vollständig mit synaptischen Endknöpfen bedeckt, wobei jeweils mehrere aus einem Axon entspringen. Viele erregende und hemmende Synapsen beeinflussen die Membranleitfähigkeit der postsynaptischen Membran. (Zuleitende Dendriten und ableitendes Axon sind abgeschnitten. Sie würden bei dieser Vergrößerung weit über den Rand des Buches hinausreichen.) [L190]

- Gamma-Aminobuttersäure
- Glycin und Glutamat
- Verschiedene Neuropeptide

Als mögliche Transmitter werden auch das Histamin und die Prostaglandine diskutiert, Stoffe also, die bisher v. a. als Mediatoren innerhalb des Entzündungsprozesses bekannt waren (➤ Kap. 1.11.3).

Synthese der Neurotransmitter

Fast alle Neurotransmitter sind Aminosäuren (Glycin, Glutamat) oder von Aminosäuren abgeleitet. Der Körper stellt sie aus den Eiweißbausteinen in der Nahrung selbst her. Nimmt z. B. eine Nervenzelle die Aminosäure Tyrosin aus dem Blut auf, so wandelt das Neuron Tyrosin in Dopamin und Noradrenalin um; aus der Aminosäure Tryptophan kann Serotonin aufbaut werden.

Früher nahm man an, dass jedes Neuron nur einen einzigen Neurotransmitter bildet. Heute weiß man, dass viele Neurone neben dem konventionellen Transmitter noch einen sogenannten **Kotransmitter** enthalten, der immer ein Neuropeptid ist. Die gemeinsame Freisetzung beider Substanzen heißt Kotransmission. Der Sinn der Kotransmission liegt wahrscheinlich in einer Art Arbeitsteilung, bei welcher der eine Transmitter die schnelle synaptische Übertragung übernimmt, während der andere für Langzeiteinstellungen der Erregbarkeit verantwortlich ist. Diese Funktion wird als synaptische Modulation (**Neuromodulation**) bezeichnet, sie spielt bei Lernvorgängen eine wesentliche Rolle.

Neurotransmitter – klinisch relevant!

Neurotransmitter sind kleine Moleküle mit zentraler Bedeutung für die schnelle synaptische Erregungsübertragung im gesamten Nervengewebe. Sie sind in Vesikeln in den axonalen Endigungen (präsynaptisch) gespeichert und werden beim Eintreffen eines Aktionspotenzials freigesetzt, um dann auf ihren Rezeptor in der postsynaptischen Membran zu wirken, teilweise mit ihren jeweiligen Kotransmittern interagierend (siehe Synthese der Neurotransmitter).

Störungen im System der für die Steuerung unseres Befindens und Verhaltens unabdingbaren Neurotransmitter haben gravierende Auswirkungen auf unser physisches und psychisches Wohlergehen. Ein Mangel oder eine Gleichgewichtsverschiebung führen zu den unterschiedlichsten Beschwerden und zu der Entstehung neurologischer und psychiatrischer Krankheitsbilder.

Nicht nur die meisten **Drogen** (Heroin, LSD oder auch das „harmlose" Koffein) wirken über Beeinflussung der Neurotransmitter oder deren Rezeptoren; auch die für viele Patienten unentbehrlichen **Psychopharmaka** greifen in der Regel am Neurotransmitterstoffwechsel an und sind wichtige Therapiemethoden neurologischer Erkrankungen.

Eigenschaften der wichtigsten Neurotransmitter

Im Folgenden ein Überblick über die wichtigsten Neurotransmitter:

Glutamat Der wichtigste erregende (exzitatorischer) Neurotransmitter im zentralen Nervensystem ist die Aminosäure Glutamat. Durch die Wirkung an verschiedenen Rezeptoren hat Glutamat große Bedeutung für motorische Modulationen, die Vermittlung von Sinneswahrnehmungen sowie Lern- und Gedächtnisleistungen.

Gamma-Aminobuttersäure (GABA) Der wichtigste Gegenspieler von Glutamat ist die Gamma-Aminobuttersäure (GABA). Als bedeutendster hemmender (inhibitorischer) Neurotransmitter wirkt GABA auf Neurone im zentralen Nervensystem.

Glycin Diese Aminosäure ist ein weiterer wichtiger hemmender Neurotransmitter. Glycin wirkt insbesondere an Neuronen im Rückenmark und Hirnstamm und gilt dort als Gegenspieler von Glutamat.

Acetylcholin (ACh) Dies ist der klassische Neurotransmitter an der motorischen Endplatte und für die Auslösung von Muskelkontraktionen verantwortlich. Außerdem nimmt Acetylcholin eine wichtige Stellung im vegetativen Nervensystem ein und führt dort z. B. zu Bronchokonstriktion, Vasodilatation und vermehrter Drüsensekretion. Es wirkt grundsätzlich erregend auf die nachgeschalteten Strukturen. Der schnelle Abbau von Acetylcholin im synaptischen Spalt erfolgt enzymatisch durch die Acetylcholinesterase.

Serotonin Als Neurotransmitter wirkt Serotonin komplex im zentralen Nervensystem und beeinflusst emotionale Komponenten wie Angst und Aggressionen ebenso wie Sexualverhalten, Nahrungsaufnahme, Schlaf-Wach-Rhythmus, Körpertemperatur und die Wahrnehmung von Schmerzen.

Histamin Als Neurotransmitter im zentralen Nervensystem und als – insbesondere in Mastzellen vorkommendes – Gewebshormon besitzt Histamin eine Doppelfunktion. In seiner Funktion als Neurotransmitter beeinflusst Histamin die Ausschüttung anderer Neurotransmitter sowie autoregulatorisch die eigene Freisetzung aus histaminergen Neuronen. Seine Bedeutung liegt in der Steigerung der Denkfähigkeit, Wachheit, Aufmerksamkeit und Lernleistung. Als Gewebehormon hat Histamin eine zentrale Rolle im Rahmen allergischer Reaktionen (➤ Kap. 5.6.1).

(Pfeil-)Gift für die Synapsen

Curare ist das Pfeilgift der Indianer (➤ Abb. 8.14). Es wird aus verschiedenen Lianenarten gewonnen und für die Jagd genutzt. Im klinischen Alltag werden seine Abkömmlinge zur Muskelrelaxation im Rahmen einer Narkose eingesetzt. Sie blockieren kompetitiv die nikotinergen Acetylcholinrezeptoren an der motorischen Endplatte und verhindern die Depolarisation der postsynaptischen Membran. Nach Gabe dieser Medikamente muss der Patient beatmet werden.

Man unterscheidet zwei Gruppen – depolarisierende Muskelrelaxanzien wie z. B. Succinylcholin (Lysthenon®) und nichtdepolarisierende Muskelrelaxanzien wie z. B. Rocuronium (Esmeron®). Der Unterschied liegt allein in der Art der Verdrängung des Acetycholins von seinem Rezeptor. Dies geschieht in der nichtdepolarisierenden Gruppe ohne Aktivierung, wohingegen in der anderen Gruppe eine Depolarisierung und Daueraktivierung der Acetycholinrezeptoren stattfindet.

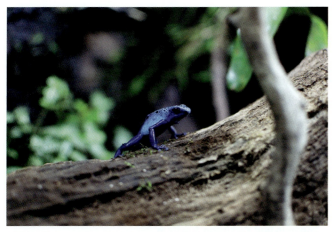

Abb. 8.14 Das Gift des Pfeilgiftfrosches wirkt ähnlich wie Curare, das zur Muskelrelaxierung bei Narkosen eingesetzt wird. [J787]

Die Wirkung der Curare-Abkömmlinge wird durch Gabe von Acetylcholinesterasehemmern (Neostigmin, Physostigmin) aufgehoben. Diese Medikamente hemmen umkehrbar (reversibel) den Acetylcholinabbau, wodurch die Acetylcholinkonzentration an der postsynaptischen Membran stark ansteigt und zu einer Verdrängung der Muskelrelaxanzien von den Rezeptoren der motorischen Endplatte führt.

PRAXISTIPP

Narkoseeinleitung im Rettungsdienst

Die beiden Gruppen der Muskelrelaxantien unterscheiden sich nicht nur in ihrem Wirkmechanismus, sondern insbesondere in ihrer Wirkdauer und der Möglichkeit zur Antagonisierung.
Succinylcholin hat den großen Vorteil einer relativ kurzen Wirkdauer über zwei bis drei Minuten, die fehlende Möglichkeit einer Antagonisierung durch Suggamadex oder Neostigmin ist dagegen ein großer Nachteil. Die schweren Nebenwirkungen von Succinylcholin führen dazu, dass es mehr und mehr nur noch für die Rapid Sequence Intubation (RSI) bei Notfallnarkosen als Standard gehandelt wird. Das nichtdepolarisierende Rocuronium findet aufgrund seinem geringen Nebenwirkungsspektrum und seinem ebenfalls sehr schnellen Wirkeintritt heutzutage häufig Verwendung bei der präklinischen Narkose.

Tödliche Insektizide

Das als Insektengift bekannte **E 605®** (Substanzname: Parathion) gehört in die Gruppe der Alkylphosphate und hemmt unumkehrbar (irreversibel) die Acetylcholinesterase, wodurch das Acetylcholin nicht mehr abgebaut werden kann. Die stark erhöhte Acetylcholinkonzentration an den motorischen Endplatten führt zu einer Dauererregung der Muskulatur mit Krämpfen und Bewusstseinseintrübung bis zu teilweise tödlichem Ausgang binnen kurzer Zeit.

MERKE

Klassische Symptomtrias Alkylphosphatintoxikation
- Miosis
- Bradykardie
- Speichelfluss

Eine Vergiftung mit E 605® tritt insbesondere im Rahmen suizidaler Absichten sowie bei gewerblichen Unfällen auf. Als Pestizid ist E 605® mittlerweile verboten.

Die Notfalltherapie besteht aus der sofortigen Gabe des Parasympatholytikums Atropin als Antidot. Die Dosierung erfolgt wirkungsabhängig, wobei der Speichelfluss als zuverlässiger Parameter für die Wirksamkeit der Therapie gilt.

ACHTUNG

Vorsicht bei Vergiftungen mit E 605®

Parathion ist ein Kontaktgift, das extrem leicht transdermal aufgenommen wird. Bei der Versorgung dieser Patienten ist der Eigenschutz von größter Bedeutung, da bereits die alleinige Berührung zu schweren gesundheitlichen Schäden führt!

Myasthenia gravis

Bei der **Myasthenia gravis,** einer Autoimmunerkrankung (➤ Kap. 5.6.2), besetzen und zerstören körpereigene Antikörper die nikotinischen Acetylcholinrezeptoren in der postsynaptischen Membran der motorischen Endplatte. Das Acetylcholin wird abgebaut, bevor es ausreichend wirksam werden kann, sodass es zu Lähmungserscheinungen der Muskulatur kommt. Je nach Ausprägung der neuromuskulären Übertragungsstörung leiden die Patienten unter schneller Ermüdbarkeit der Skelettmuskulatur bis hin zu Lähmungen der Atemmuskulatur. Die häufigste Ursache der Autoantikörperbildung bei der Myasthenia gravis ist eine Vergrößerung des Thymus (Thymushyperplasie) oder ein Tumor des Thymus (Thymom). Des Weiteren können verschiedene Medikamente eine Myasthenie induzieren. Im Rahmen einer Knochenmarktransplantation kann sich ebenfalls eine spezielle Form der Myasthenie entwickeln

ACHTUNG

Myasthenia gravis und Medikamente

Die medikamentöse Therapie einer Myasthenia gravis beruht auf der Hemmung der Acetylcholinesterase durch sogenannte Cholinesterase-Hemmstoffe wie z. B. Neostigmin oder Pyridostigmin (Mestinon®). Der verminderte Abbau resultiert in höheren Konzentrationen von Acetylcholin im synaptischen Spalt und bewirkt für eine gewisse Zeit eine Verbesserung der Muskelleistung.
Bei der Gabe von Benzodiazepinen ist durch den muskelrelaxierenden Effekt bei Patienten mit Myasthenia gravis höchste Vorsicht geboten. Es besteht die Gefahr einer Atemdepression!

Noradrenalin

Noradrenalin wirkt ebenfalls vorwiegend als erregender Neurotransmitter. Es wird vor allem in einem bestimmten Kerngebiet des Gehirns in der Nähe des 4. Hirnventrikels (➤ Kap. 8.17.5) gebildet. Von dort strahlen Nervenfasern weit bis in die gesamte Großhirnrinde aus. Über ihre Aktivität wird unser Aufmerksamkeits- und Wachheitsgrad reguliert, insbesondere auch die Anpassung an psychische Belastungen. Noradrenalin wird zudem zusammen mit Adrenalin als Hormon vom Nebennierenmark ausgeschüttet

(➤ Kap. 10.5.4). Ferner verwenden die efferenten Neurone des Sympathikus Noradrenalin (➤ Kap. 8.14.3) als Überträgerstoff. Ein Noradrenalin-Mangel an bestimmten zentralen Synapsen wird als eine mögliche Ursache von Depressionen angesehen (ebenso: Serotonin).

Serotonin

Serotonin wird vor allem von den Zellen des Hirnstammes und des Hypothalamus gebildet und erreicht, ähnlich wie Noradrenalin, mehrere andere Hirngebiete. Serotonin hat zahlreiche zentrale und periphere Wirkungen. So soll es die Körpertemperatur, den Schlaf und auch Aspekte unseres Gefühlslebens regeln.

Auffallend ist die chemische Verwandtschaft mit dem Rauschgift LSD, einer Droge, die Halluzinationen (Trugwahrnehmungen) erzeugt: Der Betroffene nimmt Dinge wahr, die in der Realität überhaupt nicht vorhanden sind; er hört z. B. Stimmen in einem absolut stillen Raum. Man vermutet, dass LSD serotoninabhängige Synapsen beeinflusst.

Neurotransmitter und Depression

Depressionen gehören zu den affektiven Störungen, bei welchen die Stimmung krankhaft verändert ist. Häufig werden sie von einer vegetativen Symptomatik begleitet. Eine Beeinträchtigung des Denkens sowie eine Antriebsstörung gehen ebenfalls oft mit einer Depression einher.

In Deutschland gehört die Depression zu den häufigsten Erkrankungen, für jeden Einzelnen von uns liegt das Risiko, einmal im Leben eine Depression zu erleiden, bei ungefähr 10 %. Die Erkrankungshäufigkeit (Prävalenz) liegt im Bereich von 12 bis 25 %.

Ein großes Problem ist die im Vergleich zu der Normalbevölkerung stark erhöhte Suizidrate der an einer Depression erkrankten Patienten! Zehn bis 15 % der Patienten begehen erfolgreich einen Suizid!

Ursachen

Die Ursache der Depression wird als multifaktoriell diskutiert; insbesondere aber ein **Mangel an Serotonin und Noradrenalin** wird laut der sogenannten Monoaminmangelhypothese als eine zugrunde liegende Mitursache für die Entstehung einer Depression angesehen. Außerdem spielen Störungen im Dopaminhaushalt mit daraus resultierenden Veränderungen der belohnenden Effekte eine Rolle.

Therapie

Die Therapie der Depression besteht in der Gabe von Antidepressiva, einer Gruppe von Medikamenten, die an verschiedenen Stellen in das Transmittersystem eingreifen und durch eine Erhöhung der Transmitterkonzentrationen im synaptischen Spalt stimmungsaufhellend wirken. Beispielhaft zu nennen sind Mirtazapin, Citalopram und Amitriptylin.

Dopamin

Der erregende Transmitter **Dopamin** wird vor allem in Teilen des Mittelhirns, der Substantia nigra (➤ Kap. 8.9.1), gebildet. Dopamin ist für eine normale Bewegungssteuerung unabdingbar. Außerdem spielt es bei vielen emotionalen und geistigen Reaktionen eine Rolle und hat Bedeutung für das „Belohnungs- und Lustsystem" unseres Gehirns, das uns in bestimmten Situationen mit positiven Gefühlen „versorgt".

Dopamin und Parkinson-Syndrom

> **MERKE**
> **Dopamin und Parkinson-Syndrom**
> Die häufigste neurologische Erkrankung des älteren Menschen überhaupt ist das **Parkinson-Syndrom**.

Die auch als Schüttellähmung oder Morbus Parkinson bezeichnete degenerative Erkrankung betrifft dopaminerge Neurone im Mittelhirn und ist durch einen fortschreitenden (progressiven) Verlauf sowie durch Bewegungsarmut und erhöhten Muskeltonus charakterisiert (➤ Abb. 8.15). In Deutschland ist der Morbus Parkinson mit einer Häufigkeit von 300.000 bis 400.000 Patienten eine sehr häufige neurologische Erkrankung, wobei der Erkrankungsbeginn im Bereich des 60. Lebensjahres gipfelt.

Eine Heilung ist nicht möglich, jedoch kann die medikamentöse Therapie die Beschwerden über längere Zeiträume hinweg mindern.

Ursachen
Anhand der Ursachen wird die Parkinson-Krankheit in drei Formen eingeteilt:

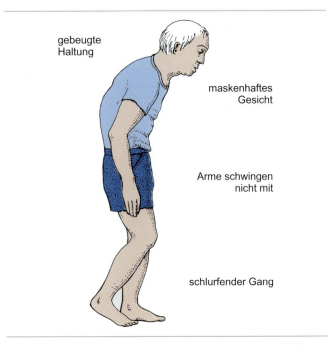

Abb. 8.15 Charakteristische Körperhaltung bei Morbus Parkinson [L190]

- Der **idiopathische Morbus Parkinson** ist die am häufigsten auftretende Form. Wie der Name bereits beschreibt, ist die Ursache der Neurodegeneration nicht erkennbar bzw. nicht nachgewiesen (idiopathisch). Besonders bei den über 65-Jährigen nimmt die Häufigkeit dieser Erkrankung stark zu.
- Die zweite Form ist die **nicht idiopathische Parkinson-Erkrankung.** Die Ursachen sind sehr vielfältig und schließen postinfektiöse und posttraumatische neurodegenerative Erkrankungsprozesse sowie eine vaskulär, toxisch, metabolisch oder selten familiär bedingte Degeneration ein.
- Eine Sonderform ist das **medikamenteninduzierte Parkinson-Syndrom.** Hierbei kommt es ohne degenerative Vorgänge im Mittelhirn des Patienten durch bestimmte Arzneimittel zu einer Verschiebung des Gleichgewichts zwischen hemmenden und erregenden Neurotransmittern mit der Symptomtrias der Parkinson-Krankheit.

Pathophysiologie und Symptomtrias

Die beim Morbus Parkinson zugrunde gehenden dopaminergen Neurone sind Bestandteil eines komplexen Verschaltungssystems, welches für die außerhalb der Pyramidenbahn gelegene (extrapyramidale) Kontrolle der Willkürmotorik zuständig ist. Durch den Untergang dieser Neurone entsteht ein **absoluter Dopaminmangel** mit Folge einer Gleichgewichtsverschiebung zwischen dem erregenden Neurotransmitter Glutamat und den hemmenden Neurotransmittern GABA und Dopamin. Die daraus resultierende fehlende Hemmung der auf Acetylcholin reagierenden Neurone (cholinerge Neurone) sowie die übermäßig starke Hemmung von motorischen Thalamuskernen führen zu einer typischen Symptomtrias:

- Die **Akinese** beschreibt eine verminderte Bewegung von Rumpf, Extremitäten und Gesichtsmuskulatur, wobei die Bewegungen sowohl schwer zu initiieren als auch zu stoppen sind. Der Patient zeigt einen kleinschrittigen Gang, schlurfend und ohne Mitnahme der Arme, sowie eine mimische Starre, welche auch als Maskengesicht bezeichnet wird.
- Der Begriff **Rigor** (Muskelstarre) beschreibt einen erhöhten Tonus der Muskulatur bei langsamen Bewegungen. Bei passiven Bewegungen gibt der Widerstand immer wieder ruckartig nach und führt so zu dem typischen Zahnradphänomen.
- Das dritte Symptom ist der klassische **Ruhetremor**, charakterisiert durch unwillkürliche und rhythmische Zitterbewegungen der Finger, die an das Zählen von Geldmünzen erinnern und auch als Münzenzählertremor beschrieben werden.

> **MERKE**
> **Kardinalsymptome Morbus Parkinson**
> - Akinese
> - Rigor
> - Tremor

Dopamin und Schizophrenie

Bei der **Schizophrenie** handelt es sich um eine schwerwiegende psychische Erkrankung, welche die gesamte Persönlichkeit betrifft und mit einem Haupterkrankungsalter von 15 bis 40 Lebensjahren insbesondere bei jüngeren Menschen auftritt. Die Prävalenz liegt bei 0,5 bis 1 % in der Gesamtbevölkerung, durch genetische Disposition bei einzelnen Individuen jedoch deutlich höher. Die Schizophrenie geht mit Halluzinationen, Denkstörungen und Wahnvorstellungen sowie mit sozialem Rückzug, vermindertem Antrieb und Gefühlsverarmung einher. Ungefähr 10 % der an einer Schizophrenie erkrankten Patienten versterben innerhalb der ersten zehn Jahre durch Suizid.

Ursache

Die Entstehung einer Schizophrenie ist multifaktoriell bedingt, wobei die genetische Disposition die zentrale Rolle einnimmt. Der Dopamin-Hypothese zufolge sind **gestörte Aktivitäten** – insbesondere Überaktivität – **dopaminerger Neurone** mit daraus resultierender Fehlregulierung der Signalübertragung verantwortlich für die beschriebene Symptomatik.

Therapie

Eine kausale Therapie der Schizophrenie ist nicht möglich. Die rein symptomatische Behandlung der Patienten erfolgt durch die Gabe von Neuroleptika wie z. B. Haloperidol (Haldol®) oder Clozapin. Die Hauptwirkung dieser Medikamente ist die Abschwächung der Bindung von Dopamin an die postsynaptischen Rezeptoren. Sie werden daher auch als Dopamin-Antagonisten bezeichnet und wirken antipsychotisch sowie sedierend. Die Therapie kann zu drastischen Verbesserungen mit einem teilweise völligen Verschwinden der Symptome führen, allerdings besteht bei längerer Anwendung die Gefahr eines **Parkinsonismus** (nicht durch Morbus Parkinson ausgelöste parkinsonartige Symptomatik). Als Nebenwirkungen sind extrapyramidal-motorische Symptome (EPMS) und vegetative Störungen zu nennen.

GABA

Zahlreiche Synapsen im Zentralnervensystem benutzen als Neurotransmitter Gamma-Aminobuttersäure, kurz **GABA**. Die postsynaptischen Zellen werden durch GABA hyperpolarisiert, d. h., ihre Erregung wird erschwert. Insgesamt führt dieser hemmende Effekt zu einer beruhigenden und angstlösenden Wirkung.

GABA und Benzodiazepine

Pharmaka aus der Gruppe der **Benzodiazepine** greifen an den GABA-Rezeptoren an und verstärken dort die hemmende Wirkung von GABA, wirken also agonistisch (wirkungsverstärkend). Die Benzodiazepine finden breite Anwendung bei Angst, Schlaflosigkeit und Epilepsie sowie zur Muskelentspannung und Narkoseeinleitung. Das bekannteste Benzodiazepin im Rettungsdienst ist das Midazolam (Dormicum®) oder auch das Diazepam (Valium®).

> **PRAXISTIPP**
> **Benzodiazepine bei Krampfanfällen**
> Die krampflösende (antiepileptische) Wirkung der Benzodiazepine macht man sich bei der präklinischen Anfallsunterbrechung gerne zunutze.

Die Applikation erfolgt je nach Zugangsmöglichkeit und Patient in entsprechender Dosierung intravenös über einen peripheren Venenzugang, nasal über spezielle Nasenzerstäuber (Mucosal Atomization Device, MAD®) oder rektal appliziert mittels Rektiolen.
Eine mögliche Atemdepression muss immer im Auge behalten werden und die Vorbereitung entsprechender Interventionsmöglichkeiten ist obligat.

8.5 Neuropeptide

Neben den Neurotransmittern gibt es noch eine weitere, erst in jüngerer Zeit entdeckte Gruppe von Botenstoffen im Gehirn: die **Neuropeptide.** Diese bestehen aus Aminosäureketten mit etwa 5–30 Aminosäureresten. Neuropeptide lassen sich als „Gehirnhormone" mit einer Art Lautstärkeregler vergleichen, welche die Klangfarben im Gehirn fein regulieren, während die Neurotransmitter die Instrumente darstellen, die die Vielzahl der Erregungen im Nervensystem erzeugen. Neuropeptide sind beispielsweise an der Steuerung von Hunger, Schlaf, Sexualtrieb und Schmerzempfindung beteiligt.

Die bekanntesten der insgesamt 60 bisher entdeckten Neuropeptide sind die körpereigenen Opioide oder **Endorphine.** Endorphine scheinen nicht nur für den Gefühlshaushalt besonders wichtig zu sein, sondern sind auch wesentlich an der Schmerzregulation (➤ Kap. 9.3.1) beteiligt.

Endorphine

Endorphine (kurz für endogene Morphine) werden z. B. wirksam, wenn wir einen Autounfall haben oder uns das Schienbein beim Skifahren brechen: Oft kommen der „richtige" Schmerz und die volle Angst erst auf dem Weg ins Krankenhaus zum Bewusstsein. Auch Kriegsverletzte berichten, dass sie im „Eifer des Gefechts" selbst größere Verletzungen zunächst gar nicht bemerkten. Die Kaltblütigkeit im überraschenden Superstress, wie exemplarisch in den Sekunden eines Unfalls, scheint ebenso auf Endorphinausschüttung zu beruhen wie die (von ihren Männern immer wieder bewunderte) Härte und eiserne Kraft der Frauen beim Geburtsgeschehen. Nach der Geburt sinken die Endorphinspiegel stark ab, was in Verbindung mit dem extremen Geschlechtshormonabfall im Organismus ein Grund für die häufigen (meist aber rasch wieder verschwindenden) Wochenbettdepressionen sein mag.

Endorphine scheinen nicht nur den Schmerz zu lindern; sie heben wohl auch im Schmerz noch die Stimmung. Darüber hinaus beeinflussen Endorphine unseren Antrieb und unser Verhalten und sind unter anderem an der Regulation der Körpertemperatur beteiligt.

8.6 Funktionen des Nervensystems: ein Beispiel

In dieser Sekunde laufen 1 Million chemischer Reaktionen ab. Aber bitte wo soll das sein? Hinter Ihren Augen, wenn Sie diese Zeilen lesen. Auch wenn man es sich bewusst zu machen versucht, zu begreifen ist diese Tatsache kaum.

Das menschliche Gehirn ist die komplexeste Ansammlung von Materie auf unserem Planeten; und obwohl es nur 2 % unseres Körpergewichts ausmacht, entfallen rund 20 % des gesamten Sauerstoff- und Energiebedarfs (in Ruhe) auf das Gehirn.

Beispiel: Ein 10-jähriger Junge hat bei einem langen Nachmittagsspaziergang seine Eltern verloren. Er verspürt zunehmenden Hunger. Nach längerer Suche findet er einen Birnbaum voller Früchte; er klettert hinauf, pflückt eine Birne und isst sie auf.

An dieser einfachen Begebenheit soll die Leistungsfülle des Nervensystems veranschaulicht werden, die für die Sicherstellung der Bedürfnisse des Organismus erforderlich ist.

Auslöser der Aktivität des Jungen ist der Impuls „**Hunger**" aus dem Körperinneren. Hunger bedeutet in der Sprache des Stoffwechsels eine verringerte Verfügbarkeit von Blutzucker (Glukose). Dieser Glukosemangel wird über Glukoserezeptoren in Magen, Dünndarm, Zwischenhirn und Leber registriert und dem ZNS übermittelt. Im Zwischen- und im Großhirn erfolgt die Verarbeitung der Information: Dem Kind wird zunächst eher im Hintergrund und dann immer quälender seine Hungerempfindung bewusst. Irgendwann entsteht ein dringendes Bedürfnis, diesen Hunger zu stillen. Dieser **Trieb** (so nennt man solche von innen kommenden Handlungsimpulse) bestimmt sein Handeln. Er veranlasst das Kind, Nahrung zu suchen.

Für diese Suche nach einer Nahrungsquelle müssen sich die Beine des Jungen in Gang setzen, was über Nervenimpulse aus motorischen (Motorik = Bewegung) Rindenfeldern des Großhirns gesteuert wird.

Alle z. B. über die Sinnesrezeptoren der Augen, der Nase und der Ohren eingehenden sensorischen (= von Sinnesorganen kommenden) Meldungen werden nun in einer Schaltstation des Zwischenhirns sortiert und ausgewählt und in sensorischen Assoziationsgebieten des Großhirns mit bereits gespeicherten Informationen über Nahrungsquellen verglichen (Assoziation = Verbindung). Sobald der früchtebehangene Birnbaum ins Blickfeld des Kindes geraten ist, werden u. a. folgende **Eindrücke** bzw. **Gedächtnisinhalte** damit assoziiert:
- Birnen stillen den Hunger.
- Birnen sind süß.
- Birnen sind ungiftig.

Durch weitere Denkvorgänge, ebenfalls im Großhirn, werden nun die **Handlungen** entworfen, um das noch verbleibende Problem zu lösen, nämlich an die Birnen heranzukommen. Hat sich das Kind für einen Weg entschieden, den Baum zu besteigen, werden wiederum die motorischen Rindenfelder aktiviert. Über im Rückenmark verlaufende Nervenfasern und periphere Nerven wird die ausführende Muskulatur kontrahiert und der Baum kann bestiegen werden.

Für das Anbeißen der Birne sowie das Kauen und Herunterschlucken der Früchte braucht das Kind nicht viel nachzudenken: Es sind teils unbewusst reflektorische, teils bereits im Säuglingsalter erlernte, quasi **automatisch ablaufende Handlungsmuster,** die ihren Ursprung im Hirnstamm haben.

Besonderheit des menschlichen ZNS

Trotz der Komplexität der beschriebenen Vorgänge enthält das Beispiel praktisch keine spezifisch menschlichen Reaktionsweisen – man könnte sich den gleichen Ablauf auch bei einem Eichhörnchen

vorstellen. Beim Menschen kommen jedoch noch wesentliche Funktionen hinzu, z. B.:
- Das menschliche **Bewusstsein** mit dem Bezug zu anderen (z. B. „Warum finden mich meine Eltern nicht?")
- Ethische **Wertvorstellungen** (z. B. „Fremde Birnen pflückt man nicht")
- **Seelisches Empfinden** (z. B. „Wie schön der Birnbaum aussieht")
- Die Fähigkeit zur **Sprache** und damit zur hochdifferenzierten Kommunikation
- Ein weit entwickeltes **Abstraktionsvermögen** (abstrahieren = aus dem konkreten Fall auf Allgemeines schließen)

Das Gehirn des Menschen leistet also wesentlich mehr als das Gehirn selbst hochentwickelter Säugetiere. Dafür hat es für seine zusätzlichen komplexen Fähigkeiten viele Instinkte verloren. Entsprechende Handlungsmuster (wie z. B. das Schwimmen) müssen erst mühsam erlernt werden.

8.7 Aufbau des Großhirns

Das **Großhirn** (oft auch als Endhirn oder Telencephalon bezeichnet) stülpt sich als größter Hirnabschnitt wie der Hut eines Pilzes über Mittelhirn und Zwischenhirn. Es bildet so die äußere Hirnoberfläche unter der knöchernen Schädelkapsel. Als entwicklungsgeschichtlich jüngster Teil des Gehirns ist es die Grundlage für die „höheren" Hirnfunktionen: Es ist der Sitz des Bewusstseins, d. h. aller bewussten Empfindungen, des (selbst-)bewussten Handelns, des Willens, der Kreativität und des Gedächtnisses.

Ein Schnitt durch das Großhirn zeigt drei unterschiedliche Strukturen:
- Die **Großhirnrinde**, eine dünne äußere Schicht aus grauer Substanz
- Im Inneren weiße Substanz, also im Wesentlichen **Leitungsbahnen**
- Die **Großhirnkerne** als Anhäufungen von grauer Substanz in der Tiefe

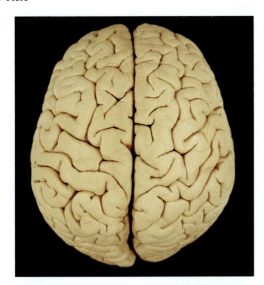

Abb. 8.16 Das menschliche Großhirn von oben betrachtet. Deutlich zu sehen ist die durch Hirnwindungen und Furchen aufgefaltete Großhirnrinde. Rechte und linke Hemisphäre sind durch eine tiefe Längsfurche getrennt. [M495/M496]

Die Großhirnrinde an der äußeren Oberfläche des Großhirns zeigt Auffaltungen und Furchen, die Folge der entwicklungsgeschichtlichen Größenzunahme der Rinde sind, da bei begrenztem Schädelraum eine große Hirnoberfläche nur durch Auffaltungen erreicht werden kann (> Abb. 8.16). Die aufgefalteten, erhabenen Hirnabschnitte heißen **Hirnwindungen** (Gyri, Einzahl = Gyrus), die **Furchen** dazwischen heißen Sulci (Einzahl = Sulcus).

8.7.1 Furchen und Lappen

Besonders tiefe Furchen werden **Fissuren** genannt. Die auffälligste, von vorne nach hinten verlaufende Fissur (Fissura longitudinalis oder **Längsfurche**) teilt das Großhirn in zwei Hälften, die rechte und die linke **Hemisphäre** (> Abb. 8.16). Die der Mittelebene zugewandte Fläche der beiden Hemisphären (Facies medialis) geht an der sogenannten **Mantelkante** in die der Schädelkalotte zugewandte Facies lateralis über. Nur in der Tiefe sind die beiden Hemisphären durch ein breites, quer verlaufendes Fasersystem, den **Balken** (Corpus callosum), miteinander verbunden (> Abb. 8.17, > Abb. 8.18).

Neben der großen Längsfurche gibt es weitere Fissuren, welche die Großhirnhemisphären in jeweils vier **Großhirnlappen** (Lobi, Einzahl = Lobus) unterteilen:
- Die **Zentralfurche** (Sulcus centralis) bildet eine markante Trennungslinie zwischen **Stirnlappen** (Lobus frontalis) und **Scheitellappen** (Lobus parietalis).
- Die **seitliche Großhirnfurche** (Sulcus lateralis) trennt den **Schläfenlappen** (Lobus temporalis) vom Scheitellappen ab.
- Die **Scheitel-Hinterhauptsfurche** (Sulcus parieto-occipitalis) begrenzt den **Hinterhauptslappen** (Lobus occipitalis) nach vorn.

8.7.2 Graue Substanz des Großhirns

Die Großhirnrinde bedeckt als etwa 1,5–3 mm dicke Schicht die gesamte Großhirnoberfläche, die gewölbte Fläche zur Schädelkalotte hin genauso wie die flache Unterseite. Trotz ihrer geringen Dicke enthält sie 70 % aller **Neurone** (Nervenzellen) des Gehirns. Durch die hohe Dichte an Neuronen erscheint die Großhirnrinde im Schnittpräparat grau und ist deshalb Teil der grauen Substanz (> Kap. 8.2.5) des ZNS. Mikroskopisch besteht die Großhirnrinde typischerweise aus sechs übereinander liegenden Schichten von Nervenzellen.

Dabei liegen Verbände von Nervenzellen mit ähnlichen Funktionen in **Rindenfeldern** beieinander. Die Rindenfelder sind jedoch äußerlich nicht voneinander abgrenzbar – erst moderne Forschungsmethoden haben ein halbwegs präzises Bild von der Gliederung der Großhirnrinde geliefert. Nach der Funktion werden motorische und sensorische Rindenfelder sowie Assoziationsfelder unterschieden:
- In den **motorischen Rindenfeldern** liegen Neurone, die Verbindungen zu sämtlichen Skelettmuskeln des Körpers besitzen und deren Kontraktionen steuern.

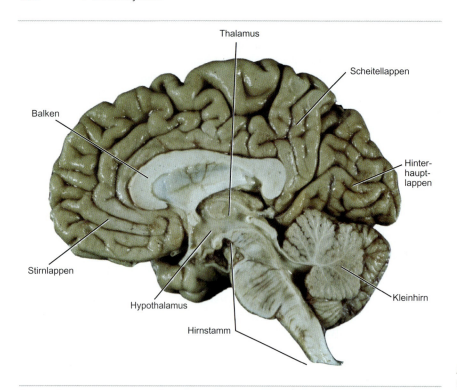

Abb. 8.17 Sagittalschnitt durch das Gehirn (anatomisches Präparat) [E332]

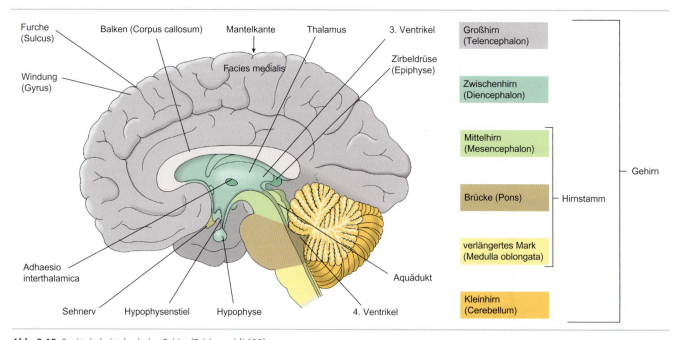

Abb. 8.18 Sagittalschnitt durch das Gehirn (Zeichnung) [L190]

- Die in den **sensorischen Rindenfeldern** liegenden Neurone verarbeiten die Sinneseindrücke von allen Sinnesorganen (einschließlich Haut- und Gelenkrezeptoren), die zum Gehirn geleitet werden.
- **Assoziationsfelder** führen die Erregungen der verschiedenen Rindenfelder zusammen und verarbeiten sie zu motorischen, emotionalen und intellektuellen Reaktionen.

Die graue Substanz des Großhirns ist nicht auf die dünne äußere Schicht der Großhirnrinde beschränkt. Weitere, z. T. mächtige „graue" Nervenzellanhäufungen liegen in der Tiefe des Großhirns, also in der Nähe zum Zwischenhirn, inmitten der weißen Substanz. Sie werden **Kerne** (Nuclei) genannt und sind paarig, also in jeder Hemisphäre, angeordnet. Dem Großhirn zugerechnete Kerne sind z. B.:

- Ein Teil der **Basalganglien** (Stammganglien), Kerngebiete, welche die Motorik entscheidend mitsteuern. Das größte Basalganglion ist der **Streifenkörper** (Corpus striatum, ➤ Kap. 8.7.8).
- Strukturen des **limbischen Systems** wie beispielsweise der **Mandelkern** (➤ Kap. 8.7.9)

8.7 Aufbau des Großhirns   185

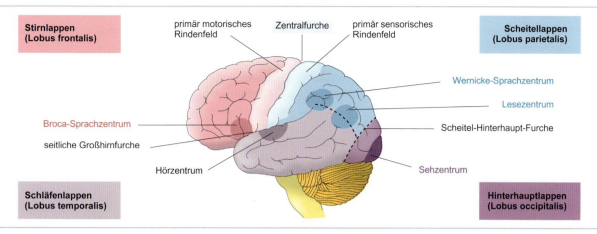

Abb. 8.19 Morphologische und funktionale Aufteilung der Hirnlappen des Großhirns, Seitenansicht [L190]

8.7.3 Weiße Substanz des Großhirns

Die weiße Substanz des Großhirns besteht aus Nervenfaserbündeln, die verschiedene Hirnabschnitte miteinander verbinden:
- **Kommissurenbahnen** verlaufen quer und verbinden linke und rechte Großhirnhemisphäre miteinander. Die mächtigste Kommissurenbahn ist der erwähnte Balken (➤ Abb. 8.18).
- **Assoziationsbahnen** (assoziieren = verbinden) leiten Impulse innerhalb einer Hemisphäre hin und her.
- **Projektionsbahnen** verbinden das Großhirn mit tiefer gelegenen Gehirnabschnitten und dem Rückenmark.

8.7.4 Funktionsfelder des Großhirns, Pyramidenbahn und extrapyramidale Bahnen

Wie bereits erwähnt, werden die Rindenfelder im Großhirn entsprechend ihren unterschiedlichen Funktionen in motorische und sensorische Rindenfelder und Assoziationsgebiete unterteilt (➤ Abb. 8.19). Bei den motorischen und sensorischen Feldern werden wiederum jeweils **primäre** und **sekundäre Rindenfelder** unterschieden: Die primären Rindenfelder haben eine Art Punkt-zu-Punkt-Verbindung mit der Körperperipherie, d. h., sie senden ihre Signale zu den einzelnen quer gestreiften Muskeln bzw. empfangen Nervenimpulse von den verschiedenen Rezeptoren. In den sekundären Feldern sind Erfahrungen, Erinnerungen und Handlungsentwürfe gespeichert, die für die Ausführung von komplexen Bewegungsabläufen – z. B. Schreiben – bzw. für die Interpretation eingehender Informationen – z. B. das Wiedererkennen von Buchstaben beim Lesen – erforderlich sind. Entsprechend sind sie den primären Rindenfeldern jeweils vor- bzw. nachgeschaltet.

Über große Bahnsysteme, die Pyramidenbahnen, sind die Rindenfelder mit der Körperperipherie und mit den tiefer liegenden Hirngebieten verbunden (➤ Abb. 8.20).

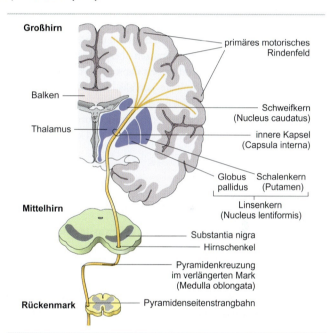

Abb. 8.20 Verlauf der Pyramidenbahn. Ausgehend vom primären motorischen Rindenfeld durchläuft die Pyramidenbahn die Capsula interna und zieht im Hirnschenkel weiter durch den Hirnstamm; 80 % der Fasern kreuzen in der Medulla oblongata zur Gegenseite. Die 20 % nicht kreuzenden Fasern sind hier nicht dargestellt. [L190]

Primäres motorisches Rindenfeld

Der Großteil des **primären motorischen Rindenfeldes** liegt in der Hirnwindung vor der Zentralfurche (➤ Abb. 8.19). Sie wird **vordere Zentralwindung** (Gyrus praecentralis) genannt. Übertragen auf die Kopfoberfläche, erstreckt sich dieses Gebiet von einem Ohr über den Scheitel bis zum anderen Ohr.

Jede Körperregion hat dort ihren eigenen Abschnitt; die für einzelne Bewegungen bestimmter Muskeln zuständigen Neurone liegen jeweils benachbart. Die einzelnen Muskelgruppen sind allerdings ganz unterschiedlich vertreten: Nicht ihre *Größe* ist für die Neuronenzahl im Gyrus praecentralis maßgebend, sondern die bei der Bewegung erforderliche *Präzision*. So werden z. B. die Muskeln für die Hand, die motorische Sprachbildung, die Mimik und die Augenmuskeln aus großen Rindengebieten versorgt, der Rumpf dagegen nur aus einem kleinen Gebiet. Die „Abbildung" des Körpers (**Homunkulus**) auf dem primären motorischen Rindenfeld ist also durch die unterschiedliche Gewichtung der einzelnen Körperregionen verzerrt (➤ Abb. 8.21).

Pyramidenbahn

Von den Neuronen im primären motorischen Rindenfeld ziehen die Nervenfasern über eine große Bahn, die **Pyramidenbahn**, zu den motorischen Kernen der Hirnnerven (Fibrae corticonucleares) und zum Rückenmark (Fibrae corticospinales). Die Pyramidenbahn übermittelt somit die Steuerung der bewussten Bewegungen. Die Pyramidenbahn durchläuft auf ihrem Weg die **innere Kapsel** (Capsula interna) im Bereich der Stammganglien und des Zwischenhirns und dann die verschiedenen Abschnitte des Hirnstamms. Im unteren Hirnstammbereich, dem verlängerten Mark, kreuzen über 80 % der Pyramidenbahnfasern zur Gegenseite und ziehen dann als **Pyramidenseitenstrangbahn** (Tractus corticospinalis lateralis, ➤ Abb. 8.20) im Rückenmark zu den Motoneuronen für die Körperperipherie. Die übrigen Fasern verlaufen ungekreuzt in der **Pyramidenvorderstrangbahn** (Tractus corticospinalis anterior, ➤ Abb. 8.33) und kreuzen erst auf Rückenmarksebene zur Gegenseite.

Extrapyramidale Bahnen

Das pyramidale Leitungssystem, das die bewussten Bewegungen steuert, arbeitet mit einem weiteren Leitungssystem zusammen, dessen Fasern außerhalb der Pyramidenbahn ebenfalls vom Großhirn zum Rückenmark verlaufen. Dieses wird deshalb **extrapyramidales System** genannt und ist vor allem für die unwillkürlichen Muskelbewegungen zuständig. Es ist dem pyramidalen Bewegungssystem parallel geschaltet. Das extrapyramidale System greift aber auch in die Willkürmotorik ein: So modifiziert es die bewusste Motorik und steuert den Muskelgrundtonus.

Die Neurone des extrapyramidalen Systems liegen in Kerngebieten unterhalb der Hirnrinde, unter anderem in den Basalganglien des Großhirns und im Hirnstammbereich. Die extrapyramidalen Kerngebiete stehen mit der Großhirnrinde, dem Kleinhirn, dem visuellen System sowie dem Gleichgewichtssinn in Verbindung. Durch diese vielfältigen Verschaltungen können Bewegungen aufeinander abgestimmt und so auch bei komplexen Bewegungen das Gleichgewicht erhalten werden.

Sekundäre motorische Rindenfelder

Das primäre motorische Rindenfeld steht mit **sekundären motorischen Rindenfeldern** in Verbindung, in denen die Muster für komplexe Bewegungsabläufe gespeichert sind: So kennt man ein supplementär-motorisches Areal nahe der Mantelkante, das bei Ausfall des primären motorischen Rindenfeldes dessen Funktionen teilweise übernehmen kann. Ferner weiß man von prämotorischen Arealen für die Bewegungsplanung und einem speziellen motorischen Rindenzentrum für die Sprache, das vom Feldarzt Broca beschriebene und nach ihm benannte **Broca-Sprachzentrum** (➤ Abb. 8.19).

Das Broca-Sprachzentrum liegt bei den meisten Menschen in der linken Hemisphäre, unabhängig davon, ob sie Rechts- oder Linkshänder sind.

> **KRANKHEIT/SYMPTOM**
> **Motorische Aphasie**
>
> Fällt das motorische Sprachzentrum aus, etwa im Rahmen eines Schlaganfalles (➤ Kap. 8.18.4), so kann der Patient nicht mehr flüssig sprechen, auch wenn die Sprechmuskulatur vollständig intakt ist; es besteht eine motorische Aphasie (Aphasie = „ohne das Sprechen").

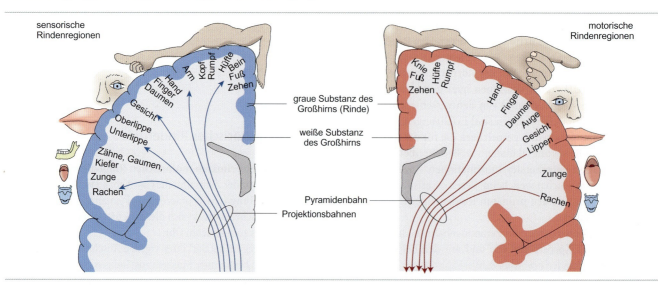

Abb. 8.21 Homunkulus im Bereich des primären motorischen und des primären sensorischen Rindenfeldes. In beiden Fällen steht das Körperschema „auf dem Kopf". [L190]

Primäres sensorisches Rindenfeld

Das **primäre sensorische Rindenfeld** für die bewussten Empfindungen liegt in der Hirnwindung hinter der Zentralfurche, der **hinteren Zentralwindung** (Gyrus postcentralis). Es erhält seine Informationen von den peripheren Rezeptoren, z. B. in der Haut, den Muskeln und Gelenken oder auch den inneren Organen. Diese Informationen werden über aufsteigende Bahnen zunächst bis zum Thalamus im Zwischenhirn geleitet und dort auf weitere Neurone umgeschaltet, deren Axone durch die innere Kapsel zur hinteren Zentralwindung und ihren Nachbargebieten ziehen.

Dabei sind die einzelnen Körperregionen wiederum jeweils speziellen Abschnitten dieses Areals zugeordnet (➤ Abb. 8.21). Wie bei den motorischen Rindenfeldern korreliert auch hier die Größe der Rindenfelder nicht mit der Größe der repräsentierten Körperregionen, sondern sie hängt von der Dichte der Rezeptoren, d. h. von der Empfindsamkeit der betreffenden Region ab. So sind beispielsweise die Lippen und die Finger in großen Rindenbezirken, die Haut von Rücken und Rumpf hingegen nur in kleinen Rindenbezirken repräsentiert.

Sekundäre sensorische Rindenfelder

Die genannten primären sensorischen Rindenfelder stehen mit **sekundären sensorischen Rindenfeldern** in Verbindung. Hier sind Erfahrungen über frühere Empfindungen gespeichert, sodass neu eintreffende Informationen, z. B. über Gelenkstellung, Muskellänge und Gleichgewicht, damit verglichen, erkannt und gedeutet werden können.

8.7.5 Rindenfelder der Sinnesorgane

Sehzentrum

Das **Sehzentrum** liegt im Hinterhauptslappen des Großhirns (➤ Abb. 8.19). Man unterscheidet eine **primäre** und eine **sekundäre Sehrinde**. In der primären Sehrinde endet die Sehbahn, hier geht also das von der Netzhaut gelieferte „Bildmaterial" ein. In der sekundären Sehrinde (visuelles Assoziationsgebiet) werden die Bilder weiterverarbeitet, z. B. mit früheren optischen Eindrücken verglichen, sodass das Gesehene nicht nur wahrgenommen („großer Mann mit Schnurrbart und weißem Kittel"), sondern auch identifiziert („Chefarzt Dr. Klein") werden kann. Zu den sekundären Sehzentren gehört außerdem das **Lesezentrum** im hinteren Scheitellappen.

Fällt das primäre Sehzentrum beidseits aus, so ist man blind – auch wenn Augen und Sehbahnen intakt sind. Eine solche durch einen Rindenausfall bedingte Blindheit wird **Rindenblindheit** genannt. Fällt dagegen das sekundäre Sehzentrum aus, so kann man zwar sehen, das optische Erkennen ist jedoch gestört (der „Mann im weißen Kittel" kann also nicht als „Chefarzt Dr. Klein" erkannt werden). Diese Art der Blindheit wird **Seelenblindheit** genannt.

Hörzentrum

Das **Hörzentrum** liegt im Schläfenlappen des Großhirns (➤ Abb. 8.19). Das **primäre Hörzentrum** liegt dabei direkt unterhalb der seitlichen Großhirnfurche (➤ Kap. 8.7.1) in der sogenannten Heschl-Querwindung. Dort endet die Hörbahn, d. h., dort gehen die akustischen Informationen aus den Hörorganen ein. Das **sekundäre Hörzentrum** ermöglicht die Identifizierung der Höreindrücke. Dem sekundären Hörzentrum benachbart und funktionell eng mit diesem verbunden ist ein besonderes sensorisches Sprachzentrum, das **Wernicke-Zentrum** für das Sprachverständnis.

> **KRANKHEIT/SYMPTOM**
> **Sensorische Aphasie**
>
> Ein Ausfall des Wernicke-Zentrums führt zur sensorischen Aphasie, bei der die Bedeutung gesprochener Wörter nicht verstanden wird, obwohl sie gehört werden können (wie eine fremde Sprache). Auch die sprachnahen Fähigkeiten des Lesens und Schreibens sind dabei oft beeinträchtigt. Das eigene Sprechen ist zwar flüssig, aber oft nicht sinnvoll, da viele Begriffe falsch gebraucht werden.

8.7.6 Assoziationsgebiete

Die **Assoziationsgebiete** des Großhirns dienen der Integration (d. h. der Zusammenführung und weiteren Verarbeitung) von Sinneseindrücken und motorischen Handlungsentwürfen. Durch die Verbindungen verschiedenster motorischer und sensorischer Rindenfelder bilden sie die Grundlage für viele Hirnleistungen, wie z. B. logisches Denken und Kreativität. Die Assoziationsgebiete machen einen großen Anteil der Hirnrinde aus. So gehören zu ihnen zahlreiche Rindenfelder der vier Großhirnlappen einschließlich von Anteilen des limbischen Systems, das für unser Gefühlsleben und auch für das Gedächtnis große Bedeutung hat (➤ Kap. 8.7.9).

Links und Rechts

Die beiden Großhirnhemisphären sind nicht identisch in ihren Funktionen. So ist die **linke** Hemisphäre bei den meisten Menschen Sitz der Sprache, der Zahlenkenntnis und des abstrakten, logischen Denkens, während die **rechte** Hemisphäre eher Grundlage ist für Kreativität, künstlerische Begabungen, Einsicht und Vorstellungskraft. Dabei ist der Balken (Corpus callosum) die große Informationsleitung, über die beide Hälften kommunizieren und zu einer Einheit werden.

8.7.7 Einige Krankheitsbilder

Demenz

Unter **Demenz** versteht man einen fortschreitenden Verlust vor allem von Großhirnfunktionen: Gedächtnisausfall, Schwinden der Interessen und emotionale Verflachung führen zum Zerfall der gesamten Persönlichkeitsstruktur und auch der körperlichen Fähigkeiten. Solche Patienten haben keinen Tag-Nacht-Rhythmus und erkennen ihre Angehörigen nicht mehr. Da die Demenz vor allem bei älteren Menschen auftritt, wird sie in ➤ Kap. 19.8.2 ausführlich besprochen.

Epilepsie

Das Krankheitsbild der **Epilepsie** (Krampfleiden, früher: Fallsucht) ist gekennzeichnet und definiert durch plötzlich einsetzende, wiederkehrende Krampfanfälle. Dies betrifft ca. 0,5–1 % der Bevölkerung. Zur Diagnosesicherung wird neben einer entsprechenden Anamnese das EEG, MRT oder ggf. CT verwendet.

Ursächlich für die Epilepsie sind einerseits eine genetische Veranlagung, aber auch metabolische oder strukturelle Störungen wie Schlaganfall, Schädel-Hirn-Trauma, Hirntumoren und entzündliche Prozesse.

Abzugrenzen von der Epilepsie ist der epileptische Anfall bzw. Krampfanfall.

Krampfanfall

Ein **epileptischer Anfall** oder **Krampfanfall** ist das klinische Zeichen einer Epilepsie, jedoch auch vieler weiterer Störungen. Etwa 5 % der Bevölkerung erleiden einen einmaligen Krampfanfall, ca. 5 % aller Kinder erleiden einen sogenannten **Fieberkrampf.**

Beim Krampfanfall kommt es zu übermäßigen elektrischen Entladungen zerebraler Neuronen. Die Gründe für einen Krampfanfall sind vielfältig: Neben der Epilepsie können unterschiedliche Erkrankungen wie z. B. Fieberkrämpfe, Alkoholdelir, Hypoxie, Schlafentzug, Hypoglykämie oder Intoxikation sowie eine Reihe weiterer Ursachen für Krampfanfälle sorgen. Da diese Krampfanfälle keinen hirnorganischen Ursprung haben, werden sie auch als **Gelegenheitskrämpfe** bezeichnet.

Dabei lässt sich die sogenannte Krampfschwelle unterschiedlich beeinflussen: Medikamente, Drogen, Alkohol, aber auch metabolische Störungen wie Fieber, Elektrolytstörungen und Blutzuckerentgleisungen senken die Krampfschwelle und das Krampfrisiko steigt. Dagegen wird z. B. durch Benzodiazepine, Barbiturate und Antikonvulsiva das Risiko eines Krampfanfalles gesenkt.

Entsprechend dem Ursprung der epileptischen Anfälle werden prinzipiell zwei Gruppen definiert:

Fokale Anfälle

Fokale Anfälle gehen meist von einem bestimmten Areal im Großhirn aus und werden in Anfälle mit Bewusstseinsverlust (früher auch komplex-partielle Anfälle) und solche ohne Bewusstseinsverlust (früher auch einfach-partielle Anfälle) unterschieden.

Fokale Anfälle ohne Einschränkung des Bewusstseins werden zusätzlich anhand der Symptome unterteilt, wie z. B. motorisch, sensorisch und vegetativ (Schweißausbruch, Blässe etc.). Fokale Anfälle mit Einschränkung des Bewusstseins beginnen oftmals mit einer Aura.

Tonisch-klonische, generalisierte Anfälle

Die häufigste Anfallsform ist der **Grand-Mal-Anfall** (Grand Mal = „großes Übel") mit plötzlichem Bewusstseinsverlust und anfänglicher Streckung der Rücken- und Extremitätenmuskulatur (tonische Phase), die gefolgt wird von Zuckungen der Extremitäten (klonische Phase). Der generalisierte Anfall kann initial fokal beginnen, breitet sich aber rasch auf den ganzen Körper aus.

Als **Status epilepticus** werden anhaltende Krampfanfälle, in aller Regel über fünf Minuten, bezeichnet.

> **KRANKHEIT/SYMPTOM**
>
> **Absence:** Form eines epileptischen Anfalls, die mit Bewusstseinstrübung, EEG-Veränderungen und anschließender Amnesie einhergeht. Meist hält dieser Zustand nur eine halbe Minute an und kann sowohl plötzlich als auch langsam beginnen und enden.
> **Aura:** Neurologische Symptome, die vor einem epileptischen Krampfanfall auftreten können. Eine Aura wird oft als Vorbote eines Krampfanfalles wahrgenommen und zeigt sich durch epigastrisches Unwohlsein, Kribbeln oder Taubheitsgefühle, Veränderung der Geruch- oder Geschmackssinne, aber auch durch Veränderung der Wahrnehmung.
> **Terminalschlaf:** Phase nach dem Krampfanfall (postiktal), die von somnolent bis komatös reicht und unterschiedlich lang sein kann. Gerade hier ist eine adäquate Überwachung der Atemwege und eine gute Oxygenierung wichtig.
> **Todd-Parese:** Vorübergehende unvollständige Lähmung im Rahmen eines epileptischen Anfalls.

Umstehende beschreiben Patienten mit tonisch-klonisch epileptischen Anfällen als teilweise zyanotisch. Oftmals wird eine deutliche Schaumbildung erkannt, wobei das Sputum durch einen Zungenbiss blutig sein kann. Teils haben die Patienten eingenässt oder eingestuhlt.

Psychogene Krampfanfälle (auch dissoziative Anfälle) sind keine epileptischen Anfälle im eigentlichen Sinne und nicht auf eine neurologische Erkrankung zurückzuführen. Sie basieren auf hochgradigen psychisch-emotionalen Belastungen. Meist sind davon junge Frauen betroffen, die sich in psychotherapeutischer Behandlung befinden und anamnestisch Hinweise auf posttraumatische Belastungsstörungen oder Missbrauch zeigen. Psychogene Anfälle können von Muskelzittern bis zum generalisierten Krampfanfällen variieren.

Abzugrenzen von epileptischen Anfällen sind **Myoklonien,** die auch im Rahmen von Synkopen auftreten können. Meist fehlt hier der Terminalschaf.

Psychosen

Psychosen sind schwere und komplexe psychische Störung mit Realitätsverlust. Dabei sind oft die Wahrnehmung, motorische Abläufe und Denkvorgänge gestört. Ca. 10.000 Neuerkrankungen gibt es jährlich in Deutschland, von denen fast die Hälfte einen chronischen Verlauf nimmt und mit erheblicher Einschränkung der Lebensqualität einhergeht.

Neben nichtorganischen Ursachen, wie z. B. der Schizophrenie, sind organische Auslöser anzutreffen. Dazu zählen Stoffwechselstörungen, Delir, Tumoren, Infektionen, Drogen- und Medikamenteneinnahmen. Besonders nach exzessivem Alkoholgenuss oder -entzug, nach Einnahme von Cannabis, Kokain und Amphetaminen sind Patienten in Notsituationen anzutreffen.

Da abnorme Erlebnisse und psychotische Ereignisse von den Patienten als real erlebt werden, ist die Einsicht in die Erkrankung oder den aktuellen Zustand schwierig. Zur Deeskalation ist Ruhe während der Anamneseerhebung und Untersuchung des Patienten wichtig. Abzuklären ist, inwieweit die Einnahme unterschiedlicher Substanzen eine stationäre und monitorpflichtige Überwachung erfordert. Auch eine etwaige Eigengefährdung durch unzureichende Nahrungsaufnahme, Sprünge von hohen Gegenständen, Zündeln und Straßenverkehr gehören dazu. Ist eine Sedierung unumgänglich, werden präklinisch oftmals Benzodiazepine eingesetzt, mit dem Vorteil einer möglichen nasalen Applikation (➤ Kap. 8.4.3).

8.7.8 Basalganglien

Die **Basalganglien** (Stammganglien) sind tief gelegene Kerngebiete des Großhirns und Zwischenhirns. Die größte Kernanhäufung der Stammganglien ist der **Streifenkörper** (Corpus striatum). Die Basalganglien bilden die obersten Befehlsstellen, gewissermaßen den „Kopfteil" des extrapyramidalen Systems (➤ Kap. 8.7.4). Als tiefer gelegene Anteile gehören Kerngebiete im Zwischenhirn und im Mittelhirn (➤ Kap. 8.9.1) dazu. Wie beschrieben, werden durch das extrapyramidale System die unwillkürlichen Muskelbewegungen und der Muskeltonus gesteuert sowie die Willkürmotorik modifiziert.

Der Streifenkörper wird durch die dicken Faserzüge der Pyramidenbahn in Höhe der inneren Kapsel in zwei Anteile aufgeteilt (➤ Abb. 8.22): den **Schweifkern** (Nucleus caudatus) und den **Schalenkern** (Putamen). Der Schalenkern bildet zusammen mit dem „blassen Kern" (**Globus pallidus**) den **Linsenkern** (Nucleus lentiformis). Putamen und Globus pallidus gehören jedoch nur topografisch (= der Lage nach) zusammen: Entwicklungsgeschichtlich und funktionell unterscheiden sie sich stark voneinander; das Putamen wird zum Großhirn, der Globus pallidus zum Zwischenhirn gerechnet. Eine weitere Kernansammlung, die dem Feinbau nach zu den Basalganglien gerechnet werden kann, ist der **Mandelkern** (Corpus amygdaloideum). Er ist Teil des limbischen Systems (➤ Kap. 8.7.9).

Entsprechend den genannten Aufgaben des extrapyramidalen Systems führen Störungen im Bereich der Basalganglien zu abnormen Bewegungsabläufen, etwa beim Parkinson-Syndrom (➤ Kap. 8.4.3).

8.7.9 Limbisches System

Das **limbische System** ist eine funktionelle Einheit, die aus Strukturen des Großhirns, des Zwischenhirns und des Mittelhirns gebildet wird (➤ Abb. 8.23). Es umgibt die Kerngebiete des Hirnstamms und den Balken wie ein „Saum" (limbus). Zum limbischen System gehören unter anderem:
- **Mandelkern** (Corpus amygdaloideum)
- **Hippocampus** (Ammonshorn)
- Teile des **Hypothalamus** (eines Zwischenhirnabschnitts), z. B. die **Mamillarkörper** (Corpora mamillaria), die über eine Faserbahn, den **Fornix** (Gewölbe), Signale vom Hippocampus erhalten

Dieses entwicklungsgeschichtlich sehr alte System spielt eine führende Rolle bei der Entstehung von Gefühlen (etwa Furcht, Wut, sexuellen Wünschen) sowie den damit u. U. verbundenen vegetativen Reaktionen und Verhaltensweisen.

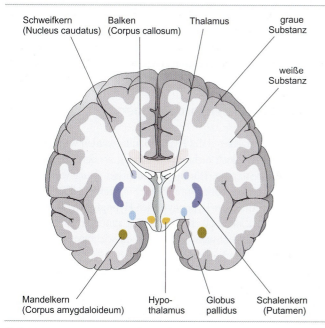

Abb. 8.22 Lage der Basalganglien im Hirnquerschnitt, stark schematisiert. Die Basalganglien Schweifkern, Schalenkern und Globus pallidus sind Kerngebiete des Großhirns. Schweifkern und Schalenkern werden zusammen als Streifenkörper bezeichnet, Schalenkern und Globus pallidus bilden zusammen den Linsenkern. [L190]

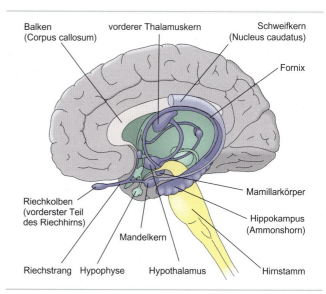

Abb. 8.23 Limbisches System (vereinfacht). Die zum limbischen System zählenden Strukturen formieren sich wie ein Saum um Balken und Hirnstamm. [L190]

Entwicklungsgeschichtlich sind die Rindenanteile des limbischen Systems aus dem **Riechhirn** hervorgegangen, zu dem beim Menschen auch noch der Riechkolben und der Tractus olfactorius zählen (➤ Kap. 9.4.2). Die bei Tieren noch enge Beziehung von Gerüchen und Emotionen kommt auch beim Menschen noch in Redewendungen wie beispilsweise „jemanden nicht riechen können" zum Ausdruck.

Über den **Hypothalamus** nimmt das limbische System auf zahlreiche Organfunktionen Einfluss. Beispiele hierfür sind Durchfall, Blutdruckanstieg und erhöhte Herzfrequenz vor Prüfungen. Man sieht das limbische System deshalb auch als übergeordnete Zentrale der endokrinen, vegetativen und emotionalen Regulation an („visceral brain").

Gemeinsam mit anderen Großhirnstrukturen spielt das limbische System über Verknüpfungen mit den Assoziationsgebieten (➤ Kap. 8.7.6) auch für das **Gedächtnis** eine Rolle.

8.8 Zwischenhirn

Das **Zwischenhirn** (Diencephalon) ist die Schaltstelle zwischen Großhirn („oben") und dem Hirnstamm („unten"). Hauptbestandteile des Zwischenhirns sind der **Thalamus** und der **Hypothalamus,** an dem wie ein dicker Tropfen die **Hypophyse** (Hirnanhangsdrüse) hängt (➤ Abb. 10.2).

Gegenüber dem Hypothalamus, in unmittelbarer Nachbarschaft zum Thalamus, liegen weitere Abschnitte des Zwischenhirns: der **Epithalamus,** der **Metathalamus** und der **Subthalamus.** Zum Epithalamus gehört als kleine Vorwölbung die Zirbeldrüse oder **Epiphyse** (Näheres ➤ Kap. 10.3). Kerngebiete des Zwischenhirns, die zum extrapyramidalen System gehören, wurden schon genannt (Globus pallidus, ➤ Kap. 8.7.8).

8.8.1 Thalamus

Der **Thalamus** besteht hauptsächlich aus grauer Substanz, also Neuronen, die in knapp 200 Kerngebiete (Thalamuskerne) gruppiert sind. Einer der größten Thalamuskerne ist der **vordere Thalamuskern** (➤ Abb. 8.23). Linker und rechter Thalamus umschließen den 3. Ventrikel (➤ Abb. 8.51) und sind nur durch eine zentrale „Brücke", die Adhaesio interthalamica (➤ Abb. 8.18), miteinander verbunden.

Alle Informationen aus der Umwelt oder der Innenwelt des Körpers – vom Rückenmark, Hirnstamm und auch vom Kleinhirn – gelangen über aufsteigende Bahnsysteme zu den Thalamuskernen. Dort werden sie gesammelt, miteinander verschaltet und verarbeitet, bevor sie über Projektionsbahnen (➤ Abb. 8.21) der Großhirnrinde zugeleitet und dort zu bewussten Empfindungen verarbeitet werden. Weitere Verbindungen bestehen zum limbischen System. Damit die Großhirnrinde und das Bewusstsein nicht von Signalen „überflutet" werden, wirkt der Thalamus wie ein **Filter,** den nur für den Gesamtorganismus bedeutsame Erregungen passieren können. Der Thalamus wird deshalb auch das Tor zum Bewusstsein genannt.

8.8.2 Hypothalamus und Hypophyse

Der **Hypothalamus** liegt als unterster Abschnitt des Zwischenhirns unterhalb des Thalamus. Trotz seiner geringen Größe ist der Hypothalamus ein lebensnotwendiger Teil des Gehirns, der bei der Steuerung zahlreicher körperlicher und psychischer Lebensvorgänge überragende Bedeutung hat. Diese Steuerung geschieht z. T. auf nervalem Wege über das vegetative Nervensystem (➤ Kap. 8.14), z. T. hormonell über den Blutweg. Entsprechend schüttet der Hypothalamus sowohl Neurotransmitter als auch Neuropeptide und Hormone aus. Der Hypothalamus stellt dadurch das zentrale Bindeglied zwischen dem Nervensystem und dem Hormonsystem dar.

Vom Hypothalamus werden viele Körperfunktionen kontrolliert:
- Thermorezeptoren messen die Körpertemperatur.
- Osmotische Rezeptoren kontrollieren den Wasserhaushalt.
- Hormon- und andere Rezeptoren überwachen die Kreislauffunktionen, den Gastrointestinaltrakt und die Blasenfunktion.
- Über ein Durst-, Hunger- und Sättigungszentrum (➤ Kap. 8.6) wird die Nahrungs- und Flüssigkeitsaufnahme gesteuert.
- Auch mit der Entstehung von Gefühlen wie Wut und Aggression wird der Hypothalamus in Zusammenhang gebracht.

Über eine untere Ausstülpung, den **Hypophysenstiel** (Infundibulum), steht der Hypothalamus mit der **Hypophyse** (Hirnanhangsdrüse) in Verbindung. In besonders gut durchbluteten Kerngebieten des Hypothalamus werden Hormone gebildet: im paarigen Nucleus supraopticus hauptsächlich das Hormon **Adiuretin (ADH),** in den beiden Nuclei paraventriculares vor allem das Hormon **Oxytocin** (➤ Kap. 10.2.1).

Beide Wirkstoffe gelangen auf nervalem Weg – transportiert durch zugehörige Axone – über den Hypophysenstiel zum hinteren Anteil der Hypophyse, dem **Hypophysenhinterlappen** (Neurohypophyse). Dort werden sie gespeichert und bei Bedarf ins Blut abgegeben. Diese Art der Hormonabgabe von Nervenzellen über Nervenfasern wird **Neurosekretion** genannt.

8.8.3 Hypophysenvorderlappen

In anderen Kerngebieten des Hypothalamus werden weitere Hormone gebildet, die jedoch nicht direkt wirken, sondern als **Releasing-Hormone** („freisetzende Hormone") die Ausschüttung von Hypophysenvorderlappenhormonen stimulieren. Sie erreichen über Blutgefäße den vorderen Anteil der Hypophyse, den **Hypophysenvorderlappen.** Er gehört entwicklungsgeschichtlich nicht zum Nervengewebe, vielmehr stellt der Hypophysenvorderlappen die wichtigste übergeordnete Hormondrüse des Körpers dar (➤ Kap. 10.2.2).

8.9 Hirnstamm und Formatio reticularis

Der **Hirnstamm** ist der unterste und älteste Gehirnabschnitt. Er wird in drei Anteile gegliedert: Mittelhirn, Brücke und verlängertes Mark, das auf der Höhe des Hinterhauptlochs ohne scharfe Grenze in das Rückenmark übergeht (➤ Abb. 8.25). Der Hirnstamm besteht aus auf- und absteigenden Leitungsbahnen (weiße Substanz) und aus Ansammlungen von Nervenzellen (graue Substanz).

8.9.1 Mittelhirn

Als **Mittelhirn** (Mesencephalon) wird das nur 1,5 cm lange „Mittelstück" zwischen dem Oberrand der Brücke und dem Zwischenhirn bezeichnet (➤ Abb. 8.24). Im Querschnitt durch das Mittelhirn lassen sich zwei Zonen abgrenzen:
- **Mittelhirndach** (Tectum mesencephali): Es enthält vier Erhebungen (Vierhügelplatte), die als akustisches und optisches Reflexzentrum dienen.
- **Hirnstiele** (Pedunculi cerebri): Sie bestehen im vorderen Teil aus langen Leitungsbahnen, die in zwei Wülsten zur Großhirnbasis verlaufen und die Fasermassen der Groß- und Kleinhirnverbindungen sowie die Pyramidenbahn enthalten. Diese Hirnschenkel (Crura cerebri) dienen dem Austausch von motorischen und sensiblen Informationen zwischen Rückenmark, verlängertem Mark, Brücke, Kleinhirn, Thalamus und Großhirn. Sie sind der Hauptverbindungsweg zwischen höheren und tiefer gelegenen Hirnteilen und dem Rückenmark. Im hinteren Anteil der Hirnstiele liegt die **Mittelhirnhaube** (Tegmentum mesencephali), die die Ursprungszellen des III. und IV. Hirnnerven enthält.

Das Mittelhirn enthält im Gebiet von Mittelhirnhaube und -dach auch Kerngebiete des extrapyramidalen Systems. Sie heißen wegen ihrer Färbung in mikroskopischen Hirnschnitten „schwarze Substanz" (**Substantia nigra**) sowie „roter Kern" (**Nucleus ruber**) und sind Schaltzentren, die reflexartig – also ohne willentliche Beeinflussung – Bewegungen der Augen, des Kopfes und des Rumpfes auf die Eindrücke von Augen und Ohren abstimmen. Zwischen Mittelhirndach und Mittelhirnhaube wird das Mittelhirn vom **Aquädukt** durchzogen, ein feiner, liquorführender Kanal zwischen dem 3. und dem 4. Ventrikel.

8.9.2 Brücke

In der **Brücke** (Pons) setzen sich die längsverlaufenden Bahnsysteme vom Großhirn zum Rückenmark (bzw. umgekehrt) fort. In querverlaufenden Faserbündeln verbindet die Brücke außerdem das Großhirn mit dem Kleinhirn. In der Brücke liegen die Kerngebiete des V., VI., VII. und z. T. diejenigen des VIII. Hirnnerven (➤ Kap. 8.10). Auch ein Regulationszentrum für die Atmung liegt in diesem Gebiet.

8.9.3 Verlängertes Mark

Das **verlängerte Mark** (Medulla oblongata) bildet den unteren Anteil des Hirnstamms und damit den Übergang zum Rückenmark. Es enthält in seiner weißen Substanz auf- und absteigende Bahnen vom und zum Rückenmark. Ein großer Teil dieser Bahnen dient der Willkürmotorik. Diese bilden im Bereich des verlängerten Marks zwei Vorwölbungen, die **Pyramiden.** Sie geben der schon erwähnten Pyramidenbahn den Namen (➤ Kap. 8.7.4).

Die Pyramidenbahnfasern kreuzen in diesem Bereich zum größten Teil auf die Gegenseite, sodass die motorischen Nervenfasern aus der linken Großhirnhälfte die Muskeln der rechten Körperhälfte versorgen und umgekehrt. So wird verständlich, dass bei einem Schlaganfall in der rechten Hirnhälfte die linke Körperseite betroffen ist. Auch ein großer Teil der sensiblen, aufsteigenden Bahnen kreuzt in der Medulla oblongata zur Gegenseite, sodass ca. 80 % der Empfindungen aus einer Körperhälfte in der entgegengesetzten Hirnhälfte aufgenommen werden.

Lebenswichtige Regelzentren

Neben diesen Bahnsystemen enthält das verlängerte Mark in seiner grauen Substanz Steuerungszentren für lebenswichtige Regelkreise (➤ Kap. 1.6.1): Das **Herz-Kreislauf-Zentrum** beeinflusst Herzschlag und Kontraktionskraft des Herzens und steuert die Weite der Blutgefäße. Das **Atemzentrum** reguliert den Grundrhythmus der Atmung. Weitere wichtige **Reflexzentren,** z. B. Schluck-, Husten-, Nies- und Brechzentren, vermitteln lebenswichtige motorische Reflexhandlungen.

Diese Zentren erhalten die zu ihrer Aufgabenerfüllung erforderlichen Informationen über afferente Bahnen des vegetativen Nervensystems (z. B. vom IX. und X. Hirnnerven, vergleiche ➤ Abb. 13.19), z. T. befinden sich die Sensoren (etwa die für pH-Wert, Sauerstoff- und Kohlendioxidpartialdruck ➤ Kap. 14.9) auch direkt im verlängerten Mark.

> **MERKE**
> **Schädigung der Regelzentren**
> Durch die Konzentration lebenswichtiger Zentren im verlängerten Mark kann unter Umständen ein einzelner harter Schlag auf die umgebende Schädelbasis (etwa bei einem Boxkampf) tödlich sein. Auch die Einklemmung des verlängerten Marks im großen Hinterhauptloch bei einer Drucksteigerung im Schädelraum, z. B. infolge einer Blutung, kann rasch zum Tode führen (➤ Kap. 8.17.5).

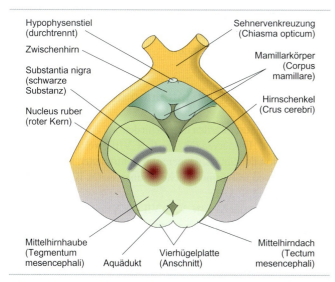

Abb. 8.24 Schnitt durch das Mittelhirn. Mit etwas Fantasie lassen sich die Strukturen als „Gesicht" deuten: Die Augen entsprechen dem Nucleus ruber, die Augenbrauen der Substantia nigra, der Mund dem Äquadukt und die (etwas zu großen) Ohren den Hirnschenkeln. [L190]

Andererseits können Patienten, bei denen aufgrund eines Sauerstoffmangels das gesamte Großhirn ausgefallen ist, unter Umständen ohne apparative Unterstützung weiterleben, wenn die im Hirnstamm lokalisierte Steuerung der Vitalfunktionen wie Atmung und Kreislauf erhalten ist. In solchen Fällen spricht man vom apallischen Syndrom („Apalliker") oder **Teilhirntod.**

Schließlich liegen im verlängerten Mark die Kerngebiete des VIII., IX., X., XI. und XII. Hirnnerven, über deren vegetative Anteile ebenfalls Steuersignale der besprochenen Regelzentren zu den inneren Organen ziehen.

8.9.4 Formatio reticularis

Im gesamten Hirnstamm bis hin zum Thalamusbereich des Zwischenhirns liegen Neuronenverbände, die nicht in scharf abgegrenzten Kerngebieten konzentriert sind. Mit ihren zugehörigen Nervenfasern haben sie ein netzartiges Aussehen und werden deshalb **Formatio reticularis** („netzartiges Gebilde") genannt (> Abb. 8.25). Die Nervenzellen der Formatio reticularis erhalten aus allen Hirngebieten Informationen, die sie verarbeiten und ihrerseits mit Erregungsimpulsen zu allen Hirngebieten beantworten.

Die Formatio reticularis stellt ein Regulationszentrum für die Aktivität des gesamten Nervensystems dar. Sie spielt bei der Steuerung der Bewusstseinslage und des Wach-Schlaf-Rhythmus eine entscheidende Rolle. Dabei wird die Großhirnrinde durch das sogenannte **aufsteigende retikuläre Aktivierungssystem** der Formatio reticularis (abgekürzt: ARAS, auch unspezifisches sensibles System genannt) aktiviert.

Bewusstseinslagen

Je nach der Aktivität dieses Systems entstehen die unterschiedlichen Bewusstseinslagen, z. B. von „gespannter Aufmerksamkeit" über „gedankliches Abschalten" bis hin zum Schlaf. Der Bewusstseinszustand kann durch Alkohol und Drogen, durch Medikamente wie z. B. Narkosemittel, aber auch durch Meditation beeinflusst werden. Schädigungen des Gehirns können sogar zur völligen Ausschaltung des Bewusstseins, zum **Koma,** führen. Im Einzelnen werden unterschieden:

- **Benommenheit** (leichte Bewusstseinsstörung) mit verlangsamtem Denken und Handeln und ungenauen Reaktionen.
- **Somnolenz** (krankhafte Schläfrigkeit). Hier ist der Patient nur durch äußere Reize erweckbar, kaum ansprechbar und kann nur einfache Fragen beantworten.
- **Sopor** (stärkere Bewusstseinsstörung). Der Patient ist nur durch starke Reize (Schmerzreize) erweckbar.
- **Präkoma** (leichte Bewusstlosigkeit). Der Patient ist nicht erweckbar, reagiert aber noch auf Schmerzreize.
- **Koma** (tiefe Bewusstlosigkeit). Der Patient zeigt keine Reaktion mehr auf Schmerzreize.

8.10 Hirnnerven

Zusammen mit den Spinalnerven (> Kap. 8.12.2) und deren Verzweigungen gehören die Hirnnerven zum peripheren Nervensystem (> Abb. 8.26 und > Abb. 8.27).

Die **Hirnnerven** umfassen alle Nervenfaserbündel, die oberhalb des Rückenmarks das ZNS verlassen. Sie versorgen den Kopf- und Halsbereich sowie einen Großteil der inneren Organe und verbinden alle Sinnesorgane mit dem Gehirn.

Es gibt zwölf Paare von Hirnnerven. Da ihre vollen Namen recht lang und umständlich sind, werden sie meist nur nach der Reihenfolge ihres Austritts aus dem Schädelraum von oben nach unten mit römischen Ziffern von N. (= Nervus) I bis N. XII benannt.

Der erste Hirnnerv zieht ins Großhirn, der zweite ins Zwischenhirn; die übrigen zehn entspringen im (bzw. ziehen in den) Hirnstamm. Alle Hirnnerven verlassen das Gehirn durch kleine Öffnungen im knöchernen Schädelraum.

8.10.1 Funktionelle Einteilung der Hirnnerven

Nach ihrer Funktion werden unterschieden:
- Sensorische Hirnnerven (N. I, N. II, N. VIII), welche die Empfindungen von den Sinnesorganen zum Gehirn leiten
- Überwiegend willkürmotorische Hirnnerven (N. III, N. IV, N. VI, N. XI und N. XII)
- Gemischte Hirnnerven (N. V, N. VII, N. IX und N. X), die sich aus verschiedenen Fasern zusammensetzen (willkürmotorisch, sensorisch und parasympathisch)

8.10.2 Riechnerv

Der **Riechnerv** (Nervus olfactorius, N. I) ist ein rein sensorischer Nerv, der die Geruchsempfindungen übermittelt. Er beginnt mit

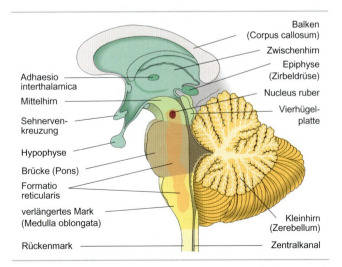

Abb. 8.25 Funktionszentren im Hirnstamm. Die Formatio reticularis erstreckt sich vom Mittelhirn über die Brücke bis in das verlängerte Mark. Der Nucleus ruber ist im Mittelhirn angedeutet. Außerdem erkennt man die Epiphyse, die Hypophyse und das Kleinhirn. Der 3. Ventrikel ist durch diese Schnittführung offengelegt. [L190]

Rezeptoren in der Nasenschleimhaut, deren Axone als Riechnerv zum **Riechkolben** (Bulbus olfactorius) ziehen (> Abb. 9.5). Von dort werden die Signale vor allem an das **Riechhirn** (> Abb. 8.23) weitergeleitet, aber auch zum Thalamus, limbischen System und Hypothalamus, was auf die frühere Bedeutung des Geruchssinnes hinweist.

8.10.3 Sehnerv

Der **Sehnerv** (Nervus opticus, N. II) ist ebenfalls ein rein sensorischer Nerv. Er beginnt in der Netzhaut des Auges (> Abb. 9.6) und kreuzt teilweise im Chiasma opticum; nach der ersten Umschaltung im Thalamus laufen die Bahnen als **primäre Sehstrahlung** zur primären Sehrinde im Hinterhauptslappen des Großhirns.

8.10.4 Augenmuskelnerven

Als erster von drei Augenmuskelnerven ist der **Nervus oculomotorius** (N. III) ein vorwiegend willkürmotorischer Nerv mit parasympathischen Anteilen (> Kap. 8.14.3). Er versorgt den Lidhebermuskel und vier der sechs äußeren Augenmuskeln. Seine parasympathischen Fasern steuern den Ziliarmuskel bei der Anpassung der Augenlinse an unterschiedliche Entfernungen (Nah-Fern-Akkommodation) und verengen über den Sphinktermuskel der Iris die Pupille (> Kap. 9.5.5).

Ebenfalls ein Augenmuskelnerv ist der **Nervus trochlearis** (N. IV). Als einziger Hirnnerv entspringt er von der Dorsalseite des Gehirns. Er innerviert den über die Trochlea der Augenhöhle ziehenden Musculus obliquus superior (oberer schräger Augenmuskel).

Der **Nervus abducens** (N. VI) ist der dritte Augenmuskelnerv. Er versorgt den Musculus rectus lateralis (seitlicher gerader äußerer Augenmuskel). Durch ihn wird der Augapfel zur Seite bewegt (abducere = wegführen).

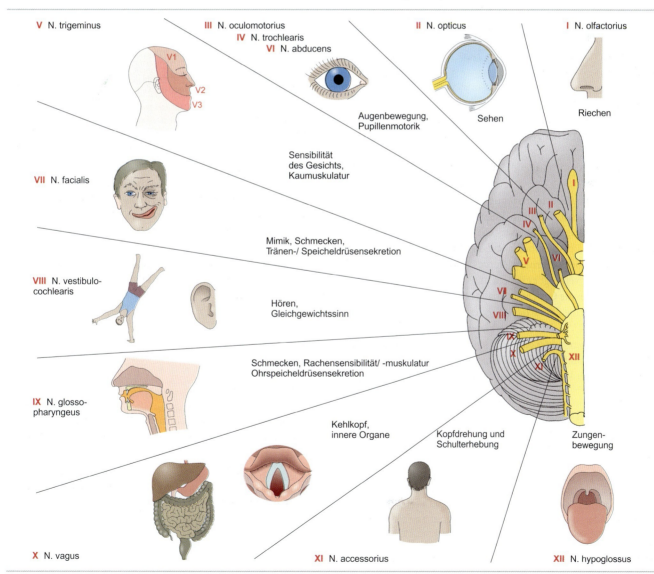

Abb. 8.26 Übersicht über die zwölf Hirnnerven und ihre Funktionen (anatomische Details > Abb. 8.27) [L190]

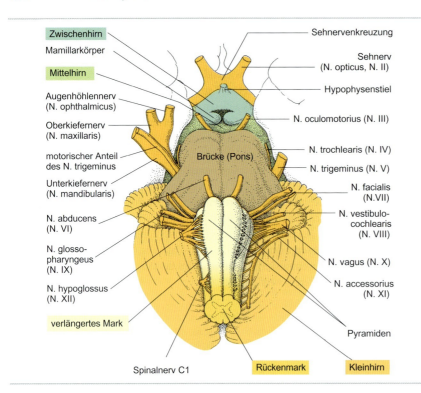

Abb. 8.27 Hirnstamm und Hirnnerven. Der I. Hirnnerv ist auf der Abbildung nicht zu sehen (er verläuft vorn an der Unterseite des Gehirns, ➢ Abb. 8.26). [L190]

8.10.5 Gesichtsnerven

N. trigeminus

Der Drillingsnerv (**Nervus trigeminus,** N. V) teilt sich nach dem Austritt aus der Schädelhöhle in drei große Äste:
- Ast V_1 ist der **Augenhöhlennerv** (Nervus ophthalmicus). Er versorgt sensibel die Augenhöhle und die Stirn.
- Ast V_2 heißt **Oberkiefernerv** (Nervus maxillaris). Als ebenfalls sensibler Nerv versorgt er in dem unterhalb der Augenhöhle liegenden Bereich die Gesichtshaut, die Schleimhaut der Nase, die Oberlippe und die Zähne des Oberkiefers.
- Der dritte Ast – V_3 – ist der **Unterkiefernerv** (Nervus mandibularis). Er ist ein gemischter Nerv, der sensibel den Unterkieferbereich (Unterlippe, Zahnfleisch und Zähne) und motorisch alle Kau- und Mundbodenmuskeln versorgt (Austrittspunkt ➢ Abb. 6.25).

KRANKHEIT/SYMPTOM
Trigeminusneuralgie

Neuralgien sind Schmerzen, die auf das Ausbreitungsgebiet eines Nerven beschränkt sind. Die häufigste Neuralgie im Gesichtsbereich ist die **Trigeminusneuralgie:** Es kommt dabei zu plötzlich einschießenden, äußerst starken Schmerzen, meist im Innervationsbereich eines der beiden unteren Trigeminusäste. Diese Schmerzattacken dauern oft nur wenige Sekunden, können sich aber im Abstand von Minuten wiederholen und den Patienten zermürben. Die genaue Ursache der Erkrankung ist nicht bekannt. Ihre Behandlung ist schwierig, Schmerzmittel (Analgetika) oder andere Pharmaka (z. B. Carbamazepin = Tegretal®) helfen nicht immer.

N. facialis

Der Gesichtsnerv (**Nervus facialis,** N. VII) ist ein gemischter Nerv: Seine motorischen Anteile versorgen die mimische Muskulatur des Gesichts, parasympathische Fasern ziehen zur Tränendrüse (➢ Kap. 9.5.6) und zur Unterkiefer- und Unterzungendrüse. Sensorische Fasern leiten die Geschmacksempfindungen von den Rezeptoren in den vorderen zwei Dritteln der Zunge zum Hirnstamm, von wo aus sie an die Großhirnrinde übermittelt werden.

KRANKHEIT/SYMPTOM
Fazialislähmung

Die **periphere Fazialislähmung** ist die häufigste periphere Nervenlähmung (➢ Abb. 8.28). In ca. 80 % der Fälle liegt eine **idiopathische Fazialisparese** mit unbekannter Ursache vor, wobei in letzter Zeit aber Herpes-simplex-Viren ursächlich diskutiert werden. Bei der idiopathischen Fazialisparese bildet sich meist innerhalb weniger Stunden das typische Bild einer einseitigen Gesichtsnervenlähmung aus: Das Auge der betroffenen Seite kann nicht mehr geschlossen und die Stirn nicht mehr gerunzelt werden, der Mundwinkel hängt herab. Die Tränen- und Speichelsekretion sowie das Geschmacksempfinden können beeinträchtigt sein. In den meisten Fällen bilden sich die Erscheinungen spontan zurück, Restsymptome sind aber möglich. Unterstützend werden oft antientzündliche Medikamente gegeben.
Im Unterschied zur peripheren Fazialislähmung, bei der die Störung im Verlauf des N. facialis selbst liegt, fallen bei der **zentralen Fazialislähmung** (etwa beim Schlaganfall) die stimulierenden Neurone der motorischen Rindenfelder oder deren Axone in der inneren Kapsel (➢ Kap. 8.7.4) auf einer Seite aus. Dabei findet sich eine Lähmung der mimischen Muskulatur der Gegenseite mit Ausnahme der Stirnmuskulatur. Der Patient kann also im Unterschied zur peripheren Fazialislähmung die Stirn auf der betroffenen Seite runzeln.

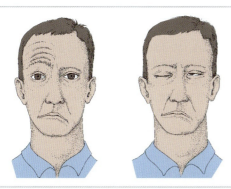

Abb. 8.28 Linksseitige periphere Fazialislähmung. Links wurde der Patient aufgefordert, die Stirn zu runzeln, rechts sollte er die Augen fest schließen. [L190]

8.10.6 Hör- und Gleichgewichtsnerv

Der Hör- und Gleichgewichtsnerv (**Nervus vestibulocochlearis,** N. VIII) ist der dritte rein sensorische Hirnnerv. Er leitet die Erregungen aus dem Gleichgewichtsorgan (Vestibularorgan) und dem Hörorgan im Innenohr (Schnecke, lateinisch: cochlea). Erstere gelangen über die vier Vestibulariskerne des verlängerten Marks vor allem zum Kleinhirn, zum Rückenmark, zu den Augenmuskelkernen und zur hinteren Zentralwindung. Die Erregungen aus dem Hörorgan werden über zahlreiche Stationen umgeschaltet und gelangen letztlich zur Hirnrinde. Im Bereich des Nervus vestibularis (einem Teil des N. vestibulocochlearis) entsteht relativ häufig ein gutartiger Tumor, das Akustikusneurinom. Die Patienten leiden unter Hörstörungen, Ohrensausen (Tinnitus) und Schwindel.

8.10.7 Nervus vagus

Der Eingeweidenerv (**Nervus vagus,** N. X) innerviert als Hauptnerv des parasympathischen Systems (➤ Kap. 8.14) einen Teil der Halsorgane, die Brust- und einen großen Teil der Baucheingeweide. Nur wenige seiner Fasern versorgen motorisch und sensibel den Kehlkopfbereich, wo sie am Sprechen und Schlucken beteiligt sind. Der Vagus leitet dabei sowohl sensible Impulse von Organen zum ZNS als auch efferente Impulse für die Motorik glatter Muskeln und für die Sekretion zu den inneren Organen.

8.10.8 Nervus accessorius

Der **Nervus accessorius** (N. XI) innerviert als rein motorischer Nerv zwei Muskeln des Halses, den Musculus sternocleidomastoideus (Kopfwender-Muskel) und den Musculus trapezius (Kapuzenmuskel).

8.11 Kleinhirn

Das **Kleinhirn** (Cerebellum) liegt in der hinteren Schädelgrube (➤ Abb. 6.28) unterhalb des Hinterhauptslappens des Großhirns (➤ Abb. 8.18).

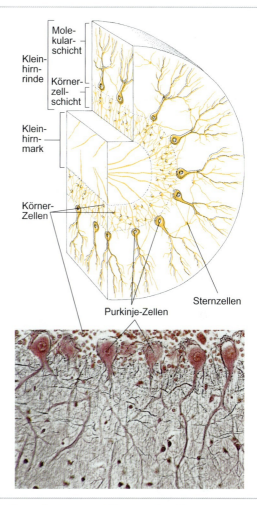

Abb. 8.29 Detailzeichnung von Kleinhirnrinde und -mark. Die Kleinhirnrinde wird in Molekular- und Körnerzellschicht eingeteilt. Im Grenzbereich stehen die Purkinje-Zellen wie Bäumchen mit stark verzweigtem Geäst, das in die Molekularschicht zieht. Ihre Axone ziehen zum größten Teil in die Kleinhirnkerne. Die Sternzellen verbinden die einzelnen Purkinje-Zellen miteinander. [Foto: M375; Zeichnung: L190]

Es besteht aus einem wurmförmigen Mittelteil, dem **Kleinhirnwurm** (Vermis cerebelli), und zwei **Kleinhirnhemisphären.** Ähnlich wie beim Großhirn ist auch die Kleinhirnoberfläche von Furchen und Windungen geprägt, die hier jedoch sehr viel feiner sind.

An der Oberfläche des Kleinhirns liegt eine nur 1 mm dicke **Kleinhirnrinde** aus grauer Substanz. Sie ist streng schichtweise angeordnet (Details Legende zu ➤ Abb. 8.29). Darunter liegen – ähnlich wie im Großhirn – die Nervenfasern der weißen Substanz, in die beidseits vier **Kleinhirnkerne** eingelagert sind. Das Kleinhirn ist durch auf- und absteigende Bahnen, die über drei paarige **Kleinhirnstiele** verlaufen, mit dem verlängerten Mark (überwiegend afferente Fasern), dem Mittelhirn (überwiegend efferente Fasern), dem Gleichgewichtsorgan (afferente Fasern) und über die Brücke mit dem Großhirn verbunden. Diese Verbindungen ermöglichen die Arbeit des Kleinhirns als koordinierendes motorisches Zentrum.

Kleinhirn als Koordinationssystem

Das Kleinhirn reguliert gemeinsam mit dem Großhirn über Fasern des extrapyramidalen Systems die Grundspannung der Muskeln und stimmt Bewegungen aufeinander ab. Mithilfe der Informationen aus dem Gleichgewichtsorgan (➤ Kap. 9.6.5) ist es wesentlich an der Aufrechterhaltung des Gleichgewichts beteiligt.

Damit es diese Aufgaben erfüllen kann, wird das Kleinhirn ständig über aufsteigende Kleinhirnbahnen des Rückenmarks (➤ Kap. 8.12) aus peripheren Rezeptoren über die Muskel- und Gelenkstellungen informiert (Tiefensensibilität). Auch mit der absteigenden Pyramidenbahn ist es im Nebenschluss verbunden und kann so auf beabsichtige Bewegungen regulierend Einfluss nehmen. Es koordiniert die Zielmotorik, ohne sie jedoch direkt auszulösen.

> **KRANKHEIT/SYMPTOM**
> **Kleinhirnschädigungen**
>
> Viele Erkrankungen und Vergiftungen, insbesondere auch Alkoholmissbrauch, führen zu **Kleinhirnschädigungen** (➤ Abb. 8.30) Folgen sind vor allem eine herabgesetzte Muskelspannung (Hypotonie), Muskelzittern bei zielgerichteten Bewegungen (Intentionstremor) und eine gestörte Muskelkoordination (Dyssynergie) mit Gangunsicherheit (Ataxie) sowie Bewegungen, die über das Ziel hinausschießen oder umgekehrt es nicht erreichen (Dysmetrie). Viele Patienten klagen auch über Schwindelanfälle.

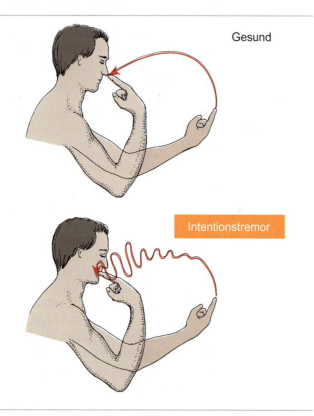

Abb. 8.30 Schädigungen des Kleinhirns lassen sich durch einfache Tests belegen: Zum Beispiel ist es dem Betroffenen nicht mehr möglich, bei geschlossenen Augen mit dem Zeigefinger in einer ausholenden Bewegung die eigene Nasenspitze zu treffen. Zusätzlich zeigt er häufig einen Intentionstremor. [L190]

8.12 Rückenmark

Das **Rückenmark** (Medulla spinalis) bildet die große „Autobahn" zwischen dem Gehirn und den Rückenmarksnerven (Spinalnerven; ➤ Abb. 8.31). Es leitet mit teils sehr hoher Geschwindigkeit Nervenimpulse vom Gehirn zur Peripherie und umgekehrt. Dies geschieht über große auf- und absteigende Leitungsbahnen, welche die weiße Substanz des Rückenmarks ausmachen.

8.12.1 Leitungsstrang, aber auch Schaltzentrum

Das Rückenmark ist aber nicht nur der mächtigste Nervenleitungsstrang, sondern mit seiner grauen Substanz auch Schaltzentrum. Die Schaltstellen steigern die Effizienz der Rückenmarksfunktionen, indem z. B. besonders schnell erforderliche motorische Reaktionen sofort durch die **Rückenmarksreflexe** ausgelöst werden; das Rückenmark fungiert also auch als Reflexzentrum.

Das Nervengewebe des Rückenmarks hat beim Erwachsenen eine Länge von etwa 45 cm. Es geht in Höhe des großen Hinterhauptlochs (➤ Abb. 6.28) als zentimeterdicker Strang aus dem verlängerten Mark hervor (➤ Kap. 8.9.3) und zieht im Wirbelkanal bis zur Höhe des zweiten Lendenwirbelkörpers hinab. Über seine gesamte Länge entspringen beidseits in regelmäßigen Abständen insgesamt 31 Paare von **Nervenwurzeln,** die sich jeweils zu den **Spinalnerven** vereinigen. Durch die Nervenwurzelabgänge wird das Rückenmark in 31 Rückenmarkssegmente unterteilt. Jedes **Rückenmarkssegment** enthält dabei eigene Reflex- und Verschaltungszentren. Es werden folgende Segmente unterschieden:

- Acht **Halssegmente** C1 bis C8, die neben der Atemmuskulatur insbesondere die oberen Extremitäten versorgen
- Zwölf **Brustsegmente** Th1 bis Th12, deren Nervenwurzeln unter anderem den größten Teil der Rumpfwand innervieren
- Fünf **Lendensegmente** L1 bis L5, die zusammen mit den
- Fünf **Kreuzbeinsegmenten** S1 bis S5 die unteren Extremitäten, das äußere Genitale und den Anus versorgen
- Ein bis drei **Steißbeinsegmente,** die den Hautbereich über dem Steißbein versorgen

Das Rückenmark ist nicht überall gleich dick. Im Hals- und im Lendenbereich ist es keulenförmig verdickt, da hier eine größere Masse von Neuronen und Nervenfasern zur Versorgung der oberen und unteren Extremitäten vorhanden ist.

8.12.2 Spinalnerven

Aus jedem Rückenmarkssegment gehen links und rechts je eine vordere und eine hintere Nervenwurzel hervor. Beide Wurzeln schließen sich nach wenigen Millimetern zu einem **Spinalnerven** zusammen. Die Spinalnerven – als Teil des peripheren Nervensystems – verlassen den Wirbelkanal der Wirbelsäule seitlich durch die **Zwischenwirbellöcher,** d. h. durch Öffnungen zwischen jeweils zwei benachbarten Wirbeln (➤ Abb. 6.41 und ➤ Abb. 6.43).

Da in der Kindheit (und auch vor der Geburt) die Wirbelsäule schneller wächst als das Rückenmark, endet das Rückenmark beim Erwachsenen schon auf Höhe des zweiten Lendenwirbelkörpers. Die Spinalnerven bleiben jedoch an ihre Austrittsstellen gebunden.

Die Nervenwurzeln aus den unteren Abschnitten des Rückenmarks müssen also, um zu ihren Zwischenwirbellöchern zu gelangen, im Wirbelkanal schräg nach unten ziehen. Auf diese Weise entsteht ein Nervenfaserbündel, das in seinem Aussehen an ein Haarbüschel erinnert. Es wird deshalb „Pferdeschweif" – lateinisch **Cauda equina** – genannt.

> **PRAXISTIPP**
> **Bandscheibenvorfall**
> Die Spinalnerven werden im Lumbalbereich häufig durch einen **Bandscheibenvorfall** (auch Nucleus-pulposus-Prolaps, NPP) komprimiert (➤ Abb. 8.32 und ➤ Kap. 6.6.4). Leitsymptome sind starke Rückenschmerzen mit Ausstrahlung in Gesäß und/oder Bein, Sensibilitätsstörungen (z. B. Taubheitsgefühl) im betroffenen Gebiet und Lähmungen der Beine.
> **Neurologischer Notfall:** Alarmsymptome beim Bandscheibenvorfall sind vor allem rasch zunehmende Lähmungen sowie Blasen- und Mastdarmstörungen. Solche Patienten müssen unverzüglich in eine neurochirurgische Klinik transportiert werden.

8.12.3 Innere Struktur des Rückenmarks

Graue und weiße Substanz des Rückenmarks

Betrachtet man das Rückenmark im Querschnitt, so erkennt man im Zentrum die schmetterlingsförmige **graue Substanz.** Wie in allen anderen Abschnitten des ZNS befinden sich in der grauen Substanz die Nervenzellkörper, während um den „Schmetterling" herum auf- und absteigende Fasersysteme als **weiße Substanz** gruppiert sind (➤ Abb. 8.33 und ➤ Abb. 8.34).

Die äußeren Anteile der grauen Substanz werden „Hörner" genannt und nach ihrer Lage in ein **Vorderhorn,** ein **Seitenhorn** und ein **Hinterhorn** unterteilt:
- Im Vorderhorn liegen motorische Nervenzellen. Die Axone dieser **Vorderhornzellen** bilden die **Vorderwurzel** eines Rückenmarksnerven und ziehen in dem Spinalnerven bzw. seinen Ästen zur quer gestreiften Muskulatur.
- Zum Hinterhorn ziehen sensible Nervenfasern. Sie leiten Nervenimpulse aus der Peripherie über den Spinalnerven und die **Hinterwurzel** zum Rückenmark. Ihre Zellkörper liegen im **Spinalganglion.** Als Ganglion bezeichnet man Ansammlungen von Nervenzellkörpern außerhalb des zentralen Nervensystems.

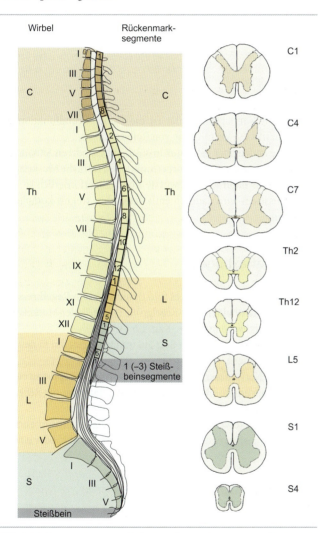

Abb. 8.31 Das Rückenmark und die Spinalnerven in der Seitansicht. Das Rückenmark erstreckt sich im Wirbelkanal vom 1. Halswirbel bis zur Höhe des 2. Lendenwirbels. Darunter findet sich die Cauda equina – ein Bündel von Spinalnerven, die zu ihrem jeweiligen Zwischenwirbelloch ziehen. Da das Rückenmark auf Höhe des 2. Lendenwirbels endet, sind somit alle Rückenmarkssegmente gegenüber den zugehörigen Wirbelkörpern nach oben versetzt. Beispiel: Bei einer Wirbelsäulenverletzung des 9. Brustwirbels ist nicht das 9. Brustwirbelsegment, sondern das auf dieser Höhe liegende 1. Lendenwirbelsegment gefährdet. Links sind Querschnitte von einzelnen Rückenmarksabschnitten dargestellt. Im Hals- und Lendenbereich ist die graue Substanz stärker ausgeprägt, weil dort die Schaltstationen für die Arme und Beine liegen. [L190]

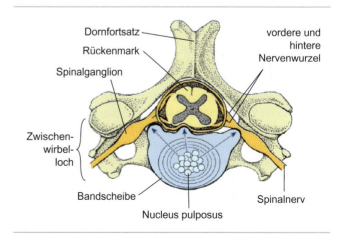

Abb. 8.32 Bandscheibenvorfall. Abhängig von der Richtung des Bandscheibenvorfalls (medio-lateral, medial, lateral) werden unterschiedliche Strukturen komprimiert und in ihrer Funktion beeinträchtigt. Dargestellt ist ein Bandscheibenvorfall im Halswirbelsäulenbereich. Die häufigeren Vorfälle im Lendenwirbelbereich gefährden meist nicht mehr das Rückenmark, sondern die Cauda equina. [L190]

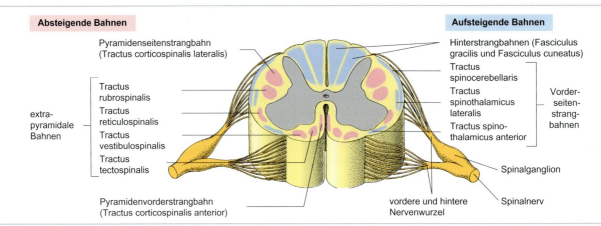

Abb. 8.33 Funktionsfelder des Rückenmarks (Querschnitt). In der weißen Substanz unterscheidet man aufsteigende (sensible) und absteigende (motorische) Bahnen. Zu den aufsteigenden Bahnen (blau) gehören die Hinterstrangbahnen und die Vorderseitenstrangbahnen. Die absteigenden Bahnen (rot) unterteilen sich in die Pyramidenbahnen (Pyramidenseitenstrang- und -vorderstrangbahn) und die extrapyramidalen Bahnen. [L190]

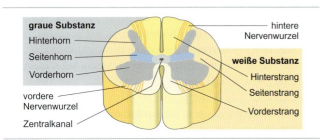

Abb. 8.34 Das Rückenmark im Querschnitt (Vorder- und Hinterwurzel abgetrennt). In der Mitte des Rückenmarksquerschnittes erkennt man ein kleines Loch, den Zentralkanal. Er durchzieht das gesamte Rückenmark und ist mit den Liquorräumen des Gehirns verbunden (> Abb. 8.51). [L190]

- Im Seitenhorn liegen efferente und afferente Nervenzellen des vegetativen Nervensystems (> Kap. 8.14). Die Axone der efferenten Zellen verlassen das Rückenmark wie die motorischen Nervenfasern über die vordere Wurzel, trennen sich aber kurz nach dem Austritt aus dem Wirbelkanal vom Spinalnerven, um Anschluss an die Grenzstrangganglien (> Abb. 8.40) zu finden. Eine vordere und eine hintere Spalte unterteilen die **weiße Substanz** in zwei Hälften. Durch den Austritt der vorderen und hinteren Nervenwurzeln wird jede Hälfte wiederum in drei **Stränge** (Funiculi) unterteilt. Sie werden nach ihrer Lage **Vorderstrang, Seitenstrang** und **Hinterstrang** genannt. Vorder- und Seitenstrang werden meist zum **Vorderseitenstrang** zusammengefasst. Jeder Strang enthält entsprechend der Richtung der Signalleitung entweder aufsteigende und/oder absteigende Bahnen. Dabei verlaufen Bahnen, die Impulse zu den gleichen Orten leiten, in Bündeln (Tractus) zusammen.

8.13 Reflexe

Reflexe sind **vom Willen unabhängige Reaktionen auf Reize.** Sie erfolgen z. T. blitzschnell in Situationen, in denen bewusste Überlegungen zu viel Zeit in Anspruch nehmen würden, so z. B., wenn beim Stolpern die Hände den Körper abstützen. Neben der Weiterleitung von Nervenzellaktivität ist die zweite Grundfunktion des Rückenmarks die Vermittlung von Reflexen.

Reflexe laufen aber nicht nur in solchen besonderen Situationen ab, sondern regeln ständig Körperfunktionen (z. B. die Muskelspannung), sodass dafür keine bewusste Kontrolle erforderlich ist. Unser Bewusstsein wird dadurch entlastet und ist frei für komplexere Aufgaben.

8.13.1 Reflexbogen

Die Vermittlung eines Reflexes funktioniert wie ein **Regelkreis,** der für das Konstanthalten einer Regelgröße (wie z. B. der Muskelspannung) benötigt wird (auch > Kap. 1.6.1):
- Ein Rezeptor nimmt einen Reiz auf und übersetzt ihn in neuronale Erregungen.
- Sensible Nervenfasern leiten den Impuls vom Rezeptor zu einem Reflexzentrum im ZNS, z. B. dem Rückenmark, das die Reflexantwort bildet.
- Motorische Nervenfasern übermitteln die Reflexantwort zum Effektor (ausführendem Organ), z. B. einem Muskel oder einer Drüse.

8.13.2 Eigenreflexe

Im einfachsten Fall trifft ein im ZNS eintreffender Erregungsimpuls direkt auf ein die Reflexantwort übermittelndes motorisches Neuron. Es ist also nur eine Synapse zwischengeschaltet, man spricht deshalb von einem monosynaptischen Reflex (mono = eins). Monosynaptische Reflexe sind nur dann möglich, wenn Reizaufnahme und Reizantwort an demselben Muskel erfolgen; sie heißen daher auch **Eigenreflexe.**

Ein Beispiel für einen Eigenreflex ist der bei neurologischen Untersuchungen häufig geprüfte **Patellarsehnenreflex** (PSR): Ein kurzer Schlag mit einem Reflexhammer auf die Sehne des M. quadriceps femoris unterhalb der Kniescheibe bewirkt eine Verkürzung

8.13 Reflexe

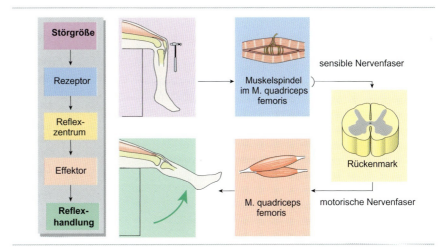

Abb. 8.35 Schema eines Reflexbogens: Eigenreflex am Beispiel des Patellarsehnenreflexes. Rezeptor und Effektor sind im M. quadriceps femoris lokalisiert. [L190]

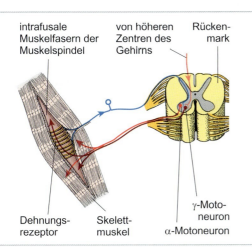

Abb. 8.36 Reflexbogen eines Eigenreflexes (monosynaptischen Reflexes). Erregungsimpulse erreichen über die Hinterwurzel die graue Substanz. Im Vorderhorn findet die Umschaltung auf eine motorische Nervenzelle statt. Der Erregungsimpuls verlässt das Rückenmark über die Vorderwurzel, läuft wieder im Spinalnerven zum Muskel zurück und bewirkt dort die Reflexantwort (Kontraktion). [L190]

dieses Muskels. Das vorher im Kniegelenk gebeugte Bein wird schlagartig gestreckt. Dieser Reflex regelt die Spannung des M. quadriceps femoris (> Abb. 6.23). Solche Eigenreflexe gibt es in allen Muskeln, die Muskelspindeln besitzen.

Muskelspindeln arbeiten als **Dehnungsrezeptoren** in den Muskeln, d. h., sie werden durch Dehnung gereizt. Der Schlag auf die Sehne dehnt die Muskelspindel im dazugehörigen Muskel und aktiviert sie. Die Erregung wird über afferente Nervenfasern und die hintere Wurzel dem Rückenmark übermittelt und dort unmittelbar auf die Vorderhornzellen umgeschaltet, die denselben Muskel innervieren. Über deren efferente Nervenfasern kommt es als Folge zu einer Kontraktion des gedehnten Muskels (> Abb. 8.35 und > Abb. 8.36).

Eine Aktivierung der Muskelspindeln wird nicht nur durch plötzliche kurze Dehnungsreize bewirkt, sondern läuft in geringerem Ausmaß ständig ab. Das ZNS wird zu jeder Zeit über den jeweiligen Spannungszustand aller Muskeln informiert, und über die Eigenreflexe werden die Muskeln in einem bestimmten Spannungszustand (Tonus) gehalten. Auf diese Weise wird über Reflexabläufe die Körperhaltung gesteuert. Damit dabei keine überschießenden Reaktionen auftreten können, wird das Ausmaß der Reflexe durch höhergelegene Hirnzentren begrenzt und beeinflusst.

8.13.3 Fremdreflexe

Bei komplizierteren Reflexbögen liegen im ZNS mehrere Verbindungsneurone zwischen den sensiblen und den motorischen Neuronen (> Abb. 8.37). Mehrere Synapsen sind beteiligt, man spricht deshalb von polysynaptischen Reflexen (poly = viel). Der Rezeptor liegt an einem anderen Ort als der Effektor, weshalb diese Reflexe **Fremdreflexe** genannt werden. Exemplarisch ist der Stolperreflex (Abstützreaktion der Hände beim Fallen) als Fremdreflex zu nennen.

> **PRAXISTIPP**
> **Reflexprüfungen**
> Muskeleigenreflexe, die bei der neurologischen Untersuchung geprüft werden, sind am Bein neben dem dargestellten Patellarsehnenreflex der **Achillessehnenreflex** (ASR) sowie am Arm der **Bizepssehnenreflex** (BSR) und der **Trizepssehnenreflex** (TSR). Ein häufig geprüfter Fremdreflex ist der **Bauchhautreflex**: Reizung der Bauchhaut durch leichtes Bestreichen löst eine Anspannung der Bauchmuskeln aus.
> Krankhaft sind insbesondere ein völliges Fehlen physiologischer Reflexe, Seitenunterschiede in der Reflexantwort und – bei Muskeleigenreflexen – überschießende Reaktionen („Nicht-mehr-Aufhören des Reflexes").
> Außerdem wird überprüft, ob **pathologische Reflexe** vorhanden sind. Dies sind beim Gesunden nicht auslösbare Fremdreflexe, die in der Regel im Zusammenhang mit Schädigungen der Pyramidenbahn auftreten und daher **Pyramidenbahnzeichen** heißen.
> Klinisch bedeutsamstes Pyramidenbahnzeichen beim Erwachsenen ist der **Babinski-Reflex**: Bestreichen des lateralen Fußrandes führt zur Überstreckung der Großzehe sowie häufig zur Beugung und Spreizung der übrigen Zehen.

8.13.4 Vegetative Reflexe

Auch die inneren Organe werden über Reflexe mitgesteuert. Sie werden über das vegetative Nervensystem (> Kap. 8.14) vermittelt

8 Nervensystem

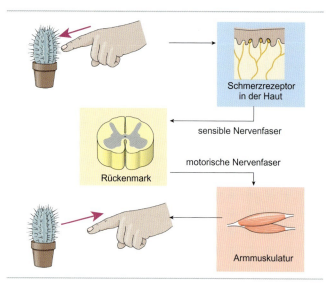

Abb. 8.37 Schema eines Fremdreflexes am Beispiel der Zurückziehreaktion – einer Art Fluchtreaktion – nach Schmerzreiz. Rezeptor und Effektor liegen an verschiedenen Orten. [L190]

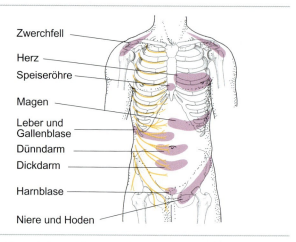

Abb. 8.38 Head-Zonen. Schmerzen in korrespondierenden Hautarealen können wichtige diagnostische Hinweise auf erkrankte innere Organe geben. So können z. B. Schmerzen über der Schulter auf eine Erkrankung des Zwerchfells hindeuten. [L190]

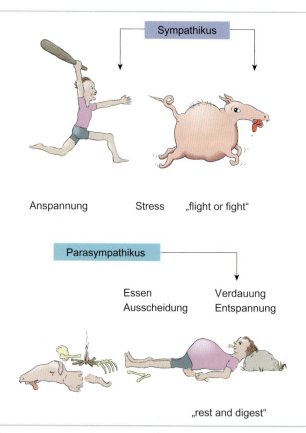

Abb. 8.39 Die gegensätzlichen Funktionen von Sympathikus und Parasympathikus kann man sich gut am Beispiel dieser Bildergeschichte klarmachen. Ein Mensch jagt und erlegt ein Tier (Sympathikusphase), um es dann zu verzehren und zu verdauen (Parasympathikusphase). [L190]

und daher **vegetative Reflexe** genannt. Ein vegetativer Reflex ist z. B. der **Speichelsekretionsreflex,** der beim Anblick oder Geruch von Speisen das Wasser im Munde zusammenlaufen lässt.

Betrachtet man die Reflexe im vegetativen Nervensystem näher, lassen sich sehr unterschiedliche Reflexabläufe nachweisen:

- Ist nur das vegetative Nervensystem am Zustandekommen des Reflexes beteiligt, handelt es sich um einen **viszeroviszeralen Reflex.** Ein Beispiel hierfür ist der **Blasenreflex:** Bei zunehmender Harnblasenfüllung werden Dehnungsrezeptoren in der Blasenwand gereizt, die über einen Reflexbogen den Parasympathikus (➤ Kap. 8.14.1) aktivieren. Unter seinem Einfluss spannt sich die Blasenmuskulatur und die Harnröhre öffnet sich, sodass es zur reflektorischen Blasenentleerung kommt (➤ Kap. 16.7.5).
- Sensible afferente Erregungen eines inneren Organs können reflektorische Wirkungen auf Skelettmuskeln haben. So führt eine Appendizitis (Wurmfortsatzentzündung, im Volksmund „Blinddarmentzündung") oft zu einer reflektorischen Anspannung der Bauchmuskulatur, man spricht von **viszerosomatischem Muskelreflex.**
- Auch Haut und innere Organe sind miteinander verknüpft.

8.13.5 Ganzheitsmedizin: Die Organlandkarte auf der Haut

Haut und innere Organe können sich gegenseitig beeinflussen. So führen beispielsweise Erkrankungen innerer Organe zu Schmerzen in bestimmten Hautgebieten. Typisch sind z. B. die Schmerzen des Herzinfarktpatienten im linken Oberarmbereich. Dies liegt darin begründet, dass die afferenten Nervenbahnen aus den Hautgebieten und den inneren Organen, die von dem gleichen Rückenmarkssegment versorgt werden, im Tractus spinothalamicus in denselben Neuronen „zusammenlaufen" und das Gehirn den Schmerz dann nicht mehr genau lokalisieren kann. Dieses Phänomen wird „übertragener Schmerz" genannt. Die den inneren Organen zugeordneten Hautgebiete heißen **Head-Zonen** (➤ Abb. 8.38). Über vegetative Reflexbögen kann es zudem bei Erkrankungen innerer Organe zu Hautrötungen kommen (**viszerokutaner Reflex,** Eingeweide-Haut-Reflex). Die Verbindung zwischen inneren Organen und Haut kann nicht nur diagnostisch, sondern auch therapeutisch ausge-

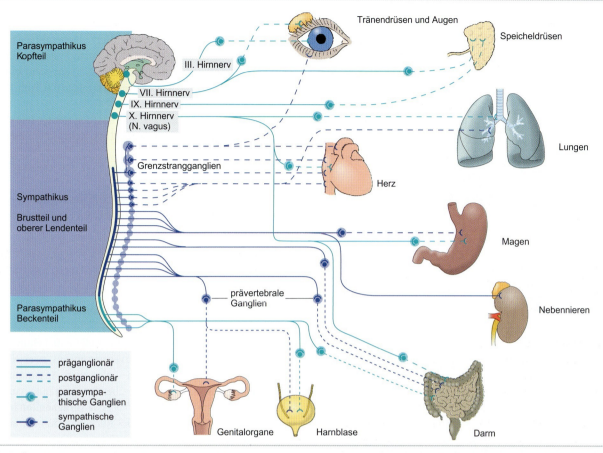

Abb. 8.40 Übersicht über das vegetative Nervensystem (Funktionsschema; anatomische Darstellung ➤ Abb. 8.41). Die Fasern des Parasympathikus ziehen über die Hirnnerven III, VII, IX und X sowie über Spinalnerven aus dem Sakralmark zu den Organen. Die Fasern des Sympathikus entstammen dagegen dem unteren Halsmark, dem Brust- und oberen Lendenmark und werden in den Grenzstrang- bzw. in den prävertebralen Ganglien umgeschaltet. [L190]

nutzt werden: Ein altes Hausmittel bei Erkältungen sind z. B. warme Brustwickel. Sie wirken nicht nur durch die Inhalation dabei entstehender Dämpfe, sondern führen über vegetative Reflexbögen auch zu einer verbesserten Durchblutung der Bronchien (**kutiviszeraler Reflex,** Haut-Eingeweide-Reflex).

8.14 Vegetatives Nervensystem

Die Aufgabe des vegetativen Nervensystems ist die „automatische" Steuerung lebenswichtiger Organfunktionen. Im Gegensatz zum willkürlichen Nervensystem (➤ Kap. 8.1) arbeitet das vegetative Nervensystem dabei weitgehend ohne Beeinflussung durch den Willen und das Bewusstsein. Funktionen, die das vegetative Nervensystem in Form von Regelkreisen (➤ Kap. 1.6.1) steuert, sind der Kreislauf, die Atmung, der Stoffwechsel, die Verdauung, der Wasserhaushalt und zu einem gewissen Grad auch die Sexualfunktionen.

8.14.1 Sympathikus und Parasympathikus

Das vegetative Nervensystem besteht aus zwei Teilsystemen: dem **Sympathikus** und dem **Parasympathikus.** Sie haben oft gegensätzliche Wirkungen (➤ Abb. 8.39).

Der Sympathikus wird vor allem bei solchen Aktivitäten des Körpers erregt, die nach *außen* gerichtet sind, z. B. körperliche Arbeit oder Reaktion auf Stressreize. Der Parasympathikus dominiert dagegen bei nach *innen* gerichteten Körperfunktionen, etwa Essen, Verdauen und Ausscheiden. Durch das Zusammenspiel von Sympathikus und Parasympathikus erfolgt ständig eine optimale Anpassung an die jeweiligen Bedürfnisse des Körpers (➤ Tab. 8.1).

Damit unsere Organfunktionen optimal ablaufen können, muss zwischen Sympathikus und Parasympathikus ein Gleichgewicht bestehen. Energieverbrauchende und energieliefernde Prozesse, Anspannung und Entspannung müssen sich abwechseln und insgesamt gesehen die Waage halten.

Im peripheren Nervensystem benutzen vegetatives und willkürliches Nervensystem meist getrennte Leitungswege, im Hirnstamm und im Großhirn sind sie aber nicht nur funktionell, sondern auch anatomisch aufs Engste miteinander verzahnt (➤ Abb. 8.40 und ➤ Abb. 8.41).

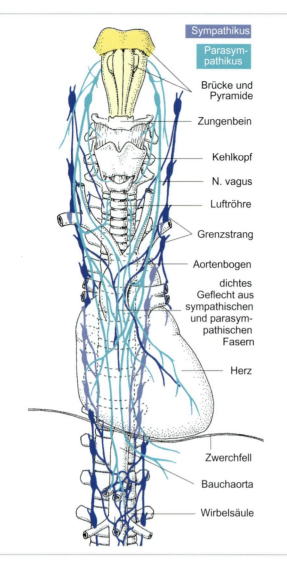

Abb. 8.41 Verlauf von Sympathikus (vor allem Grenzstrang) und Parasympathikus (N. vagus) im Bereich von Hals und Brust; Ansicht von vorne [L190]

Zentrale Anteile

Die zentralen Anteile des vegetativen Nervensystems regeln die Aktivitäten der durch das periphere vegetative System innervierten Organe. Entsprechend dem willkürlichen Nervensystem kann diese Regelung auf unterschiedlichen Ebenen erfolgen (➤ Abb. 8.40 und ➤ Abb. 8.41):

- Darm-, Harnblasen- und Sexualfunktionen werden teilweise schon auf Rückenmarksebene reguliert, stehen aber unter Kontrolle höherer Hirngebiete.
- Die Regulationszentren für Atmung, Herz und Kreislauf liegen im Hirnstammbereich (➤ Kap. 8.9.3).
- Komplexere vegetative Funktionen, z. B. die Regelung der Körpertemperatur, werden vom Zwischenhirn (Hypothalamus) und z. T. von der Großhirnrinde gesteuert.

Periphere Anteile

Die Besonderheit des efferenten Leitungsweges

Beim **vegetativen Nervensystem** ist der efferente Leitungsweg im Gegensatz zum willkürlichen Nervensystem aus zwei Neuronen aufgebaut, die in einem Ganglion – also einer Ansammlung von Nervenzellen außerhalb des ZNS – über Synapsen miteinander verschaltet werden (➤ Abb. 8.42). Das erste **(präganglionäre) Neuron** zieht dabei vom Seitenhorn des Rückenmarks oder aus Hirnstammkernen zu einem vegetativen Ganglion. Dort ist es über Synapsen mit dem **postganglionären Neuron** verbunden, das über marklose Fasern zum jeweiligen Erfolgsorgan zieht.

Als Neurotransmitter wirkt in den präganglionären Synapsen immer Acetylcholin. In den postganglionären Synapsen werden zwei unterschiedliche Neurotransmitter freigesetzt: vom Parasympathikus Acetylcholin und vom Sympathikus in der Regel Noradrenalin (➤ Kap. 8.4.3).

Tab. 8.1 Wichtige Funktionen von Sympathikus und Parasympathikus. Fast alle Organe werden von beiden Teilsystemen innerviert. Je nachdem, um welche Organleistung es sich handelt, kann dabei entweder der Sympathikus oder der Parasympathikus der aktivierende oder der bremsende Anteil sein.

Organ		Sympathikuswirkung	Parasympathikuswirkung
Tränendrüsen		Keine Wirkung bekannt	Steigerung der Sekretion
Pupille		Erweiterung	Verengung
Herzmuskel		Zunahme von Frequenz und Kontraktionskraft	Mäßige Abnahme von Frequenz und Kontraktionskraft
Hirngefäße		Leichte Verengung	Keine Wirkung bekannt
Muskelgefäße		Erweiterung/Verengung je nach Beanspruchung	Keine Wirkung bekannt
Haut- und Schleimhautgefäße, Eingeweidegefäße		Verengung	Keine Wirkung bekannt

Tab. 8.1 Wichtige Funktionen von Sympathikus und Parasympathikus. Fast alle Organe werden von beiden Teilsystemen innerviert. Je nachdem, um welche Organleistung es sich handelt, kann dabei entweder der Sympathikus oder der Parasympathikus der aktivierende oder der bremsende Anteil sein. (Forts.)

Organ		Sympathikuswirkung	Parasympathikuswirkung
Bronchien		Erweiterung	Verengung
Speicheldrüsen		Verminderung der Sekretion	Steigerung der Sekretion
Magen-Darm-Trakt		Verminderung von Tonus und Bewegungen; Sphinkteren kontrahiert	Steigerung von Tonus und Bewegungen; Sphinkteren entspannt
Verdauungsdrüsen		Verminderung der Sekretion	Steigerung der Sekretion
Sexualorgane beim Mann		Auslösung der Ejakulation	Auslösung der Erektion

Afferente Leitungswege

Zum vegetativen Nervensystem rechnet man auch sensible Fasern, die die inneren Organe versorgen (**viszerosensible** Fasern).

Informationen aus den inneren Organen – z. B. über den Spannungszustand der Nierenkapseln oder den Muskeltonus des Darms – werden von Rezeptoren aufgenommen, welche Reize im Inneren des Körpers in Nervensignale umsetzen, die dann auf diesen viszerosensiblen Bahnen zum ZNS gelangen. Diese afferenten vegetativen Bahnen treten wie die sensiblen Bahnen des willkürlichen Nervensystems (z. B. von Tastrezeptoren der Hautoberfläche) durch die Hinterwurzeln in das Rückenmark ein. Im Kopfbereich schließen sich diese Fasern dem Verlauf des Nervus vagus an.

8.14.2 Peripherer Sympathikus

Der periphere Sympathikus hat seinen Ursprung in den Seitenhörnern des unteren **Halsmarks** (ab C8), des gesamten **Brustmarks** und des oberen **Lendenmarks** (bis L2, ➤ Abb. 8.40).

Die markhaltigen Axone der präganglionären sympathischen Nervenzellen verlassen das Rückenmark über die Vorderwurzel (➤ Abb. 8.33 und ➤ Abb. 8.34) und verlaufen ein Stück zusammen mit dem jeweiligen Spinalnerven des willkürlichen Nervensystems. Sie verlassen dann den Spinalnerven über einen kleinen Verbindungsast, den sog. weißen Verbindungsast **(Ramus communicans albus)**, um zu den nur wenige Zentimeter vom Wirbelkörper entfernten **Grenzstrangganglien** zu ziehen. Diese Ganglien sind, vergleichbar den Spinalnerven, segmentartig angeordnet.

Die Grenzstrangganglien des Sympathikus sind aber im Gegensatz zu den Spinalnerven perlschnurartig über Nervenfasern miteinander verknüpft. Die so beidseits neben der Wirbelsäule gebildeten Leitungsstränge nennt man linken und rechten **Grenzstrang** (➤ Abb. 8.41). In den Grenzstrangganglien werden die präganglionären Axone zur Versorgung der Kopf-, Hals- und Brustregion auf postganglionäre Neurone umgeschaltet. Die marklosen (grauen) Axone dieser postganglionären Nerven ziehen jeweils als grauer Verbindungsast **(Ramus communicans griseus)** wieder zum Spinalnerven zurück. Sie ziehen zusammen mit den Spinalnerven zu den einzelnen Wirkorten.

Die präganglionären Axone zur Versorgung des Bauch- und Beckenbereichs ziehen jedoch ohne Umschaltung durch die Grenzstrangganglien hindurch weiter zu Ganglien, die in enger Nachbarschaft zu den großen Arterien des Bauch- und Beckenbereichs liegen. Diese werden **prävertebrale Ganglien** genannt.

Die postganglionären Fasern, die aus diesen Ganglien hervorgehen, bilden miteinander **Nervengeflechte** (Plexus) und verlaufen mit den Blutgefäßen zusammen zu den Organen im Bauch- und Beckenbereich. In diesen vegetativen Nervengeflechten verbinden sich die sympathischen Nervenfasern auch mit Fasern und Ganglien des Parasympathikus. Beispiele sind etwa der **Plexus coeliacus** und der **Plexus aorticus abdominalis** im Bauchraum.

Einen wichtigen Bestandteil und eine Besonderheit des peripheren Sympathikus stellt das **Nebennierenmark** (NNM) dar. Die postganglionären Neurone haben sich hier zu den sogenannten **chromaffinen Zellen** des Nebennierenmarks umgewandelt und geben bei Reizung des Sympathikus – z. B. in Stresssituationen – Adrenalin und Noradrenalin in den Blutstrom ab. Diese Stoffe wirken dann also nicht mehr als Transmitter, sondern als Hormone (Näheres ➤ Kap. 10.5.4).

8.14.3 Peripherer Parasympathikus

Beim Parasympathikus liegen die Nervenzellen der präganglionären Neurone in Kerngebieten des **Hirnstamms** und in den Seitenhörnern des **Sakralmarks** (S2–S4). Der Parasympathikus bildet also zwei weit

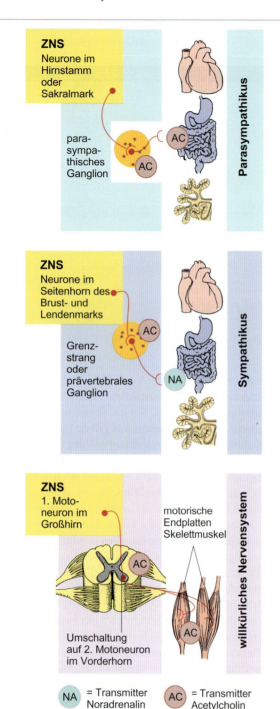

Abb. 8.42 Vergleich des efferenten Leitungsweges im vegetativen und willkürlichen Nervensystem. Während im willkürlichen Nervensystem (unteres Bild) die Axone ohne Umschaltung außerhalb des ZNS ihr Erfolgsorgan (Skelettmuskel) erreichen, werden die vegetativen Bahnen in Ganglien umgeschaltet. Die Ganglien des Sympathikus liegen nahe dem Rückenmark im Grenzstrang oder nahe der großen Bauch- und Beckenarterien (prävertebrale Ganglien). Die parasympathischen Ganglien befinden sich dagegen in der Nähe der vegetativen Erfolgsorgane (Herz, glatte Muskulatur, Drüsen). Transmitter in den Ganglien ist immer Acetylcholin. An den Erfolgsorganen findet man an den parasympathischen Synapsen ebenfalls Acetylcholin, in den sympathischen Synapsen dagegen meist Noradrenalin. [L190]

voneinander entfernte Zentren, während der Sympathikus mit seinem Grenzstrang fast die ganze Strecke dazwischen ausfüllt.

Die Hirnnerven III, VII und IX versorgen parasympathisch den Kopfbereich (III: Pupillenmotorik, Akkommodation; VII und IX: Tränen-, Nasenschleim- und Speichelsekretion), der X. Hirnnerv (Nervus vagus) versorgt den gesamten Brustraum und große Teile des Bauchraums. Der untere Bauchraum und der Beckenbereich werden durch die parasympathischen Fasern aus dem Sakralmark versorgt.

8.15 Lähmungen

Wie erwähnt enden alle Impulse des zentralen motorischen Systems – d. h. die Impulse der Pyramidenbahn, der extrapyramidalen Bahnen und auch der Schaltkreise der Muskelreflexe – an den motorischen Vorderhornzellen des Rückenmarks. Diese stellen die peripheren motorischen Neurone (kurz **2. Motoneurone**) dar. Die zentralen Neurone (kurz **1. Motoneurone**) für die Willkürmotorik liegen im primären motorischen Rindenfeld. Diese Zusammenhänge sind klinisch wichtig:

8.15.1 Periphere Lähmung

Bei einer Schädigung des **2.** motorischen Neurons – der motorischen Vorderhornzelle im Rückenmark oder der zugehörigen motorischen Nervenfasern – können keinerlei Impulse mehr zu den Muskeln geleitet werden. Da dadurch auch die Reflexbögen unterbrochen sind, kann keine Muskelgrundspannung aufrechterhalten werden. Die gelähmten Muskeln sind schlaff und bilden sich zurück (atrophieren). Die rein **periphere Lähmung** ist immer eine **schlaffe Lähmung.**

Ein Beispiel für eine periphere Lähmung ist die **Poliomyelitis** (Kinderlähmung). Bei dieser Infektionskrankheit werden Vorderhornzellen des Rückenmarks durch Poliomyelitisviren zerstört.

8.15.2 Zentrale Lähmung

Ein ganz anderes Bild tritt beim Ausfall des **1.** motorischen Neurons auf (z. B. bei einer Unterbrechung der zugehörigen Axone im Verlauf der Pyramidenbahn): Hier sind die Schaltkreise für die Muskelreflexe erhalten und die Muskelgrundspannung (Ruhetonus) ist durch den oft gleichzeitigen Ausfall hemmender Impulse von extrapyramidalen Fasern sogar gesteigert. Die gelähmten Muskeln setzen passiven Bewegungen einen erhöhten Widerstand entgegen und atrophieren nicht.

Die **zentrale Lähmung** ist deshalb meist eine **spastische Lähmung** (spasmos = Krampf). Häufige Ursachen sind ein Schlaganfall (> Kap. 8.18.4) sowie – beim Säugling – ein Sauerstoffmangel unter der Geburt (Zerebralparese).

Unabhängig von der Schädigungsursache bedeutet der Ausdruck **Plegie** oder Paralyse, dass die entsprechenden Muskeln vollkommen bewegungsunfähig sind. Bei einer **Parese** hingegen ist die Bewegungsfähigkeit vermindert, aber nicht völlig aufgehoben.

Querschnittlähmung

Die **Querschnittlähmung** ist ein Beispiel für eine überwiegend zentrale Lähmung mit peripherem Lähmungsanteil. Sie entsteht durch eine Unterbrechung des Rückenmarks z. B. im Rahmen eines Unfallgeschehens mit Verletzungen der Wirbelsäule.

Entsprechend fallen alle sensiblen Empfindungen und alle willkürlichen Bewegungen unterhalb des Schädigungsortes aus. Die Lähmungen unterhalb der Schädigung sind zentrale, also spastische Lähmungen, bedingt durch die Schädigung der Pyramidenbahnen. Die Eigenreflexe sind gesteigert. Auf der Höhe der Schädigung kommt es durch die Zerstörung der motorischen Vorderhornzellen zu peripheren, also schlaffen Lähmungen und einem Ausfall der Reflexe.

Neben Sensibilität und Willkürmotorik sind bei der Querschnittlähmung auch vegetative Funktionen betroffen. So können Blasen- und Darmfunktion, Sexualfunktionen, Hautdurchblutung sowie Blutdruck- und Temperaturregulation gestört sein.

Das Ausmaß der Ausfälle wird von der Höhe der Rückenmarksschädigung bestimmt. Eine Rückenmarksunterbrechung oberhalb von C6 führt zur Lähmung beider Arme und beider Beine, zur **Tetraplegie** (tetra = vier). Bei Unterbrechung unterhalb von Th1 bleiben die Plexus brachiales (> Kap. 8.16.2) und damit die Arme verschont, es kommt „nur" zur Lähmung der Beine **(Paraplegie)**.

> **PRAXISTIPP**
> **Querschnittgelähmte**
> Die Pflege und Rehabilitation Querschnittgelähmter ist sehr aufwendig und erfordert speziell geschultes Personal. Deshalb werden insbesondere Patienten mit einer traumatisch bedingten Querschnittlähmung in entsprechenden Querschnittzentren betreut.

8.16 Peripheres Nervensystem

> Abb. 8.43

> **KRANKHEIT/SYMPTOM**
> **Guillain-Barré-Syndrom**
> Beim Guillain-Barré-Syndrom handelt es sich um eine akut oder subakut auftretende multifokale Entzündung der Nerven **(Polyradikulitis) mit Demyelinisierung der Markscheiden** und eventueller Schädigung der Axone. Die Zahl der Neuerkrankungen (Inzidenz) liegt bei 1–2 pro 100.000 Einwohner pro Jahr.
> Das Guillain-Barré-Syndrom tritt häufig postinfektiös auf, wobei die genauen Ursachen noch nicht eindeutig geklärt sind, autoimmunologische Prozesse scheinen allerdings eine wichtige Rolle zu spielen.
> Die Patienten erleiden häufig zwei bis vier Wochen nach einem Infekt unspezifische Rückenschmerzen, Missempfindungen und Taubheitsgefühle sowie Muskelschmerzen (Myalgie) bis hin zu starken neuralgischen Schmerzen. Beginnende Koordinationsstörungen und **aufsteigende (aszendierende) Lähmungen (Paresen)** können bis zu einer hohen Querschnittlähmung fortschreiten, in 20 % der Fälle treten im Verlauf eine Atemlähmung sowie vegetative Symptome auf.
> Der Höhepunkt der Erkrankung wird von 90 % der Patienten nach ungefähr drei bis vier Wochen erreicht, daran schließt die Plateauphase an. Die Rückbildung der Symptome erfolgt extrem variabel, insbesondere Kindern haben eine in der Regel günstige Prognosen. Bei Erwachsenen bilden sich die Behinderungen häufig nur unvollständig zurück.

8.16.1 Äste der Spinalnerven

Unmittelbar nach seinem Austritt aus dem Zwischenwirbelloch teilt sich jeder Spinalnerv in verschiedene Äste auf: Die **hinteren Äste** versorgen die Haut und die tiefen Muskeln vom Hals bis zur Kreuzbeinregion. Die **vorderen Äste** der Spinalnerven haben unterschiedliche Funktionen und Verläufe: Aus dem 2. bis 11. Brustsegment versorgen sie als **Zwischenrippennerven** (Nn. intercostales) die Haut und die Muskeln im Bereich des Brustkorbes und des Bauches. Die vorderen Äste der übrigen Spinalnerven bilden zunächst Nervengeflechte, **Spinalnervenplexus** genannt, bevor sie durch erneute Aufteilung einzelne **periphere Nerven** bilden, welche die Extremitäten (Arme und Beine) versorgen.

8.16.2 Spinalnervenplexus und einige wichtige periphere Nerven

Die Plexus der Spinalnerven werden nach dem Abschnitt, aus dem sie entspringen, benannt:

Plexus cervicalis Das Halsgeflecht (**Plexus cervicalis**) aus den Halssegmenten C1 – C4 versorgt Haut und Muskeln in der Hals- und Schulterregion. Der wichtigste Nerv aus diesem Geflecht ist der Nervus phrenicus (**Zwerchfellnerv**). Er innerviert das Zwerchfell, spielt also eine wichtige Rolle für die Atmung (> Kap. 14.7.1).

> **KRANKHEIT/SYMPTOM**
> **Verletzung des Plexus cervicalis**
> Solange seine Funktion erhalten ist, kann ein Patient auch bei einer hohen Querschnittlähmung mit Ausfall der Zwischenrippenmuskeln noch spontan atmen. Erst bei einer Rückenmarksläsion oberhalb von C4, also oberhalb des Abgangs des Nervus phrenicus, tritt ein vollständiger Atemstillstand ein, sodass der Patient künstlich beatmet werden muss.

Plexus brachialis Aus dem Armgeflecht (**Plexus brachialis,** C5–Th1) entspringen neben kleineren Ästen zum Nacken und zur Schulter die drei großen Armnerven: der Speichennerv (**Nervus radialis**), der Ellennerv (**Nervus ulnaris**) und der Mittelnerv (**Nervus medianus**).

> **MERKE**
> „Ich schwöre beim Heiligen Medianus (Schwurhand – Medianus), dass ich mir die Augen mit der Ulna auskratze (Krallenhand – Ulnaris), wenn ich vom Rad falle (Fallhand – Radialis)."

Plexus lumbalis Die Nerven aus dem Lendengeflecht (**Plexus lumbalis,** L1–L4) versorgen die untere Bauchwand, die äußeren Geschlechtsorgane und Hautgebiete sowie Streckmuskeln an den Beinen. Der wichtigste Nerv aus diesem Geflecht ist der Schenkel-

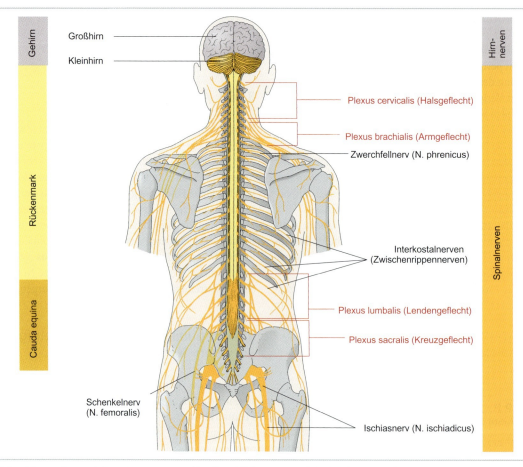

Abb. 8.43 Periphere Nerven. Zum peripheren Nervensystem zählen die zwölf Hirnnerven und die Spinalnerven mit ihren vielen Verzweigungen. Während die Hirnnerven hauptsächlich die Kopfregion motorisch und sensibel versorgen, verteilen sich die anderen peripheren Nerven über den restlichen Körper. Im Brustmarkbereich bleiben die Spinalnerven streng segmental, d. h., sie verzweigen sich nicht nennenswert und versorgen motorisch und sensibel ihre jeweilige Segmenthöhe. Die Spinalnerven des Hals-, Lenden- und Kreuzbeinmarks verzweigen sich dagegen zu unübersichtlichen Geflechten (Plexus). Die Abbildung zeigt den Plexus cervicalis, den Plexus brachialis, den Plexus lumbalis und den Plexus sacralis. Als dickster Nerv aus dem Plexus sacralis zieht der N. ischiadicus am Bein abwärts. [L190]

nerv (**Nervus femoralis**). Er verläuft durch die Leistenbeuge zur Vorderseite des Oberschenkels und versorgt dort die Haut und die Streckermuskeln, darunter den M. quadriceps femoris.

Plexus sacralis Das Kreuzgeflecht (**Plexus sacralis**, L4–S3) ist das größte Nervengeflecht des Menschen. Von ihm werden Gesäß, ein Teil des Damms und die unteren Gliedmaßen mit Nervenästen versorgt. Auch der längste und dickste Nerv des Menschen, der **Ischiasnerv** (Nervus ischiadicus), entspringt aus diesem Geflecht. Er verläuft im Gesäßbereich schräg abwärts zur Rückseite des Oberschenkels und versorgt dort die Beugemuskeln. Oberhalb der Kniekehle teilt er sich in zwei Äste auf: den Schienbeinnerven (**Nervus tibialis**) und den seitlich abzweigenden Wadenbeinnerven (**Nervus peroneus**). Diese Nerven versorgen Hautgebiete und Muskeln am Unterschenkel und Fuß.

PRAXISTIPP
Ventrogluteale Injektion
Der N. ischiadicus war durch die früher übliche intramuskuläre Injektionsmethode in den M. gluteus maximus („klassische" Injektion in das Gesäß) gefährdet. Deshalb wird heute die risikoarme Methode der ventroglutealen Injektion nach Hochstetter empfohlen.

Plexus pudendus Das Schamgeflecht (**Plexus pudendus**, S3–S5) versorgt Beckeneingeweide, Damm und äußere Genitalien.

8.17 Versorgungs- und Schutzeinrichtungen des zentralen Nervensystems

Das empfindliche Nervengewebe von Gehirn und Rückenmark liegt geschützt im knöchernen Schädelraum bzw. in den knöchernen und bindegewebigen Strukturen des Wirbelkanals. Zusätzlichen Schutz gewähren drei bindegewebige Hirnhäute, die **Meningen,** die Rückenmark und Gehirn bedecken. Sie heißen **Dura mater, Arachnoidea** und **Pia mater,** wobei Letztere dem Gehirn direkt aufliegt (> Abb. 8.44).

Zwischen Arachnoidea und Pia mater befindet sich ein mit Gehirnflüssigkeit (**Liquor**) gefüllter Raum, der **Subarachnoidalraum.** Feine Fasern der Arachnoidea spannen sich durch diesen Raum und bewirken zusammen mit der umgebenden Flüssigkeit eine stoßsichere Aufhängung des Gehirns in der Schädelhöhle.

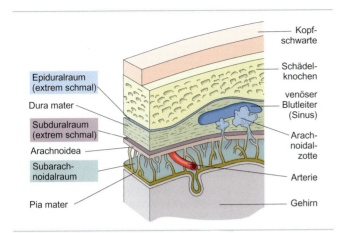

Abb. 8.44 Schnitt durch Schädelknochen und Hirnhautregion. Die beiden Blätter der Dura mater sind im Hirnbereich verwachsen, ein Epiduralraum existiert praktisch nicht. Zwischen Dura mater und Arachnoidea liegt der Subduralraum, zwischen Arachnoidea und Pia mater der Subarachnoidalraum. Die roten Pfeile zeigen den Abfluss des Liquors aus dem Subarachnoidalraum über die Arachnoidalzotten in den venösen Blutleiter (Sinus). [L190]

8.17.1 Dura mater

Die aus straffem Bindegewebe (➤ Kap. 4.3) gebildete harte Hirnhaut oder **Dura mater** (kurz Dura) bildet die äußere Hülle des ZNS.

Dura mater des Rückenmarks

Beim Rückenmark besteht die Dura mater aus zwei Blättern. Ihr äußeres Blatt liegt dem Wirbelkanal innen an. Ihr inneres Blatt umgibt als derber bindegewebiger Schlauch das Rückenmark und die Wurzeln der Rückenmarksnerven. Zwischen beiden Blättern liegt der **Epiduralraum,** der Fett und Bindegewebe enthält. Dieses Polster schützt das Rückenmark bei Bewegungen der Wirbelsäule. Die Dura mater reicht im Wirbelkanal tiefer hinab als das Rückenmark, nämlich bis zum zweiten Kreuzbeinwirbel, umgibt also wie ein Sack einen Teil der Cauda equina (➤ Kap. 8.12.2 und ➤ Abb. 8.45).

Dura mater im Schädelraum

Im Schädelraum sind beide Durablätter größtenteils fest zu einer Haut verwachsen, einen Epiduralraum wie im Rückenmarksbereich gibt es also nicht. Außerdem bildet die Dura im Schädelraum feste, bindegewebige Trennwände (**Durasepten**) zwischen den großen Hirnabschnitten. Durch diese Verstrebungen werden die Hirnteile bei Kopfbewegungen in ihrer Position gehalten.

Die **Großhirnsichel** (Falx cerebri) trennt dabei als senkrechte Wand beide Großhirnhemisphären. Sie geht in der hinteren Schädelgrube in die **Kleinhirnsichel** (Falx cerebelli) über, die entsprechend die Kleinhirnhemisphären trennt. Zwischen dem Großhirn und dem Kleinhirn überspannt das **Kleinhirnzelt** (Tentorium cerebelli) horizontal das Kleinhirn.

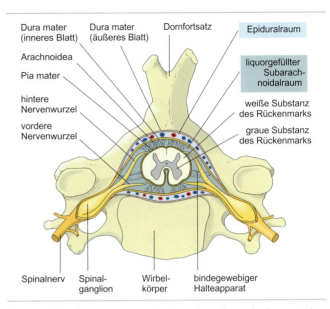

Abb. 8.45 Die Rückenmarkshäute. Durch Punktion des Epiduralraums und Injektion eines Lokalanästhetikums lässt sich eine Nervenblockade bewirken. Diese Epiduralanästhesie (Syn.: Periduralanästhesie, kurz PDA) wird bei operativen Eingriffen der unteren Extremitäten, aber auch in der Geburtshilfe (z. B. beim Kaiserschnitt) angewendet. [L190]

An manchen Stellen sind die ansonsten fest verwachsenen Durablätter voneinander getrennt. Dadurch entstehen starrwandige Kanäle, die **Sinus,** die das Venenblut aus dem gesamten Schädelraum aufnehmen und über die Vena jugularis interna in die obere Hohlvene ableiten (➤ Kap. 8.18 und ➤ Abb. 8.46).

8.17.2 Arachnoidea

Die mittlere Hirnhaut heißt wegen ihres spinngewebeartigen Aussehens Spinnwebenhaut oder **Arachnoidea.** Sie ist fast gefäßlos und liegt der harten Hirnhaut innen an. Zwischen Dura mater und Arachnoidea liegt der **Subduralraum,** der normalerweise ein kapillarer Spalt ist und nur z. B. bei Einblutungen deutlich zutage tritt (➤ Kap. 8.17.4). Im Bereich der Sinus (➤ Kap. 8.17.1) stülpen sich knopfförmige Wucherungen der Arachnoidea in den venösen Raum vor: die **Arachnoidalzotten.** Hier wird der Liquor aus den Hohlräumen von Rückenmark und Gehirn in das Venensystem abgeleitet (➤ Abb. 8.44).

Im Schädelraum überbrücken Arachnoidea und Dura mater zusammen die Spalten und Furchen des Hirngewebes, während die Pia mater dem Gehirn dicht anliegt, sodass größere Hohlräume, die **Zisternen,** entstehen.

8.17.3 Pia mater

Die zarte innere Hirnhaut – **Pia mater** („fromme Mutter") – enthält zahlreiche Blutgefäße und bedeckt unmittelbar die Oberfläche des Nervengewebes. Sie folgt ihr bis in alle Vertiefungen hinein. Im

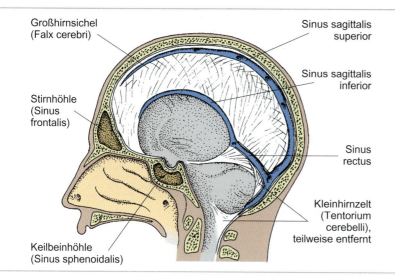

Abb. 8.46 Sagittalschnitt durch den Schädel (Gehirn entfernt). Man erkennt die Auskleidung der Schädelhöhle mit harter Hirnhaut (Dura mater) sowie den Verlauf einiger Sinus – der großen starrwandigen Venenkanäle – die das Blut aus dem Gehirn sammeln und der V. jugularis interna zuführen (➤ Abb. 8.56). Gut sichtbar sind auch zwei der Nasennebenhöhlen (➤ Abb. 14.4). [L190]

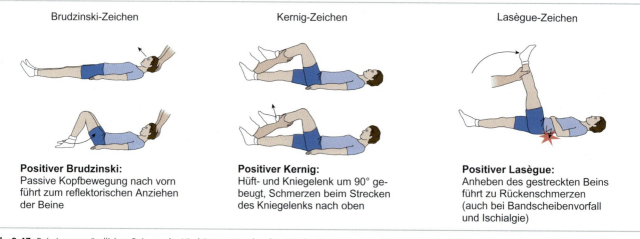

Abb. 8.47 Bei einer entzündlichen Reizung der Hirnhäute treten charakteristische Untersuchungsphänomene auf, die klinischen Meningitiszeichen. [L190]

Wirbelkanal endet die Pia mater wie das Rückenmark auf der Höhe des zweiten Lendenwirbelkörpers.

Die beiden inneren Häute – Arachnoidea und Pia mater – werden auch **weiche Hirnhäute** genannt. Zwischen ihnen liegt der **Subarachnoidalraum.** Wie alle Hohlräume im ZNS, außer den Sinus, ist er mit Liquor gefüllt.

Meningitis und Enzephalitis

Bakterien oder Viren, selten auch Mykosen (Pilze) oder Protozoen (z. B. Toxoplasmose), können in das ZNS gelangen und dort eine **Meningitis** (Hirnhautentzündung) oder **Enzephalitis** (Gehirnentzündung) hervorrufen. Mischformen (**Meningoenzephalitis**) sind häufig.

Meningitiden zeigen sich durch (hohes) Fieber, Kopfschmerzen (Cephalgien), Meningismus und Vigilanzminderung. Weiter sind Übelkeit, Erbrechen und Lichtempfindlichkeit sowie die sogenannten Meningitiszeichen möglich (➤ Abb. 8.47). Bakterielle Meningitiden sind häufiger und verlaufen in der Regel schwerer als virale Hirnhautentzündungen. Sie müssen möglichst rasch antibiotisch behandelt werden, da Tod oder bleibende geistige Schäden drohen.

KRANKHEIT/SYMPTOM
Meningismus

Der Meningismus ist eine funktionelle **Nackensteifigkeit,** die prinzipiell mehrere Ursachen haben kann. Er ist eine reflektorische, schmerzhafte Nackenverspannung aufgrund von Reizungen oder Erkrankungen der Meningen. Dies kann beispielsweise bei Reizung durch zu starke Sonneneinstrahlung bei einem Sonnenstich (➤ Kap. 1.7.2) der Fall sein oder durch entsprechende krankhafte Reizungen. Unter dem meningealen Syndrom werden die klassischen Symptome bei einer Meningitis zusammengefasst. Bei Kopfschmerzen mit Meningismus muss differenzialdiagnostisch stets an eine Subarachnoidalblutung (➤ Kap. 8.17.4) gedacht werden.

Eine besondere Form ist die Infektion mit gramnegativen Kokken, den sogenannten **Meningokokken** (*Neisseria meningitidis*). 10 % der Bevölkerung tragen diese Erreger ohne krankhafte Symptome im Nasen-Rachenraum. Eine Erkrankung an Meningokokken kann weltweit auftreten und jedes Alter treffen. Die Neuerkrankungen

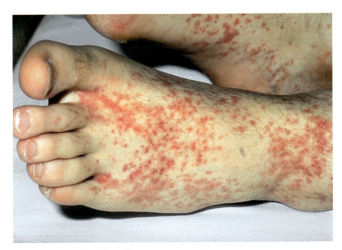

Abb. 8.48 Petechien [T127]

liegen in den Industrieländern bei ca. 0,5 bis 5 pro 100.000 Einwohner. Besonders betroffen sind Kinder zwischen 1 und 2 Jahren sowie Jugendliche zwischen 15 und 19 Jahren.

Über 60 % der Meningokokken-Erkrankungen zeigen sich durch eine Meningitis. In knapp einem Drittel sind die Erkrankungen mit einer Sepsis vergesellschaftet. Als besonders schwere Form des septischen Schocks ist das **Waterhouse-Friderichsen-Syndrom** bekannt. Im Rahmen dieses Krankheitsbildes kommt es zu hämorrhagischen Nekrosen beider Nebennieren infolge der Sepsis. Es ist eine lebensbedrohliche Erkrankung, welche eine umgehende intensivmedizinische Therapie benötigt und trotzdem durch eine hohe Letalität gekennzeichnet ist.

Charakteristisch ist im Rahmen der Meningokokken-Sepsis eine Vielzahl von Petechien (punktförmigen Hautblutungen), die infolge der gestörten Gerinnung entstehen (➤ Abb. 8.48). Auch großflächigere Einblutungen und Exantheme (Hautausschlag) sind möglich. Gefürchtete Komplikationen sind anhaltende Nekrosen mit entsprechender Behinderung oder gar Amputation der betroffenen Extremitäten. Besonders bei Kleinkindern ist ein plötzlicher und dramatischer Krankheitsverlauf eindrücklich.

Enzephalitiden sind häufiger viral bedingt und nehmen dann oft einen gutartigen Verlauf. Schwerste Bilder treten aber bei der **Herpes-simplex-Enzephalitis** auf, weshalb hier bereits bei Verdacht ein Virostatikum (z. B. Zovirax®) gegeben werden muss. Trotzdem versterben ca. 25 % der Patienten. Zentrale Diagnostik dieser Erkrankungen ist die Liquorpunktion (➤ Kap. 8.17.5).

Unter einer **Enzephalopathie** versteht man zerebrale Funktionsstörungen, welche vielfältige Ursachen haben können. Im Rahmen der hepatischen Enzephalopathie führt besonders eine Ansammlung von Ammoniak im Rahmen einer gestörten Entgiftung bei Leberversagen oder Lebererkrankungen zu Symptomen; die urämische Enzephalopathie entsteht dagegen durch Niereninsuffizienz oder Nierenversagen mit nachfolgender Veränderung des pH-Wertes und möglichem Hirnödem. Weitere Ursachen für Enzephalopathien sind Vergiftungen, metabolische Ursachen, HIV und Sepsis sowie hypertensive Notfälle (➤ Kap. 10.4). Die Wernicke-Enzephalopathie wird dagegen durch Thiaminmangel hervorgerufen und ist charakterisiert durch eine Symptomtrias: Bewusstseinsstörung, Ataxie (Gangunsicherheit) und Ophthalmoplegie (Augenmuskellähmung). Eine häufige Ursache ist eine langjährige Alkoholabhängigkeit.

Die Symptome der Enzephalopathie hängen dabei maßgeblich von der zugrunde liegenden Krankheit ab. Grundlegend sind jedoch Kopfschmerzen, Vigilanzstörungen, Delir bzw. psychische Veränderungen zu erwarten, aber auch Myoklonien und Krampfanfälle sind möglich.

> **PRAXISTIPP**
>
> **Septische Patienten im Rettungsdienst**
>
> Septische Patienten vermutet man eher auf einer Intensivstation als im Rettungsdienst. Zwar sind diese Patienten in der Präklinik tatsächlich selten, umso wichtiger aber sind eine korrekte Anamnese und eine strukturierte Behandlung. Gerade bei pädiatrischen Notfallpatienten (Säuglingen, Kleinkindern) wird initial oft nur von einer Trinkschwäche und Apathie gesprochen, sie sind jedoch von einem akuten und lebensgefährlichen Krankheitsverlauf bedroht und „verfallen" in kurzer Zeit regelrecht.
> - **Eigenschutz:** Das Personal hat sich entsprechend zu schützen, ggf. zusätzlich mit Schutzmasken und Schutzbrillen.
> - **Atemwege:** Atemwege müssen nicht nur frei sein, sondern auf feuchte, glänzende Schleimhäute als Hinweis einer ausreichenden Hydration überprüft werden. Seltsamer Foetor?
> - **Belüftung:** Adäquates Atemzugvolumen und Sauerstoffsättigung (SpO_2). Eine erhöhte Atemfrequenz kann als Kompensationsmechanismus Hinweis auf ein Schockgeschehen geben.
> - **Circulation:** Einschätzung der kardiozirkulatorischen Situation durch Überprüfung der Pulse, Rekapillarisierungszeit, Hauttemperatur (Hinweis auf Fieber?) und Hautkolorit.
> - **Defizite, neurologische:** Beurteilung der Vigilanz und des Bewusstseinsstatus, Hinweis auf Paresen oder Plegien? Pupillenkontrolle und Beurteilung der Augen. Bei Infektionen finden sich oftmals Hinweise auf eine Konjunktivitis (Augenbindehautentzündung).
> - **Exposure/Entkleiden:** Suche nach Hautveränderungen (Petechien, Exantheme, Wunden etc.), um Hinweise auf mögliche Infektionsquellen oder Symptome zu erlangen.
>
> Wichtig ist die Vorabinformation an die aufnehmende Klinik, sodass entsprechende Vorbereitungen für infektiöse/septische Patienten getroffen werden können. Meldepflicht an das Gesundheitsamt ist durch den behandelnden Arzt zu prüfen. Benutzte Instrumente, Material und Fahrzeuge (Rettungsdienst) müssen entsprechend desinfiziert werden.

8.17.4 Hirnblutungen

➤ Abb. 8.49

> **MERKE**
>
> **Intrakranielle Blutung**
>
> Alle akuten Blutungen in den Schädelinnenraum hinein sind lebensbedrohliche Krankheitsbilder, weil jede stärkere Blutung durch die enge Volumenbegrenzung des Schädels schnell einen starken Druck auf das empfindliche Gehirn ausübt. Außerdem führen intrakranielle Blutungen oft zu einem den Hirndruck weiter erhöhenden Hirnödem (➤ Kap. 8.17.5).

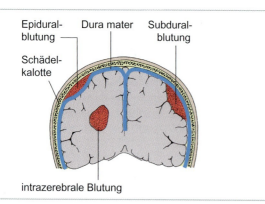

Abb. 8.49 Lokalisation epiduraler, subduraler und intrazerebraler Blutungen [L190]

Subarachnoidalblutung (SAB)

Jeder 50. Erwachsene weist im Verlauf einer seiner Hirnarterien eine sackförmige Ausbuchtung (**Aneurysma,** ➤ Kap. 13.1.4) auf – meist im Bereich der Hirnbasis (➤ Abb. 8.55). Platzt dieses Aneurysma, kommt es zur massiven Einblutung in den Subarachnoidalraum. Der Patient berichtet über einen plötzlich einsetzenden stärksten Kopfschmerz, meist okzipital (Hinterkopf), muss erbrechen und wird oft ohnmächtig. Die Kardinalsymptome der **Subarachnoidalblutung** (SAB) sind die plötzlich einsetzenden okzipitalen Vernichtungskopfschmerzen, ein Meningismus und kurze oder anhaltende Bewusstlosigkeit. Anamnestisch wird oft von starker körperlicher oder psychischer Belastung berichtet. Die Computer- oder Magnetresonanztomografie, oft auch mit Kontrastmittel (zerebrale Angiografie), kann die Verdachtsdiagnose rasch bestätigen.

Die **Schweregrade** der SAB werden (z. B. nach Hunt und Hess) entsprechend dem Bewusstsein bzw. der Glasgow Coma Scale (GCS) sowie anhand Hemiparesen und Schmerzen bzw. Einklemmungszeichen definiert. Relevanteste Komplikation ist ein zerebraler Vasospasmus, der meist innerhalb der ersten zwei Wochen nach dem Erstereignis eintreten kann. Tückisch sind dabei symptomfreie Intervalle bis zum Auftreten des Spasmus, welcher mit einer hohen Gefahr eines Schlaganfalls vergesellschaftet ist. Die besten Erfolge zeigt die frühzeitige Gefäßoperation, sie ist jedoch nicht bei allen Patienten möglich.

Als mikrochirurgisches Verfahren hat sich das Clipping und als interventionell-radiologische Technik das Coiling bewährt. Beim Clipping wird das Aneurysma mit einer Klemme verschlossen, beim Coiling eine Metallspirale über einen intravasalen Katheter eingebracht und durch die einsetzende Gerinnung das Aneurysma verschlossen.

Epidurales Hämatom, subdurales Hämatom, intrazerebrale Kontusionsblutung, diffuses axonales Schertrauma, Hirnödem ➤ Kap. 6.5.4

8.17.5 Liquor

Der Liquor cerebrospinalis (kurz **Liquor**) ist eine klare, farblose Flüssigkeit, welche die Hohlräume im Gehirn sowie den Subarachnoidalraum ausfüllt. Die zirkulierende Liquormenge macht etwa 150 ml aus. Sie enthält außer Ionen nur geringe Mengen an Eiweiß (12–50 mg/dl), Glukose (40–80 mg/dl), Harnstoff und weißen Blutkörperchen (bis zu vier pro μl).

Der Liquor wird in zottenartigen Kapillargeflechten, den **Plexus choroidei,** im Bereich der **Ventrikel** (Ventrikel = Hohlraum des Gehirns) aus Blutplasma gebildet. Er durchströmt die Ventrikel und gelangt schließlich im Bereich der Hirnkonvexität in den Subarachnoidalraum, wo er von den Arachnoidalzotten in das Venensystem abgeleitet wird. Ein Teil des Liquors gelangt auch über die Spinalnervenscheiden in das Blutsystem zurück.

Durch den Liquor wird das Nervengewebe gestützt und wie von einem Wasserkissen vor der Schwerkraft, vor schädigender Stoßeinwirkung, Reibung und Druck geschützt. Daneben ist der Liquor im Sinne einer interstitiellen Flüssigkeit am Stoffaustausch zwischen Blut und Nervengewebe beteiligt: Er erhält Nährstoffe für das Hirn aus dem Blut und transportiert Stoffwechselprodukte aus dem Nervengewebe ab.

Liquorentnahme mittels Lumbalpunktion

Viele Erkrankungen des ZNS und/oder seiner Hüllen führen zu Veränderungen der Liquorzusammensetzung, sodass die laborchemische und mikroskopische Untersuchung von Liquor wichtige diagnostische Hinweise geben kann.

Der Liquor wird zumeist durch die Punktion des Subarachnoidalraums im Bereich der Lendenwirbelsäule gewonnen (➤ Abb. 8.50). Dabei wird eine Nadel zwischen den Dornfortsätzen des 3. und 4. Lendenwirbels in Richtung Wirbelkanal vorgeschoben. Das Rückenmark selbst kann in diesem Bereich nicht mehr verletzt werden, da sich im Bereich von L3–L4 nur noch die Cauda equina befindet, deren Faserstränge der Nadel leicht ausweichen (➤ Kap. 8.12.2).

Die Liquorpunktion wird außer bei Meningitisverdacht auch bei bestimmten Tumoren, zur Liquordruckmessung und bei Verdacht auf Multiple Sklerose durchgeführt.

Liquorräume

Man unterscheidet anatomisch zwei Liquorräume im ZNS:
- Der Subarachnoidalraum (➤ Kap. 8.17.3) und die **Zisternen** (Erweiterungen des Subarachnoidalraums, z. B. Kleinhirnzisterne ➤ Abb. 11.43) umschließen als **äußere Liquorräume** das Gehirn und das Rückenmark.
- Zu den **inneren Liquorräumen** rechnet man das Ventrikelsystem des Gehirns (➤ Abb. 8.51) und den Zentralkanal im Rückenmark (➤ Abb. 8.52).

Innere Liquorräume

Es gibt vier Ventrikel: Die beiden **Seitenventrikel** (auch als **1.** und **2. Ventrikel** bezeichnet) sind lang gestreckte, bogenförmige Hohlräume in den Großhirnhemisphären. Sie stehen über die beiden **Zwischenkammerlöcher** (Foramina interventricularia) mit dem **3. Ventrikel** in Verbindung. Dieser liegt spaltförmig im Zwischenhirn und geht über den **Aquädukt,** einen schmalen Verbindungskanal im Mittelhirn, in den **4. Ventrikel** über. Der 4. Ventrikel setzt

8.17 Versorgungs- und Schutzeinrichtungen des zentralen Nervensystems

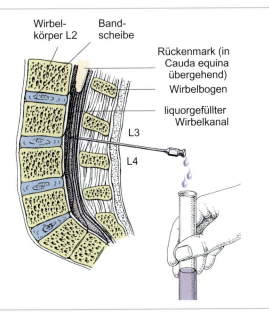

Abb. 8.50 Lumbalpunktion. Der Einstich auf Höhe L3/L4 ist ungefährlich, weil das Rückenmark bereits auf Höhe von L2 endet. [L190]

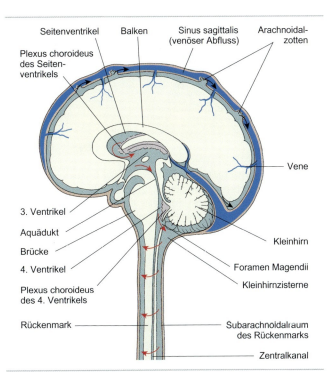

Abb. 8.52 Sagittalschnitt durch das Gehirn und das Rückenmark mit Blick in die Liquorräume. Der Liquor wird in den Plexus choroidei der Ventrikel gebildet. Er umspült das gesamte Gehirn und das Rückenmark. Die Pfeile geben die Flussrichtung an. Über die Arachnoidalzotten (hier stark vergrößert) tritt der Liquor ins venöse System über. [L190]

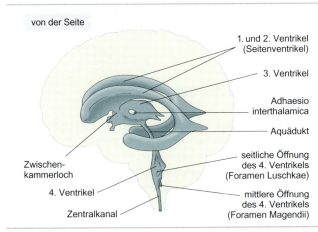

Abb. 8.51 Das Ventrikelsystem des Gehirns. Die beiden Seitenventrikel sind über die Zwischenkammerlöcher mit dem 3. Ventrikel verbunden. Der dünne Aquädukt verbindet den 3. mit dem 4. Ventrikel. Von dort aus bestehen zwei seitliche und eine mittlere Öffnung zum Subarachnoidalraum (paarige Foramina Luschkae und das Foramen Magendii). [L190]

sich in den (bei Erwachsenen stellenweise verschlossenen) **Zentralkanal** des Rückenmarks fort, hat aber noch zwei kleine seitliche Öffnungen (Foramina Luschkae) und eine mittlere Öffnung (Foramen Magendii) zum Subarachnoidalraum. Durch sie stehen die inneren Liquorräume mit den äußeren in Verbindung.

Blut-Liquor-Schranke

Die Pia mater stülpt sich in zottenartigen Kapillargeflechten in die Ventrikel vor. Diese Kapillargeflechte heißen, wie erwähnt, **Plexus choroidei**. In ihnen wird durch Filtrations- und Sekretionsvorgänge aus Blutplasma der Liquor gebildet. Damit dabei keine schädlichen Stoffe aus dem Blut zum Nervengewebe gelangen, besteht dort eine der Blut-Hirn-Schranke (➤ Kap. 8.2.2) entsprechende Barriere, die

Blut-Liquor-Schranke. Diese Grenzmembran im Bereich der Kapillaren wird von Gliazellen und Anteilen der Pia mater gebildet.

Sie ist klinisch von großer Bedeutung, da sie (außer, wenn sie im Rahmen einer Meningitis entzündlich verändert ist und damit undicht wird) nur von wenigen liquorgängigen Medikamenten passiert werden kann. So müssen z. B. bei der Behandlung von bestimmten Leukämieformen, die das ZNS mitbefallen können, manche zytostatischen Medikamente direkt in den Liquorraum gespritzt werden (intrathekale Gabe).

KRANKHEIT/SYMPTOM
Hydrozephalus

Normalerweise besteht zwischen der Bildung und der Resorption des Liquors ein Gleichgewicht: Täglich werden etwa 500–700 ml sowohl produziert als auch absorbiert. Dieses Gleichgewicht ist gestört bei:
- Einem Liquor-Abflusshindernis. Dies ist der häufigste Fall, er entsteht z. B. durch Tumoren, entzündungsbedingte Verklebungen oder angeborene Verschlüsse.
- Verminderter Resorption, z. B. nach einer Meningitis.
- Erhöhter Liquorproduktion.

Es kommt zum **Hydrozephalus** oder Wasserkopf mit erhöhter Liquormenge in den Ventrikeln (Hydrozephalus internus) oder im Subarachnoidalraum (Hydrozephalus externus). Bei Kleinkindern mit noch offenen Schädelnähten und Fontanellen gibt der knöcherne Schädel dem erhöhten Druck nach, was zu einer Schädelvergrößerung führt.
Da das Hirngewebe durch den erhöhten Druck geschädigt wird, entwickeln sich bei Erwachsenen oft eine Demenz (➤ Kap. 8.7.7) bzw. bei (unbehandelten) Kindern schwere Entwicklungsstörungen.

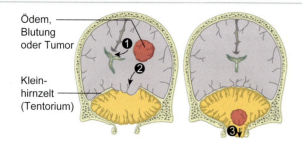

Abb. 8.53 Formen der Einklemmung bei intrakranieller Druckerhöhung. Im linken Bildteil ist eine obere Einklemmung (1, 2) bei einer Raumforderung in der Hemisphäre dargestellt, im rechten Bildteil eine untere Einklemmung, wie sie z. B. bei einer Raumforderung in der hinteren Schädelgrube entstehen kann (3). [L138]

PRAXISTIPP
Intrakranielle Druckerhöhung

Der Schädelraum ist wegen seiner knöchernen Hülle nicht ausdehnbar. Jede Volumenzunahme, etwa durch Blutung, Hydrozephalus oder Tumor, führt daher zu einer Erhöhung des Drucks im Schädelraum und damit zu einer Kompression des empfindlichen Nervengewebes und zu Störungen der Durchblutung.
Entwickelt sich die Druckerhöhung langsam, exemplarisch zu nennen sind die Hirntumoren, so leiden die Patienten zunächst an unspezifischen Störungen wie Kopfschmerzen, Sehstörungen (durch Druck auf den Sehnerven), Antriebslosigkeit und Gedächtnisstörungen sowie Übelkeit und schwallartigem Nüchternerbrechen am Morgen. Später kommt es zu Eintrübungen des Bewusstseins bis hin zum Koma. Bei der Untersuchung des Augenhintergrundes stellt der Untersucher eine Stauungspapille (typische Veränderung der Sehnervenpapille) fest. Da durch den erhöhten Druck das Hirngewebe in Richtung „Ausgang" – zum großen Hinterhauptloch – gedrängt wird, kann eine lebensgefährliche Situation entstehen: Die lebenswichtigen Zentren des Hirnstammes, z. B. für die Atmungs- und Kreislaufregulation, können eingeklemmt werden (**Hirnstammeinklemmung**; > Abb. 8.53).
Bei einer Blutung oder durch ein **Hirnödem**, beispielsweise bei einem Tumor, kann sich die Druckerhöhung mit drohender Hirnstammeinklemmung u. U. sehr rasch entwickeln. Trotz maximaler Therapie versterben viele Patienten.

8.18 Blutversorgung des zentralen Nervensystems

Aufgrund des hohen Sauerstoffbedarfs des zentralen Nervensystems verursachen schon Unterbrechungen der Sauerstoffzufuhr von wenigen Minuten irreparable Zellschäden, die zu neurologischen Ausfällen (Lähmungen, Sensibilitätsstörungen) bis hin zum Hirntod führen können.

8.18.1 Arterien des Rückenmarks

Das Rückenmark wird über kleinere Arterien versorgt, die aus der Arteria vertebralis, den Zwischenrippenarterien und direkt aus der Aorta entspringen. Sie gelangen durch die Zwischenwirbellöcher in den Wirbelkanal und bilden entlang des Rückenmarks ein vorderes und hinteres Arteriengeflecht (**Truncus arteriosus spinalis anterior** und **posterior**). Diese Geflechte bilden feine Verzweigungen innerhalb der Pia mater und ziehen von dort auch in das innere Rückenmarksgewebe.

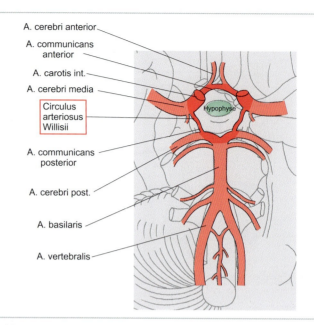

Abb. 8.54 Die arterielle Versorgung des Großhirns. Entsprechend der Funktion der einzelnen Hirnabschnitte bilden sich beim Verschluss der einzelnen Arterien ganz unterschiedliche neurologische Ausfallerscheinungen aus. [L190]

8.18.2 Arterien des Gehirns

Die lebensnotwendige kontinuierliche Sauerstoff- und Nährstoffzufuhr des Gehirns wird über ein Arteriensystem an der **Hirnbasis** (Unterseite des Gehirns) gewährleistet. Es wird aus den paarigen inneren Halsschlagadern (**linke** und **rechte A. carotis interna**) und – in geringerem Umfang – aus den Wirbelschlagadern (**Arteriae vertebrales**) gespeist.
Die Arteria carotis interna gibt Äste zur Hirnanhangsdrüse und zu den Augen ab und teilt sich dann in ihre beiden Endäste, die vordere und die mittlere Großhirnarterie (**Arteria cerebri anterior** und **media**) auf, die die vorderen und mittleren Hirngebiete versorgen (> Abb. 8.54).
Die Arteriae vertebrales versorgen die hinteren Hirnareale und die Hirnbasis. Nach Abgabe von Ästen zum Rückenmark treten sie durch das große Hinterhauptloch in den Schädelraum ein und vereinigen sich an der Hirnbasis zur Schädelbasisarterie (**Arteria basilaris**). Diese gibt mehrere Äste zum Kleinhirn ab, bevor sie sich in die beiden hinteren Großhirnschlagadern (**Arteriae cerebri posteriores**) aufteilt (> Abb. 8.54).
Damit eine Unterbrechung der Blutzufuhr in einem dieser Gefäße nicht sogleich zum Untergang von Hirngewebe führt, sind diese paarigen Arterien über Verbindungsäste zu einem Gefäßring (**Circulus arteriosus Willisii** = Circulus arteriosus cerebri) verbunden (> Abb. 8.55):
Die **A. communicans posterior** verbindet die A. cerebri media, den Hauptast der A. carotis, mit der A. cerebri posterior, dem stärksten Gefäß aus dem Vertebralisgebiet. Die beiden Aa. cerebri

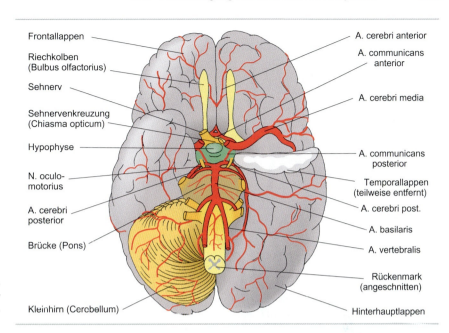

Abb. 8.55 Die Hirnarterien im Bereich der Hirnbasis. Ansicht von unten. Die vorderen Anteile des Schläfenlappens sind entfernt worden, um den Verlauf der A. cerebri media darstellen zu können. [L190]

anteriores sind ebenfalls durch ein Gefäß, die **A. communicans anterior,** verbunden, womit der Ring geschlossen ist.

Bei vielen Menschen ist dieser Circulus arteriosus jedoch nicht vollständig ausgebildet oder nicht ausreichend leistungsfähig, sodass auch einseitige Gefäßverschlüsse bereits zu schweren Durchblutungsstörungen führen.

8.18.3 Venen des Gehirns

Der venöse Abfluss aus dem Schädelraum verläuft in erster Linie durch dünnwandige, klappenlose Venen, die meist unabhängig von den Arterien verlaufen. Dabei sammeln die **inneren Hirnvenen** das Blut aus den zentralen Teilen des Gehirns, während die **äußeren Hirnvenen** das Blut von der Oberfläche des Gehirns ableiten. Das Blut sammelt sich dann in muskelfreien, starrwandigen Venenkanälen, den **Sinus** (➤ Kap. 8.17.1 und ➤ Abb. 8.56). Durch das Foramen jugulare, eine Durchtrittsstelle seitlich der großen Hinterhauptsöffnung, gelangt das venöse Blut zur rechten und linken Vena jugularis interna (➤ Kap. 13.2.3).

Der **Sinus sagittalis superior** (oberer Längsleiter) verläuft am oberen Ansatz der Hirnsichel (Falx cerebri, ➤ Kap. 8.17.1) in Richtung Hinterkopf. Den unteren freien Rand der Hirnsichel bildet der **Sinus sagittalis inferior** (unterer Längsleiter), der in den **Sinus rectus** (gerader Blutleiter) übergeht. Von hier fließt das venöse Blut gemeinsam mit dem Blut aus dem Sinus sagittalis superior über die beiden **Sinus transversus** (quere Blutleiter), die quer über das Hinterhauptsbein ziehen, in die S-förmig geschwungenen **Sinus sigmoidei** (Sigma-Sinus).

> **KRANKHEIT/SYMPTOM**
> **Sinusthrombose**
> Die Sinus im Schädelraum sind z. T. nur durch dünne Knochenlamellen von den Hohlräumen des Schädelknochens (Warzenfortsatz, Keilbeinhöhle) getrennt. So können z. B. Infektionen von dort aus auf die Sinus übergreifen und zur oft tödlich verlaufenden Sinusthrombose führen.

8.18.4 Schlaganfall (Stroke)

Die häufigste Erkrankung des Gehirns ist der **Schlaganfall** oder **Stroke** (früher auch apoplektischer Insult, „Apoplex", Hirninfarkt, Complete Stroke; ➤ Abb. 8.57). Fast jeder dritte Deutsche erleidet einen Schlaganfall, und jeder sechste stirbt daran. Es handelt sich dabei um eine akute Schädigung bzw. den völligen Untergang von Hirngewebe mit fokal-neurologischem Defizit durch eine Störung der arteriellen Durchblutung (**ischämischer Schlaganfall**) oder durch eine intrazerebrale Blutung (**hämorrhagischer Schlaganfall**). Unter Hirninfarkt wird der morphologische Nachweis einer Nekrose durch Bildgebung verstanden.

Mit 85 % ist die häufigste Ursache eines Schlaganfalls eine verminderte Blutversorgung des Gehirns durch Gefäßeinengung oder -verschluss bei Arteriosklerose. In den übrigen 15 % ist der Schlaganfall Folge einer (arteriellen) Blutung in das Gehirn hinein (➤ Kap. 8.17.4).

Von den großen Hirnarterien ist vor allem die Arteria cerebri media häufig von Durchblutungsstörungen betroffen. Gemäß ihrem Versorgungsgebiet (➤ Abb. 8.54) kommt es dann zum Ausfall der Willkürmotorik und/oder der Sensibilität auf der gegenüberliegenden Körperseite; denn durch die Kreuzung der Pyramidenbahn und auch der aufsteigenden sensiblen Bahnen ist jeder Körperbereich in der gegenüberliegenden Hirnhälfte repräsentiert. Ein Verschluss der rechten A. cerebri media führt beispielsweise zu Sensibilitätsstörungen und Lähmungen der linken Körperhälfte (**Hemiparese** = Halbseitenlähmung links; ➤ Abb. 8.58). Je nach Ausdehnung des Schlaganfalls können zusätzliche neurologische Ausfälle, z. B. Sprachstörungen, bestehen.

Eine einseitige Hemiparese, die vorwiegend das Bein betrifft, ist oft durch einen Verschluss der A. cerebri anterior bedingt, da dieses Gefäß die Mantelkante der Hemisphärenoberfläche versorgt, wo in der vorderen Zentralwindung die Beinmuskeln repräsentiert sind (➤ Abb. 8.21).

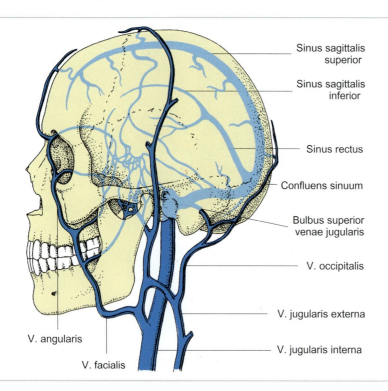

Abb. 8.56 Anatomie der Venen des Gehirns und ihrer Sammelgefäße (Sinus). Dieses Bild bitte mit ➤ Abb. 8.46 vergleichen, wo die Einbettung der Sinus in die Dura (harte Hirnhaut) gezeigt ist. [L190]

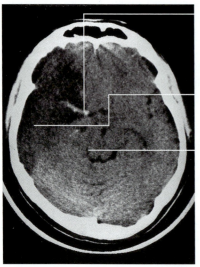

Abb. 8.57 Ausgedehnter Schlaganfall (kraniales Computertomogramm = CCT). Die rechtsseitige dunkle „Höhle" entspricht abgestorbenem Hirngewebe nach einem Schlaganfall. Der Defekt liegt im Versorgungsbereich der A. cerebri media. Als weiteren Befund erkennt man eine Erweiterung der äußeren Liquorräume infolge einer Atrophie der Großhirnrinde. [M139]

Auch verschiedenartige Sehstörungen können auftreten: Permanente Sehstörungen in einer Gesichtsfeldhälfte (homonyme Hemianopsie) sind meist durch einen Verschluss der A. cerebri posterior bedingt, die die Sehrinde im Hinterhauptslappen versorgt.

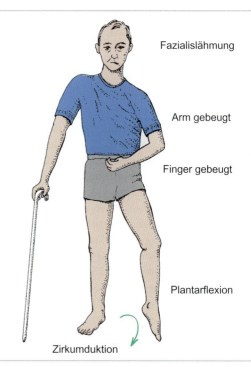

Abb. 8.58 Störungen eines Patienten bei linksseitiger Hemiparese, wie sie sich nach einem Schlaganfall entwickeln. Typischerweise liegt eine spastische Hemiparese vor, bei der der Arm mehr in Beugestellung und das Bein mehr in Streckstellung verharren. Durch die Beinstreckung und insbesondere die Spitzfußstellung würde das betroffene Bein beim Gehen ständig den Boden berühren. Um das zu verhindern, führen Schlaganfall-Patienten ihr behindertes Bein beim Gehen kreisförmig nach vorn. Auf der Abbildung ist außerdem eine linksseitige Fazialislähmung zu erkennen. [L190]

Einteilung des ischämischen Schlaganfalls

Entsprechend dem zeitlichen Verlauf der Symptome wird der ischämische Schlaganfall eingeteilt. So kennen die heutigen Definitionen die transistorisch ischämische Attacke (**TIA**), deren Symptome nur kurzfristig auftreten und innerhalb von 24 Stunden wieder verschwinden.

Der Progressive Stroke (**PS**) beginnt schleichend und bildet sich erst allmählich voll aus. Da auch vorübergehende Symptome als Warnzeichen verstanden werden müssen, sind entsprechende Patienten als Schlaganfall-Patienten zu behandeln. Der Complete Stroke (**CS**) ist von dauerhaften Symptomen gekennzeichnet. Die Bezeichnung **PRIND** (Prolonged Reversible Ischaemic Neurological Deficit) bei über Tagen anhaltenden Schlaganfall-Symptomen wird heute nicht mehr verwendet.

Ein Schlaganfall ist ein medizinischer Notfall, auch wenn er weniger spektakulär als andere z. B. mit Schmerzen assoziierte Erkrankungen erscheint. Größte Herausforderung ist dabei das zeitnahe Erkennen des Notfalls und die Zuführung zu einer geeigneten Einrichtung.

> **PRAXISTIPP**
> **Symptome des Schlaganfalls**
>
> Die Symptome des Schlaganfalls können in Abhängigkeit der Lokalisation bzw. des betroffenen Gefäßes und dem Schweregrad vielfältig sein. Um eine rasche und einfache Überprüfung zu gewährleisten, wurde eine Reihe von Scores entwickelt, wie z. B. die Cincinnati Prehospital Stroke Scale (CPSS), Los Angeles Prehospital Stroke Screen (LAPSS), 3 Item Stroke Scale (3I-SS) und andere mehr. Für den Rettungsdienst hat sich der **FAST-Test** (Face-Arm-Speech-Test) mit dem englischen Synonym für „schnell" am weitesten durchgesetzt. Dabei werden folgende Kriterien überprüft:
> - **F** (Face): Den Patienten lächeln oder pfeifen lassen. Zusätzlich kann man die Stirn runzeln und die Backen aufblasen lassen.
> - **A** (Arms): Arme nach vorne heben lassen, die Handflächen dabei nach oben. Im Liegen um ca. 45°, im Sitzen um etwa 90° bei geschlossenen Augen halten lassen. Bei einer Parese können die Arme nicht gehoben werden, sinken ab oder die Handflächen drehen sich nach innen. Der Test lässt sich auch mit den Beinen durchführen, um etwaige Paresen oder Plegien zu erkennen.
> - **S** (Speech): Die Sprache sollte auf Sprachstörungen (Aphasie) und Sprechstörungen (Dysarthrie) beurteilt werden. Ist die Sprache klar verständlich und sind die Sätze sinnvoll? Auch Angehörige können hier etwaige Veränderungen mitteilen.
> - **T** (Time): Der FAST gilt als positiv, sobald ein Kriterium als pathologisch erkannt wird. In diesem Fall ist unverzüglich die Versorgung des Schlaganfall-Patienten einzuleiten.
>
> Weitere Symptome wie Schwindel, Sehstörungen, Übelkeit etc. müssen differenzialdiagnostisch mit anderen Krankheitsbildern verglichen werden.

Die Zielklinik sollte eine spezialisierte **Stroke Unit** haben. Diese Schlaganfallstationen entstanden in den 1990er-Jahre und besitzen entsprechend geschultes Personal und Ausstattung, nicht nur für die Akuttherapie, sondern auch für die anschließende Versorgung und Pflege. Im Mittelpunkt der Diagnostik steht die radiologische

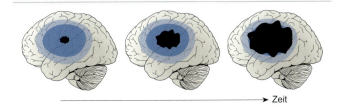

Abb. 8.59 Penumbra-Konzept beim ischämischen Schlaganfall. Um die Kernzone des Schlaganfalls (schwarz) liegt die minderdurchblutete Penumbra-Zone (blau), die funktionell gestört, organisch aber intakt ist. Die außen gelegene Zone (hellblau) ist ebenfalls minderperfundiert, die Durchblutung liegt dort jedoch noch oberhalb des funktionell kritischen Schwellenwertes. Wenn nicht rasch genug Reperfusionsmaßnahmen eingeleitet werden, gehen zunehmend große Anteile der Penumbra-Zone irreversibel zugrunde. [L141]

Bildgebung vom Kopf sowie einer ggf. anschließenden Lysetherapie zur Auflösung möglicher Gerinnsel bzw. zur Begrenzung des Infarktgebietes (> Abb. 8.59).

Neben der neurologischen und kardiovaskulären Untersuchung werden mittels CT oder MRT, teils auch mit Unterstützung der Angiografie, zerebrale Blutungen ausgeschlossen und bei gesicherten Vitalparametern und nach Abklärung etwaiger Kontraindikationen eine systemische Thrombolyse durchgeführt. Hier besteht innerhalb eines engen Zeitfensters die Möglichkeit beim ischämischen Schlaganfall, die Symptome zu reduzieren oder aufzuheben. Das aktuelle **Zeitfenster** liegt bei bis zu 4,5 Stunden; weitere Optionen sind jedoch dank der zunehmenden pharmakologischen und technischen Entwicklungen in Verbindung mit der wachsenden Erfahrung zukünftig denkbar. Auch die intraarterielle Behandlung durch lokale Applikation von Substanzen, die hemmend auf das Gerinnungssystem wirken, sowie die mechanische Thrombusextraktion werden angeboten.

Im Verlauf der Therapie wird auf der Stroke Unit die frühe Mobilisation durch Physio- und Ergotherapie angestrebt.

Um dem zeitkritischen Ereignis des Schlaganfalles und der raschen Notwendigkeit einer radiologischen Bildgebung sowie neurologischer und laborchemischer Untersuchungen gerecht zu werden, entwickeln sich zunehmend Systeme zur Verbesserung der Schnittstellen. Systeme wie stellvertretend das Stroke-Angels-Projekt (www.strokeangel.de) sorgen für standardisierte Abläufe in der präklinischen Versorgung von Schlaganfall-Patienten inklusive der telemedizinischen Übertragung relevanter Untersuchungsbefunde und Patientendaten sowie den effizienteren Ablauf der klinischen Prozesse bis zur endgültigen Therapie.

> **ACHTUNG**
> **Schlaganfall: Alarmzeichen**
>
> Besonders häufig sind kurzzeitige Sehstörungen auf einem Auge (Amaurosis fugax), Sensibilitätsstörungen oder Lähmungen. Auch wenn diese Ausfälle nur Minuten dauern, sind sie Alarmzeichen und müssen diagnostisch abgeklärt werden, bevor es zur Katastrophe – dem Schlaganfall – kommt.

KAPITEL 9

Sarah Goller und David Häske

Sensibilität und Sinnesorgane

9.1	Einführung	217	9.5	Auge und Sehsinn	223
9.1.1	Rezeptortypen	217	9.5.1	Übersicht	223
9.1.2	Worauf Rezeptoren reagieren	217	9.5.2	Augapfel	224
9.1.3	Reizleitung und Reizverarbeitung	218	9.5.3	Linse	227
			9.5.4	Glaskörper	227
9.2	Hautsensibilität: Berührungs- und Temperaturempfinden	218	9.5.5	Sehfunktion	227
			9.5.6	Schutzeinrichtungen des Auges	228
9.3	Schmerzempfindungen	219	9.6	Hör- und Gleichgewichtsorgan	228
9.3.1	Wie der Schmerz entsteht	219	9.6.1	Einbettung in die Schädelbasis	228
9.3.2	Charakteristika des Schmerzes	219	9.6.2	Äußeres Ohr	228
9.3.3	„Geben Sie mir etwas gegen die Schmerzen!"	220	9.6.3	Mittelohr	229
			9.6.4	Innenohr	229
9.4	Geruchs- und Geschmackssinn	223	9.6.5	Gleichgewichtsorgan	230
9.4.1	Geruchssinn als Kontrollstation	223			
9.4.2	Aufbau der Riechfelder	223			

9.1 Einführung

Sensibilität ist die Fähigkeit, Veränderungen in der Umwelt oder im Körperinneren über einzelne Sinneszellen oder ganze Sinnesorgane wahrzunehmen. **Sinnesorgane** unterrichten den Menschen über sich selbst und seine Umwelt. Der Prozess des Bewusstwerdens von Sinneseindrücken verläuft in erster Näherung in folgenden Phasen:
- Ein Reiz wirkt auf einen Sinnesrezeptor und erregt diesen.
- Hierdurch werden Nervenimpulse ausgelöst, die in der Regel zu Rückenmark und/oder Gehirn fortgeleitet werden.
- Jede Sekunde treffen im ZNS ca. 1 Million Rezeptorsignale ein. Diese Fülle an Informationen wird im Thalamus reduziert (gefiltert).
- Nur die für das Individuum wirklich wichtigen Signale werden schließlich in der Großhirnrinde bewusst. Nachts z. B. nehmen wir in der Regel Verkehrslärm oder Regengüsse nicht wahr, werden aber durch das Springen einer Fensterscheibe als Warnimpuls sofort wach.

9.1.1 Rezeptortypen

Rezeptoren sind spezialisierte Zellen (häufig, aber nicht immer, Nervenzellen), die von bestimmten inneren oder äußeren Reizen angeregt werden und diese dann in Form von elektrischen Impulsen oder chemischen Reaktionen weiterleiten. Ein Reiz von ausreichender Stärke an einem für diese Reizart empfänglichen Rezeptor führt zu einer Veränderung des Membranpotenzials (Generatorpotenzial, ➤ Kap. 8.3.3). Ist das Generatorpotenzial ausreichend stark (überschwellig), löst es an der mit dem Rezeptor verknüpften sensiblen Nervenzelle Aktionspotenziale aus, welche über deren Axon fortgeleitet werden. Die Schnelligkeit aufeinanderfolgender Aktionspotenziale (Aktionspotenzialfrequenz) spiegelt je nach Rezeptortyp die Intensität (P- oder **P**roportional-Rezeptoren) oder die Intensitätsänderung des Reizes (D- oder **D**ifferenzial-Rezeptoren) oder eine Kombination aus beiden (PD-Rezeptoren) wider.

Rezeptoren sind sehr unterschiedlich aufgebaut: Im einfachsten Fall liegen sie als freie Nervenendigungen im Gewebe, in anderen Fällen bilden sie zusammen mit spezialisierten Zellen anderer Gewebe komplexe Sinnesorgane wie z. B. die Augen.

9.1.2 Worauf Rezeptoren reagieren

Die Rezeptoren reagieren jeweils spezifisch auf bestimmte Reize: **Mechanorezeptoren** (z. B. Berührungsrezeptoren) registrieren mechanische Deformierungen (Druck- und Zugkräfte) der Rezeptorzellen selbst oder der sie umgebenden Zellen. Ein Sonderfall der Mechanorezeptoren sind die **Dehnungsrezeptoren** in den Muskelspindeln (➤ Kap. 8.13.2). **Thermorezeptoren** reagieren auf Temperaturveränderungen, **Photorezeptoren** auf Licht. Geschmacks- bzw. Geruchsstoffe in Mund und Nase reizen **Chemorezeptoren.** Andere Chemorezeptoren registrieren die Konzentrationen von Bestandteilen verschiedener Körperflüssigkeiten wie z. B. Sauerstoff und Kohlendioxid (> Kap. 14.9.2) oder Glukose. **Nozizeptoren** reagieren auf Gewebsschädigungen in Form von Schmerzreizen (nocere = schaden). Diejenigen Reize, auf die ein Rezeptor am besten reagiert (z. B. Lichtreize beim Sehsinn), werden **adäquate Reize** genannt. Jedoch können auch Reize, die für den Rezeptor untypisch sind, eine Antwort auslösen – so löst z. B. ein Schlag auf das Auge visuelle Empfindungen aus. Man spricht dann von einem **inadäquaten Reiz.**

Alle Sinneseindrücke, die durch ein bestimmtes Rezeptorsystem vermittelt werden, werden als **Sinnesmodalität** bezeichnet. Dazu gehören die typischen „fünf Sinne" Sehen, Hören, Schmecken, Riechen und Tasten, aber auch andere, wie beispielsweise das Temperatur- und Schmerzempfinden und der Gleichgewichtssinn. Innerhalb jeder Modalität werden verschiedene **Sinnesqualitäten** differenziert, wie etwa die unterschiedlichen Farben beim Sehsinn. Des Weiteren beschreibt der Begriff der Quantität die Stärke der Sinnesempfindung.

9.1.3 Reizleitung und Reizverarbeitung

Die von den Rezeptoren aufgenommenen und in Nervenimpulse übersetzten Informationen bewirken auf den verschiedenen Ebenen des ZNS unterschiedliche Reaktionen:
- Auf Rückenmarksebene und im Hirnstammbereich erfolgen die Antworten unbewusst in Form von Reflexen (> Kap. 8.13).
- Impulse, die den Thalamus erreichen, werden nach ihrer Entstehungsart und ihrem Entstehungsort gefiltert, und nur diejenigen Impulse, die von dort aus an die Großhirnrinde übermittelt werden, bewirken eine bewusste Empfindung.

9.2 Hautsensibilität: Berührungs- und Temperaturempfinden

In der Haut – als Grenze zur Außenwelt – liegen zahlreiche Sinnesrezeptoren. Sie ermöglichen die Wahrnehmung äußerer Gegenstände und über die „Umweltkontakte" (etwa einen harten Stuhl) auch die Erfahrung der eigenen Körperoberfläche.

Hautrezeptoren bestehen aus Dendriten von sensiblen Neuronen, die frei in der Haut enden oder in Epithelien oder bindegewebige Strukturen eingebettet sind. Die Erregungen aus den Hautrezeptoren werden nach mehrfacher Umschaltung an die sensorischen Rindenfelder in der hinteren Zentralwindung der Großhirnrinde übermittelt.

Es gibt unterschiedliche Hautrezeptoren, die auf bestimmte Reizarten spezialisiert sind.

Mechanorezeptoren

Merkel-Tastscheiben, spezialisierte Hautzellen in haarlosen Gebieten, stehen in Kontakt mit Dendriten sensibler Nervenzellen und werden durch mechanische Verformungen der Haut gereizt (> Abb. 9.1).

Meissner-Tastkörperchen kommen, zusammen mit den Merkel-Tastscheiben, besonders zahlreich an den Fingerspitzen, Hand- und Fußsohlen, Augenlidern, Lippen und äußeren Genitalien vor.

Es sind eiförmige Strukturen, die viele Dendriten enthalten (> Abb. 9.1). Sie arbeiten ebenfalls als Mechanorezeptoren.

Vater-Pacini-Lamellenkörperchen bestehen aus zwiebelschalenartig angeordneten Bindegewebsschichten, zwischen die Dendriten eingelagert sind (> Abb. 9.1). Sie kommen nicht nur in Unterhautschichten, sondern auch in inneren Organen, Muskeln und Gelenken vor. Diese Mechanorezeptoren reagieren besonders auf Druck- und Vibrationsreize. Sie adaptieren sehr schnell an den Reiz, d. h., sie werden bei fortbestehender Reizung schnell unempfindlich.

Freie Nervenendigungen sind Dendriten (> Abb. 8.4) ohne bindegewebige Hülle. Im Gegensatz zu den drei vorgenannten Rezeptortypen sind diese freien Nervenendigungen nicht nur Mechanorezeptoren, sondern auch für Temperatur- und Schmerzreize sowie für Juckreiz empfänglich.

Als Berührungsrezeptoren der behaarten Haut dienen die Haarwurzeln umgebenden **Nervengeflechte** aus Dendriten (**Haarfollikelsensoren;** > Abb. 9.1).

Eine schwache Reizung der genannten Hautrezeptoren ruft Berührungsempfindungen hervor. Stärkere Stimulierung führt zu Druckempfindungen.

Thermorezeptoren

Die sogenannten Thermorezeptoren informieren das ZNS ständig über die vorliegenden Temperaturverhältnisse an der Körperoberfläche und im Körperinneren. Diese Rezeptoren sind wahrschein-

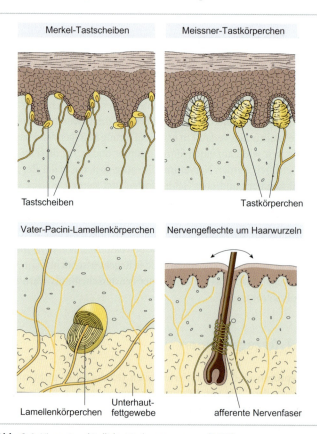

Abb. 9.1 Vier unterschiedliche Mechanorezeptoren [L190]

lich freie Nervenendigungen, die überall in der Haut, im Körperinneren und auch im ZNS selbst, z. B. im Bereich des Hypothalamus, vorkommen.

Die einzelnen Temperaturrezeptoren sind auf Kältereize oder auf Wärmereize spezialisiert. Durch das Zusammenspiel von **Warm-** und **Kaltrezeptoren** können Temperaturen von 10 °C bis 45 °C registriert werden. Außerhalb dieses Bereichs werden vorwiegend die Schmerzrezeptoren stimuliert.

9.3 Schmerzempfindungen

Auch die Schmerzrezeptoren kommen überall in der Haut und in vielen Regionen des Körperinneren vor. Die durch die Rezeptoren ausgelösten Schmerzempfindungen sollen schwere oder sogar möglicherweise tödliche Schädigungen durch sofortige Reaktion – exemplarisch das Zurückziehen der Hand aus einem Feuer – verhindern.

> **PRAXISTIPP**
> **Schmerzen im Rettungsdienst**
>
> Schmerzen wirken als wichtige Alarmgeber. Insbesondere wenn der Patient sie bezüglich Lokalisation und Charakteristik beschreiben kann, sind sie oft richtungsweisend in der Diagnostik. Heutzutage sollte aber kaum ein Patient mit Schmerzen in die Klinik transportiert werden müssen. Eine gute Analgesie auch durch Rettungsfachpersonal gehört zur modernen Notfallmedizin.

9.3.1 Wie der Schmerz entsteht

Schmerzempfindungen werden ähnlich den Temperaturreizen vorwiegend über freie Nervenendigungen vermittelt, wobei diese Rezeptorart auch Juck- und Kitzelreize wahrnimmt. Schmerzrezeptoren reagieren auf die bei Gewebsschädigungen oder Störungen im Gewebsstoffwechsel (z. B. bei Entzündung, ➤ Kap. 1.10) freigesetzten chemischen Stoffe wie Prostaglandin und Histamin. Demnach können alle gewebsschädigenden Einwirkungen Schmerzen auslösen.

Werden Schmerzrezeptoren gereizt, gelangt das Schmerzsignal über gemischte periphere Nerven (bzw. aus den Organen über Fasern des vegetativen Nervensystems) zunächst zum Rückenmark, wo innerhalb von Sekunden das Neuropeptid Substanz P und die Aminosäure Glutamat ausgeschüttet werden (➤ Kap. 8.5; ➤ Abb. 9.2). Diese beiden Substanzen fördern die Schmerzempfindung. Die Erregung wird dann über die Vorderseitenstrangbahn (➤ Abb. 8.34) des Rückenmarks zum Thalamus und weiter zu den sensorischen Rindenfeldern der Großhirnrinde geleitet. Hier kann die Schmerzempfindung durch andere, z. T. vom Gehirn ausgeschüttete Neuropeptide beeinflusst (moduliert) werden. Außerdem gibt es ein absteigendes schmerzhemmendes System, das die Schmerzen auf Rückenmarksebene unterdrücken kann.

Bei diesem **absteigenden Hemmsystem** werden vom Gehirn aus über Serotonin als Neurotransmitter nutzende absteigende Bahnen bestimmte Neurone im Bereich des Rückenmarks aktiviert. Daraufhin erfolgt die Ausschüttung von Endorphinen (➤ Kap. 8.5), die durch Unterdrückung der Wirkung von Substanz P die schmerzleitenden Synapsen hemmen. Auf dem gleichen Wirkmechanismus beruht auch die Schmerzhemmung einer weiteren Neuropeptidgruppe, der **Enkephaline.** Das Resultat ist, dass der Schmerz insbesondere im ersten Moment nicht so intensiv wahrgenommen wird. Dadurch werden lebensnotwendige Handlungsabläufe (z. B. Fluchtreaktionen) durch den Schmerzreiz nicht unterbrochen. Ebenso resultiert eine deutlich stärkere Wahrnehmung des Schmerzes in Ruhe (nachts im Bett) im Vergleich zu der geringeren Schmerzempfindung während einer aktiven Phase.

Im Großhirn wird der Schmerz wahrgenommen, wobei die begleitende Gefühlsqualität (Angst, Ekel, unter Umständen auch Freude) von anderen Kerngebieten (etwa aus dem limbischen System) beigesteuert wird.

9.3.2 Charakteristika des Schmerzes

Schmerzen werden abhängig von ihrem Entstehungsort in einen somatischen und einen viszeralen Schmerztyp unterteilt.

Somatischer Schmerz

Bei Schmerzempfindungen der Haut, des Bewegungsapparates oder des Bindegewebes spricht man vom **somatischen Schmerz.** Er kann zwei Formen annehmen:

Ist der Reiz in der Haut lokalisiert, wird er als **Oberflächenschmerz** bezeichnet, während der von Muskeln, Gelenken, Knochen und Bindegewebe kommende Schmerz als **Tiefenschmerz** charakterisiert wird.

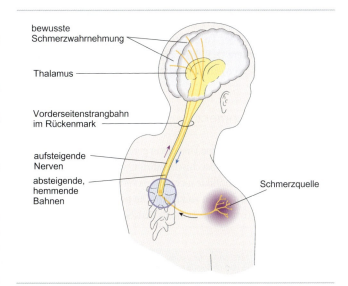

Abb. 9.2 Vom Schmerzreiz bis zur Schmerzwahrnehmung. Die Schmerzsignale werden über die Vorderseitenstrangbahn durch Rückenmark und Thalamus zur Großhirnrinde geleitet. Absteigende, hemmende Bahnen (Transmitter Serotonin) und endorphinproduzierende Zellen im Rückenmark variieren die Weiterleitung der Schmerzimpulse. [L190]

Viszeraler Schmerz

Das Gegenstück zum somatischen Schmerz ist der **viszerale Schmerz** (Eingeweideschmerz), der durch seinen dumpfen Charakter und die begleitenden vegetativen Reaktionen dem Tiefenschmerz ähnelt. Er tritt z. B. bei Dehnung („Blähungen") oder Spasmen (z. B. Menstruationsschmerz) von glatter Muskulatur sowie bei Mangeldurchblutung und Entzündungen auf. Auch als Dauerschmerz (z. B. Magenschmerzen) oder als periodisch wiederkehrender Schmerz (z. B. Koliken, ➤ Kap. 4.7.1) kann sich der viszerale Schmerz äußern.

Neurogener Schmerz

Dem somatischen und dem viszeralen Schmerz lässt sich schließlich noch der **neurogene Schmerz** gegenüberstellen. Er entsteht durch Reizung von Nervenfasern und -bahnen, wenn diese geschädigt oder unterbrochen werden, und hat einen „hellen", einschießenden Charakter. Beispiele sind die Trigeminusneuralgie (➤ Kap. 8.10.5) und der Phantomschmerz nach Amputationen: Der Betroffene klagt etwa über Schmerzen im linken Fuß, obwohl das linke Bein auf Kniehöhe amputiert werden musste. Der Schmerzreiz wird hier über bei der Amputation belassene Nervenstümpfe erzeugt.

Akuter und Dauerschmerz

Neben dem Entstehungsort ist es auch sinnvoll, bezüglich der Dauer des Schmerzes zu unterscheiden:
- Der **akute Schmerz** hat eine begrenzte Dauer und klingt rasch ab. Dieser Schmerz kann selbst bei größerer Schmerzstärke oft ertragen werden (z. B. beim Zahnarzt).
- Der **chronische Schmerz** tritt entweder als Dauerschmerz (z. B. Rückenschmerz oder Tumorschmerz) oder als häufig wiederkehrender Schmerz (z. B. Migränekopfschmerzen oder Anginapectoris-Schmerzen) auf und ist nur schwer zu ertragen.

Psychogener Schmerz

Nicht jeder Schmerz hat eine Ursache in gereizten Schmerzrezeptoren. Vielmehr kann auch eine psychische Störung vorliegen, bei der Patienten ihre psychischen Konflikte nicht anders verarbeiten können, als immer wieder über Schmerzen zu klagen. Die psychische Störung findet also in einer somatischen Erscheinung, dem Schmerz, ihren Ausdruck.

Einstellung zum Schmerz

Jede Schmerzempfindung wird stark von der subjektiven Einstellung beeinflusst. Angst etwa kann das Schmerzerlebnis wesentlich steigern, Ablenkung und vermehrte menschliche Zuwendung können es lindern.

Andererseits zeigen Schmerzrezeptoren in der Regel keine Adaptation, das heißt, ihre Empfindsamkeit für einwirkende Reize ist gleich bleibend stark. Dies ist für chronisch kranke Patienten besonders quälend, da für sie die Funktion des Schmerzes als „Alarmgeber" keinen Sinn mehr hat. Die **Schmerztherapie,** eine junge medizinische Disziplin, versucht hier zu helfen.

9.3.3 „Geben Sie mir etwas gegen die Schmerzen!"

– so verlangen tagtäglich viele Patienten nach einem **Analgetikum,** einem schmerzdämpfenden Medikament (➤ Abb. 9.3). Schmerzen gehören wohl zu den subjektiv häufigsten Begleiterscheinungen bei bedrohlichen Notfällen und sind als eine der häufigsten Indikationen mitverantwortlich, warum der Rettungsdienst gerufen oder die Notaufnahme aufgesucht wird. Der Geldbetrag, der für Medikamente und medizinische Behandlungen, ausfallende Produktionen und Krankenzahlungen wegen Schmerzzuständen bezahlt wird, geht in den Industrieländern in die Milliarden. Obwohl Analgetika in Deutschland die am häufigsten verabreichten Medikamente sind, ist auch die Einnahme frei verkäuflicher Präparate keineswegs risikolos: Mögliche Nebenwirkungen wie z. B. Magenblutungen oder Nierenschäden (insbesondere bei Langzeiteinnahme) müssen ebenso bedacht werden wie eine etwaige Abhängigkeitsentwicklung, die durch Mischpräparate mit Koffein und/oder Beruhigungsmitteln noch verstärkt werden kann.

Nichtsteroidale Antiphlogistika (NSAR)

Nicht**s**teroidale **A**nti**r**heumatika oder Antiphlogistika (NSAR), auch als NSAID (Non-Steroidal Anti-Inflammatory Drugs) bezeichnet, sind vor allem bei entzündlichen Schmerzen indiziert, etwa bei rheumatischen und degenerativ-entzündlichen Erkrankungen des Bewegungsapparates oder Abszessen, ferner auch bei beginnendem Tumorschmerz sowie bei Koliken. Der Wirkmechanismus ist eine Hemmung der Enzyme Cyclooxygenase 1 und 2 (COX-1 und -2) im Syntheseweg des Gewebehormons Prostaglandin, das für Entzündungen und Schmerzen mitverantwortlich ist. Daraus resultiert die **antiphlogisti-**

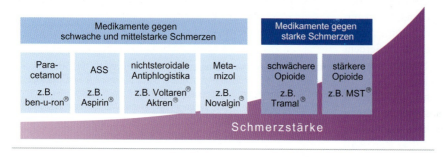

Abb. 9.3 Übersicht über die wichtigsten Analgetika. Unter den mittelstark wirksamen Schmerzmitteln nimmt das Metamizol eine Sonderstellung ein. Es wirkt sehr zuverlässig gegen viszerale Schmerzen. [L190]

sche (entzündungshemmende), **analgetische** (schmerzhemmende) und **antipyretische** (fiebersenkende) Wirkung, des Weiteren kommt es zu einer verminderten Thrombozytenaggregation.

Als Risiko bei der Einnahme von NSAR gelten die durch die verstärkte Salzsäureproduktion im Magen entstehenden Schleimhautläsionen und Ulzera (Geschwüre). Es besteht eine erhöhte Gefahr von Magen-Darm-Blutungen.

Asthma bronchiale stellt eine Kontraindikation dar, da NSAR durch die Gleichgewichtsverschiebung der Biomoleküle (Leukotrienübergewicht) eine Bronchokonstriktion auslösen.

Die am häufigsten verordneten NSAR sind:

Acetylsalicylsäure und -derivate

Acetylsalicylsäure (ASS; z.B. Aspirin®, ASS-ratiopharm®) ist ein synthetisches Derivat der in der Weidenrinde vorkommenden Salicylsäure. Die Einnahme von Acetylsalicylsäure ist geeignet bei Kopf- und Zahnschmerzen, leichtem Fieber, rheumatoider Arthritis und beginnendem Tumorschmerz. In niedriger Dosierung (in der Regel 100 mg pro Tag) findet es Anwendung im Rahmen der dauerhaften Thrombozytenaggregationstherapie.

> **MERKE**
> **Acetylsalicylsäure (ASS) beim ACS**
> In der Notfallmedizin findet ASS bei Patienten mit Verdacht auf ein akutes Koronarsyndrom (➤ Kap. 12.8) seine Verwendung. Eindeutiges Ziel ist hierbei die Hemmung der Thrombozytenaggregation. Aktuelle Leitlinien empfehlen die Gabe von ASS so früh wie möglich. Zur Akuttherapie werden 160 bis 325 mg ASS empfohlen. Unter Umständen nehmen diese Patienten dann lebenslang 100 mg ASS zur Prophylaxe ein.

Arylpropionsäurederivate

Ibuprofen ist ein sehr häufig verwendeter Wirkstoff aus der Gruppe der NSAR und wird insbesondere bei Fieber und Schmerzen (Zahn-, Kopf-, Regelschmerzen) verordnet.

Flurbiprofen, Naproxen, Ketoprofen und **Tiaprofen** sind weitere Vertreter der Arylpropionsäurederivate. Neben der Einnahme bei Fieber und Schmerzen finden diese antirheumatischen Medikamente insbesondere in der Therapie rheumatoider Erkrankungen wie z.B. der rheumatoiden Arthritis (entzündliche Allgemeinerkrankung) sowie bei der Behandlung der Gicht ihre Verwendung.

Arylessigsäurederivate

Hauptvertreter ist **Diclofenac** (Voltaren®). Angewendet wird dieses Medikament bei leichter bis mittlerer Schmerzsymptomatik im Rahmen von Verletzungen wie Zerrungen und Prellungen, bei Rückenschmerzen sowie ebenfalls in der Therapie der rheumatoiden Arthritis und Arthrose.

Indolessigsäurederivate

Indometazin (z.B. Amuno®) ist hier der häufigste Vertreter und wird bei Fieber, Schmerzen und rheumatischen Erkrankungen angewandt.

Paracetamol

Paracetamol (z.B. ben-u-ron®) wirkt im Gegensatz zu Acetylsalicylsäure und den nichtsteroidalen Antiphlogistika nur schmerzlindernd und fiebersenkend. Es ist „magenfreundlich" und wird daher von vielen Erwachsenen bevorzugt. Bei Kindern ist es Mittel der ersten Wahl gegen Fieber und Schmerzen, zumal es auch rektal zu applizieren ist. Auch in der Schwangerschaft ist Paracetamol als Analgetikum empfohlen. Als Erkältungssaft wird Paracetamol unter anderem zusammen mit Hustenstillern und Vitamin C angeboten. Ab ca. 10 g wirkt Paracetamol beim Erwachsenen lebertoxisch und kann zum Leberversagen führen.

Opiate und Opioide

Die vom klassischen Rauschgift Opium abgeleiteten Analgetika heißen **Opiate**. Ältester Vertreter ist das Morphin, früher auch Morphium genannt. Mit dem Fortschritt der Pharmazie werden mehr und mehr synthetische Substanzen entwickelt, welche auf die gleichen Rezeptoren wirken und deshalb **Opioide** genannt werden. Die Begriffe Opiate und Opioide werden teils synonym eingesetzt.

Opiate und Opioide vermitteln ihre Wirkung nach heutigem Kenntnisstand über körpereigene Rezeptoren, die normalerweise von Endorphinen (➤ Kap. 8.5) besetzt werden, und ahmen so deren Wirkung nach. Die Opioide mindern zentral die Schmerzempfindung, führen oft zu einer Euphorie und dämpfen die Aufmerksamkeit (Gefahr z.B. beim Autofahren). Opiate bzw. Opioide wirken über die μ-, κ- und δ-Opioidrezeptoren. Die μ-Rezeptoren vermitteln überwiegend die analgetische, euphorische und atemdepressive Wirkung und sind damit der relevante Rezeptor. Die κ-Rezeptoren dagegen verursachen Stimmungsänderungen (Dysphorie). Die δ-Rezeptoren wirken überwiegend atemdepressiv und hemmend auf die Magen-Darm-Motilität, sedierend wirken wiederum die κ- und μ-Rezeptoren. Weitere Nebenwirkungen von Opioiden sind Emesis, Miosis, Hypotonie und Bradykardie. Die Miosis gilt bei Intoxikationen als ein relevanter Hinweis auf die Beteiligung von Opioiden. Opiate und Opioide können allesamt mit **Naloxon** (z.B. Narcanti®) antagonisiert werden. Zu beachten ist die meist kürzere Halbwertszeit von Naloxon gegenüber den Opioiden, sodass es zu einem **Rebound-Phänomen** kommen kann und die Wirkung der Opioide letztlich wieder überwiegt.

Um die Wirksamkeit der Opioide einzustufen, wird als Referenz die Wirkung von Morphin herangezogen. Davon abgeleitet wird von der **analgetischen oder therapeutischen Potenz** eines Analgetikums gesprochen. So hat Piritramid eine analgetische Potenz von 0,7, Fentanyl dagegen eine analgetische Potenz von 100. Aufgrund der Gefahr der Abhängigkeitsentwicklung und der Nebenwirkungen (Dämpfung des Atemzentrums, Verstopfung und Harnverhalt) ist eine Anwendung nur bei schweren und schwersten Schmerzzuständen indiziert (z.B. OP-Schmerzen und Tumorschmerzen).

Zu den **schwächeren Opioiden** zählen z.B.:
- Dihydrocodein (z.B. DHC-Mundipharma®)
- Tilidin (in Valoron N® enthalten)
- Tramadol (Tramal®)

Als **starke Opioide** gelten:
- Pethidin (Dolantin®).
- Morphin (MST Mundipharma®)
- Piritramid (Dipidolor®)
- Hydromorphon (Dilaudid®)
- Buprenorphin (Temgesic®)

Um einem Missbrauch vorzubeugen, unterstehen fast alle Opioide (außer z. B. Kodein) der **Betäubungsmittel-Verschreibungsverordnung** (BtMVV). Diese Arzneimittel dürfen nur unter strenger Kontrolle – und einzeln dokumentiert – abgegeben werden.

MERKE
Analgesie in der Notfallmedizin

Alle potenten Analgetika haben dosisabhängig relevante Nebenwirkungen wie Atemdepressionen, Einfluss auf den Kreislauf (meist Blutdruckabfälle) und eine Beeinträchtigung des Bewusstseins. Ferner sind allergische Reaktionen, Laryngospasmen, Übelkeit und Unruhe möglich. Zur sorgfältigen Indikationsstellung und Durchführung gehört ein ständiges Monitoring von Atemweg, Belüftung und Kreislauf. Apparativ können die Sauerstoffsättigung (SpO_2), Blutdruck und das EKG überwacht werden. Bei der Anwendung potenter Analgetika wird eine Sauerstoffinsufflation empfohlen, um eine Hypoxämie zu vermeiden. Der Esmarch-Handgriff ist der wichtigste Griff zum Freimachen der Atemwege. Eine Möglichkeit zur Beatmung mit Sauerstoff und Absaugung muss stets in Griffweite sein. Einige Analgetika wie Morphin, Fentanyl und Ketamin können auch nasal appliziert werden.

Analgetika in der Notfallmedizin

Ein ideales Schmerzmittel sollte möglichst alle Schmerzen lindern, keine Nebenwirkungen und damit ein hohes Sicherheitsprofil besitzen, keine Kontraindikationen aufweisen, einfach zu dosieren sein und alle Schmerzarten abdecken – Eigenschaften, die derzeit kaum zu vereinen sind. In der Notfallmedizin stehen daher verschiedene Analgetika zur Verfügung:

- **Paracetamol** (Perfalgan®, ben-u-ron®): Paracetamol wird bei leichten Schmerzen und zur Fiebersenkung vor allem bei pädiatrischen Patienten als Suppositorium (Zäpfchen) angewendet. Um den Wirkstoff zu reduzieren, lässt sich das Suppositorium auch mit einem Skalpell teilen. Um eine gleichmäßige Verteilung des Wirkstoffes zu erhalten, muss es jedoch längs geschnitten werden. Selten wird Paracetamol im Rettungsdienst bei leichten Schmerzen als Kurzinfusion i. v. (Perfalgan®) appliziert.
- **Metamizol** (Novalgin®, Novaminsulfon®): Metamizol ist ein starkes nichtopioides Analgetikum mit spasmolytischer Komponente. Trotz des langsamen Wirkungseintritts sind Blutdruckabfälle bei rascher Injektion möglich. Auch anaphylaktoide Reaktionen sind beschrieben. Selten, aber sehr gefürchtet ist die Agranulozytose (Verminderung der Granulozyten). Eine langsame Injektion oder eine Applikation als Kurzinfusion wird empfohlen.
- **Butylscopolamin** (Buscopan®): Butylscopolamin ist kein Analgetikum im eigentlichen Sinne, sondern ein Spasmolytikum. Es wirkt spasmolytisch (krampflösend) auf die glatte Muskulatur und kommt deshalb bei Koliken zur Anwendung. Es kann bei rascher Applikation zu Blutdruckabfällen führen. Butylscopolamin wird gerne zusammen mit Metamizol bei abdominalen Schmerzen eingesetzt.
- **Piritramid** (Dipidolor®): Piritramid ist chemisch mit Methadon verwandt und wird überwiegend in der postoperativen Analgesie eingesetzt. Es hat eine analgetische Potenz von 0,7 gegenüber Morphin.
- **Tramadol** (Tramal®): Tramadol ist ein schwaches Analgetikum mit einer analgetischen Potenz von 0,1. Es fällt nicht unter das Betäubungsmittelgesetz und wird im Rettungsdienst sehr selten verwendet. Um seine Wirkung zu entfalten, benötigt es fast 15 Minuten.
- **Morphin:** Morphin ist das älteste und relevanteste Opiat und eines der wichtigsten Analgetika im Rettungsdienst. Sein Vorteil liegt insbesondere bei atraumatischen Schmerzen wie z. B. kardialen Beschwerden, es wird jedoch auch bei traumatologischen Schmerzen eingesetzt. Die Wirkung von Morphin setzt nach ca. 5–15 Minuten ein, eine Repetition sollte daher vorsichtig erfolgen.
- **Fentanyl:** Fentanyl ist 100-fach potenter als Morphin. Es wird in der Anästhesie, der Intensivmedizin, aber auch in der Notfallmedizin verwendet. Es wirkt sehr rasch, jedoch wird ihm eine ausgeprägte atemdepressive Wirkung nachgesagt.
- **Ketamin** (Ketanest®): Ketamin ist ein Hypnoanalgetikum und nimmt damit eine Sonderstellung ein. In niedrigeren Dosierungen wird es in der Notfallmedizin zur Analgesie eingesetzt, höhere Dosierungen erlauben die Narkoseeinleitung. Ketamin kommt in zwei Varianten vor (R-Ketamin und S-Ketamin). Es wirkt zentral über Glutamat-Rezeptoren und beeinflusst das cholinerge System ebenso wie schwach die Opioidrezeptoren. Es verursacht eine sogenannte dissoziative Anästhesie mit Analgesie, Amnesie und Bewusstlosigkeit bei geöffneten Augen; die Patienten bleiben in aller Regel spontanatmend mit erhaltenen Schutzreflexen. Eine sympathikoadrenerge Wirkung führt unter anderem zum Anstieg von Herzfrequenz und Blutdruck sowie zu einem erhöhten myokardialen Sauerstoffverbrauch. Ein vermehrter Speichelfluss (Hypersalivation) ist möglich. Psychomotorische Erregung und beschriebene Alpträume können mit Benzodiazepinen abgefangen werden. Zusätzlich zur intravenösen Applikation lässt sich Ketamin auch nasal und intramuskulär verabreichen.

PRAXISTIPP
Arzneimittelsicherheit in der Schwangerschaft

Da bei der Applikation von Medikamenten in der Schwangerschaft aufgrund der geringen Anzahl oftmals Unsicherheit herrscht, bietet das Pharmakovigilanz- und Beratungszentrum für Embryonaltoxikologie auf seiner Internetseite ein Informationssystem an, in dem die Verträglichkeit in der Schwangerschaft oder Stillzeit nachgeschlagen werden kann: www.embryotox.de.

Psychopharmaka

Die beiden wichtigsten Gruppen der Psychopharmaka bilden die Antidepressiva (bei Depressionen, > Kap. 8.4.3) und die Neuroleptika (bei Schizophrenie, > Kap. 8.4.3). Der analgetische Effekt der oben beschriebenen Schmerzmittel lässt sich z. T. erheblich durch die Kombination mit Antidepressiva, Neuroleptika und/oder

Tranquilizern steigern. Insbesondere die trizyklischen Antidepressiva wie z. B. das Amitryptilin besitzen zusätzlich eine eigene analgetische Wirkkomponente und sind zur Schmerzmedikation zugelassen.

9.4 Geruchs- und Geschmackssinn

9.4.1 Geruchssinn als Kontrollstation

Der **Geruchssinn** wirkt als „Kontrollstation" für die Luft am Anfang der Atemwege. Ein unangenehmer Geruch kann z. B. vor dem Verzehr eines verdorbenen Nahrungsmittels warnen.

9.4.2 Aufbau der Riechfelder

Die Rezeptoren für den Geruchssinn sind Chemorezeptoren. Sie liegen in den **Riechfeldern** der beiden Nasengänge am Unterrand der Siebbeinplatte im oberen Bereich des Nasenseptums und an der oberen Nasenmuschel (auch ➤ Abb. 14.2).

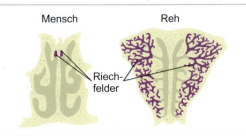

Abb. 9.4 Lage der Riechfelder (Schnitt durch die Nasengänge). Die Sinnesepitheloberfläche beim Menschen nimmt im Vergleich zu vielen Säugetieren (z. B. dem Reh, rechtes Bild) nur noch einen Bruchteil der Nasenschleimhaut ein. [L190]

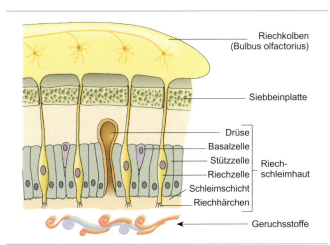

Abb. 9.5 Die Riechfelder der Riechschleimhaut liegen dem Unterrand der Siebbeinplatte an (anatomische Übersicht ➤ Abb. 6.29). Diese Abbildung zeigt den Feinbau der Riechfelder. Zwischen Stütz-, Basal- und Riechzellen liegen Drüsen. Sie bilden eine Schleimschicht, in die die Riechhärchen eingebettet sind. Die Geruchsstoffe lösen sich in dieser Schleimschicht und werden den Riechhärchen zugeführt. [L190]

Die Riechfelder (➤ Abb. 9.4) bestehen mikroskopisch aus drei verschiedenen Zellarten: Stützzellen, Basalzellen und Riechzellen:
- **Stützzellen** sind säulenförmige Epithelzellen (➤ Abb. 9.5) und machen den Hauptanteil aus.
- **Basalzellen** erreichen nicht die Oberfläche; sie sind die Stammzellen für die nur etwa einen Monat lebenden Riechzellen.
- **Riechzellen** sind längliche Nervenzellen und bilden das erste Neuron der Riechbahn. Sie sind polar aufgebaut: Zur Luftseite hin haben sie kolbenförmige Auftreibungen mit zahlreichen Zilien (**Riechhärchen**), die mit den Geruchsstoffen in der vorbeiströmenden Einatmungsluft reagieren. Am anderen Ende ziehen ihre Axone als erster Hirnnerv (Nervus olfactorius, ➤ Kap. 8.10.2) durch die Siebbeinplatte (➤ Abb. 9.5) zum **Riechkolben** (Bulbus olfactorius). Die Riechschleimhaut ist von zahlreichen kleinen Drüsen durchsetzt, den Bowman-Drüsen. Sie sondern ein dünnflüssiges (seröses) Sekret ab, das wahrscheinlich als Lösungsmittel für die zu riechenden Stoffe dient.

9.5 Auge und Sehsinn

> **MERKE**
> **Sehen**
> Von allen Sinnesmodalitäten nimmt das Sehen für den Menschen eine Vorrangstellung ein. Ein Drittel der Großhirnrinde gehört zum visuellen System und fast 40 % aller Leitungswege zum ZNS gehören zur Sehleitung.

Beim Sehen werden nicht nur Helligkeitsunterschiede und Farben erfasst, vielmehr entsteht über die Wahrnehmung unterschiedlicher Entfernungen und die Lagebeziehungen von Objekten durch beide Augen auch ein räumliches Bild der Außenwelt. Gleichzeitig ist das Auge zeitlich hochauflösend: Bis zu 15 verschiedene Bilder pro Sekunde kann es differenzieren.

9.5.1 Übersicht

Die Augenhöhle enthält den Augapfel und ist mit Fettgewebe ausgekleidet, das den Augapfel schützt. Sechs äußere Augenmuskeln bewegen den Augapfel in der Augenhöhle. Die Sklera, das „Weiße" des Auges, ist eine straffe Bindegewebshülle, die dem Augapfel Festigkeit und Form gibt. Sie bedeckt die hinteren Dreiviertel des Augapfels und ist im vorderen Teil als Hornhaut durchsichtig.

Durch die Hornhaut tritt das Licht ins Innere des Auges ein. Es trifft nach Durchtritt durch die Linse auf der Netzhaut auf. Über den Sehnerven, der aus dem Augapfel an dessen rückwärtigem Ende austritt, werden die Sinnesreize der Netzhaut über den Thalamus an die Sehrinde im Hinterhauptslappen des Großhirns (➤ Kap. 8.7.2) geleitet.

9.5.2 Augapfel

Der **Augapfel** (Bulbus oculi) ist zwiebelschalenartig aus drei Schichten aufgebaut: der äußeren, mittleren und inneren Augenhaut (➤ Abb. 9.6).

Äußere Augenhaut

Zur **äußeren Augenhaut** gehören die Lederhaut (Sklera) und die Hornhaut (Cornea). Die **Lederhaut** umgibt den gesamten Augapfel bis auf den vorderen Bereich als formende und schützende Hülle. Im Bereich des Sehnervs geht sie in eine Duraschicht (harte Hirnhaut, ➤ Kap. 8.19.1) über, die den Sehnerven umgibt. Im vorderen Anteil des Augapfels im Bereich der Iris geht die Lederhaut in die gefäßlose, transparente **Hornhaut** über. Der vordere, sichtbare Lederhautabschnitt wird bis etwas über den Hornhautrand von einer Epithelschicht bedeckt und geschützt, der **Bindehaut** (Conjunktiva). Die Bindehaut bedeckt auch die Innenseiten der Augenlider und verbindet sie mit dem Augapfel. Sie ist reichlich mit sensiblen Nervenendigungen ausgestattet und daher z. B. bei eindringenden Fremdkörpern sehr schmerzempfindlich.

Mittlere Augenhaut

Die **mittlere Augenhaut** besteht aus Aderhaut (Chorioidea), Ziliarkörper und Iris (Regenbogenhaut).

Die **Aderhaut** ist eine schwarzbraun pigmentierte Haut und liegt der Sklera innen an. Sie enthält zahlreiche Blutgefäße, welche die Netzhaut versorgen. Durch die eingelagerten schwarzen Pigmente wirkt die Aderhaut wie die Wand einer Dunkelkammer und verhindert, dass Lichtstrahlen außerhalb der Pupillenöffnung in den Augapfel einfallen können. Die Lichtstrahlen werden, nachdem sie die Rezeptoren der Netzhaut erreicht haben, von der Aderhaut absorbiert. So werden Lichtreflektionen innerhalb des Augapfels verhindert.

Im vorderen Augenbereich geht die Aderhaut in den **Ziliarkörper** über (➤ Abb. 9.7). Er besteht aus Bindegewebsfortsätzen, deren Fasern die Augenlinse an ihrem Platz im Zentrum des Strahlenganges aufhängen, sowie dem ringförmigen **Ziliarmuskel.** Durch dessen Anspannung werden die Aufhängefasern der Linse (Zonulafasern) entspannt und die **Linse** kann ihrer eigenen Elastizität folgen: Sie nimmt eine kugelähnliche, d. h. stärker gekrümmte Form an. Auf diese Weise stellt sich der optische Apparat des Auges vom Sehen in die Ferne auf Sehen in die Nähe um (➤ Kap. 9.5.5).

Das Kammerwasser

Die Bindegewebsfortsätze des Ziliarkörpers sind sehr reich an Blutgefäßen. In ihnen wird das **Kammerwasser** gebildet. Diese klare Flüssigkeit entspricht in der Zusammensetzung weitgehend dem Liquor. Das Kammerwasser füllt den vor der Linse liegenden Teil des Augapfels, der durch die Iris in eine große **vordere** und eine kleinere **hintere Augenkammer** unterteilt wird. Das Kammerwasser ernährt Hornhaut und Linse, die selbst gefäßlos sind.

Der Winkel, den die Iris und die Hornhaut einschließen, wird **Kammerwinkel** genannt. In diesem Bereich zwischen Leder- und Hornhaut liegen kleine Spalträume, über die das Kammerwasser des Auges in einen ringförmigen Kanal, den **Schlemm-Kanal,** und

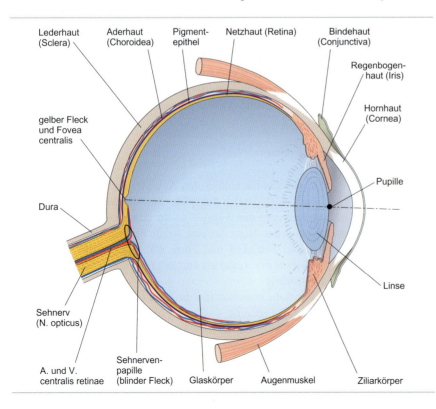

Abb. 9.6 Struktur des Augapfels mit Hornhaut und Sehnerv [L190]

dann in das venöse Blut abfließt. Normalerweise befinden sich Kammerwasserproduktion und -abfluss im Gleichgewicht, sodass der vom Kammerwasser gebildete **Augeninnendruck** konstant ist (etwa 15 mmHg).

Glaukom

Beim **Glaukom** (grüner Star) ist der Augeninnendruck durch Funktionsstörungen des Kammerwasser-Abflusssystems oder Steigerung der Kammerwasserproduktion erhöht. Die Abflussbehinderung des Kammerwassers im Bereich des Kammerwinkels tritt oft anlagebedingt „spontan" im höheren Lebensalter auf. Der erhöhte Augeninnendruck führt zu irreversibler Schädigung von Netzhaut und Sehnerv und führt unbehandelt zur Erblindung.

Das Glaukom gehört zu den häufigsten Erblindungsursachen überhaupt. Da chronische Formen den Patienten oft lange Zeit keine Beschwerden bereiten oder diese fehlgedeutet werden, sind regelmäßige Kontrollen des Augeninnendrucks durch den Augenarzt bei allen über 40-Jährigen anzuraten.

Akuter Glaukomanfall

Der **akute Glaukomanfall** ist die akute Verlaufsform des Glaukoms, plötzlich einsetzend und mit einem drastisch erhöhten Augeninnendruck einhergehend. Gegen das Acetylcholin gerichtete (anticholinerge) Medikamente können einen solchen akuten Glaukomanfall auslösen.

Das Auftreten eines akuten Glaukomanfalls ist ein Notfall! Durch die Erhöhung des intraokulären Drucks kommt es zu Stauungen der Venen im Auge, makroskopisch deutlich erkennbar als sogenannte Gefäßinjektion. Außerdem kommt es zu Veränderungen der Pupille mit Trübung, Lichtstarre und leichter Entrundung.

Vermindertes Sehvermögen mit Nebelsehen und Regenbogenfarbensehen sind klassische Symptome, häufig in Begleitung von Kopfschmerzen, Übelkeit und Erbrechen.

Es ist eine sofortige medikamentöse Therapie mit Parasympathomimetika (Miosis führt zu Abflusssteigerung durch Erweiterung der Kammerwinkel) und Diuretika (Carboanhydrasehemmer zur Verminderung der Kammerwasserproduktion sowie Mannitol zum Wasserentzug) erforderlich!

Iris und Pupille

Die **Iris** (Regenbogenhaut) ist der sichtbare farbige Anteil des Augapfels. Die individuelle Augenfarbe entsteht durch Pigmenteinlagerungen in ihrem bindegewebigen Anteil. Blaue Augen sind wenig, braune am stärksten pigmentiert. Die Pigmentierung bildet sich erst im Verlauf des ersten Lebensjahres aus. Die Iris enthält ringförmig und strahlenförmig angeordnete glatte Muskelfasern und hat in der Mitte ein Loch, die **Pupille.** Die Iris wirkt wie die Blende eines Fotoapparates: Sie passt die Pupillenweite unterschiedlichen Lichtverhältnissen an. Bei zunehmender Helligkeit, im Rahmen der Naheinstellung (▶ Kap. 9.5.5) sowie bei starker Müdigkeit bewirkt der Parasympathikus reflektorisch eine Kontraktion der ringförmigen, in die Iris eingebetteten Fasern des **M. sphinkter pupillae.** Die Pupille wird dadurch verengt und der Lichteinfall reduziert **(Miosis).** Bei umgekehrten Reizen (▶ Abb. 9.8) kontrahieren unter dem Einfluss des Sympathikus die radiären Muskelfasern der Iris **(M. dilatator pupillae)** und die Pupille erweitert sich **(Mydriasis).**

Auch viele Medikamente wirken auf die Pupille. Atropin z. B. erweitert die Pupillen, Opiate führen dagegen zu einer deutlichen Pupillenverengung.

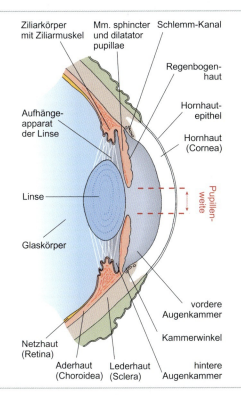

Abb. 9.7 Ziliarkörper, Linse und Aufhängeapparat [L190]

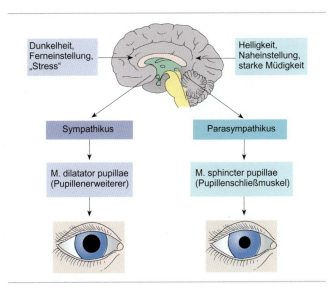

Abb. 9.8 Regulation der Pupillenweite durch Sympathikus und Parasympathikus [L190]

PRAXISTIPP
Pupillenreflexprüfung

Der Pupillenreflex wird mit einer Stablampe geprüft, die nach vorgegebenem Schema vor dem Auge des Patienten an- und ausgeschaltet wird (➤ Abb. 9.9). Ein gestörter Pupillenreflex ist ein Zeichen für eine Sehstörung oder eine neurologische Erkrankung. Deshalb müssen z. B. nach Schädel-Hirn-Traumata Pupillenweite, -form und -reaktion regelmäßig geprüft und dokumentiert werden. Der erloschene Pupillenreflex gilt (bei Nichtblinden) als Todeszeichen.

Pupillendifferenzen

Die Pupillen sind physiologischerweise rund und in ihrer Größe und Weite seitengleich (➤ Abb. 9.10). Liegt eine seitendifferente Weite der Pupillen vor, so spricht man von einer **Anisokorie.**

Ursache hierfür ist in einigen Fällen eine angeborene Anomalie, viel häufiger aber ist das Auftreten einer Anisokorie im Rahmen von **Schädel-Hirn-Traumata** und **Schlaganfällen.** Hierbei gilt eine einseitig erweiterte Pupille als Zeichen einer Erhöhung des Hirndrucks mit Einklemmungssymptomatik!

Auch Tumorerkrankungen können durch Kompression entsprechender Areale im Gehirn zu einer Anisokorie führen.

Beim **Horner-Syndrom** kommt es durch Läsionen in sympathischen Nervenbahnen zu einer typischen Symptomtrias aus Miosis durch Lähmung des M. dilatator pupillae, herabhängendem Oberlid (Ptosis) durch Lähmung des Lidhebermuskels und einem scheinbaren Enophthalmus (Zurücksinken des Augapfels in der Orbita) durch Hebung des Unterlids.

ACHTUNG
Anisokorie in der Notfallmedizin

Beim Vorliegen einer Anisokorie sind anamnestisch immer eine vor Kurzem vorausgegangene Augenoperation sowie die angeborene Anomalie zu erfragen.
Anisokorie in Verbindung mit Übelkeit und Erbrechen sowie Kopfschmerzen und Bewusstseinseintrübung ist ein ernst zu nehmender Symptomkomplex → Hirndruckzeichen!
Der zügige Transport in eine Klinik mit CT-Vorhaltung und neurochirurgischer Abteilung unter Aufrechterhaltung der Vitalparameter ist von höchster Bedeutung!

Innere Augenhaut

Zur **inneren Augenhaut** gehören die **Netzhaut** (Retina) mit den bildaufnehmenden Sinnesrezeptoren sowie das **Pigmentepithel,** das die Netzhaut umkleidet. Durch einen hohen Melaningehalt (➤ Kap. 7.1.2) absorbiert das Pigmentepithel die durch die Netzhaut hindurchtretenden Lichtstrahlen, um dadurch – wie auch die Aderhaut – Lichtreflektionen im Augapfel zu verhindern. Darüber hinaus phagozytieren die Pigmentzellen die äußeren Abschnitte der Photo-

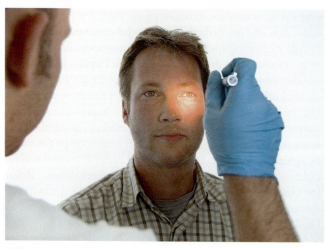

Abb. 9.9 Pupillenreaktion: direkter Lichtreflex [J747]

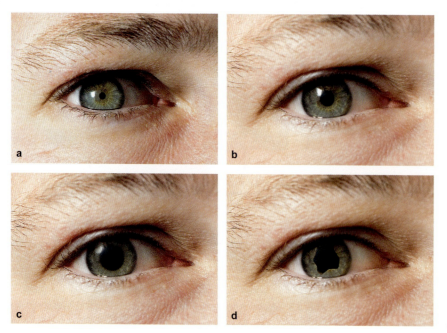

Abb. 9.10 Verschiedene Pupillengrößen [J747]

rezeptoren, welche ständig nachgebildet werden. Ist diese Phagozytosetätigkeit gestört, wird das Sehvermögen deutlich beeinträchtigt.

Die Pigmentepithelschicht ist zwar mit der Aderhaut fest verwachsen, aber nur im Bereich des Sehnervenaustritts (**Papille**) und am Ziliarkörper auch mit der Netzhaut fest verbunden. An den übrigen Stellen wird der notwendige enge Kontakt zwischen diesen beiden Schichten durch den Augeninnendruck gewährleistet.

Netzhautablösung

Im Rahmen von Verletzungen oder degenerativen Prozessen kann sich die Netzhaut von der sie ernährenden Pigmentepithelschicht ablösen. Infolge einer solchen **Netzhautablösung** (Ablatio retinae) wird die Retina nicht mehr ernährt, Flüssigkeit dringt zwischen Netzhaut und Pigmentepithel ein. Der Patient empfindet schmerzlose Sehstörungen mit Lichtblitzen, verschleiertem Sehen und Gesichtsfeldausfällen. Therapeutisch muss frühzeitig ein Voranschreiten der Netzhautablösung verhindert werden, indem die beiden Schichten durch Laserstrahlen wieder miteinander „verklebt" werden.

9.5.3 Linse

Die **Linse** trägt mit ihrer Brechkraft dazu bei, dass die einfallenden Lichtstrahlen auf der Netzhaut zu einem scharfen Bild vereinigt werden können. Sie ist ein gefäßloser, transparenter Körper aus sehr langen, dünnen Zellen (Linsenfasern), der von einer Bindegewebskapsel umgeben ist. Die Linsenoberfläche ist beidseits konvex gewölbt. Der Aufhängeapparat des Ziliarkörpers hält die Linse in ihrer Position hinter der Pupille.

> **KRANKHEIT/SYMPTOM**
> **Katarakt**
>
> Eine Trübung der Linse wird als grauer Star oder **Katarakt** bezeichnet (➤ Abb. 9.11). Am häufigsten ist der sogenannte „Altersstar", der sich meist um das 60. Lebensjahr bemerkbar macht. Die Linsentrübung beeinträchtigt zunehmend das Sehvermögen, sodass zum Schluss nur noch Helligkeitsunterschiede wahrgenommen werden. Therapeutisch ersetzt der Augenarzt in einer Staroperation die getrübte Linse durch eine implantierte Kunststofflinse. Da der Patient diese nicht akkommodieren kann, braucht er eine Lesebrille.

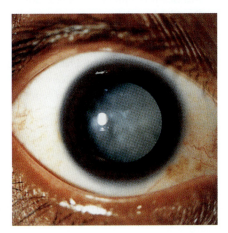

Abb. 9.11 Bei einem Katarakt ist die Linse getrübt. [E326]

9.5.4 Glaskörper

Der Innenraum des Augapfels hinter der Linse wird vom **Glaskörper** (Corpus vitreum) ausgefüllt. Er besteht aus einer durchsichtigen, gallertigen Masse, welche die Form des Augapfels erhält und durch ihren Quellungsdruck zusammen mit dem Druck des Kammerwassers den notwendigen engen Kontakt zwischen Netzhaut und Pigmentepithel bewirkt.

9.5.5 Sehfunktion

Lichtbrechung

Damit ein Bild wahrgenommen werden kann, müssen einfallende Lichtstrahlen so gebündelt werden, dass sie in der Netzhautebene scharf abgebildet werden (so wie auch ein Fotoapparat scharf eingestellt werden muss). Dies bewerkstelligt der **optische Apparat** des Auges.

Das in das Auge fallende Licht trifft auf vier verschiedene brechende Medien: Hornhaut, Kammerwasser, Linse und Glaskörper. Durch diese vier Medien entsteht auf der Netzhaut aufgrund des Strahlenganges ein verkleinertes, spiegelbildliches und umgekehrtes Bild der betrachteten Objekte. Es wird aber dennoch kein „auf dem Kopf stehendes" Bild wahrgenommen, da das Gehirn den visuellen Eindruck zu einer aufrechten und seitengerechten Abbildung korrigiert.

> **MERKE**
> **Der Visus und seine Bedeutung in der Notfallrettung**
>
> Unter dem Begriff Visus verbirgt sich die **Sehschärfe**. Das Auflösungsvermögen des Auges beschreibt die Fähigkeit, zwei Punkte in einer bestimmten Entfernung noch getrennt wahrzunehmen. Im Rettungsdienst kommt der Visusprüfung mittels speziellen Visustafeln (Buchstaben oder Landolt-Ringe) keinerlei Bedeutung zu. Sie wird im klinischen Alltag benötigt, um eine **Sehhilfe** optimal anzupassen.
> Plötzliche Visusveränderungen z. B. im Rahmen traumatischer Ereignisse im Bereich der Augen, verschwommenes Sehen beim akuten Glaukomanfall oder Sehstörungen bei Schwindel und hypertensivem Notfall werden von den Patienten häufig selbstständig und subjektiv beschrieben, andernfalls ist die anamnestische Erfragung plötzlicher Visusveränderungen eine wichtige Maßnahme des in der Notfallmedizin tätigen Personals.

Pupillenreflex

Nicht nur bei vermehrtem Lichteinfall in das Auge, sondern auch bei jeder Nahakkommodation verengt sich die Pupille (Miosis). Dadurch fällt nicht nur weniger Licht ins Auge, vielmehr wird auch der Rand der Linse abgeblendet. Letzteres ist für die Nahsicht wichtig: Dort einfallende Lichtstrahlen könnten bei Nahsicht nur in einem sehr kleinen Bereich scharf auf der Netzhaut abgebildet werden, sodass bei räumlich gestaffelten Strukturen ein verschwommenes Bild entstehen würde. Umgekehrt weiten sich gleichzeitig mit einer Fernakkommodation die Pupillen (Mydriasis; ➤ Abb. 9.8).

Konvergenzreaktion

Beim Blick in die Ferne verlaufen die Sehachsen beider Augen parallel zueinander. Entfernte Gegenstände werden daher auf exakt einander entsprechenden Netzhautorten abgebildet. Wenn näher liegende Objekte fixiert werden, müssen sich jedoch die Augäpfel in Richtung zur Nase hin bewegen, damit eine Abbildung auf einander entsprechenden Netzhautstellen erfolgen kann. Eine solche **Konvergenzreaktion** der Augen erfolgt reflektorisch durch die äußeren Augenmuskeln in Kombination mit der Nahakkommodation und der Pupillenreaktion (Miosis).

9.5.6 Schutzeinrichtungen des Auges

Zu den Schutzeinrichtungen des Auges zählen Augenbrauen, Augenlider, Wimpern, Bindehaut (➤ Kap. 9.5.2) und Tränendrüsen (➤ Abb. 9.12).

Die **Augenbrauen** bilden oberhalb der Augen einen Schutzwall vor intensiver Sonnenstrahlung, Fremdkörpern und dem salzigen Stirnschweiß.

Schutzfunktionen erfüllen auch die **Augenlider** (Palpebrae), die als Ober- und Unterlid die Lidspalte begrenzen. Auf den Lidrändern sitzen die **Augenwimpern.** In die Haarbälge der Augenwimpern münden verschiedene Drüsen (Meibom-, Zoll-, Zeis-Drüse), deren Sekret einen dünnen Film über der Tränenflüssigkeit bildet und so vor Verdunstung schützt. Bei Entzündungen dieser Drüsen kann ein sehr schmerzhaftes **Gerstenkorn** (Hordeolum) oder, vor allem bei Sekretstau in den Meibom-Talgdrüsen, ein schmerzloses **Hagelkorn** (Chalazion) entstehen.

Die Augenlider enthalten den Ringmuskel des Auges (M. orbicularis oculi, ➤ Abb. 6.36), durch den die Lidspalte geschlossen wird. Dadurch können die Lider die Augen im Schlaf bedecken. Seine Gegenspieler, die Lidöffner, sind der sympathisch innervierte Tarsusmuskel (M. tarsalis, Müller-Lidheber) und der **Oberlidheber** (M. levator palpebrae), der als quer gestreifter Muskel willentlich gesteuert werden kann. Bei einer Lähmung dieser Muskeln hängt das Oberlid herab (Ptosis). Durch den Lidschlag befeuchten die Lider gleichmäßig die der Luft ausgesetzten Augenabschnitte. Dies ist unbedingt erforderlich, da die Ernährung der Hornhaut nur bei einer ausreichenden Befeuchtung gewährleistet ist.

Weinen

Bei Reizung der Hornhaut oder Bindehaut durch einen Fremdkörper sowie bei starker emotionaler Erregung werden unter Einwirkung des Parasympathikus die Tränendrüsen zu starker Sekretion stimuliert, um den Fremdkörper fortzuspülen oder zu verdünnen. Durch die starke Tränensekretion reicht der normale Abflussweg nicht mehr aus und die Tränen fließen über den Lidrand **(Weinen).**

> **KRANKHEIT/SYMPTOM**
> **Konjunktivitis**
>
> Die **Konjunktivitis** ist eine akute oder chronische Entzündung der Bindehaut. Ursächlich werden infektiös bedingte Erkrankungen (Bakterien, Viren, Pilze) und nichtinfektiöse Formen, z. B. durch Fremdkörper (Kontaktlinsen), Tabakrauch, Staub oder Allergien, unterschieden. Die Bindehaut ist durch Gefäßerweiterung gerötet und evtl. geschwollen, der Patient spürt Jucken, Brennen, Schmerzen und Fremdkörpergefühl („Sandkörner in den Augen"). Die Behandlung besteht je nach Ursache z. B. in der Gabe antibiotikahaltiger Augentropfen oder -salben, gefäßverengender Augentropfen oder solcher mit antiallergischen Wirkstoffen (Antihistaminika, Glukokortikoide, Cromoglycinsäure). In den meisten Fällen ist der Verlauf gutartig und die Behandlung kann ambulant durchgeführt werden.

9.6 Hör- und Gleichgewichtsorgan

9.6.1 Einbettung in die Schädelbasis

Das **Hörorgan** gehört zu den feinsten und verletzlichsten Strukturen im Körper des Menschen. Deshalb liegt das Innere des Ohrs zusammen mit dem ebenfalls aus empfindlichsten Strukturen bestehenden Gleichgewichtsorgan gut geschützt in der Felsenbeinpyramide des Schläfenbeins, einem von der Schädelmitte nach außen ziehenden Knochen der Schädelbasis (➤ Abb. 6.30). Beide Organe haben unterschiedliche Funktionen:
- Das **Gehör** nimmt die Schallreize auf.
- Das **Gleichgewichtsorgan** registriert Körperlage und -bewegung im Raum.

Der VIII. Hirnnerv, auch Nervus vestibulocochlearis (älterer Name: N. statoacusticus) genannt, übermittelt die Informationen aus beiden Ohren an das ZNS. Dieser Nerv verläuft gemeinsam mit den die Ohren versorgenden Blutgefäßen vom Innenohr durch den inneren Gehörgang in das Schädelinnere.

9.6.2 Äußeres Ohr

Zum äußeren Ohr gehören **Ohrmuschel** und **äußerer Gehörgang** (➤ Abb. 9.13). Die knorpelige Ohrmuschel wirkt als schallaufnehmender Trichter und leitet die Schallwellen in den **äußeren Gehör-**

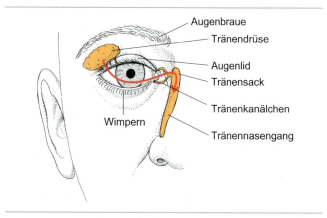

Abb. 9.12 Schutzeinrichtungen des Auges [L190]

gang, der leicht abgewinkelt von der Ohrmuschel zum Trommelfell zieht. Er enthält Drüsen, die **Cerumen** (Ohrenschmalz) bilden, und einzelne Haare. Sie schützen vor eindringenden Fremdkörpern.

Das **Trommelfell** (Membrana tympani) ist die Grenze zwischen äußerem Ohr und Mittelohr. Es ist eine dünne Membran aus fibrösem Bindegewebe. Bei der **Ohrenspiegelung** (Otoskopie) kann es direkt eingesehen werden.

9.6.3 Mittelohr

Das **Mittelohr** liegt in einer kleinen, luftgefüllten Knochenhöhle im Felsenbein, deren Hauptteil auch als **Paukenhöhle** (Cavum tympani) bezeichnet wird (> Abb. 9.13). Sie ist mit Epithel ausgekleidet und erstreckt sich vom Trommelfell bis zu einer knöchernen Wand des Innenohrs. In dieser Wand befinden sich zwei membranverschlossene Knochenfenster: das **ovale** und das **runde Fenster.** Hinter diesen Fenstern schließt sich das Innenohr an. Nach hinten geht die Paukenhöhle in die Hohlräume des **Warzenfortsatzes** (Mastoidzellen) über.

Ohrtrompete

Über die **Ohrtrompete** (Tuba auditiva eustachii oder Eustachi-Röhre) besteht eine Verbindung zwischen Mittelohr und oberem Rachenraum. Die Ohrtrompete bewirkt einen Luftdruckausgleich beidseits des Trommelfells. Dadurch wird eine normale Trommelfellbeweglichkeit für die Schallleitung gewährleistet und eine Verletzung des Trommelfells durch abrupte Druckschwankungen verhindert. Die Ohrtrompete öffnet sich beim Schlucken und Gähnen. Auf diese Weise kann bewusst ein Druckausgleich erzielt werden, wenn sich unterschiedliche Drücke beidseits des Trommelfells (z. B. im Flugzeug) durch Druckgefühl und Rauschen im Ohr unangenehm bemerkbar machen.

Drei winzige Knochen

Quer durch die Paukenhöhle verläuft die Kette der drei **Gehörknöchelchen Hammer** (Malleus), **Amboss** (Incus) und **Steigbügel** (Stapes). Der Hammergriff ist mit dem Trommelfell fest verbunden. Sein Köpfchen liegt der Mittelohrwand an, der kürzere Fortsatz ist gelenkig mit dem Amboss und dieser wiederum gelenkig mit dem Steigbügel verknüpft. Der Steigbügel fügt sich mit seiner „Fußplatte" genau in das ovale Fenster zum Innenohr ein. Die Gehörknöchelchen übertragen zum einen die auf das Trommelfell treffenden Schallwellen verlustarm auf das ovale Fenster; zum anderen dämpfen sie starke Trommelfellschwingungen, damit das Innenohr nicht durch extreme Vibrationen oder Lärm geschädigt wird. Zwei kleinste quer gestreifte Muskeln halten die Knöchelchenkette in Spannung: der M. tensor tympani und der M. stapedius.

9.6.4 Innenohr

Das **Innenohr** mit den Sinnesrezeptoren für das Gehör und den Gleichgewichtssinn liegt in einem komplizierten Hohlraumsystem, dem **knöchernen Labyrinth** des Felsenbeins (> Abb. 9.13). Es besteht aus den drei Abschnitten Vorhof, Bogengängen und Schnecke. Im Vorhof und in den Bogengängen liegen die Sinnesrezeptoren des Gleichgewichtsorgans. Die Schnecke enthält im Corti-Organ die Sinnesrezeptoren für das Gehör.

Die **Schnecke** (Cochlea) ist ein spiralig gewundener Knochenraum **(knöcherne Schnecke),** der mit liquorähnlicher **Perilymphe** gefüllt ist (> Abb. 9.14). Er windet sich in 2½ Windungen um eine Achse und bildet so den **Schneckengang.**

Eine Zwischenwand teilt den Schneckengang in zwei Etagen: Die obere **Scala vestibuli** (Vorhoftreppe) beginnt am ovalen Fenster und verläuft von außen nach innen bis zur Schneckenspitze, wo sie

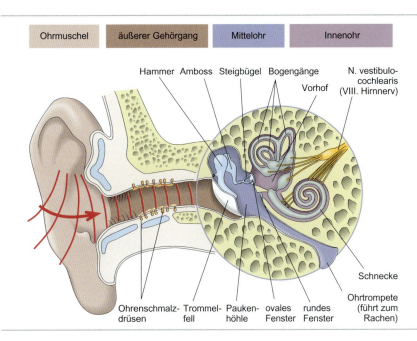

Abb. 9.13 Übersicht über das äußere Ohr, Mittelohr und Innenohr (vergrößert dargestellt) [L190]

in die unten gelegene **Scala tympani** (Paukentreppe) übergeht. Diese verläuft die Schneckenspirale abwärts bis zum runden Fenster.

Zwischen Scala vestibuli und Scala tympani verläuft ein schlauchförmiger Hohlraum, die **häutige Schnecke** (Ductus cochlearis). Die häutige Schnecke ist ein membranöser Schlauch, im Querschnitt dreieckig und mit **Endolymphe** gefüllt. Die Endolymphe entspricht von der Zusammensetzung her etwa der Intrazellulärflüssigkeit. Die häutige Schnecke wird nach oben zur Scala vestibuli hin von der **Reissner-Membran** begrenzt. Die Basilarmembran bildet nach unten in Richtung Scala tympani die Grenze und verbreitert sich in ihrem Verlauf vom ovalen Fenster bis zur Schneckenspitze.

Auf der Basilarmembran im häutigen Schneckengang liegt das **Corti-Organ.** Es ist aus Stützzellen und Sinneszellen aufgebaut. Die Sinneszellen für das Gehör sind sogenannte **Haarzellen,** da sie an ihrem freien Ende feine härchenartige Zilien tragen, die in die Endolymphe des häutigen Schneckengangs ragen. Die Härchen stehen mit einer das Corti-Organ bedeckenden gallertigen Membran (Membrana tectoria) in Verbindung und werden an ihrer Basis die Haarzellen von Fasern des VIII. Hirnnerven (N. vestibulocochlearis) umfasst. Es handelt sich also um sekundäre Sinneszellen (➤ Abb. 9.14).

Akustisches Trauma

Ein **akustisches Trauma** wird auch als **Schalltrauma** bezeichnet. Hierbei kommt es zu Schädigungen der Sinneszellen (Haarzellen) im Innenohr. Ursächlich dafür sind zum einen Schalldruckwellen, welche im Rahmen von Knall- oder Explosionstraumata entstehen, zum anderen führen laute Geräusche zu Lärmtraumata mit Innenohrschädigung. Ein Lärmtrauma kann akut durch plötzliche, laute Geräusche oder chronisch bei längerer Belastung mit Geräuschen über 90 dB, insbesondere im Rahmen der Lärmschwerhörigkeit als Berufskrankheit, auftreten. Die Patienten beklagen ein Ohrgeräusch (Tinnitus) und ein vermindertes Hörvermögen, wobei insbesondere die hohen Tonfrequenzen betroffen sind.

Altersschwerhörigkeit

Auch die **Altersschwerhörigkeit** (Presbyakusis) betrifft zunächst nur die hohen Töne. Dadurch ist besonders das Hörvermögen für die Sprache gestört. Ihr liegt ein altersbedingter neuraler und zentraler Abbau zugrunde, der durch Herz-, Kreislauf- und Stoffwechselerkrankungen sowie durch Umwelteinflüsse verursacht bzw. beeinflusst wird.

Hörsturz

Im Gegensatz zur allmählichen Entwicklung der Altersschwerhörigkeit ist der **Hörsturz** ein akutes Ereignis mit einer plötzlich auftretenden, meist einseitigen Schallempfindungsschwerhörigkeit bis hin zur Taubheit, oft zusammen mit Tinnitus und Schwindel. Zugrunde liegend sind Durchblutungsstörungen im Bereich des Innenohrs, deren Ursache nicht genau bekannt ist. Ein Hörsturz ist ein HNO-ärztlicher Notfall, der sofortiger stationärer Behandlung bedarf. Zur Diagnosesicherung werden Hörtests und ggf. radiologische Bildgebung durch die Magnetresonanztomografie angestrebt. Die Therapie liegt in der Gabe von Infusionen mit dem Ziel, die Innenohrdurchblutung zu normalisieren: Förderung der Durchblutung und des Gewebestoffwechsels (z. B. Pentoxifyllin) sowie Verbesserung der Fließeigenschaften des Blutes (z. B. Dextran 40) sind Angriffspunkte der Medikamente. Unter diesen Maßnahmen kommt es oft zur Erholung der Hörfunktion.

9.6.5 Gleichgewichtsorgan

Der **Gleichgewichtssinn,** auch Lage- und Drehsinn genannt, dient zusammen mit anderen Sinnesorganen (Augen, Tiefensensibilität) der Orientierung im Raum sowie der Aufrechterhaltung von Kopf- und Körperhaltung in Ruhe und bei Bewegung. Zum **Gleichgewichtsorgan** (Vestibularapparat) gehören der **Vorhof** (Vestibu-

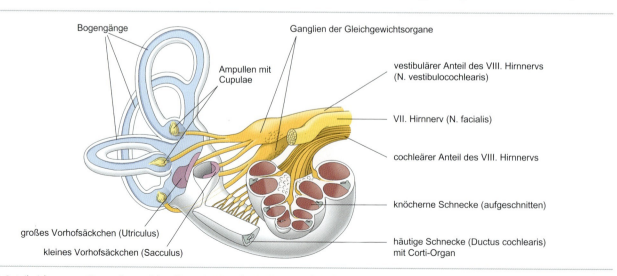

Abb. 9.14 Detailzeichnung von Bogengängen, Schnecke sowie VII. und VIII. Hirnnerven [L190]

lum) und die drei **Bogengänge.** Sie liegen zusammen mit dem Hörorgan im knöchernen Labyrinth des Felsenbeins (➤ Abb. 9.14).

Der **Vorhof** (Vestibulum) ist der zentrale Teil des knöchernen Labyrinths. Er führt als Vorraum nach hinten zu den drei Bogengängen und nach vorn zur Schnecke des Hörorgans. Wie das gesamte knöcherne Labyrinth ist auch er mit Perilymphe gefüllt, in der mit Endolymphe gefüllte membranöse Strukturen liegen.

Gleichgewichtsprüfung

Zur Abklärung von Gleichgewichtsstörungen gehören eine ausführliche Schwindel-Anamnese und einer Reihe unterschiedlicher Untersuchungen, z. B. den Patienten mit geschlossenen Augen bestimmte Bewegungen ausführen lassen, wie Geradeausgehen oder Auf-der-Stelle-Treten. Aus den dabei auftretenden Abweichungen können Rückschlüsse auf den Ursprung der Störung gezogen werden. Neben den sogenannten Steh- oder Tretversuchen werden Gangabweichungen beurteilt, Zeigeversuche (Finger-Nase-Versuch) und Rotationstests auf einem drehenden Stuhl durchgeführt oder die Erregbarkeit des Gleichgewichtorgans durch Spülung des Gehörgangs mit kaltem und warmem Wasser (thermische Prüfung) untersucht. Mit der Frenzel-Brille kann durch eine vergrößerte Darstellung der Augen und die Ausschaltung der Fixationsfähigkeit des Patienten ein **Nystagmus** demaskiert werden.

Nystagmusprüfungen

Durch die enge Verschaltung der Augenmuskelkerne mit dem Vestibularorgan können Störungen im Vestibularbereich bestimmte Augenbewegungen zur Folge haben. Solche unwillkürlichen rhythmischen Augenbewegungen werden **Nystagmus** (Augenzittern) genannt. Ein Nystagmus kann physiologischerweise auftreten, z. B. bei oder nach Drehbeschleunigungen. Ein spontaner, d. h. ohne äußere Reize auftretender Nystagmus ist in der Regel pathologisch. Im Rahmen der Untersuchung kann die Frenzel-Brille genutzt und neben weiterer HNO- bzw. neurologischer Diagnostik die Elektronystagmografie verwendet werden. Dabei werden unterschiedlich ausgelöste Augenbewegungen aufgezeichnet und ausgewertet.

Reisekrankheit (Kinetose)

Das Gleichgewichtsorgan ist auch mit vegetativen Zentren verknüpft. Dadurch kommt es bei wiederholten starken Bewegungen und damit Reizung des Gleichgewichtsorgans zu vegetativen Reaktionen wie Übelkeit, Erbrechen, Schwindel, Schweißausbruch und Kopfschmerzen. Dies tritt am häufigsten bei Flug-, Schiffs-, Bahn- oder Autoreisen auf, deshalb der Name **Reisekrankheit.**

Menière-Krankheit

Die Menière-Krankheit, auch Morbus Menière genannt, ist durch drei Symptome gekennzeichnet: Drehschwindel mit Übelkeit und Erbrechen, Tinnitus, und Schwerhörigkeit. Die plötzlich einsetzenden Drehschwindelattacken, die Minuten bis Stunden anhalten, können den Betroffenen z. B. durch schwere Stürze gefährden. Wegen der engen Verknüpfungen des Vestibularorgans mit vegetativen Zentren kommt es zu vegetativen Symptomen wie Übelkeit und Erbrechen. Die Ursache ist nicht genau bekannt, jedoch wird ein Überdruck in der Gehörschnecke vermutet. Die Therapie besteht in der Gabe von Antiemetika (z. B. Vomex A®) und, wie beim Hörsturz, in einer Infusionsbehandlung mit durchblutungsfördernden Mitteln.

Neuropathia vestibularis

Die Neuropathia vestibularis (auch Neuritis vestibularis bzw. akuter Labyrinthausfall) ist eine Störung des Gleichgewichtsorganes im Innenohr, dem **Vestibularapparat.** Möglicherweise sind Störungen der Mikrozirkulation oder entzündliche Schädigungen dafür ursächlich. Auch hier werden die Patienten von plötzlichem und heftigem Schwindel beeinträchtigt. Im Gegensatz zur Menière-Krankheit haben diese Patienten keine Beeinträchtigung beim Hören, dafür anhaltende Übelkeit und Erbrechen.

Benigner paroxysmaler Lagerungsschwindel

Der benigne paroxysmale Lagerungsschwindel gehört zu den häufigsten vestibuären Erkrankungen und plagt die Patienten mit akutem Drehschwindel. Die **Otolithen,** die sich normalerweise als Gehörsand im Vestibulum befinden, können sich durch Alterungsprozesse ablösen und bewegen sich im Bogenapparat. Da die Reize normalerweise nur durch Bewegung zustande kommen, irritieren die Otolithen die Wahrnehmung und führen zu Schwindel durch widersprüchliche Informationen an das Gehirn. Die Patienten klagen neben dem Drehschwindel über Übelkeit und Erbrechen. Das Auftreten eines Nystagmus im Rahmen eines Provokationstests führt zur Diagnosestellung.

KAPITEL 10

Frank Flake

Hormonsystem

10.1	Funktion und Arbeitsweise der Hormone	233	10.4	Schilddrüse und ihre Hormone 237
10.1.1	Einteilung der Hormone	233		
10.1.2	Bildungsorte von Hormonen	233	10.5	Hormone der Nebennieren 238
10.1.3	Wirkprinzip und Hormonrezeptoren	234	10.5.1	Nebennierenrinde 238
10.1.4	Transportproteine für Hormone	235	10.5.2	ACTH und Glukokortikoide 238
10.1.5	Abbau der Hormone	235	10.5.3	Mineralokortikoide 239
			10.5.4	Nebennierenmark 240
10.2	Hypothalamus und Hypophyse	235	10.5.5	Stressreaktion 240
10.2.1	Hormone des Hypothalamus und des Hypophysenhinterlappens	235	10.6	Weitere endokrin aktive Organe 241
10.2.2	Hypophysenvorderlappen	236	10.6.1	Bauchspeicheldrüse als endokrines Organ ... 241
			10.6.2	Hormone des Verdauungstrakts 241
10.3	Epiphyse	237		

10.1 Funktion und Arbeitsweise der Hormone

Hormone sind Botenstoffe, welche die biologischen Abläufe im Körper, das Verhalten und die Empfindungen eines Menschen entscheidend beeinflussen. Dies gilt nicht nur z. B. für die Stressreaktion, sondern auch für Entwicklungsprozesse wie Wachstum und Pubertät, für das Ess-, Trink- und Schlafverhalten, die Sexualität, die Psyche und für Reaktionen auf Krankheiten.

Hormone erfüllen zahlreiche Aufgaben. Sie
- wirken auf die chemische Zusammensetzung des inneren Milieus ein.
- regulieren den Organstoffwechsel und die Energiebalance.
- helfen dem Körper, mit Belastungssituationen wie z. B. Infektionen, Verletzungen, emotionalem Stress, Durst, Hunger, Blutungen und Temperaturextremen fertig zu werden.
- fördern Wachstum und Entwicklung.
- steuern die Reproduktionsvorgänge, etwa Eizell- und Spermienbildung, Befruchtung, Versorgung des Kindes im Mutterleib, Geburt sowie Ernährung des Neugeborenen.

> **MERKE**
> **Endokrinologie**
> Das Teilgebiet der Inneren Medizin, das sich mit den Strukturen und Funktionen der Hormone sowie der Diagnose und Behandlung von Störungen des Hormonsystems beschäftigt, ist die **Endokrinologie.** Aber auch in anderen medizinischen Disziplinen gibt es Fachleute für hormonelle Störungen, z. B. die gynäkologischen Endokrinologen, die auf weibliche Sexualhormonstörungen und die Behandlung der dadurch oft verursachten Unfruchtbarkeit bei Frauen spezialisiert sind.

10.1.1 Einteilung der Hormone

Die Hormone können auf verschiedene Art und Weise eingeteilt werden. Am gebräuchlichsten sind
- Einteilung nach dem Bildungsort
- Einteilung nach dem chemischen Aufbau
- Einteilung nach dem Wirkprinzip

10.1.2 Bildungsorte von Hormonen

Glanduläre Hormone und Gewebshormone

Die meisten Hormone werden von speziellen **endokrinen Drüsen** gebildet und dementsprechend als Drüsenhormone oder **glanduläre Hormone** bezeichnet (➤ Abb. 10.1). Im Gegensatz zu den exokrinen Drüsen, die ihre Sekrete (z. T. über Ausführungsgänge) an die Oberfläche von Haut oder Schleimhäuten absondern, geben die endokrinen Drüsen ihre Produkte (also die Hormone) in den sie umgebenden interstitiellen Raum ab. Dieser Raum ist meist von einem dichten Kapillargeflecht durchzogen. Die Hormone diffundieren rasch vom Interstitium in die Kapillaren und werden mit dem Blutstrom schnell über den gesamten Körper verteilt. So erreichen die Hormone ihre jeweiligen Zielzellen, das sind alle Zellen, die über geeignete Rezeptoren die „Botschaft des Hormons" verstehen können (➤ Kap. 10.1.3).

Hormone werden aber nicht nur in endokrinen Drüsen, sondern auch von spezialisierten Zellen anderer Körpergewebe gebildet (weshalb zusammenfassend von **endokrinem Gewebe** gesprochen wird).

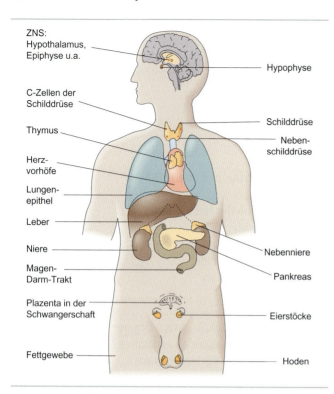

Abb. 10.1 Orte der Hormonproduktion im menschlichen Körper [L190]

Tab. 10.1 Vergleich zwischen Nerven- und Hormonsignalen

	Nervensystem	Hormonsystem
Signalübermittlung	Elektrisch (Neuron, Axon) und chemisch (Synapse)	Chemisch (Hormone)
Zielzellen	Muskelzellen, Drüsenzellen, andere Nervenzellen	Alle Körperzellen mit passendem (spezifischem) Hormonrezeptor (> Kap. 10.1.3)
Wirkungseintritt	Millisekunden bis Sekunden	Sekunden bis Monate
Folgereaktion	Muskelkontraktion, Drüsensekretion oder Aktivierung anderer Nervenzellen	Vor allem Änderung der Stoffwechselaktivität (z. B. Wachstum)

Hormone wirken auch ganz nah

Früher bestand die Lehrmeinung, dass Hormone grundsätzlich nur weit entfernt vom Ort ihrer Ausschüttung wirken. Dieser klassische Hormonbegriff, nach dem Hormone stets über die Blutbahn zu ihren Zielzellen gelangen, ist heute überholt: Viele Gewebshormone, aber auch einige glanduläre Hormone erreichen ihre Zielzellen durch Diffusion und beeinflussen Zellen in ihrer unmittelbaren Nachbarschaft (**parakrine Wirkung**) oder wirken sogar auf die hormonproduzierende Zelle selbst (**autokrine Wirkung**).

Hormon- und Nervensignale im Vergleich

Während das Nervensystem seine Informationen nur zu ausgewählten Zellen, z. B. Muskel-, Drüsen- oder anderen Nervenzellen weiterleitet, werden die Hormone über den Blutweg im Prinzip an alle Zellen verteilt. Im Gegensatz zum Nervensignal arbeiten Hormone dabei relativ langsam: Es kann Minuten, Stunden oder auch Monate dauern, bis die Körperantwort erkennbar wird (> Tab. 10.1).

Fließende Übergänge

Diese Erweiterung des Hormonbegriffs führte zu fließenden Übergängen v. a. zu den Botenstoffen des Nervensystems. So klar, wie im vorangegangenen Absatz dargestellt, sind die Grenzen zwischen Hormon- und Nervensystem nicht (mehr):
- Nicht alle Hormone haben nur „endokrine" Wirkungen. So ist bekannt, dass das Wehenhormon Oxytocin und das den Wasserhaushalt regulierende Hormon Adiuretin außerdem noch im Zwischenhirn als Neuropeptide Einfluss auf z. B. Lernen und Gedächtnis haben.
- Andererseits können auch Nervenzellen Hormone produzieren (**Neurohormone,** z. B. Adiuretin).

Es gibt also fließende Übergänge zwischen Hormonen, Neurotransmittern und Neuropeptiden. Wahrscheinlich würde es eher den Tatsachen entsprechen, allgemein von Botenstoffen zu sprechen, die je nach dem Ort ihrer Bereitstellung und ihrer Funktion als (Gewebs-)Hormon, Neurotransmitter oder Neuropeptid wirken.

Auch zum Immunsystem bestehen komplexe Verbindungen, denn viele weiße Blutzellen produzieren Hormone mit parakriner Wirkung.

10.1.3 Wirkprinzip und Hormonrezeptoren

Damit eine Zielzelle ein Hormonsignal empfangen kann, muss sie **spezifische Hormonrezeptoren** besitzen, an die sich das Hormon anlagern kann. Hormon und Hormonrezeptor müssen wie Schlüssel und Schloss zusammenpassen. Wenn das Hormon an oder in der Zelle gebunden worden ist, werden komplizierte Stoffwechselvorgänge ausgelöst, die zu der gewünschten Hormonwirkung führen.

In der Regel besitzen Zellen verschiedenster Gewebe Rezeptoren für das gleiche Hormon, wobei ein und dasselbe Hormon je nach der gewebespezifischen Antwort der Zelle mehrere, teils ganz unterschiedliche Wirkungen haben kann.

Andererseits ist jede Zelle Zielzelle für unterschiedliche Hormone und besitzt dementsprechend verschiedene Hormonrezeptoren. Jede einzelne Körperzelle kann so über Hormone zu unterschiedlichen, sogar gegensätzlichen Reaktionen veranlasst werden.

Hormonrezeptoren in der Zellmembran

Die meisten Aminosäureabkömmlinge und Peptidhormone können wegen ihrer guten Wasserlöslichkeit (Hydrophilie), aber schlechten Fettlöslichkeit nicht durch die lipophile Zellmembran hindurchtreten. Diese Hormone binden von außen an einen in der

Membran sitzenden **Zellmembranrezeptor.** Der Rezeptor ändert dadurch seine räumliche Struktur (er wird „aktiviert") und setzt eine Reaktionskette in Gang, an deren Ende die „gewünschte" Zellantwort steht.

Intrazelluläre Hormonrezeptoren

Alle Steroidhormone und auch die Schilddrüsenhormone können die Plasmamembran durchdringen und direkt an **intrazelluläre Hormonrezeptoren** binden. Dabei befinden sich z. B. die Rezeptoren für Schilddrüsenhormone im Zellkern, die Steroidhormonrezeptoren hingegen im Zytoplasma. Auch im Zytoplasma gebildete Hormonrezeptor-Komplexe gelangen jedoch letztlich in den Zellkern. Die Hormone wirken dort direkt auf die DNA ein und beeinflussen die Proteinbiosynthese und damit die Zellfunktion.

10.1.4 Transportproteine für Hormone

Alle fettlöslichen und viele wasserlöslichen Hormone müssen im Blut an Albumin oder spezielle Transportproteine gebunden werden, damit sie im Blut transportiert werden und zu den Zielzellen gelangen können. So binden z. B. die Schilddrüsenhormone an das **thyroxinbindende Globulin** (TBG). Biologisch wirksam ist jedoch nur das freie, nicht das proteingebundene Hormon.

10.1.5 Abbau der Hormone

Zentrales Organ für den **Hormonabbau** ist die Leber. Der Großteil der Hormone wird dort durch verschiedene Reaktionen verändert (z. B. aufgespalten) und dadurch unwirksam. Die Abbauprodukte werden meist über Leber und/oder Nieren ausgeschieden.

Mithilfe der Konzentrationsbestimmung von Hormon-Abbauprodukten im Urin lassen sich indirekt die Hormonspiegel im Blut abschätzen. So wird z. B. die Konzentration der Vanillin-Mandelsäure im 24-Stunden-Sammelurin bestimmt, wenn der Verdacht auf eine Katecholaminüberproduktion im Nebennierenmark besteht (etwa bei der Abklärung eines Bluthochdrucks). Die Vanillin-Mandelsäure ist ein Abbauprodukt der Katecholamine Adrenalin und Noradrenalin.

10.2 Hypothalamus und Hypophyse

Hypothalamus und Hypophyse liegen in den unteren Abschnitten des Zwischenhirns.

Der **Hypothalamus** ist das wichtigste Hirngebiet für die Regelung des inneren Milieus und höchstes Zentrum des Hormonsystems. Er ist außerdem eine wichtige Verbindungsstelle zwischen Nerven- und Hormonsystem: Über den Hypothalamus beeinflusst z. B. Stress unseren Hormonhaushalt.

Die **Hypophyse** besteht aus dem **Hypophysenvorderlappen** (HVL, Adenohypophyse), der 75 % des Gesamtgewichts ausmacht und aus drüsigem Gewebe gebildet wird, und dem kleineren **Hypophysenhinterlappen** (HHL, Neurohypophyse), der hauptsächlich aus einem Geflecht von Axonen aufgebaut ist. Die Zellkörper dieser Axone liegen im Hypothalamus, sodass der Hypophysenhinterlappen funktionell und anatomisch als Anhängsel des Hypothalamus zu sehen ist. Daher wird er zusammen mit diesem in ▶ Kap. 10.2.1 abgehandelt.

10.2.1 Hormone des Hypothalamus und des Hypophysenhinterlappens

Innerhalb des Hypothalamus gibt es verschiedene Kerngebiete (Ansammlungen von grauer Hirnsubstanz), die für den Hormonhaushalt von Bedeutung sind.

Hypophyseotrope Zone des Hypothalamus

An der Vorderseite liegt die **hypophyseotrope Zone.** Dort werden die schon erwähnten **Releasing-Hormone** (kurz **RH,** Releasing Factors, Liberine) und **Inhibiting-Hormone** (kurz **IH,** Statine) gebildet, welche die Hypophyse beeinflussen. Diese Hormone werden in den hypophysären Portalkreislauf abgegeben, ein dichtes Geflecht aus Kapillaren, das die vom Hypothalamus sezernierten Hormone über den Hypophysenstiel zur Hypophyse transportiert (▶ Abb. 10.2).

Releasing-Hormone stimulieren die Ausschüttung von Hypophysenvorderlappenhormonen, während Inhibiting-Hormone die Sekretion der Hypophysenvorderlappenhormone hemmen. Die wichtigsten sind:
- **TRH** (Thyreotropin-Releasing Hormone), stimuliert die Ausschüttung von TSH (Thyreoidea-stimulierendes Hormon).
- **CRH** (Corticotropin-Releasing Hormone), stimuliert die Ausschüttung von ACTH (adrenokortikotropes Hormon, ▶ Kap. 10.5.2).
- **Gn-RH, das Releasing-Hormon der glandotropen Sexualhormone FSH und LH**
- **GH-RH** (Growth-Hormone-Releasing Hormone), stimuliert die Wachstumshormonausschüttung.
- **GH-IH** (Growth-Hormone-Inhibiting Hormone, Somatostatin), hemmt die Wachstumshormonausschüttung.
- **PRL-RH** (Prolactin-Releasing Hormone), stimuliert die Prolaktinausschüttung.
- **PRL-IH** (Prolactin-Inhibiting Hormone), das die Ausschüttung von Prolaktin hemmt. Es ist identisch mit Dopamin.

Kerngebiete zum Hypophysenhinterlappen

Weitere wichtige Kerngebiete des Hypothalamus sind die Nuclei supraoptici und die Nuclei paraventriculares. Dort werden die Hypothalamushormone **Oxytocin** und **Adiuretin** gebildet, die dann in den Axonen der Nervenzellen zum Hypophysenhinterlappen transportiert werden, wo sie gespeichert und bei Bedarf ins Blut abgegeben werden. Aufgrund ihres Sekretionsortes werden die beiden Hormone auch als **Hypophysenhinterlappenhormone** bezeichnet.

Oxytocin

Oxytocin bewirkt die Wehenauslösung an der geburtsbereiten Gebärmutter und führt während der Stillperiode zum Milcheinschuss.

> **MERKE**
> **Oxytocin als Medikament**
> Oxytocin wird noch vereinzelt als Medikament im Rettungsdienst vorgehalten. Es hat eine uteruskontrahierende Wirkung (wehenfördernd) und kann aus diesem Grund vaginale Blutungen verhindern. Es gilt aber nur noch als Mittel der 2. Wahl und hat aufgrund des heutigen seltenen Einsatzes kaum noch Berechtigung.

Adiuretin

Adiuretin, auch **ADH** = **a**nti**d**iuretisches (gegen den Harndurchfluss gerichtetes) **H**ormon oder Vasopressin genannt, ist ein Peptidhormon. Es ist entscheidend an der Regulierung des osmotischen Drucks (> Kap. 3.5.5) und des Flüssigkeitsvolumens im Körper beteiligt. Es fördert die osmotisch bedingte Wasserrückresorption aus den Harnkanälchen der Niere ins Blut, indem es die Wasserdurchlässigkeit der Zellmembran der distalen Tubuluszellen und der Sammelrohre erhöht. Dadurch wird weniger Urin ausgeschieden.

Die Ausschüttung von Adiuretin wird durch Rezeptoren im Hypothalamus gesteuert, die den osmotischen Druck messen können (Osmorezeptoren). Steigt z. B. durch längeres Dursten der osmotische Druck im Blut an, so wird vermehrt Adiuretin ins Blut abgegeben. Dadurch wird mehr Flüssigkeit in der Niere zurückgehalten, und der osmotische Druck sinkt wieder. Die Adiuretinausschüttung wird außerdem über Volumenrezeptoren in den Herzvorhöfen sowie durch Rezeptoren in der Aorta und der A. carotis beeinflusst.

Bei Adiuretinmangel im Hypothalamus kommt es zum Diabetes insipidus mit überschießender Urinproduktion (**Polyurie** = viel Urin) und als Folge des Flüssigkeitsverlustes zu starkem Durst (**Polydipsie** = viel trinken).

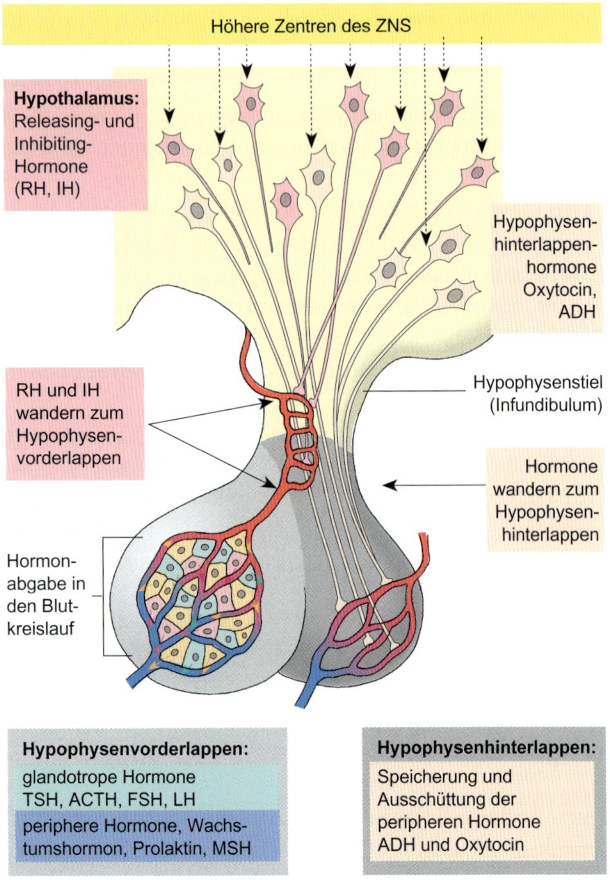

> **PRAXISTIPP**
> **Trinken auf der Rettungswache**
> Koffein und Alkohol vermindern die Wirkung von Adiuretin und führen evtl. zu vermehrter Harnausscheidung und gesteigertem Durstgefühl. Dies ist einer der Gründe, weshalb diese Getränke eher als Genussmittel denn als Durstlöscher zu betrachten sind. Für den Rettungsdienstalltag geeignete Getränke sind zahlreiche Kräuter- oder Früchtetees sowie verdünnte Säfte.

10.2.2 Hypophysenvorderlappen

Der **Hypophysenvorderlappen** (HVL, Adenohypophyse) bildet unter Kontrolle des Hypothalamus eine große Anzahl verschiedener Peptidhormone. Zum einen sind dies Hormone, die untergeordnete Hormondrüsen steuern (glandotrope Hormone), zum anderen solche, die direkt auf die Zielzellen wirken.

Zu den wichtigsten glandotropen Hormonen des Hypophysenvorderlappens gehören:
- **TSH** (Thyreoidea-stimulierendes Hormon), fördert die Schilddrüsentätigkeit
- **ACTH** (adrenokortikotropes Hormon), stimuliert die Glukokortikoidausschüttung in der Nebenniere (> Kap. 10.5.2)
- **FSH** (follikelstimulierendes Hormon) und **LH** (luteinisierendes Hormon), fördern die Keimdrüsentätigkeit und steuern die Geschlechtshormonproduktion bei Mann und Frau

Direkt auf Zielzellen wirken:
- **Wachstumshormon,** welches das Körperwachstum kontrolliert
- **Prolaktin,** das unter anderem die Milchproduktion in der Brustdrüse in Gang setzt, und
- **MSH** (melanozytenstimulierendes Hormon). Es wird stets zusammen mit ACTH ausgeschüttet und beeinflusst unter anderem über Einflüsse auf die pigmentbildenden Melanozyten die Hautpigmentierung.

Abb. 10.2 Rolle der Hypophyse bei der hormonellen Sekretion und Regulation [L190]

10.3 Epiphyse

Noch ein weiterer Teil des ZNS übernimmt Aufgaben für das Hormonsystem: die **Epiphyse** (Zirbeldrüse, Corpus pineale), eine ca. erbsengroße Drüse oberhalb des Mittelhirns. Hauptsekretionsprodukt der Epiphyse ist das Hormon **Melatonin,** dessen Ausschüttung durch Dunkelheit gefördert und durch Licht gehemmt wird.

10.4 Schilddrüse und ihre Hormone

Die **Schilddrüse** (Glandula thyreoidea) ist ein ungefähr 25 g schweres, hufeisenförmiges Organ, das in der Halsregion vor der Luftröhre dicht unterhalb des Schildknorpels liegt. Es besteht aus zwei Seitenlappen, die durch eine Gewebsbrücke, den Isthmus, verbunden sind (> Abb. 10.3). Mikroskopisch betrachtet wird die Schilddrüse durch Bindegewebsstraßen in einzelne Läppchen geteilt. Jedes dieser Läppchen besteht aus vielen kleinen Bläschen, den **Follikeln.** Ihre Wand wird aus einem einschichtigen Follikelepithel gebildet.

Schilddrüsenerkrankungen

Bei den sehr häufigen Schilddrüsenerkrankungen müssen differenziert werden:
- Gestörte Schilddrüsenfunktion: Unterschieden wird die Normalfunktion der Schilddrüse (**Euthyreose**) von der Überfunktion (**Hyperthyreose**) und der Unterfunktion (**Hypothyreose**).
- Pathologisch veränderte Schilddrüsengröße: Unterschieden werden die normalgroße Schilddrüse und die vergrößerte Schilddrüse (**Struma**).

Schilddrüsenfunktionsstörungen und -vergrößerungen können gemeinsam, aber auch getrennt voneinander auftreten.

Struma

Eine Vergrößerung der Schilddrüse wird **Struma** (Kropf) genannt; sie kann gleichmäßig (Struma diffusa) oder knotig (Struma nodosa) sein (> Abb. 10.4). Jeder sechste Erwachsene hat eine Struma, meist mit normaler Schilddrüsenfunktion.

Häufigste Ursache einer Struma ist ein Jodmangel im Trinkwasser, wie er in vielen Gebieten Deutschlands vorkommt. Durch das eingeschränkte Jodangebot ist die Hormonbildung in der Schilddrüse erschwert. Sehr viele Menschen reagieren hierauf mit einer Volumenzunahme des Organs – der Strumabildung. Um einer Strumaentwicklung vorzubeugen, ist es deshalb für Kinder und Erwachsene sinnvoll, jodiertes Speisesalz zu verwenden.

Oft kann eine Struma medikamentös behandelt werden. Führt die Struma jedoch durch Druck auf Luft- oder Speiseröhre zu erheblichen Beschwerden wie etwa Luftnot oder Schluckstörungen oder besteht der Verdacht auf eine maligne Entartung eines Schilddrüsenknotens (Schilddrüsenkarzinom), muss sie operativ entfernt werden.

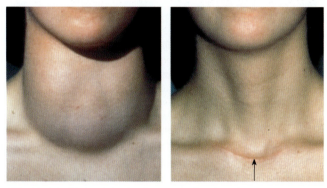

Abb. 10.4 20-jährige Patientin mit Struma nodosa [T127]

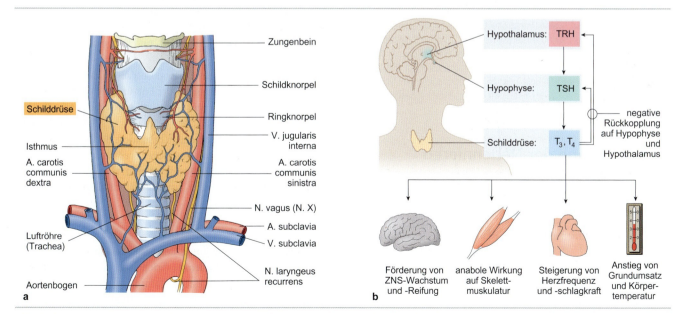

Abb. 10.3 Anatomie der Schilddrüse (a) sowie Regelkreis und Funktion der Schilddrüsenhormone (b) [L190]

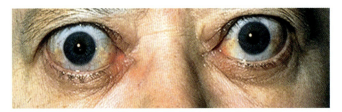

Abb. 10.5 53-jährige Patientin mit Morbus Basedow. Auffallend sind die hervortretenden Augen mit zurückgezogenen Oberlidern und der starre Blick. [T127]

KRANKHEIT / SYMPTOM
Hyperthyreose

Bei einer **Hyperthyreose** liegt eine Überproduktion von Schilddrüsenhormonen vor. Sie äußert sich in Gewichtsabnahme durch krankhaft erhöhten Grundumsatz (= Energieumsatz in Ruhe), Erhöhung der Körpertemperatur, Steigerung der Herzarbeit durch beschleunigte Herzfrequenz und erhöhte Schlagkraft, Schlaflosigkeit und innerer Unruhe, feinschlägigem Händezittern und gelegentlich auch Durchfall. Häufigste Ursache der Überfunktion ist ein autonomes (= selbstständiges) Adenom des Schilddrüsengewebes. Hierunter wird ein gutartiger Schilddrüsentumor verstanden, dessen Zellen nicht mehr unter der Kontrolle der Hypophyse arbeiten, sondern ungehemmt Thyroxin und Trijodthyronin produzieren.
Eine Hyperthyreose ist auch im Rettungsdienst nicht so selten. Sie zeigt sich dort als Erstmanifestation mit Tachykardie und Unwohlsein, Unruhe und anderen der o. g. Symptome.
Eine weitere Ursache für eine Überfunktion ist der Morbus Basedow. Es handelt sich um eine Autoimmunerkrankung, bei der Autoantikörper gegen die TSH-Rezeptoren des Schilddrüsengewebes eine Dauerstimulation der Hormonbildung und -ausschüttung bewirken.
Die Schilddrüse ist beim Morbus Basedow diffus vergrößert und produziert überschießend Hormone. Typischerweise haben Basedow-Patienten neben den oben beschriebenen Symptomen ein- oder beidseitig hervortretende Augen (Exophthalmus), eine ebenfalls durch Autoimmunprozesse verursachte Erscheinung (➤ Abb. 10.5).

KRANKHEIT / SYMPTOM
Hypothyreose

Eine **Hypothyreose,** d. h. eine Unterproduktion von Schilddrüsenhormonen, führt zu entgegengesetzten Krankheitssymptomen: zu erniedrigtem Grundumsatz, Gewichtszunahme, Verstopfung und Kälteempfindlichkeit. Außerdem werden teigige Verdickungen und Schwellungen der Haut (Myxödem genannt), eine tiefe heisere Stimme, geistige Verlangsamung und Müdigkeit, struppige trockene Haare sowie Libido- und Potenzverlust beobachtet.

10.5 Hormone der Nebennieren

Die **Nebennieren** (Glandulae suprarenales) sind paarig angelegte, zwergenhutförmige, jeweils ungefähr 5 g schwere Organe. Sie sitzen beidseits den oberen Nierenpolen auf. Es werden Nebennierenrinde und -mark unterschieden (➤ Abb. 10.6).

10.5.1 Nebennierenrinde

Volumenmäßig macht die **Nebennierenrinde** mehr als ¾ der gesamten Nebenniere aus. Es können histologisch drei Schichten unterschieden werden, in denen jeweils verschiedene Hormone (hauptsächlich) produziert werden:
- Mineralokortikoide (z. B. Aldosteron) in der äußeren Zona glomerulosa
- Glukokortikoide (z. B. Kortisol) in der mittleren Zona fasciculata
- Eine geringe Menge Sexualhormone, vorwiegend Androgene (männliche Sexualhormone), in der inneren Zona reticularis

Alle Nebennierenrindenhormone sind Steroidhormone. Sie werden aus der Grundsubstanz Cholesterin synthetisiert.

10.5.2 ACTH und Glukokortikoide

Die Ausschüttung der **Glukokortikoide** wird durch das **CRH** (Corticotropin-Releasing Hormone) aus dem Hypothalamus und das **ACTH** aus der Hypophyse gesteuert. Dabei fördert CRH die ACTH-Sekretion und ACTH stimuliert wiederum die Glukokortikoidausschüttung (➤ Abb. 10.9). Die Glukokortikoidausschüttung unterliegt einer ausgeprägten Tagesperiodik mit einem morgendlichen Maximum.

Glukokortikoide

Das wirksamste Glukokortikoid ist das **Kortisol.** Die Nebennierenrinde stellt aber auch noch andere Glukokortikoide wie das **Kortison** und das **Kortikosteron** her.

Gemeinsam mit anderen Hormonen steuern die Glukokortikoide viele Stoffwechselvorgänge im Sinne einer Bereitstellung von Energieträgern (Glukose und Fettsäuren). Sie helfen dadurch, Stresssituationen zu bewältigen (➤ Kap. 10.5.5).

Glukokortikoide haben folgende Wirkungen:
- Steigerung der Glukoneogenese aus Aminosäuren in der Leber und Verminderung der Glukoseverwertung in den Zellen, dadurch Erhöhung der Glukosekonzentration im Blut
- Fettabbau (Lipolyse) in der Peripherie und damit Freisetzung von Fettsäuren ins Blut
- Eiweißabbau in Muskulatur, Haut- und Fettgewebe (kataboler Effekt)
- Ausdünnung der Knochen (osteoporotischer Effekt)
- Nach Verletzungen Hemmung der Entzündung des Wundgebiets, der Wundheilung und Narbenbildung (antientzündlicher Effekt)
- Hemmung der Abwehrzellen, insbesondere der Lymphozyten, und der Phagozytose (immunsuppressiver Effekt)
- Hemmung der Entzündungsreaktionen im Gefolge (überschießender) Antigen-Antikörper-Reaktionen (antiallergischer Effekt)

Cushing-Syndrom

Bei längerdauernder Erhöhung des Glukokortikoidspiegel entwickelt sich ein **Cushing-Syndrom** (sprich: Kusching) mit Müdigkeit, Leistungsabfall, Vollmondgesicht, Stammfettsucht, Bluthochdruck, Kopfschmerzen, Ödemen, Osteoporose, Hautveränderungen, Regelblutungsstörungen bzw. Impotenz, psychischer Labilität und erhöhten Blutzuckerspiegeln (Steroiddiabetes). Im Krankenhaus ist

10.5 Hormone der Nebennieren

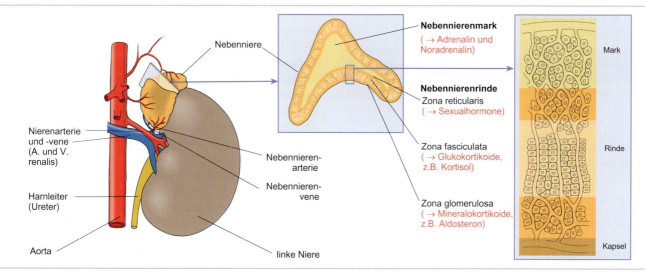

Abb. 10.6 Anatomie der Nebenniere. Die Schnittebene links oben ist rechts als „Glasscheibe" markiert. [L190]

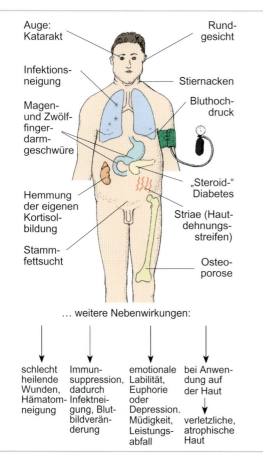

Abb. 10.7 Mögliche Nebenwirkungen einer längerdauernden Behandlung mit Glukokortikoiden [L190]

das Cushing-Syndrom am häufigsten als Nebenwirkung einer Glukokortikoidtherapie zu beobachten. Weitere Ursachen sind eine Überproduktion von CRH und/oder ACTH oder ein Glukokortikoid-produzierender Tumor in der Nebennierenrinde selbst (> Abb. 10.7).

Glukokortikoidtherapie

Aufgrund ihrer Wirkung auf das Immunsystem eignen sich Glukokortikoide zur Therapie von Allergien, chronischen Entzündungen (z. B. chronische Polyarthritis) und Autoimmunerkrankungen – überall dort also, wo eine Entzündungshemmung und/oder Immunsuppression erwünscht ist.

Die Glukokortikoidtherapie hat allerdings ihren Preis: Wird etwa das häufig eingesetzte Prednisolon (Decortin®, Ultracorten®) in einer höheren Dosierung als 7,5 mg täglich über mehr als 2–3 Wochen eingenommen, so bildet sich ein Cushing-Syndrom aus. Diese kritische Dosierung heißt deshalb auch Cushing-Schwelle. Zusätzlich versiegt die körpereigene Glukokortikoidproduktion durch negative Rückkopplung der ACTH-Ausschüttung. Nach Absetzen der Kortisontherapie droht deshalb ein lebensgefährlicher Glukokortikoidmangel, die akute Nebenniereninsuffizienz. Deshalb muss man die Glukokortikoidtherapie langsam ausschleichen, das heißt schrittweise über Wochen bis Monate die Dosis reduzieren, damit die Nebennierenrinde die Eigenproduktion wieder aufbauen kann.

10.5.3 Mineralokortikoide

Das wichtigste Mineralokortikoid ist das **Aldosteron.** Seine Ausschüttung wird über den Renin-Angiotensin-Aldosteron-Mechanismus, durch einen niedrigen Serumnatrium- oder hohen Serumkaliumspiegel, ein geringes Blutvolumen sowie einen niedrigen Blutdruck ausgelöst.

Aldosteron wirkt vor allem auf die Niere und nimmt so an der Regulation des Elektrolyt- und Wasserhaushalts, des Blutvolumens und des Blutdrucks teil. Aldosteron fördert die Natrium- und Wasserrückresorption in der Niere und steigert die Kaliumausscheidung über den Urin. Es erhöht so den Serumnatriumspiegel und senkt den Serumkaliumspiegel.

KRANKHEIT/SYMPTOM
Morbus Addison

Der **Morbus Addison** ist eine seltene Krankheit, die durch einen Mangel an Nebennierenrindenhormonen verursacht wird. Ursache ist meist ein Autoimmunprozess, der die Nebennierenrindenzellen zerstört. Typische klinische Zeichen sind allgemeine Abgeschlagenheit, niedriger Blutdruck, Übelkeit, Erbrechen, Gewichtsverlust, charakteristische Braunpigmentierung von Haut und Schleimhäuten, Muskelschwäche, Herzrhythmusstörungen und – im schwersten Fall – ein Kreislaufversagen. Wenn die Krankheit rechtzeitig erkannt wird, kann sie gut durch Hormonsubstitution behandelt werden.

10.5.4 Nebennierenmark

Das **Nebennierenmark** ist keine Hormondrüse im engeren Sinne. Vielmehr kann es als verlängerter Arm des vegetativen Nervensystems aufgefasst werden, da es entwicklungsgeschichtlich einem umgewandelten sympathischen Ganglion entspricht. Deshalb finden sich dort hochspezialisierte Neurone des Sympathikus. Diese Zellen schütten – nach Stimulation durch vegetative Neurone des ZNS – **Adrenalin** und **Noradrenalin** ins Blut aus.

Adrenalin und Noradrenalin gehören (zusammen mit Dopamin und Serotonin) zu den **Katecholaminen** und sind Neurotransmitter des Nervensystems. Sie steigern als Hauptwirkung rasch die Energiebereitstellung. Vom Nebennierenmark werden sie zwar kontinuierlich in einer niedrigen Rate sezerniert, charakteristisch sind aber die hochkonzentrierten Ausschüttungen in Stresssituationen.

PRAXISTIPP
Adrenalin und Noradrenalin in der Notfallmedizin

Bei beiden Hormonen handelt es sich um Katecholamine, die auch als Medikamente für die Notfallmedizin zur Verfügung stehen und dort standardisiert eingesetzt werden: Adrenalin im Rahmen der Reanimation oder des anaphylaktischen Schocks und Noradrenalin im septischen oder kardiogenen Schock (➤ Kap. 8.4.1 und ➤ Kap. 12.7).

10.5.5 Stressreaktion

Stressauslösende Ereignisse – dabei kann es sich um physische Stresssituationen wie Infektionen, Operationen, Verletzungen und Verbrennungen, aber auch um psychische Belastungen wie Angst, Ärger, Leistungsdruck und Freude handeln – setzen im ZNS zwei parallel verlaufende Reaktionsketten in Gang, die zusammen als **Stressreaktion** bezeichnet werden (➤ Abb. 10.8):

- In der ersten Reaktionskette wird der Hypothalamus aktiviert, der beginnt, **CRH** auszuschütten. Dies führt in der Hypophyse zur Freisetzung von **ACTH**, welches in der Nebennierenrinde die Ausschüttung von Glukokortikoiden stimuliert.
- In der zweiten Reaktionskette wird über den Sympathikus das Nebennierenrindenmark aktiviert, was in Sekundenschnelle zur Ausschüttung eines Katecholamingemisches von 80 % **Adrenalin** und 20 % **Noradrenalin** führt.

Kurzfristig dominiert die Wirkung der Katecholamine. Das heißt, alle Organfunktionen, die zum Überleben notwendig sind, werden aktiviert: Herzschlagfrequenz und Kontraktionskraft nehmen zu, die Durchblutung von Haut und inneren Organen ist reduziert. Die Durchblutung aller Organe, die kurzfristig zur Bewältigung der Stresssituation benötigt werden, ist hierdurch gesteigert. Dies sind Skelettmuskeln, Herzmuskeln und Lunge. Auch die Bronchien weiten sich, damit für die Muskelarbeit mehr Sauerstoff bereitgestellt werden kann. Über die Leber wird vermehrt Glukose ins Blut freigesetzt. Denkvorgänge dagegen werden zugunsten vorprogrammierter Reflexhandlungen blockiert.

In unserer heutigen, „zivilisierten" Gesellschaft allerdings laufen die oben dargestellten Stressreaktionen oft „ins Leere": Wir müssen nur noch selten vor Feinden Reißaus nehmen oder gegen gefährliche Gegner kämpfen. Gelegentlich ist die Stressreaktion sogar ungünstig: Sie führt z.B. zum Phänomen des „Prüfungsblocks". Die Stressreaktion erscheint also wie ein Relikt aus vergangenen Zeiten,

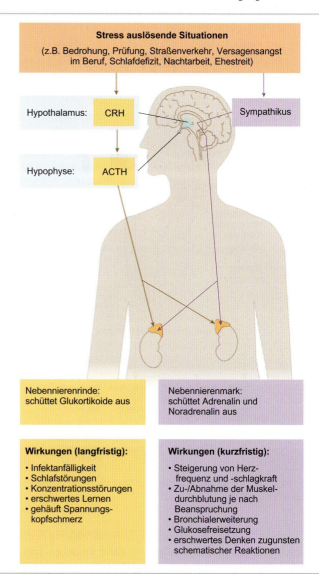

Abb. 10.8 Übersicht über die Reaktionsketten innerhalb der Stressreaktion [L190]

in denen kurzzeitige körperliche Höchstleistungen zum Überleben notwendig waren.

Langfristig dominieren (vor allem bei „Dauerstress") die Effekte der Glukokortikoide – weshalb sie auch als die eigentlichen **Stresshormone** gelten:
- Infektionen treten durch die Schwächung des Immunsystems häufiger auf und werden nur langsam überwunden.
- Der Betroffene schläft schlecht.
- Die Lern- und Konzentrationsfähigkeit nimmt ab.
- Spannungskopfschmerzen treten gehäuft auf.

Was löst die Stressreaktion aus?

Als wesentlicher Auslöser negativer Emotionen, von Angst und psychischen Erkrankungen gilt **unguter Stress,** auch Disstress genannt. Andererseits führt erfolgreich bewältigter Stress (Eustress) zu positiven Emotionen, zum Gefühl, dem Leben gewachsen zu sein, und stärkt sogar das Immunsystem. Die Wirkung der Stressreize hängt also von der Art und Intensität der Reize ab, von ihrer Dauer und Häufigkeit und den Vermeidungs- und Bewältigungsmöglichkeiten gegenüber der Stressursache.

10.6 Weitere endokrin aktive Organe

Die „klassischen" Hormondrüsen Hypothalamus, Hypophyse, Epiphyse, Schilddrüse, Nebenschilddrüsen und Nebennieren sowie Eierstöcke und Hoden (➤ Kap. 17) sind zwar die bekanntesten, nicht aber die einzigen Hormonproduzenten im menschlichen Körper. Hormone werden noch in einer Reihe anderer Zellen gebildet (➤ Tab. 10.2). Vielfach ist die genaue Funktion dieser Zellen und der von ihnen gebildeten (Gewebs-)Hormone noch nicht in allen Einzelheiten geklärt.

10.6.1 Bauchspeicheldrüse als endokrines Organ

In der Bauchspeicheldrüse liegen verstreut kleine Inseln, **Langerhans-Inseln** genannt, die verschiedene Hormone bilden:
- Von den B-Zellen, die mit 60–80 % am häufigsten sind, wird **Insulin** gebildet.
- Von den A-Zellen (15–20 %) wird **Glukagon** gebildet.
- Von den D-Zellen (5–15 %) wird **Somatostatin** gebildet.

Insulin und Glukagon sind wichtige Hormone für die Regelung des Blutzuckerspiegels (➤ Abb. 10.9). Dabei ist Insulin das einzige Hormon, das den Blutzuckerspiegel senken kann (Details ➤ Kap. 15.2.1). Glukagon ist ein Gegenspieler des Insulins, aber auch andere Hormone wie Adrenalin und die Glukokortikoide erhöhen den Blutzuckerspiegel.

Ist die Insulinbildung gestört, kommt es zu einem Anstieg des Blutzuckerspiegels und dem Krankheitsbild des Diabetes mellitus (➤ Kap. 15.2.2).

10.6.2 Hormone des Verdauungstrakts

Eine Vielzahl von Hormonen ist am Verdauungsprozess beteiligt. Sie stimmen die einzelnen Verdauungsschritte in Magen und Darm aufeinander ab. Die diesbezüglichen Details werden in ➤ Kap. 15 besprochen.

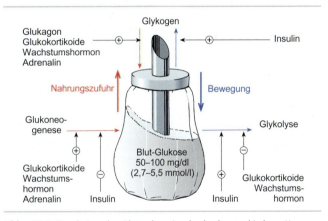

Abb. 10.9 Regulation des Blutzuckerspiegels durch verschiedene Hormone [L190]

Tab. 10.2 Außer den in diesem Kapitel besprochenen Hormonen und den in ➤ Kap. 17 besprochenen Sexualhormonen regeln viele weitere Hormone die Stoffwechselaktivitäten unseres Organismus. Die Tabelle nennt die wichtigsten davon.

Hormon (Details)	Bildungsort	Wirkung
Insulin (➤ Kap. 15.2)	B-Zellen der Bauchspeicheldrüse	• Steigert die Glykogensynthese, hemmt die Glukoneogenese, fördert die Glukoseaufnahme in die Zellen; dadurch Blutzuckersenkung • Erhöht die Fettsynthese, verhindert den Fettabbau • Fördert die Aufnahme von Aminosäuren in die Zellen und den Proteinaufbau
Glukagon (➤ Kap. 15.17.3)	A-Zellen der Bauchspeicheldrüse	• Steigert den Glykogenabbau und die Gluconeogenese; dadurch Blutzuckererhöhung • Fördert den Fett- und Proteinabbau
Gastrin (➤ Kap. 15.12.4)	C-Zellen der Magenschleimhaut	• Steigert Salzsäurebildung im Magen, fördert Magenbeweglichkeit • Steigert Gallen und Bauchspeicheldrüsensekretion
Cholezystokinin-Pankreozymin	Dünndarmschleimhaut	• Steigert Bauchspeicheldrüsensekretion • Bewirkt Gallenblasenkontraktion • Fördert Darm- und hemmt Magenbeweglichkeit
Sekretin (➤ Kap. 15.12.4)	Dünndarmschleimhaut	• Fördert Bikarbonatbildung in der Bauchspeicheldrüse (Sekret wird alkalischer) • Steigert Gallenfluss • Hemmt Magenbeweglichkeit und -sekretion
Vasoaktives intestinales Peptid (VIP)	Neurone in der Darmwand	• Hemmt Magensaftsekretion, hemmt Magen-Darm-Beweglichkeit • Steigert Gallen- und Bauchspeicheldrüsensekretion
Somatostatin	D-Zellen (gesamter Verdauungstrakt, Bauchspeicheldrüse); Inhibiting-Hormon des Hypothalamus	• Hemmt Magensaftsekretion, hemmt Magen-Darm-Beweglichkeit • Hemmt Bauchspeicheldrüsensekretion
Renin (➤ Kap. 16.4.1)	Vor allem juxtaglomerulärer Apparat der Niere	Aktivierung des Renin-Angiotensin-Aldosteron-Systems (Details ➤ Kap. 16.3.1); dadurch Blutdruckanstieg
Erythropoetin (EPO) (➤ Kap. 16.4.3)	Vorwiegend Niere	Steigerung der Erythropoese (Neubildung von roten Blutkörperchen)
Atrionatriuretisches Hormon (ANF, natriuretisches Atriumpeptid)	Myoendokrine Zellen v. a. der Herzvorhöfe	Blutdrucksenkung über mehrere Mechanismen: • Steigert die glomeruläre Filtrationsrate • Fördert die Natrium- und Wasserausscheidung durch die Niere • Hemmt die Freisetzung von Renin, Aldosteron und Adiuretin • Erweitert die Arteriolen (kleinere Arterien)
Thymosin, Thymopoetin und andere **Thymusfaktoren**	Thymus	Stimulieren wahrscheinlich die Ausreifung von T-Lymphozyten und das Immunsystem; Einzelheiten sind noch nicht geklärt
Histamin (auch ➤ Kap. 1.11.3)	V. a. Mastzellen, ferner Neurotransmitter in Teilen des Hypothalamus, wirken über Histamin-1- (H_1-) und Histamin-2- (H_2-)Rezeptoren	• Bewirkt über H_1-Rezeptoren Kontraktion der glatten Muskulatur von größeren Blutgefäßen, Bronchien, Darm, Uterus; Erweiterung von kleineren Blutgefäßen (Haut!) und Herzkranzarterien; Steigerung der Kapillarpermeabilität, Stimulation der Adrenalinausschüttung, Schmerz und Juckreiz hervorrufend • Steigert über H_2-Rezeptoren vor allem Herzfrequenz und Schlagkraft des Herzens und stimuliert die Magensaftsekretion
Serotonin (auch ➤ Kap. 8.4.3)	Darmschleimhaut, Thrombozyten, basophile Granulozyten, ferner Neurotransmitter des ZNS	• Verengt die Blutgefäße in Lunge und Niere, erweitert die Blutgefäße in der Skelettmuskulatur • Steigert Herzfrequenz und Schlagkraft des Herzens • Beeinflusst den Tonus der glatten Muskulatur in Magen-Darm-Trakt und Bronchien
Prostaglandine (auch ➤ Kap. 1.11.3)	praktisch im ganzen Körper, viele Subtypen (z. B. E_1, E_2, I_2)	• Spielen eine wichtige Rolle bei der Entstehung von Entzündungen, Schmerzen und Fieber • Entfalten vielfältige, teils gegensätzliche Wirkungen in praktisch allen Geweben und Organen

KAPITEL 11

Stephanie Engelhardt und Ann-Kristin Helmers

Blut und Lymphe

11.1	Blut: Zusammensetzung und Aufgaben	243
11.1.1	Aufgaben des Blutes	244
11.1.2	Feste Blutbestandteile	244
11.1.3	Überblick über die Hämatopoese	244
11.1.4	Plasma	245
11.2	Erythrozyten	246
11.2.1	Form der Erythrozyten	246
11.2.2	Hämoglobin	246
11.2.3	Bildung der roten Blutkörperchen (Erythropoese)	246
11.2.4	Regulation der Erythropoese	247
11.2.5	Erythrozytenabbau	247
11.2.6	Störungen des Säure-Basen-Haushalts	249
11.2.7	Rotes Blutbild	252
11.2.8	Anämien	252
11.3	Blutgruppen	253
11.3.1	AB0-System	254
11.3.2	Blutprodukte und Bluttransfusionen	255
11.4	Leukozyten	256
11.4.1	Granulozyten	256
11.4.2	Monozyten	257
11.4.3	Lymphozyten	257
11.4.4	Bildung der weißen Blutkörperchen (Leukopoese)	257
11.4.5	Weißes Blutbild	257
11.4.6	Leukämien	258
11.5	Lymphatisches System	258
11.5.1	Lymphe und Lymphbahnen	258
11.5.2	Milz	260
11.5.3	Thymus	260
11.5.4	Erkrankungen des lymphatischen Systems	261
11.6	Gerinnungssystem	262
11.6.1	Thrombozyten	262
11.6.2	Gefäßreaktion	262
11.6.3	Blutstillung	262
11.6.4	Blutgerinnung	263
11.6.5	Thrombose und Embolie	264
11.6.6	Antikoagulation und Thrombolyse	266
11.6.7	Erhöhte Blutungsneigung (hämorrhagische Diathese)	267

11.1 Blut: Zusammensetzung und Aufgaben

Dass Blut „ein besonderer Saft" sei, meinte schon Goethe, und obwohl es mit bloßem Auge betrachtet wie eine homogene Flüssigkeit aussieht, ist es in Wirklichkeit ein kompliziertes Gemisch verschiedener Bestandteile (➤ Abb. 11.1).

Bei vielen Krankheiten ändert sich die Zusammensetzung des Blutes, da Blut mit praktisch allen Organen in Berührung kommt und Blutbestandteile (z. B. die Abwehrzellen des Blutes) nicht selten sogar an der Überwindung von Krankheiten mitbeteiligt sind. Deshalb spielen in der modernen Medizin Blutuntersuchungen eine entscheidende Rolle, etwa bei der Diagnostik unklarer Krankheitsbilder (z. B. unklarem Fieber oder Leistungsabfall) oder zur Therapieüberwachung (Monitoring) bei vielen Behandlungsverfahren.

Wird Blut zentrifugiert (also mit hoher Geschwindigkeit geschleudert), so trennt es sich in zwei Phasen auf:

- Feste Bestandteile, **Blutkörperchen,** die ungefähr 40–45 % des Gesamtblutvolumens ausmachen.
- Die flüssige Fraktion, **Blutplasma** („Blutwasser", ➤ Kap. 3.4) genannt, mit ca. 55–60 % des Blutvolumens. Wird das Fibrinogen (ein Gerinnungsfaktor, ➤ Kap. 11.6.4) aus dem Blutplasma entfernt, erhält man das **(Blut-)Serum** (Merkhilfe: **Pl**asma = Se**r**um **pl**us Fibrinogen). Das Serum entsteht auch als flüssiger Überstand, wenn Blut in einem Röhrchen gerinnt.

Beim Menschen beträgt die in Herz und Gefäßen zirkulierende Blutmenge etwa 8 % des Körpergewichts. Das sind bei einem 70 kg schweren Erwachsenen also etwa 5–6 Liter.

Das Teilgebiet der Inneren Medizin, das sich mit der Diagnose und Behandlung von Bluterkrankungen befasst, wird **Hämatologie** genannt. Für die Versorgung der Patienten mit Blutprodukten sind **Transfusionsmediziner** zuständig.

11 Blut und Lymphe

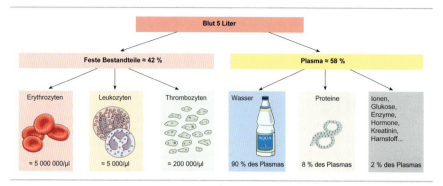

Abb. 11.1 Übersicht über die Bestandteile des Blutes [L190]

ACHTUNG
Vorsicht Infektion!
Vorsicht! Der Umgang mit Blut birgt grundsätzlich die Gefahr der Infektionsübertragung. Da Blut Bakterien und Viren enthalten kann, gelten besondere Vorsichtsmaßnahmen bei der Entnahme von Blutproben, beim Kontakt mit (blutigen) Wunden sowie bei Transport und Untersuchung von bluthaltigen Medien.

11.1.1 Aufgaben des Blutes

Durch das weit verzweigte Netz der Blutgefäße erreicht das Blut jeden Winkel des Körpers. Es hat folgende Aufgaben:
- **Transportfunktionen:** Das Blut befördert Sauerstoff und Nährstoffe, aber z. B. auch Hormone zu den Zellen und führt gleichzeitig Kohlendioxid und Stoffwechselabfallprodukte wieder ab.
- **Abwehrfunktionen:** Ein Teil der Blutkörperchen sind Abwehrzellen (➤ Kap. 11.4 und ➤ Kap. 5.2.2).
- **Wärmeregulationsfunktion:** Durch die ständige Blutzirkulation hält der Körper eine gleich bleibende Temperatur von etwa 36,5 °C aufrecht.
- **Abdichtung** von Gefäßwanddefekten durch die Fähigkeit der Gerinnung.
- **Pufferfunktion:** Die im Blut enthaltenen Puffersysteme (➤ Kap. 2.5.4) gleichen Schwankungen des pH-Wertes aus.

11.1.2 Feste Blutbestandteile

Die sogenannten festen Bestandteile, die **Blutkörperchen,** werden unterteilt in:
- **Erythrozyten** (rote Blutkörperchen), die Sauerstoff und Kohlendioxid transportieren und mit 99 % den größten Volumenanteil der Blutkörperchen stellen
- **Leukozyten** (weiße Blutkörperchen), die der Abwehr von Krankheitserregern und sonstigen körperfremden Stoffen dienen und aus drei Zellarten (**Granulozyten, Lymphozyten** und **Monozyten**) bestehen
- **Thrombozyten** (Blutplättchen), die an der Blutgerinnung beteiligt sind

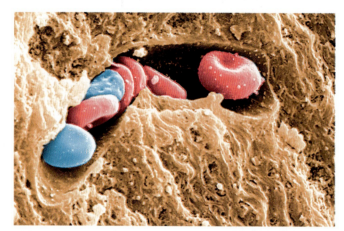

Abb. 11.2 Erythrozyten und Leukozyten (rot bzw. blau eingefärbt) in den Einbuchtungen des Knochenmarks [X243]

11.1.3 Überblick über die Hämatopoese

Der Verbrauch an Blutzellen ist immens: Jede Sekunde gehen über zwei Millionen Blutkörperchen zugrunde und müssen deshalb in den Hohlräumen der blutbildenden Knochen im Prozess der **Hämatopoese** (Blutbildung, ➤ Abb. 11.2 und ➤ Abb. 11.3, Details ➤ Kap. 11.2.3, ➤ Kap. 11.4.4, ➤ Kap. 11.6.1) neu gebildet werden. Alle Blutkörperchen lassen sich auf gemeinsame pluripotente (= vielkönnende, hier: mit vielen Entwicklungsmöglichkeiten) Stammzellen zurückführen. Diese bilden zum einen identische Tochterzellen, zum anderen bereits spezialisierte Vorläuferzellen mit nur noch eingeschränkten Entwicklungsmöglichkeiten. Die Vorläuferzellen sind mikroskopisch nicht zu differenzieren; sie sind aber dadurch nachweisbar, dass aus ihnen unter Laborbedingungen reife Blutzellen hervorgehen, weshalb sie auch Colony Forming Cells (**CFCs**) heißen. Durch weitere Zellteilungen entstehen letztlich die „Endstufen" Erythrozyten, Granulozyten, Lymphozyten, Monozyten und Thrombozyten.

In den letzten Jahren wurden immer mehr (Peptid-)**Wachstumsfaktoren** entdeckt, welche die Teilung und Differenzierung der Stamm- und Vorläuferzellen steuern. Zu ihnen zählen die Interleukine und die verschiedenen **Hämopoetine,** z. B. **Erythropoetin, Thrombopoetin** oder die koloniestimulierenden Faktoren, kurz **CSF** genannt. Ein Teil dieser Wachstumsfaktoren wird heute bereits therapeutisch eingesetzt, etwa das Erythropoetin zur Bekämpfung der Blutarmut bei Niereninsuffizienz oder Granulozyten-CSF gegen einen zytostatikabedingten, schweren Mangel an Granulozyten.

11.1 Blut: Zusammensetzung und Aufgaben

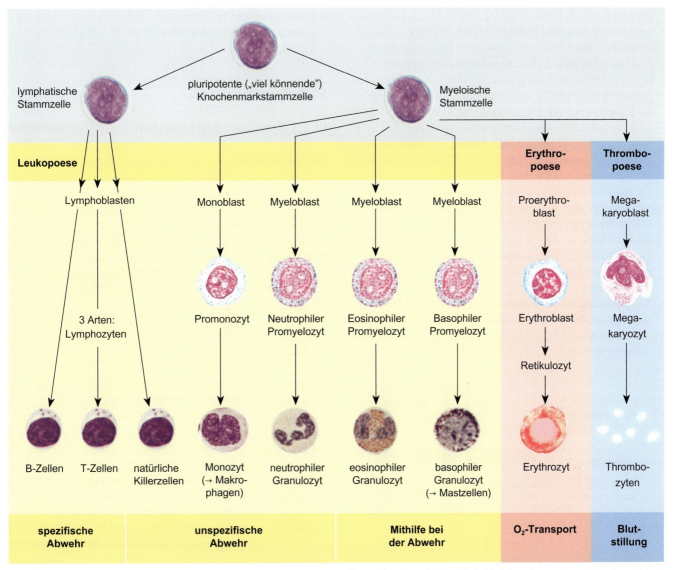

Abb. 11.3 Hämatopoese, vereinfachtes Schema. Von einer gemeinsamen Stammzelle ausgehend, entwickeln sich die Blutkörperchen zu Monozyten, Granulozyten, Lymphozyten, Erythrozyten und Thrombozyten. Nicht dargestellt ist das Stadium der Vorläuferzellen. [L190]

Vor der Geburt werden die Stammzellen in der Leber, der Milz und in den Markhöhlen der Knochen gebildet. Nach der Geburt entwickeln sich die Blutzellen nur noch im roten Knochenmark der kurzen und platten Knochen des Schädels, der Rippen, des Brustbeines, der Wirbelkörper, des Beckens und in den proximalen Abschnitten der Oberarm- und Oberschenkelknochen (> Kap. 6.1.2). Lediglich die Lymphozyten, eine Teilgruppe der weißen Blutkörperchen, vermehren sich nicht nur im Knochenmark, sondern auch in den lymphatischen Organen wie Milz, Lymphknoten und Thymus.

11.1.4 Plasma

Das Blutplasma ist eine klare, gelbliche Flüssigkeit. Es besteht aus ungefähr:
- 90 % Wasser
- 8 % Proteinen
- 2 % weiteren Substanzen, z. B. Ionen, Glukose, Vitaminen, Hormonen, Harnstoff, Harnsäure, Kreatinin und anderen Stoffwechselprodukten

Plasmaproteine

Die **Plasmaproteine** sind ein Gemisch aus ungefähr 100 verschiedenen im Plasma gelösten Proteinen. Durch die **Eiweißelektrophorese** ist es möglich, die einzelnen Eiweißbestandteile in fünf Gruppen aufzuschlüsseln (> Abb. 11.4). Dabei werden die unterschiedlichen Wanderungsgeschwindigkeiten der Eiweiße in einem elektrischen Gleichstromfeld zu ihrer Auftrennung ausgenützt. Dadurch lassen sich folgende Eiweißfraktionen mengenmäßig bestimmen: **Albumin** (mengenmäßig mit 40 g pro Liter am bedeutendsten), α_1-Globulin, α_2-Globulin, β-Globulin und γ-Globulin (sprich: Alpha-, Beta- und Gamma-Globulin).

Die verschiedenen Plasmaproteine erfüllen folgende Funktionen:
- **Aufrechterhaltung des kolloidosmotischen Drucks** – hierfür ist vor allem das Albumin verantwortlich. Der kolloidosmotische Druck (➤ Kap. 3.5.6) hat großen Einfluss auf Stoffaustausch und Wasserverteilung zwischen Plasma und Interstitium (Details ➤ Kap. 13.1.7). Verringert sich z. B. der Albumingehalt des Plasmas, etwa durch Unterernährung oder Eiweißverlust, so sinkt der kolloidosmotische Druck ab; infolgedessen wird nicht mehr so viel Wasser aus dem Interstitium in die Kapillaren zurückgezogen und es lagert sich vermehrt Flüssigkeit im Gewebe ab: Ödeme entstehen (➤ Kap. 13.1.7).
- **Transportvehikel:** Viele kleinmolekulare Stoffe, z. B. Hormone und Bilirubin, aber auch zahlreiche Medikamente, müssen im Blut an Transport- oder Plasmaproteine gebunden werden (auch ➤ Kap. 10.1.4).
- **Pufferfunktion:** Eiweiße können H^+- und OH^--Ionen binden und damit zur Konstanthaltung des pH-Wertes beitragen (➤ Kap. 16.9).
- **Blutgerinnung:** Zu den Plasmaeiweißen gehören auch die Gerinnungsfaktoren (➤ Kap. 11.6.4).
- **Abwehrfunktion:** In der γ-Globulinfraktion finden sich die Antikörper (➤ Kap. 5.3).
- **Proteinreservoir:** Im Plasmaraum eines Erwachsenen sind ungefähr 200 g Eiweiße gelöst, die eine schnell verfügbare Reserve darstellen.

11.2 Erythrozyten

11.2.1 Form der Erythrozyten

Die **Erythrozyten** sind in der Mitte eingedellte Scheiben mit einem Durchmesser von 7,5 μm, einer Randdicke von 2 μm und einer Zentraldicke von 1 μm (➤ Abb. 11.5 und ➤ Abb. 11.6). Die Zellmembran der Erythrozyten ist semipermeabel, d. h., sie ist für einige Stoffe wie z. B. Wasser gut durchlässig, für andere, z. B. Kationen (positiv geladene Ionen, ➤ Kap. 2.5) und große Moleküle, schwer durchgängig. Bemerkenswert ist die starke Verformbarkeit des gesunden Erythrozyten: Erythrozyten können Kapillaren passieren, die mit einem Durchmesser von 3–5 μm nur halb so groß sind wie sie selbst.

11.2.2 Hämoglobin

Bedeutsamster Funktionsbestandteil der Erythrozyten ist der rote Blutfarbstoff, das Eiweißmolekül Hämoglobin **(Hb)**. Hämoglobin macht ungefähr ein Drittel der Gesamtmasse der roten Blutkörperchen aus. Es ist sowohl am Sauerstoff- (Details ➤ Kap. 14.8.3) und Kohlendioxidtransport (➤ Kap. 14.8.4) als auch an der Pufferwirkung (➤ Kap. 16.9) des Blutes maßgeblich beteiligt und verleiht den Erythrozyten außerdem ihre typische rote Farbe.

Hämoglobin ist aus vier Polypeptidketten **(Globin)** zusammengesetzt, die jeweils eine eisenhaltige Farbstoffkomponente besitzen, das **Häm**. Es ist das Eisen dieser Hämgruppe, das in der Lunge den Sauerstoff locker anlagern und im Gewebe leicht wieder abgeben kann.

11.2.3 Bildung der roten Blutkörperchen (Erythropoese)

Spezialisiert sich eine Stammzelle in Richtung der roten Blutkörperchen, entwickelt sie sich zunächst zu einem Proerythroblasten. Die etwas reiferen Erythroblasten beginnen bereits mit der Hämoglobinsynthese. Während der Erythroblast noch einen normal geformten Zellkern besitzt, verdichtet sich dieser zunehmend und schrumpft bei der nächsten Entwicklungsstufe, dem Normoblasten.

Bevor die rote Blutzelle als **Erythrozyt** das Knochenmark verlässt und ins Gefäßsystem eintritt, verliert sie ihren Kern völlig – damit erlischt ihre Fähigkeit zur Zellteilung. Im jungen Erythrozyten sind noch netzartige Strukturen erkennbar, die Resten ribosomaler RNS (➤ Kap. 3.3.2) entsprechen. Wegen dieser netzartigen Struktur (Rete = Netz) werden die neu gebildeten Erythrozyten **Retikulozyten** genannt. Nach einigen Tagen verliert sich die Netzstruktur; damit liegt der etwa 7 μm große, „fertige" (reife) Erythrozyt vor.

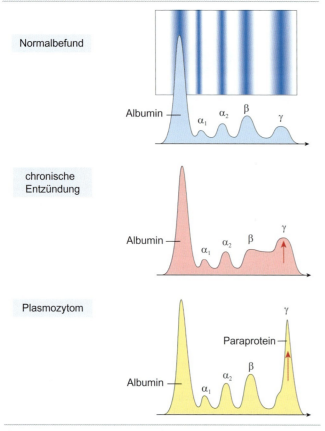

Abb. 11.4 Eiweißelektrophorese: Normalbefund und Befund bei verschiedenen Krankheitsbildern. Bei der chronischen Entzündung fällt die erhöhte γ-Globulinfraktion auf, die durch eine Vermehrung der Antikörper entstanden ist. Die hemmungslose Antikörperbildung des Plasmozytoms (➤ Kap. 11.5.4) zeigt sich durch eine Proteinzacke im Bereich der g-Globuline (Paraprotein). [L190]

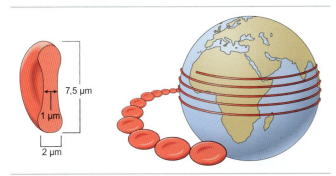

Abb. 11.5 Würde man die 25–30 Billionen Erythrozyten eines Menschen hintereinander zu einem Band anordnen, würde dieses fünfmal um den Äquator der Erde reichen. [L190]

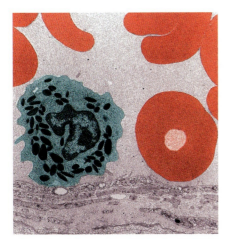

Abb. 11.6 Erythrozyten und ein Leukozyt [X243]

11.2.4 Regulation der Erythropoese

Damit ausreichend Erythrozyten im Blutkreislauf zirkulieren, muss die Erythropoese ständig in angemessenem Umfang stimuliert werden. Ansonsten kommt es zu einem Mangel an roten Blutkörperchen – zur **Anämie** (Blutarmut). Sauerstoffmangel im Gewebe ist ein starker Reiz für die Erythropoese. Ein solcher Sauerstoffmangel wird mit der Ausschüttung des in den Nieren gebildeten Hormons **Erythropoetin** beantwortet, das direkt das Knochenmark stimuliert (auch ➤ Kap. 16.4.3).

> **MERKE**
> **Sauerstoffmangel**
> Sauerstoffmangel im Gewebe kann auf einem Erythrozytenmangel beruhen. Aber auch Atemwegserkrankungen sowie ein Aufenthalt in großen Höhen beeinträchtigen die Sauerstoffversorgung, worauf der Körper den Sauerstoffmangel durch ein Mehr an Sauerstoffträgern zu kompensieren versucht.

11.2.5 Erythrozytenabbau

Die vom Knochenmark freigesetzten, ausgereiften Erythrozyten zirkulieren etwa 120 Tage im Blut. Dabei werden sie regelmäßig in der Milz einer reinigenden „**Blutmauserung**" unterzogen: Alte und funktionsuntüchtige Erythrozyten werden aus dem Blut entfernt.

Die Erythrozyten verlassen in der Milz das Kapillarnetz und gelangen in das maschenartige Parenchym der roten Pulpa (➤ Abb. 11.7). Dort erkennen Makrophagen und Retikulumzellen überalterte Erythrozyten und bauen sie ab. Außerdem sind alte Erythrozyten starrer, sodass sie beim Wiedereintritt in das Gefäßsystem zerreißen und danach abgebaut werden. Intakte, gut verformbare Erythrozyten hingegen können sich durch kleine Poren der venösen Sinus zwängen (Sinus = besonders dünnwandige, weite Gefäße) und gelangen wieder in den Kreislauf zurück.

Das beim Erythrozytenabbau freiwerdende Hämoglobin wird in Häm und Globin aufgespalten. Anschließend wird das Eisen aus dem Hämmolekül freigesetzt und sofort wieder von einem Transportprotein aufgenommen. Dies schützt das für den Körper wichtige kleine Eisenion vor der Ausscheidung durch die Niere. Der eisenfreie Molekülrest des Häms wird über mehrere Zwischenschritte zu Bilirubin (➤ Kap. 15.18.3) abgebaut und über Leber und Gallenwege ausgeschieden. Zum anderen Teil erfolgt der Abbau weiter zum wasserlöslichen **Urobilinogen**, das mit dem Urin ausgeschieden wird. Ist die Bilirubinausscheidung gestört, etwa weil die Leber erkrankt ist oder ein Überschuss an Bilirubin anfällt, kommt es zur Gelbsucht (**Ikterus,** ➤ Kap. 15.18.3).

Sichelzellkrise

Hierbei handelt es sich um eine Komplikation bei an **Sichelzellanämie** erkrankten Patienten. Diese Krankheit zeichnet sich durch eine erblich bedingte Störung der Hämoglobinsynthese aus. Durch eine Veränderung der für die Synthese der β-Kette verantwortlichen Erbinformation auf Chromosom 11 kommt es zu einem Austausch einer einzelnen Aminosäure, wobei nur ein Gen oder beide Gene betroffen sein können. Dieses veränderte Hämoglobin wird als HbS bezeichnet und verliert im Sauerstoff-unbeladenen (desoxygenierten) Zustand seine Form und seine Flexibilität. Miteinander verklumpte sichelförmige Zellen verstopfen kleinste Gefäße und behindern dadurch die Mikrozirkulation. Diese Gefäßverschlüsse können alle Organe betreffen und zum Organinfarkt führen. Die resultierende Minderdurchblutung (Ischämie) führt zu stärksten Schmerzen.

> **PRAXISTIPP**
> **Auf die Schmerzlokalisation achten**
> Im Rahmen einer Sichelzellkrise kann es bei Organinfarkten in Milz oder Nieren zu stärksten (Ober-)Bauchschmerzen kommen, die ein akutes Abdomen vortäuschen können.

Symptomatisch werden diese Krisen durch Flüssigkeitsersatz, Gabe von Schmerzmitteln und Sauerstoffapplikation behandelt. Die einzige kausale Therapiemöglichkeit besteht in einer Knochenmarktransplantation.

Ein Grund, warum die Sichelzellanämie besonders in Afrika verbreitet ist, ist die gleichzeitige **Resistenz gegen Malaria.** Träger der

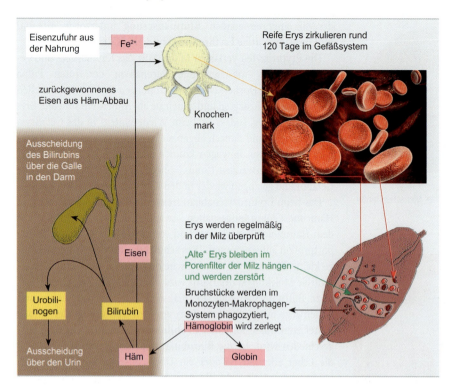

Abb. 11.7 Lebenszyklus der roten Blutkörperchen. Der Körper versucht, möglichst viel des wertvollen Eisens aus den Erythrozyten wieder zurückzugewinnen. [Foto: J787; Zeichnung: L190]

Sichelzellmutation, bei denen nur ein Chromosom betroffen ist, sind deutlich weniger anfällig für diese in tropischen Gebieten durch Mücken übertragene Krankheit und leiden oft nur geringfügig unter ihrer Erkrankung. In Deutschland findet sich diese Erkrankung hauptsächlich bei Migranten aus Afrika, Amerika, Asien, dem mittleren Osten und dem Mittelmeerraum.

Sauerstoffbindungskurve

Hauptaufgabe des Hämoglobins ist der Transport des im Plasma nur schlecht löslichen Sauerstoffs von den Lungen zu den Organen. Hierzu ist es nicht nur notwendig, dass sich Sauerstoff in den Lungen gut an das Hämoglobin anlagern kann, sondern auch, dass es sich im Gewebe wieder löst. Wie gut das Hämoglobin unter den verschiedensten Bedingungen diese Aufgabe erfüllt, zeigt ein Blick auf die **Sauerstoffbindungskurve** (➤ Abb. 11.8)

Sie wird erstellt, indem die Sauerstoffsättigung, d. h. der prozentuale Anteil des oxygenierten (= mit Sauerstoff beladenen) Hämoglobins am Gesamthämoglobin, in Abhängigkeit vom Sauerstoffpartialdruck (pO_2) aufgetragen wird.

In der Lunge beträgt der pO_2 beim Gesunden ca. 95 mmHg, die Sauerstoffsättigung liegt bei über 95 %. Da die Kurve in diesem Bereich sehr flach verläuft, führt ein Abfall des pO_2 nur zu relativ geringen Änderungen der Sauerstoffsättigung – ein „Sicherheitszuschlag", der gewährleistet, dass das Blut auch unter weniger günstigen Bedingungen in der Lunge ausreichend mit Sauerstoff angereichert wird.

Im Gewebe hingegen bewegt sich der pO_2 um 40 mmHg und damit im steilen Teil der Kurve. Bereits ein geringer Abfall des pO_2 führt zu einer deutlichen Reduktion der Sauerstoffsättigung, also zu einer erheblichen (zusätzlichen) Sauerstoffabgabe an das Gewebe.

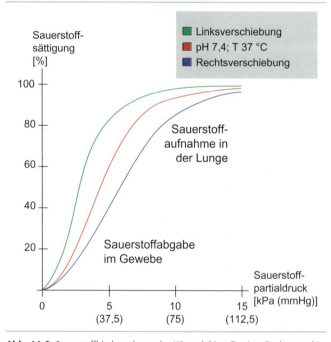

Abb. 11.8 Sauerstoffbindungskurve des Hämoglobins. Zu einer Rechtsverschiebung (blaue Kurve) kommt es z. B. bei pH-Abfall oder erhöhtem pCO_2. Dies begünstigt die Sauerstoffabgabe im Gewebe. Eine Linksverschiebung (grüne Kurve) unter entgegengesetzten Umständen fördert die Sauerstoffaufnahme (z. B. in der Lunge). Diese Abhängigkeit wird auch als Bohr-Effekt bezeichnet. [L190]

Notwendig: Eisen

Notwendiger Bestandteil des Hämoglobins und eines der klinisch bedeutsamsten Spurenelemente (➤ Kap. 15.5) ist das **Eisen.**

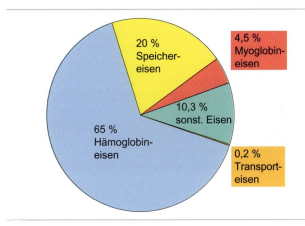

Abb. 11.9 Verteilung des Gesamtkörpereisens (ca. 4 g) auf Hämoglobineisen, Speichereisen (Ferritin und Hämosiderin), Myoglobineisen, Transporteisen (Transferrineisen) und sonstiges Eisen, z. B. in eisenhaltigen Enzymen [L190]

Das mit der Nahrung aufgenommene Eisen (täglich ca. 10–30 mg) wird im Duodenum je nach Bedarf zu 10–40 % resorbiert und im Plasma an das Eisentransportprotein **Transferrin** gebunden zu den Geweben transportiert (➤ Abb. 11.9). Der Großteil des an Transferrin gebundenen Eisens wird für die Hämoglobinsynthese verbraucht. Nicht benötigtes Eisen wird zunächst als **Ferritin**, dann – bei vollem Ferritinspeicher – als **Hämosiderin** gespeichert. Die Plasmaferritinspiegel stehen dabei in enger Beziehung zum Gesamtkörpereisen.

Die physiologischen Eisenverluste betragen beim Mann ca. 1 mg täglich, bei der Frau um 3 mg täglich. Sie stehen damit in etwa im Gleichgewicht mit der Eisenaufnahme durch die Nahrung.

11.2.6 Störungen des Säure-Basen-Haushalts

Der physiologische pH-Wert im menschlichen Blut liegt zwischen 7,35 und 7,45 (pH-Wert ➤ Kap. 2.5.3). Eine wesentliche Rolle spielen hier Säuren, die im Stoffwechsel entstehen und über die Lunge, die Leber oder die Nieren ausgeschieden werden müssen. Hier ist besonders CO_2 von Bedeutung: Wird es in Wasser gelöst, entsteht Kohlensäure, die allerdings bei pH-Werten zwischen 7 und 8 in Wasserstoffionen (H^+) und Bikarbonat (HCO_3^-) zerfällt. Auf diese Weise werden ca. 70 % des CO_2 als Bikarbonat im Blut transportiert (Puffer, ➤ Kap. 2.5.4). ➤ Abb. 11.10 verdeutlicht das Zusammenspiel zwischen der „Stoffwechselseite" (links) und der „Atmungsseite" (rechts) im **Bikarbonat-Kohlendioxid-Puffersystem.** Dieses ist nach beiden Seiten hin „offen", d. h., je nach Bedarf des Organismus kann normalerweise über die Beeinflussung der „Stellräder" Bikarbonat (Stoffwechsel) bzw. Kohlendioxid (Atmung) der pH-Wert beeinflusst werden.

Eine Bestimmung des pH-Wertes und eine Eingrenzung der möglichen Ursachen sind nur durch die Blutgasanalyse (BGA) verlässlich möglich. Dieses Verfahren ist präklinisch noch nicht etabliert. Insbesondere auf Intensivtransportwagen (ITW) sind BGA-Geräte aber oft zu finden. Nicht zuletzt aufgrund der klinischen Relevanz sollen die Grundzüge der Beurteilung daher dennoch hier beschrieben werden.

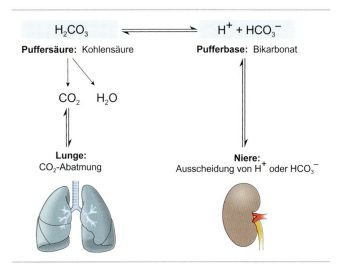

Abb. 11.10 Das Kohlensäure-Bikarbonat-System als lebenswichtiges Puffersystem [L190]

Bestimmung des pH-Wertes

Ein pH-Wert über 7,45 zeichnet sich durch einen Überschuss an Basen oder, anders ausgedrückt, durch einen Mangel an Säuren aus und wird als **Alkalose** bezeichnet (➤ Abb. 11.11). Fällt der pH-Wert hingegen unter 7,35, handelt es sich um einen Säureüberschuss oder einen Mangel an Basen, auch **Azidose** genannt. Korrekter wären die Begriffe Azidämie und Alkaliämie; diese konnten sich allerdings im täglichen Gebrauch nicht durchsetzen. Beide Verschiebungen können ihre Ursachen entweder im Bereich der Atmung (respiratorische Azidose bzw. Alkalose) oder im Stoffwechsel (metabolische Azidose bzw. Alkalose) haben oder auch in Kombination vorliegen. Hierbei spielt vor allem die vermehrte oder verminderte Abatmung von Kohlendioxid (respiratorische Alkalose bzw. Azidose) und die vermehrte oder verminderte Ausscheidung von Bikarbonat (metabolische Azidose bzw. Alkalose) eine Rolle.

> **MERKE**
> **Definition Azidose und Alkalose**
> Einen Abfall des pH-Wertes unter 7,35 wird als **Azidose** bezeichnet, einen Anstieg des pH-Wertes über 7,45 als **Alkalose.** Wird diese Entgleisung durch eine Störung der Atmung verursacht (verstärkte oder verminderte Abatmung von CO_2), ist von einer **respiratorischen** Azidose oder Alkalose die Rede. Bei Ursachen, die nicht die Atmung betreffen, sondern den Stoffwechsel, wird von **metabolischer** bzw. nichtrespiratorischer Azidose oder Alkalose gesprochen. Hier ist insbesondere der vermehrte oder verminderte Bikarbonat-Verlust z. B. über die Nieren von Bedeutung. Es können auch kombinierte Störungen (respiratorisch **und** metabolisch) auftreten.

Ursachen

Wie bereits erwähnt, kommt es entweder durch einem Verlust oder einem Überschuss an Säuren oder Basen zu Entgleisungen des pH-Wertes (➤ Abb. 11.12).

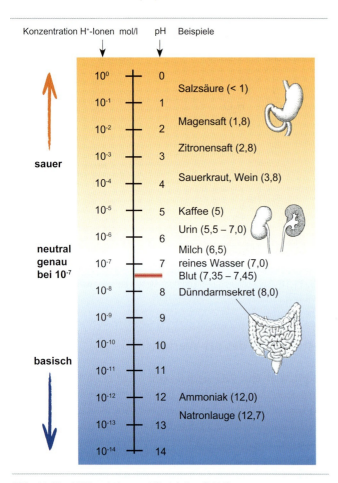

Abb. 11.11 pH-Werte bekannter Flüssigkeiten [L190]

> **PRAXISTIPP**
> **Mögliche notfallmedizinisch relevante Ursachen für eine pH-Wert-Verschiebung**
>
> Ursachen für eine **Alkalose**:
> - Respiratorisch: Hyperventilation
> - Metabolisch: Erbrechen, verstärkte Bikarbonat-Rückresorption in der Niere
>
> Ursachen für eine **Azidose**:
> - Respiratorisch: Hypoventilation, Atemstillstand
> - Metabolisch: Verminderte Bikarbonat-Rückresorption bzw. verminderte Säuresekretion in der Niere, Durchfall, Ketoazidose, Laktazidose

Als Ursache für den Verlust von Säuren kommt die verstärkte Abatmung von CO_2 im Rahmen einer Hyperventilation (respiratorische Alkalose) oder z. B. das Erbrechen von Magensaft (**metabolische Alkalose**) infrage. Eine weitere Möglichkeit besteht in der vermehrten Rückresorption von Bikarbonat, was zu einem Überschuss an Basen und so zu einer metabolischen Alkalose führen kann.

Die **Azidose** kann durch ein Übermaß an Säuren entstehen, so z. B. bei einer stark verlangsamten Atmung, verursacht z. B. durch eine Überdosierung mit Opiaten (respiratorische Azidose) oder durch eine verminderte Säureausscheidung bei Funktionsstörungen der Nieren (metabolische Azidose). Außerdem kann ein Mangel an Bikarbonat im Rahmen einer Durchfall-Erkrankung oder einer verminderten Rückresorption von Bikarbonat durch die Nieren eine metabolische Azidose verursachen. Eine weitere Ursache ist der erhöhte Gehalt von Säuren z. B. bei der Ketoazidose (➤ Kap. 15.2.2) oder der Laktazidose. Laktat (genauer: Milchsäure) entsteht bei Glukoseverstoffwechselung ohne Sauerstoff (anaerober Stoffwechsel) im Gewebe z. B. im Rahmen einer Ischämie oder systemischen Hypoperfusion (Schock).

Folgen

Veränderungen des pH-Wertes können zu **Strukturveränderungen von Proteinen** führen, wodurch die Funktion von z. B. ZNS und Herz-Kreislauf-System gestört werden und es so zu lebensbedrohlichen Zuständen kommen kann. Eine weitere Komplikation stellt die Entgleisung des Kalium-Wertes dar: Bei einer Azidose verdrängen die H^+-Ionen das Kalium aus den Zellen, es kommt zu einem Kaliumüberschuss im Blut (Hyperkaliämie, ➤ Kap. 12.5.1). Bei einer Alkalose geschieht das Gegenteil und es entsteht ein Kaliummangel im Blut (Hypokaliämie, ➤ Kap. 12.5.1). Um diese Komplikationen zu verhindern, versucht der menschliche Körper gegenzuregulieren.

Kompensationsmechanismen

Allgemein gilt für die **Kompensationsmechanismen,** dass respiratorische Ursachen metabolisch und metabolische Ursachen respiratorisch ausgeglichen werden. Gelingt es dem Körper, den pH-Wert wieder in den Normalbereich zu befördern, wird dies als vollständige Kompensation bezeichnet. Gelingt es nicht, spricht man von einer Teilkompensation.

Um eine **respiratorische Azidose** auszugleichen, wird z. B. vermehrt Bikarbonat in der Niere rückresorbiert. **Respiratorische Alkalosen** werden hingegen durch eine verstärkte Ausscheidung von Bikarbonat über die Nieren kompensiert. Umgekehrt ist dies auch bei der metabolischen Azidose und Alkalose möglich: Bei Ersterer wird vermehrt Säure abgeatmet, der Patient hyperventiliert. Bei der **metabolischen Alkalose** wird die Atemfrequenz gedrosselt, sodass es zu einem Anstieg des Kohlendioxidgehalts im Blut kommt. Diese Kompensation begrenzt sich selbst, da der menschliche Körper Sauerstoff benötigt und die Atemfrequenz somit nicht unbegrenzt herabgesetzt werden kann.

Zur Beurteilung der Ursache einer pH-Wert-Verschiebung in der arteriellen Blutgasanalyse (BGA) muss zum einen die **respiratorische Komponente,** zum anderen die **metabolische** beurteilt werden (➤ Abb. 11.13). Der CO_2-Partialdruck im arteriellen Blut (paCO_2) liegt physiologisch zwischen 35 und 45 mmHg. Ein Partialdruck unter 35 mmHg ist entweder durch eine respiratorische Alkalose (verstärkte CO_2-Abatmung durch Hyperventilation) oder

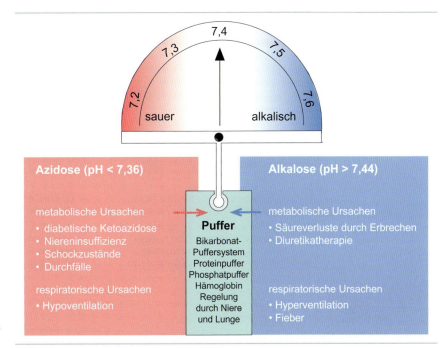

Abb. 11.12 Häufige Ursachen von pH-Wert-Verschiebungen im Körper [L190]

durch eine respiratorisch kompensierte metabolische Azidose (Hyperventilation zum Ausgleich der Azidose) verursacht. Steigt der Partialdruck über 45 mmHg, kann dies an einer respiratorischen Azidose (Hypoventilation, wodurch zu wenig CO_2 abgeatmet wird) oder an einer respiratorischen Kompensation einer metabolischen Alkalose (Hypoventilation zum Ausgleich der Alkalose) liegen.

Zur weiteren Eingrenzung eignet sich die Bestimmung der Bikarbonat-Konzentration. Diese liegt physiologisch zwischen 22 und 26 mmol/l. Ein Abfall unter 22 mmol/l kann durch eine metabolische Azidose (z. B. Laktazidose) oder eine metabolisch kompensierte respiratorische Alkalose (verstärkte Bikarbonat-Ausscheidung zum Ausgleich der Alkalose) bedingt sein. Eine Zunahme des Bikarbonat-Gehalts über 26 mmol/l kann ihre Ursache in einer metabolischen Alkalose (z. B. Erbrechen von saurem Magensaft) oder einer metabolisch kompensierten respiratorischen Azidose (verminderte Bikarbonat-Ausscheidung zum Ausgleich der Azidose) haben.

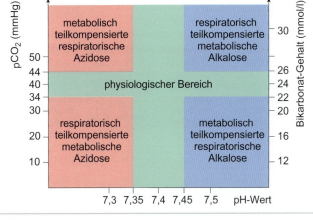

Abb. 11.13 Vereinfachte Darstellung der Veränderung von pCO_2 und Bikarbonat-Gehalt im Rahmen von pH-Wert-Veränderungen [M843]

PRAXISTIPP
Welche Messwerte führen zu welcher Interpretation?

pH ↑ pCO_2 ↑ Bikarbonat ↑ = respiratorisch teilkompensierte metabolische Alkalose
pH ↑ pCO_2 ↓ Bikarbonat ↓ = metabolisch teilkompensierte respiratorische Alkalose
pH ↓ pCO_2 ↑ Bikarbonat ↑ = metabolisch teilkompensierte respiratorische Azidose
pH ↓ pCO_2 ↓ Bikarbonat ↓ = respiratorisch teilkompensierte metabolische Azidose

Ein weiterer Parameter zur Unterscheidung zwischen metabolischer und respiratorischer Ursache für eine pH-Wert-Verschiebung ist der Base Excess (BE), auch **Basenabweichung** genannt. Dieser gibt an, wie viel Säure dem Blut bei einem pCO_2 von 40 mmHg hinzugefügt werden muss, damit ein pH von 7,4 erreicht wird. Der Referenzbereich liegt hier bei ± 2 mmol/l. Ein niedriger BE ist ein Kennzeichen für einen Basenmangel, z. B. bei Verlust von Bikarbonat über die Niere oder den Darm oder durch Säureüberschuss, wie er z. B. im Rahmen einer Laktazidose auftritt. Der BE wird insbesondere als Marker für den Grad der metabolischen Azidose genutzt. So korreliert z. B. ein niedriger BE von −6 mmol/l (dies entspricht einer ausgeprägten metabolischen Azidose) mit einer verringerten Überlebensrate bei polytraumatisierten Patienten.

Interpretation der BGA

Die **Interpretation einer BGA** umfasst neben den o. g. Aspekten des Säure-Basen-Haushalts noch weitere Parameter (➤ Abb. 11.14,

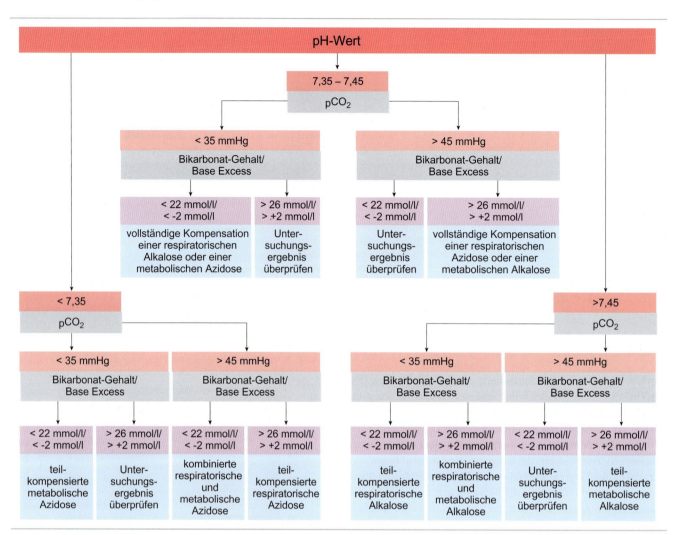

Abb. 11.14 Vereinfachtes Flussdiagramm zur BGA-Analyse [M843]

Tab. 11.1 Normwerte einer arteriellen Blutgasanalyse (BGA). Es handelt sich um Durchschnittswerte bei Erwachsenen ohne Berücksichtigung geschlechtsspezifischer leichter Unterschiede, die Angaben differieren in der Literatur etwas.

pH-Wert	$-\lg c\,(H^+)$ = negativer dekadischer Logarithmus der Wasserstoffionenkonzentration	7,35–7,45
paO$_2$	Sauerstoffpartialdruck	75–100 mmHg
paCO$_2$	Kohlendioxidpartialdruck	35–45 mmHg
HCO$_3^-$	Bikarbonat	22–26 mmol/l
BE	Basenabweichung (base excess)	–2 bis +2 mmol/l

➤ Tab. 11.1). So wird normalerweise als Erstes danach geschaut, ob die Oxygenierung des Patienten ausreichend ist; hierfür achtet man auf den arteriellen Sauerstoffpartialdruck (paO$_2$). Weiterhin werden z. B. auch der Hämoglobin-Gehalt oder die Elektrolyte Natrium, Kalium und Kalzium beurteilt. Manchmal ist eine spezielle Fragestellung von Interesse, etwa der Gehalt an CO-Hb (Carboxy-Hämoglobin) bei Patienten mit V. a. ein Inhalationstrauma. Nicht alle BGA-Geräte messen diesen Wert jedoch.

11.2.7 Rotes Blutbild

Zwei wesentliche Laborparameter des roten Blutbildes sind:
- **Hämoglobinkonzentration im Blut** (Hb): Menge des roten Blutfarbstoffes in g pro Liter Blut. Normalwert beim Mann 140–180 g/l (= 14–18 g/dl), bei der Frau 120–160 g/l (= 12–16 g/dl). Ein erniedrigter Hb-Wert tritt bei fast allen Anämieformen auf (➤ Kap. 11.2.8).
- **Hämatokrit** (Hk, Hkt): Der Volumenanteil der Blutkörperchen am Gesamtblutvolumen wird als Hämatokrit bezeichnet. Er beträgt im Mittel beim Mann 47 % und bei der Frau 42 %. Der Hämatokrit ist erhöht bei Polyglobulien sowie Exsikkose („Austrocknung") und erniedrigt bei Anämien und Überwässerung (➤ Abb. 11.15).

11.2.8 Anämien

Von einer **Anämie** (Blutarmut) spricht man, wenn Erythrozytenzahl, Hämoglobin und/oder Hämatokrit vermindert sind. Die Betroffenen wirken blass und sind müde. Ist die Anämie stärker ausgeprägt, leiden sie schon bei geringer körperlicher Belastung unter Atemnot. Ihr Herz schlägt schneller, um den Mangel an Sauerstoff-

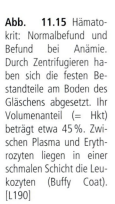
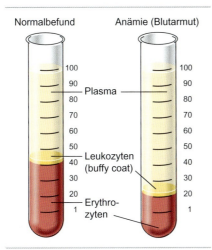

Abb. 11.15 Hämatokrit: Normalbefund und Befund bei Anämie. Durch Zentrifugieren haben sich die festen Bestandteile am Boden des Gläschens abgesetzt. Ihr Volumenanteil (= Hkt) beträgt etwa 45 %. Zwischen Plasma und Erythrozyten liegen in einer schmalen Schicht die Leukozyten (Buffy Coat). [L190]

trägern durch häufigeren Transport der Erythrozyten pro Zeiteinheit durch den Kreislauf zumindest teilweise auszugleichen.

Ursachen von Anämien

Anämien entstehen durch drei Gruppen von Grunderkrankungen (➤ Abb. 11.16):

Am häufigsten liegt eine **Erythropoesestörung** zugrunde; es werden also nicht mehr genügend funktionsfähige Erythrozyten gebildet. Seltener sind Anämien durch übermäßigen Erythrozytenabbau; man spricht von **hämolytischen Anämien**. Schließlich ist eine Anämie auch Folge jedes größeren Blutverlusts (**Blutungsanämie**).

Anämien durch Erythropoesestörung

Mangel an Bausteinen Zu solchen Störungen kann es z. B. bei Eisen-, Folsäure- oder Vitamin-B$_{12}$-Mangel kommen. Eisenmangel führt zu kleinen (mikrozytären) Zellen mit weniger Hämoglobingehalt (hypochrom). Im Gegensatz dazu führen Folsäure- und Vitamin-B$_{12}$-Mangel zu großen Zellen (makrozytär) mit erhöhtem Hämoglobingehalt (hyperchrom). Die hypochromen, mikrozytären Anämien werden durch Störungen in der Zytoplasmasynthese verursacht, während hyperchrome, makrozytäre Anämien durch Störungen der DNS-Synthese verursacht werden. Solche Mangelzustände können bei mangelnder oder einseitiger Ernährung, Störungen in der Aufnahme der einzelnen Substanzen (Resorptionsstörungen) oder der Verwertung, z. B. Eisenverwertungsstörungen im Rahmen eines Tumorleidens oder Infektes (**Infekt-** bzw. **Tumoranämie**), auftreten. Eine weitere Ursache sind chronische Blutverluste, wie sie z. B. bei verstärkter Menstruationsblutung oder Blutungen aus dem Magen-Darm-Trakt vorkommen können.

Anämie durch Niereninsuffizienz Patienten mit chronischer Niereninsuffizienz (➤ Kap. 16.5.1) leiden fast immer an einer Anämie, weil ihre Nieren kaum noch Erythropoetin bilden. Es ist allerdings möglich, diese renalen Anämien durch gentechnisch hergestelltes Erythropoetin erfolgreich zu behandeln.

Aplastische Anämie Bei einer aplastischen Anämie ist die Teilung der Stammzellen im Knochenmark gestört. Mögliche Ursachen sind z. B. allergische Reaktionen auf Medikamente oder eine direkte Schädigung durch Toxine oder Medikamente.

Hämolytische Anämien

Eine Anämie kann auch entstehen, wenn Erythrozyten massenweise vorzeitig zugrunde gehen. Trotz gesteigerter Erythrozytenbildung im Knochenmark mangelt es immer mehr an funktionsfähigen Erythrozyten – eine **hämolytische Anämie** entsteht. Schwere hämolytische Anämien führen oft zur Gelbsucht (➤ Kap. 15.18.3), weil die Leber die vermehrt anfallenden Abbauprodukte des Hämoglobins nicht mehr ausscheiden kann. Mögliche Ursachen einer hämolytischen Anämie sind neben Erbkrankheiten z. B. Infektionen (etwa Malaria), Autoimmunerkrankungen und allergische Reaktionen auf Medikamente.

Blutungsanämien

Die **Blutungsanämien** spielen im Rettungsdienst die größte Rolle. Schließlich führt jeder 1–2 Liter übersteigende Blutverlust zu einer Anämie. Besonders betroffen sind dabei sicherlich Traumapatienten, häufig wird diese Anämie aber auch bei Blutungen im Verdauungstrakt (gastrointestinalen Blutungen), z. B. bei blutenden Magengeschwüren, beobachtet.

11.3 Blutgruppen

Wird Blut von verschiedenen Blutspendern gemischt, so kommt es oft zu einer **Agglutination** (Verklumpung). Offensichtlich gibt es verschiedene „Blutsorten", die sich teilweise nicht miteinander vertragen.

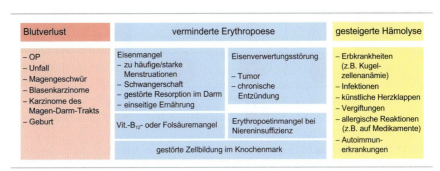

Abb. 11.16 Übersicht über die häufigsten Ursachen einer Anämie [L190]

11.3.1 AB0-System

Schon 1901 entdeckte Karl Landsteiner die Ursache für dieses Phänomen: Jeder Mensch besitzt eine der **vier Blutgruppen A, B, AB** und **0** (sprich: Null). Diese Blutgruppennamen bezeichnen jeweils bestimmte Antigenmuster (➤ Kap. 5.6.1) auf der Oberfläche der Erythrozyten, die für das gesamte Leben bestehen bleiben und nach festen Regeln vererbt werden (➤ Abb. 11.17).

Wie kommt es zur Agglutination?

Im Blutplasma des Menschen mit den Blutgruppen A, B und 0 befinden sich Antikörper gegen die Antigene auf den Erythrozytenoberflächen der jeweils anderen Blutgruppen. So enthält Plasma der Blutgruppe A Antikörper gegen Erythrozyten der Blutgruppe B (kurz: **Anti-B**) und umgekehrt. Plasma der Blutgruppe 0 enthält Antikörper gegen Blutgruppe A, B und AB (also **Anti-A** und **Anti-B**). Nur Plasma der Blutgruppe AB ist frei von solchen Antikörpern.

Die Antikörper im AB0-System gehören zu den IgM-Antikörpern. Sie können aufgrund ihrer Struktur die Erythrozyten miteinander vernetzen, sodass sich diese zusammenballen und das Blut verklumpt. Daher werden die Antikörper des AB0-Systems auch **(Häm-)Agglutinine** genannt.

Mischt man also z. B. Erythrozyten der Blutgruppe A mit Anti-A-haltigem Plasma, so kommt es zu einer Agglutination. Diese Agglutinationsreaktion wird laborchemisch genutzt: Werden Erythrozyten mit Anti-A- und Anti-B-Prüfserum vermischt, lässt sich so die AB0-Blutgruppe genau bestimmen (➤ Abb. 11.18).

Rhesussystem

Neben den AB0-Eigenschaften der Erythrozyten gibt es noch über 300 andere **Blutgruppensysteme**, also Antigenmuster auf Blutkörperchen, von denen vor allem das **Rhesus-System** klinisch bedeutsam ist. Es gilt nach dem AB0-System als das **zweitwichtigste** Blutgruppensystem und umfasst mehrere Blutgruppenantigene, von denen das **Antigen D** das Wichtigste ist. 86 % der Bevölkerung haben das D-Antigen – sie sind damit Rhesus-positiv. 14 % besitzen dagegen kein D-Antigen – sie sind Rhesus-negativ. Rhesus-positive Blutkonserven erhalten die Markierung „D+", Rhesus-negative „d−".

Insbesondere folgende drei Unterschiede zwischen AB0- und Rhesussystem sind von klinischer Bedeutung:

- Im Gegensatz zu den Agglutininen des AB0-Systems, die ohne Vorkontakt mit den jeweiligen Erythrozyten schon im ersten Lebensjahr gebildet werden, werden die Antikörper des Rhesussystems erst *nach* Kontakt mit den Antigenen gebildet.
- Die Antikörper des Rhesus-Systems gehören zur Klasse der IgG; sie können keine Zellen agglutinieren, diese aber über die Aktivierung des Komplementsystems lysieren.
- Als Drittes sind die Rhesus-Antikörper im Gegensatz zu denen des AB0-Systems plazentagängig.

> **MERKE**
> **Rhesusunverträglichkeit**
> Erhalten Rhesus-negative Patienten eine Bluttransfusion mit Rhesus-positivem Blut, so bilden sie Anti-D-Antikörper. Wird ihnen später im Leben erneut Rhesus-positives Blut transfundiert, kann es durch Antigen-Antikörperreaktionen zu Krankheitserscheinungen kommen, die denen bei

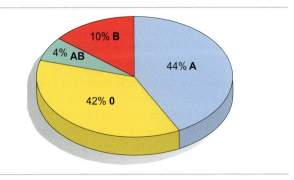

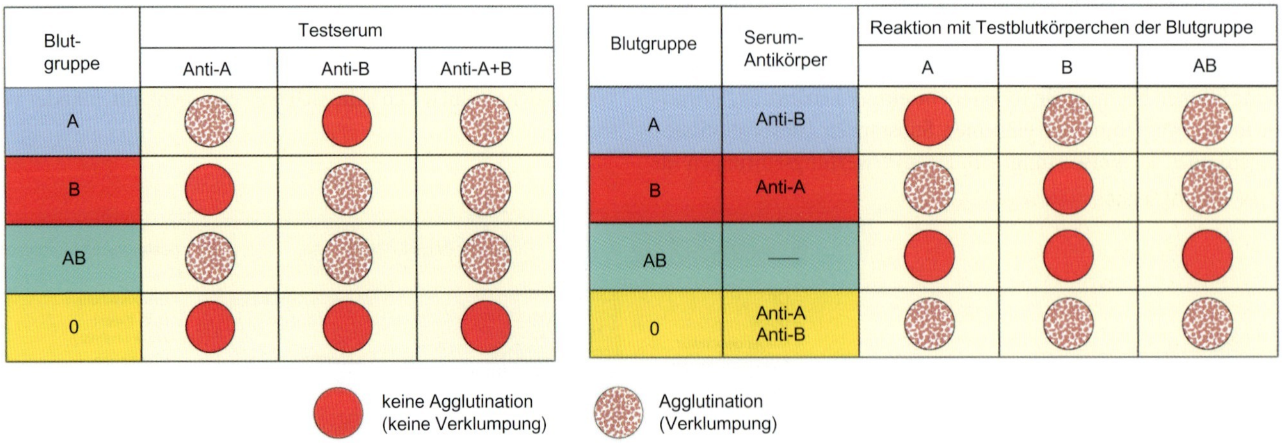

Abb. 11.17 Häufigkeitsverteilung der vier Blutgruppen in der deutschen Bevölkerung [L190]

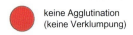
keine Agglutination (keine Verklumpung)

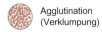
Agglutination (Verklumpung)

Abb. 11.18 Blutgruppenbestimmung im AB0-System. Links Reaktion der Erythrozyten mit den Testseren. Zur Sicherheit wird zusätzlich das Serum des Probanden mit Testerythrozyten vermischt (rechts). Die Ergebnisse müssen zueinander „passen". [L190]

AB0-Unverträglichkeit entsprechen können (➤ Kap. 11.3.2), meist aber nicht so stark ausgeprägt sind. Hingegen ist bei der Transfusion AB0-fremden Blutes bereits die Ersttransfusion gefährlich.

Morbus haemolyticus neonatorum

Bei jeder Geburt gelangen kleine Mengen kindlichen Blutes in den mütterlichen Kreislauf. Ist nun die Mutter Rhesus-negativ, das Kind jedoch Rhesus-positiv, lösen die kindlichen Erythrozyten bei der Mutter eine Anti-D-Antikörperbildung aus. Wird die Mutter erneut mit einem Rhesus-positiven Kind schwanger, so greifen die plazentagängigen Rhesus-Antikörper der Mutter die kindlichen Erythrozyten im Mutterleib an. Zahlreiche Erythrozyten hämolysieren, es kommt zu Anämie, Gelbsucht (durch die Blutabbauprodukte, ➤ Kap. 15.18.3) und schweren Ödemen (➤ Kap. 13.1.7) beim Kind schon vor der Geburt. Dieser Symptomkomplex wird als **Morbus hämolyticus neonatorum** bezeichnet und führt häufig zum Tod des Kindes.

Die Bildung von Anti-D-Antikörpern bei der Mutter kann durch eine Injektion von Anti-D-Immunglobulin (**Anti-D-Prophylaxe**) etwa in der 28. Schwangerschaftswoche und sofort nach der Entbindung des ersten Rhesus-positiven Kindes verhindert werden. Die übergetretenen Antigene werden sogleich durch die zugeführten Antikörper abgefangen und so die mütterliche Antikörperbildung im Keim erstickt.

11.3.2 Blutprodukte und Bluttransfusionen

Viele, gerade auch lebensbedrohliche Krankheitszustände gehen mit einem Mangel an Blutbestandteilen einher. Der Ersatz (Substitution) von **Blutprodukten** (labormedizinisch aufbereitete Blutbestandteile) ist deshalb häufig lebensrettend.

> **MERKE**
> **Blutkomponenten**
>
> Unter Blutkomponenten werden zellhaltige Blutprodukte (Erythrozyten-, Thrombozyten- und Leukozytenkonzentrate) sowie therapeutisches Plasma (gefrorenes Frischplasma) verstanden. Die wichtigsten sind:
> - **Erythrozytenkonzentrate** (EKs): Durch Blutspende gewonnenes Vollblut, das mittels spezieller Maschinen (Separatoren) in seine Einzelbestandteile aufgetrennt und weiterverarbeitet wird. EKs sind in 250-ml-Beuteln erhältlich und bei 4 °C 5–7 Wochen lagerungsfähig. Indikationen: Routinetransfusion bei akutem Blutverlust, z. B. während oder nach größeren Operationen. Gefilterte EKs und gewaschene EKs sind durch spezielle Verfahren weiter „gereinigt" und geringer immunogen. Indikationen: z. B. frühere Unverträglichkeitsreaktionen.
> - **Thrombozytenkonzentrate** (TKs): Aus einer Vollblutspende isolierte Thrombozyten eines einzelnen oder mehrerer Spender. Indikation: schwerer Thrombozytenmangel.
> - **Fresh Frozen Plasma** (FFP): Schockgefrorenes, zellarmes Plasma, bei −30 °C ein Jahr haltbar. Indikationen: bei Gerinnungsstörungen v. a. infolge eines komplexen Mangels an Gerinnungsfaktoren (z. B. bei Lebererkrankungen).

Jede Übertragung von Blutprodukten birgt vor allem zwei Risiken:
- Das Risiko der **Unverträglichkeitsreaktion** – jede Bluttransfusion entspricht immunologisch gesehen einer Organtransplantation.
- Das Risiko der **Übertragung von Krankheitserregern,** insbesondere von Viren (z. B. HIV, Hepatitis B, Hepatitis C).

Unter der Voraussetzung einer sachgerechten Aufarbeitung, Austestung und Konservierung ist das Infektionsrisiko durch Blutkonserven in Deutschland heute fast vernachlässigbar.

Um Agglutinationsreaktionen und andere Unverträglichkeiten auszuschließen, sind **Kreuzproben** gesetzlich vorgeschrieben, die in der **Blutbank** – dem zentralen Krankenhausdepot für Blutprodukte – durchgeführt werden. Unterschieden werden der Majortest, bei dem die Verträglichkeit der Spendererythrozyten mit dem Empfängerserum überprüft wird, und der Minortest, der die Verträglichkeit der Empfängererythrozyten mit dem Spenderserum beurteilt.

Zur Vermeidung von Verwechslungen führt der Arzt noch unmittelbar vor der Transfusion, am besten direkt am Krankenhausbett, zusätzlich den Bedside-Test (Bedside = engl. Bettrand) durch. Dazu werden handliche Prüfkärtchen verwendet (➤ Abb. 11.19).

Für Transfusionen sind spezielle Transfusionssysteme vorgeschrieben. Sie enthalten Filter mit einer Porengröße zwischen 170 und 230 μm (zum Vergleich: Standardinfusionssysteme haben Filter mit einer Porengröße von 15 μm. Damit sollen kleine Gummiteilchen abfangen werden.). Dies soll verhindern, dass verklumpte Erythrozyten in die Blutbahn des Patienten gelangen können.

Leichte Transfusionsreaktionen können sich beim Patienten durch Unruhe, Kopfschmerzen, Schwindel, Übelkeit, Erbrechen, Fieber, Schüttelfrost und Juckreiz manifestieren. Schwere Unverträglichkeiten, meist aufgrund einer Verwechslung der AB0-Gruppe, äußern sich zunächst durch Kreuzschmerzen und Hitzewallungen, Fieber, Schüttelfrost, Schock und Zeichen einer akuten Hämolyse mit nachfolgenden Herzrhythmusstörungen und Nierenversagen.

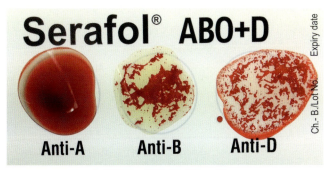

Abb. 11.19 Bedside-Test. Die vorbehandelten Prüfkärtchen enthalten in den einzelnen Feldern Anti-A, Anti-B und Anti-D. Nach dem Auftragen jeweils eines Tropfens Blutes in die einzelnen Felder ist es in diesem Fall zu einer Agglutination bei Anti-B und Anti-D, nicht aber bei Anti-A gekommen; auf dieser Bedside-Testkarte ist die Blutgruppe B und Rhesus positiv zu sehen. [V353]

11.4 Leukozyten

Die weißen Blutkörperchen oder **Leukozyten** verdanken ihren Namen der weißlichen Farbe, die sie im ungefärbten Blutausstrich besitzen. Wie bereits erwähnt, stellen die Leukozyten keine einheitliche Zellgruppe dar (➤ Kap. 11.1.2). Gemeinsam ist ihnen allerdings, dass sie kernhaltig und beweglich sind sowie allesamt an der Abwehr von Fremdstoffen und Krankheitserregern und beim Entzündungsprozess (➤ Kap. 1.9) beteiligt sind.

Die Gesamt-Leukozytenzahl im Blut beträgt normalerweise zwischen 4 und 9 pro Nanoliter (nl) bzw. 4.000 und 9.000 pro ml. Allerdings steckt noch die vielfache Menge außerhalb des Blutgefäßsystems im Knochenmark und in den Geweben: Nur knapp 10 % der im Körper vorhandenen Leukozyten zirkulieren im Blut. Das Blutgefäßsystem stellt für die Leukozyten nur einen Transportweg dar, um von den Bildungsstätten an ihren Einsatzort in den Geweben zu kommen, wo sie ihre Aufgaben im Rahmen der Immunabwehr erfüllen.

Von den drei Hauptgruppen der Leukozyten:
- Granulozyten
- Monozyten
- Lymphozyten

sind die Granulozyten im Blut zahlenmäßig mit etwa 60 % am stärksten vertreten.

11.4.1 Granulozyten

Die **Granulozyten,** so genannt wegen der Granula (Körnchen), die sie im Mikroskop nach dem Anfärben in ihrem Zytoplasma zeigen, sind mit einem Zelldurchmesser von 10–17 μm deutlich größer als die Erythrozyten (➤ Abb. 11.20). Je nach Anfärbbarkeit der Granula werden folgende Untergruppen differenziert (➤ Abb. 11.21):

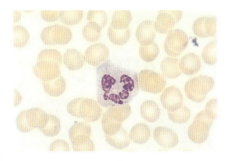

Abb. 11.20 Übersegmentierter Granulozyt im Blutbild, umgeben von Erythrozyten [E340]

Neutrophile Granulozyten

Die **neutrophilen Granulozyten,** die mit ca. 95 % den überwiegenden Teil der Granulozyten ausmachen, haben ganz feine, nur schwach anfärbbare Granula. Sie halten sich nach ihrer Reifung im Knochenmark nur 6–8 Stunden im Blut auf, bevor sie zu ihren Einsatzorten, den Geweben und hier insbesondere den Schleimhäuten, auswandern. Dort können sie Bakterien im Rahmen der unspezifischen Abwehr phagozytieren („auffressen"). Haben die Granulozyten Bakterien und evtl. auch abgestorbene körpereigene Zellen phagozytiert, sterben sie selbst ab, und es entsteht ein Gemisch aus Granulozytenresten und anderen Gewebstrümmern, der **Eiter** (Pus). Eiter findet sich gehäuft bei bakteriellen Entzündungen (➤ Kap. 1.9.3).

Eosinophile Granulozyten

Rund 3 % aller Granulozyten weisen eosinophile, d. h. durch den roten Farbstoff Eosin anfärbbare Granula im Zytoplasma auf. Eine Zunahme dieser **eosinophilen Granulozyten** findet sich bei allergischen Reaktionen, bei Wurminfektionen und Autoimmunerkrankungen. Man spricht dann von einer Eosinophilie.

Basophile Granulozyten

Nur maximal 2 % der Granulozyten zeigen im Zytoplasma **basophile,** d. h. blau anfärbbare Granula, die u. a. Heparin- (➤ Kap. 11.6.6) und Histaminverbindungen (➤ Kap. 1.9.3) enthalten. Sie vermitteln zusammen mit den eosinophilen Granulozyten Reaktionen vom Soforttyp, so auch den lebensgefährlichen anaphylaktischen Schock (➤ Kap. 5.6.1), wobei die in den Granula enthaltenen Stoffe freigesetzt werden.

Die **Gewebs-Mastzellen** sind den basophilen Granulozyten sehr ähnlich und enthalten ebenfalls basophile Granula. Ob die Gewebs-Mastzellen aber aus den basophilen Granulozyten hervorgehen oder – wahrscheinlicher – eine eigenständige Zellart darstellen, ist bis heute ungeklärt. Dessen ungeachtet können die basophilen Granulozyten aber die Blutbahn verlassen.

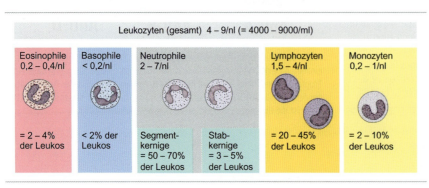

Abb. 11.21 Unterteilung (Differenzierung) der Leukozyten in die unterschiedlichen Zellarten mit Angaben der Werte beim Gesunden [L190]

11.4.2 Monozyten

Monozyten sind mit einem Durchmesser von 12 bis 20 µm die größten Zellen im Blut. Sie besitzen einen großen, meist hufeisenförmig gebuchteten oder gelappten Kern, der sich in einem bläulichen Zytoplasma befindet. Monozyten verweilen nur 1–2 Tage im Blutgefäßsystem und wandern danach in verschiedene Organe, wo sie sich in ortsständige **Makrophagen** umwandeln. Die Aufgabe der Makrophagen besteht, wie der Name schon sagt, in der Phagozytose von Mikroorganismen; außerdem gehören sie zu den antigenpräsentierenden Zellen.

11.4.3 Lymphozyten

Die **Lymphozyten,** die rund ein Drittel der Blutleukozyten ausmachen, sind kleine Zellen mit einem Durchmesser von 7–12 µm. Sie besitzen einen bläulich anfärbbaren, runden Kern. Lymphozyten werden in Knochenmark, Lymphknoten, Thymus und Milz gebildet. Nur etwa 4 % der Lymphozyten befinden sich im Blut; dagegen finden sich 70 % in den Organen des lymphatischen Systems (> Kap. 11.5), 10 % im Knochenmark und den Rest in anderen Organen. Ihre Lebensdauer ist sehr unterschiedlich. Neben kurzlebigen Formen, die nach ca. 8 Tagen absterben, gibt es auch solche, die mehrere 100 Tage alt werden können. Entsprechend dem Ort ihrer Prägung werden **T-Lymphozyten** (Prägung im Thymus) und **B-Lymphozyten,** die bei Vögeln in der Bursa Fabricii, beim Menschen im Knochenmark (Merkhilfe: Bone Marrow) geprägt werden, unterschieden. B- und T-Lymphozyten haben Schlüsselfunktionen bei der spezifischen Abwehr; die Produktion spezifischer Antikörper erfolgt dabei in den **Plasmazellen** (> Kap. 5.3), die aus B-Lymphozyten hervorgehen.

Die T-Lymphozyten werden in drei Untergruppen aufgeteilt:
- **T-Helferzellen** (T4- oder CD4-Zellen): Bei einer HIV-Infektion werden sie vom AIDS-Virus bevorzugt befallen und sinken dann zahlenmäßig stark ab: von normalerweise 1.000/µl bis unter 400/µl.
- **T-Suppressorzellen,** die überschießende Immunantworten verhindern und ebenso wie die zytotoxischen T-Zellen den Oberflächenmarker T_8 (CD_8) tragen.
- **Zytotoxische T-Zellen** (T-Killerzellen) dienen v. a. der Zerstörung virusbefallener Zellen und Tumorzellen.

Außerdem gibt es noch langlebige **T-Gedächtniszellen,** die ein Antigen noch sehr lange nach früher erfolgter Exposition wieder erkennen, sodass die Abwehrreaktion bei erneutem Antigenkontakt wesentlich schneller abläuft.

11.4.4 Bildung der weißen Blutkörperchen (Leukopoese)

Sollen aus einer Stammzelle Leukozyten entstehen, so differenziert sich diese zunächst zum Monoblasten, Lymphoblasten oder Myeloblasten, aus denen die Hauptzelllinien der weißen Blutkörperchen hervorgehen:

- Aus den Monoblasten entstehen über mehrere Zellteilungsschritte die Promonozyten, die sich dann zu den **Monozyten** entwickeln.
- Die Lymphoblasten durchlaufen zunächst das Prolymphozytenstadium, bevor sie sich zu den verschiedenen **Lymphozyten** differenzieren. Dabei müssen sie noch ein Prägungsstadium im Knochenmark oder Thymus durchlaufen (> Kap. 11.4.3).
- Aus den Myeloblasten entstehen die **Granulozyten.** Die Myeloblasten besitzen einen großen, runden Zellkern, der mehrere Nukleolen enthält. Zunächst entstehen aus ihnen die Promyelozyten mit typischen eosinophilen Granula. Auf dieser Stufe hat sich der Stammbaum bereits in drei Linien aufgeteilt (eosinophile, basophile und neutrophile), die aber lichtmikroskopisch noch nicht voneinander unterschieden werden können. Erst bei der nächsten Entwicklungsstufe – den Myelozyten – treten die namengebenden eosinophilen, basophilen oder neutrophilen Granula auf. Im Laufe der Entwicklung vom Myelozyten zum Metamyelozyten werden Zellkern und Zellkörper kleiner und dichter. Die Metamyelozyten sind nicht mehr zur Zellteilung befähigt. Während sich die Granulozytenreihe bis dorthin durch Zellteilung weiterentwickelt hat, spricht man nun von der abschließenden Zellreifung. Aus den Metamyelozyten reifen die stabkernigen Granulozyten, die aktiv ins Blut einwandern. Als letzter Reifungsschritt schnürt sich der Zellkern an mehreren Stellen ein, wodurch die segmentkernigen Granulozyten entstehen.

11.4.5 Weißes Blutbild

Die Konzentrationsbestimmung der einzelnen weißen Blutzellarten gibt oft entscheidende Hinweise auf Erkrankungen. Hierbei spielt besonders die Gesamtzahl der Leukozyten als Marker für Entzündungen im Körper eine Rolle. Weiterhin können das in der Leber produzierte C-reaktive Protein (CRP) sowie die Blutkörperchensenkungsgeschwindigkeit (BSG) einen Hinweis auf eine Entzündung geben. Beide Werte sind dann meist erhöht, wobei das CRP meist als erster Wert auffällig wird.

Die **Leukozytenzahl** („Leukos") ist die Gesamtzahl aller weißen Blutkörperchen. Normwert 4–9/nl = 4.000–9.000/µ. Insbesondere bei zu niedriger (Leukopenie) oder zu hoher (Leukozytose) Gesamtleukozytenzahl liefert das **Differenzialblutbild** detaillierte Informationen über das zahlenmäßige Verhältnis der einzelnen weißen Blutzellarten:

- **Lymphozyten:** Normwert 1,5–4/nl = 20–45 % der Leukos; erhöhte Zahl (Lymphozytose) z. B. bei Keuchhusten, Tuberkulose, Röteln und vielen anderen Virusinfektionen, einigen Tumoren; erniedrigte Zahl (Lymphopenie) z. B. bei malignen Lymphomen (> Kap. 11.5.4), HIV-Infektion (insbesondere T_4 erniedrigt, > Kap. 11.4.3) und immunsuppressiver Therapie
- **Neutrophile Granulozyten:** Normwert 2–7/nl; erhöhte Zahl bei allen bakteriellen Infektionen sowie vielen nichtinfektiösen Entzündungen (z. B. rheumatoide Arthritis)
- **Eosinophile Granulozyten:** Normwert 0,2–0,4/nl = 2–4 % der Leukozyten; erhöhte Zahl (Eosinophilie) bei allergischen und parasitären Erkrankungen

- **Basophile Granulozyten:** Normwert 0,2/nl = 2 % der Leukos; erhöhte Zahl bei vielen chronischen Erkrankungen
- **Monozyten:** Normwert 0,2–1/nl = 2–10 % der Leukos; erhöhte Zahl unter anderem bei vielen chronischen Infektionen und Entzündungen sowie bei akuten Infektionen in der Heilungsphase und bei Tumoren

11.4.6 Leukämien

Leukämien entstehen durch unkontrollierte, krebsartige Vermehrung von unreifen Stammzellen der Leukopoese.

Je nachdem, ob es sich um eine Entartung der Granulozytenreihe oder der Lymphozytenreihe handelt, spricht man von einer myeloischen bzw. einer lymphatischen Leukämie. Von beiden Leukämien gibt es jeweils eine akut und eine chronisch auftretende Form. Es werden demnach die akute myeloische Leukämie (**AML**), die akute lymphatische Leukämie (**ALL**), die chronische myeloische Leukämie (**CML**) und die chronische lymphatische Leukämie (**CLL**) unterschieden. Die CML zählt zur Gruppe der chronischen myeloproliferativen Erkrankungen, die CLL zu den niedrig malignen Non-Hodgkin-Lymphomen (➤ Kap. 11.5.3).

Der Name Leukämie = weißes Blut lässt sich durch den **hohen Gehalt an Leukozyten,** welche die anderen Zellreihen verdrängen können, erklären. Die Patienten leiden deshalb zum einen oft unter einer Anämie oder einer Blutungsneigung aufgrund eines Thrombozytenmangels, zum anderen wegen der bis auf bei der CML defekten weißen Blutkörperchen unter Abwehrschwäche und Infektionsanfälligkeit. Häufig beginnen die akuten Leukämien rasch, während die chronischen Leukämien eher schleichend verlaufen. Bei Patienten mit lymphatischen Leukämien sind meist (schmerzlose) Lymphknotenvergrößerungen feststellbar. Diagnostisch entscheidend sind Blutbild und Knochenmarkausstrich.

Unbehandelt führt eine Leukämie bei akuten Formen innerhalb von wenigen Wochen bis Monaten, bei den chronischen Formen nach wenigen Jahren zum Tod.

Heute werden die akuten Leukämien mit **Chemotherapie** behandelt, anfänglich sehr intensiv, später schonender. Hierunter ist die Heilungschance bei der akuten lymphatischen Leukämie, die hauptsächlich bei Kindern auftritt, deutlich gestiegen (Heilungsrate um 70 %). Die akute myeloische Leukämie hingegen rezidiviert häufig, weshalb oft eine Knochenmarktransplantation durchgeführt wird. Die Prognose der CML hat sich durch die Einführung des Tyrosinkinasehemmers Imatinib® wesentlich verbessert. Dieses Chemotherapeutikum greift an dem für die unkontrollierte Vermehrung der Knochenmarksstammzelle verantwortlichen Enzym an und blockiert so gezielt das Voranschreiten der Erkrankung. Die chronisch lymphatische Leukämie verläuft meist so langsam, dass die Patienten lange beschwerdearm bleiben.

Bei allen Vorteilen der Chemotherapie darf die schwächende Wirkung auf das Immunsystem des Patienten nicht außer Acht gelassen werden. Eine strikte Hygiene am Patienten ist daher obligat, teilweise kann sogar eine sogenannte Umkehrisolation (Patient trägt z. B. Mundschutz und Handschuhe) nötig sein.

11.5 Lymphatisches System

Als **lymphatisches System** wird die Gesamtheit aller Lymphbahnen sowie die **lymphatischen Organe** Milz, Thymus, der lymphatische Rachenring mit Rachen-, Zungen- und Gaumenmandeln, Lymphknoten und das lymphatische Gewebe des Darms (z. B. die Peyer-Plaques des Dünndarms, ➤ Kap. 15.13.2) bezeichnet (➤ Abb. 11.22). Alle lymphatischen Organe sind aus retikulärem Bindegewebe (➤ Kap. 4.3.1) aufgebaut, in das zahlreiche Lymphozyten (➤ Kap. 11.4.3) eingestreut sind.

Anatomisch gesehen ist das lymphatische System weitgehend identisch mit den Organen des Immunsystems (➤ Kap. 5.1.2); es erfüllt aber außer der Mitarbeit bei der Immunabwehr noch zwei weitere wichtige Aufgaben:
- **Transport** von Nahrungsfetten aus dem Darm (➤ Kap. 15.15.3).
- **Drainage** von interstitieller Flüssigkeit ins venöse System. Diese Flüssigkeit wird **Lymphe** genannt (➤ Kap. 11.5.1).

11.5.1 Lymphe und Lymphbahnen

Im arteriellen Schenkel der Kapillaren werden täglich etwa 20 l Flüssigkeit in das Interstitium filtriert, jedoch nur ca. 18 l davon im venösen Schenkel wieder reabsorbiert (Details ➤ Abb. 11.23, ➤ Abb. 11.24 und ➤ Kap. 13.1.7). Die restlichen 2 l, entsprechend ca. 10 % der filtrierten Flüssigkeit, bilden die **Lymphe.** Ihre Zusam-

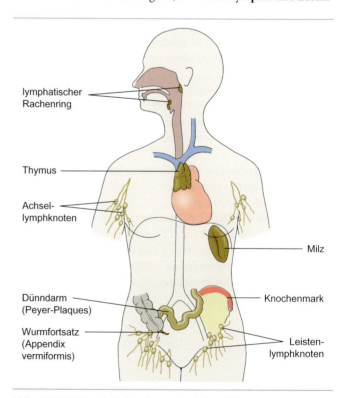

Abb. 11.22 Die lymphatischen Organe. Nach ihrer Bildung und Prägung wandern die Lymphozyten in die lymphatischen Organe aus, die über den ganzen Körper verstreut sind. [L190]

mensetzung entspricht der des Blutplasmas mit dem Unterschied eines um zwei Drittel niedrigeren Eiweißgehalts. Er beträgt durchschnittlich 20 g/l gegenüber 70–80 g/l im Blutplasma.

Die Lymphe wird von den **Lymphkapillaren** aufgenommen, die überall in den Geweben des Körpers blind beginnen. Sie verlaufen etwa parallel zu den venösen Gefäßen und vereinigen sich zu zunehmend größeren Lymphbahnen. Die Lymphbahnen stellen neben dem venösen System ein zweites Abflusssystem dar, durch das interstitielle Flüssigkeit wieder in den Blutstrom zurückgeleitet wird. In die Lymphbahnen eingeschaltet sind **Lymphknoten** (➤ Abb. 11.25). Dort werden in der Lymphe enthaltene Stoffwechselprodukte, Zelltrümmer, Lymphozyten und Fremdkörper entfernt. Nachdem die Lymphe die Lymphknoten passiert hat, sammelt sie sich in den großen Lymphbahnen.

Dabei vereinigen sich die großen Lymphbahnen der unteren Körperabschnitte in der Cisterna chyli und laufen als **Ductus thoracicus** (Milchbrustgang) durch das Zwerchfell ins hintere Mediastinum (➤ Abb. 11.23). Nach dem Zufluss der Hauptlymphbahnen des linken Armes und der linken Kopfhälfte mündet der Ductus thoracicus über den linken **Venenwinkel,** den Zusammenfluss von linker Kopf- und Armvene, ins Blut. Die Lymphe der rechten oberen Körperseite mündet dagegen als rechter **Hauptlymphgang** (Ductus lymphaticus dexter) direkt in den rechten Venenwinkel.

Die **Lymphkapillaren** besitzen wie die Blutkapillaren eine mit Endothelzellen ausgekleidete Wand. Sie haben aber meist einen etwas größeren Durchmesser. Große Lymphgefäße besitzen eine Intima, eine Media mit glatter Muskulatur und eine bindegewebige Adventitia. Wie die Venen sind sie ebenfalls mit Klappen ausgestattet. Der Flüssigkeitstransport kann durch rhythmische Kontraktionen der Gefäßmuskulatur erfolgen, wobei Lymphklappen einen Rückstrom verhindern. In den Lymphkapillaren und in den Lymphbahnen der Skelettmuskulatur wird der Strom außerdem durch die sog. Lymphpumpe aufrechterhalten. Sie funktioniert vom Prinzip her wie die Muskelvenenpumpe. Der Flüssigkeitsstrom kann durch Muskelarbeit auf das 10–15-Fache ansteigen.

Lymphödem

Ein Lymphödem ist eine teigige Schwellung im Unterhautfettgewebe, die durch die Ansammlung von Lymphflüssigkeit infolge einer mangelnden Transportkapazität der Lymphgefäße zustande kommt. Es wird zwischen **primärem und sekundärem Lymphödem** unterschieden. Das deutlich seltenere primäre Lymphödem ist angeboren und meist durch zu wenig oder zu kleine Lymphgefä-

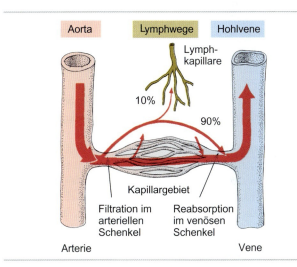

Abb. 11.24 Bildung der Lymphe im Kapillargebiet [L190]

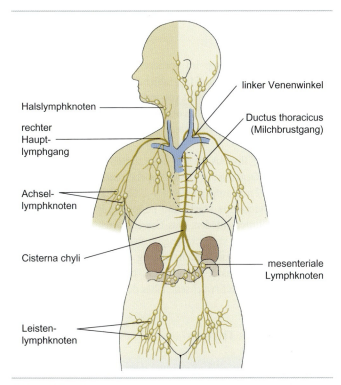

Abb. 11.23 Wichtige Lymphbahnen und Lymphknotenstationen. Der Ductus thoracicus übernimmt den größten Anteil des Lymphabflusses. Die Lymphe der rechten oberen Körperhälfte sammelt sich dagegen von der restlichen Lymphe getrennt im rechten Hauptlymphgang. [L190]

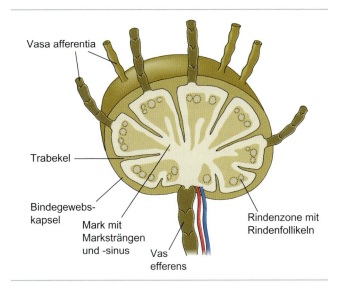

Abb. 11.25 Lymphknoten [L190]

ße verursacht. Zu den Ursachen für ein sekundäres Lymphödem gehört eine Unterbrechung des Lymphabflusses, z. B. durch Vernarbung nach einer Operation oder durch entzündliche oder tumoröse Veränderungen der Lymphknoten. Häufig entsteht ein Lymphödem im Schulter-Arm-Bereich nach Entfernung der weiblichen Brust mit Ausräumung der Achselhöhle wegen einer Brustkrebserkrankung (Mammakarzinom).

ACHTUNG
Bei Patienten mit Lymphstau verbietet sich ebenso wie bei Patienten, die mit einem Kurzschluss zwischen einer Vene und einer Arterie (Shunt) versorgt sind, das Blutdruckmessen und die Anlage von peripheren Venenzugängen an der betroffenen Extremität.

Lymphknotenschwellungen (Lymphome)

Eine Größenzunahme eines oder mehrerer Lymphknoten wird definitionsgemäß unabhängig von der Gut- oder Bösartigkeit als **Lymphom** bezeichnet. Meist wird eine gutartige Vergrößerung im Alltag jedoch einfach als Schwellung deklariert.

Zu einer gutartigen Schwellung der Lymphknoten kommt es, wenn diese im Rahmen der adaptiven Immunantwort bei einer Infektion besonders gefordert sind. So schwellen z. B. bei einer eitrigen Mandelentzündung (Tonsillitis) die Halslymphknoten an. Sie sind druckschmerzhaft und gut verschieblich. Auch eine Krebserkrankung, etwa ein Mammakarzinom, kann sich durch Vergrößerung und Verhärtung der regionären Lymphknoten äußern. Diese mit Tumorzellen infiltrierten Lymphknoten sind dabei typischerweise unverschieblich, mit dem umgebenden Gewebe verbacken und schmerzlos. Weitere bösartige Erkrankungen, bei denen es meist zu Lymphknotenschwellungen kommt, sind Hodgkin- und Non-Hodgkin-Lymphome (➤ Kap. 11.5.4) oder Leukämien (➤ Kap. 11.4.5).

11.5.2 Milz

Die **Milz** (Lien, Splen) ist ein etwa 150 g schweres Organ im linken Oberbauch unter dem Zwerchfell (➤ Abb. 15.47). Am Milzhilus tritt die Milzarterie (A. lienalis) in die Milz ein, während die Milzvene (V. lienalis) sie hier verlässt.

Die Milz ist von einer mäßig derben Bindegewebskapsel umgeben, von der zahlreiche Gewebsbalken, die Trabekel, in das Organinnere einstrahlen (➤ Abb. 11.26, ➤ Abb. 11.27). Das so entstandene dreidimensionale Balkenwerk umschließt Bereiche, die das eigentliche Milzgewebe enthalten. Es wird **Pulpa** genannt. Die Schnittfläche einer frischen Milz zeigt bei genauer Betrachtung ein ausgedehntes, dunkelrotes Gewebe, die **rote Pulpa**, in das viele stecknadelkopfgroße weiße Stippchen eingestreut sind. Diese werden als **weiße Pulpa** bezeichnet. Rote und weiße Pulpa stehen in einem Volumenverhältnis von ungefähr 3:1. Bei zahlreichen Erkrankungen ist das Mengenverhältnis verändert.

Die weiße Pulpa setzt sich aus lymphatischem Gewebe zusammen, das sich entlang der arteriellen Gefäße ausbreitet. Zusätzlich finden sich kugelförmige Lymphfollikel. Die rote Pulpa besteht dagegen aus großen Blutträumen, den **Sinus,** und einem feinen bindegewebigen Maschenwerk, in das viele rote und weiße Blutkörperchen eingelagert sind.

Was leistet die Milz?

Gesicherte **Funktionen der Milz** sind:
- Identifizierung und Abbau von überalterten Blutzellen („Blutmauserung", ➤ Kap. 11.2.5)
- Thrombozytenspeicherung: Ausschüttung bei erhöhtem Verbrauch, z. B. bei Blutungen
- Abfangen und Abbau von Gerinnungsprodukten (kleinen Thromben)
- Sitz der Hämatopoese (Blutbildung) vor der Geburt

Für den Erwachsenen gehört die Milz nicht zu den lebenswichtigen Organen. Ihre Funktionen können offenbar von der Leber, vom Knochenmark und von anderen lymphatischen Organen übernommen werden. Dennoch werden vor allem in der ersten Zeit nach einer operativen Entfernung der Milz (Splenektomie), die z. B. bei einem Milzriss (Milzruptur) infolge einer Bauchverletzung nötig werden kann, häufig Komplikationen wie erhöhte Gerinnungsneigung, allgemeine Abgeschlagenheit und Neigung zu bakteriellen Infektionen (➤ Kap. 5.8) mit erhöhter Sepsisgefahr beobachtet.

11.5.3 Thymus

Der **Thymus** (Bries) liegt im vorderen Mediastinum über dem Herzbeutel. Bei Kindern und Jugendlichen ist das Organ voll ausgebildet und erreicht ein Gewicht von maximal 40 g. Ab der Pubertät bildet er sich zurück (Altersinvolution), sodass sich bei Erwachsenen nur noch narbige Thymusreste, eingebettet in den Thymusfettkörper, finden.

Der kindliche Thymus ist von einer zarten Bindegewebskapsel eingehüllt. Das Organ ist in glatte Läppchen mit einem Durchmesser von ca. 0,5–2 mm aufgegliedert (➤ Abb. 11.28). Es werden zentrale, lymphozytenarme Mark- und periphere, lymphozytenreiche Rindenanteile unterschieden. Das Gewebsgerüst des Thymus besteht aus einem Netz von verzweigten Retikulumzellen, die in der Markzone kugelige, zwiebelschalenartig geschichtete Zellhaufen, die sogenannten **Hassall-Körperchen,** bilden. Insbesondere die Thymusrinde wird im Erwachsenenalter durch Fettgewebe ersetzt.

Bedeutung des Thymus

Im Thymus findet die Prägung der T-Lymphozyten statt (➤ Kap. 11.4.3). Daneben sezerniert der Thymus verschiedene Hormone, die wahrscheinlich im Sinne von Wachstumsfaktoren des Immunsystems wirken (auch ➤ Tab. 10.3).

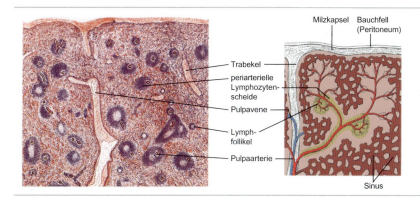

Abb. 11.26 Histologischer Feinbau der Milz, links im mikroskopischen Bild, rechts Schemazeichnung [Foto: M375; Zeichnung: L190]

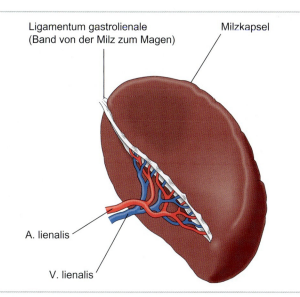

Abb. 11.27 Anatomie der Milz. Das Organ ist ca. 7 cm breit und ca. 12 cm lang. Von der Milzkapsel geht ein Halteband (Ligamentum gastrolienale) aus, das zum Magen zieht. [L190]

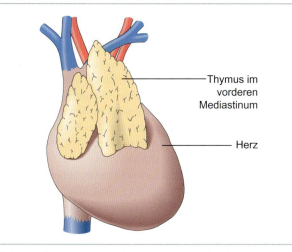

Abb. 11.28 Thymus eines Jugendlichen. Beim Kind ist der Thymus im Verhältnis zum Herz noch größer, beim Erwachsenen wird er zunehmend durch Fettgewebe ersetzt. [L190]

11.5.4 Erkrankungen des lymphatischen Systems

Maligne Lymphome sind bösartige Erkrankungen, die von Lymphknoten oder anderen lymphatischen Geweben ausgehen und in den **Morbus Hodgkin** (Lymphogranulomatose) und die **Non-Hodgkin-Lymphome** unterteilt werden (➤ Abb. 11.29).

Typischerweise kommen die Patienten wegen schmerzloser Lymphknotenvergrößerungen, Leistungsknick, Müdigkeit, Gewichtsverlust, Nachtschweiß oder unklarem Fieber zum Arzt (Begleit- = B-Symptomatik). Zur genauen Diagnosestellung müssen verdächtige Lymphknoten entfernt und feingeweblich untersucht werden.

Unter optimaler Behandlung (Bestrahlung und/oder Chemotherapie) hat das **Hodgkin-Lymphom,** insbesondere das lymphozytenprädominante Hodgkin-Lymphom, mit über 60 % Heilungsquote eine recht gute Prognose. Die **Non-Hodgkin-Lymphome** lassen sich gemäß ihres Ursprungs in T- und B-Zell-Lymphome unterteilen. In der Klinik gebräuchlicher ist jedoch die Unterteilung in aggressive und indolente (schmerzlos, sprich, der Patient ist von seiner Erkrankung nur geringfügig beeinträchtigt) Non-Hodgkin-Lymphome. Zur Prognose lässt sich sagen, dass die aggressiven Formen durch Bestrahlung und/oder Chemotherapie geheilt werden können, während die indolenten Formen fast ausschließlich palliativ therapiert werden können. Das Ziel ist somit nicht die Heilung, sondern der Erhalt der Lebensqualität. Dies kann jedoch wie bei der chronisch lymphatischen Leukämie, die zu den indolenten Non-Hodgkin-Lymphomen zählt, bei einem älteren Patienten zu einer fast uneingeschränkten Lebenserwartung führen, da eine Überlebenszeit von über 10 Jahre keine Seltenheit ist.

Zu den Non-Hodgkin-Lymphomen zählt auch das **Plasmozytom** (bei mehreren Manifestationen auch multiples Myelom genannt). Hier entartet eine Plasmazelle (➤ Kap. 5.3) zu einer „hemmungslosen Antikörperfabrik" und produziert in den meisten Fällen Unmengen eines einzigen (aber funktionsuntüchtigen) Antikörpers. Die Patienten klagen über Abgeschlagenheit und Gewichtsverlust und zeigen oft Zeichen einer Niereninsuffizienz und pathologische Frakturen (➤ Kap. 6.1.4), weil die tumorösen Plasmazellen den Knochenabbau fördern. Große Mengen der massenhaft produzierten Antikörpermoleküle werden durch die Niere ausgeschieden und schädigen diese. Sie lassen sich bei 60 % der Plasmozytome im Urin als sog. Bence-Jones-Proteine nachweisen. Die Patienten werden mit Chemotherapie und Bestrahlungen behandelt, die Lebenserwartung ist jedoch reduziert.

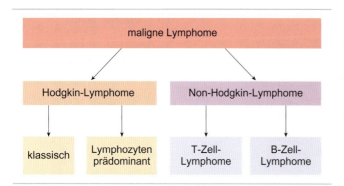

Abb. 11.29 Unterteilung der malignen Lymphome [M843]

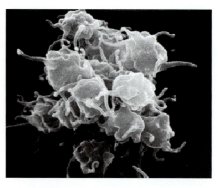

Abb. 11.30 Elektronenmikroskopische Aufnahme von aktivierten Thrombozyten (Blutplättchen) [E340]

11.6 Gerinnungssystem

Nicht nur bei äußerlich sichtbaren Verletzungen ist die Intaktheit unseres Gefäßsystems gefährdet – ständig werden im Körper kleinste Gefäße undicht, so etwa bei Wachstumsprozessen, bei Entzündungen oder beim Stoß eines Körperteils gegen einen harten Gegenstand. Da das arterielle Gefäßsystem unter Druck steht, kann der Körper auch bei kleineren Gefäßverletzungen verbluten. Um dies, wo immer möglich, zu verhindern, werden undichte Gefäße durch das **Gerinnungssystem** von innen heraus abgedichtet. Dabei greifen drei Reaktionsabläufe ineinander:
- Gefäßreaktion
- Blutstillung
- Blutgerinnung

11.6.1 Thrombozyten

Eine entscheidende Rolle bei der Gerinnung spielen die **Thrombozyten** (Blutplättchen), kernlose Scheibchen, die im Knochenmark gebildet und ein bis zwei Wochen später vor allem in Milz und Leber wieder abgebaut werden (➤ Abb. 11.30). Sie sind nur ca. 1–4 µm groß und 0,5 µm dick. Beim Gesunden findet man 150–400 Thrombozyten pro Nanoliter Blut.

Im Inneren der Thrombozyten sind mit dem Elektronenmikroskop zahlreiche kleine Granula erkennbar. Sie enthalten eine Vielzahl von verschiedenen Enzymen und Gerinnungsfaktoren.

Eine erhöhte Thrombozytenzahl (**Thrombozytose**) tritt z. B. bei Infektionskrankheiten und Tumoren auf. Es kommt dadurch gehäuft zur Thrombenbildung (➤ Kap. 11.6.5), die zum Tode führen kann. Bei einem Mangel an Thrombozyten (**Thrombozytopenie**) hingegen versagt der Mechanismus der Blutstillung (Details ➤ Kap. 11.6.7).

Bildung der Thrombozyten (Thrombozytopoese)

Manche Stammzellen differenzieren sich zu Megakaryoblasten. Diese sind mit 25 µm Durchmesser sehr groß, besitzen einen runden Zellkern ohne Nukleolen und ein bläulich anfärbbares Zytoplasma. Hieraus entwickeln sich über den Zwischenschritt des Promegakaryozyten die Megakaryozyten, auch Knochenmarkriesenzellen genannt. Sie sind mit einem Durchmesser zwischen 30 und 100 µm die größten Knochenmarkzellen. Durch Abschnürungen vom Zytoplasma des Megakaryozyten entstehen etwa 4.000–5.000 **Thrombozyten.** Die Außenmembran der Thrombozyten leitet sich vom endoplasmatischen Retikulum der Megakaryozyten ab.

11.6.2 Gefäßreaktion

Unmittelbar nach einer Verletzung, etwa einem Stich mit einer Kanüle, kommt es zur Verengung des verletzten Blutgefäßes (**Vasokonstriktion**). Dadurch fließt weniger Blut durch das betroffene Gebiet und der Blutverlust wird eingeschränkt. Außerdem rollt sich das verletzte Gefäßendothel zusammen und verklebt.

11.6.3 Blutstillung

Wird ein Gefäß verletzt, lagern sich die Thrombozyten an die Bindegewebsfasern der Wundränder an (Thrombozytenadhäsion). Die Thrombozyten verformen sich und ballen sich zusammen (Thrombozytenaggregation), es entsteht ein **Thrombozytenpfropf** (Thrombozytenthrombus), der die Wunde – wenn sie nicht allzu groß ist – in normalerweise ein bis drei Minuten verschließt. Diese Zeit von der Verletzung bis zum Stillstand der Blutung wird als **Blutungszeit** bezeichnet.

Während der Aggregation entleeren sich die Granula der Granulozyten. Ein wichtiger Stoff, der dabei freigesetzt wird, ist das **Thromboxan A2**. Es fördert die Vasokonstriktion des verletzten Gefäßes. Eine weitere Substanz ist der **Thrombozytenfaktor 3** (kurz TF 3, auch Plättchenfaktor 3), der eine wichtige Rolle bei der Blutgerinnung spielt (➤ Kap. 11.6.4).

Ein Thrombus, der sich in der oben beschriebenen Weise langsam an den Wundrändern abscheidet, wird Abscheidungsthrombus oder **weißer Thrombus** (wegen seiner Farbe) genannt. Im Gegensatz dazu bezeichnet man einen Thrombus, in dem sich zusätzlich Erythrozyten einlagern, als **roten Thrombus.** Er entsteht nicht als Folge einer Gefäßwandverletzung, sondern wenn der Blutfluss in einem Gefäß plötzlich z. B. durch ein Blutgerinnsel unterbrochen wird und die Blutsäule „erstarrt" (➤ Kap. 11.6.5, ➤ Abb. 11.31).

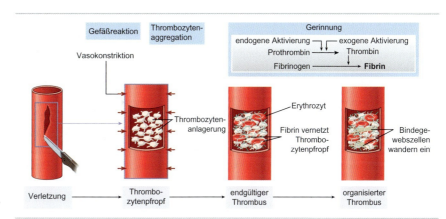

Abb. 11.31 Übersicht über die Blutstillung (Hämostase) [L190]

11.6.4 Blutgerinnung

Gefäßreaktion und Thrombozytenaggregation bringen eine (kleinere) Blutung zwar innerhalb weniger Minuten (vorläufig) zum Stillstand, doch reichen sie alleine nicht für einen dauerhaften Blutungsstillstand aus: Bereits nach wenigen Minuten nämlich beginnen sich die verengten Gefäße wieder zu erweitern und ohne weitere Mechanismen könnte der Thrombozytenpfropf aufgelöst oder fortgespült werden – die Blutung begänne von Neuem.

Praktisch gleichzeitig mit der Thrombozytenaggregation beginnt die **Blutgerinnung** durch Bildung eines faserigen Netzes aus **Fibrin** um den Thrombozytenpfropf herum; der **endgültige Thrombus** entsteht. Damit es zur Fibrinbildung im Blut kommen kann, müssen sich zuvor viele Gerinnungsfaktoren einer nach dem anderen – im Sinne einer Kettenreaktion – aktivieren. Man bezeichnet diese Hintereinanderschaltung von Reaktionsschritten als **Gerinnungskaskade** (➤ Abb. 11.32).

Gerinnungsfaktoren

Die **Gerinnungsfaktoren** sind Eiweißkörper im Blut, die, wenn sie aktiviert sind, wie Enzyme wirken, also bestimmte chemische Reaktionen beschleunigen. Traditionell werden sie mit römischen Ziffern von I bis XIII bezeichnet. Folgende Faktoren sind bekannt:

- Faktor I = **Fibrinogen**
- Faktor II = **Prothrombin**
- Faktor III = **Gewebsthrombokinase** (Gewebsfaktor), Startpunkt des exogenen Gerinnungssystems
- Faktor IV = **Kalzium**
- Faktor V = Proaccelerin
- Faktor VI entspricht aktiviertem Faktor V
- Faktor VII = Proconvertin
- Faktor VIII = Hämophilie-A-Faktor (antihämophiles Globulin A)
- Faktor IX = Hämophilie-B-Faktor (Christmas-Faktor)
- Faktor X = Stuart-Prower-Faktor
- Faktor XI = Rosenthal-Faktor
- Faktor XII = Hageman-Faktor, Startpunkt des endogenen Gerinnungssystems
- Faktor XIII = Fibrin-stabilisierender-Faktor

Gerinnungskaskade im Detail

Das Gerinnungssystem wird über zwei verschiedene Wege aktiviert:

- Das **exogene System** (Extrinsic System, extravaskulärer Weg) wird bei größeren, äußeren Gewebsverletzungen aktiviert, bei denen es zur Einblutung in das umliegende Gewebe kommt. Sobald Blut infolge einer Gefäßzerreißung in das Gewebe übertritt, wird der Gerinnungsfaktor III (Gewebsthrombokinase) freigesetzt. Gewebsthrombokinase aktiviert Faktor VII und setzt damit die Gerinnungskaskade sekundenschnell in Gang. Der aktive Faktor VII wandelt mithilfe von Kalzium Faktor X in seine aktive Form um (➤ Abb. 11.32).

- Ist der Gefäßschaden auf die Gefäßinnenhaut (Endothel) beschränkt, wird das exogene System nicht aktiviert. Hier startet die Gerinnung über das **endogene System** (Intrinsic System, intravaskulärer Weg). Die Gerinnung beginnt damit, dass sich Faktor XII durch das infolge der Verletzung rau gewordene Endothel in seine aktive Form umwandelt, die dann Faktor XI und dieser wiederum Faktor IX aktiviert. Faktor IX wandelt zusammen mit Faktor VIII den Faktor X in seine aktive Form um, wozu zusätzlich Kalzium-Ionen und der schon erwähnte Thrombozytenfaktor 3 (TF 3) aus den am verletzten Gefäß haftenden Thrombozyten gebraucht werden. Die Gerinnungskaskade verläuft hier über mehr Schritte als beim exogenen Gerinnungssystem und benötigt deshalb mehr Zeit (ca. 1–6 min; ➤ Abb. 11.32).

Endogenes und exogenes Gerinnungssystem münden auf der Stufe der Faktor-X-Aktivierung zusammen. Die nun folgenden Schritte laufen immer gleich ab **(gemeinsame Endstrecke der Gerinnung):** Faktor X führt zusammen mit Faktor V und Kalzium Prothrombin in aktives Thrombin über, welches dann Fibrinogen in Fibrin überführt. Der fibrinstabilisierende **Faktor XIII** schützt den endgültigen Thrombozytenpfropf vor vorzeitiger Auflösung.

So vollständig getrennt, wie hier der besseren Anschaulichkeit halber dargestellt, sind exogenes und endogenes System allerdings nicht. Beispielsweise kann Faktor IX des endogenen Systems auch durch das exogene Sysem aktiviert werden.

Schlüsselrolle des Kalziums

Kalzium nimmt nicht nur für die Thrombinbildung, sondern auch für mehrere andere Reaktionsschritte eine Schlüsselstellung ein.

Blut kann daher ungerinnbar gemacht werden, indem durch Zusatz von Natriumcitrat oder EDTA die Kalzium-Ionen gebunden werden. Dies ist wichtig für die Herstellung von Blutkonserven oder für die Konservierung von Proben vor Blutgerinnungstests, da ansonsten die Gerinnungsfaktoren durch die Spontangerinnung „im Röhrchen" vorzeitig unkontrolliert verbraucht würden.

Synthese der Gerinnungsfaktoren

Fibrinogen, Prothrombin und die übrigen Gerinnungsfaktoren werden in der **Leber** synthetisiert. Deshalb können Lebererkrankungen (insbesondere eine Leberzirrhose) zu einem Gerinnungsfaktormangel und folglich zu Gerinnungsstörungen führen. Für die Bildung von Prothrombin (Faktor II) und den Gerinnungsfaktoren VII, IX und X benötigt die Leber **Vitamin K**. Da Vitamin K zu den fettlöslichen Vitaminen zählt, kann es von der Darmwand nur in Gegenwart von Fetten und Gallenflüssigkeit resorbiert werden. Bei Störungen der Fettresorption kann es so zu einem gefährlichen Mangel an Gerinnungsfaktoren kommen. Häufiger ist aber Mangelernährung (z. B. bei Alkoholikern) Ursache eines Vitamin-K-Mangels. Auch eine Antibiotikatherapie kann zu einem Vitamin-K-Mangel führen, wenn sie zur Abtötung der normalen Darmflora führt, welche im Regelfall einen Großteil des Vitamin K beisteuert.

Gerinnselretraktion und -organisation

Anschließend zieht sich das Fibrinnetz zusammen (**Retraktion**) und nähert dadurch die Wundränder einander an – die Wunde verkleinert sich. In das stabile, netzförmige Fibrin können nun Fibroblasten (Bindegewebsgrundzellen, ➤ Kap. 1.11.5) einwachsen, den Thrombus bindegewebig umbauen (organisieren) und die Wunde endgültig verschließen. Eine **Narbe** entsteht.

Hemmstoffe der Gerinnungsfaktoren

So sinnvoll und notwendig die Gerinnung ist – überschießend oder am falschen Ort würde sie zu Gefäßverschlüssen mit nachfolgenden, lebensbedrohlichen Durchblutungsstörungen führen.

Im Blut zirkulieren ständig Hemmstoffe der Gerinnungsfaktoren. Diese **Inhibitoren** sorgen z. B. dafür, dass die Blutgerinnung nur an der Verletzungsstelle erfolgt. Die wichtigsten Inhibitoren sind das Antithrombin III (**AT III**) sowie **Protein C** und **Protein S** (Details ➤ Abb. 11.32). Ein Mangel an AT III, Protein C oder Protein S kann Thrombosen verursachen.

Abschluss der Wundheilung und Fibrinolyse

Es wäre nicht sinnvoll, wenn das verletzte Gefäß dauerhaft verschlossen bliebe. Tage bis Wochen nach erfolgter Wundheilung werden die Fibrinpfropfe durch mehrere Reaktionsschritte deshalb oftmals wieder abgebaut und damit die verschlossenen Blutgefäße erneut geöffnet (rekanalisiert). Außerdem werden auch beim Gesunden geringe Mengen Fibrin gebildet, die wieder aufgelöst werden müssen. Diese Reaktionskette, die zur Auflösung von Fibrin und damit von Thromben führt, heißt **Fibrinolyse** (Lyse = Auflösung).

Die Fibrinolyse wird durch das Enzym **Plasmin** in Gang gesetzt. Plasmin selbst kommt im Blut nur in einer inaktiven Vorstufe vor, dem **Plasminogen**. Bei Bedarf wird Plasminogen über Aktivatoren in das aktive Plasmin überführt. Zu den physiologischen Aktivatoren zählen z. B. die **Urokinase** und der Gewebsplasminaktivator (abgekürzt tPA = Tissue Plasminogen Activator).

Im Gegensatz zur Fibrinbildung verläuft die Fibrinolyse zunächst sehr langsam, da sich der Körper nach einer Verletzung vor einer vorzeitigen Gerinnselauflösung schützen muss und deshalb **Antiplasmine,** d. h. Hemmstoffe der Fibrinolyse, bildet.

11.6.5 Thrombose und Embolie

Wenn sich innerhalb eines Gefäßes ein Blutgerinnsel bildet und das Gefäß verschließt, spricht man von einer **Thrombose.** Drei Faktoren begünstigen die Entstehung einer Thrombose (sogenannte **Virchow-Trias**):
- Blutströmungsverlangsamung (**Stase**), z. B. bei Ruhigstellung (etwa durch Gips, OP oder Bettlägerigkeit)
- Erhöhte Gerinnungsbereitschaft, z. B. durch Protein-S-, Protein-C- oder Antithrombin-III-Mangel (**Hyperkoagulabilität**)
- **Gefäßwandschäden** (z. B. arteriosklerotische Intimaschäden, ➤ Abb. 13.3), welche die Thrombozytenaggregation begünstigen

Eine Thrombose kann in Arterien auftreten, viel häufiger sind jedoch die Venen betroffen, v. a. die tiefen Bein- und Beckenvenen.

Venöse Thrombosen

Eine **tiefe (Bein-)Venenthrombose** (Phlebothrombose) trifft in 60 % der Fälle das linke Bein; seltener sind beide Beine oder die Beckenvenen betroffen. Der Patient bemerkt oft nur ein einseitiges Schwere- und Spannungsgefühl. Vielfach bestehen ein Unterschenkel- und/oder Oberschenkelödem, eine lokale Überwärmung und Schmerzen. In seltenen Fällen kommt es zu einer deutlichen Umfangsvermehrung.

Löst sich der Thrombus oder ein Teil davon, so wandert er (dann als **Embolus** bezeichnet) mit dem Blutstrom und verursacht eine **Embolie,** sobald er in einen engen Gefäßabschnitt gelangt, dort stecken bleibt und dieses Gefäß verstopft. Losgelöste Thromben aus den Becken- oder tiefen Beinvenen durchwandern häufig das rechte Herz und verlegen dann Abschnitte des Lungenkreislaufs. Sie sind die häufigste Ursache einer **Lungenembolie,** einer gefährlichen Komplikation nach Operationen und Entbindungen.

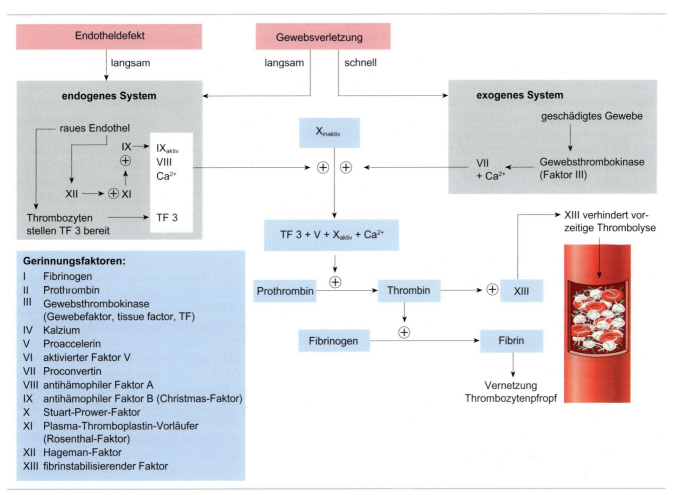

Abb. 11.32 Die Gerinnungskaskade [L190]

Wegen der Lungenemboliegefahr muss jede tiefe Beinvenenthrombose konsequent behandelt werden:
- Bettruhe, solange die Antikoagulation noch nicht wirksam ist
- Wenn möglich, Versuch der therapeutischen Fibrinolyse (Thrombolyse), d. h. der gezielten Thrombusauflösung, z. B. mit Urokinase, oder mechanische Entfernung, entweder chirurgisch oder mit einem speziellen Katheter
- Vollheparinisierung
- Langfristig Kompressionsstrümpfe zur Entlastung des durch die Thrombose meist teilweise zerstörten Venensystems

Nur wenn die Beinventhrombose sicher auf den Unterschenkel begrenzt ist, kann auf einen Teil dieser Maßnahmen verzichtet werden.

Arterielle Thrombosen und Embolien

Gelegentlich entwickeln sich im arteriellen Gefäßsystem Thromben, die sich meist durch die starke Strömung in den arteriellen Gefäßen von der Gefäßwand lösen und als Embolus engere Gefäßabschnitte verschließen können. So kann z. B. ein Thrombus aus dem linken Vorhof des Herzens zu einer akuten Durchblutungsstörung einer Beinarterie führen. Diese Thromben im Vorhof bilden sich meist bei Vorhofflimmern (> Kap. 12.6), da es bei diesen unkontrollierten Vorhofzuckungen in einigen Bereichen zur Blutstase kommt.

Typische Krankheitssymptome **peripherer arterieller Verschlüsse** sind eine weißliche Verfärbung der Haut, starke Schmerzen und Bewegungsunfähigkeit. Im Fall der Beinarterie sind die Fußpulse nicht mehr zu tasten. Im späteren Stadium kommt es zur bläulichen Verfärbung des absterbenden Gewebes distal des Verschlusses.

Die Behandlung erfolgt durch Schmerzbekämpfung und – je nach Einzelfall – durch rasche chirurgische Entfernung des Embolus (Embolektomie), Fibrinolyse oder Heparinisierung.

Natürlich muss ein Embolus nicht den Weg in eine Beinarterie nehmen, er kann auch in andere Regionen, z. B. das Gehirn (> Kap. 8.2), wandern.

Sinusthrombose

Es handelt sich hier um einen (Teil-)Verschluss eines Sinus durch einen Thrombus. Der weit verbreitete Begriff Sinusvenenthrombose ist nicht korrekt, da es sich bei einem Sinus um eine Duplikatur der harten Hirnhaut (Dura mater), in der venöses Blut fließt, handelt. Der strukturelle Aufbau unterscheidet sich somit von dem einer Vene.

Sinusthrombosen entstehen oft im Rahmen eines fortgeleiteten Infekts z. B. aus den Nasennebenhöhlen (septische Thrombose). Eine andere Ursache ist eine angeborene Thromboseneigung, unter Umständen auch in Kombination mit Medikamenten. Es kommt durch den mangelnden Abfluss zu einer Hirndrucksteigerung, die zu Einblutungen in das Parenchym oder in das Ventrikelsystem führen kann. Die Symptome können vielfältig sein: Kopfschmerzen, Sehstörungen, Wesensveränderung, Gefühlstörungen und motorische Ausfälle können auftreten.

Therapeutisch ist neben der Entfernung des Gerinnsels, die meist durch Heparinsierung gelingt, die Kontrolle des Hirndrucks nötig. Dies kann die Entfernung der Kalotte (Kraniektomie) nötig machen.

11.6.6 Antikoagulation und Thrombolyse

Um eine Thrombose und eine Embolie zu behandeln oder beim Risikopatienten zu verhindern, muss die Gerinnungsfähigkeit des Blutes medikamentös herabgesetzt werden. Diese Therapie wird als als **Antikoagulation** bezeichnet. Wird auch die Fibrinolyse aktiviert, wird wie erwähnt von **Thrombolyse** (oder kurz Lyse) gesprochen. Die beiden wichtigsten Medikamente zur Antikoagulation sind **Heparin** und **Cumarinderivate** (> Abb. 11.33).

Heparin

Heparin (z. B. Liquemin®) verhindert die Bildung von Fibrin, hauptsächlich, indem es mit Antithrombin III einen Komplex bildet und dadurch die Faktoren II und X hemmt.

Zur Verhütung von Thrombosen (Thromboseprophylaxe) wird die **Low-Dose-Heparinisierung** mit 2 × 7.500 oder 3 × 5.000 IE (internationale Einheiten), subkutan gespritzt, verwendet. Da ohne (medikamentöse) Thromboseprophylaxe immer wieder Patienten an den Folgen einer (oft nicht rechtzeitig diagnostizierten) Thrombose versterben, wird die wenig belastende Low-Dose-Heparinisierung bei allen bettlägerigen Patienten durchgeführt.

Die Vollheparinisierung (**High-Dose-** oder therapeutische **Heparinisierung**) mit ca. 30.000 IE in 24 Stunden (= 1.250 IE pro Std.) intravenös über Spritzenpumpen (Perfusoren®) dient der Behandlung bereits entstandener Venenthrombosen oder Lungenembolien. Ferner wird sie bei arteriellen Gefäßverschlüssen und in selteneren Fällen bei Herzinfarkt eingesetzt.

Die Vollheparinisierung ist sofort wirksam und hinsichtlich der Dosierung gut steuerbar. Nachteilig ist die Notwendigkeit der intravenösen Gabe. Zur Langzeittherapie eigneten sich deshalb lange Zeit nur Cumarine, die in Tablettenform einnehmbar sind.

Cumarinderivate

Cumarinderivate, z. B. Phenprocoumon = Marcumar®, greifen in die Bildung der Gerinnungsfaktoren in der Leber ein. Die Faktoren II, VII, IX und X werden nur unter dem Einfluss von Vitamin K gebildet. Cumarinderivate sind Gegenspieler (Antagonisten) des Vitamin K und hemmen somit die Bildung dieser Gerinnungsfaktoren in der Leber. Marcumar® wirkt sehr lange und ist deshalb schlecht steuerbar. Um eine zu starke Gerinnungshemmung mit unvertretbar hoher Blutungsgefahr zu vermeiden, muss die Dosierung regelmäßig über eine Kontrolle des INR-Wertes (früher Quick-Test) kontrolliert werden. Marcumar® wird vor allem bei Patienten mit Vorhofflimmern, künstlichen Herzklappen und nach Lungenembolien eingesetzt. Sollte eine Aufhebung der blutverdünnenden Wirkung nötig sein (z. B. bei unstillbaren Blutungen), kann die Gabe von Vitamin K erfolgen.

Selektive Faktoreninhibitoren

Seit einigen Jahren gibt es eine Alternative zur Marcumarisierung: verschiedene Substanzen, die entweder den Faktor IIa oder den Faktor Xa hemmen (z. B. Rivaroxaban = Xarelto®). Diese werden als Tablette eingenommen und müssen nicht durch ständige Blut-

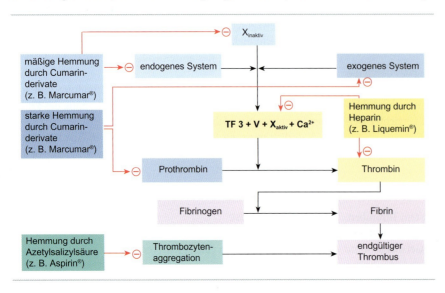

Abb. 11.33 Heparin, Cumarinderivate und Acetylsalicylsäure greifen an verschiedenen Stellen der Gerinnungskaskade hemmend ein (vereinfachtes Schema). [L190]

entnahmen überwacht werden. Dieser Vorteil ist allerdings gleichzeitig auch ein Nachteil: Die Wirkung lässt sich nicht überprüfen. Außerdem ist im Falle einer dringenden Operation das Aufheben der Wirkung nur durch Gabe von Gerinnungsfaktoren möglich.

Acetylsalicylsäure

Weniger zur Auflösung von Thromben als zur Rezidivprophylaxe von arteriellen Thromboembolien, die Ursache für Herzinfarkt (> Kap. 12.7) und Schlaganfall (> Kap. 8.4) sind, hat sich **Acetylsalicylsäure** (kurz ASS, z. B. Aspirin®) als recht effektives und risikoarmes Medikament bewährt. Acetylsalicylsäure wirkt als Zyklooxygenase- (COX-)Hemmer, wodurch die Bildung von Thromboxan A und Prostaglandinen gehemmt wird. Dies verhindert u. a. die Thrombozytenaggregation.

ADP-Rezeptor-Blocker

Ähnlich dem ASS gibt es weitere Substanzen, welche die **Thrombozytenaggregation hemmen**, z. B. Clopidogrel (Plavix®). Unterschiedlich sind allerdings die exakten Wirkmechanismen, Clopidogrel wirkt, indem es an den ADP-Rezeptor der Thrombozyten bindet. Clopidogrel hat den Nachteil, dass es erst in der Leber aktiviert werden muss. Dies führt je nach individueller Enzymausstattung und Komedikation zu unterschiedlichen Blutspiegeln, was die Wirksamkeit herabsetzen kann. Mittlerweile hat sich die Gabe von Ticagrelor oder Prasugrel, die zur gleichen Klasse gehören, durchgesetzt.

Therapeutische Thrombolyse

Mithilfe von fibrinolytischen Substanzen kann versucht werden, thrombotische oder embolische Gefäßverschlüsse aufzulösen. Verwendet wird als fibrinolytisches Medikament neben der aus Bakterien (> Kap. 5.9) gewonnenen **Streptokinase** der gentechnisch hergestellte **r-tPA** (Recombinant Tissue Plasminogen Activator = rekombinanter Gewebs-Plasminogenaktivator). Die Rekanalisation gelingt in vielen Fällen, Spontanblutungen und erneute Verschlüsse (Rethrombosen) nach Beendigung der Therapie sind jedoch häufig. Die früher oft verwendete, aus menschlichem Urin gewonnene **Urokinase** wird heute nur noch in Ausnahmefällen eingesetzt.

11.6.7 Erhöhte Blutungsneigung (hämorrhagische Diathese)

Eine erhöhte Blutungsneigung wird als **hämorrhagische Diathese** bezeichnet. In leichten Fällen klagen die Patienten nur über vermehrtes Nasenbluten oder gehäufte blaue Flecke, in schwersten Fällen kann es ohne sichtbaren Auslöser zu tödlichen Blutungen kommen.

Entsprechend den Komponenten des Gerinnungssystems lassen sich unterscheiden:

Thrombozytenstörungen

Eine verminderte Thrombozytenzahl wird als **Thrombozytopenie** bezeichnet, eine Thrombozytenfunktionsstörung als **Thrombozytopathie**. Im Rahmen einer Thrombozytopenie tritt eine merklich erhöhte Blutungsneigung aber meist erst auf, wenn die Thrombozyten auf weniger als 30/nl (= 30.000/ml) erniedrigt sind. Typisch für thrombozytenbedingte Blutungen sind stecknadelkopfgroße Blutungen (Petechien, > Abb. 11.34) oder kleinflächige Blutungen (Purpura).

Koagulopathien

Koagulopathien sind **Blutgerinnungsstörungen,** die durch Mangel oder Funktionsstörungen der Gerinnungsfaktoren gekennzeichnet sind. Häufiger kommen als Ursache hierfür eine Hämophilie oder eine Verbrauchskoagulopathie infrage.

Hämophilie

Die Hämophilie zeichnet sich durch **angeborene Störungen in der Blutgerinnungskaskade** aus, wodurch es zu verlängerten Blutungszeiten kommen kann. Klassischerweise werden hierzu zwei Unterformen gezählt: Bei der **Hämophilie A** ist der Faktor VIII nicht ausreichend vorhanden oder inaktiv, bei der **Hämophilie B** der Faktor IX.

Die Ursachen für diese Erkrankungen liegen auf dem X-Chromosom. Während Frauen über ein zweites X-Chromosom verfügen und die Funktion des erkrankten so ersetzen können, haben Männer diese Möglichkeit nicht und erkranken zwangsläufig. Frauen sind meist nur Überträgerinnen der Krankheiten; sollten jedoch beide X-Chromosomen betroffen sein, erkranken auch sie.

Die Gefahr für Hämophilieerkrankte besteht nicht unbedingt in den kleinen Bagatellverletzungen der Extremitäten; diese werden durch die intakten Thrombozyten schnell verschlossen, es kann höchstens zu verstärkten Nachblutungen kommen. Allerdings können Stürze und kleine Unachtsamkeit schwere Folge haben: Es kommt oft zu großen Gelenkeinblutungen, die nicht nur schmerzhaft sind, sondern auch mit einem größeren Blutverlust einhergehen können.

Als Therapie kommt die Substitution der betroffenen Gerinnungsfaktoren infrage; diese kann jedoch zur Bildung von Antikörpern führen, die eine weitere Substitution erschweren. Weiterhin

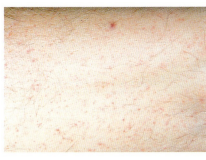

Abb. 11.34 Patient mit stecknadelkopfgroßen Blutungen (Petechien) infolge einer Thrombozytopenie [E341]

wichtig ist die Prophylaxe. So sollten intramuskuläre Injektionen und die Einnahme gerinnungshemmender Medikamente vermieden werden.

Verbrauchskoagulopathie

Ursache für eine **Verbrauchskoagulopathie** ist der Verbrauch von Thrombozyten, Gerinnungsfaktoren und Substanzen, welche die Blutgerinnung hemmen. Diese auch als **disseminierte intravasale Koagulopathie** (DIC) bezeichnete Störung der Blutgerinnung tritt z. B. bei einer Sepsis oder im Zuge eines Schockgeschehens mit Aktivierung der Gerinnungskaskade durch Freisetzung von Histamin, Nordadrenalin, Serotonin oder Bestandteilen von Bakterien auf. Sie führt zur Bildung von Thromben im Blutgefäßsystem, wodurch multiple Organinfarkte entstehen können. Bei dem Versuch, die Thromben wieder aufzulösen, kommt es zu einem erhöhten Verbrauch der an Blutgerinnung und Thrombenauflösung beteiligten Faktoren, die Gerinnung ist stark eingeschränkt.

Vasopathien

Vasopathien, also **Gefäßerkrankungen** wie z. B. Gefäßentzündungen oder -fehlbildungen, können ebenfalls zu einer erhöhten Blutungsneigung führen. Das Beschwerdebild ist hier oft uncharakteristisch.

KAPITEL 12

Boris Hoffmann

Herz

12.1	**Einführung**	269		12.5	**Erregungsbildung und**	
12.1.1	Herzscheidewände	269			**Erregungsleitung**	280
12.1.2	Lage, Größe und Gewicht des Herzens	269		12.5.1	Erregungsbildung	280
12.1.3	Herzspitze und Herzspitzenstoß	270		12.5.2	Physiologischer Erregungsablauf	281
				12.5.3	Besonderheiten des Herzmuskels	282
12.2	**Vorhöfe, Kammern und**			12.5.4	Elektrokardiogramm (EKG)	282
	Klappensystem	270		12.5.5	AV-Blockierungen	284
12.2.1	Herzinnenräume	270		12.5.6	Extrasystolen	286
12.2.2	Herzklappen	271		12.5.7	Vorhofflimmern	286
12.2.3	Klappenebene	272		12.5.8	Kammerflimmern und -flattern	287
12.2.4	Rechter Vorhof	273				
12.2.5	Rechte Kammer	273		12.6	**Herzleistung und ihre Regulation**	287
12.2.6	Linker Vorhof	273		12.6.1	Herzminutenvolumen	287
12.2.7	Linke Kammer	273		12.6.2	Faktoren mit Einfluss auf die Herzleistung	288
12.2.8	Herzklappenfehler	274		12.6.3	Regulation der Herzleistung	288
				12.6.4	Herzinsuffizienz	289
12.3	**Aufbau der Herzwand**	274		12.6.5	Kardiomyopathien	292
12.3.1	Echokardiografie	275		12.6.6	Kardiogener Schock	292
12.3.2	Endokard	275				
12.3.3	Myokard	276		12.7	**Blutversorgung des Herzens**	293
12.3.4	Herzbeutel	276		12.7.1	Koronararterien	293
				12.7.2	Koronare Herzkrankheit	293
12.4	**Hämodynamik des gesunden Herzens**	277		12.7.3	Akutes Koronarsyndrom (ACS)	295
12.4.1	Kammerzyklus	277				
12.4.2	Ventilebenenmechanismus	278				
12.4.3	Druckverhältnisse während des Herzzyklus	278				
12.4.4	Herztöne und Herzgeräusche	279				

12.1 Einführung

Das Herz (Cor) ist ein Hohlorgan, das den „Motor" unseres Körpers bildet. Das Herz hat die Aufgabe, das sauerstoffarme, venöse Blut aufzunehmen, es in die Lunge und von dort wieder in den arteriellen Körperkreislauf zu pumpen.

12.1.1 Herzscheidewände

Das Herz wird durch **Scheidewände** (Septum) in funktionelle Einzelabschnitte getrennt. Die linke und die rechte Herzkammer werden voneinander durch die Kammerscheidewand (Septum interventriculare), die beiden Vorhöfe durch die Vorhofscheidewand (Septum interatriale) getrennt. Im Septum interatriale liegt auch das **ovale Fenster** (Fossa ovalis), welches das zurückgebildete Foramen ovale repräsentiert, das beide Vorhöfe im Embryonalkreislauf verbunden hat.

12.1.2 Lage, Größe und Gewicht des Herzens

Das Herz sitzt zwischen den beiden Lungen in dem Teil des Thorax, der als **Mediastinum** (Mittelfellraum) bezeichnet wird. Zwei Drittel des Herzens liegen in der linken, ein Drittel in der rechten Brustkorbhälfte. Hinten grenzt das Herz an Speiseröhre und Aorta, vom

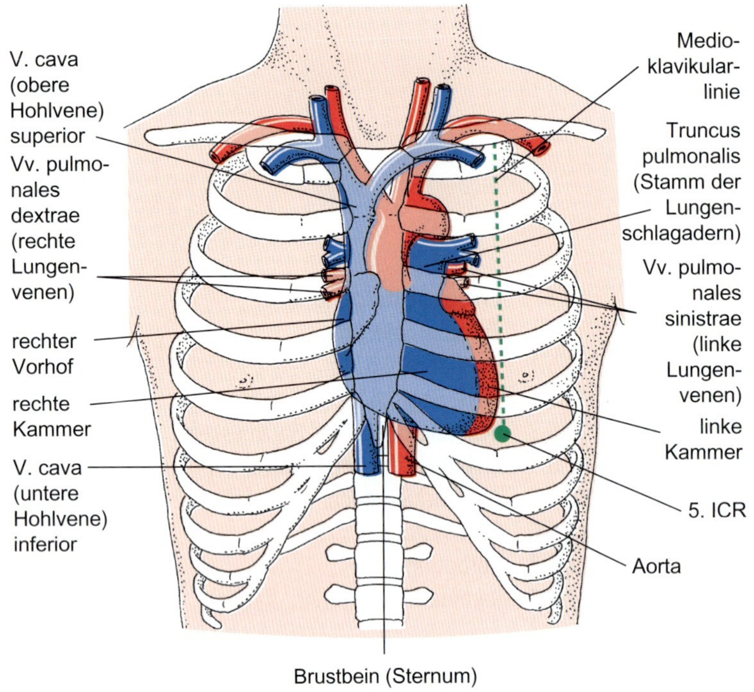

Abb. 12.1 Lage des Herzens im Mediastinum [L190]

reicht es bis an die Hinterfläche des Brustbeins (Sternum) und unten sitzt es dem Zwerchfell (Diaphragma) auf. Die mechanische **Herzachse** verläuft diagonal: von rechts oben hinten nach links unten vorne (> Abb. 12.1). Ein normales Herz wiegt beim Mann etwa 250–300 g und bei der Frau 200–250 g. Die Länge beträgt 12–14,5 cm und die Breite ca. 10 cm. Die Herzgröße und das -gewicht hängen aber sehr stark von der körperlichen Belastung und Erkrankungen ab, z. B. Herzmuskelerkrankungen wie der dilatativen Herzmuskelerkrankung (Kardiomyopathie), welche zu einer derart ausgeprägten Vergrößerung des Herzmuskel führt, dass früher vom „Cor bovinum" (Ochsenherz) gesprochen wurde.

12.1.3 Herzspitze und Herzspitzenstoß

Die Herzspitze (**Apex**) liegt sehr nahe an der linken Brustwand. Jeder Herzschlag überträgt sich als Stoß auf die Brustwand. Durch Betasten der Brustwand von außen lässt sich dieser Herzspitzenstoß im 5. Interkostalraum (ICR) zwischen der 5. und 6. Rippe ermitteln. Dies ist aber meist nur bei einem sehr schlanken Patienten möglich. Früher diente die Lokalisation des Herzspitzenstoßes dazu, die ungefähre Lage und Größe des Herzens festzustellen (> Abb. 12.1).

12.2 Vorhöfe, Kammern und Klappensystem

12.2.1 Herzinnenräume

Das Herz ist ein muskulärer Hohlkörper mit vier verschiedenen Innenräumen. Beide Herzhälften haben jeweils (> Abb. 12.2):

- Einen kleinen, muskelschwachen **Vorhof** (Atrium), der das Blut aus dem Körper- oder Lungenkreislauf „einsammelt"
- Eine nachgeschaltete **Kammer** (Ventrikel), die das Blut aus dem Vorhof erhält und in den Körper- bzw. Lungenkreislauf pumpt

Auch die Herzscheidewand (Septum cardiale) hat zwei Abschnitte: das **Vorhofseptum** (Septum interatriale) zwischen dem linken und rechten Vorhof und das **Kammerseptum** (Septum interventriculare), das die linke von der rechten Kammer trennt. Diese komplette Trennung der Herzhälften ist beim Fetus noch nicht vorhanden. Vor der Geburt besteht eine ovale Öffnung in der Vorhofscheidewand (Foramen ovale). Bei ca. 20 % aller Menschen besteht noch ein „kleines Loch" in der Fossa ovalis, sodass von einem persistierenden Foramen ovale (PFO) gesprochen wird.

Vorhof- und Ventrikelseptumdefekt

Bleibt das Foramen ovale nach der Geburt offen oder besteht an anderer Stelle ein Loch im Vorhofseptum, lässt der nach der Geburt höhere Druck im linken Vorhof einen Teil des Blutes durch diesen **Vorhofseptumdefekt** wieder zurück in den rechten Vorhof strömen. Ein solcher Kurzschluss heißt auch Shunt, in diesem Fall Links-Rechts-Shunt. Auch die Scheidewand zwischen den beiden Herzkammern kann defekt sein (**Ventrikelseptumdefekt**). Folge ist auch hier ein Links-Rechts-Shunt. Vorhof- und Ventrikelseptumdefekte sind häufige angeborene Herzfehler und durch Operation oder Kathetereingriff (Occluder-Verschluss) relativ einfach zu korrigieren (> Abb. 12.3, > Abb. 12.4). Die Mehrarbeit, welche das Herz durch den Kurzschluss leisten muss, führt oft zur vorzeitigen Herzschwäche. Die Sauerstoffversorgung des Körpers hingegen ist erst gefährdet, wenn es infolge von Veränderungen der Lungen-

12.2 Vorhöfe, Kammern und Klappensystem

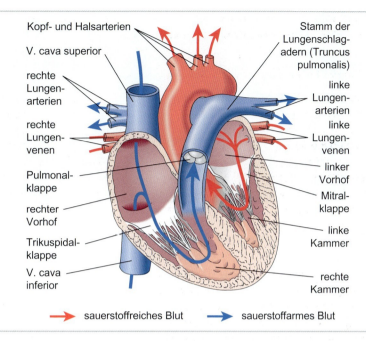

Abb. 12.2 Herz im Längsschnitt [L190]

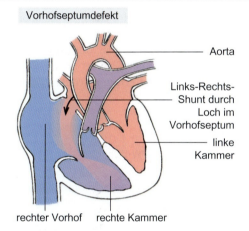

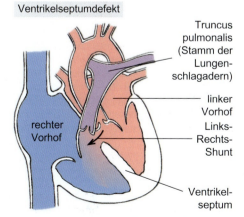

Abb. 12.3 Vorhof- und Ventrikelseptumdefekt [L190]

gefäße zu einer Druckerhöhung im rechten Herzen und damit zu einer Shunt-Umkehr, d. h. einem Rechts-Links-Shunt, kommt.

12.2.2 Herzklappen

Die Herzkammern haben je einen Ein- und Ausgang. Die Eingänge führen von den Vorhöfen in die Kammern, die Ausgänge leiten das Blut in die größten Schlagadern des Körpers, die Aorta (große Körperschlagader, Hauptschlagader) und den Truncus pulmonalis (Stamm der Lungenschlagadern). An diesen vier Stellen sitzen die Herzklappen. Jede Klappe lässt sich vom Blutstrom nur in eine Richtung bewegen. Kommt der Druck von der anderen Seite, schlägt sie zu und versperrt den Weg. Eine funktionierende Herzklappe sorgt dafür, dass das Blut immer nur in Richtung des physiologisch vorgesehenen Blutflusses gepumpt wird.

Mitral- und Trikuspidalklappe

Die Klappen zwischen Vorhöfen und Kammern bestehen aus dünnem Bindegewebe. Deshalb und aufgrund ihrer Form nennt man sie **Segelklappen** oder Atrioventrikularklappen (Vorhof-Kammer-Klappen; AV-Klappen). Die linke Segelklappe hat zwei Segel (Cuspes) und wird als **Mitralklappe** (Valva mitralis) bezeichnet. Aufgrund der zwei Segel wird teilweise auch die Bezeichnung Bikuspidalklappe (Valva bicuspidalis) verwendet. Die rechte Segelklappe heißt **Trikuspidalklappe** (Valva tricuspidalis), weil sie drei Segel besitzt. Feine Sehnenfäden verbinden die Segelenden mit den Papillarmuskeln, dickeren Muskelzapfen in den Herzkammern. Die Verankerung der Segel an den Papillarmuskeln verhindert, dass die Segel bei der Kammerkontraktion (Systole) in die Vorhöfe zurückschlagen.

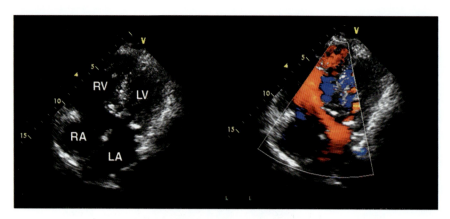

Abb. 12.4 Vorhofseptumdefekt in der Echokardiografie; RA = rechtes Atrium, RV = rechter Ventrikel, LA = linkes Atrium, LV = linker Ventrikel [G255]

heißt **Aortenklappe,** die zwischen rechter Kammer und dem Hauptstamm der Pulmonalarterie (Truncus pulmonalis) **Pulmonalklappe.**

12.2.3 Klappenebene

Alle vier Klappen entspringen am Herzskelett von einem Bindegewebsring (Anulus fibrosus), welcher die Vorhöfe von den Kammern trennt. Die Klappen bilden dort eine Ebene, die **Klappenebene** oder **Ventilebene** (➤ Abb. 12.6). Die Trennung zwischen Vorhof und Kammer ist auch elektrisch vollzogen. Aufgrund des Anulus fibrosus gibt es zwischen Vorhof und Kammer nur die elektrische Verbindung über das spezifische Erregungsleitungssystem (AV-Knoten, His-Bündel).

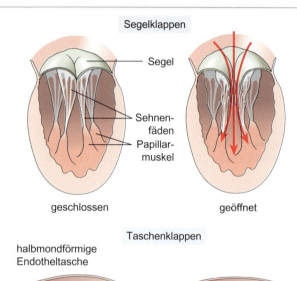
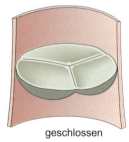
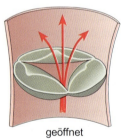

Abb. 12.5 Segel- und Taschenklappen im Vergleich [L190]

Aorten- und Pulmonalklappe

Die Klappen zwischen den Kammern und den großen Schlagadern werden **Taschenklappen** genannt. Sie sind ebenfalls Duplikaturen des Endokards und bestehen aus je drei halbmondförmigen Taschen. Die Taschenklappen sind so angelegt, das sie nicht umschlagen können. Daher fehlen hier die Sehnenfäden und die Papillarmuskel. Wird das Blut aus der Kammer ausgetrieben, so weichen die Taschen auseinander. Auf diese Weise wird die Klappe geöffnet. Nach beendeter Austreibung füllen sich die Taschen mit zurückströmendem Blut und schließen so dicht aneinanderliegend die Klappe (➤ Abb. 12.5). Es kann kein Blut in die Kammer zurückfließen. Die Taschenklappe zwischen linker Kammer und Aorta

> **KRANKHEIT/SYMPTOM**
> **Wolff-Parkinson-White- (WPW-)Syndrom**
>
> Bei ca. einem von 1.000 Neugeborenen kommt es im Rahmen der embryonalen Entwicklung zu einem „Auswachsen" einer zusätzlichen (akzessorischen) Leitungsbahn vom Vorhof in die Kammer, d. h. einer weiteren elektrischen Verbindung außerhalb des AV-Knotens. Prinzipiell können diese Leitungsbahnen überall vom Vorhof in die Kammer ziehen, jedoch finden sie sich in ca. 40 % der Fälle im Bereich der freien Wand der linken Herzkammer.
> Leitet die Bahn vom Vorhof auf die Kammer über (antegrad leitende akzessorische Bahn), so zeigt sich im EKG eine charakteristische Delta-Welle. Normalerweise kann im QRS-Komplex nicht zwischen der Erregung der rechten und der linken Herzkammer unterschieden werden. Bei einer akzessorischen Leitungsbahn wird ein Teil der Kammer über den AV-Knoten (mit Verzögerung) und ein Teil über die Leitungsbahn (ohne Verzögerung) erregt; dadurch werden praktisch die QRS-Komplexe von rechter und linker Kammer „verschoben". Hierdurch entstehen die typischen EKG-Veränderungen:
> - Kurze PQ-Zeit (≤ 120 ms)
> - Breiter QRS-Komplex: meist > 120 ms
> - Delta-Welle: Deformation und eine kleine Kerbe im aufsteigenden Teil des QRS-Komplexes
>
> Falls ein Patient zusätzlich zu einer antegrad leitenden Bahn mit typischer Delta-Welle im EKG über tachykarde Herzrhythmusstörungen berichtet, so spricht man von einem Wolff-Parkinson-White- (WPW-)Syndrom. In 20–30 % der Fälle kann die Bahn auch nur retrograd, d. h. von der Kammer in den Vorhof, leiten. Diese Leitungsbahn ist im Oberflächen-EKG nicht erkennbar. Therapie der Wahl ist die Katheterablation mit einem Verödungskatheter.

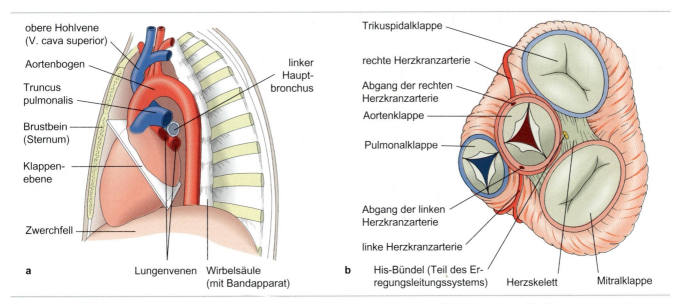

Abb. 12.6 Lage der Klappenebene innerhalb des Herzens. **a:** Lage der Klappenebene innerhalb des Herzens. **b:** Blick von oben auf die Klappenebene nach Abtrennung der Vorhöfe [L190]

12.2.4 Rechter Vorhof

Zwei große Venen führen sauerstoffarmes Blut zum **rechten Vorhof** (Atrium dextrum, ➤ Abb. 12.8). Beide münden dort ohne Klappen:
- Die **obere Hohlvene** (Vena cava superior) sammelt Blut aus der oberen Körperhälfte, also von Kopf, Hals, Armen und Brustwand.
- Die **untere Hohlvene** (Vena cava inferior) transportiert das aus Beinen, Rumpf und Bauchorganen kommende Blut.

Auch das Blut, welches das Herz selbst verbraucht, fließt in den rechten Vorhof: Das venöse Blut der Herzkranzgefäße sammelt sich in einem größeren Gefäß, dem Koronarvenensinus (**Sinus coronarius**), an der Rückseite des Herzens und strömt von dort direkt in den rechten Vorhof. Beide Vorhöfe besitzen von außen sichtbare Ausbuchtungen, die sog. **Herzohren** (Auriculae cordis). Sie füllen die Nischen zwischen dem Herzen und den großen Gefäßstämmen. Klinische Bedeutung haben sie dadurch, dass sich in diesen Aussackungen Blutgerinnsel (Thromben) bilden können, die nach Ausschleusung aus dem Herzen zu folgenschweren Gefäßverstopfungen (Embolien) führen können, etwa der Hirnarterien mit der Folge eines Schlaganfalls (zerebraler Insult). Bei Herzoperationen mit vorübergehendem Stillstand des Herzens werden die Herzohren deshalb oft chirurgisch verschlossen oder abgetrennt.

12.2.5 Rechte Kammer

Die **rechte Kammer** (rechter Ventrikel, Ventriculus dexter) hat in etwa die Form eines Halbmondes. Betrachtet man den Innenraum der Kammer, so fallen viele vorspringende, dünne Muskelleisten (**Trabekel**) und drei dickere Muskelzapfen auf, die **Papillarmuskeln**. An diesen ist die Trikuspidalklappe über Sehnenfäden aufgehängt. "Ausgang" der rechten Kammer ist der Stamm der **Lungenschlagadern** (Truncus pulmonalis). Das Blut fließt dann in die rechte und linke Lungenarterie (A. pulmonalis dextra bzw. sinistra) und von dort in die beiden Lungen (➤ Abb. 12.2). Am Übergang von der rechten Herzkammer in den Pulmonalarterienhauptstamm (Truncus pulmonalis) befindet sich die **Pulmonalklappe.**

12.2.6 Linker Vorhof

Das sauerstoffreiche Blut aus der Lunge fließt über die horizontal verlaufende Lungenvenen (Vv. pulmonales) in den **linken Vorhof** (Atrium sinistrum). Es gibt pro Lungenseite 2–3 Pulmonalvenen. Im Bereich des linken Vorhofs befindet sich das linke Vorhofohr. Die Trennung zwischen linken Vorhof und linker Kammer wird durch die **Mitralklappe** erzielt.

12.2.7 Linke Kammer

Die Muskulatur der **linken Kammer** (linker Ventrikel; Ventriculus sinister) ist die dickste und stärkste des gesamten Herzens – sie ist etwa dreimal so dick wie die der rechten Kammer. An der Innenfläche der linken Kammer sind wiederum Trabekel und (zwei) Papillarmuskeln zu erkennen, welche über die Sehnenfäden mit dem vorderen (anterioren) und hinteren (posterioren) Segel der Mitralklappe kommunizieren. Von der linken Kammer aus wird das Blut in die **Aorta** (Hauptschlagader, große Körperschlagader) gepumpt. Die **Aortenklappe** trennt die linke Kammer von der Aorta. Sie ist ähnlich aufgebaut wie die Pulmonalklappe und lässt das Blut nur von der Kammer in die Aorta, nicht aber zurück fließen.

12.2.8 Herzklappenfehler

Herzklappen kommt eine **Ventilfunktion** zu. Sie sollen sich zum einen öffnen, um einen uneingeschränkten Blutfluss zu gewährleisten, zum anderen soll bei der geschlossenen Herzklappe ein Zurückfließen des Blutes in die falsche Richtung vermieden werden. **Herzklappenfehler** (Vitium) können angeboren (kongenital) oder erworben sein und es wird eine Stenose (Verengung) von einer Insuffizienz („Schlussundichtigkeit") unterschieden.

Herzklappenstenose

Bei einer **Herzklappenstenose** öffnen sich die Klappensegel bzw. -taschen nicht ausreichend. Durch die im Verhältnis zum Blutfluss zu geringe Klappenöffnungsfläche kommt es zu turbulentem, beschleunigtem Blutfluss, welcher mittels Stethoskop als Herzgeräusch auskultiert werden kann.

Aortenklappenstenose

Als häufigste Herzklappenstenose zählt die **Aortenklappenstenose** (> Abb. 12.7), die bei mehr als 4 % der über 75 Jahre alten Patienten vorliegt. Ursache ist sehr häufig eine Arteriosklerose (Gefäßverkalkung; 80 % der Fälle), jedoch können auch ein rheumatisches Fieber oder angeborene Ursachen, z. B. die bikuspide Aortenklappe mit zwei anstatt drei Klappensegeln, vorliegen.

Die normale Aortenklappenöffnungsfläche von ca. 3,0–4,0 cm^2 ist bei der Aortenklappenstenose – je nach Schweregrad – vermindert. Von einer hochgradigen, operationswürdigen Aortenklappenstenose spricht man ab einer Öffnungsfläche < 1,0 cm^2. Hierdurch kommt es zu einer Druckbelastung des linken Ventrikels mit einer nachfolgenden konzentrischen Hypertrophie. Durch die Hypertrophie kann sich über Jahre eine Herzinsuffizienz entwickeln.

Patienten mit einer Aortenklappenstenose klagen häufig über Belastungsdyspnoe, Angina pectoris und Synkopen (kurzzeitiger Bewusstseinsverlust). Bei symptomatischer hochgradiger Aortenklappenstenose besteht die Indikation zum Klappenersatz. Neben der Operation am offenen Herzen kommt zunehmend und insbesondere bei Patienten mit hohem OP-Risiko der Klappenersatz mittels Herzkatheter infrage. Hierzu wird eine zusammengefaltete **Aortenklappenprothese** (TAVI = Transaortic Valve Implantation [transaortale Klappenimplantation]), z. B. aus Rinder- oder Schweineperikardgewebe, über die Leistenarterie (A. femoralis) bis an die Aortenklappenposition vorgeschoben und dann entfaltet.

Herzklappeninsuffizienz

Bei einer **Herzklappeninsuffizienz** geht die Ventilfunktion der Klappe verloren und bei jeder Herzaktion strömt trotz geschlossener Klappe ein Teil des Blutes entgegen der physiologischen Blutflussrichtung durch die Klappe zurück. Da sich das zurücklaufende

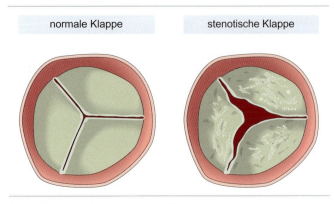

Abb. 12.7 Aortenklappenstenose [L190]

Blutvolumen (Regurgitationsvolumen) zum effektiven Schlagvolumen addiert, kommt es zu einer Schlagvolumenbelastung.

Die **Mitralklappeninsuffizienz** ist nach der Aortenklappenstenose der zweithäufigste Herzklappenfehler. Veränderungen der Klappensegel, z. B. degenerativ oder Mitralklappenprolaps, des Klappenrings (Anulus), z. B. Erweiterung des linken Ventrikels, der Sehnenfäden oder der Papillarmuskeln, z. B. nach Herzinfarkt, können zu einer Schlussunfähigkeit führen. Hierdurch kommt es zu einer Schlagvolumenbelastung der linken Herzkammer und zu einer Druckerhöhung im linken Vorhof, welche sich in die Lungenstrombahn fortsetzen kann und dort zu einem Lungenödem führt.

Die Patienten klagen häufig über **Belastungsdyspnoe,** später auch bereits in Ruhe. Da es während der systolischen Phase zu einem Zurücklaufen des Blutes in den linken Vorhof kommt, kann auskultatorisch ein systolisches Strömungsgeräusch wahrgenommen werden. Die schwere Mitralklappeninsuffizienz führt zu einer Erweiterung (Dilatation) des linken Ventrikels und Entwicklung einer **Herzinsuffizienz.**

Ziel ist es, einen **Herzklappenersatz** vor Beginn einer Schädigung des linken Ventrikels durchzuführen. Die Mitralklappe kann häufig operativ rekonstruiert werden (Raffung des Klappenrings oder Verschluss eines Defektes auf dem Klappensegel). Mittlerweile kann die Mitralklappeninsuffizienz auch mittels eines Katheterverfahrens (MitraClip®) behandelt werden. Hierbei werden Anteile des vorderen und des hinteren Klappensegels mit einer Klammer verbunden. Hierdurch kommt es zu einer Abnahme des Rückflusses oder zu einer funktionell unauffälligen Herzklappe.

12.3 Aufbau der Herzwand

Die Herzwand lässt sich von innen nach außen in drei Schichten gliedern:
- Herzinnenhaut oder **Endokard** (weniger als 1 mm dick)
- Herzmuskelschicht oder **Myokard** (im linken Ventrikel und der Kammerscheidewand ca. 8–11 mm, im rechten Ventrikel ungefähr 2–4 mm und in den Vorhöfen rund 1–2 mm dick)
- Herzaußenhaut oder **Epikard** (weniger als 1 mm dick)

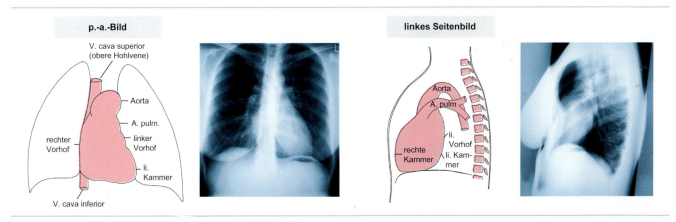

Abb. 12.8 Röntgenbild des Brustkorbes von vorn und von der Seite [Fotos: O177; Zeichnungen: L190]

12.3.1 Echokardiografie

Die Echokardiografie (Ultraschalluntersuchung des Herzens) gehört heute zur Routinediagnostik bei Herz-Kreislauf-Erkrankungen. Je nach Fragestellung wird der Schallkopf dabei auf den Brustkorb aufgesetzt (transthorakal) oder in die Speiseröhre (transösophageal) eingeführt.

Mit der **Echokardiografie** können Herzgröße, Strukturen und Wandstärke der Kammern und Vorhöfe sowie die Klappen einschließlich ihrer Bewegungsabläufe beurteilt werden. Bei der Doppler-Echokardiografie werden durch Kombination mit der **Doppler-Sonografie** Strömungsrichtung, -geschwindigkeit (> Abb. 12.9), das Strömungsvolumen im Herzen und in abgehenden Gefäßen sowie die Widerstände in den Gefäßen dargestellt. Durch eine Farbcodierung (blau, wenn sich der Blutfluss vom Schallkopf wegbewegt, rot, wenn der Blutfluss auf den Schallkopf gerichtet ist, sog. **Farbdoppler**) ist die Strömungsrichtung gut zu beurteilen. Die Farbintensität informiert über die Flussgeschwindigkeit.

Mit dem **FEEL-Protokoll** (FEEL = Focused Echo Entry Level [fokussierte Echokardiografie und Sonografie zentraler Gefäße in der Intensiv- und Notfallmedizin]) kann während der kardiopulmonalen Reanimation (CPR) nach ACLS-Leitlinien zur Diagnostik reversibler Ursachen des Herz-Kreislauf-Stillstands, z. B. Perikardtamponade, eine Echokardiografie mit einem (tragbaren) Gerät durchgeführt werden. Der Schallkopf wird nach kurzer Unterbrechung der CPR von subxiphoidal (unterhalb des Schwertfortsatzes) aufgesetzt. Falls nach 3 Sekunden keine ausreichende Einstellung des Herzens erfolgt, wird die Reanimation für fünf Zyklen fortgesetzt, um dann erneut an einem anderen Anlotungsort ein besseres Schallfenster zu finden. Die Kompression sollte niemals für mehr als 10 Sekunden unterbrochen werden.

12.3.2 Endokard

Das **Endokard** bildet die sehr glatte Innenfläche des Herzens (Myokard und Herzklappen), die zur Minimierung des Reibungswiderstandes beiträgt, und besteht aus einem einschichtigen Plattenepithel, das als Endothel bezeichnet wird. Am Übergang zu den Gefä-

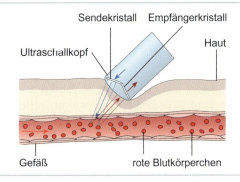

Abb. 12.9 Prinzip der Blutflussgeschwindigkeitsmessung durch den sogenannten Doppler-Effekt [L190]

ßen, z. B. Einmündung der Vena cava inferior in den rechten Vorhof, geht das Endothel nahtlos in die **Intima** (Tunica intima) über.

Infektiöse Endokarditis

Hierbei handelt es sich um eine mikrobielle, in der Regel bakterielle **Entzündung des Endokards** im Bereich vorgeschädigter Herzklappen oder Herzklappenprothesen (> Abb. 12.10). Eine wesentliche Voraussetzung zur Entstehung der Endokarditis ist die Schädigung des Endokards, da an intaktem Endokard Krankheitserreger keinen „Halt" finden. Bei Patienten mit vorgeschädigten Herzklappen – dies trifft insbesondere auf die Aorten- und Mitralklappe zu – kann es zu einer Ansiedlung von Keimen kommen. Eine **Trikuspidalklappenendokarditis** tritt praktisch nur bei venös injizierten Krankheitserregern auf, z. B. bei intravenösem Drogenabusus. Die Patienten berichten über Fieber und erhöhte Entzündungswerte. Teilweise können an der Haut kleine, 2–5 mm große Hautknötchen festgestellt werden, welche kleinen Abszesse entsprechen (Janway-Läsion). Charakteristisch ist ein neu aufgetretenes Herzgeräusch. Der Nachweis wird mittels transthorakaler oder transösophagealer Echokardiografie geführt. Die Therapie besteht aus einer keimgerechten Antibiotika-Gabe über mehrere Wochen. Bei starken Klappenzerstörungen oder großen, flottierenden Auflagerungen auf der Herzklappe muss eine herzchirurgische Sanierung vorgenommen werden.

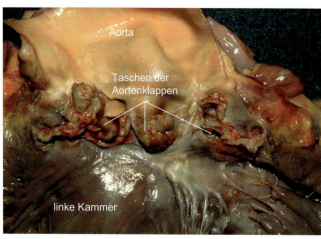

Abb. 12.10 Endokarditis der Aortenklappe [T173]

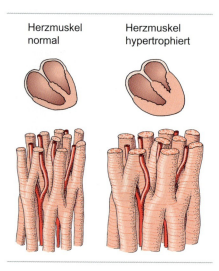

Abb. 12.11 Links die Ernährungssituation für ein normales, 300 g schweres Herz, rechts die Herzmuskelhypertrophie [L190]

12.3.3 Myokard

Zwischen Endokard und Epikard liegt die Muskelschicht des Herzens, das **Myokard**. Es ist die arbeitende Schicht des Herzens. Dabei muss die Muskulatur der linken Kammer die größte Kraft aufbringen – von hier aus wird ja das Blut in den Körperkreislauf gepumpt, der dem Herzen einen höheren Austreibungswiderstand entgegensetzt als der Lungenkreislauf. Deshalb ist in der linken Kammer die Myokardschicht am dicksten. Die Vorhöfe haben nur eine dünne Muskelschicht. Mikroskopisch besteht die Herzmuskulatur aus einem Netz quer gestreifter, sich verzweigender Muskelfasern, welche die Herzhöhle spiralförmig umwickeln. Funktionell nehmen die Herzmuskelfasern eine Zwischenstellung zwischen glatter und quer gestreifter Muskulatur ein, weil sie:

- zur Kontraktion keine Nerven- oder Stromimpulse von außen benötigen und damit der glatten Muskulatur ähneln,
- wie die glatte Muskulatur nicht der willkürlichen Beeinflussung unterliegen,
- aber trotzdem so schnell wie die Skelettmuskulatur kontrahieren können.

KRANKHEIT / SYMPTOM

Myokarditis

Eine Myokarditis ist eine meist durch virale Infektionskrankheiten hervorgerufene **Entzündungsreaktion der Herzmuskelzellen**. Patienten mit einer Myokarditis können asymptomatisch oder unterschiedlich stark ausgeprägte Beschwerden, z. B. Thoraxschmerzen, akute Herzinsuffizienz (Belastungsdyspnoe, Ödeme), und Herzrhythmusstörungen bis hin zu malignen ventrikulären Tachyarrhythmien aufweisen.
Im EKG zeigen sich häufig Veränderungen der ST-Strecke oder T-Negativierungen. Oft findet sich in der Anamnese des Patienten ein wenige Tage bis Wochen zurückliegender respiratorischer Infekt. Die Diagnose wird laborchemisch (erhöhtes Troponin T/I oder Kreatininkinase [CK]) oder durch eine Bildgebung gestellt. In aller Regel stellt sich in der Koronarangiografie ein unauffälliger Befund dar. In der Kernspintomografie (Magnetresonanztomografie [MRT]) sind Kontrastmittelanreicherungen erkennbar. In der Echokardiografie können eine Einschränkung der Pumpfunktion der linken Herzkammer, Wandbewegungsstörungen oder ein begleitender Perikarderguss auffallen. Bei der körperlichen Untersuchung kann bei begleitender Herzbeutelentzündung (Perikarditis, > Kap. 12.3.4) ein Perikardreiben vorliegen.
Eine kausale Therapie gibt es nur bei wenigen Ursachen. In der Mehrheit der Fälle kommt es zu einer vollständigen Ausheilung. Jedoch kann eine postmyokarditische Herzinsuffizienz zurückbleiben.

Herzmuskelhypertrophie

Die Herzmuskelhypertrophie kann durch eine Vielzahl von Stimuli, wie z. B. arterieller Bluthochdruck, Herzklappenfehler, genetische Erkrankungen, aber auch sportliche Belastung, ausgelöst werden. Durch die erhöhte Belastung kommt es zu einer Zunahme der Herzmuskelmasse durch **Hypertrophie der Herzmuskelzellen** (> Abb. 12.11). Da sich Herzmuskelzellen bereits kurz nach der Geburt endgültig differenziert haben, kann die Zunahme der Muskelmasse nicht über eine Zunahme der Herzmuskelzellen im Sinne einer Hyperplasie erfolgen. Die physiologische Hypertrophie („Sportlerherz") ist oftmals von der krankhaften Hypertrophie schwer zu unterscheiden. Selbst eine ausgeprägte Herzmuskelhypertrophie kann über Jahre hinweg asymptomatisch verlaufen. Aus der Herzmuskelhypertrophie kann sich eine Herzinsuffizienz entwickeln. Die Therapie richtet sich an die ursächliche Erkrankung, z. B. Optimierung der Blutdruckeinstellung, Herzklappenersatz.

12.3.4 Herzbeutel

Das Herz wird vom ca. 1 mm dicken Herzbeutel mantelförmig umschlossen. Der Herzbeutel (**Perikard**) besteht aus den folgenden Anteilen:

- Fibröser Anteil (Percardium fibrosum)
- Seröser Anteil (Pericardium serosum), bestehend aus einem parietalen Blatt (Lamina parietalis) und einem viszeralen Blatt (Lamina visceralis), das dem Epikard des Herzmuskels entspricht

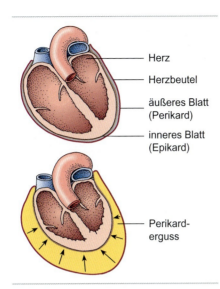

Abb. 12.12 Perikarderguss (Schemazeichnung) [L190]

- Herz
- Herzbeutel
- äußeres Blatt (Perikard)
- inneres Blatt (Epikard)
- Perikarderguss

Der Spalt zwischen dem parietalen Blatt und dem Epikard wird auch **Herzbeutel- oder Perikardhöhle** (Cavitas pericardialis) genannt.

Herzbeutelerguss

Der seröse Anteil des Herzbeutels produziert auch die **Perikardflüssigkeit** (ca. 10–15 ml), welche z. B. bei Entzündungen des Perikards (Perikarditis) oder bösartigen Erkrankungen (maligner Perikarderguss) stark zunehmen kann (➤ Abb. 12.12). Bei weiterer Zunahme des Perikardergusses kann es zu einer hämodynamischen Beeinträchtigung mit Blutdruckabfall und Herzfrequenzanstieg kommen (**Perikardtamponade**). Bei einer Perikardtamponade wird die Flüssigkeit mittels Punktion unterhalb des Schwertfortsatzes des Brustbeins (Processus xiphoideus) mit einer langen Punktionsnadel in Richtung des linken Schulterblattes punktiert. Meist wird über die traumatische Nadel sofort ein Draht mit einer J-förmigen Spitze platziert über den wiederum ein gebogener Absaugkatheter (Pigtail-Katheter) geführt wird (Seldinger-Technik).

KRANKHEIT/SYMPTOM
Perikarditis

Am häufigsten wird eine **Entzündung des Herzbeutels** (Perikarditis) durch Infektionen (viral, bakteriell, tuberkulös) hervorgerufen. Es können aber auch eine Urämie (Anstieg der Nierenretetionssubstanzen wie z. B. Harnstoff bei Niereninsuffizienz), rheumatologische Erkrankungen oder bösartige Erkrankungen ursächlich sein.
Das klinische Bild ist durch retrosternale und linksthorakale Schmerzen geprägt, welche insbesondere durch Husten oder bei tiefer Einatmung zunehmen. Häufig findet sich ein geringer Temperaturanstieg. Fieber mit Temperaturen > 38 °C kann Hinweis auf eine eitrige (purulente) Perikarditis sein.
In der körperlichen Untersuchung ist das herzschlagsynchrone Reibegeräusch („Perikardreiben") hinweisend. Im EKG können ST-Streckensenkungen oder T-Negativierungen auffallen. In der Echokardiografie kann ein Begleiterguss sichtbar sein, der jedoch bei der trockenen Perikarditis (Pericarditis sicca) meist fehlt.

Die Behandlung besteht aus einer antientzündlichen (antiphlogistischen) Therapie, z. B. Gabe von Ibuprofen oder Acetylsalicylsäure (ASS), und Allgemeinmaßnahmen wie Bettruhe und das Vermeiden körperlicher Anstrengung. Bei einer infektiösen Perikarditis muss eine antibiotische Therapie erfolgen. Eine zusätzliche Herzmuskelentzündung (Perimyokarditis) muss ausgeschlossen werden (➤ Kap. 12.3.3).

12.4 Hämodynamik des gesunden Herzens

Beim gesunden Erwachsenen schlägt das Herz in körperlicher Ruhe etwa 60–80-mal pro Minute. Mit jedem Herzschlag (**Kontraktion**) wird Blut aus den beiden Herzkammern in den Lungen- und in den Körperkreislauf gepumpt. In der **Systole** kommt es zur Kontraktion der Herzkammern. Durch den Druckanstieg in den Kammern (➤ Abb. 12.13) öffnen sich die Herzklappen, sodass das Blut herausgepumpt wird. Anschließend erschlafft die Muskulatur (**Diastole**) – die Höhlen erweitern sich wieder und füllen sich durch das dabei entstehende Druckgefälle erneut mit Blut aus den Vorhöfen. Das Schlagvolumen beträgt beim Erwachsenen ca. 70–100 ml.

Auch die Vorhöfe unterliegen einem ständigen Wechsel von Kontraktion und Erschlaffung. Die Phasen des Kontraktionszyklus von Vorhöfen und Kammern sind dabei exakt aufeinander abgestimmt, um dem Herzen eine optimale Auswurfleistung zu ermöglichen: Die Vorhofmuskulatur kontrahiert ca. 0,12–0,20 s vor der Kammermuskulatur, sodass am Ende der Diastole möglichst viel Blut in die Kammern gepresst und die Vorfüllung erhöht wird.

12.4.1 Kammerzyklus

Der Kammerzyklus wird in vier Phasen eingeteilt (➤ Abb. 12.13).
Die **Kammersystole** hat zwei Phasen:
- **Anspannungsphase:** Zu Beginn der Systole sind die Kammern mit Blut gefüllt, die Segel- und Taschenklappen sind geschlossen. Durch Anspannung des Myokards steigt der intraventrikuläre Druck, er ist jedoch noch nicht hoch genug, um die Taschenklappen zu öffnen.
- **Austreibungsphase** (Auswurfphase): Bei zunehmender Muskelkontraktion übersteigt der Druck in den Kammern schließlich den Druck im Pulmonalarterienhauptstamm (Truncus pulmonalis) bzw. Aorta: Die Taschenklappen werden aufgestoßen und das Blut in die großen Arterien getrieben. Die Kammervolumina verkleinern sich auf etwa die Hälfte.

Gegen Ende der Austreibungsphase schließen sich die Taschenklappen, weil der Druck in den Arterien wieder höher als in den Kammern ist. Die Systole ist beendet, die Diastole beginnt. Auch die **Kammerdiastole** setzt sich aus zwei Phasen zusammen:
- **Entspannungsphase** (Erschlaffungsphase): Das Kammermyokard erschlafft, die Kammerdrücke sinken ab, alle Klappen sind abermals geschlossen.
- **Füllungsphase:** Sinkt der Kammerdruck unter den Vorhofdruck, öffnen sich die Segelklappen, sodass Blut aus den Vorhöfen in die Kammern strömt. Dies geschieht überwiegend passiv. Die aktive

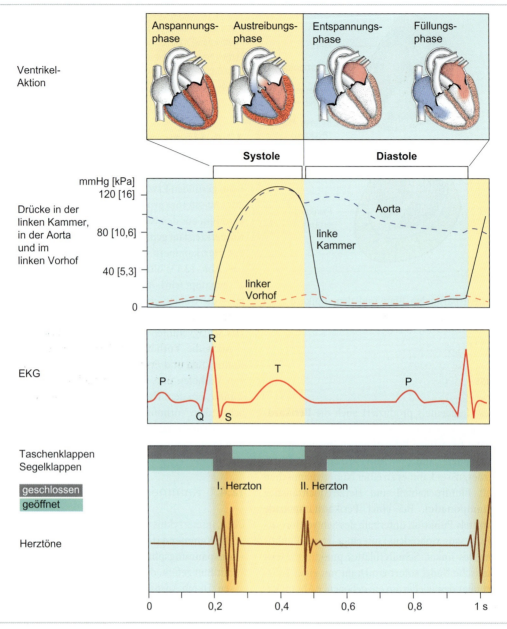

Abb. 12.13 Zusammenfassende Darstellung des Herzzyklus [L190]

Vorhofkontraktion trägt bei normaler Herzfrequenz nur zu etwa 10–15 % zur Kammerfüllung bei. Die Füllungsphase endet mit dem Schließen der Segelklappen – die neue Systole beginnt.

12.4.2 Ventilebenenmechanismus

Während der Austreibungsphase wird nicht nur Blut in die großen Arterien gepresst. Vielmehr verlagert sich die **Klappenebene** (Ventilebene) des Herzens (➤ Abb. 12.6) bei der systolischen Kammerverkleinerung in Richtung Herzspitze, sodass die (mittlerweile erschlafften) Vorhöfe gedehnt werden. Die Vorhofdrücke sinken und aufgrund des dabei entstehenden Druckgefälles strömt Blut passiv aus den großen Venen in die Vorhöfe. Mit der Kammererschlaffung in der Diastole bewegt sich die Klappenebene wieder zurück, die Kammern erweitern sich rasch. Nun entsteht ein Druckgefalle zwischen Kammern und Vorhöfen, welches das Blut überwiegend passiv in die Kammern gelangen lässt. Anschaulich wird deshalb vom „Ansaugen" des Blutes in die Vorhöfe bzw. Kammern oder vom Herzen als „Saug-Druck-Pumpe" gesprochen.

12.4.3 Druckverhältnisse während des Herzzyklus

Während jedes Herzzyklus ändern sich die Blutdrücke in den vier Innenräumen des Herzens beim Gesunden in typischer und immer gleicher Weise (➤ Abb. 12.13, ➤ Abb. 12.14).

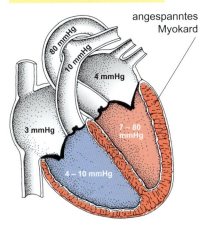

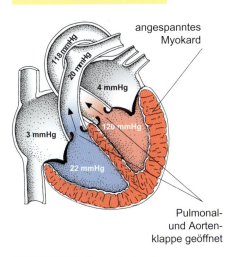

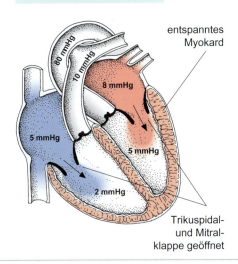

Abb. 12.14 Darstellung der Druckverhältnisse in den verschiedenen Herzräumen [L190]

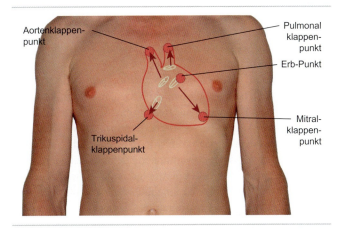

Abb. 12.15 Auskultation des Herzens [Foto: O450; Zeichnung: L190]

12.4.4 Herztöne und Herzgeräusche

Die durch Muskelanspannung, Klappenbewegung oder Strömungsgeräusche entstehenden Schwingungen werden auf den Brustkorb und angrenzende Strukturen übertragen, wo sie durch Stethoskop**auskultation** („Abhorchen", ➤ Abb. 12.15) oder Aufzeichnung mit einem Mikrofon (Phonokardiografie) registriert werden können. Das Bruststück eines Stethoskops besteht meistens aus einer Membranseite für hochfrequente Schwingungen, z. B. Stenosegeräusche, und einer Trichterseite für tieffrequente Geräusche, z. B. zur Gefäßauskultation. Es werden **Herztöne** (physiologisch) von **Herzgeräuschen** (meist pathologisch) abgegrenzt. Herztöne und -geräusche „projizieren" sich in Abhängigkeit von ihrer „Ursprungsklappe" auf ein Auskultationsareal auf der Brustkorbvorderseite.

- **Erb-Punkt:** 3. Interkostalraum (ICR) links parasternal. Dieser Punkt erlaubt einen guten Überblick über alle Auskultationspunkte.
- **Aortenklappenpunkt:** 2. ICR rechts parasternal
- **Pulmonalklappenpunkt:** 2. ICR links parasternal
- **Trikuspidalklappenpunkt:** 4. ICR rechts parasternal
- **Mitralklappenpunkt:** 5. ICR links in Medioklavikularlinie

Herztöne

Als **Herztöne** werden in der Regel kurz dauernde akustische Schwingungen (➤ Abb. 12.13) bezeichnet. Bei einem gesunden Patienten lassen sich zwei Herztöne auskultieren:

- Der **1. Herzton** fällt in die erste Hälfte der Ventrikelanspannung (isovolumetrische Ventrikelkontraktion). Es wird angenommen, dass durch den raschen Druckanstieg Herzklappen, Herzwand und auch das Blut in Schwingung gebracht werden („Anspannungston").
- Der **2. Herzton** am Ende der Systole entsteht durch Verlangsamung des Blutflusses und durch Schluss der Taschenklappen (Aorten- und Pulmonalklappe). Der 2. Herzton ist physiologischerweise häufig gespalten.

Der 1. kann vom 2. Herzton durch die zeitliche Abfolge erkannt werden. Bei normaler Herzfrequenz ist der zeitliche Abstand vom 1. zum 2. Herzton (Systole) kürzer als der Abstand vom 2. zum nächsten 1. Herzton (Diastole).

Ein **3. Herzton,** welcher dem 2. Herzton in engem zeitlichem Abstand folgt, kann bei Jugendlichen ohne Krankheitswert auftreten. Bei Erwachsenen liegt häufig eine Herzinsuffizienz oder Mitralklappeninsuffizienz als Ursache vor. Der **4. Herzton,** der sehr kurz vor dem nachfolgendem 1. Herzton auftritt, ist immer pathologisch. Es wird angenommen, dass eine verminderte Dehnbarkeit der Ventrikel vorliegt, wie sie z. B. bei Hypertrophie gefunden wird. Die Geräuschintensität der Herztöne kann durch unterschiedliche Veränderungen, z. B. Übergewicht (Adipositas), Lungenemphysem oder einen Herzbeutelerguss (Perikarderguss), vermindert sein.

Herzgeräusche

Herzgeräusche entstehen durch Turbulenzen im Blutstrom. Sie dauern zeitlich länger an als die Herztöne und können eine gleichbleibende (bandförmig) oder an- und abschwellende (spindelförmig, „crescendo-decrescendo") Lautstärkeintensität aufweisen. Herzgeräusche zwischen dem 1. und 2. Herzton werden als systolisch (**Systolikum**) und zwischen dem 2. und nachfolgendem 1. Herzton als diastolisch (**Diastolikum**) klassifiziert. Diastolische Geräusche sind immer pathologisch, systolische Geräusche hingegen können bereits bei einem erhöhten Schlagvolumen (Bluthochdruck, Schilddrüsenüberfunktion [Hyperthyreose]) auftreten, ohne das eine Veränderung der Herzklappen vorliegt. Ein systolisches Herzgeräusch kann aber auf eine Verengung der Aortenklappe (Aortenklappenstenose) hinweisen. Bei einem diastolischen Herzgeräusch liegt häufig eine Mitralklappeninsuffizienz (Schlussundichtigkeit der Mitralklappe) vor. Aufgrund der eingeschränkten Beurteilbarkeit mittels Auskultation wird bei krankhaften Herzgeräuschen eine Ultraschalluntersuchung des Herzens (Echokardiografie) durchgeführt.

12.5 Erregungsbildung und Erregungsleitung

12.5.1 Erregungsbildung

Jeder Muskel benötigt einen elektrischen Impuls zur Kontraktion. Doch während der Skelettmuskel durch einen Nerv zur Kontraktion angeregt wird, erregt sich das Herz selbst. Durch die unterschiedliche Elektrolytkonzentrationen in (Intrazellularraum, IZR) und um (Extrazellularraum, EZR) den Herzmuskel kommt es durch einen Ionenfluss zu Potenzialdifferenzen an der Zellmembran. Die Ionen fließen durch spezifische Kanäle.

In Ruhe weist der IZR gegenüber dem EZR eine negative Potenzialdifferenz auf (negatives **Ruhepotenzial**). In Schrittmacherregionen, z. B. dem Sinusknoten, gibt es kein stabiles Ruhepotenzial wie bei Skelettmuskelzellen. Während der Diastole findet eine kontinuierliche Depolarisation vom negativsten Potenzial bis hin zu einem Schwellenpotenzial (−35 mV) statt. Wird das Schwellenpotenzial

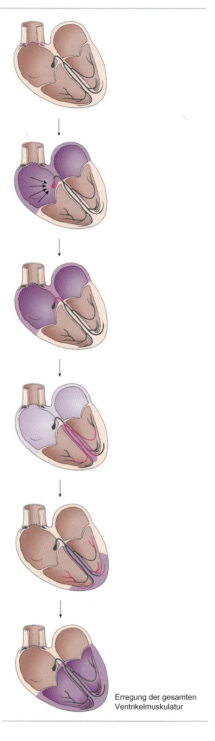

Abb. 12.16 Erregungsleitungssystem des Herzens [L190]

erreicht, öffnen sich langsame Kalzium-Kanäle und leiten das **Aktionspotenzial** ein.

Die Herzmuskelzellen werden über ein aus dem Erregungsleitsystem kommendes Aktionspotenzial depolarisiert. Es öffnen sich Natrium-Kanäle. Durch das einströmende Natrium kehrt sich die Membranpolarisierung um (**Phase 0**). Durch die Spannungsänderung inaktiviert sich der Natriumeinstrom im Verlauf selbst (**Phase 1**). Durch langsamen Kalziumeinstrom entsteht eine Plateauphase (**Phase 2**). Der Kalziumeinstrom dauert viel länger als der Natriumeinstrom und führt zu einer Repolarisationsverzögerung, welche für die elektromechanische Koppelung verantwortlich ist. In der Repolarisationsphase (**Phase 3**) überwiegt der Kaliumauswärtsstrom. Die **Phase 4** wird auch **diastolische Depolarisation** genannt. Während der Repolarisationsphase kann eine frühzeitig einfallende Erregung keine Depolarisation auslösen (**absolute Refraktärphase**). Die lange Refraktärphase (ca. 300 ms) der Herzmuskelzelle reduziert die Gefahr einer Dauererregung (**Nichttetanisierbarkeit des Herzmuskels**).

Die **autonome Erregungsbildung** des Herzens ist durch das vegetative Nervensystem und Elektrolytveränderungen beinflussbar. So führt eine Sympathikusaktivierung, z. B. durch Noradrenalin, zu einer Erhöhung der Kalziumleitfähigkeit und damit unter anderem zu einer Erhöhung der Herzkraft (positiv inotrop). Eine Kaliumerhöhung im EZR erniedrigt die Erregbarkeit, Leitungsgeschwindigkeit und Dauer des Aktionspotenzials. In der Folge nimmt die QT-Dauer ab und die Breite des QRS-Komplexes zu. Durch die kürzere Refraktärperiode und der langsameren Leitungsgeschwindigkeit bei Hyperkaliämie nimmt die Gefahr für Kammerrhythmusstörungen wie z. B. Kammerflimmern zu.

12.5.2 Physiologischer Erregungsablauf

Die wichtigste Struktur für die Erregungsbildung ist der **Sinusknoten** in der Wand des rechten Vorhofes unmittelbar an der Einmündungsstelle der oberen Hohlvene (Vena cava superior). Hier enden auch die meisten der die Herzaktion regulierenden Fasern vom Sympathikus und Parasympathikus. Vom Sinusknoten gehen normalerweise alle Erregungen für die rhythmischen Kontraktionen des Herzens aus, er bestimmt die Häufigkeit des Herzschlags, die Herzfrequenz. Vom Sinusknoten gelangt die Erregung über die Vorhofmuskulatur zum **AV-Knoten.** Er liegt am Boden des rechten Vorhofes in der Vorhofscheidewand nahe der Grenze zwischen Vorhof und Kammer (daher AV-Knoten = Atrioventrikular-Knoten). Er nimmt die Erregungen von der Vorhofmuskulatur auf und leitet sie zum **His-Bündel.** Das sehr kurze His-Bündel verläuft am Boden des rechten Vorhofes in Richtung Kammerscheidewand. Dort teilt es sich in den rechten und linken Kammerschenkel (**Tawara-Schenkel**). Die Tawara-Schenkel ziehen an beiden Seiten der Kammerscheidewand herzspitzenwärts und zweigen sich dort weiter auf. Der linke Schenkel unterteilt sich in einen links-anterioren und einen links-posterioren Faszikel. Die Endabzweigungen der Kammerschenkel werden **Purkinje-Fasern** genannt. Die Erregungen gehen von den Purkinje-Fasern direkt auf die Kammermuskulatur über (➤ Abb. 12.16, ➤ 12.17).

Synchronisierung der Herzaktion

Die Strukturen des Erregungsleitungssystems verteilen die Erregung mit hoher Geschwindigkeit über den ganzen Herzmuskel. Die Muskelzellen in den verschiedenen Herzregionen, z. B. linker und rechter Vorhof, werden so jeweils fast gleichzeitig erregt (**Synchronisierung der Herzaktion**), was eine effektive Kontraktion des

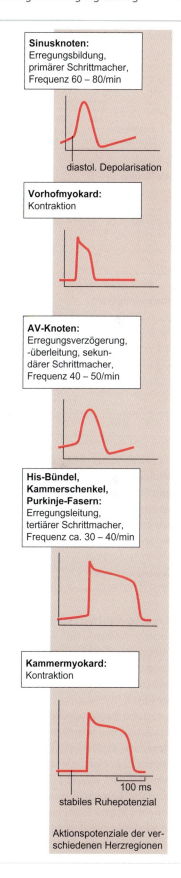

Abb. 12.17 Erregungsausbreitung [L190]

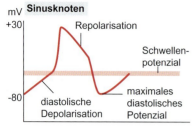

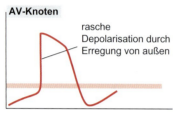

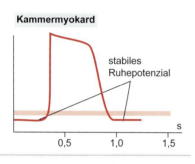

Abb. 12.18 Aktionspotenziale des Sinusknotens, des AV-Knotens und des Kammermyokards [L190]

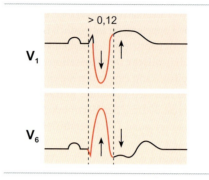

Abb. 12.19 Linksschenkelblock [R307]

Herzens gewährleistet. Lediglich im AV-Knoten erfährt die Erregungsleitung eine leichte Verzögerung, sodass sich erst die Vorhöfe und dann die Kammern zusammenziehen. Auf diese Weise werden die Kammern zunächst noch stärker mit Blut aus dem Vorhof gefüllt, bevor sie kontrahieren und Blut in den Körperkreislauf pumpen (➤ Abb. 12.18).

Herzinsuffizienz und Linksschenkelblock

Häufig liegt bei Patienten mit einer **Herzinsuffizienz** ein kompletter Linksschenkelblock vor. Bei einem **Linksschenkelblock** wird zuerst der rechte Ventrikel und erst dann der linke Ventrikel von der Herzspitze zur Basis erregt (➤ Abb. 12.19). Hieraus resultiert eine asynchrone Kammerkontraktion, wodurch die Auswurfleistung der linken Herzkammer um 10–15 % reduziert wird.

Als mögliche therapeutische Option wird bei Patienten mit einer Herzinsuffizienz und komplettem Linksschenkelblock ein spezieller **Schrittmacher** implantiert (Dreikammer-Schrittmacher). Neben einer Stimulationselektrode im rechten Vorhof und der rechten Kammer wird eine weitere Schrittmachersonde über den rechten Vorhof in den Koronarvenensinus gelegt. Der Koronarvenensinus liegt zwischen linkem Vorhof und Herzkammer. Durch den Schrittmacher wird nun eine Erregung im rechten Vorhof erkannt oder ausgelöst und sofort eine Erregung auf die linke Herzkammer geleitet. Hierdurch wird die asynchrone Kammerbewegung resynchronisiert (**kardiale Resynchronisationstherapie,** CRT) und die linksventrikuläre Auswurfleistung nimmt zu.

12.5.3 Besonderheiten des Herzmuskels

Wirkt auf einen Herz- oder Skelettmuskel ein elektrischer Reiz ein, der eine bestimmte Schwelle überschreitet (überschwelliger Reiz), so kommt es zu einer Kontraktion. Zwischen der Kontraktion eines Skelettmuskels und der des Herzmuskels gibt es jedoch wichtige Unterschiede, das **Alles-oder-Nichts-Prinzip** und die **Nichttetanisierbarkeit** des Herzens.

Alles-oder-Nichts-Prinzip

Die Kontraktion eines Skelettmuskels ist umso stärker, je mehr Nervenfasern erregt werden, die diesen Muskel innervieren. Diese abgestufte Kontraktionsstärke beruht auf der Rekrutierung (Heranziehung) einer unterschiedlichen Zahl motorischer Einheiten, die getrennt voneinander nerval erregt werden können. Außerdem ist die Kraft jeder motorischen Einheit von der Frequenz der einlaufenden Aktionspotenziale abhängig. Beim Herzmuskel ist es anders: Die einzelnen Herzmuskelzellen sind elektrisch nicht gegeneinander isoliert, sondern die Erregungen gehen durch Gap Junctions (Zell-Zell-Kontakt) von einer Myokardzelle auf die nächste über. Somit gibt es für überschwellige Erregungen keine „Grenzen" und eine Erregung erfasst immer alle Herzmuskelzellen. Entweder erzeugt der Reiz also eine Kontraktion des gesamten Herzmuskels oder (bei unterschwelligem Reiz) gar keine (**Alles-oder-Nichts-Prinzip).** Auch die beim Skelettmuskel mögliche Kraftabstufung durch Superposition und Tetanus gibt es beim Herzmuskel nicht.

12.5.4 Elektrokardiogramm (EKG)

Bei der Ausbreitung der elektrischen Erregung über das Herz kommt es zu einem (wenn auch geringen) Stromfluss, der nicht an den äußeren Grenzen des Herzens Halt macht, sondern sich bis auf die Körperoberfläche ausbreitet. Daher lassen sich an der Brustwand oder an Armen und Beinen elektrische Potenzialdifferenzen messen. Diese vom Herzen erzeugten Spannungsschwankungen werden als **Elektrokardiogramm** oder kurz **EKG** erfasst. Meist wird ein Ruhe-EKG abgeleitet, bei dem der Patient ruhig liegt. Um standardisierte und damit auswertbare Ergebnisse zu erhalten, sind die Punkte zur Ableitung der Spannungen genau definiert (➤ Abb. 12.20).

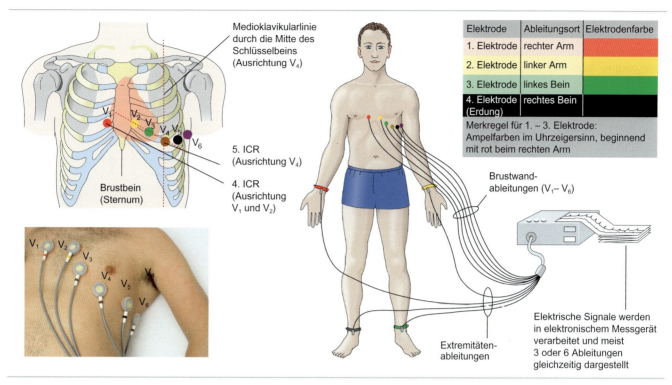

Abb. 12.20 Platzierung der EKG-Elektroden auf der Brustwand und an den Extremitäten [Foto: K115; Zeichnungen: L190]

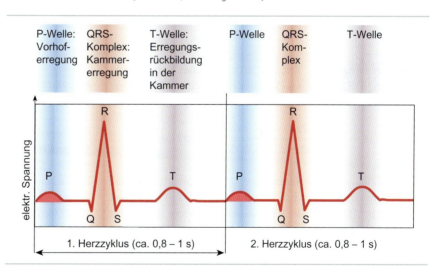

Abb. 12.21 Standard-EKG von zwei Herzzyklen eines Gesunden [L190]

Die vier Elektroden für die **Extremitätenableitungen** werden an den Hand- und Fußgelenken befestigt (➤ Abb. 12.20). Die sechs Elektroden für die **Brustwandableitungen** werden an genau definierten Punkten am Brustkorb angebracht: V_1 über dem 4. ICR (Interkostalraum) rechts parasternal (neben dem Brustbein), V_2 über dem 4. ICR links parasternal, V_4 im 5. ICR in der Medioklavikularlinie (MCL), V_3 auf der Mitte der Verbindungslinie zwischen V_2 und V_4, V_5 und V_6 auf gleicher Höhe wie V_4, jedoch einmal am Vorderrand der Achselhöhle (vordere Axillarlinie) und einmal in der mittleren Axillarlinie.

Das **Belastungs-EKG,** z. B. durch Fahrradergometer, Laufband, dient z. B. der Diagnose und Verlaufskontrolle von Durchblutungsstörungen des Herzens, die unter körperlicher Belastung auftreten.

Mithilfe eines **Langzeit-EKG** (meist 24 Stunden bis maximal 7 Tage) können neben brady- und tachykarden Herzrhythmusstörungen auch Veränderungen der ST-Strecke, wie sie z. B. bei einer Sauerstoffunterversorgung auftreten, erkannt werden.

Beim Gesunden zeigt das EKG eine typische **Abfolge** regelmäßig wiederkehrender Zacken, Wellen, Strecken und Komplexe (➤ Abb. 12.21): Die **P-Welle,** mit der der elektrische Herzzyklus beginnt, entspricht der Erregungsausbreitung über dem Vorhof. Die initiale Erregung, welche vom Sinusknoten ausgeht, kann jedoch nicht im EKG erkannt werden. Das **PQ-Intervall** (PQ-Dauer, PQ-Zeit), das mit der P-Welle beginnt und mit Beginn des QRS-Komplexes aufhört, gibt die atrioventrikuläre Überleitungszeit an (Norm: < 200 ms). Der **QRS-Komplex** entspricht der Kammerregung, die **T-Welle** der Erregungsrückbildung in der Kammer. Die Erregungsrückbildung in den Vorhöfen wird vom QRS-Komplex überlagert und ist daher nicht sichtbar. Definitionsgemäß heißt der erste positive Ausschlag des QRS-Komplexes **R-Zacke**. Negative Ausschläge werden als **Q-** und **S-Zacke** bezeichnet. Eine Q-Zacke tritt stets vor, eine S-Zacke stets nach der R-Zacke auf. Die Q-Zacke zeigt die Erregung des Kammerseptums und die R-Zacke die Erregung des linken und rechten Ventrikels an. Zum Schluss der Kammerdepolarisation werden die Bereiche des posterobasalen linken Ventrikels von unten nach oben erregt (**S-Zacke**).

Die gesamte elektrische Kammeraktion, gemessen vom Beginn der Q-Zacke bis zum Ende der T-Welle, wird **QT-Intervall** (QT-Dauer, QT-Zeit) genannt (> Abb. 12.21). Da die QT-Zeit frequenzabhängig ist, wird die Herzfrequenz mittels einer Korrekturformel herausgerechnet. Hierfür eignet sich z. B. die **Bazett-Formel**. Hierbei wird die korrigierte QT-Zeit (QTc) wie folgt berechnet:

$$QT_c = \frac{QT\text{-Zeit}}{\sqrt{RR\text{-Intervall}}}$$

Das RR-Intervall ist der Abstand der R-Zacken von zwei benachbarten QRS-Komplexen und wird in Sekunden angegeben. Das RR-Intervall (in Sekunden) kann mit der nachfolgenden Formel aus der Herzfrequenz (Schläge/Minute) errechnet werden:

$$RR\text{-Intervall} = \frac{60}{Herzfrequenz}$$

Bei einer gemessenen QT-Zeit von 360 ms bei einer Herzfrequenz von 80/min (RR-Intervall = 0,75 Sekunden) berechnet sich die korrigierte QT-Zeit wie folgt:

$$QT_c = \frac{QT\text{-Zeit}}{\sqrt{RR\text{-Intervall}}} = \frac{390\ ms}{\sqrt{0{,}75\ sek}} = 450\ ms$$

Eine QTc-Zeit bis 470 ms (Männer) und 480 ms (Frauen) ist normal; darüber hinausgehend wird sie als verlängerte QT-Zeit bezeichnet und kann bei Hypothermie, Hypokaliämie, schwerer Hypokalzämie, Gabe von Antiarrhythmika z. B. der Klasse I und III sowie dem Long-QT-Syndrom (angeborene Ionenkanalerkrankung) auftreten.

Eine sich an die T-Welle anschließende **U-Welle**, die häufig sehr klein, teilweise aber auch gar nicht vorhanden ist, kann am deutlichsten in den Brustwandableitungen V_2 und V_3 gesehen werden. Die Ursache ist noch nicht abschließend geklärt. Die Vermutung, dass es sich um eine Repolarisation der Purkinje-Fasern der Herzkammer handelt, wurde zugunsten des sog. „mechano-elektrischen Feedbacks" verlassen.

Aussagemöglichkeiten des EKG

Das EKG gestattet Aussagen über Herzrhythmus und -frequenz und ermöglicht, Störungen der Erregungsbildung, -ausbreitung und -rückbildung zu erkennen und zu lokalisieren. Kommt es zu einer Sauerstoffunterversorgung (Ischämie) oder einem Absterben (Nek-

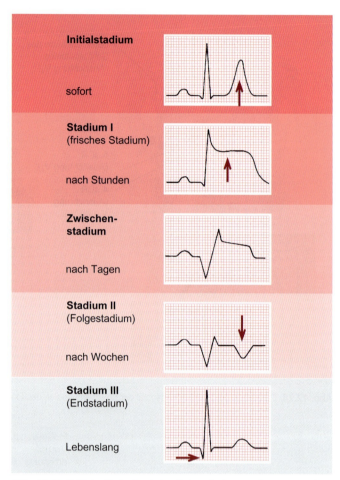

Abb. 12.22 Zeitlicher Verlauf typischer EKG-Veränderungen beim ST-Strecken-Hebungsinfarkt (STEMI) [L190]

rose) des Herzmuskels, finden sich typische Veränderungen der Erregungsrückbildung, z. B. ST-Strecken-Hebungen oder -Senkungen (> Abb. 12.22). Von den normalen QRS-Komplexen können Extraschläge (Extrasystolen) aus dem Vorhof (supraventrikuläre Extrasystole) und der Kammer (ventrikuläre Extrasystole) abgegrenzt werden.

12.5.5 AV-Blockierungen

Bei verschiedenen Herzerkrankungen, z. B. koronare Herzkrankheit, akuter Myokardinfarkt, Herzmuskelentzündung (Myokarditis), aber auch bei Medikamentenüberdosierung oder -intoxikationen (Herzglykoside [Digitalis], Kalziumantagonisten [Verapamil] oder β-Blocker [Metoprolol]) kann die Erregungsüberleitung vom Vorhof zur Kammer krankhaft verzögert oder unterbrochen sein. Dies wird als **AV-**(Atrioventrikular-)**Block** bezeichnet (> Abb. 12.23).
- Beim **AV-Block I. Grades** ist die Überleitung verzögert, eine Behandlung ist meist nicht nötig. Im EKG ist die PQ-Zeit auf über 200 ms verlängert.
- Beim **AV-Block II. Grades** wird nicht jede Vorhofaktion auf die Kammer übergeleitet.

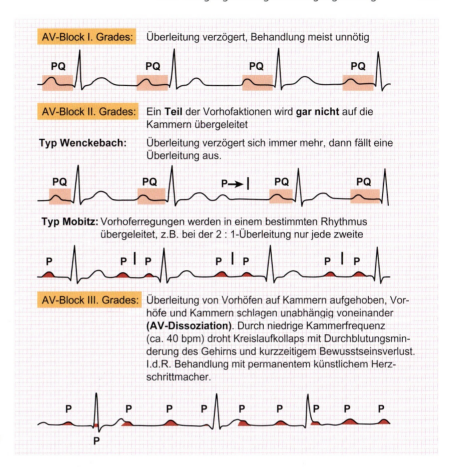

Abb. 12.23 EKG bei verschiedenen AV-Blöcken [L190]

- Beim **AV-Block II. Grades Typ I (Wenckebach)** verlängert sich die Überleitung immer mehr, bis schließlich eine Überleitung ausfällt.
- Beim **AV-Block II. Grades Typ II (Mobitz)** werden die Vorhoferregungen nur in einem bestimmten Verhältnis auf die Kammer übergeleitet, bei einer 2:1-Überleitung z. B. nur jede zweite. Häufig ist die Überleitung wechselnd, z. B. 2:1- und 3:1-Überleitung.
- Beim **AV-Block III. Grades** (totaler AV-Block) ist die Überleitung der Vorhoferregung auf die Kammern vollständig unterbrochen. Vorhöfe und Kammern schlagen unabhängig voneinander (**AV-Dissoziation**). Die Herzkammer schlägt meist mit einer deutlich geringeren Frequenz, meistens < 50/min. Die QRS-Komplexe sind bei einem Ersatzschrittmacherzentrum kurz unterhalb des AV-Knotens noch schmal und werden bei einem Ursprung aus der Kammer immer breiter und schenkelblockartig deformiert. Bei einer Pause > 3 Sekunden bis zum Einspringen des Ersatzschrittmacherzentrum kann eine kurzzeitige Bewusstlosigkeit (**Synkope**) auftreten. Falls die Gabe von Atropin oder Adrenalin/Epinephrin (Suprarenin®) beim symptomatischen Patienten (kardiogener Schock, dekompensierte Herzinsuffizienz, Synkope oder Angina pectoris) nicht ausreichend wirksam ist, muss auch an eine vorübergehende externe Schrittmachertherapie gedacht werden. Im Rettungsdienst hat sich die transkutane, nichtinvasive Schrittmachertherapie über großflächige Klebeelektroden etabliert.

Schrittmachertherapie

Bei symptomatischen Patienten mit bradykarden Herzrhythmusstörungen, z. B. AV-Blockierungen, fehlendem Herzfrequenzanstieg unter Belastung (chronotrope Inkompetenz), intermittierenden oder permanenten Bradykardien, erfolgt die chirurgische Implantation eines **Herzschrittmachers.** Der Herzschrittmacher wird beim Rechtshänder unterhalb des linken Schlüsselbeins in Lokalanästhesie implantiert. Die Schrittmacherelektroden werden über die V. subclavia oder V. cephalica in den rechten Vorhof und die rechte Herzkammer vorgeschoben und im Kammermyokard mittels Schraubenfixierung oder Ankerfixierung (Einhaken kleiner Widerhäkchen in die Trabekel der rechten Herzkammer) dauerhaft befestigt.

Bei Patienten mit langanhaltend-persistierendem Vorhofflimmern wird in meisten Fällen ein **Einkammer-Schrittmacheraggregat** mit einer Elektrode in der rechten Herzkammer implantiert. Bei Patienten im Sinusrhythmus wird ein **Zweikammer-Schrittmacheraggregat** mit einer Vorhofsonde (rechtes Atrium) und einer Kammerelektrode (rechter Ventrikel) eingesetzt. Die Schrittmacherfunktionen (Schrittmachermodus, z. B. VVI, DDD, Frequenzadaption = „R-Modus" unter Belastung, Modeswitch = automatische Änderung von DDD[R] auf DDI/VVI[R] bei Auftreten von Vorhofrhythmusstörungen wie z. B. Vorhofflimmern, um eine schnelle Stimulation im Ventrikel zu verhindern) werden mit ei-

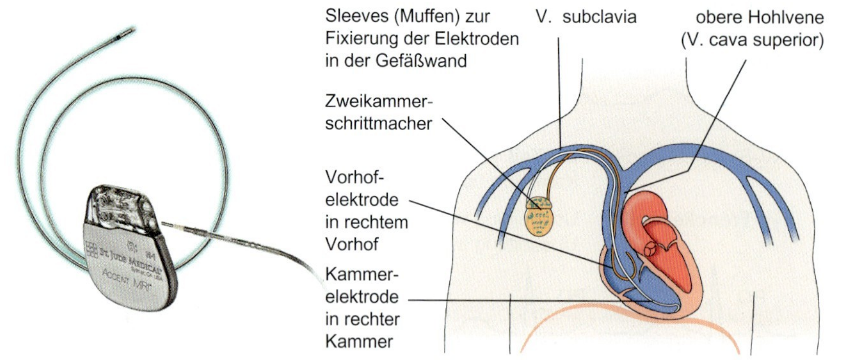

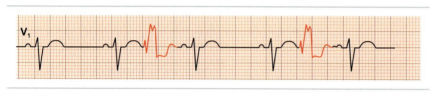

Abb. 12.24 Moderner sensorgesteuerter Zweikammer-Schrittmacher [Foto: V112; Zeichnung: L190]

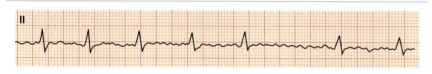

Abb. 12.25 Monotope linksventrikuläre Extrasystolen [R307]

Abb. 12.26 Vorhofflimmern mit absoluter Arrhythmie und schlanken Kammerkomplexen [R307]

nem Programmiergerät eingestellt. Die Batterielebensdauer liegt je nach Stimulationshäufigkeit und -modus zwischen 4 und 8 Jahren (➤ Abb. 12.24). Jeder Schrittmacherpatient sollte einen Schrittmacherausweis bei sich tragen. Darin sind Hersteller- und Typenbezeichnungen des Aggregats und der Elektroden sowie die relevantesten Messergebnisse der letzten Schrittmacherabfragen vermerkt. Ein Schrittmacheraggregat sollte mindestens einmal jährlich kontrolliert werden.

KRANKHEIT/SYMPTOM

Morgagni-Adams-Stokes-Anfall

Dies ist eine Sonderform der kardialen Synkope, die durch bradykarde Herzrhythmusstörungen, z. B. kurzzeitiger Sinusknotenstillstand (Sinusarrest), AV-Blockierungen, Bradykardien, hervorgerufen wird. Typisch sind eine schlagartige, kurz dauernde Bewusstlosigkeit (Synkope) ohne Vorboten (Prodromi). Wegweisend in der Diagnostik sind **bradykarde Herzrhythmusstörungen.** Die Therapie besteht in einer Schrittmacherimplantation.

12.5.6 Extrasystolen

Ein außerhalb des regulären Grundrhythmus auftretender Herzschlag heißt **Extrasystole. Supraventrikuläre Extrasystolen** (SVES) können ihren Ursprung im gesamten rechten und linken Vorhof haben. Sie kommen sowohl bei Herzgesunden als auch bei Herzkranken vor. Eine Behandlung supraventrikulärer Extrasystolen ist nur beim symptomatischen Patienten erforderlich und kann mittels Antiarrhythmika oder durch eine Katheterablation (Verödung des Ursprungsortes der SVES mittels Hochfrequenzstromkatheter) therapiert werden. SVES sind im EKG durch einen schmalen QRS-Komplex, der genauso breit ist wie im Sinusrhythmus, gekennzeichnet. Ein weiteres Charakteristikum ist die dem QRS-Komplex der SVES vorangestellte P-Welle.

Ventrikuläre Extrasystolen (VES) können allen Bereichen des Kammermyokards entspringen (➤ Abb. 12.25). Der QRS-Komplex ist meist stark verbreitert (> 120 ms). Die QRS-Komplexe sind schenkelblockartig deformiert. VES können bei Patienten mit einer koronaren Herzerkrankung (KHK), akutem Myokardinfarkt, Kardiomyopathien oder Herzmuskelentzündung (Myokarditis) auftreten. Bei strukturell herzgesunden Patienten werden sie als idiopathische VES bezeichnet. Eine Behandlung ist nur bei symptomatischen Patienten („Herzstolpern", Leistungsminderung, Abnahme der Pumpfunktion des Herzens) oder aus den VES entstehenden Rhythmusstörungen erforderlich. Besonders früh, in die vulnerable Phase (erstes Drittel der T-Welle), einfallende VES können zu bösartigen Kammertachykardien bis hin zum Kammerflimmern führen. Da die R-Zacke der VES auf die T-Welle trifft, wird dieses Ereignis auch als **„R-auf-T-Phänomen"** bezeichnet.

12.5.7 Vorhofflimmern

Vorhofflimmern ist die häufigste supraventrikuläre Herzrhythmusstörung (➤ Abb. 12.26). Auffallend ist eine altersabhängige Häufigkeitsverteilung. So leiden ca. 10 % der über 85 Jahre alten Patienten an Vorhofflimmern. Aufgrund hochfrequenter (300–600 Erregungen/min) Vorhoferregungen kommt es zum Fehlen der

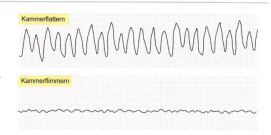

Abb. 12.27 Kammerflattern und Kammerflimmern im EKG [L190]

EKG-Bild bei Kammerflattern mit einer Frequenz von ca. 200/min. Die Kammerkomplexe sind haarnadelförmig deformiert.

Kammerflimmern: Die einzelnen Kammerkomplexe können im EKG nicht mehr voneinander getrennt werden.

Vorhofsystole und damit zu einer Reduktion des HMV um ca. 20 %. 30–40 % der Patienten sind asymptomatisch. Häufig wird die Diagnose Vorhofflimmern daher bei Routineuntersuchungen oder vor Operationen erstmalig diagnostiziert.

Die Beschwerden reichen von Herzstolpern/Herzrasen (Palpitationen), Luftnot (Dyspnoe) und verminderter körperlicher Belastbarkeit bis hin zu stärksten Angina-pectoris-Anfällen. Als Ursache des Vorhofflimmerns kommen Bluthochdruck, Schilddrüsenüberfunktion (Hyperthyreose), Alkohol, Kardiomyopathien, KHK oder Herzklappenfehler infrage. Jedoch werden z. B. bei 30–40 % der Patienten mit paroxysmalem (anfallsartigem) Vorhofflimmern mit einem spontanen Wechsel zwischen Sinusrhythmus und Vorhofflimmern keinerlei Ursachen gefunden (**idiopathisches** Vorhofflimmern). Terminiert das Vorhofflimmern nicht mehr innerhalb von weniger als 7 Tagen spontan in den Sinusrhythmus, so spricht man von **persistierendem** Vorhofflimmern.

Bei entsprechend symptomatischen Patienten wird eine elektrische (R-Zacken-getriggerte Defibrillation) oder pharmakologische Kardioversion, z. B. mit Amiodaron (Cordarex®), durchgeführt. Aufgrund der durch das Vorhofflimmern reduzierten Entleerung des Vorhofohrs kann es dort zu einer Gerinnselbildung (**Thrombus**) kommen. Spontan oder nach Wiedererreichen eines Sinusrhythmus kann der Thrombus aus dem linken Vorhofohr über den linken Vorhof, die Mitralklappe in die linke Kammer und von dort aus über die Aortenklappe in den Körperkreislauf wandern und dort zu **embolischen Verschlüssen** führen. In 80 % der Fälle kommt es zu einem Schlaganfall (zerebrale Ischämie), seltener zu embolischen Verschlüssen peripherer Arterien z. B. der unteren Extremität oder der Darmgefäße (Mesenterialinfarkt).

Trotz dieser augenscheinlichen Gefährdung wird das Risiko für solche Komplikationen anhand von **Risikofaktoren,** z. B. Alter, weibliches Geschlecht, Bluthochdruck, Schlaganfall in der Vorgeschichte etc., entschieden. Daher muss nicht jeder Patient mit Vorhofflimmern gerinnungshemmende Substanzen (Antikoagulanzien) erhalten. Patienten mit einem erhöhten Risiko werden mit Phenprocoumon (Marcumar®) oder neueren Antikoagulanzien, wie z. B. Dabigatran (Pradaxa®), Rivaroxaban (Xarelto®) oder Apixaban (Eliquis®), behandelt.

12.5.8 Kammerflimmern und -flattern

Bei völlig unkontrollierten, meist niederamplitudigen Erregungen des Kammermyokards mit Frequenzen > 300/min spricht man von **Kammerflimmern** (> Abb. 12.27). Das Kammerflimmern kommt einem funktionellen Kreislaufstillstand gleich, da durch die völlig unkoordinierte Erregung des Kammermyokards keine Systole mehr vorhanden ist. Beim **Kammerflattern** sind im EKG große, schenkelblockartige QRS-Komplexe mit einer Frequenz von 200–300/min zu sehen (> Abb. 12.27). Durch die stark reduzierte diastolische Füllungszeit des Herzens kommt es zu einer starken Verringerung des HMV und damit rasch zu Hypotonie und kardiogenem Schock. Eine Degeneration von Kammerflattern in Kammerflimmern ist sehr häufig.

12.6 Herzleistung und ihre Regulation

Unser Herz hat die Aufgabe, den Anforderungen entsprechend die Durchblutung des Organismus zu gewährleisten. Die Anpassung des Herz-Kreislauf-Systems an körperliche Belastung ist komplex und wird von unterschiedlichsten Faktoren beeinflusst. Das Herz kann seine Leistung über drei verschiedene Mechanismen steigern:
- Herzfrequenzsteigerung
- Erhöhte systolische Entleerung bei Erhöhung der Kontraktilität
- Einsatz des Frank-Starling-Mechanismus mit erhöhtem Füllungsdruck und vergrößertem Kammer- und Schlagvolumen

12.6.1 Herzminutenvolumen

In körperlicher Ruhe beträgt die (Herz-)**Schlagfrequenz** des erwachsenen Menschen etwa 60–80 Schläge pro Minute. Sowohl der rechte als auch der linke Ventrikel werfen bei jeder Aktion des erwachsenen Herzens ca. 70–100 ml Blut aus – das **Schlagvolumen**. Das **Herzminutenvolumen** (HMV) errechnet sich aus diesen beiden Werten:

$$\text{Herzminutenvolumen} = \text{Schlagvolumen} \times \text{Herzfrequenz}$$

Unter Ruhebedingungen pumpt das Herz etwa 5,0–5,5 l Blut pro Minute in den Lungen- bzw. Körperkreislauf (80 ml × 70/min = 5.600 ml/min).

Bei körperlicher Arbeit und Sport kann das Herzminutenvolumen um ein Vielfaches gesteigert werden. Dies geschieht im Wesentlichen über eine Zunahme der Herzfrequenz. Unter Belastung nimmt jedoch auch das Schlagvolumen um ca. 15 % zu. Bei Herzfrequenzsteigerung erhöht sich auch die Kontraktilität des Herzmuskels (Bowditch-Effekt; Kraft-Frequenz-Beziehung).

12.6.2 Faktoren mit Einfluss auf die Herzleistung

Insbesondere drei Einflussfaktoren auf die Herzleistung sollen hier betrachtet werden, da sie für das Verständnis von Herzerkrankungen und Herzmedikamenten unabdingbar sind:

Vorlast

Vorlast (engl. **Preload**) bezeichnet eigentlich nur die enddiastolische Faserdehnung. Das Ausmaß der Faserdehnung der Herzkammern wird durch unterschiedliche Faktoren beeinflusst:
- Gesamtblutvolumen
- Intrathorakaler Druck
- Venentonus
- Vorhofkontraktion

Da die enddiastolische Faserlänge messtechnisch schwer zu erfassen ist, wird der enddiastolische Ventrikeldruck als zuverlässiger Parameter der Vorlast angesehen.

Nachlast

Als **Nachlast** oder **Afterload** wird der Auswurfwiderstand (peripherer Gefäßwiderstand) bezeichnet, den die Kammer überwinden muss, um das Blut in die Arterie zu pressen. Vereinfacht kann der mittlere Aortendruck als Maß des Afterloads aufgefasst werden. Je höher der Aortendruck ist, desto schwerer fällt es dem Herzen, das Blut auszuwerfen, d. h., desto geringer ist bei sonst gleichen Bedingungen das Schlagvolumen.

Kontraktilität

Die Kontraktionskraft des Herzens ist aber nicht nur abhängig von Vor- und Nachlast. Beispielsweise kann das Herz unter Sympathikuseinfluss bei gleichem enddiastolischem Volumen der linken Kammer mehr Kraft entwickeln und so entweder ein höheres Schlagvolumen auswerfen oder gegen einen höheren Austreibungswiderstand anpumpen. Diese **Kontraktilitätssteigerung** wird auch als **positive Inotropie** bezeichnet.

12.6.3 Regulation der Herzleistung

Beim Gesunden wird die Herztätigkeit rasch und innerhalb weiter Grenzen an die Bedürfnisse des Organismus angepasst – man denke nur an eine plötzliche Aufregung mit Blutdruckanstieg, einen Sprint zur Bushaltestelle oder das Aufstehen aus dem Liegen.

Herznerven

Das **vegetative Nervensystem** wirkt mit seinen Anteilen **Sympathikus** und **Parasympathikus** ständig auf das Herz ein. Während der Sympathikus alle Bereiche des Herzens innerviert und die Herzleistung steigert, übt der zum Parasympathikus gehörende Nervus vagus einen weniger ausgeprägten hemmenden Einfluss aus, da er hauptsächlich mit dem rechten Vorhof verbunden ist. Überwiegt der Parasympathikus, so schlägt das Herz langsamer (negativ chronotrope Wirkung), überwiegt der Sympathikus, so schlägt es schneller (positiv chronotrope Wirkung; > Abb. 12.28). Auch die Kontraktionskraft des Myokards wird durch die Herznerven beeinflusst. Der Sympathikus steigert die Kraft des Herzmuskels (positiv inotrope Wirkung), der Nervus vagus verringert sie (negativ inotrope Wirkung, jedoch nur in den Vorhöfen).

Durch die Herznerven wird auch die Geschwindigkeit der **Erregungsleitung** verändert: Durch den Sympathikus wird die Erregungsleitung beschleunigt (positiv dromotrope Wirkung), durch den Nervus vagus verlangsamt (negativ dromotrope Wirkung). Unter Belastung führt der Sympathikus also zu einer Zunahme von Herzfrequenz und Schlagvolumen. Das Herzzeitvolumen steigt dadurch erheblich. Im Extremfall kann das Herz bis etwa 20 l Blut pro Minute beim Untrainierten und über 30 l pro Minute beim Leistungssportler fördern.

> **MERKE**
> **Frank-Starling-Mechanismus**
> In gewissen Grenzen ist das Herz in der Lage, unabhängig von der Nervenversorgung das Schlagvolumen selbstständig zu regulieren. Besteht z. B. in der Aorta ein erhöhter Druck, bleibt eine größere Menge Blut in der linken Kammer zurück. Dadurch vergrößert sich die Vorlast, die Herzmuskelfasern werden stärker vorgedehnt. Da das Herz physiologischerweise etwas unterhalb des „Vordehnungsoptimums" arbeitet, wirkt sich die erhöhte Vorlast günstig aus: Die Muskelfasern können sich nun stärker zusammenziehen und das Blut mit höherer Kraft auswerfen, das Schlagvolumen erhöht sich und das Restblut in der Kammer vermindert sich wieder auf das normale Volumen.

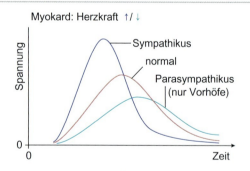

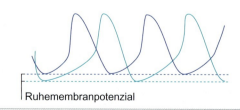

Abb. 12.28 Einfluss von Sympathikus und Parasympathikus [L190]

Der Frank-Starling-Mechanismus ist für jeden einzelnen Schlag individuell wirksam. Hierdurch kann die Pumpfunktion der Kammer sofort der Vor- und Nachlast angepasst werden. Die Abhängigkeit des Schlagvolumens von der Nachlast ist hingegen bei Patienten mit einer Herzinsuffizienz wesentlich ausgeprägter als beim Gesunden. Beim herzinsuffizienten Patienten ist das Schlagvolumen bei gleichem Gefäßwiderstand (Nachlast) deutlich geringer. Somit kann es sinnvoll sein, den peripheren Gefäßwiderstand mit arteriellen Vasodilatatoren, z.B. AT_1-Blocker und ACE-Hemmer, zu senken.

Weitere Regulationsmechanismen

Unspezifisch können Faktoren wie Schmerz, Emotionen und Fieber die Herzfrequenz beeinflussen. Weitere enge Beziehungen bestehen zwischen der Herztätigkeit und der Kreislaufregulation sowie dem Hormonhaushalt. Beispielsweise befinden sich in Vorhöfen und Kammern Dehnungsrezeptoren, die auf eine Blutdrucksteigerung mit einer Hemmung des Sympathikus und einer Stimulierung des Parasympathikus reagieren und so zu einer Blutdrucksenkung führen. Eine Volumenbelastung des Herzens führt zu einer Dehnung der Vorhöfe und zur Freisetzung z.B. von **atrialem natriuretischem Peptid** (ANP, Atriopeptin), das die Harnbildung und Natriumausscheidung fördert, sodass das „Zuviel" an Volumen wieder ausgeschieden wird. Gleichzeitig wird die Adiuretinausschüttung (antidiuretisches Hormon [ADH]) im Hypophysenhinterlappen gehemmt, was über eine Senkung der Wasserrückresorption in der Niere ebenfalls eine Steigerung der Harnausscheidung zur Folge hat.

12.6.4 Herzinsuffizienz

Kann das Herz die zur Versorgung des Körpers erforderliche Pumpleistung nicht mehr erbringen, spricht man von einer **Herzinsuffizienz** (Insuffizienz = Unzulänglichkeit). Dabei ist die Auswurfleistung der linken Kammer (Linksherzinsuffizienz), der rechten Kammer (Rechtsherzinsuffizienz) oder beider (Globalinsuffizienz) herabgesetzt. Neben der vorgenannten systolischen Herzinsuffizienz gibt es auch eine diastolische Herzinsuffizienz. Hierbei liegt eine Füllungsbehinderung des linken Ventrikels vor. Die Ursachen für eine Herzinsuffizienz sind vielfältig (> Abb. 12.29). In Deutschland steht heute die koronare Herzkrankheit an erster Stelle, gefolgt vom arteriellen Bluthochdruck. Weitere Ursachen sind Krankheiten, die den Herzmuskel oder die Herzklappen direkt angreifen, etwa Entzündungen. Etwa 0,4–2 % der Bevölkerung sind von einer Herzinsuffizienz betroffen. Die Häufigkeit nimmt mit dem Alter ebenfalls zu. So sind mehr als 20 % aller Patienten im Alter von 70–80 Jahren an einer Herzinsuffizienz erkrankt.

Kompensierte und dekompensierte Herzinsuffizienz

Bei einer Herzinsuffizienz versucht der Körper, auf unterschiedlichen Wegen physiologisch zu kompensieren:
- **Erhöhung der Vorlast (Preload):** Infolge einer Aktivierung des Renin-Angiotensin-Aldosteron-Systems (RAAS; > Kap. 16.6.1) kommt es zu einer Natrium- und Wasserretention und damit Vorlasterhöhung. Durch den Frank-Starling-Mechanismus resultiert hieraus ein größeres Schlagvolumen.

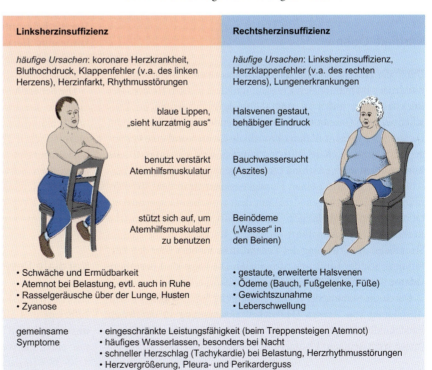

Abb. 12.29 Häufige Ursachen und Leitsymptome der Links- und Rechtsherzinsuffizienz im Vergleich [L190]

Tab. 12.1 Schweregrade der Herzinsuffizienz nach NYHA (New York Heart Association)

NYHA-Stadium	Klinische Symptomatik
I	Keine Beschwerden und keine Einschränkung der körperlichen Aktivität
II	Beschwerden bei stärkerer körperlicher Belastung und geringe Einschränkung der körperlichen Aktivität
III	Beschwerden bei leichter körperlicher Belastung und starke Einschränkung der körperlichen Aktivität
IV	Beschwerden schon in Ruhe

- **Erhöhung des Sympathikotonus** (> Kap. 12.6.3): Der erhöhte Sympathikotonus wirkt positiv inotrop.
- **Bowditch-Effekt** (Kraft-Frequenz-Steigerung): Gilt nur begrenzt bei der Herzinsuffizienz.
- **Herzmuskelhypertrophie** (> Kap. 12.3.3).
- **Erhöhung der Nachlast** durch Vasokonstriktion.

Solange das Herz die Pumpleistung hierdurch noch aufrechterhalten kann, spricht man von einer **kompensierten Herzinsuffizienz**. Bei einer **dekompensierten Herzinsuffizienz** sind die physiologischen Kompensationsmechanismen erschöpft und es kommt zu einer Abnahme der Pumpfunktion.

Typische Symptome der Herzinsuffizienz sind Belastungs- oder Ruhedyspnoe, Müdigkeit und Ödeme, z. B. beginnend an den Knöcheln und Unterschenkeln. Anhand der Herzinsuffizienz-Klassifikation der New York Heart Association (NYHA) werden die Stadien NYHA I–IV unterschieden. Die Einteilung ist für die weitere Behandlung von grundlegender Bedeutung (> Tab. 12.1).

Kardiale Ödeme

Durch die Linksherzinsuffizienz kommt es zu einer Steigerung der Blutdrücke im pulmonalen Kreislauf und dem rechten Herzen. Der Rückstau führt initial zu einer Flüssigkeitseinlagerung im Zwischenzellraum (Interstitium) mit begleitender Bronchobstruktion. Da ähnlich wie beim Asthma bronchiale Giemen und eine verlängerte Exspirationsphase auftreten können, wird das **interstitielle Lungenödem** auch „Asthma cardiale" genannt. Eine weitere Verschlechterung bewirkt einen Flüssigkeitsübertritt in den Alveolarraum (alveoläres Lungenödem) mit dem typischen Lungenauskultationsbefund grobblasiger Rasselgeräusche. Eine chronische Rechtsherzinsuffizienz führt zu einem Rückstau in die venöse Strombahn mit Erhöhung des Venendrucks auf oder über den Filtrationsdruck der kapillaren Strombahn. Die Folge sind **periphere Ödeme** (> Abb. 12.30) bis hin zum Ganzkörperödem (Anasarka).

Durch die Stauungsleber (intrahepatische Stauung) kann es zur Ausbildung von Aszites (Flüssigkeitsansammlung in der freien Bauchhöhle, „Bauchwassersucht") und im Thoraxraum zu einem (meist rechtsseitigen) Pleuraerguss kommen.

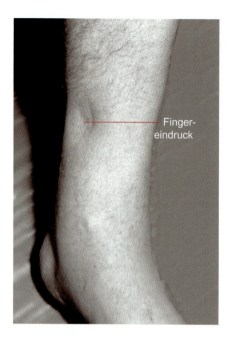

Abb. 12.30 Knöchelödem bei Herzinsuffizienz [T127]

Diagnostik

Entscheidend für die Diagnose der Herzinsuffizienz sind das klinische Bild nach dem NYHA-Stadium, die körperliche Untersuchung (Hinweis auf periphere Ödeme, Lungen- und Herzauskultation) und die Echokardiografie. Als aussagefähigster Laborparameter hat sich das **NT-proBNP** (N-terminales Pro Brain Natriuretic Peptide) etabliert, welches bei Herzinsuffizienz stark erhöht ist. Röntgen und Ruhe-EKG sind oft wenig aufschlussreich, gehören jedoch zur Standarduntersuchung dazu. Zur weiteren Abklärung wird häufig eine **Herzkatheteruntersuchung** zum Ausschluss einer stenosierenden koronaren Herzkrankheit durchgeführt. Bei unklarer Ursache (Ätiologie) erfolgt teilweise eine Herzmuskelbiopsie mit histologisch-pathologischer Untersuchung.

Die Behandlung der Herzinsuffizienz ist mehrschichtig und umfasst die Beschwerdebesserung, Reduktion der Hospitalisierung und Senkung der Sterblichkeit (Mortalitätsreduktion). Neben pharmakologischen Therapieoptionen gibt es eine Reihe nichtpharmakologischer Optionen, z. B. Gewichtsreduktion, Flüssigkeitskontrolle (je nach Schwere sollte die maximale Flüssigkeitszufuhr bei schwerer Herzinsuffizienz max. 1,0–1,5 l/Tag, bei leichteren Formen bis 2 l/Tag nicht überschreiten), Nikotinkarenz, körperliche Bewegung (3–5-mal pro Woche à 20–30 Minuten).

Kardiale Resynchronisation

Als „elektrische Kreislaufunterstützung" kann bei schwerer Herzinsuffizienz und Linksschenkelblock die **kardiale Resynchronisationstherapie** (CRT; > Kap. 12.5.2) eine Option sein. Da Patienten mit einer linksventrikulären systolischen Funktion (LVEF) von ≤ 30–35 % (je nach Ursache) ein erhöhtes Risiko für den plötzlichen Herztod aufgrund bösartiger ventrikulärer Arrhythmien, z. B. Kammertachykardien oder Kammerflimmern, aufweisen, wird häufig prophylaktisch ein **Defibrillator** (automatischer implantierbarer Cardioverter/Defibrillator, AICD), teilweise zusammen mit einer CRT in einem Gerät (CRT-D = CRT und AICD in einem Gerät), implantiert. Zu den neueren Therapieverfahren gehört die kardiale Kontraktilitätsmodulation (CCM), bei der durch dauerhafte Impulsabgaben eines speziellen Schrittmachersystems das Aktionspotenzial verlängert und dadurch der Kalziumeinstrom in die Herzmuskelzelle erhöht wird. Aufgrund zunehmender Miniaturisierung wird der Rettungsdienst auch mit Patienten mit mechanischen Kreislaufunterstützungssystemen (Left Ventricular Assist Device, LVAD) konfrontiert. Bei Patienten mit schwerer, therapierefraktärer Herzinsuffizienz kommt eine Herztransplantation infrage.

Medikamente zur Behandlung der Herzinsuffizienz

Die Stützen der pharmakologischen Herzinsuffizienztherapie sind:
- **Reduktion der Vorlast:** ACE-Hemmer, z. B. Ramipril (Delix®), oder AT1-Blocker, z. B. Valsartan (Diovan®) oder Candesartan (Atacand®)
- **Erhöhung des Schlagvolumens** über eine Nachlastabsenkung: Nitrate, z. B. Glyzeroltrinitrat (Nitrolingual®) oder Molsidomin (Corvaton®)
- **Frequenzsenkung** (optimale Herzfrequenz ≤ 70/min): β-Blocker, z. B. Bisoprolol (Concor®), Metoprololsuccinat (Beloc Zok®), Carvedilol (Dilatrend®)
- **Steigerung der Flüssigkeitsausscheidung:** Diuretika, z. B. Furosemid (Lasix®)
- **Steigerung der Kontraktilität:** Digitalisglykoside, z. B. Digitoxin (Digimerck®), Katecholamine, z. B. Dobutamin (Dobutrex®), oder Phosphodiesterase-III-Hemmer (PDE-III-Hemmer), z. B. Milrinon (Corotrop®)

Hemmstoffe des Renin-Angiotensin-Aldosteron-Systems

Hemmstoffe des Renin-Angiotensin-Aldosteron-Systems (RAAS) greifen direkt in das RAAS ein und bessern bei Herzinsuffizienz nachweislich die Prognose. **ACE-Hemmer** hemmen das Angiotensin-converting-Enzyme (ACE), sodass aus dem Angiotensin I nicht das blutdrucksteigernde Angiotensin II gebildet werden kann (> Kap. 16.6.1). Dadurch wird unter anderem der periphere Widerstand gesenkt, was über eine Reduzierung der Nachlast das Herz entlastet. Häufig verwendete Substanzen sind Ramipril (z. B. Delix®) oder Enalapril (z. B. Xanef®). ACE-Hemmer sind heute Mittel erster Wahl bei Herzinsuffizienz in allen NYHA-Stadien. Serumkalium und -kreatinin sollten regelmäßig kontrolliert werden. Eine Alternative bei Unverträglichkeit von ACE-Hemmern (Reizhusten in ca. 5–10 % aller Fälle) sind Angiotensin-II-(AT$_1$)-Rezeptoren-Blocker, auch **AT$_1$-Blocker** oder **Sartane** genannt. Beispiele sind Losartan (z. B. Lorzaar®), Candesartan (z. B. Atacand®) oder Valsartan (z. B. Diovan®). Sie blockieren die Angiotensin-II-Wirkung an seinem AT$_1$-Rezeptor und wirken dadurch ganz ähnlich wie die ACE-Hemmer.

Beta-Rezeptoren-Blocker

Da bei chronischer Herzinsuffizienz ein gesteigerter Sympathikotonus besteht, der auch für die Zunahme der Herzfrequenz verantwortlich ist, haben sich β$_1$-**(selektive)-Rezeptoren-Blocker** (Beta-Blocker, β-Blocker) zur Hemmung des Sympathikus bewährt, die vor allem die β$_1$-Rezeptoren des Herzens hemmen. Beta-Rezeptoren-Blocker verbessern ebenfalls die Überlebensrate herzinsuffizienter Patienten. Gute Erfahrungen liegen besonders bei Carvedilol (Dilatrend®), Bisoprolol (Condor®) und Metoprololsuccinat (z. B. Beloc Zok®) vor. β-Blocker werden im NYHA-Stadium II–IV gegeben. Bei NYHA I werden sie verabreicht, wenn z. B. ein Herzinfarkt oder ein arterieller Hypertonus in der Vorgeschichte vorliegt.

Diuretika

Diuretika sind Pharmaka, welche die Transportprozesse im Tubulussystem der Niere hemmen (> Kap. 16.3.4). Sie schwemmen Ödeme aus und entlasten das Herz durch Minderung der Vor- und Nachlast. Sie kommen bei allen NYHA-Stadien zum Einsatz, wenn eine Flüssigkeitsretention vorliegt. Bei NYHA III–IV sind Diuretika generell indiziert.
- **Thiazide** fördern den Harnfluss mäßig bis mittelstark durch eine Hemmung des Na$^+$-Cl$^-$-Carriers im proximalen Teil des distalen Tubulus: Xipamid (z. B. Aquaphor®) und Hydrochlorothiazid (z. B. Esidrix®). Der ausschwemmende Effekt ist bei herzinsuffizienten Patienten oft begrenzt.
- Ebenfalls eher schwach diuretisch wirksam sind **Aldosteronantagonisten** wie Spironolacton (z. B. Aldactone®) oder Eplerenon (Inspra®). Aldosteron ist bei Herzinsuffizienzpatienten stark (bis zu 20-fach) erhöht und hat negative Wirkungen, z. B. Herzmuskelfibrose, Hemmung der Noradrenalinaufnahme, Sympathikusaktivierung. Durch Zugabe eines Aldosteronantagonisten kommt es zu hemmenden Effekten auf das reverse Remodeling.
- **Schleifendiuretika** wirken schneller und stärker als Thiaziddiuretika über eine Hemmung des Na$^+$-Cl$^-$-K$^+$-Carriers im aufsteigenden Ast der Henle-Schleife. Beispiele hierfür sind Furosemid (z. B. Lasix®) und Torasemid (Torem®).

Unter Diuretikabehandlung sind regelmäßig Kontrollen des Serumkaliums und des -kreatinins erforderlich.

Herzglykoside

Herzglykoside oder Digitalis-Glykoside sind Wirkstoffe aus Fingerhutarten. Sie steigern die Kontraktionskraft der Herzmuskulatur, verlangsamen die Herzfrequenz und verzögern die Erregungsleitung im AV-Knoten über eine Hemmung der Na$^+$-K$^+$-ATPase der Herzmuskelzelle. Beispiele sind Acetyldigoxin (z. B. Novodigal®), Methyldigoxin (z. B. Lanitop®) und Digitoxin (z. B. Digimerck®). Herzglykoside werden heute nur noch bei Herzinsuffizienz mit Tachykardie oder höhergradiger Herzinsuffizienz (NYHA III–IV) gegeben.

Nitrate

Nitrate weiten die glatte Gefäßmuskulatur durch Freisetzung von Stickstoffmonoxid (NO), und zwar die venöse stärker als die arterielle. Durch Absenken der Vor- und – weniger ausgeprägt – Nachlast wird das Herz entlastet. Nitrate werden v. a. eingesetzt:
- Bei akuter Herzinsuffizienz und Angina-pectoris-Anfällen in sublingualer Sprayform oder als Zerbeißkapsel, um die Beschwerden rasch zu lindern
- Bei gleichzeitig bestehender koronarer Herzkrankheit (> Kap. 12.7.2)

12.6.5 Kardiomyopathien

Bei einer **Kardiomyopathie** besteht generell eine Erkrankung des Herzmuskels (Myokard) mit einer Störung der Pumpfunktion. Eine Kardiomyopathie kann sich mit Dilatation (Ausweitung) aller Herzhöhlen (dilatative Kardiomyopathie), Verdickung des Herzmuskels (hypertrophe Kardiomyopathie) oder Störung der Dehnbarkeit des linken Ventrikels in der Diastole (restriktive Kardiomyopathie) zeigen, ohne dass andere Herz- oder Gefäßleiden hierfür verantwortlich wären (> Abb. 12.31). Die meisten Kardiomyopathien können auf virale, autoimmune, metabolische oder genetische Faktoren zurückgeführt werden. Auch Alkoholmissbrauch kann zu einer dilatativen Kardiomyopathie (DCM) führen.

Aufgrund der Einschränkung der linksventrikulären Funktion kommt es zu typischen Symptomen einer Herzinsuffizienz. Die Behandlung erfolgt überwiegend symptomatisch mit einer pharmakologischen Herzinsuffizienztherapie. Jedoch kommen seit einiger Zeit auch transportable Unterstützungssysteme, z. B. das Left Ventricular Assist Device (LVAD) („Kunstherz") oder die kardiale Resynchronisationstherapie (CRT) mittels Dreikammer-Schrittmacher, infrage (> Kap. 12.6.4).

Herztransplantation

Bei schweren Symptomen der Herzinsuffizienz, einem Alter < 70 Jahren und fehlenden Versagensgründen, z. B. unkontrollierte Infektion, schlechte Patientenmitarbeit (Compliance), fortgesetzter Drogen- oder Alkoholabusus, kommt nach Versagen der Herzinsuffizienztherapie eine Herztransplantation (HTX) infrage. Im Jahr 2012 wurden in Deutschland 346 Herztransplantationen durchgeführt. Jedes Jahr werden ca. 600–700 Patienten neu für eine HTX angemeldet. Die mittlere Überlebenszeit nach HTX beträgt 10 Jahre. Nach 5 Jahren funktionieren ca. 65 % alle Herztransplantate noch einwandfrei.

Nach einer HTX muss der Patient lebenslang immunsuppressiv wirkende Medikamente, z. B. Prednison (Decortin®), Ciclosporin (Sandimmun®) oder Tacrolimus (Prograf®), einnehmen, um eine Abstoßungsreaktion zu verhindern. Durch diese Immunsuppressiva kann es häufiger zu Infekten kommen, die für eine Todesfallrate von 20 % im ersten Jahr nach der HTX verantwortlich sind.

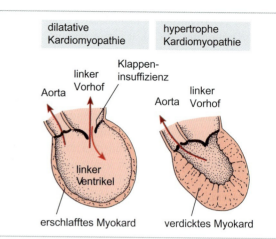

Abb. 12.31 Zwei Formen der Kardiomyopathie [L190]

Bei einer Bradykardie oder bei AV-Blockierungen ist Atropin bei einem Patienten mit einem Transplantatherz aufgrund der Denervierung ohne Effekt. Hier müssen Katecholamine, z. B. Adrenalin, oder ein transkutanes nichtinvasives Schrittmachersystem verwendet werden.

12.6.6 Kardiogener Schock

Ein akutes Kreislaufversagen aufgrund einer kardialen Ursache (Abnahme der Pumpfunktion [kardiale Kontraktilität]), das mit einer Verminderung des Herzzeitvolumens (HZV) und einer Reduktion des systolischen Blutdrucks (RR_{syst} < 90 mmHg) einhergeht, wird als **kardialer Schock** bezeichnet (> Kap. 13.5.1). In der Folge kommt es durch die Störung der Makrozirkulation zu einer Minderdurchblutung anderer Organe und zu Hypoxie.

Der kardiogene Schock ist in ca. 80 % der Fälle durch ein Pumpversagen der linken Herzkammer auf dem Boden eines Herzinfarkts, einer vorbestehenden dekompensierten Herzinsuffizienz oder einer akuten Entzündung des Herzmuskels (Myokarditis, > Kap. 12.3.3) oder der rechten Herzkammer, z. B. bei akuter Lungenembolie, bedingt. Durch Herzrhythmusstörungen aus der Herzkammer (ventrikuläre Arrhythmien) oder seltener aus dem Vorhof (supraventrikuläre Arrhythmien) kann es durch Verkürzung der Diastolendauer zu einer Abnahme der Koronarperfusion sowie des Auswurfs kommen. Bradykarde Herzrhythmusstörungen, z. B. AV-Blockierung, Medikamentenüberdosierung (β-Blocker, Kalzium-Antagonisten) können zu einem kardiogenen Schock führen. Akute Klappenerkrankungen, z. B. akute Mitralklappeninsuffizienz durch Abriss des Papillarmuskels, akute Aortenklappeninsuffizienz durch Aortendissektion oder Klappenentzündung (Endokarditis), oder eine Füllungsbehinderung bei einer Herzbeuteltamponade können in seltenen Fällen einen kardiogenen Schock verursachen.

> **MERKE**
> **Infarktbedingter kardiogener Schock**
> Ab einem Verlust von mehr als 35–40 % der Herzmuskelfunktion, insbesondere beim Linksherzinfarkt, kommt es zu einer kritischen Verminderung

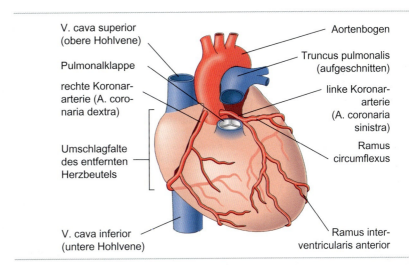

Abb. 12.32 Verlauf der Koronararterien [L190]

der Pumpleistung und einer Reduktion des Herzzeitvolumens. Bei Frauen tritt im Rahmen eines akuten Koronarsyndroms (ACS) häufiger ein kardiogener Schock auf.
Neben den allgemeinen Maßnahmen ist eine dringlich invasive Herzkatheteruntersuchung in einem Zeitrahmen von weniger als 120 Minuten für die Prognose entscheidend. Die 30-Tage-Sterblichkeit bei einem Myokardinfarkt ohne kardiogenen Schock beträgt etwa 5 %, wogegen etwa 45 % der Patienten im kardiogenen Schock trotz Wiedereröffnung der betroffenen Herzkranzarterie (Revaskularisation) versterben. Ohne Revaskularisation versterben mehr als 70 % der Patienten im kardiogenen Schock.

Therapieziel in der Behandlung des kardiogenen Schocks ist die Optimierung der kardialen Funktion (Katecholamine, Diuretika, Nitrate) und der Oxygenierung sowie die frühe Wiedereröffnung evtl. verschlossener Koronargefäße. Bei anderen Ursachen ist meist eine operative Versorgung, z. B. Herzklappenoperation bei akuter Klappeninsuffizienz oder die Entlastung einer Herzbeuteltamponade (Perikardiozentese), notwendig.

Ist eine Pharmakotherapie ineffektiv, können mittlerweile unterschiedliche **Unterstützungssysteme** verwendet werden. Dazu gehören die intraaortale Ballongegenpulsation (IABP; in der Aorta platzierter Ballon, der synchronisiert aufgepumpt und entlastet wird und so zu einer Steigerung der diastolischen Koronarperfusion führt), die Impella-Pumpe (Miniatur-Hochleistungsturbine, die am Übergang der linken Herzkammer in der Aorta platziert wird und eine Zirkulation mit einem HZV von bis zu 5 l/min aufrechterhält) und ein operativ implantiertes linksventrikuläres Unterstützungssystem (Left Ventricular Assist Device, LVAD).

12.7 Blutversorgung des Herzens

Wie jedes Organ muss auch das Herz selbst mit Blut versorgt werden. Dabei verbraucht es bereits in Ruhe 5 % des gesamten gepumpten Blutes und 10 % des Ruheenergieumsatzes für die eigene Arbeit (250–300 ml/min), obwohl es nur knapp 0,5 % des gesamten Körpergewichts ausmacht!

12.7.1 Koronararterien

Das Herz wird über zwei kleine Gefäße mit Blut versorgt, die von der Aorta abzweigen: Das eine zieht quer über die rechte, das andere quer über die linke Herzhälfte. Da beide Arterien mit ihren Verzweigungen das Herz wie ein Kranz umschließen, werden sie als **Koronararterien** (Herzkranzarterien) bezeichnet.

Die **rechte Koronararterie** (A. coronaria dextra, RCA) versorgt bei den meisten Menschen den rechten Vorhof, die rechte Kammer, die Herzhinterwand und einen kleinen Teil der Kammerscheidewand mit Blut. Die **linke Koronararterie** (A. coronaria sinistra) teilt sich nach dem gemeinsamen Hauptstamm in zwei starke Äste, den Ramus circumflexus (RCX) und den Ramus interventricularis anterior (RIVA), die im Normalfall für die Durchblutung des linken Vorhofes, der linken Kammer und eines Großteils der Kammerscheidewand sorgen (> Abb. 12.32). Die Venen des Herzens verlaufen etwa parallel zu den Arterien, vereinigen sich zu immer größeren Gefäßen und münden als Sinus coronarius in den rechten Vorhof.

12.7.2 Koronare Herzkrankheit

Verengungen der Koronararterien (Koronarstenosen) sind überwiegend durch Ablagerungen an den Gefäßwänden im Rahmen einer Arteriosklerose bedingt. Wichtigste Risikofaktoren sind Rauchen, Bluthochdruck, Diabetes mellitus und Blutfettstoffwechselstörungen. Es fließt weniger Blut durch die Koronararterien und die Sauerstoffversorgung des Herzmuskels wird schlechter. Diese **koronare Herzkrankheit (KHK)** einschließlich ihrer Folgeerkrankungen ist in den Industrieländern die häufigste Todesursache überhaupt. Im Gegensatz zu den Herzkranzarterien erkranken die Herzkranzvenen fast nie.

Angina pectoris

Bei deutlich herabgesetzter Durchblutung des Herzmuskels stellen sich unter körperlicher Belastung, nach üppigen Mahlzeiten, bei

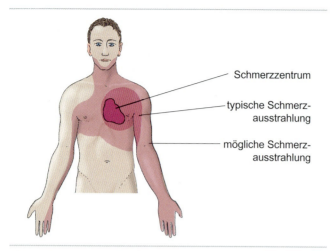

Abb. 12.33 Charakteristische Ausbreitung des Angina-pectoris-Schmerzes [L190]

Kälte oder Stress anfallsartige Schmerzen in der Herzgegend ein: Der Patient empfindet einen Schmerz oder ein sehr unangenehmes Engegefühl in der Brust, das typischerweise in den linken Arm ausstrahlt. Dieser durch Sauerstoffmangel des Herzmuskels verursachte Schmerz wird als **Angina pectoris** („Brustenge") oder Stenokardie bezeichnet. Aber auch Schmerzen im Unterkiefer, Ausstrahlungen in den Rücken oder Bauch, Übelkeit und Erbrechen können (oft fehlinterpretierte) Leitsymptome sein (➤ Abb. 12.33).

Sind die Koronararterien so stark verengt (stenosiert), dass Angina-pectoris-Anfälle schon bei leichter Belastung oder in Ruhe auftreten, kann es leicht z. B. durch ein anhaftendes kleines Blutgerinnsel (Thrombus) zu einem vollständigen Verschluss einer Koronararterie kommen. Dann sinkt die Sauerstoffversorgung so weit ab, dass ein Teil der Herzmuskelfasern abstirbt. Das Absterben (Nekrose) von Herzmuskelgewebe infolge von Sauerstoffmangel wird Herz- oder Myokardinfarkt genannt.

Diagnostik

Zum nichtinvasiven Nachweis einer koronaren Herzkrankheit werden meist Belastungs-EKG-Untersuchungen (**Ergometrie**) durchgeführt. Bei der **Myokardszintigrafie** werden radioaktive Substanzen gespritzt, die sich abhängig von der Durchblutung im Herzmuskel anreichern und so lokale Durchblutungsstörungen darstellen. Um definitiv festzustellen, wie stark die Koronararterien bereits verengt sind, kann im Rahmen einer Linksherzkatheteruntersuchung unter Röntgendurchleuchtung Kontrastmittel in die Koronararterien gespritzt werden. Diese Untersuchung heißt **Koronarangiografie** (➤ Abb. 12.34). Die kontrastmittelgefüllten Gefäße stellen sich im Bild dar, eventuell vorhandene Engstellen oder Verschlüsse werden als Kontrastmittelaussparungen sichtbar.

Medikamentöse Behandlung der koronaren Herzkrankheit

Die Säulen in der Behandlung der chronisch stabilen KHK sind die Senkung des myokardialen Sauerstoffverbrauchs und die Erhöhung

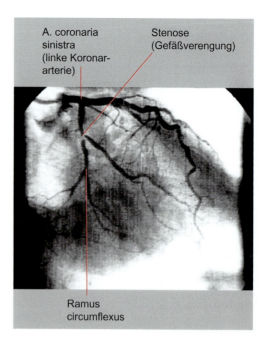

Abb. 12.34 Koronarangiografie bei koronarer Herzkrankung [X112]

des Sauerstoffangebots. Eine Verminderung des Sauerstoffverbrauchs wird durch eine Vor- und Nachlastsenkung sowie eine Senkung der Herzfrequenz erreicht.

β-Rezeptoren-Blocker

β-Rezeptoren-Blocker besetzen am Herzen die $β_1$-Rezeptoren des Sympathikus und hindern so die körpereigenen Stoffe Noradrenalin und Adrenalin, ihre Sympathikuswirkung (Erhöhung der Herzfrequenz und des Schlagvolumens) zu entfalten. Dadurch sinkt der Sauerstoffverbrauch des Herzens.

Thrombozytenaggregationshemmer

Thrombozytenaggregationshemmer, z. B. Acetylsalicylsäure (Aspirin®), Clopidogrel (Iscover®/Plavix®), Prasugrel (Efient®) oder Ticagrelor (Brilique®), hemmen die Verklumpung der Blutplättchen und wirken damit der Ausbildung eines infarktauslösenden Thrombus in den Koronararterien entgegen.

Statine

Es ist seit Langem bekannt, dass ein Überschreiten der Cholesterinwerte zu einer Erhöhung des KHK-Risikos führt. Die Lipoproteine werden in unterschiedliche Klassen unterteilt. Gerade eine Erhöhung des LDL-Cholesterins („schlechtes Cholesterin") scheint für die Entstehung der KHK wichtig zu sein. **Statine** sind Lipidsenker, die als sog. Cholesterin-Synthese-Enzym-(CSE-)Hemmer eine reduzierte Cholesterinbiosynthese bewirken. Um den Cholesterinbedarf zu decken, kommt es zu einer Abnahme der LDL-Cholesterin-Rezeptoren und damit zu einer Abnahme des LDL-Cholesterins im Plasma. Gängige CSE-Hemmer sind Simvastatin (Zocor®) und Atorvastatin (Sortis®).

Rekanalisierende Maßnahmen

Bei weitgehenden Koronarstenosen wird versucht, die Gefäßlichtung wieder zu erweitern. Bei der **perkutanen transluminalen koronaren Angioplastie** (kurz PTCA, auch als koronare Ballondilatation bezeichnet) wird unter Röntgendurchleuchtung ein dünner Ballonkatheter von der A. femoralis oder A. radialis aus in das erkrankte Koronargefäß vorgeschoben, der Ballon in der Engstelle aufgeblasen und dadurch die Stenose mit ca. 8–12 bar aufgedehnt.

Die Ballondilatation wird heutzutage praktisch immer mit einer Stenteinlage ergänzt. Ein **Stent** ist eine Art Drahtgeflecht, das in das geweitete Gefäß eingelegt wird und es von innen für den Durchfluss offenhalten soll. Zusätzlich ist in der Regel die vorübergehende Einnahme von zwei Thrombozytenaggregationshemmern, z. B. ASS und Clopidogrel, notwendig. Je nach Stentart wird der zweite Thrombozytenaggregationshemmer für 6–12 Monate gegeben, danach erfolgte die lebenslange Gabe von ASS.

Sind mehrere Koronararterien verengt, ist meist die operative Anlage eines **Bypass** notwendig:
- Beim **aortokoronaren Venen-Bypass,** kurz ACVB, werden dem Patienten ein oder mehrere Venenstücke (meist aus der V. saphena magna) entnommen und zwischen dem aufsteigenden Teil der Aorta (Aorta ascendens) und den Koronararterien distal der Engstelle oder des Verschlusses eingesetzt (> Abb. 12.35).
- In ca. 75 % der Fälle wird heute ein **arterieller Bypass** angelegt. Die hinter dem Brustbein verlaufende A. thoracica interna (entspringt aus der A. subclavia) wird distal abgetrennt und hinter der Engstelle der Koronararterie neu eingepflanzt (Mammaria-Bypass, IMA-Bypass). Auch die Verpflanzung der Armarterie (A. radialis) ist möglich.

12.7.3 Akutes Koronarsyndrom (ACS)

Unter dem Begriff **akutes Koronarsyndrom (ACS)** werden die instabile Angina pectoris (AP), der Myokardinfarkt ohne ST-Strecken-Hebung (NSTEMI = Non ST-Elevation Myocardial Infarction) und der ST-Strecken-Hebungsinfarkt (STEMI = ST-Elevation Myocardial Infarction) zusammengefasst.

Jährlich ereignen sich in Deutschland etwa 350.000–400.000 NSTEMI und etwa 300.000 STEMI. Etwa 35–40 % der Patienten mit einem akuten Myokardinfarkt versterben innerhalb der ersten 28 Tage, wovon der Großteil, ca. 25 %, bereits in der Prähospitalphase verstirbt. Die Krankenhaussterblichkeit ist beim STEMI höher als beim NSTEMI (7 % vs. 5 %).

Beim **NSTEMI** kommt es zu einer Ruptur eines atheromatösen Plaques („Kalkscholle") der Koronararterie mit nachfolgender Aktivierung des Gerinnungssystems und der Bildung eines nicht vollständig verschließenden Thrombus. Nachfolgend zerfällt der Thrombus und führt zu einer Mikroembolisierung in den feinsten Verästelungen der Koronargefäße. Aufgrund des nicht vollständigen Verschlusses eines Koronargefäßes bildet sich keine ST-Strecken-Hebung aus. Infolge der Sauerstoffunterversorgung kommt es neben typischen Angina-pectoris-Beschwerden zu einem Zerfall von Herzmuskelgewebe, der laborchemisch (Krankenhauslabor,

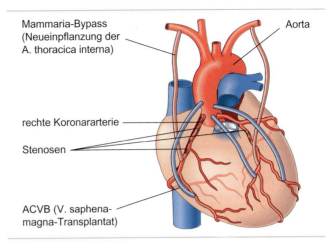

Abb. 12.35 Umgehung hochgradig verengter Koronararterien [L190]

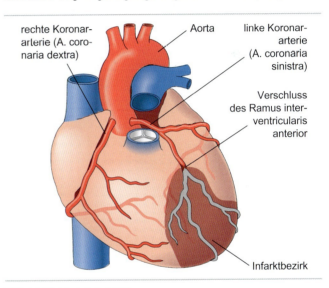

Abb. 12.36 Herzinfarkt [L190]

Schnelltest im Rettungsdienst) nachgewiesen werden kann. Hierzu bietet sich in erster Linie das kardiale Troponin T/I an, das bereits innerhalb weniger Stunden ansteigt. Die sichere Diagnose eines NSTEMI kann daher nur nach erneutem Troponin-Test, 3–6 Stunden nach Abnahme des ersten Wertes, gestellt werden. Falls die Troponin-Werte in der Norm sind oder der zweite Wert im Vergleich zum ersten Wert nicht stark angestiegen ist, kann ein NSTEMI ausgeschlossen werden. Bei typischen Beschwerden werden jedoch noch weitere Untersuchungen wie ein Belastungs-EKG, eine transthorakale Echokardiografie oder evtl. auch eine invasive Diagnostik mittels Linksherzkatheter durchgeführt.

Im Unterschied zum NSTEMI liegt beim **STEMI** typischerweise ein kompletter Verschluss einer Koronararterie mit Ausbildung eines akuten Myokardinfarkts vor (> Abb. 12.36). Die Pathophysiologie ähnelt der beim NSTEMI, jedoch kommt es durch den Thrombus zu einem totalen Gefäßverschluss.

Daraus ergibt sich, dass eine Differenzierung zwischen instabiler AP, NSTEMI und STEMI in der Prähospitalphase aufgrund notwendiger Labor- und EKG-Untersuchungen nach 3–6 Stunden praktisch nicht möglich ist. Daher werden alle Patienten mit typischer Ruhe-Angina-pectoris (retrosternales Druckgefühl/Schmerzen, teilweise mit Ausstrahlung in den Unterkiefer, Rücken, Oberbauch oder linken Arm) als akutes Koronarsyndrom (ACS) klassifiziert und unter Notarztbegleitung in die Klinik transportiert. Weitere **Symptome** können sein: Übelkeit, Erbrechen, Kaltschweißigkeit, Kollaps, Synkope, Dyspnoe. Ca. 30–35 % aller Infarktpatienten haben keinerlei Beschwerden („stummer Infarkt").

Patienten mit einem akuten Koronarsyndrom werden neben den **Basismaßnahmen,** wie periphervenöser Zugang, EKG- und SpO_2-Monitoring sowie Sauerstoffgabe, alle identisch behandelt. Ein Thrombozytenaggregationshemmer (Acetylsalicylsäure; Aspirin® i.v.) wird verabreicht und die Herzfrequenz durch vorsichtige, fraktionierte i.v.-Gabe eines β-Blockers (Beloc®) auf eine Herzfrequenz von 60–70/min gesenkt. Hierdurch sinkt der myokardiale Sauerstoffverbrauch drastisch. Glyzeroltrinitrat (Nitrolingual®) dient der Vorlastsenkung. Zur Antikoagulation kommt Heparin-Natrium (Liquemin® N) zum Einsatz. Eine Schmerzbekämpfung (Analgesie) wird z. B. mit Morphin (Morphin Merck®) oder Fentanyl (Fentanyl Janssen®) eingeleitet.

Zeigt der Patient einen **STEMI** im EKG, gibt es jedoch die „Besonderheit", dass innerhalb von 120 Minuten mittels primärer Katheterintervention eine Reperfusion der verschlossenen Herzmuskelareale zu erreichen ist. Falls dies nicht innerhalb des vorgegebenen Zeitintervalls möglich ist, sollte eine systemische Thrombolyse, z. B. mit Alteplase (Actilyse®) oder Tenecteplase (Metalyse®), durchgeführt werden.

KAPITEL 13

Bernd Guzek und Matthias Klausmeier

Kreislauf und Gefäßsystem

13.1	Aufbau des Gefäßsystems	297	13.3.3	Blutverteilung und Körperdurchblutung	315
13.1.1	Kardiovaskuläres System	297	13.3.4	Blutdruck und Blutdrucksteuerung	317
13.1.2	Arterien	298			
13.1.3	Arteriolen	298	13.4	Blutdruckregulationsstörungen	319
13.1.4	Aneurysmen	300	13.4.1	Bluthochdruck (Hypertonie)	319
13.1.5	Aortenstenose	304	13.4.2	Zu niedriger Blutdruck (Hypotonie)	320
13.1.6	Kapillaren	304			
13.1.7	Venolen und Venen	306	13.5	Schock	321
			13.5.1	Schockformen	321
13.2	Abschnitte des Kreislaufs	307	13.5.2	Hypovolämischer Schock	321
13.2.1	Arterien des Körperkreislaufs	307	13.5.3	Kardiogener Schock durch extrakardiale Ursachen (obstruktiver Schock)	327
13.2.2	Pfortadersystem	310			
13.2.3	Venen des Körperkreislaufs	312	13.5.4	Anaphylaktischer Schock	327
13.2.4	Lungenkreislauf	315	13.5.5	Septischer Schock	329
			13.5.6	Neurogener Schock	331
13.3	Physiologische Eigenschaften des Gefäßsystems	315			
13.3.1	Blutströmung	315			
13.3.2	Strömungswiderstand	315			

13.1 Aufbau des Gefäßsystems

13.1.1 Kardiovaskuläres System

Die Blutgefäße gehören zu den wichtigsten Transportwegen des menschlichen Körpers. Zusammen mit dem Herzen bilden sie das Herz-Kreislauf-System, das kardiovaskuläre System. Dieses versorgt alle Zellen des Körpers mit Sauerstoff und Nährstoffen und transportiert gleichzeitig Stoffwechselprodukte wieder ab.

Der menschliche Kreislauf besteht aus zwei großen Abschnitten: dem **Körperkreislauf** (großer Kreislauf) und dem **Lungenkreislauf** (kleiner Kreislauf).

Körperkreislauf

Die linke Herzkammer presst das sauerstoffreiche Blut in die **Aorta**, die größte Schlagader des Körpers. Diese teilt sich in andere große Schlagadern auf, die **Arterien** (➤ Abb. 13.13). Sie führen das sauerstoffreiche, hellrote Blut vom linken Herzen fort in die verschiedenen Körperregionen. Dabei verzweigen sie sich in immer kleinere Äste, die **Arteriolen.**

Die Arteriolen schließlich gehen in haardünne Gefäße über, die **Kapillaren** genannt werden. Durch deren dünne, durchlässige Wand werden Sauerstoff, Nährstoffe und Stoffwechselendprodukte zwischen Gewebe und Blut ausgetauscht. Die Kapillaren sind zugleich das Verbindungsglied zwischen Arterien und Venen.

Venolen sammeln das jetzt sauerstoffarme, dunkelrote Blut aus den feinen Gefäßen und vereinigen sich zu immer größeren **Venen.** Die beiden größten Venen des Menschen, die obere und die untere Hohlvene (**Vena cava superior** und **inferior,** ➤ Abb. 13.17), führen das Blut schließlich in den rechten Herzvorhof zurück.

Lungenkreislauf

Die rechte Herzkammer drückt das sauerstoffarme Blut in den **Lungenkreislauf,** der genauso wie der Körperkreislauf aufgebaut ist: Auch hier verästeln sich die Arterien wieder bis auf Kapillardicke. Im Kapillarnetz der Lunge reichert sich das Blut mit Sauerstoff an und gibt gleichzeitig Kohlendioxid an die Luft ab, die anschließend ausgeatmet wird. Die Lungenvenen führen das sauerstoffreiche Blut in den Vorhof des linken Herzens zurück, wo der Kreislauf von vorn beginnt.

13 Kreislauf und Gefäßsystem

> **MERKE**
>
> **Was sind Arterien, was Venen?**
>
> **Arterien** sind Gefäße, in denen das Blut *vom Herzen weg* strömt. Im Körperkreislauf führen die Arterien hellrot gefärbtes, sauerstoffreiches Blut, im Lungenkreislauf hingegen fließt in ihnen sauerstoffarmes, dunkelrot gefärbtes Blut.
>
> **Venen** leiten das Blut *zum Herzen zurück*. Sie enthalten im Körperkreislauf sauerstoffarmes, dunkelrot gefärbtes Blut, während sie im Lungenkreislauf sauerstoffreiches Blut transportieren.

13.1.2 Arterien

Wandaufbau

Arterien sind aus drei Wandschichten aufgebaut, die einen Hohlraum umschließen, das **Gefäßlumen** (Lumen bezeichnet die lichte Weite eines Hohlorgans) (➤ Abb. 13.1).

- Flache Zellen kleiden das Gefäßlumen aus und bilden das **Gefäßendothel.** Darunter liegen feine Bindegewebsfasern und eine elastische Membran, die zusammen mit dem Gefäßendothel die **Tunica interna** (kurz Interna) bilden.
- In der mittleren und am kräftigsten entwickelten Schicht, der **Tunica media** (kurz Media), verlaufen glatte Muskelzellen und elastische Fasern.
- Die äußere Schicht der Arterienwand, die **Tunica externa** (kurz Externa oder auch Adventitia), besteht aus Bindegewebe und elastischen Fasern. Bei den größeren Arterien verlaufen in ihr Gefäße, Vasa vasorum genannt, und Nerven zur Versorgung der Arterienwand.

Arterien vom elastischen Typ

Bei herznahen Schlagadern, etwa der Aorta oder der Halsschlagader, überwiegen in der Media die elastischen Fasern – dies sind **Arterien vom elastischen Typ.** Sie leisten einen wichtigen Beitrag zur gleichmäßigen Funktion des Kreislaufs: Der vom Herzen während der Systole ruckartig ausgeworfene Blutstrom dehnt die Gefäßwand der Aorta und der herznahen Arterien kurz auf. Während der Herzmuskel sich in der Diastole entspannt, zieht sich die elastische Gefäßwand wieder zusammen und schiebt das in ihr gespeicherte Blut weiter. So sorgen die herznahen, elastischen Gefäße für einen gleichmäßigen Blutstrom. Wäre die Aorta dagegen starr wie ein Wasserrohr, stünde nach Beendigung jeder Herzaktion der Blutstrom still. In Anlehnung an Ausgleichs- und Speicherbehälter hinter Kolbenpumpen heißt dieser Mechanismus **Windkesselfunktion,** die entsprechenden Arterien auch Windkesselgefäße (➤ Abb. 13.2).

Arterien vom muskulären Typ

Bei den Arterien in der Körperperipherie hingegen überwiegen in der Media die glatten Muskelzellen. Diese **Arterien vom muskulären Typ** können durch Kontraktion oder Entspannung die Weite ihres Lumens und damit den Strömungswiderstand (➤ Kap. 13.3.2) und die Durchblutung der von ihnen versorgten Organe beeinflussen. Daher werden die Arterien vom muskulären Typ auch als Widerstandsgefäße bezeichnet.

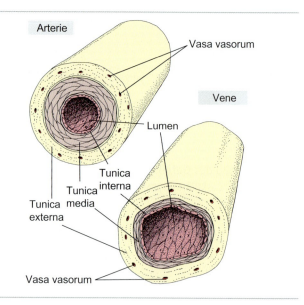

Abb. 13.1 Schichtaufbau der größeren Arterien und Venen. Venen sind viel dünnwandiger als Arterien und die einzelnen Schichten der Venen sind weniger deutlich gegeneinander abgegrenzt als die der Arterien. [L190]

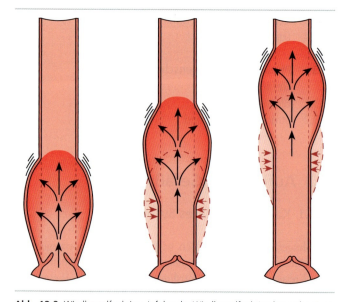

Abb. 13.2 Windkesselfunktion. Infolge der Windkesselfunktion herznaher Arterien breiten sich der Blutfluss und somit die Pulswelle kontinuierlich über die Arterien aus. Dabei ist die Geschwindigkeit der Pulswelle allerdings deutlich größer als die des Blutflusses. [L190]

13.1.3 Arteriolen

Am Übergang zwischen Arterien und Kapillaren finden sich die **Arteriolen,** die ebenfalls den Widerstandsgefäßen zuzuordnen sind.

Ihre Wand besteht aus Endothel, einem Gitterfasernetz und einer einschichtigen, glatten Muskelzellschicht. Das vegetative Nervensystem (➤ Kap. 8.14) steuert den Spannungszustand der glatten Muskulatur in diesem Gefäßabschnitt und kann dadurch die Durchblutung beeinflussen. Ziehen sich die Muskeln zusammen (**Vasokonstriktion**), wird der Gefäßquerschnitt kleiner und die Durchblutung im nachfolgenden Kapillargebiet sinkt. Erschlaffen sie (**Vasodilatation**), erweitert sich die Arteriole und die Durchblutung nimmt zu.

Arteriosklerose

Unter Arteriosklerose (Atherosklerose) versteht man die Ablagerung von Fett, Thromben, Bindegewebe oder Kalk in arteriellen Blutgefäßen. Dieses Krankheitsbild stellt die Gefahr Nummer 1 für ein gesundes Gefäßsystem in unserer Gesellschaft dar und wird im Volksmund schlicht „Verkalkung" genannt. Sie ist in ca. 95 % der Fälle die Ursache für eine chronische periphere arterielle Verschlusskrankheit (pAVK), in über 95 % der Fälle Ursache für eine koronare Herzkrankheit (KHK) und in 70 % der Fälle Ursache für Durchblutungsstörungen der Hirnarterien (zerebrovaskuläre Insuffizienz). Diese Erkrankungen, welche die Lebensqualität der Betroffenen stark einschränken, bilden mit 50–55 % die häufigste Todesursache in den Industriestaaten. Aktuell leiden rund acht Millionen Menschen in Deutschland an diesen Krankheiten.

Risikofaktoren

Bei der Entstehung der Arteriosklerose spielen neben einer genetischen Disposition vor allem die Lebensbedingungen unserer „modernen" Zivilisation eine entscheidende Rolle. Nach heutigem Wissensstand sind vor allem folgende **Risikofaktoren** für die Arteriosklerose verantwortlich (➤ Abb. 13.3):

- Fettstoffwechselstörungen (➤ Kap. 15.3) mit zu hohen Blutcholesterinspiegeln (Hypercholesterinämie, bedeutsam ist hier vor allem das LDL-Cholesterin, ➤ Kap. 15.3)
- Rauchen
- Bluthochdruck (Hypertonie, ➤ Kap. 13.4.1)
- Zuckerkrankheit (Diabetes mellitus, ➤ Kap. 15.2.1)

Seit Kurzem wird auch eine infektiöse Genese der Arteriosklerose diskutiert, da das Bakterium *Chlamydia pneumoniae* in arteriosklerotischen Gefäßen wesentlich häufiger nachweisbar ist als in gesunden. Ob es sich hierbei um einen kausalen (= ursächlichen) Zusammenhang handelt, kann noch nicht abschließend beurteilt werden. Auch die Rolle des Gerinnungssystems, z. B. eines erhöhten Fibrinogenspiegels, ist im Detail noch unklar. Aktuelle Forschungen gehen der Vermutung nach, dass es sich bei der Arteriosklerose um eine Autoimmunerkrankung handeln könnte.

Pathogenese

Intimaödem, Plaque, Thrombus Über die Entstehung der Arteriosklerose existieren komplizierte Theorien. Vereinfacht gesprochen geht man davon aus, dass durch ungünstige Blutzusammen-

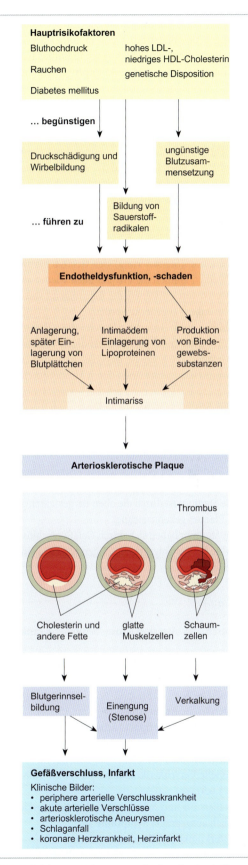

Abb. 13.3 Risikofaktoren, Pathogenese und Folgen der Arteriosklerose [L190]

setzung, lokalen Sauerstoffmangel, Bluthochdruck und/oder lokale Wirbelbildungen des Blutstromes das Endothel der Arterien geschädigt wird. An die Oberfläche kleiner Endothelläsionen heften sich dann Blutplättchen an und verklumpen miteinander. Sie verschließen die Läsionen jedoch nur unvollständig, sodass das Endothel vermehrt durchlässig (permeabel) wird. Der Endothelschaden führt zur Quellung der Gefäßinnenhaut, dem Intimaödem, und zur Einlagerung von Blutfetten, woraus der arteriosklerotische Plaque (Herd) entsteht. Der Plaque wird zunehmend mit Cholesterin und anderen Blutfetten überladen. Reaktiv vermehren sich Bindegewebszellen, die in gesteigertem Maß Bindegewebsgrundsubstanzen produzieren, sodass die Intima verdickt. Im ungünstigsten Fall kommt es zum Absterben von Gewebe und in der Folge lagern sich Kalksalze in der Nachbarschaft dieser Nekrose ab. Diese Gefäßverkalkung führt zusammen mit der Intimaverdickung zu einer zunehmenden Einengung (Stenosierung) der Gefäßlichtung. In fortgeschrittenen Stadien können die Plaques auch wieder aufreißen, sodass kleine Geschwüre entstehen, die nachfolgend von einem Blutgerinnsel (Thrombus) abgedeckt werden.

Gefäßverschluss und Infarkt Durch die Thrombenbildung kommt es unter Umständen zum vollständigen Verschluss (Obliteration) des Gefäßes. Die Folge ist, dass das ursprünglich von dieser Arterie versorgte Gefäßgebiet einen durch Minderdurchblutung bedingten akuten Sauerstoffmangel erleidet – der Mediziner spricht von **Ischämie**. Stirbt das ischämische Gewebe ab, liegt ein **Infarkt** vor.

Nach der WHO (Weltgesundheitsorganisation) wird die Arteriosklerose in drei Stadien eingeteilt:
- Im ersten Stadium sind lediglich leichte Frühschäden (Fettstreifen) an den Arterien festzustellen.
- Das zweite Stadium ist durch die oben dargestellten arteriosklerotischen Plaques gekennzeichnet.
- Im dritten Stadium haben sich durch Gefäßverschlüsse und Gewebsinfarkte bereits Folgeerkrankungen wie etwa ein Herzinfarkt manifestiert.

Klinisches Bild

Wichtige durch die Arteriosklerose bedingte **Krankheitsbilder** sind
- Koronare Herzkrankheit (KHK) und akutes Koronarsyndrom (ACS) (➤ Kap. 12.7.2 und ➤ Kap. 12.7.3)
- Schlaganfall (➤ Kap. 8.18)
- Arteriosklerotische Aneurysmen (➤ Kap. 13.1.4)
- Akute und chronische periphere arterielle Verschlüsse vor allem an Arterien der Oberschenkel und des Beckens (90 %), der Arterien im Unterschenkel (14 %) und der Bauchaorta (1 %) (periphere arterielle Verschlusskrankheit, pAVK; ➤ Abb. 13.4; auch ➤ Kap. 11.6.5)

Je nach Lokalisation und Schweregrad der Arteriosklerose treten unterschiedlich ausgeprägte **Symptome** auf:
- Schaufensterkrankheit (Claudicatio intermittens)
- Abgeschwächte bis fehlende Pulse unterhalb der Lokalisation
- Schmerzen
- Kühle bis kalte Extremitäten

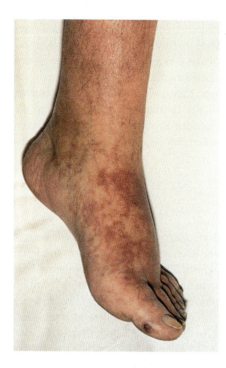

Abb. 13.4 Schwere pAVK: fleckig-livide Verfärbung des Fußes [M180]

- Schlechte Darstellung der Gefäße (Vaskularisation)
- Sensomotorische Defizite: Kribbeln, Missempfindungen, Taubheitsgefühl (Parästhesien)
- Blässe der betroffenen Hautareale
- Sauerstoffmangel (Zyanose)

> **MERKE**
> **Arterioklerose**
> In der Regel ist die Arteriosklerose keine lokale, sondern eine **generalisierte** Gefäßerkrankung. Patienten mit einem dieser Krankheitsbilder entwickeln daher oft auch die anderen Erkrankungen. Das Auftreten einer pAVK an den oberen Extremitäten ist deutlich seltener zu beobachten.

13.1.4 Aneurysmen

Eine umschriebene Ausweitung eines arteriellen Gefäßes heißt **Aneurysma**. Diese Ausweitung kann angeboren sein, aber auch im Laufe des Lebens entstehen.

Aortenaneurysma

Aortenaneurysmen stellen die häufigste Form der krankhaften Arterienerweiterung dar. Sie können in allen Abschnitten der thorakalen Aorta vorkommen: im aufsteigenden Ast (Aorta ascendens), im Aortenbogen (Arcus aortae) und im absteigenden Ast (Aorta descendens). Häufiger sind alle Abschnitte betroffen. Weiterhin können sie in der Bauchschlagader (Aorta abdominalis), aber auch in Arterien im Schädel (intrakranielle Aneurysmen) auftreten. 85 % der Aortenaneurysmen finden sich im Bauch, 15 % im Brustabschnitt der Aorta.

13.1 Aufbau des Gefäßsystems

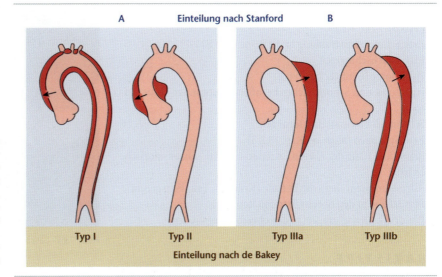

Abb. 13.5 Schematische Darstellung des thorakalen Aortenaneurysmas nach Stanford und DeBakey. Einteilung nach Stanford: Typ A: Aortendissektion mit Beteiligung der Aorta ascendens; Typ B: Dissektion der Aorta descendens ohne Beteiligung der Aorta ascendens. Einteilung nach DeBakey: Typ I: Beginn in Aorta ascendens, Ausdehnung in Aortenbogen, Aorta descendens und große Äste; Typ II: nur Aorta ascendens; Typ III: Beginn in Aorta descendens nach Abgang der A. subclavia (IIIa oberhalb und IIIb unterhalb des Zwerchfells) [L157]

Thorakales Aortenaneurysma (TAA)

Das thorakale Aortenaneurysma ist eine seltene, aber lebensbedrohliche Form einer krankhaften Veränderung der Hauptschlagader im Brustkorb. Es entsteht häufig auf der Grundlage von Einrissen (Dissektionen) in der Intima und Teilen der Media mit Ausbildung einer Wühlblutung. Man spricht dann von einer **Aortendissektion** bzw. **Aorta dissecans.** In 65 % der Fälle betrifft die Dissektion die Aorta ascendens, in 25 % die Aorta descendens und in 5 bis 10 % den Aortenbogen. Je nach Lokalisation und Schweregrad erfolgt eine Einteilung der Aortendissektion nach Stanford in Typ A und B und nach DeBakey in die Typen I, II, IIIa und IIIb (➤ Abb. 13.5, ➤ Abb. 13.6).

Risikofaktoren
Häufigste Ursachen für ein thorakales Aortenaneurysma sind:
- Wühlblutung (Aortendissektion, Aorta dissecans)
- Hypertonie
- Angeborene Bindegewebsschwäche (Marfan-Syndrom) – selten
- Zystische Medianekrose (betrifft die Aorta ascendens)
- Arteriosklerose (betrifft die Aorta descendens; auch ➤ Kap. 13.1.3)

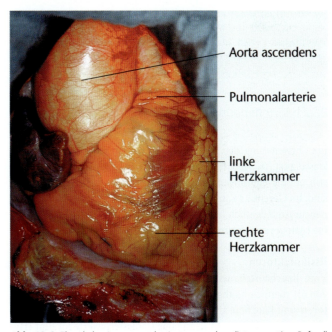

Abb. 13.6 Thorakales Aneurysma der Aorta ascendens (intraoperativer Befund) [M162]

Pathogenese
Kommt es aufgrund der o. g. Einrisse in der Intima und Teilen der Media zur Dissektion der Aorta, folgt das Blut nicht mehr nur dem Gefäßverlauf. Es bildet sich parallel zum Intravasalraum ein zweiter Blutraum, der als **falsches Lumen** bezeichnet wird. Das falsche Lumen stellt das eigentliche Aneurysma dar. Diese Form findet sich beim thorakalen Aortenaneurysma am häufigsten. In der Folge kommt es häufig zu einem zweiten Einriss. Findet dieser nach innen statt, fließt das Blut in das eigentliche Gefäßlumen zurück. Kommt es jedoch zu einem Einriss der Tunica externa, resultiert daraus eine massiv lebensbedrohliche Blutung, an deren Folgen der Patient innerhalb kürzester Zeit verstirbt.

Typ-A-Dissektionen treten am häufigsten zwischen dem 50. und 60. Lebensjahr auf, wobei ca. 60 % der Betroffenen an Hypertonie leiden. Bei Typ-B-Dissektionen verschiebt sich der Altersgipfel um etwa 10 Jahre. Mit 70–80 % der betroffenen Patienten leiden allerdings deutlich mehr an Hypertonie.

Klinisches Bild
Thorakale Aneurysmen nach Typ A oder Typ B verursachen häufig folgende **Symptome**:
- Plötzliche, messerstichartige, scharfe retrosternale Schmerzen (Typ A)
- Häufige Angabe als Vernichtungsschmerz

- Schmerzausstrahlung zwischen die Schultern und in den Nacken (Typ B)
- Evtl. Schmerzausstrahlung in die Beine (Typ B)
- Evtl. Bauchschmerzen
- Hypertonie (häufiger bei Typ B)
- Hypotonie und Schockzeichen bei offener Ruptur der Tunica externa
- Schwindel, Bewusstseinsstörungen
- Evtl. Synkopen (auch ➤ Kap. 13.2.3)
- Blässe und Kälte der oberen Extremitäten; evtl. sensomotorische Defizite
- Allgemeine neurologische Defizite (Kribbeln, Taubheitsgefühl)
- Pulsdefizite in den oberen Extremitäten
- Blutdruckschwankungen an den oberen Extremitäten

PRAXISTIPP
Differenzialdiagnose ACS

Die Schmerzsymptomatik des Patienten muss auch an ein akutes Koronarsyndrom (ACS) denken lassen. Die Abgrenzung im Rettungsdienst ist dabei nicht immer einfach. Zur Differenzierung muss deshalb ein 12-Kanal-EKG geschrieben werden. In der erweiterten Patientenbeurteilung (Secondary Survey) sollte eine differenzierte Bewertung der Schmerzcharakteristik anhand des OPQRST-Schemas (➤ Kap. 20.6) erfolgen.

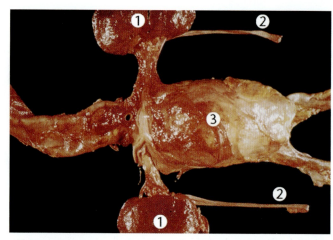

Abb. 13.7 Bauchaortenaneurysma. 1 = Nieren, 2 = Harnleiter, 3 = Bauchaortenaneurysma [K107]

Bauchaortenaneurysma (BAA)

Eine Erweiterung der Bauchaorta über 3 cm wird als Aneurysma klassifiziert (➤ Abb. 13.7, ➤ Abb. 13.8). In 95 % der Fälle handelt es sich um Erweiterungen, die unterhalb der Nierenarterien lokalisiert sind. Im Gegensatz zum thorakalen Aneurysma tritt das Bauchaortenaneurysma deutlich häufiger auf. Das arteriosklerotische Aneurysma **(Aneurysma verum)** steht dabei als Ursache im Vordergrund.

Risikofaktoren
Vom Bauchaortenaneurysma sind Männer mit einem Verhältnis von 6:1 deutlich häufiger als Frauen betroffen. Weitere **Risikofaktoren** sind Rauchen, Überschreitung des 65. Lebensjahres, familiäre Anamnese, KHK, pAVK, zu hohe Cholesterinwerte im Blut (Hypercholesterinämie), Hypertonie und krankhafte Veränderungen der Hirnarterien mit begleitender Minderdurchblutung (zerebrovaskuläre Insuffienz).

Pathogenese
Beim Bauchaortenaneurysma entwickelt sich typischerweise das **Aneurysma verum**: Aufgrund einer sack- oder spindelförmigen Wandschwäche der Aorta, die alle drei Gefäßwandschichten betrifft, kommt es zur krankhaften Erweiterung des Gefäßes. Das Bauchaortenaneurysma wird wegen der Schwere des Aneurysmas in drei Formen unterteilt: asymptomatisch, symptomatisch und rupturiert (zerrissen).

Das **asymptomatische Bauchaortenaneuysma** mit 3–4 cm Durchmesser bereitet den Patienten eher keine Beschwerden und wird deshalb häufig zufällig bei Routineuntersuchungen festgestellt. Neben einem eventuellen pulsierenden Widerstand bei Palpation im linken Mittelbauch wird bei dieser Form vor allem durch Ultraschall die Diagnose gestellt. Aufgrund der geringen bis fehlenden Symptome und der Notwendigkeit einer bildgebenden Diagnostik spielt diese Form des Aneurysmas für den Rettungsdienst keine wesentliche Rolle.

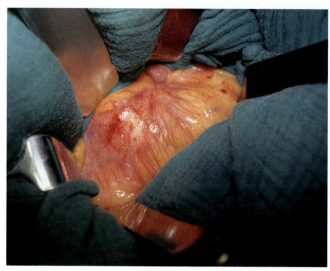

Abb. 13.8 Bauchaortenaneurysma intraoperativ [M840]

Beim **symptomatischen Bauchaortenaneurysma** mit einem Durchmesser von 4–6 cm entwickeln sich bereits Symptome, die auch präklinisch feststellbar sind. Die Patienten zeigen das Bild eines unklaren Abdomens bei stabilen Kreislaufverhältnissen. Im Vordergrund für die Symptomatik stehen die Auswirkungen des Aneurysmas im Bauchraum. Die Durchblutung der nachgeschalteten Areale ist in aller Regel adäquat.

Beim **gedeckt rupturierten Bauchaortenaneurysma** zeigen sich bei den Patienten deutliche Symptome, die das Bild des akuten Abdomens charakterisieren. Eher seltener entwickelt sich dabei eine akute Kreislaufinsuffizienz mit hypovolämischem Schock (➤ Kap. 13.5.2). Zeichen einer verminderten Durchblutung sowie sensomotorische Defizite der unteren Extremitäten stehen dagegen häufiger im Vordergrund.

> **ACHTUNG**
> **Untersuchung und Umlagerung**
> Die palpatorische Untersuchung des Abdomens und die Umlagerung des Patienten müssen behutsam und mit äußerster Vorsicht erfolgen, da die Gefahr einer freien Ruptur des Aneurysmas mit unkontrollierbarem Verlauf besteht. Ein pulsierend tastbarer Tumor stellt ein eindeutiges Warnzeichen dar. Nicht dosierte Palpation des Abdomens und ruckartige Bewegungen bei Lagerung und Transport des Patienten sind deshalb zwingend zu vermeiden. Eine schonende Ganzkörperimmobilisation des Patienten stellt eine sinnvolle Behandlungsmöglichkeit dar.

Das frei rupturierte Bauchaortenaneurysma ist immer eine akut lebensbedrohliche Notfallsituation, die trotz intensiver Behandlung der Patienten in einigen Fällen tödlich verlaufen kann. Durch die plötzliche Ruptur mit Einblutung in die freie Bauchhöhle entwickeln die Patienten innerhalb kürzester Zeit eine schwerste Kreislaufinsuffizienz mit hämorrhagischem Schock.

> **ACHTUNG**
> **Transportpriorität**
> Das frei rupturierte Bauchaortenaneurysma mit schwerem hämorrhagischem Schock stellt eine der wenigen Situationen dar, bei der durch eine nichttraumatische innere Blutung zusätzlich zur Schocktherapie auch eine Transportpriorität besteht. Neben der Strategie der permissiven Hypotension mit einem systolischen Blutdruck von maximal 80–90 mmHg profitiert der Patienten von einem schnellen, organisierten und vorangemeldeten Transport in eine geeignete Klinik.

Aufgrund der potenziellen Gefahr einer Ruptur mit lebensbedrohlichem Verlauf empfehlen die Chirurgen bei operationsfähigen Patienten deshalb meist die vorsorgliche operative **Aneurysmaresektion**. Dabei entfernen die Ärzte die schadhafte Stelle und setzen eine Gefäßprothese ein.

Klinisches Bild
Gedeckt rupturiertes Bauchaortenaneurysma
- Diffuse unspezifische abdominale Beschwerden
- Bauchschmerzen
- Rücken- oder Flankenschmerzen
- Schmerzen im Gesäß und in den unteren Extremitäten
- Abgeschwächte Femoralispulse
- Kribbeln, Missempfinden und ggf. Taubheitsgefühl in den unteren Extremitäten (Parästhesien)
- Kühle bis kalte Beine
- Evtl. pulsierender Tumor im linken Mittelbauch
- Tachykardie
- Je nach Vorerkrankungen und Schweregrad des Aneurysmas: Normotonie, Hypotonie, Hypertonie

Frei rupturiertes Bauchaortenaneurysma
- Plötzlicher, massiver Perforationsschmerz (Zerreißungsschmerz)
- Beidseits fehlende Femoralispulse
- Tachykardie, Hypotonie, Zentralisation
- Blasse, kalte Haut, Kaltschweißigkeit
- Bewusstseinsstörung bis zur Bewusstlosigkeit
- Verzögerte Rekapillarisierungszeit (>2 Sekunden)
- Tachypnoe (Atemfrequenz >20/min)

Intrakranielles Aneurysma

Intrakranielle Aneurysmen sind sackartige Ausweitungen zerebraler Arterien, die häufig an den Teilungsstellen (Birfurkationen) liegen.

Risikofaktoren

- Angeborene Bindegewebsschwäche der Arterien (häufigste Ursache)
- Nierenerkrankungen
- Gefäßdeformationen
- Hypertonie
- Rauchen

Pathogenese

Der mechanische Druck, der an der Bifurkation herrscht, spielt zusammen mit der häufig bestehenden Bindegewebsschwäche eine entscheidende Rolle für die Entstehung der Aneurysmen. Solange die Aneurysmen intakt sind, verursachen sie für viele Betroffene keine Symptome und bleiben deshalb stumm. Nur gelegentlich lösen sie uncharakteristische Symptome aus. Ihre Entdeckung ist in diesem Stadium häufig einem Zufallsbefund zuzuschreiben. Bei Vorliegen größerer Aneurysmen und der dadurch begleitenden Raumforderung im Gehirn können klinisch relevante Symptome auftreten. Im Vordergrund stehen dabei fokale oder generalisierte epileptische Anfälle sowie die Entwicklung eindeutiger Hirndruckzeichen als Ausdruck eines Hirnödems. Bei Ruptur eines intrazerebralen Aneurysmas zeigt sich das Bild der Subarachnoidalblutung, die lebensbedrohliche Ausmaße annehmen kann (> Kap. 8.17.4)

Klinisches Bild

- Bei nicht rupturierten Aneurysmen häufig Zufallsbefund
- Kopfschmerzen
- Schwindel
- Übelkeit

Bei größeren **nicht rupturierten** Aneurysmen zusätzlich:
- Bewusstseinsstörung bis zur Bewusstlosigkeit
- Nackensteifigkeit (Meningismus)
- Evtl. Bradykardie, Druckpuls, Hypertonie (Cushing-Reflex)
- Pathologische Atemmuster (Cheynes-Stokes-Atmung, Biot-Atmung)
- Fokale oder generalisierte epileptische Anfälle

Bei **Ruptur:**
- Symptomatik der Subarachnoidalblutung (SAB) (> Kap. 8.17.4)

13.1.5 Aortenstenose

Bei der Verengung der Aorta (Aortenstenose) handelt es sich um einen Fehler der Aortenklappe, weshalb synonym auch der Begriff **Aortenklappenstenose** verwendet wird. Durch die Stenose der Aortenklappe wird der Auswurfkanal des linken Ventrikels verengt und verursacht nachfolgend eine Druckbelastung. Die Aortenstenose ist für ca. 25 % aller chronischen Herzklappenfehler verantwortlich. In der Folge wird die Entleerung des linken Ventrikels zunehmend behindert. Kompensatorisch wird die Kammerkontraktion verstärkt, um den erhöhten Widerstand zu überwinden. Im Gegensatz zur Mitralstenose (bzw. Mitralklappenstenose) ist bei der Aortenstenose über den beschriebenen Mechanismus eine langfristige Kompensation möglich.

Ätiologie

Als **Ursache** der Aortenklappenstenose können drei wesentliche Auslöser genannt werden:
- Durch eine Erbanlage bei der Geburt bereits vorhandene Einengung (**kongenitale Aortenstenose**). Diese Form kann in drei Untergruppen unterteilt werden:
  - Valvuläre Stenose: häufig Verbindung und Verdickung der Aortenklappe
  - Supravalvuläre Stenose: Einengung oberhalb der intakten Aortenklappe mit Verdickung aller myokardialen Wandschichten
  - Subvalvuläre Stenose: Bildung von Ringen unterhalb der intakten Aortenklappe aufgrund krankhafter Bindegewebsvermehrung (Fibrose)
- **Erworbene Aortenklappenstenose** mit zunehmender Funktionsminderung (häufigste Form): durch Kalkablagerung (Kalzifizierung) Behinderung der Klappenöffnung (häufig nach dem 65. Lebensjahr auftretend)
- **Rheumatische Aortenklappenstenose** (seltene Form):
  - Wiederkehrendes (rezidivierendes) rheumatisches Fieber
  - Gehäuftes Auftreten von Angina pectoris in der Vorgeschichte

Pathophysiologie

Die nomale Öffnungsfläche der Aortenklappe beträgt etwa 3 cm^2. Verringert sie sich bei einer Stenose auf weniger als die Hälfte, steigt der Widerstand für den Blutauswurf des linken Ventrikels deutlich an. Verringert sich die Klappenöffnungsfläche allerdings auf weniger als 1 cm^2, entstehen vor allem bei körperlicher Belastung deutliche Symptome der Aortenstenose. Durch die chronische Druckbelastung verdickt sich die Muskulatur der linken Kammer und wird dabei zunehmend unelastischer (**konzentrische Hypertrophie**). Die abnehmende Kontraktilität ist letztlich der Auslöser für die Entstehung einer Linksherzinsuffizienz, die ihrerseits durch ein reduziertes Schlagvolumen (SV) und Herzminutenvolumen (HMV) eine koronare Ischämie verursacht. Da gerade unter Belastung die koronare Durchblutung kaum mehr steigerbar ist, entwickeln sich bei den Betroffenen Symptome der Angina pectoris. Ist die zerebrale Durchblutung unter Belastung deutlich reduziert, können Schwindel bis hin zu Synkopen die Folge sein. Ohne operativen Ersatz der Herzklappe ist die Prognose für die Patienten schlecht, wenn thorakale Schmerzen, Synkope oder Dyspnoe auftreten.

Klinisches Bild

- Schwindel
- Synkope
- Dyspnoe
- Tachypnoe
- Kardiales Lungenödem bei dekompensierter Linksherzinsuffizienz mit Rückwärtsversagen
- Thorakale Schmerzen, pectanginöse Beschwerden
- Tachykardie, Herzrhythmusstörungen
- Hypotonie
- Häufig begleitende KHK in der Anamnese

13.1.6 Kapillaren

Die mikroskopisch feinen **Kapillaren** verbinden die Arterien mit den Venen. Sie bilden ein im gesamten Körper ausgedehntes, unterschiedlich dicht geknüpftes Netz:
- Gewebe mit hohem Sauerstoffbedarf, z. B. die Muskeln oder die Nieren, besitzen viele Kapillaren.
- Sehnen und vergleichbare Gewebe mit niedriger Stoffwechselaktivität (bradytrophe Gewebe, ➤ Kap. 4.5) hingegen haben nur wenig Kapillaren.
- An der Augenlinse und der Hornhaut sowie im Knorpel, an den Herzklappen und in der Oberhaut (Epidermis) finden sich beim Gesunden überhaupt keine Kapillaren. Diese Strukturen werden in der Regel über Diffusionsvorgänge versorgt.

Fügt man die Gefäßquerschnitte der einzelnen Kapillaren wie ein Puzzle zusammen, so ergibt sich ein Gesamtquerschnitt, der den in den übrigen Gefäßgebieten weit übersteigt. Der Blutstrom ist in den Kapillaren besonders langsam – ein Umstand, der den **Stoffaustausch** durch die Kapillarwand begünstigt. Denn im Gegensatz zu den Arterien, deren Wand für das Blut undurchdringlich ist, ist die dünne Kapillarwand porös und besteht nur noch aus dem Endothel und einer dünnen Basalmembran (➤ Kap. 4.2.1).

Durch die Poren des Endothels tauscht der Körper Substanzen zwischen Gefäß und Gewebe aus. Anders ausgedrückt heißt das: Die Kapillarwände bilden eine **semipermeable Membran** (➤ Kap. 3.2.2), die von allen Substanzen mit Ausnahme der Blutkörperchen und Plasmaeiweiße frei passiert werden kann.

Druckverhältnisse im Kapillargebiet

Den größten Anteil beim Stoffaustausch hat die Diffusion durch die Kapillarwand: Wasser, Ionen und andere kleine Moleküle passieren aufgrund physikalischer Gesetzmäßigkeiten die Poren der Kapillarwand. Im arteriellen Kapillarschenkel gelangen so Flüssigkeit und

Nährstoffe in das umliegende Gewebe, auf der venösen Seite strömen Abfallprodukte mit der Flüssigkeit in das Gefäßsystem zurück. Ganz entscheidend für diese Vorgänge sind die **Druckverhältnisse** zwischen Kapillarinnerem und Gewebe:

Im arteriellen Kapillarschenkel übt das Blut einen hydrostatischen Druck von ca. 30 mmHg aus. Dieser Druck treibt Wasser und kleine Moleküle aus dem Kapillarinneren ins Interstitium (> Kap. 3.5.3). In die gleiche Richtung wirkt der kolloidosmotische Druck (> Kap. 3.5.6) im Interstitium, der Wasser und kleine Moleküle ins Interstitium „zieht" und der hier vereinfachend mit 5 mmHg über die gesamte Kapillarlänge angenommen wird.

Diesen Auswärtskräften entgegengerichtet sind der hydrostatische Druck des Interstitiums, der etwa bei Null liegt, und der kolloidosmotische Druck in den Kapillaren von ca. 25 mmHg.

Insgesamt ergibt sich damit am arteriellen Kapillarschenkel ein **effektiver Filtrationsdruck** von 30 mmHg + 5 mmHg − 25 mmHg = 10 mmHg; d. h., am arteriellen Schenkel der Kapillaren werden Flüssigkeit und kleine Moleküle ins Interstitium **filtriert.**

Am venösen Schenkel der Kapillaren ist der hydrostatische Druck im Kapillarinneren auf ca. 10 mmHg abgesunken. Die nach innen gerichteten Kräfte überwiegen nun, Flüssigkeit und kleine Moleküle werden in die Kapillaren **reabsorbiert** (> Abb. 13.9).

Pro Tag gelangen rund 20 Liter Flüssigkeit durch die Kapillarwände in das Interstitium. 18 Liter davon fließen im venösen Schenkel der Kapillaren wieder in das Gefäßsystem zurück. Die restlichen zwei Liter strömen indirekt durch das Lymphsystem ins Blut zurück (> Kap. 11.5.1).

Ödeme

Ödeme sind krankhafte Flüssigkeitsansammlungen in Zellen, Gewebsspalten oder Körperhöhlen. Sie entstehen, wenn das Gleichgewicht zwischen Filtration einerseits und Reabsorption plus Lymphabfluss andererseits verschoben ist.

Ödeme können verschiedene Ursachen haben (> Abb. 13.10):
- **Verminderter kolloidosmotischer Druck:** Für den kolloidosmotischen Druck innerhalb der Kapillaren ist mit 70–80 % vor allem das Albumin verantwortlich. Bei einer Menge von ca. 40 g/l Blut liegt dieser konstant bei 25 mmHg. Sinkt nun der Albumingehalt im Blut, etwa bei schweren Lebererkrankungen oder hohen Eiweißverlusten über die Nieren, so wird weniger Wasser in den Kapillaren zurückgehalten.
- **Erhöhter hydrostatischer Druck in den Kapillaren:** Ist der hydrostatische Druck in den Kapillaren erhöht, so steigt die Filtration. Bei erschöpfter Transportkapazität der Lymphgefäße sammelt sich Flüssigkeit im Gewebe an. Zu einer Druckerhöhung im arteriellen Schenkel der Kapillare kommt es z. B. bei einer Blutdrucksteigerung, zu einer Druckerhöhung im venösen Schenkel bei einer Herzinsuffizienz (generalisiert) oder einer venösen Thrombose (lokal).
- **Störung des Lymphabflusses:** Sind die Lymphbahnen z. B. durch einen Tumor verlegt, können Ödeme im Einzugsbereich die Folge sein.
- **Erhöhte Permeabilität der Kapillarwände:** Eine erhöhte Durchlässigkeit der Kapillaren, etwa bei einer Allergie oder Entzündung, führt ebenfalls zu (lokalen) Ödemen. Weiterhin können eine Ischämie, Hypoxie und Azidose als Folge einer Mikrozirkulationsstörung im Schock Ursache einer erhöhten Kapillar- und Zellmembranpermeabilität sein (> Kap. 13.5.2). Im Ge-

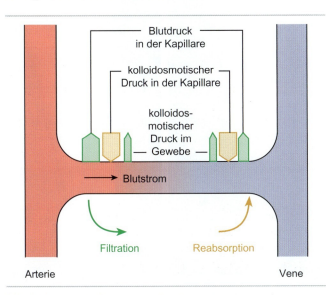

Abb. 13.9 Druckverhältnisse im Kapillargebiet in der Schemazeichnung. Im arteriellen Anteil der Kapillare sind die Kräfte überwiegend nach außen gerichtet, die breiten Pfeile verdeutlichen dies. Es kommt zur Filtration von Flüssigkeit. Im venösen Anteil kommt es hingegen zu einem einwärts gerichteten Strom, die Flüssigkeit wird daher reabsorbiert. Der besseren Anschaulichkeit wegen wurde der Lymphabfluss in dieser Abbildung vernachlässigt. [L190]

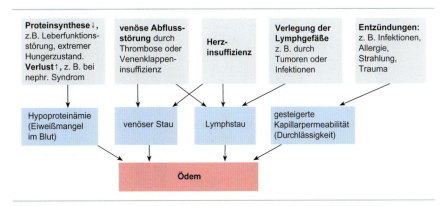

Abb. 13.10 Übersicht über die möglichen Ursachen einer Ödembildung [L190]

gensatz zu den bisher genannten Formen sind die so entstandenen Ödeme aber proteinreich.
- **Lungenödem** ➤ Kap. 14.8.3.

13.1.7 Venolen und Venen

Nachdem das Blut die Kapillaren durchflossen hat, gelangt es in kleine Venen, die **Venolen,** die das Blut sammeln und es den größeren Venen zuleiten, die dann zum Herz zurückführen.

In den Venen und Venolen befinden sich über 60 % des gesamten Blutvolumens. Wegen dieses Blutreservoirs werden die Venen auch **Kapazitätsgefäße** genannt. Bei Bedarf können aus diesem Reservoir größere Blutmengen in andere Teile des Körpers verschoben werden.

In den Venen herrscht ein niedrigerer Druck als in den Arterien, weshalb ihre Wand dünner als die der Arterien ist. Bis auf folgende Unterschiede entspricht der Schichtaufbau der Venenwand in etwa dem der Arterien: Die äußere Schicht ist dicker, die Muskulatur schwächer, und die innere Schicht bildet in den Venen der Rumpfwand und der Extremitäten **Taschenklappen.** Meist zwei sich gegenüberstehende Endothelausstülpungen bilden zusammen eine Art Ventil (vergleichbar den Taschenklappen des Herzens), das den Blutstrom zum Herzen hin freigibt (➤ Abb. 13.11). Strömt das Blut jedoch in die andere Richtung, so entfalten sich die Taschenklappen und verhindern den Rückfluss.

Unterstützt wird dieses Klappensystem durch die Skelettmuskulatur, die eine Vene umgibt. Kontrahiert die umgebende Muskulatur, so drückt sie die Vene zusammen und presst dadurch das Blut zum Herzen. Der Rückfluss zum Herzen ist also am größten, während diese **Muskelpumpe** arbeitet.

Am Bein finden sich drei Arten von Venen, die über Klappen verfügen: **tiefe Venen,** die tief in der Muskulatur das Blut zum Herzen zurücktransportieren, **oberflächliche Venen,** die ein Netzwerk unter der Haut bilden, und schließlich die **Perforansvenen** (Perforation = Durchbruch), die oberflächliches und tiefes Venensystem verbinden. Gesunde Perforansvenen sind Einbahnstraßen – in ihnen kann das Blut nur von den oberflächlichen in die tiefen Venen strömen.

Krampfadern (Varikosis)

Das Klappensystem der Venen funktioniert nur bei einem ausreichenden **Tonus** (Spannungszustand) der Venenwand. Reicht die Wandspannung nicht aus, entfernen sich die Enden der Klappen voneinander und die Venenklappen schließen nicht mehr vollständig. Man spricht von einer **Venenklappeninsuffizienz.** Der Rückfluss dehnt die Venenwand zusätzlich auf, sodass schließlich Krampfadern **(Varizen)** entstehen. Der Patient leidet unter einer **Varikose oder Varikosis** (Krampfaderleiden; ➤ Abb. 13.12). Hierbei handelt es sich um eine degenerative Erkrankung der Venenwand im oberflächlichen Venensystem der Beine. Belastungen wie langes und dauerhaftes Stehen (Orthostasebelastungen) können im

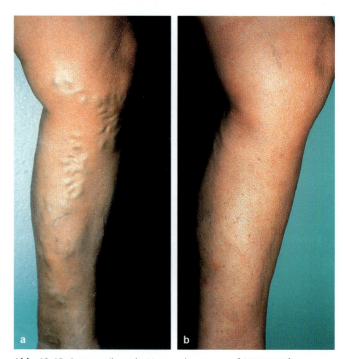

Abb. 13.12 Stammvarikose der Vena saphena magna [G251/G252]

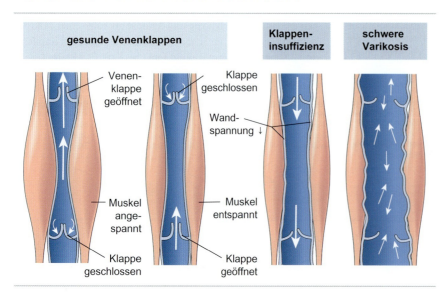

Abb. 13.11 Die Funktion der Venenklappen. In der ersten Abbildung wird das Blut durch Kontraktion der anliegenden Muskeln durch die geöffnete Venenklappe nach oben in Herzrichtung gepresst. Gleichzeitig verhindert die untere geschlossene Klappe den Rückstrom. Bei Entspannung der Muskulatur (zweites Bild) kann Blut von unten durch die jetzt wieder geöffnete Klappe nachfließen. Sind die Venen erweitert (drittes Bild), schließen die Klappen nicht mehr vollständig. Folglich strömt Blut der Schwerkraft folgend zurück in die Körperperipherie (viertes Bild). Es entsteht eine Varikose. [L190]

Laufe des Lebens für die Entstehung der Krampfadern in unterschiedlicher Ausprägung und Schweregrad verantwortlich sein.

Ätiologie und Pathogenese

Der Herkunft entsprechend werden eine primäre und eine sekundäre Varikosis unterschieden.

Bei der **primären Varikosis** wird eine erbliche Veranlagung (genetische Disposition) vermutet. Dabei kann das Krampfaderleiden in jedem Alter auftreten. Es nimmt jedoch mit steigendem Alter zu. Frauen sind insgesamt häufiger betroffen als Männer. Die Folgen der Venenschwäche bei primärer Varikosis sind sowohl eine lokal venöse Hypertonie als auch eine venöse Blutstauung. Beide verursachen langfristig strukturelle Veränderungen der Venen mit Krampfaderbildung. Verursacht wird die primäre Varikosis typischerweise durch stehende Tätigkeiten, Fettleibigkeit (Adipositas), eine Rechtsherzinsuffizienz oder eine Schwangerschaft, bei der durch das von der Plazenta gebildete Progesteron der Tonus der glatten Muskulatur und damit auch der Venentonus abnimmt.

Die sekundäre Varikosis tritt als Folge einer **Phlebothrombose** auf. Darunter versteht man einen Verschluss einer tiefen Vene mit erhöhtem Risiko einer Lungenarterienembolie oder einer chronischen Veneninsuffizienz, aus der eine venöse Abflussstörung mit venöser Hypertonie und nachfolgender Venenklappeninsuffizienz resultiert.

Klinisches Bild

Das klinische Bild der Varikosis ist dem einer chronisch venösen Insuffizienz (CVI) sehr ähnlich:
- Neigung zu Ödemen in den Beinen
- Spannungs- und Schweregefühl in den Beinen
- Neigung zu Wadenkrämpfen in der Nacht
- Gehäuftes Auftreten der Beschwerden am Abend, bei längerem Stehen oder bei Wärme

Thrombophlebitis

Die **Thrombophlebitis,** eine Entzündung der oberflächlichen Venen, tritt häufig nach Bagatelltraumen, z. B. auch nach einer Injektion, auf. Es bilden sich schmerzhafte, gerötete Stränge meist am Ober- und Unterschenkel, die in der Regel mit kühlenden Verbänden (z. B. mit heparinhaltigen Gels oder Salben) nach einigen Tagen wieder verschwinden. Besonders Menschen, die an Varikosis leiden, entwickeln häufig eine Thrombophlebitis. Es können jedoch auch nicht vorerkrankte Venen betroffen sein. Da die Thrombophlebitis die oberflächlichen Venen betrifft, ist sie von der tiefen Beinvenenthrombose (Phlebothrombose; ➢ Kap. 11.6.5) abzugrenzen.

Ätiologie

Die **Virchow-Trias,** die bei der Phlebothrombose relevant ist, spielt auch bei der Thrombophlebitis eine wichtige Rolle. Sie chrarakterisiert sich durch drei Kriterien:
- Stase (Blutstillstand im betroffenen Areal)
- Endothelläsion (Verletzung der Gefäßinnenwandschicht)
- Gerinnungsstörung durch Hyperkoagibilität (gesteigerte Gerinnung des Blutes)

Die **Risikofaktoren** für die Entstehung einer Thrombophlebitis sind zusammengefasst:
- Männliches Geschlecht
- Mittleres Lebensalter
- Längeres Liegen einer intravenösen Kanüle
- Varikosis
- Adipositas
- Nikotinabusus
- Durchgemachte Phlebothrombose

Pathophysiologie

Eine Thrombophlebitis kann durch eine Thrombenbildung im betroffenen Gefäßabschnitt ausgelöst worden sein oder aber mit einer anschließenden Bildung eines Thrombus einhergehen. Durch den entzündlichen Prozess wird das Lumen der Vene reduziert. Liegt eine vorausgegangene oder nachfolgende Thrombenbildung vor, kann das Lumen teilweise bis vollständig verlegt werden. Ein kompletter venöser Verschluss wäre die Folge. Insgesamt tritt die Thrombophlebitis in varikös veränderten Venen deutlich häufiger auf als in gesunden Venen. Unbehandelt kann sich eine Ausdehnung des Krankheitsbildes in den proximalen oder distalen Abschnitt der betroffenen Extremität entwickeln, vor allem wenn Risikofaktoren wie Alter >60 Jahre, männliches Geschlecht und eine durchgemachte Phlebothrombose vorliegen.

Klinisches Bild

- Schwellung, Verhärtung und Schmerzen im betroffenen Venensegment
- Warme bis heiße und gerötete Haut
- Evtl. flächenhafte Rötung mit lokaler Überwärmung (Erysipel)
- Schmerzen beim Anspannen der darunter liegenden Muskulatur

> **ACHTUNG**
> **Thrombophlebitis nach paravenöser Injektion**
> Werden Zytostatika oder spezielle Antibiotika zur Chemotherapie paravenös gespritzt, kann es neben einer Thrombophlebitis auch zu einer Nekrose durch Schädigung der Venenwand kommen.

13.2 Abschnitte des Kreislaufs

13.2.1 Arterien des Körperkreislaufs

Der **Körperkreislauf** (großer Kreislauf) beginnt in der linken Herzkammer, führt über die Aorta zu den Kapillargebieten (➢ Abb. 13.13) und über das venöse System zurück zur oberen und unteren Hohlvene und in den rechten Vorhof.

Die **Aorta** gibt zunächst zwei kleine Äste ab, die den Herzmuskel mit Blut versorgen: die linke und die rechte **Koronararterie** (Herz-

13 Kreislauf und Gefäßsystem

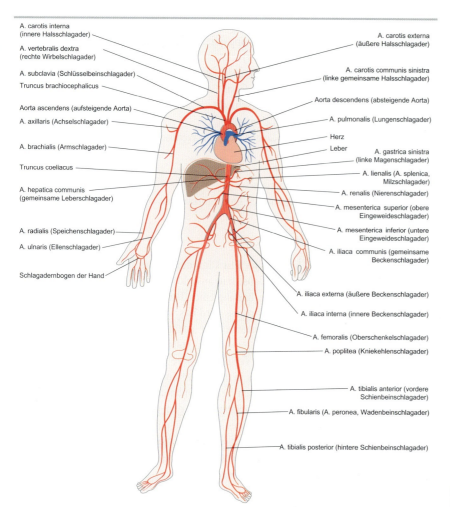

Abb. 13.13 Die wichtigen Arterien in der Übersicht [L190]

kranzarterie, Details ➤ Kap. 12.7.1). Danach steigt sie auf (aufsteigende Aorta, **Aorta ascendens**), verläuft im Bogen oberhalb des Truncus pulmonalis und zieht dann abwärts (absteigende Aorta, **Aorta descendens;** ➤ Abb. 13.13).

Aortenbogen

Am **Aortenbogen** entspringen mehrere große Arterien: Zunächst geht rechts der **Truncus brachiocephalicus** von der Aorta ab. Dieser Gefäßstamm teilt sich nach wenigen Zentimetern in die **A. subclavia dextra** (rechte Schlüsselbeinschlagader) und die **A. carotis communis dextra** (rechte gemeinsame Halsschlagader) auf. Als nächstes zweigen die **A. carotis communis sinistra** (linke gemeinsame Halsschlagader) und die **A. subclavia sinistra,** die linke Schlüsselbeinschlagader, aus der Aorta ab (➤ Abb. 13.14).

Die beiden Halsschlagadern (kurz Karotiden) ziehen jeweils auf einer Seite kopfwärts. In der **Karotisgabelung** am oberen Kehlkopfrand teilen sie sich jeweils in die **A. carotis externa** und in die **A. carotis interna** auf. Die äußere Halsschlagader versorgt Kehlkopf, Mundhöhle, Schilddrüse, Kaumuskulatur und das Gesicht. Die innere Halsschlagader speist das Auge und den größten Teil des Gehirns.

> **PRAXISTIPP**
> **Nasenbluten**
>
> Ein Ast der A. carotis externa versorgt auch die Nase. Akutes Nasenbluten kann oft vermindert werden, wenn ein feucht-kaltes Tuch auf die seitlichen Halspartien und den Nacken gelegt wird. Dadurch verengt sich die A. carotis externa und die Durchblutung der Nase sinkt.

Armarterien

Die Aa. subclaviae versorgen die Arme (➤ Abb. 13.14). Sie ziehen zunächst zur Achsel und geben dabei mehrere Äste ab. Dazu gehören die rechte und die linke Wirbelschlagader (**A. vertebralis**), die an der Halswirbelsäule zum Gehirn verlaufen, und mehrere Äste für die Brustwand sowie die Hals- und Nackenregion. In der Achsel ändert die A. subclavia ihren Namen und heißt jetzt **A. axillaris** (Achselarterie). Diese zieht weiter zum Oberarm und wird dort zur **A. brachialis** (Armschlagader).

Diese teilt sich in der Ellbeuge auf in die **A. radialis** (Speichenschlagader) und die **A. ulnaris,** die Ellenschlagader. Die A. radialis verläuft entlang der Speiche in Richtung Hand. An ihr wird gewöhnlich der Puls gemessen. Die A. ulnaris zieht entsprechend an der Ellenseite weiter. Beide verzweigen sich und versorgen Unterarm und Hand.

13.2 Abschnitte des Kreislaufs

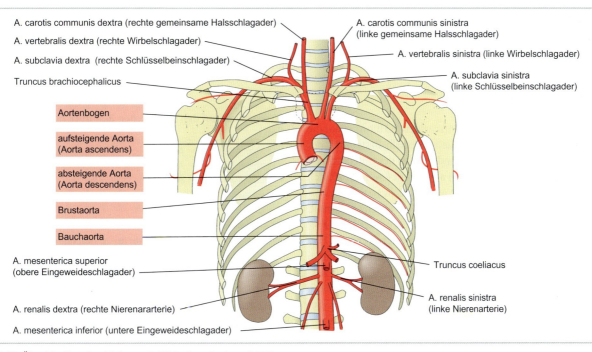

Abb. 13.14 Übersicht über die wichtigsten Gefäßabgänge der Aorta [L190]

Gefäße des Bauchraums

Die Aorta verläuft im absteigenden Teil als Aorta descendens dicht vor der Wirbelsäule und gibt im Brustraum die **Interkostalarterien** ab, die entlang der Rippen verlaufen. Danach passiert sie das Zwerchfell und tritt in das Retroperitoneum ein.

Hieß die Aorta bis zum Zwerchfell noch **Brustaorta,** so wird sie jetzt **Bauchaorta** genannt (➤ Abb. 13.15). Im Bauchraum zweigt zunächst der **Truncus coeliacus** ab, ein kräftiger Arterienstamm, der sich nach wenigen Zentimetern in drei Äste für den Magen, die Leber und die Milz aufteilt. Weiter unten gibt die Aorta zwei große Arterien ab, die überwiegend den Darm versorgen, die **A. mesenterica superior** und **inferior** (obere und untere Eingeweideschlagader). Etwas unterhalb der A. mesenterica superior zweigen seitlich die beiden Nierenarterien (**Aa. renales**) ab.

Vor dem 4. Lendenwirbel gabelt sich die Aorta in die linke und rechte **A. iliaca communis** (gemeinsame Beckenarterie), die sich wiederum in die innere und äußere Beckenarterie (**A. iliaca interna** und **externa**) teilt. Die A. iliaca interna versorgt die Beckenorgane.

Die A. iliaca externa tritt in die **Lacuna vasorum,** eine Lücke zwischen Schambein und Leistenband. Hier verlaufen die Gefäße für das Bein. Während die Arterie abwärts zieht, wird sie zunächst am Oberschenkel zur **A. femoralis** (Oberschenkelarterie), um dann als **A. poplitea** (Kniekehlenschlagader) durch die Kniekehle zu laufen. Unterhalb der Kniekehle teilt sie sich in drei Äste: die **A. peronea** (Wadenbeinschlagader), die **A. tibialis anterior** (vordere Schien-

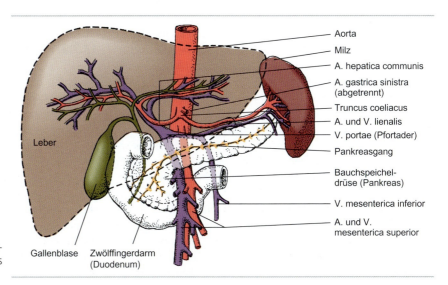

Abb. 13.15 Die Aufzweigungen der Aorta im Bauchraum und einige wichtige Gefäße des Pfortadersystems [L190]

beinschlagader) und die **A. tibialis posterior** (hintere Schienbeinschlagader). Diese drei Arterien verzweigen sich und versorgen den Unterschenkel und den Fuß (> Abb. 13.13).

Pulsmessung

Die einfache **Pulsmessung** gibt oft entscheidende Hinweise auf die Kreislaufsituation eines Patienten. Sie ist deshalb Bestandteil des Initialbeurteilung (Primary Survey) und wird bei der Untersuchung beim Punkt C (Circulation, Kreislauf) angewandt (> Kap. 20.4.2). Neben der Kontrolle, ob ein Puls gut oder schlecht tastbar und regelmäßig oder unregelmäßig ist, wird auch die Frequenz bestimmt. So erfährt man z. B., ob eine **Tachykardie** (zu schneller Puls; **Frequenz > 100/min**) oder eine **Bradykardie** (zu langsamer Puls; **Frequenz < 60/min**) vorliegt. Zur Beurteilung der Patientensituation genügt im Primary Survey die Einschätzung, ob der Patient normofrequent, bradykard oder tachykard ist. Die genaue Bestimmung der Pulsfrequenz ist Bestandteil der erweiterten Beurteilung (Secondary Survey, > Kap. 20.5).

Abhängig von der Frage, ob der Puls des Patienten rhythmisch oder arrhythmisch ist, sind zwei Methoden in der Kontrolle zu berücksichtigen. Bei Feststellung eines regelmäßigen Pulses erfolgt das Auszählen über 15 Sekunden. Das Ergebnis wird dann mit dem Faktor 4 multipliziert, um den genauen Wert pro Minute zu erhalten. Ist der Puls jedoch unregelmäßig, muss der Puls eine Minute lang gemessen werden, um das korrekte Ergebnis zu bekommen, da Arrhythmien aufgrund ihrer spezifischen Pathogenese nicht einfach multipliziert werden können. Das Auftreten polytoper ventrikulärer Extrasystolen ist dafür ein gutes Beispiel.

Am häufigsten wird der Puls an der **A. radialis** gemessen. Hierzu werden Zeige-, Mittel- und Ringfinger parallel zueinander am handgelenksnahen Speichenende auf der Hohlhandseite aufgelegt. Der Daumen des Helfers ist zur Messung des Patientenpulses ungeeignet, da er durch seinen spürbaren Eigenpuls das Ergebnis verfälschen kann.

Andere Stellen, an denen sich auch bei schlechter Kreislaufsituation noch der Puls messen lässt (z. B. im Schock), sind die **A. carotis** am Hals und die **A. femoralis** in der Leistenbeuge. An der Halsschlagader sollte allerdings nur ein erfahrener Untersucher den Puls messen, da die Reizung der Pressorezeptoren am Karotissinus (> Abb. 13.19), wie die Karotisgabelung auch genannt wird, zu einem Blutdruckabfall führen kann. Die Messung selbst erfolgt in der Regel einseitig oder nacheinander und soll mindestens 5, jedoch nicht länger als 10 Sekunden dauern. Durch Feststellen eines Pulses an definierten Messstellen lassen sich wesentliche Informationen gewinnen.

Neben dem generellen Vorhandensein des Kreislaufs kann beurteilt werden, ob eine schockbedingte Zentralisation (> Kap. 13.5.2) besteht. Darüber hinaus werden auch wertvolle Informationen zur aktuellen Blutdrucksituation gewonnen. Je nach Ort der Pulsmessung kann anhand einer Faustregel eine ungefähre Einschätzung erfolgen, wie hoch der **systolische Blutdruck** des Patienten in etwa sein wird. Diese Methode wird in der aktuellen Untersuchung von Patienten favorisiert, da sie schnell und einfach durchführbar ist. Die Blutdruckmessung hingegen ist nach PHTLS® kein Bestandteil des Primary Survey, da sie aufwendig ist und zur Beurteilung einer potenziellen Schocksituation aufgrund der sympathoadrenergen Gegenregulation gerade bei Traumapatienten ein unsicheres Kriterium darstellt.

> **MERKE**
>
> **Rückschlüsse auf den systolischen Blutdruck bei der Pulspalpation**
>
> - Tastbarer Puls an der **A. radialis**: systolischer Blutdruck >80 mmHg
> - Tastbarer Puls an der **A. femoralis**: systolischer Blutdruck >70 mmHg
> - Tastbarer Puls an der **A. carotis**: systolischer Blutdruck >60 mmHg

Zur klinischen Untersuchung gehört bei Bedarf außerdem die Untersuchung des Pulses am Oberarm (A. brachialis, bei Säuglingen), in der Leistenbeuge (A. femoralis), in der Kniekehle (A. poplitea) sowie an Fußknöchel (A. tibialis posterior) und Fußrücken (A. dorsalis pedis). Der Untersucher erkennt so möglicherweise arterielle Gefäßverschlüsse, wie sie z. B. bei Rauchern mit einer pAVK häufig auftreten.

> **MERKE**
>
> **Kriterien bei der Pulskontrolle**
>
> - **Frequenz** (Normofrequenz, Bradykardie, Tachykardie?)
> - **Rhythmus** (regelmäßig oder unregelmäßig?)
>   - Regelmäßig: 15 Sekunden messen und mit dem Faktor 4 multiplizieren
>   - Unregelmäßig: Eine Minute messen
> - **Qualität** (kräftig, schwach oder fadenförmig tastbar, leicht unterdrückbar?)

> **MERKE**
>
> **Bestimmung der Pulsfrequenz**
>
> Im Primary Survey erfolgt keine exakte Auszählung der Pulsfrequenz, sondern die Einschätzung, ob eine Normofrequenz, eine Bradykardie oder eine Tachykardie vorliegt. Die Ermittlung der genauen Pulsfrequenz ist Bestandteil des Secondary Survey.

13.2.2 Pfortadersystem

Das venöse Blut aus den Bauchorganen fließt nicht direkt zum rechten Herzen zurück, sondern vereinigt sich zunächst in einer großen Vene, der **Pfortader** (V. portae; > Abb. 13.16). Die Pfortader führt das nährstoffreiche Blut aus den Verdauungsorganen zur Leber, wo es sich mit dem sauerstoffreichen Blut der Leberarterie vermischt (> Abb. 15.15 und > Abb. 15.46).

In der Leber laufen dann zahlreiche biochemische Prozesse ab. Die Leber entgiftet gefährliche Substanzen und verändert manche aufgenommen Stoffe so, dass die Körperzellen sie weiterverarbeiten können (auch > Kap. 15.17.1). Dazu fließt das Blut von Pfortader und Leberarterie in das Kapillarnetz der Leber, um nach der Leberpassage über die V. cava superior in die rechte Herzkammer zu gelangen.

Druckerhöhungen im Pfortadersystem (portale Hypertension)

Beim Pfortaderhochdruck (**portale Hypertension**) ist der Blutdruck in der Vena portae oder ihren Ästen erhöht. Er stellt ein Leitsymptom bei Lebererkrankungen dar, die mit einem Rückstau im Pfortaderkreislauf einhergehen. Zur Kompensation des erhöhten Blutdrucks und der Blutstauung bilden sich sogenannte Umgehungskreisläufe (Kollateralkreisläufe) aus, die unter anderem auch einen Großteil des Pfortaderblutes über die Venen der Speiseröhre abfließen lassen. Durch die höhere Druckbelastung in diesem Areal kann es im weiteren Krankheitsverlauf zur Bildung von sackartigen Ausweitungen in der Wand der Speiseröhrenvenen kommen (**Ösophagusvarizen**). Ebenfalls problematisch ist der dauerhafte Blutstau im Pfortadersystem selbst, durch den sich ein **Aszites** entwickeln kann.

Ösophagusvarizen

Ca. 90 % der Menschen, die an einer Leberzirrhose leiden, entwickeln im Laufe ihrer Erkrankung Ösophagusvarizen. Da die Diagnose nur durch die Endoskopie gestellt werden kann, sind die Grunderkrankungen und die Patientenanamnese von großer Bedeutung. Etwa ein Drittel der Betroffenen mit Ösophagusvarizen erleidet eine Blutung. Die Tatsache, dass die Sterblichkeit (Mortalität) bei diesen Blutungen ca. 30 % beträgt, unterstreicht die Dramatik dieses Notfalls (➤ Kap. 15.12). Wurde eine Ösophagusvarizenblutung überlebt, aber nicht behandelt, liegt die Wahrscheinlichkeit einer erneuten Blutung bei 70–80 %. Diese Rezidivblutungen treten dann am häufigsten wenige Tage bis Wochen nach der ersten Blutung auf.

Aszites

Als Aszites wird die Ansammlung freier Flüssigkeit in der Bauchhöhle bezeichnet. Da er auf der Grundlage verschiedener Krankheitsbilder entstehen kann, muss er differenziert betrachtet werden.

Portaler Aszites

Bei etwa 75 % der Patienten bilden Erkrankungen der Leber die Hauptursache für die Entstehung eines Aszites. Die Leberzirrhose ist der häufigste Grund des portalen Aszites. Das Blut der Pfortadergefäße staut sich vor der insuffizient arbeitenden Leber, und in der Folge entsteht daraus eine portale Hypertonie mit Wasseraustritt aus den Kapillaren in die freie Bauchhöhle. Das Auftreten des Aszites bei Leberzirrhose (➤ Abb. 13.16) ist mit einer hohen Mortalität von 15–44 % in fünf Jahren verbunden. Deshalb muss bei diesen Patienten rechtzeitig an eine Lebertransplantation gedacht werden.

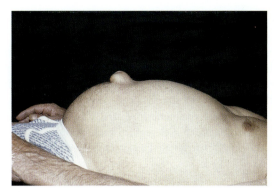

Abb. 13.16 Massiver Aszites bei alkoholischer Leberzirrhose mit Ausbildung einer Nabelhernie [T212]

Rechtsherzinsuffizienz

Durch die ungenügende Pumpleistung des rechten Ventrikels entsteht vor allem bei chronischer Rechtsherzinsuffizienz ein Rückstau des Blutes im venösen Kreislaufsystem, der auch diverse Organe betrifft. Speziell in der Leber verursacht der ungenügende Abfluss des Blutes in die untere Hohlvene eine Stauungsleber und anschließend über portale Hypertension einen Aszites.

Hypalbuminämie

Als Hypalbuminämie bezeichnet man die verminderte Konzentration des Plasmaproteins Albumin im Blut. Da das Albumin mit 75–80 % maßgeblich für den kolloidosmotischen Druck (KOD) verantwortlich ist, zieht eine verminderte Plasmakonzentration auch einen Abfall des KOD nach sich. Der Filtrationsdruck in den Kapillargefäßen ist dadurch deutlich höher als der Resorptionsdruck, und es verbleibt vermehrt Flüssigkeit im interstitiellen und intrazellulären Raum. Neben der Entstehung von Ödemen an den Extremitäten und Organen spielt in diesem Fall auch die Entstehung eines Aszites eine große Rolle. Klassische Krankheitsbilder in der Notfallmedizin, die von einer Hypalbuminämie geprägt werden, sind z. B. die Präeklampsie (➤ Kap. 18.4.6) und die dekompensierte Leberzirrhose bzw. das Coma hepaticum (➤ Kap. 15.18.2). Bei der Präeklampsie erfolgt ein enormer Albuminverlust durch die Proteinurie der Schwangeren, der im Vollbild bis zu 5 g/24 h betragen kann. Bei der dekompensierten Leberzirrhose bzw. dem Coma hepaticum entwickelt sich die Hyalbuminämie aufgrund der unzureichenden Proteinsynthese der Leber.

Peritonitis

Die Entzündung des Bauchfells (Peritoneum) tritt als Komplikation bei einigen entzündlichen Erkrankungen der Bauchorgane auf (➤ Kap. 15.8.1). Eine gefährliche Sonderform stellt die **spontanbakterielle Peritonitis (SBP)** dar. Dabei handelt es sich um eine bakterielle Entzündung des Peritoneums ohne Nachweis einer intraabdominellen Ursache der Infektion. Die typischen Erreger sind *Escherichia coli,* Klebsiellen, Enterokokken oder Streptokokken. Die

SBP ist die häufigste bakterielle Infektion bei Patienten mit Leberzirrhose und portalem Aszites. Durch die Druckerhöhung im Pfortadersystem erfolgt bei diesen Patienten eine Durchwanderung der krankhaften (pathogenen) Keime, aus der sich anschließend die bakterielle Infektion entwickelt. Risikofaktoren für das Auftreten der SBP sind eine bereits durchlaufende SBP, eine gastrointestinale Blutung und eine Hypalbuminämie. Das Krankheitsbild verläuft häufig asymptomatisch. Gelegentlich kann es zum Auftreten von Fieber, Durchfall (Diarrhö) und Bauchschmerzen kommen.

> **ACHTUNG**
> **Rasche Behandlung der spontan-bakteriellen Peritonitis (SBP)**
> Obwohl die SBP häufig asymptomatisch verläuft, ist eine rasche Erkennen und Behandlung oftmals lebensrettend. Vor allem das Auftreten von Folgekomplikationen wie Niereninsuffizienz, Leberinsuffizienz und Gastrointestinalblutungen stellt ein potenziell tödliches Risiko für den Patienten dar.

13.2.3 Venen des Körperkreislaufs

Aus den Kapillargebieten fließt das Blut in die Venen (➤ Abb. 13.17). Der Verlauf der Venen entspricht meist dem der Arterien, es gibt jedoch insgesamt mehr Venen als Arterien. Die Venen münden entweder in die V. cava superior oder in die V. cava inferior. Die **V. cava superior** (obere Hohlvene) sammelt das Blut aus den Armen, dem Kopf sowie aus Hals und Brust. Die **V. cava inferior** (untere Hohlvene) nimmt das Blut aus dem Bauchraum, der Bauchwand, den Beckenorganen und den Beinen auf.

Das venöse Blut aus dem Herzmuskel fließt über mehrere kleinere Venen in den **Sinus coronarius,** eine große Sammelvene, die in den rechten Herzvorhof mündet.

Am Arm leiten die Ellen- und Speichenvenen (**Vv. ulnares** und **Vv. radiales**) das Blut zunächst in die **Vena brachialis,** die Oberarmvene. Diese geht über in die **V. axillaris** (Achselvene) und schließlich in die **V. subclavia,** die Schlüsselbeinvene. Diese vereinigt sich im linken bzw. rechten **Venenwinkel** mit der **V. jugularis interna** (innere Drosselvene) und dem rechten Hauptlymphgang bzw. Milchbrustgang (➤ Abb. 11.23) und führt in die obere Hohlvene.

In der V. jugularis interna fließt venöses Blut aus dem Gehirn, aber auch aus dem Gesicht zum Herzen zurück. Das venöse Blut aus der Kopfschwarte, der Haut des Hinterhauptes und dem Mundboden fließt in der **V. jugularis externa,** die in die V. subclavia mündet oder in den Venenwinkel eintritt.

Das Blut aus den Bauchorganen wird in der **Pfortader** (V. portae) gesammelt und fließt erst nach der Leberpassage in die V. cava inferior. Das Blut aus den Beckenorganen sammelt sich im **Venenplexus** (Venengeflechten), die letztlich alle in die V. cava inferior münden.

Am Bein fließt das venöse Blut zum großen Teil über das **tiefe Venensystem** und sammelt sich zunächst in der **V. poplitea** (Kniekehlenvene). In der **V. femoralis** (Oberschenkelvene) durchströmt das Blut dann den Oberschenkel, um in die **V. iliaca externa** (äußere Beckenvene) und schließlich in die **V. iliaca communis** (gemeinsame Beckenvene) zu gelangen.

Ein kleiner Anteil des venösen Blutes gelangt über das **oberflächliche Beinvenensystem** in die **V. saphena magna,** die im **Venenstern** in die aus der Tiefe des Oberschenkels kommende V. femoralis mündet (➤ Abb. 13.17).

Synkopen

Der Begriff **Synkope** stammt aus dem Griechischen und bedeutet „zusammenbrechen". Definitionsgemäß versteht man unter einer Synkope einen vorübergehenden (passageren) Bewusstseinsverlust infolge einer Minderdurchblutung im Gehirn (zerebrale Hypoperfusion), gekennzeichnet durch ein rasches Einsetzen, kurze Dauer (maximal einige Minuten) und spontane Erholung der Betroffenen. Synkopen werden in drei Gruppen klassifiziert: **Reflexsynkopen** (z. B. die neurokardiogene Synkope), **Synkopen durch orthostatische Hypotension** (orthostatische Synkopen) und **kardiale Synkopen,** auch unter der Bezeichnung **Morgagni-Adams-Stokes-Anfall** (MAS-Anfall; ➤ Kap. 12.5.5) bekannt.

> **MERKE**
> **Differenzialdiagnose Synkope**
> Obwohl die neurokardiogene und die orthostatische Synkope häufige Auslöser für eine kurzzeitige Bewusstlosigkeit sind, stellen sie nicht die einzigen möglichen Diagnosen dar. Andere mögliche Ursachen müssen über eine sorgfältige Diagnostik im Secondary Survey abgeklärt werden: z. B. Herzrhythmusstörungen, Epilepsie, Intoxikationen, Lungenarterienembolie, Schlaganfall, Hypoglykämie.

Neurokardiogene Synkope

Die **neurokardiogene** oder auch **vasovagale Synkope** verursacht auf der Grundlage einer übermäßigen Stimulation des Parasympathikus eine zerebrale Hypoperfusion mit kurzzeitiger Bewusstlosigkeit.

Ätiologie
- Langes Stehen
- Wärme, Kälte
- Emotionaler Stress
- Übermäßige Freude
- Ausgeprägte Angstzustände
- Extreme Schreckhaftigkeit
- Plötzliche, heftige Schmerzen (z. B. Hodentritt, Zahnextraktionen)
- Vagusreizung (z. B. Karotissinusmassage, Verschlucken)

Pathophysiologie
Eine durch die genannten Auslöser verursachte Stimulation des Parasympathikus führt im kardiovaskulären System initial zu einer **Vasodilatation** von Arterien, Arteriolen und Venen. Ein verminderter venöser Rückstrom (Preload) ist die Folge. Am Herzen verursacht der reduzierte Preload über den Frank-Starling-Mechanismus (➤ Kap. 12.6.3) eine verminderte myokardiale Vordehnung. Das Schlag- und das Herzminutenvolumen sinken. Der daraus re-

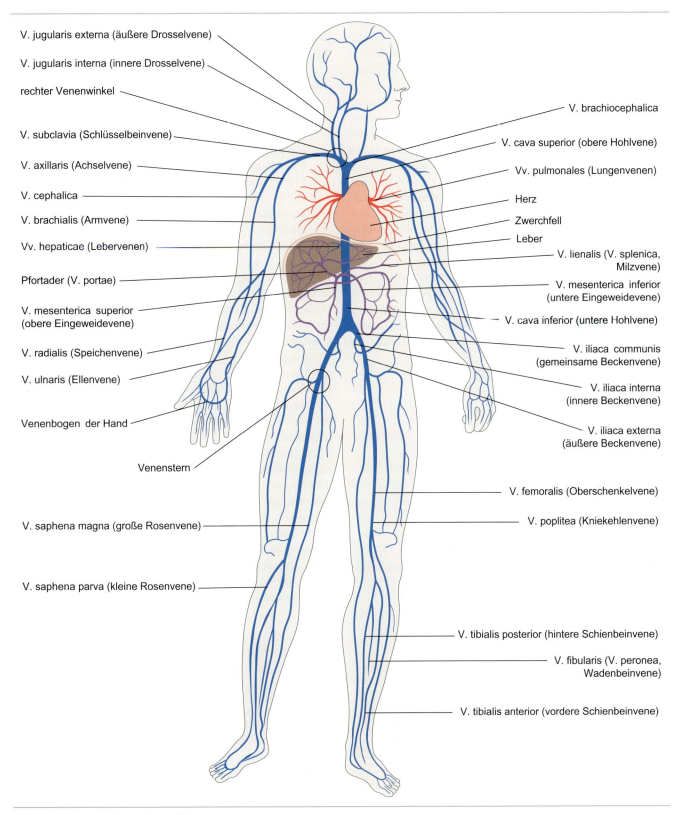

Abb. 13.17 Die wichtigen Venen in der Übersicht [L190]

sultierende Blutdruckabfall wird in den Barorezeptoren des Karotissinus und des Aortenbogens registriert, worauf über afferente Bahnen eine Enthemmung des Kreislauf- und Vasomotrenzentrums im verlängerten Rückenmark (Medulla oblongata) bei gleichzeitiger Reduktion des Vagotonus erfolgt.

Es überwiegt nun die **Sympathikusaktivität**, die zu Herzfrequenzsteigerung, Erhöhung der Schlagkraft am Herzen (positive Inotropie) und Zunahme des peripheren Gefäßwiderstandes mit Vasokonstriktion führt. Die deutliche Steigerung der kardialen Schlagkraft (Hyperkontraktilität) bewirkt die Stimulation kardialer Mechanorezeptoren, die afferente Bahnen zum Vaguskern besitzen. Gegenregulatorisch nimmt deshalb die **Aktivierung des Parasympathikus** wieder zu und es kommt zum „Sympathikusentzug". Daraus resultieren Bradykardie, Vasodilatation mit deutlichem Blutdruckabfall und die zerebrale Hypoperfusion, an deren Ende der Patient eine kurzzeitige Bewusstlosigkeit erleidet.

Gefolgt vom anschließenden Umsinken bzw. Umfallen der Patienten wird durch die Horizontallage rasch eine Wiederdurchblutung (Reperfusion) des Gehirns erreicht. Die Bewusstlosigkeit als Ausdruck einer gedrosselten Großhirnrindenfunktion im Zustand der zerebralen Hypoperfusion wird beendet und die Patienten kommen rasch wieder zu Bewusstsein.

Klinisches Bild
- Schwindel
- Schwächegefühl
- Flaues Gefühl im Magen, Übelkeit
- Evtl. Erbrechen
- Schwarzwerden vor Augen
- Kurzzeitige Bewusstlosigkeit
- Blässe
- Kühle, blasse und trockene Haut
- Evtl. Schweißausbruch
- Verzögerte Rekapillarisierungszeit (>2 Sekunden)
- Bradykardie (HF <60/min)
- Hypotonie
- Bradypnoe (verlangsamte Atmung; AF <12/min)

> **MERKE**
> **Neurokardiogene Synkope oder nicht?**
> Da sich hinter der Differenzialdiagnose Synkope eine Vielzahl an Ursachen verbergen kann, ist eine mögliche korrekte Abgrenzung ein wichtiger Bestandteil der präklinischen Diagnostik. Die Beurteilung der Situation sowie eigen- und fremdanamnestische Angaben können dabei wertvolle Informationen liefern. Eine Synkope, die sich im Liegen ereignete, kann demnach weder eine neurokardiogene noch eine orthostatische Synkope sein. Vielmehr muss von einer ernstzunehmenden Form wie der kardialen Synkope ausgegangen werden. Ein sorgfältiges Monitoring sowie eine klinische Abklärung des Patienten sind Routinestandard bei der Versorgung dieser Patienten.

Orthostatische Synkope

Auch die orthostatische Synkope ist durch einen kurzzeitigen Bewusstseinsverlust gekennzeichnet, der durch eine zerebrale Hypoperfusion verursacht wird. Der klassische Auslöser bei diesen Patienten ist ein schneller Lagewechsel von einer sitzenden, knieenden oder liegenden Position in den Stand.

Ätiologie
- Schneller Lagewechsel vom Liegen zum Stehen
- Krankheitsbilder mit bestehender Schädigung des peripheren oder zentralen Nervensystems:
  - Morbus Parkinson
  - Multisystematrophie
  - Diabetes mellitus
- Medikamentennebenwirkungen von:
  - Trizyklika
  - Diuretika
  - Antihypertensiva

Pathophysiologie

Im Gegensatz zur neurokardiogenen Synkope mit übermäßiger Parasympathikusstimulation liegt der Hauptpathomechanismus bei Patienten mit orthostatischer Synkope in einer **unzureichenden Vasokonstriktion**. Vereinfacht gesagt kommt es zum Versacken des Blutes in den unteren Körperregionen und einer unzureichenden Gegenregulation. Die eigentlich notwendige kompensatorische Gegenregulation des Sympathikus zum Ausgleichen des Blutdruckabfalls, der nach einem schnellen Lagewechsel auftritt, ist bei diesen Patienten unzureichend. Die inadäquate Vasokonstriktion kann den verminderten Preload nicht kompensieren. Die direkten Folgen sind wie bei der neurokardiogenen Synkope ein reduziertes Schlag- und Herzminutenvolumen, ein Blutdruckabfall und eine daraus folgende zerebrale Hypoperfusion mit kurzzeitiger Bewusstlosigkeit. Bei ansonsten gesunden Patienten fehlt eine Bradykardie, die bei neurokardiogenen Synkopen in der Akutphase auftritt. Im Gegenzug kann eine ausgeprägte Tachykardie aufgrund der inadäquaten Gegenregulation des Sympathikus ebenso fehlen. Ist die autonome kardiale Innervation durch Begleiterkrankungen wie Morbus Parkinson oder Diabetes mellitus gestört, wird der Herzfrequenzanstieg in jedem Fall deutlich geringer als bei sonst gesunden Menschen sein.

> **MERKE**
> **Differenzialdiagnose zur Synkope**
> Eine wesentliche Differenzialdiagnose zur Synkope ist der epileptische Anfall. Wichtiges Unterscheidungsmerkmal ist die verlängerte Aufwachphase (postiktale Phase), die gegen eine Synkope spricht.
> Der Morgagni-Adams-Stokes-Anfall kann durch einen Herzstillstand > 30 sec das Bild eines Krampfanfalls bewirken. Im Gegensatz zum Krampfanfall sind diese Patienten rasch wieder orientiert.

Klinisches Bild
- Schwindel
- Schwächegefühl
- Schwarzwerden vor Augen
- Auftreten der Synkope häufig innerhalb weniger Sekunden nach dem Lagewechsel
- Blässe, kühle und fahle Haut

- Evtl. Schweißigkeit der Haut
- Normofrequenz bis Tachykardie
- Hypotonie
- Kurzzeitige Bewusstlosigkeit

> **MERKE**
> **Synkopen und Stürze**
> Obwohl die meisten Stürze nach Synkopen vergleichsweise harmlos verlaufen, muss die Kinematik des Sturzes beachtet und eine sorgfältige Untersuchung der Patienten hinsichtlich eines Traumas erfolgen.

13.2.4 Lungenkreislauf

Der Lungenkreislauf beginnt in der rechten Herzkammer und endet im linken Vorhof. Aus dem **Truncus pulmonalis,** der großen Lungenschlagader, gehen zwei große Arterien hervor, die **linke** und die **rechte A. pulmonalis.** Diese teilen sich in immer feinere Äste auf, die das sauerstoffarme Blut an die Lungenbläschen heranführen, aus denen Sauerstoff aufgenommen und an die Kohlendioxid abgegeben wird. Venolen und Venen vereinigen sich endlich zu vier großen **Vv. pulmonales** (Lungenvenen), die das jetzt mit Sauerstoff angereicherte Blut zum linken Herzvorhof leiten.

13.3 Physiologische Eigenschaften des Gefäßsystems

13.3.1 Blutströmung

Die **Blutströmung** entsteht durch die Druckdifferenzen im Kreislaufsystem. Aus zentralen Regionen mit hohem Druck fließt das Blut in periphere Gefäßabschnitte mit niedrigerem Druck. Die Fließgeschwindigkeit hängt dabei vor allem vom Blutdruck (> Kap. 13.3.4) und dem Strömungswiderstand ab. Steigt z. B. der Blutdruck oder sinkt der Strömungswiderstand, so erhöht sich die Strömungsgeschwindigkeit.

13.3.2 Strömungswiderstand

Die Gefäße setzen dem Blutstrom einen Widerstand entgegen, den **Strömungswiderstand.** Die Größe dieses Widerstandes wird bestimmt durch:
- Durchmesser eines Blutgefäßes
- Viskosität des Blutes (Zähigkeit bzw. „innere Reibung" einer Flüssigkeit)
- Länge des Gefäßabschnitts (ist nicht veränderbar)

Gefäßdurchmesser

Verengt sich ein Gefäß, so steigt der Widerstand an, und zwar verhält sich der Widerstand umgekehrt proportional zur **vierten Potenz** des Gefäßradius! Bei einer Halbierung des Radius steigt also der Widerstand um den Faktor $2^4 = 16$. Umgekehrt sinkt der Widerstand bei einer Verdoppelung des Radius auf $1/16$ des Ausgangswertes ab. Dieser Vorgang spielt eine wichtige Rolle bei der Regulation des Blutdrucks und der Durchblutungssteuerung der einzelnen Organe (> Abb. 13.18).

Im Normalzustand sind über 80 % der Arteriolen kontrahiert, wobei sich die einzelnen Arteriolen in rhythmischem Wechsel öffnen und schließen. Sind – etwa in einem Entzündungsgebiet – mehr als 20 % der Arteriolen geöffnet, so ändert sich der Strömungswiderstand (er sinkt rasch ab) und damit die lokale Durchblutung (sie nimmt stark zu). Über diesen Mechanismus kann umgekehrt der Sympathikus die Durchblutung innerer Organe bei einer Stressreaktion schnell reduzieren.

> **MERKE**
> **Unterschiedliche Anzahl offener Arteriolen**
> Durch die von Organ zu Organ je nach lokalem Sauerstoffbedarf unterschiedliche Zahl der offenen Arteriolen wird nicht nur die lokale Durchblutung einzelner Organe, sondern auch die Blutverteilung zwischen und innerhalb der verschiedenen Regionen des Gesamtorganismus geregelt.

Blutviskosität

Die Viskosität (Zähigkeit) hängt vor allem ab von dem Verhältnis zwischen festen und flüssigen Blutbestandteilen sowie von der Eiweißzusammensetzung des Plasmas. Dehydratation (Verlust von Körperwasser, > Kap. 16.7.4) z. B. führt durch das Überwiegen der festen Blutbestandteile zu einer erhöhten Viskosität und erhöht so den Strömungswiderstand. Gehen hingegen feste Bestandteile verloren, z. B. durch Blutverlust, kommt es kompensatorisch zu vermehrtem Flüssigkeitseinstrom in die Gefäße, die Viskosität nimmt ab, der Strömungswiderstand sinkt.

Peripherer Gesamtwiderstand

Werden die Widerstände der hintereinandergeschalteten Gefäßabschnitte addiert, so ergibt sich der totale periphere Widerstand. Nimmt der totale periphere Widerstand zu (bei konstantem Herzzeitvolumen und Blutvolumen), so steigt der arterielle Blutdruck.

13.3.3 Blutverteilung und Körperdurchblutung

Die Blutströmung und damit die Durchblutung der Organe wird unter variablen Schwerkraftverhältnissen (Liegen, Stehen, Kopfstand) aufrechterhalten und an den wechselnden Sauerstoff- und Nährstoffbedarf angepasst. Physiologische Möglichkeiten zur Sicherung der Organdurchblutung sind:
- Am Herzen können Schlagvolumen und Herzfrequenz verändert werden.

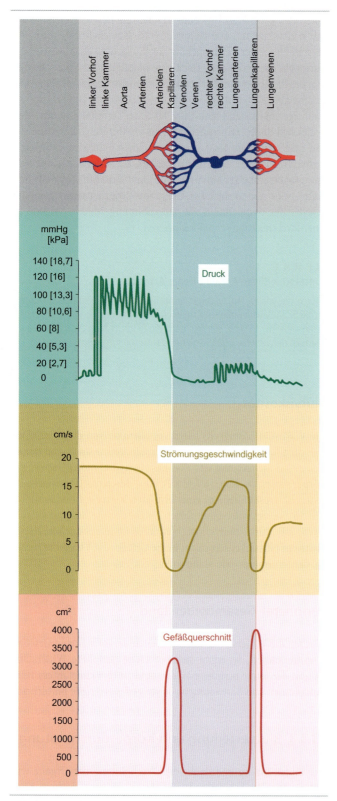

Abb. 13.18 Veränderung von Sauerstoffgehalt (rot, blau), Blutdruck, Strömungsgeschwindigkeit und Gefäßquerschnitt entlang der verschiedenen Gefäßabschnitte des Körper- und Lungenkreislaufs. Dabei gilt: Je höher der Gesamtquerschnitt der Gefäße ist, umso niedriger ist die durchschnittliche Blutflussgeschwindigkeit. So fließt das Blut sehr schnell durch die Aorta, im Kapillargebiet hingegen kommt es durch die starke Zunahme des Gefäßquerschnittes zu einer rapiden Abnahme der Strömungsgeschwindigkeit (ein breiter Fluss fließt langsam …). [L190]

- Im Gefäßsystem kann der Durchmesser der Gefäße, insbesondere der Widerstandsgefäße, verändert werden.
- Eine weitere Regulation ist über die Änderung des Blutvolumens möglich.

Lokale Durchblutung

Manche Organe, etwa Gehirn oder Nieren, müssen immer gut durchblutet sein, andere hingegen, z. B. die Skelettmuskulatur, benötigen in Ruhe wenig, unter Belastung jedoch sehr viel mehr Blut. Daher sind Mechanismen zur **lokalen Durchblutungsregulation** erforderlich.

Die lokale Durchblutung wird in erster Linie über eine Änderung der Gefäßweite im Bereich der Widerstandsgefäße gesteuert. Folgende Mechanismen sind daran beteiligt:

- **Myogene Durchblutungsregulation:** Die meisten Organgefäße mit Ausnahme der Lunge halten die Durchblutung über eine durch die Gefäßmuskulatur selbst gesteuerte Verengung bzw. Erweiterung konstant: Bei erhöhtem Blutdurchfluss verengt sich die Gefäßmuskulatur, während sie sich bei vermindertem Durchfluss erweitert. Man nennt diesen Mechanismus auch Selbstregulation oder **Autoregulation** der Gefäße. Organe mit ausgeprägter Autoregulation sind Niere und Gehirn.
- **Regulation durch Stoffwechselprodukte:** Praktisch alle kleinen Arterien (Arteriolen) reagieren auf direkte Stoffwechselreize. So führen z. B. Sauerstoffmangel, Milchsäure und H^+-Ionen im Körperkreislauf zur Gefäßerweiterung und damit zur Steigerung der Gewebedurchblutung. Auf diese Weise können z. B. bei verstärkter Organtätigkeit oder nach einer vorübergehenden Unterbrechung der Durchblutung Stoffwechselprodukte besser abtransportiert werden
- **Regulation durch Hormone:** Wichtige Hormone mit Wirkung auf die Gefäßweite sind Histamin, Bradikinin, Serotonin und Prostaglandine, aber auch Angiotensin II, Adiuretin, Adrenalin und Noradrenalin.
- **Regulation durch Nervenimpulse:** Eine ganz entscheidende Rolle spielt hier der Sympathikus (➤ Kap. 8.14.1), der die Gefäßweite der Widerstandsgefäße reguliert. Abhängig vom Gefäßruhetonus und der „Rezeptorausstattung" der verschiedenen Organe (Erregung von α-Rezeptoren führt zur Vasokonstriktion, Erregung von β-Rezeptoren zur Vasodilatation), führt eine Sympathikusaktivierung zu unterschiedlich starker Verengung oder Erweiterung der Gefäße. So wirkt eine sympathische Aktivierung in den meisten Organgebieten gefäßverengend, in der Skelettmuskulatur jedoch zumeist gefäßerweiternd – es kommt zu einer Umverteilung des Blutes im Sinne einer muskulären Leistungssteigerung (z. B. 1.000 m-Lauf).

In vielen Geweben beeinflussen zudem sog. **Nebenschlussgefäße** (arteriovenöse Anastomosen) die lokale Durchblutung. Dabei handelt es sich um Kurzschlussverbindungen, die bei Öffnung einen großen Teil des Blutes direkt in das venöse System überleiten können. Das Blut umgeht so das Kapillargebiet.

13.3.4 Blutdruck und Blutdrucksteuerung

Blutdruck

Der **Blutdruck** ist die Kraft, die das Blut auf die Gefäßwände ausübt. Diese Kraft wirkt sowohl in den Arterien als auch in den Venen. Im klinischen Sprachgebrauch ist jedoch mit dem Begriff Blutdruck stets der Druck in den Arterien gemeint.

Die Höhe des Blutdrucks hängt ab vom Herzzeitvolumen (➤ Kap. 12.6.1), dem Blutvolumen und dem peripheren Widerstand.

Der **arterielle Mitteldruck** (d.h. der über die Zeit gemittelte arterielle Blutdruck) in der Aorta beträgt 100 mmHg. Pumpt das Herz während der Kammerkontraktion (Systole) Blut in die Aorta, so steigt der Druck bis auf 120 mmHg an. Dies ist der **systolische Blutdruckwert**. Der **diastolische Blutdruckwert** von rund 80 mmHg entsteht, wenn das Herz in der Diastole erschlafft und der Druck in der Aorta dadurch abfällt (➤ Abb. 12.14).

Steuerung des Blutdrucks

Der Blutdruck sollte sich in geregelten Bahnen bewegen. Zu hohe Werte (**Hypertonie**, ➤ Kap. 13.4.1) können sowohl das Herz als auch Nieren und Gehirn schädigen. Ein zu niedriger Blutdruck (**Hypotonie**, ➤ Kap. 13.4.2) führt dazu, dass zu wenig Nährstoffe und Sauerstoff zu den Organen gelangen; im Extremfall, dem Schock (➤ Kap. 13.5), kommt es zum Organversagen. Gleichzeitig muss der Blutdruck aber auch wechselnden Belastungen angepasst werden – bei einem anstrengenden Dauerlauf muss der Körper höhere Werte für ein höheres Herzminutenvolumen (bis 18 l/min) aufbringen als in Ruhe auf der Schlafcouch (5–6 l/min).

Grundlegende Voraussetzung jeder **Blutdrucksteuerung** ist, dass der Körper den Blutdruck in den Gefäßen selbst messen kann. In Aorta, Halsschlagadern sowie anderen großen Arterien in Brustkorb und Hals messen druckempfindliche Sinneszellen, die **Pressorezeptoren**, die Dehnung der Arterienwand (➤ Abb. 13.19). Dehnt ein höherer Druck die Wand, so senden die Pressorezeptoren verstärkt Impulse an das verlängerte Mark des Gehirns aus, bei zu niedrigen Werten nimmt die Zahl der Impulse ab.

Die Blutdruckregulation kann auch als **Regelkreis mit negativer Rückkopplung** (➤ Kap. 1.6.1) interpretiert werden. Regelgröße ist der mittlere arterielle Blutdruck, der von den Pressorezeptoren als Messfühlern registriert wird. Führen Störgrößen wie z.B. Hinlegen zu einer Abweichung vom Sollwert, so werden über die Stellglieder Herz und Widerstandsgefäße entsprechende Korrekturen (z.B. Erhöhung von Herzfrequenz und Schlagkraft, Engstellung der Arterien) vorgenommen. Je näher sich der Istwert dem Sollwert dadurch

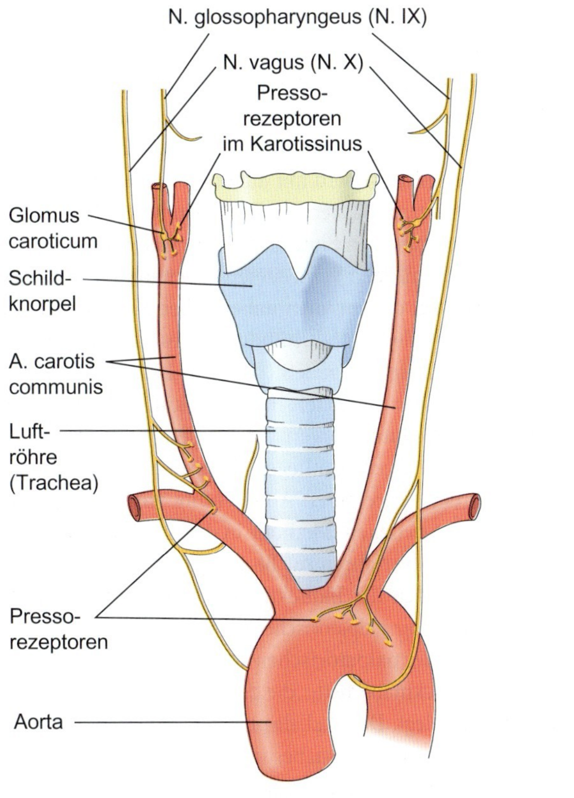

Abb. 13.19 Pressorezeptoren im Aortenbogen, entlang der A. carotis communis und insbesondere im Bereich ihrer Gabelung messen den Blutdruck. Das Glomus caroticum dient als Chemorezeptor für die Atemregulation. [L190]

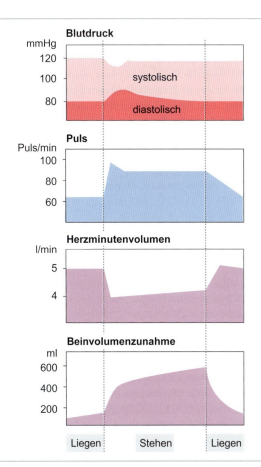

Abb. 13.20 Normale Veränderung von Blutdruck, Puls, Herzzeit- und Beinvolumen beim Aufrechtstehenden und beim Liegenden [L190]

wieder annähert, desto mehr werden die Korrekturen wieder zurückgefahren (negative Rückkopplung).

Kurzfristige Blutdruckregulation

Die Mechanismen der **kurzfristigen Blutdruckregulation** greifen innerhalb von Sekunden, z. B. bei einem Lagewechsel (➤ Abb. 13.20).

Wichtigster Mechanismus zur kurzfristigen Blutdruckregulation ist der **Pressorezeptorenreflex.** Blutdruckabfall führt reflektorisch über die entsprechenden Kreislaufzentren im verlängerten Mark zur Reizung des sympathischen Nervensystems. Dadurch wird das vom Herzen ausgeworfene Blutvolumen gesteigert; zusätzlich kommt es evtl. zur Gefäßverengung in Haut, Niere und Magen-Darm-Trakt. Dehnt ein erhöhter Blutdruck die Gefäßwand, so wird umgekehrt die Sympathikusaktivität gehemmt.

Bei länger anhaltenden Blutdrucksteigerungen allerdings passen sich die Pressorezeptoren an den erhöhten Wert an.

Der Reflexbogen läuft über das „Kreislaufzentrum" des verlängerten Marks. Hier gehen weitere Meldungen aus dem Körper ein (z. B. Atmung, Schmerz- und Kältereize). Dadurch wird die Beeinflussung des Blutdrucks durch Schmerz, Kälte sowie durch emotionale Reize verständlich.

In den Herzvorhöfen befinden sich **Dehnungsrezeptoren,** die in vergleichbarer Weise auf einen Blutdruckabfall mit Aktivierung und auf einen Blutdruckanstieg mit Hemmung der sympathischen und Aktivierung der parasympathischen Zentren reagieren.

Mittelfristige Blutdruckregulation

Bei den Mechanismen der **mittelfristigen Blutdruckregulation** ist insbesondere das Renin-Angiotensin-System zu nennen (auch ➤ Kap. 16.4.2). Sinkt die Nierendurchblutung ab (etwa durch Blutdruckabfall, aber auch durch Nierenarterienverengung), führt dies zu erhöhter Reninfreisetzung in der Niere. Renin fördert die Umwandlung von Angiotensinogen zu Angiotensin I, aus dem dann mithilfe des Angiotensin-Converting Enzyms Angiotensin II entsteht. Durch die starke gefäßverengende Wirkung des Angiotensin II steigt der Blutdruck wieder an.

Langfristige Blutdruckregulation

Die **langfristige Blutdruckregulation** läuft über die Regulation des Blutvolumens und damit über die Niere:

- **Druckdiurese:** Steigt der arterielle Mitteldruck über den Normwert von 100 mmHg, so nimmt die Flüssigkeitsausscheidung durch die Nieren deutlich zu, bei einem Absinken des Mitteldrucks vermindert sich umgekehrt die renale Flüssigkeitsausscheidung.
- **Ausschüttung von antidiuretischem Hormon (ADH oder Adiuretin):** Eine Volumenzunahme im Gefäßsystem führt zu einer verminderten ADH-Sekretion im Hypothalamus und damit zu einer Steigerung der Diurese (➤ Kap. 16.2.6). Nimmt das in den Gefäßen zirkulierende Volumen hingegen ab, wird mehr ADH ausgeschüttet, die Diurese sinkt.
- **Ausschüttung von Aldosteron:** Durch die bereits oben erwähnte Aktivierung des Renin-Angiotensin-Aldosteron-Systems (➤ Kap. 16.4.2) wird bei einem Blutdruckabfall vermehrt Aldosteron gebildet, das die Natrium- und Flüssigkeitsreabsorption in der Niere und damit das Blutvolumen steigert. Ein Blutdruckanstieg führt zu Hemmung des Renin-Angiotensin-Aldosteron-Systems.
- **Auf die Nieren wirkende Botenstoffe:** Durch Erhöhung des Blutvolumens werden in den Herzvorhöfen hormonähnliche Botenstoffe (z. B. atrialer natriuretischer Faktor, **ANF**) freigesetzt, die an der Niere die Diurese steigern. Dadurch wird der Volumenüberschuss wieder ausgeglichen und der Blutdruck konstant gehalten. Bei einem Blutdruckabfall laufen die umgekehrten Vorgänge ab.

Die aus diesen Mechanismen resultierende Veränderung des Plasmavolumens beeinflusst über die venöse Füllung die Auswurfleistung des Herzens und damit den Blutdruck.

Blutdruckmessung

Bei der Blutdruckmessung werden zwei Methoden unterschieden: die direkte und indirekte Blutdruckmessung. Die **direkte** oder auch **invasive Blutdruckmessung** erfolgt mittels einer arteriellen Verweilkanüle, die in einem arteriellen Gefäß (z. B. Arteria radialis) platziert wird. Ein sog. Transducer wandelt den ermittelten Druck in ein elektrisches Signal um, sodass auf dem Monitor neben dem Blutdruckwert auch eine Blutdruckverlaufskurve sichtbar gemacht werden kann. Aufgrund der Messung im Gefäß selbst stellt dies die exakteste Form der Blutdruckmessung dar und bietet den Vorteil, dass der Blutdruck quasi in Echtzeit anstatt im Abstand mehrerer Minuten angezeigt wird. Das Platzieren des Druckfühlers und die begleitenden Vorbereitungen zur Messmethode limitieren ihren Einsatz allerdings auf klinische Patienten im Bereich Anästhesie bzw. Intensivmedizin. Der Mitarbeiter im Rettungsdienst wird mit dieser Methode bei Intensivverlegungen konfrontiert, bei denen den Patienten bereits ein „arterieller Zugang" zur permanenten Blutdruckmessung gelegt wurde.

Bei der am meisten verbreiteten sogenannten **indirekten Blutdruckmessung,** die von dem italienischen Kinderarzt Scipione Riva-Rocci Ende des 19. Jahrhunderts entwickelt wurde, erfolgt die Messung unblutig von außen (➤ Abb. 13.21). Sie ist einfach und sicher anwendbar und liefert innerhalb kürzester Zeit bei korrekter Messmethode Blutdruckwerte, die gegenüber der invasiven Messung um ca. 10 % geringer liegen. Aufgrund der einfachen Handhabung und der vertretbaren Abweichung vom invasiv gemessenen Blutdruck hat sich diese Methode in der präklinischen Notfallmedizin als Standardverfahren zur Blutdruckmessung etabliert.

Zwei Methoden der indirekten Blutdruckmessung können angewandt werden: die palpatorische und die auskultatorische Blutdruckmessung. Bei der **palpatorischen Blutdruckmessung** wird eine passende Blutdruckmanschette, die den Oberarm zu etwa 80 % bedeckt, faltenfrei angelegt. Der Radialispuls des Patienten wird getastet und bedarfsweise zur Frequenzbestimmung kontrolliert. Anschließend erfolgt das Aufpumpen der Blutdruckmanschette unter kontinuierlicher Pulstastung so lange, bis der Radialispuls definitiv nicht mehr spürbar ist. Die für die Messung relevante A. brachialis ist zu diesem Zeitpunkt komplett verschlossen. Unter Beachtung des Blutdruckma-

13.4 Blutdruckregulationsstörungen

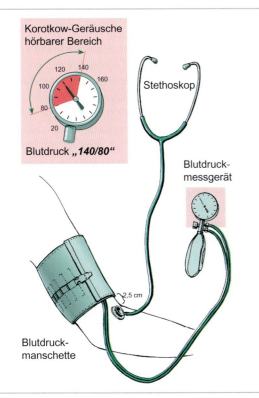

Abb. 13.21 Blutdruckmessung nach Riva Rocci. Auf eine zur **Länge des Arms** passende Manschettenbreite ist zu achten. Eine korrekt gewählte und faltenfrei angelegte Blutdruckmanschette sollte etwa 70–80 % des unbekleideten Oberarmes bedecken. Ist die Manschette zu schmal, werden falsch hohe Werte gemessen und umgekehrt. Aber auch die **Länge der Manschette** spielt eine Rolle. Ist diese – etwa bei einem stark adipösen Patienten – zu kurz, kann eine Messung unmöglich werden, da sich die Manschette beim Aufpumpen löst. Hier bietet die Industrie mittlerweile geeignete Überlängen an. [L190]

nometers wird nun unter fortlaufender Radialistastung der Druck in der Manschette in einer Geschwindigkeit von ca. 10 mmHg pro Sekunde abgelassen. Sobald die Druckwelle des zirkulierenden Blutes an der Arterienwand als tastbare Pulswelle festgestellt wird, ist der dafür notwendige Druck am Manometer abzulesen. Dieser ermittelte Druck entspricht der systolischen Austreibungskraft des linken Ventrikels und wird als **systolischer Blutdruck** bezeichnet. Die Feststellung des diastolischen Blutdrucks ist über diese Methode nicht möglich.

Um den **diastolischen Blutdruck** zu ermitteln, ist die **auskultatorische Blutdruckmessung** notwendig, die den Einsatz eines Stethoskops erforderlich macht. Bei dieser Methode setzt der Untersucher sein Stethoskop in die Ellenbeuge – etwa dort, wo die A. brachialis verläuft – und pumpt eine wenig darüber angebrachte Blutdruckmanschette auf, bis der Puls an der A. radialis nicht mehr zu fühlen ist. Dann wird der Druck in derselben Geschwindigkeit wie bei der palpatorischen Blutdruckmessung abgelassen. Distal der Blutdruckmanschette sind nach kurzer Zeit pulssynchrone Strömungsgeräusche zu hören, die **Korotkow-Töne**. Der erste dieser Töne zeigt den systolischen Druck an und entspricht ebenfalls der Austreibungskraft des linken Ventrikels in der systolischen Phase der Herzaktion. Bei weiter nachlassendem Druck werden die Töne auf einmal deutlich leiser, bis das Strömungsgeräusch verschwindet – diese Schwelle des letzten hörbaren Strömungsgeräusches gibt den diastolischen Blutdruck an. Der Blutdruck wird in der Praxis immer noch in Millimeter Quecksilbersäule (mmHg) angegeben, die neue Maßeinheit Pascal hat sich nicht durchgesetzt.

MERKE
Korrekte Blutdruckmessung im Rettungsdienst

Die **auskultatorische Blutdruckmessung** erfasst neben dem systolischen auch den diastolischen Blutdruck, der zu 95 % die Durchblutung der Koronarien sicherstellt und damit den Referenzwert für die Durchblutung des Herzens ausweist. Darüber hinaus lässt die auskultatorische Messung eine Aussage über den **Pulsdruck** (Blutdruckamplitude) zu. Hierbei wird die Differenz zwischen systolischem und diastolischem Blutdruck erfasst. Je kleiner die Differenz, umso geringer die Füllung der Gefäße – eine Information von hohem Stellenwert bei der Beurteilung des Kreislaufs und Patienten im Schock (➤ Kap. 13.5) Aus diesem Grund wird im Rettungsdienst, wann immer möglich, die auskultatorische Blutdruckmessung zur besseren Kreislauf- und Organbeurteilung bevorzugt.

PRAXISTIPP
Blutdruckmessung – wo am besten?

Um einen annähernd exakten nichtinvasiv gemessen Blutdruck zu erhalten, sollte möglichst der herznahe linke Arm genommen werden, der zur Messung auf Herzniveau gelagert wird. Im weiteren Einsatzablauf ist ein Wechsel des Armes sinnvoll und notwendig, da an Extremitäten mit laufenden Infusionen oder Perfusoren keine Blutdruckmessung erfolgen sollte. Der Blutdruck des rechten Armes kann gegenüber dem des linken Armes physiologisch um bis zu 10 % abweichen.

MERKE
Wann soll an Extremitäten keine Blutdruckmessung erfolgen?

Sind beide oberen Extremitäten voll funktionsfähig, kann die Messung an beiden Armen erfolgen. Folgende Situationen führen jedoch zu Kontraindikationen:
- Trauma/Fraktur
- Hemiparese
- Shunt bei Dialysepatienten
- Zustand nach Mastektomie (Brustamputation) mit Entfernen von Achsellymphknoten – Gefahr des Lymphstaus in der betroffenen Extremität

13.4 Blutdruckregulationsstörungen

13.4.1 Bluthochdruck (Hypertonie)

Nach Schätzungen der Deutschen Hochdruckliga haben etwa 45 % aller Erwachsenen in Deutschland einen erhöhten arteriellen Blutdruck (**Hypertonie**). Viele von ihnen wissen davon gar nichts, weil die Hypertonie über lange Zeit keine Beschwerden verursacht. Etwa ein Drittel der diagnostizierten Hypertoniker ist darüber hinaus mit seinem Blutdruck nicht gut eingestellt. Aber Bluthochdruck ist eine Zeitbombe: Er begünstigt die Entstehung einer Arteriosklerose (➤ Kap. 13.1.3) und zählt zusammen mit den Fettstoffwechselstörungen (v. a. der Hypercholesterinämie, ➤ Kap. 15.3) und dem Rauchen zu den Hauptrisikofaktoren sowohl für den Schlaganfall als auch für den Herzinfarkt.

Tab. 13.1 Definitionen und Klassifikation der Blutdruckwerte nach WHO

Kategorie	Systolisch (mmHg)		Diastolisch (mmHg)
Optimal	< 120	Und	< 80
Normal	120–129	Und/oder	80–84
Hochnormal	130–139	Und/oder	85–89
Grad 1 Hypertonie	140–159	Und/oder	90–99
Grad 2 Hypertonie	160–179	Und/oder	100–109
Grad 3 Hypertonie	≥ 180	Und/oder	≥ 110
Isolierte systolische Hypertonie	≥ 140	Und	< 90

Nach den aktuellen europäischen Leitlinien wird bei diesen Hochrisikopatienten wie auch bei allen anderen mit geringerem Risiko empfohlen, einen systolischen Blutdruck unter 140 mmHg dauerhaft zu erzielen, um eine gute Prognose und Lebensqualität zu erreichen. Zur Einstufung der Patienten haben sich die Definitionen und Klassifikationen der Weltgesundheitsorganisation (WHO) bewährt, der auch europäische und deutsche Fachgesellschaften folgen (➤ Tab. 13.1).

Ursachen

Bei ca. 90 % der Patienten lässt sich keine Ursache für den Bluthochdruck feststellen. Man spricht dann von einer **primären** (essenziellen) **Hypertonie.** Risikofaktoren wie eine genetische Disposition, Adipositas, Bewegungsmangel, Stress, hoher Kochsalz- oder Alkoholkonsum begünstigen die Entstehung der primären Hypertonie.

Bei der **sekundären Hypertonie** (etwa 10 % der Fälle) ist der Bluthochdruck Folge anderer Grunderkrankungen, z. B. Nierenerkrankungen (renale Hypertonie), Schilddrüsenüberfunktion (Hyperthyreose), Hyperaldosteronismus (Morbus Conn), krankhafte Vergrößerung der Körperendglieder (Akromegalie), krankhaft erhöhter Cortisolspiegel (Cushing-Syndrom), Tumor im Nebennierenmark mit erhöhter Katecholaminproduktion (Phäochromozytom), krankhafte Verengung der Aorta im Bereich des Aortenbogens (Aortenisthmusstenose), allergisch-entzündliche Erkrankungen von Arterien (Vaskulitis), Bindegewebserkrankungen (Kollagenosen), eine Verengung der Nierenarterie (Nierenarterienstenose), Tumoren (z. B. Renin produzierende Tumoren der Nieren, Hirntumoren).

Beschwerden

Die meisten Patienten mit einer Hypertonie haben überhaupt **keine Beschwerden.** Nur wenige zeigen uncharakterische Symptome wie Kopfdruck, Kopfschmerzen, Augenflimmern, Ohrensausen, Doppelbilder oder Schwindel. Nicht selten zeigt sich die Hypertonie daher erst durch ihre Komplikationen, etwa eine Herzschwäche (Herzinsuffizienz, ➤ Kap. 12.5.2), eine koronare Herzkrankheit (KHK; ➤ Kap. 12.7.2) oder einen Schlaganfall (➤ Kap. 8.18.4).

Diagnostisches Vorgehen

Beim **Erwachsenen** ist in Ruhe ein Blutdruck bis zu 140/90 mmHg normal (unter Belastung steigt insbesondere der systolische Wert erheblich an). Wird unter Ruhebedingungen bei mehrfachen Messungen zu unterschiedlichen Zeitpunkten ein höherer Blutdruck festgestellt, so liegt eine Hypertonie vor. Wird diese nicht oder nicht konsequent behandelt, drohen langfristig Organschäden. Ein dauerhaft systolisch erhöhter Blutdruck über 180 mmHg steigert das Herzinfarktrisiko auf über 200 %.

Bei **über 80-Jährigen** reichen systolische Blutdruckwerte unter 160 mmHg aus. Bei Patienten, die jünger als 80 Jahre sind, sollte der systolische Blutdruck zwischen 140 und 150 mmHg liegen. Die insgesamt höheren Blutdrücke in dieser Altersgruppe erklären sich durch eine Elastizitätsabnahme der großen Arterien mit Nachlassen der Windkesselfunktion (➤ Kap. 13.1.2).

Bei einem Patienten mit Hypertonie wird zunächst mit einem Basisprogramm wenig belastender Untersuchungen nach Hinweisen auf eine sekundäre Hypertonie und/oder bereits vorhandene Organschäden durch den Bluthochdruck gesucht. Je nach Ergebnis dieser Untersuchungen erfolgen weitere, ggf. auch invasive Maßnahmen.

Lebensführung des Hypertonikers

Bei der primären Hypertonie ist eine mitunter **lebenslange medikamentöse Therapie** Grundlage zur erfolgreichen Behandlung. Bei der sekundären Hypertonie steht die Behandlung der Grunderkrankung im Vordergrund und wird bedarfsweise durch eine medikamentöse Behandlung ergänzt. Unterstützt wird die Behandlung durch eine **geeignete Lebensführung.** Übergewicht sollte der Hypertoniker abbauen. Die Kost sollte kochsalzarm sein (auch wenn nicht alle Patienten auf diese Maßnahme ansprechen), eine kaliumreiche Kost scheint sich zusätzlich günstig auf die Gefäße auszuwirken. Kaffee, Tee und Alkohol sind in kleinen Mengen gestattet.

Regelmäßiger Ausdauersport, z. B. Radfahren, trägt ebenfalls zur Blutdruckstabilisierung bei. Leistungs- oder Kraftsport hingen sind ungünstig. In Beruf wie Privatleben sollte der Hypertoniker lernen, sich von Belastungen nicht „unter Druck setzen" zu lassen.

Da das Risiko einer Gefäßerkrankung bei Vorliegen mehrerer Risikofaktoren überproportional steigt, sollte nicht nur der Bluthochdruck, sondern auch weitere Risikofaktoren (➤ Kap. 13.1.4) abgebaut werden.

13.4.2 Zu niedriger Blutdruck (Hypotonie)

Weit geringere medizinische Bedeutung hat der zu niedrige Blutdruck **(Hypotonie)** mit Blutdruckwerten unter 100/60 mmHg. Hauptbeschwerden der Patienten sind Abgeschlagenheit, Leistungs- und Konzentrationsschwäche sowie Schwindel.

Am häufigsten ist die **essenzielle Hypotonie** ohne erkennbare Ursache, die besonders häufig schlanke junge Frauen betrifft. In der Regel reichen einfache physikalische Maßnahmen (z. B. Gefäßtraining durch Wechseltraining und Bürstenmassagen) sowie regelmäßige sportliche Betätigung als Therapie aus.

13.5 Schock

Der Schock stellt in der Notfallmedizin eine lebensbedrohliche Komplikation dar. Es handelt sich hierbei um kein eigenständiges Krankheitsbild, sondern vielmehr um das Ergebnis **pathophysiologischer Mechanismen,** die aus einer ursächlichen Erkrankung, Verletzung oder Vergiftung entstehen.

Der Begriff Schock beschreibt das Missverhältnis zwischen bestehendem Sauerstoffbedarf und dem zur Verfügung stehenden Sauerstoffangebot im Gewebe. Hiervon kann grundsätzlich jedes Gewebe in jedem Organ betroffen sein. Die aus diesem Missverhältnis entstehende Sauerstoffschuld beruht beim Schock auf einer **Minderdurchblutung (Minderperfusion)** der Organe, die in ihrer Ursache **verschiedenen Schockformen** zugeordnet werden kann (> Kap. 13.5.1). Aufgrund des verminderten Sauerstoffangebots in den Zellen kommt es schließlich zur **„anaeroben Energiegewinnung",** also zur Aufrechterhaltung lebenswichtiger Prozesse innerhalb der Zelle unter Verzicht auf Sauerstoff. Hierbei kommt es zur Produktion schädlicher Nebenprodukte wie beispielsweise Milchsäure (erkennbar am erhöhten Laktatspiegel im Blut) und zur Azidose sowie grundsätzlich zur Beeinträchtigung lebenswichtiger physiologischer Prozesse, die im Verlauf wiederum selbst eine Minderperfusion im Gewebe zur Folge haben. Damit entsteht ein Teufelskreis, der durch frühe Therapie so schnell wie möglich vermieden werden muss. Wird der Schock zu spät oder nicht adäquat behandelt, stellt er eine Bedrohung für alle Organe bis hin zum sogenannten **Multiorganversagen** dar.

13.5.1 Schockformen

Abhängig von den Auslösern des Schocks werden **fünf verschiedene Schockformen** definiert:
- Hypovolämischer Schock
- Kardialer Schock (siehe auch > Kap. 12.6.6)
- Anaphylaktischer Schock
- Septischer Schock
- Neurogener Schock

Unterteilung der Schockformen

Grundsätzlich lassen sich als Folge der aufgeführten Auslöser **drei Ursachen** unterscheiden, die für die Entstehung der unterschiedlichen Schockformen verantwortlich sind (> Tab. 13.2).

13.5.2 Hypovolämischer Schock

Der **hypovolämische Schock** ist ein Zustand absoluten Volumenmangels in den Gefäßen und führt nachfolgend zu einer generellen Hypoperfusion. Dadurch entstehen ein Missverhältnis zwischen Sauerstoffangebot und -bedarf sowie eine kritische Verminderung des venösen Rückstroms zum Herzen (Vorlast).

Spezielle Formen des hypovolämischen Schocks

Durch die sehr unterschiedlichen Auslöser des hypovolämischen Schocks hat sich in der Praxis eine Unterteilung in **vier spezielle Formen** etabliert (> Tab. 13.3).

Pathophysiologie

Die Pathophysiologie des hypovolämischen Schocks lässt sich wegen des dynamischen Verlaufs und der körpereigenen Kompensationsmechanismen in **drei Stadien** unterteilen. Die gesamten pathophysiologischen Veränderungen zeigen die Komplexität dieser Schockform (> Abb. 13.22).

Tab. 13.2 Auslöser und Unterteilung der Schockformen

Auslöser	Ursache	Schockform
Hypovolämie: Verlust von Wasser, Elektrolyten, Plasma oder Blut nach innen oder außen	Hypovolämie	Hypovolämischer Schock
Myokardiales Pumpversagen durch **kardiale** Auslöser: • Akuter Myokardinfarkt • Herzrhythmusstörungen • Dekompensierte Herzinsuffizienz • Herzklappenfehler • Myokarditis • Kardiomyopathie	Herzinsuffizienz	Kardialer Schock (kardiogener Schock; > Kap. 12.6.6)
Myokardiales Pumpversagen durch **extrakardiale** Auslöser: • Lungenarterienembolie (LAE) • Spannungspneumothorax • Herzbeuteltamponade (Perikardtamponade) • Status asthmaticus	Herzinsuffizienz	Kardiogener Schock (obstruktiver Schock)
Allergische Reaktion mit Freisetzung von Mediatorsubstanzen (z. B. Histamin)	Gefäßinsuffizienz	Anaphylaktischer Schock (distributiver Schock)
Perfusionsstörung durch systemisch generalisierte Entzündungsreaktion nach Infektion durch Bakterien, Viren oder Pilze	Gefäßinsuffizienz	Septischer Schock (distributiver Schock)
Traumatische, intrazerebrale oder pharmakologische Blockade des sympathischen Nervensystems	Gefäßinsuffizienz	Neurogener Schock (distributiver Schock)

Tab. 13.3 Spezielle Formen des hypovolämischen Schocks

Spezielle Form	Charakteristik	Ursachen
Hämorrhagischer Schock	Blutverlust nach innen oder außen ohne traumatische Gewebeschädigung	• Aneurysmaruptur • Tubarruptur • Gastrointestinale Blutung • Ösophagusvarizenblutung
Hypovolämischer Schock	Flüssigkeitsverlust nach innen oder außen ohne traumatische Gewebeschädigung	• Hitzeerschöpfung • Coma diabeticum • Paralytischer Ileus • Diarrhö
Traumatisch hämorrhagischer Schock	Blutverlust nach innen oder außen durch ein Trauma	• Multisystemtrauma • Thoraxtrauma • Abdominaltrauma • Beckentrauma
Traumatisch hypovolämischer Schock	Flüssigkeitsverlust nach innen oder außen durch ein Trauma	Verbrennungstrauma

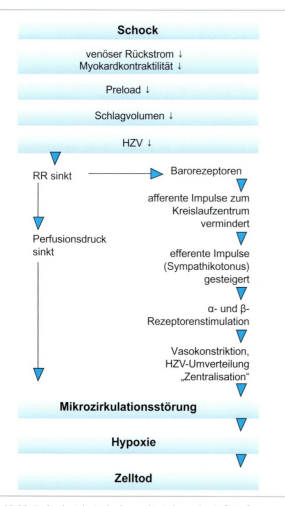

Abb. 13.22 Pathophysiologie des hypovolämischen Schocks [L157]

Stadium I – Stadium der Kompensation

Die Auslösung der initialen Schockreaktionen erfolgt im ersten Stadium bereits ab einem Volumenverlust von weniger als 750 ml. Erste und direkte Folge im Kreislauf ist eine Verminderung des venösen Rückstroms zum Herzen (Vorlast). Durch die Reduktion der Vorlast sinken am Herzen sowohl das enddiastolische Füllungsvolumen als auch der enddiastolische Füllungsdruck, was eine Abnahme des Schlagvolumens (Blutauswurf aus linker Herzkammer pro Herzschlag in ml) zur Folge hat. Dies bewirkt eine Verminderung des Herzminutenvolumens (auch Herzzeitvolumen, HZV, genannt), da das HZV das Produkt aus Schlagvolumen und Herzfrequenz ist.

Bereits jetzt werden wesentliche kompensatorische Mechanismen in Gang gesetzt. Barorezeptoren im Karotissinus und Aortenbogen registrieren unmittelbar den durch die verminderte Herzarbeit verursachten Blutdruckabfall. Sie entnehmen über afferente Bahnen des peripheren Nervensystems das Kreislauf- und Vasomotorenzentrum in der Medulla oblongata. Das sympathische Bündel in Höhe des 5. bis 7. Brustwirbelkörpers wird über die sympathischen Grenzstrangganglien verstärkt innerviert und stimuliert in der Folge über präganglionäre Fasern das Nebennierenmark zur endogenen Ausschüttung der Katecholamine Adrenalin, Noradrenalin und Dopamin: Die **sympathoadrenerge Reaktion** als Kompensationsmechanismus wurde ausgelöst.

Die Katecholamine gelangen über das Kreislaufsystem an ihre Zielrezeptoren, um dort die entsprechenden Wirkmechanismen in Gang zu setzen. **Adrenalin** verursacht in den hohen Konzentrationsmengen im Schock an den α-Rezeptoren der Arterien und Arteriolen der Haut, der Skelettmuskulatur, des Gastrointestinaltrakts, der Nieren und der Leber eine Vasokonstriktion. Am Herzen wird durch Stimulation der $β_1$-Rezeptoren eine Steigerung der Herzkraft (Inotropie), eine Steigerung der Herzfrequenz (Chronotropie), eine Zunahme der Reizbildung (Bathmotropie) und eine Verbesserung der Erregungsleitung (Dromotropie) ausgelöst. **Dopamin** ist in seiner Wirkweise dem Adrenalin ähnlich. **Noradrenalin** allerdings hat eine starke Wirkung an den α-Rezeptoren und im Vergleich zu Adrenalin und Dopamin deutlich geringere Wirkung an den $β_1$-Rezeptoren.

Die Stimulation der $β_2$-Rezeptoren der Leber steigert die Glykogenolyse und die Glukoneogenese, was zu einem passageren Anstieg des Blutzuckerspiegels führen kann. Das Auftreten einer kompensatorischen Tachykardie erfolgt sehr rasch, da gemäß der Formel HZV = Schlagvolumen (SV) × Herzfrequenz (HF) ein verringertes SV nur so ausgeglichen werden kann. Die Tachykardie muss als frühes Warnzeichen des Schocks gewertet werden. Zu diesem Zeitpunkt ist ein Blutdruckabfall aufgrund der Gegenregulationsmechanismen noch nicht feststellbar, obwohl die Hypovolämie in der Mikrozirkulation bereits erste Auswirkungen zeigt. Gerade deshalb gelten Blutdruckwerte als unsicheres Schockzeichen und haben hier zumindest gemäß PHTLS®-Konzept bei der Untersuchung der Patienten im Primary Survey keinen Stellenwert.

Ziel der kompensatorischen Gegenregulation ist das frühzeitige Aufrechterhalten einer ausreichenden Durchblutung der **vitalen Vorzugsorgane Gehirn, Herz und Lunge.** Bereits jetzt machen sich Veränderungen in der Mikrozirkulation bemerkbar. Diese tragen wesentlich zum gesamten Kompensationsprozess bei. Da bei Zunahme des Gefäßradius in den Kapillaren der Blutdruck dort frühzeitig abfällt, verändert sich zwangsläufig der Druckgradient zwischen dem arteriellen und dem venösen Anteil des Kapillargebietes. In den terminalen Arteriolen am Eingang der Kapillare fällt der Blutdruck ab. Durch die Blutspeicherkapazität der Venolen bleibt am Ausgang der Kapillare der Druck zu diesem Zeitpunkt fast unverändert. Die Filtration in den Extravasalraum nimmt ab, die Resorption in den Intravasalraum bleibt nahezu konstant. Über diesen Mechanismus kommt es zum Einstrom proteinarmer Flüssigkeit aus dem Interstitium in den Intravasalraum. Alleine dadurch ist es theoretisch möglich, einen Volumenverlust von bis zu 20 % in der initialen Phase körpereigen zu kompensieren.

Da das Stadium I durch die Zeichen der sympathoadrenergen Reaktion gekennzeichnet ist, wird es als **Stadium der Kompensation** bezeichnet.

ACHTUNG
Jeder Erythrozyt zählt!

Die im Stadium I beschriebenen Mechanismen sind in den ersten Minuten entscheidend an der Kompensation und dem weiteren Verlauf beteiligt. Durch den Einstrom proteinarmer Flüssigkeit in den Intravasalraum können Volumenverluste anfangs gemildert werden. Was dieser Flüssigkeit allerdings fehlt, sind lebenswichtige Bestandteile – wie die Erythrozyten. Aus diesem Grund hat das Verhindern eines weiteren Blutverlustes bei Blutungsnotfällen absolute Priorität und steht damit im Fokus der Therapie. Findet also eine Blutung nach innen oder außen statt, muss der Patient zeitnah unter supportiver Therapie zu dem jeweiligen Spezialisten in die Klinik transportiert werden, um die Blutung endgültig zu stoppen.

Stadium II – Stadium der Dekompensation

Wenn der Blut- oder Flüssigkeitsverlust trotz der beschriebenen Kompensationsmechanismen weiter anhält oder sehr schwerwiegend ist, reichen die oben beschriebenen Mechanismen nicht mehr aus. Es kommt zum Stadium der Dekompensation und die Allgemeinsituation des Patienten ändert sich dramatisch. Durch den kontinuierlich anhalten Volumenverlust werden immer mehr Katecholamine ausgeschüttet. Im zweiten Stadium können Katecholaminkonzentrationen nachgewiesen werden, die um das 30- bis 50-Fache gegenüber den Normwerten erhöht sind.

Die sympathoadrenerge Reaktion geht in das Vollbild der **Zentralisation** über. Dadurch kann die Durchblutung der betroffenen Organsysteme komplett unterbunden werden (➤ Abb. 13.23a). In Regionen wie dem Magen-Darm-Trakt finden sich an den terminalen Arteriolen präkapillare ringförmige Muskeln (Sphinkter), deren Funktion mit der des Analsphinkters identisch sind. Sobald an diesen terminalen Arteriolen der kritische Verschlussdruck von systolisch 20 mmHg unterschritten wird, kollabieren die Sphinkter und trennen das betroffene Kapillargebiet vollständig von der weiteren Durchblutung ab. An den terminalen Arteriolen der Skelettmuskulatur konnten allerdings keine Sphinkter nachgewiesen werden. Bei Unterschreitung des kritischen Verschlussdrucks wird aus dem Endothel dieser Arteriolen das Hormon Endothelin produziert, das den stärksten bekanntesten vasokonstriktorischen Effekt besitzt. Durch diese Vasokonstriktion wird die Durchblutung der betroffenen Kapillargebiete unterbunden. In den Kapillargebieten resultieren dadurch schwere **Mikrozirkulationsstörungen.**

Durch die zunehmende Hypoperfusion der betroffenen Kapillargebiete entsteht eine regelrechte **Kaskade:**
- Hypoperfusion der Organe
- Ischämie (Blut- und Sauerstoffmangel) in der Mirkozirkulation der Organe
- Blutstillstand (Stase) in den Kapillaren

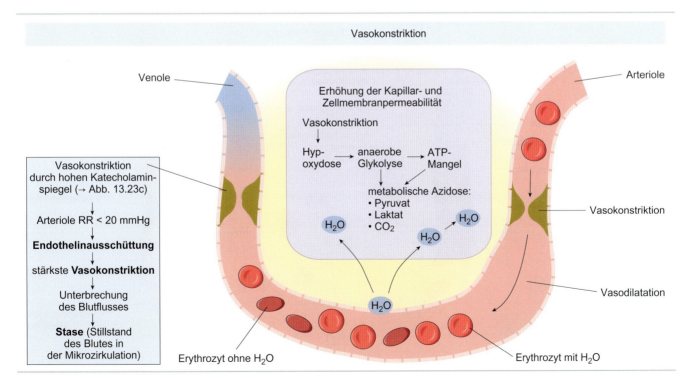

Abb. 13.23a Mikrozirkulationsstörungen im Schock. **a:** Zentralisation und Stase [L190]

- Sauerstoffmangel im Blut (Hypoxämie)
- Sauerstoffmangel in Geweben und Zellen (Hypoxie)
- Sauerstoffmangel im mitochondrialen Zellstoffwechsel (Hypoxydose)
- Umstellung von der aeroben zur anaeroben Glykolyse
- Erhöhter Kohlendioxidgehalt im Blut (Hyperkapnie)
- Ausbildung einer metabolischen Azidose mit vermehrter Bildung von Pyruvat und Laktat

Die Stase bei Zentralisation der Patienten verändert die Stoffwechselsituation in der Mikrozirkulation drastisch. Durch den fehlenden Antransport von Blut fehlen einserseits Sauerstoff und Nährstoffe zur Versorgung der Zellen. Andererseits sind zu wenig Erythrozyten am Ort des Geschehens, um das produzierte Kohlendioxid über das Hydrogenkarbonat-Puffersystem umzubauen und abzutransportieren. Hypoxämie, Hypoxie, Hypoxydose, Hyperkapnie und die anaerobe Glykolyse sind für die Entstehung einer **metabolischen**

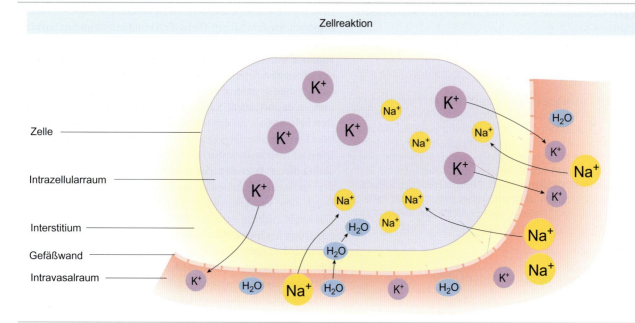

Abb. 13.23b Mikrozirkulationsstörungen im Schock. **b:** Metabolische Azidose und erhöhte Kapillar- und Zellmembranpermeabilität [L190]

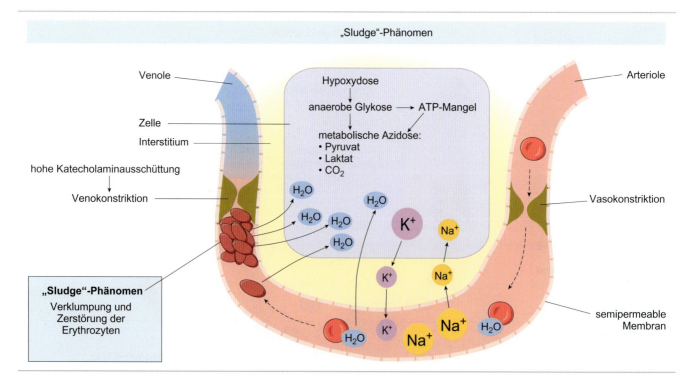

Abb. 13.23c Mikrozirkulationsstörungen im Schock. **c:** Sludge-Phänomen [L190]

Azidose verantwortlich. Das Leben der Zellen und ihrer elementar wichtigen Zellmembranen sind zu diesem Zeitpunkt akut gefährdet.

Durch die metabolische Azidose und den ATP-Mangel entsteht eine **erhöhte Kapillar- und Zellmembranpermeabilität.** Die Ionenkanäle können nicht mehr reguliert werden. Die Elektrolyte diffundieren ungehindert bis zum Konzentrationsausgleich in die entsprechenden Räume. Natrium strömt verstärkt in den Extravasalraum und erhöht dort den osmotischen Druck. Ein weiterer Flüssigkeitsabstrom aus dem Intravasalraum mit Verstärkung des bereits bestehenden intravasalen Volumenmangels ist die Folge. Kalium strömt verstärkt in den Intravasalraum und kann bei späterer Wiederdurchblutung (Reperfusion) durch die entstandene Hyperkaliämie lebensbedrohliche Herzrhythmusstörungen verursachen (➤ Abb. 13.23b).

Durch die Stase und den beschriebenen intravasalen Volumenverlust kommt es nun auch zur Entstehung massiver pathophysiologischer Veränderungen im Blut selbst:
- Sludge-Phänomen
- Thrombozytenaggregation
- Thrombozytensturz (Thrombozytopenie) (➤ Kap. 11.6.1)
- Verbrauchsgerinnungsstörung (Verbrauchskoagulopathie, DIC)

Da durch den erhöhten Natriumeinstrom in die Zellen der osmotische Druck ansteigt, wird dem Intravasalraum zusätzlich Wasser entzogen. Davon sind auch die Erythrozyten betroffen, die durch den Wasserentzug miteinander verklumpen und dabei zugrunde gehen. Dieser als **Sludge-Phänomen** bezeichnete Zustand hat zur Konsequenz, das der Mangel an Erythrozyten und damit Hämoglobin nicht nur durch die Blutung selbst bestimmt wird, sondern auch durch die Folgen des Sludge-Phänomens (➤ Abb. 13.23c). Für die Patienten bedeutet dies eine schwerwiegende Anämie mit dramatischer Zunahme der Hypoxie, Hyperkapnie und metabolischen Azidose.

Weiterhin wird durch die Stase des Blutes unmittelbar die Gerinnungskaskade in den betroffenen Kapillargebieten aktiviert. Die Thrombozyten verlieren ihre ursprüngliche Form und verklumpen ebenfalls miteinander (**Thrombozytenaggregation;** ➤ Abb. 13.23d). Daraus folgt eine deutliche Verringerung der gesamten Thrombozyten (**Thrombozytensturz; Thrombozytopenie**). Die Auslösung der Gerinnungskaskade führt zu einem Verbrauch einzelner Gerinnungsfaktoren, ohne dass eine tatsächliche Gerinnung stattfindet. Da die Gerinnung in diesen Kapillaren unnötig ist und andererseits bei blutenden Patienten jetzt wichtige Faktoren zur notwendigen Blutgerinnung an anderer Stelle fehlen, spricht man von einem sinnlosen Verbrauch einzelner Gerinnungsfaktoren ohne tatsächliche Blutgerinnung (**Verbrauchskoagulopathie; disseminierte intravasale Koagulation, DIC**). Metabolische Azidose, Sludge-Phänomen und Verbrauchskoagulopathie stellen für den Patienten eine sehr ernste Prognose dar. Können sie nicht gestoppt bzw. erfolgreich behandelt werden, gehen die Patienten in das dritte Stadium über.

> **MERKE**
> **DIC**
> Die DIC führt als primärer Prozess zunächst zu Organschäden durch „Verstopfen" der Endgefäße. Sekundär kommt es durch die Hyperfibrinolgie zu (nicht selten auch letalen) Blutungen.

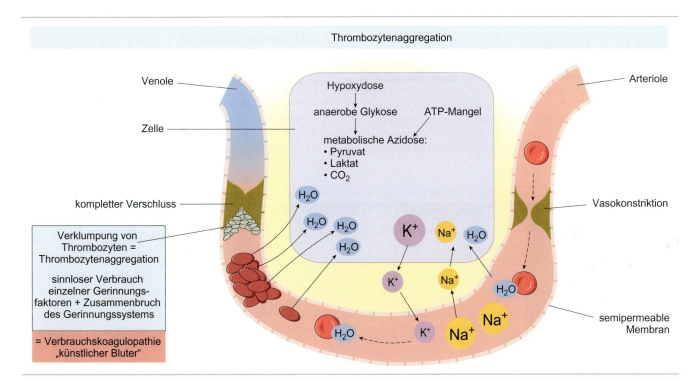

Abb. 13.23d Mikrozirkulationsstörungen im Schock. **d:** Thrombozytenaggregation [L190]

Stadium III – Irreversibles Stadium

Charakteristisch für das dritte Stadium ist die Tatsache, dass eine erfolgreiche Therapie der Patienten trotz intensivster präklinischer und klinischer Bemühungen nicht mehr möglich ist. Drei Kriterien sind für den tödlichen (letalen) Verlauf von besonderer Bedeutung:
- **Schwere metabolische Azidose**
- **Ausfall des Zitronensäurezyklus in der Zelle**
- **Extrazellulärer Natriummangel**

Die Organe, die durch die Zentralisation bevorzugt durchblutet werden sollen, sind in diesem Stadium vollständig von den Auswirkungen der Mikrozirkulationsstörungen betroffen. Am Herz verursachen die metabolische Azidose und der durch anaerobe Glykolyse entstandene ATP-Mangel ebenfalls eine **erhöhte Kapillar- und Zellmembranpermeabilität.** Die Ionenkanäle sind auch hier nicht mehr regulierbar. Durch verstärkten Natriumeinstrom in die Zellen entsteht ein extrazellulärer Natriummangel mit geringerer Bildung von Aktionspotenzialen. Daraus kann eine Abnahme der Herzfrequenz bis hin zu bradykarden Herzrhythmusstörungen resultieren. Durch die Hypoxie und die Azidose ist die myokardiale Schlagkraft (Kontraktilität) herabgesetzt und es entwickelt sich ein myokardiales Pumpversagen.

Im Vollbild kommt es zum Kreislaufstillstand mit pulsloser elektrischer Aktivität (PEA). Da zu diesem Zeitpunkt auch die β_1-Rezeptoren irreversibel geschädigt sind und ein extrem saures Milieu herrscht, reagieren die Patienten weder auf körpereigene noch auf injizierte Katecholamine. Im Kreislauf zeigt sich eine generelle Vasodilatation, da die α-Rezeptoren und die Gefäßzellen durch die Hypoxie und die metabolische Azidose ebenfalls irreversibel geschädigt sind. Mit Ausfall des Zitronensäurezyklus im Mitochondrium der Zellen erlischt die Fähigkeit einer zellulären Energiegewinnung und der **Zelltod** tritt ein.

> **MERKE**
> **Hämorrhagischer Schock und Sauerstoff**
>
> Ausgerechnet die Patienten, bei denen ein akuter Sauerstoffmangel von Anfang an ein zentrales Problem darstellt, zeigen keine Zyanose. Solange mehr als 10 g Hämoglobin/dl Blut mit Sauerstoff beladen sind, ist die Haut rosig. Erst wenn weniger als 10 g Hämoglobin/dl Blut mit Sauerstoff beladen sind, entwickelt sich eine Zyanose. Da bei blutenden Patienten die Gesamtmenge kontinuierlich abnimmt, kann sich auch dann keine Zyanose entwickeln, wenn das wenige Hämoglobin nicht mit Sauerstoff beladen ist. Deshalb ist die großzügige Sauerstoffgabe bei Schockpatienten obligater Standard und eine der zentralen Säulen einer qualifizierten Schocktherapie.

Klinisches Bild

Entsprechend den einzelnen Stadien des Schocks zeigen die Patienten unterschiedlich ausgeprägte Symptome:
- **Stadium I**
  - Unruhe, Angst
  - Schläfrige Teilnahmslosigkeit
  - Evtl. sensomotorische Verlangsamung
  - Herabgesetzte Konzentrationsfähigkeit
  - Patient wach, evtl. Bewusstseinsstörung
  - Blässe
  - Kühle bis kaltschweißige Haut
  - Zyanose der Akren **(nicht im hämorrhagischen Schock)**
  - Dyspnoe
  - Tachypnoe
  - Verzögerte Rekapillarisierungszeit (>2 Sekunden)
  - Blutdruck normal
  - Durst
  - Passagerer Anstieg des Blutzuckerspiegels (bis > 220 mg/dl)
- **Stadium II**
  - Unruhe, Angst
  - Verwirrtheit, Desorientiertheit
  - Bewusstseinsstörung bis zur Bewusstlosigkeit
  - Dyspnoe
  - Tachypnoe
  - Hypopnoe
  - Blässe
  - Kühle bis kalte Extremitäten
  - Kaltschweißigkeit
  - Zyanose der Akren **(nicht im hämorrhagischen Schock)**
  - Blutdruck normal bis zur Hypotonie
  - Erniedrigter Pulsdruck (Blutdruckamplitude)
  - Verzögerte Rekapillarisierungszeit (>2 Sekunden)
  - Tachykardie
  - Fadenförmiger, leicht unterdrückbarer Puls

Tab. 13.4 Klassifizierung des hämorrhagischen Schocks (modifiziert nach: American College of Surgeons Committee on Trauma)

	Klasse I	Klasse II	Klasse III	Klasse IV
Menge des Blutverlustes (% des totalen Blutvolumens)	<750 ml (<15 %)	750–1.500 ml (15–30 %)	1.500–2.000 ml (bis 40 %)	2.000 ml (>40 %)
Herzfrequenz (Schläge/min)	<100	100–120	120–140	140
Blutdruck	Normal	Normal	Erniedrigt	Erniedrigt
Pulsdruck	Normal oder erhöht	Erniedrigt	Erniedrigt	Erniedrigt
Atemfrequenz	14–20	20–30	30–40	35
Urinausscheidung (ml/h)	30	20–30	5–15	Minimal
Mentaler Status	Etwas ängstlich	Ängstlich	Ängstlich, verwirrt	Verwirrt, teilnahmslos
Flüssigkeitsersatz	Kristalloid	Kristalloid	Kristalloid und Blutkomponenten	Kristalloid und Blutkomponenten

- Fehlender peripherer Puls (Zentralisation)
- Oligurie (verminderte Urinausscheidung <500 ml/d)
- **Stadium III**
  - Bewusstlosigkeit
  - Bradypnoe
  - Hypopnoe
  - Hypoventilation bis zum Atemstillstand
  - Bradykardie
  - Bradyarrhythmie
  - Kreislaufstillstand (pulslose elektrische Aktivität, PEA)
  - Hypotonie
  - Erniedrigter Pulsdruck
  - Blutdruck evtl. nicht mehr messbar
  - Zentralisation
  - Kühle bis eiskalte Haut
  - Kaltschweißigkeit
  - Vollständiger Kreislaufzusammenbruch
  - Vollständiger Zusammenbruch des Stoffwechsels (Hypoglykämie)
  - Anurie (verminderte Urinausscheidung <100 ml/d)

Eine Klassifizierung des hämorrhagischen Schocks nach den Kriterien des American College of Surgeons Committee on Trauma zeigt ➤ Tab. 13.4.

13.5.3 Kardiogener Schock durch extrakardiale Ursachen (obstruktiver Schock)

Der **obstruktive Schock** ist eine Form des kardiogenen Schocks, der zu einer akuten Kreislaufinsuffizienz führt. Dem obstruktiven Schock liegt entweder eine **extrakardiale Flussbehinderung** oder eine **intra- bzw. extrakardiale Füllungsbehinderung** zugrunde, die durch unterschiedliche Auslöser entstehen (➤ Tab. 13.5). Beide ziehen aufgrund einer Leistungsbehinderung am Herzen eine schwere akute Herzinsuffizienz nach sich.

Tab. 13.5 Auslöser und Folgen des obstruktiven Schocks

Auslöser	Folge
Lungenarterienembolie	Extrakardiale Flussbehinderung
Spannungspneumothorax Perikardtamponade Status asthmaticus	Intra- bzw. extrakardiale Füllungsbehinderung

Pathophysiologie

Bei der **Lungenarterienembolie** (LAE) (➤ Kap. 14.5) befindet sich ein Embolus im Bereich der Pulmonalarterien, also den Gefäßen, die vom rechten Ventrikel zu den Lungen führen. Durch diesen Embolus entsteht ein deutlich erhöhter Widerstand, den der rechte Ventrikel überwinden muss. Dadurch ist er nicht mehr in der Lage, das zirkulierende Volumen adäquat über den Pulmonalkreislauf zum linken Herzen zu transportieren. Es kommt zur **extrakardialen Flussbehinderung.** In der Folge staut sich das Blut über den rechten Ventrikel zurück in die Vena cava superior und inferior. Klinisch zeigt sich dies durch eine obere Einflussstauung. Da nun durch die verminderte Leistung des rechten Ventrikels an der linken Herzkammer zu wenig Blut ankommt, sinken das Schlag- und das Herzminutenvolumen ab. Hypotonie und akute Kreislaufinsuffizienz sind die Folge.

Beim **Spannungspneumothorax** (➤ Kap. 14.6) und beim **Status asthmaticus** (➤ Kap. 14.4) wird die kardiale Leistungsbehinderung durch eine **extrakardiale Füllungsbehinderung** ausgelöst. Der beim Spannungspneumothorax erhöhte intrathorakale Druck sowie der bei Status asthmaticus erhöhte intrapulmonale Druck konkurrieren direkt mit dem venösen Blutdruck, der in den beiden Hohlvenen besteht. Übersteigt der intrathorakale oder der intrapulmonale Druck den bestehenden zentralvenösen Blutdruck, wird der venöse Rückstrom zum Herzen reduziert und das Blutvolumen staut sich in den venösen Gefäßen. Charakteristisch für diese Situation ist ebenfalls die Entstehung einer oberen Einflussstauung, die beim Patienten durch gestaute Halsvenen zum Ausdruck kommt. Die verminderte Füllung des rechten Ventrikels verursacht über ein reduziertes Schlag- und Herzminutenvolumen eine insuffiziente Füllung des linken Ventrikels, an deren Ende sich ebenfalls eine **Hypotonie mit akuter Kreislaufinsuffizienz** entwickelt.

Bei der **Perikardtamponade** (➤ Kap. 12.3.4) wird der obstruktive Schock durch eine **intrakardiale Füllungsbehinderung** ausgelöst. Die Flüssigkeit im Herzbeutel vermindert zunehmend die myokardiale Vordehnung und damit die Möglichkeit, während der Diastole Volumen aus den zuführenden Gefäßen in die Herzkammern aufzunehmen. Dies wird durch eine Tachykardie und erhöhte Kontraktilität zu kompensieren versucht. Sehr rasch sind jedoch die kardialen Kontraktilitätsreserven erschöpft und es entwickelt sich eine schwere globale Herzinsuffizienz, die sich fortschreitend durch eine Hypotonie mit akuter Kreislaufinsuffizienz darstellt.

13.5.4 Anaphylaktischer Schock

Der anaphylaktische Schock (➤ Kap. 5.6.1) ist eine akute Kreislaufinsuffizienz mit Verteilungsstörung des zirkulierenden Blutvolumens **(distributiver Schock)**, die durch eine IgE-abhängige oder IgE-unabhängige Überempfindlichkeitsreaktion ausgelöst wird. Beide Formen lassen sich präklinisch nicht unterscheiden und münden im anaphylaktischen Schock in eine gemeinsame pathophysiologische Endstrecke.

IgE-abhängige Anaphylaxie

Die IgE-abhängige Anaphylaxie ist eine immunologische Sofortreaktion vom Typ I. Bei dieser Form findet ein Erstkontakt mit dem allergieauslösenden Stoff **(Antigen)** statt, auf den in der Folge durch die B-Lymphozyten (➤ Kap. 11.4.3) spezielle Immunglobuline als **Antikörper** gebildet werden. Der betroffene Organismus wird dadurch **sensibilisiert.** Die Bildung dieser speziellen Immunglobuline der Gruppe E (IgE) dauert in den meisten Fällen mindestens einige Wochen. In dieser Bildungsphase wird ein erneuter Kontakt mit dem speziellen Antigen keine allergische Reaktionen nach sich ziehen. Sind die Antikörper ausgebildet, binden sie über einen speziellen Rezeptor an die basophilen Granulozyten (➤ Kap. 11.4.1) im Intravasalraum und den Mastzellen im Interstitium an, die sich überall im Organismus befinden. Bei einem erneuten Kontakt mit dem Antigen bindet dieses überbrückend an zwei Antikörper, woraufhin aus den Basophilen und den Mastzellen spezielle Mediatorsubstanzen und Botenstoffe ausgeschüttet werden. **Histamin, Bradykinin, Prostaglandine, Serotonin** und **Leukotriene** als Botenstoffe zur Anlockung anderer Hormone des immunologischen Systems sind dann im Wesentlichen für die Symptome der allergischen Reaktion verantwortlich. Eosinophile Granulozyten setzten Substanzen frei, die Histamin und Leukotriene inaktivieren und damit die allergische Reaktion beenden. Neutrophile Granulozyten und Thrombozyten sind durch Freisetzung spezieller Stoffe vermutlich für Spätreaktionen verantwortlich, die erst 6–12 Stunden nach dem eigentlichen Kontakt auftreten können.

IgE-unabhängige anaphylaktoide Reaktion

Bei der IgE-unabhängigen anaphylaktoiden Reaktion erfolgt die Ausschüttung der Mediatorsubstanzen aus den Basophilen und den Mastzellen sofort bei Erstkontakt mit einem Antigen, ohne dass zuvor eine Sensibilisierung mit Bildung von Antikörpern stattfand. Typische Auslöser für diese IgE-unabhängigen Reaktionen sind:
- **Physikalische** Stimuli (z. B. Kältereiz)
- **Osmotische** Stimuli (z. B. Kontrastmittel)
- **Chemische** Stimuli (z. B. Medikamente wie Opioide, Antibiotika, Lokalanästhetika)

Sowohl die Anaphylaxie als auch die anaphylaktoide Reaktion lösen bei den betroffenen Patienten die gleichen klinischen Symptome aus. Eine klare Unterscheidung ist deshalb nicht möglich und wenig zielführend, da ein einheitlich pathophysiologischer Verlauf eine standardisierte Behandlung im Rettungsdienst ermöglicht. Weitaus wichtiger ist demnach die Einschätzung der Patienten nach dem **Stadium der anaphylaktischen Reaktion,** an dem sich die präklinische Akutbehandlung orientiert. Zu bedenken ist, dass die unmittelbare Einschätzung der Patienten im Primary und Secondary Survey immer nur eine aktuelle Momentaufnahme darstellt. Der Zustand der Patienten kann sich jederzeit ohne Vorwarnung in ein akuteres Stadium verschlimmern. Deshalb erfolgt die Stadieneinteilung immer anhand des schwersten aufgetretenen Symptoms (➤ Tab. 13.6).

Pathophysiologie

Je nach Stadium der anaphylaktischen Reaktion lassen sich **Veränderungen** an folgenden Organsystemen feststellen:
- Haut
- Gastrointestinaltrakt
- Respiratorisches System
- Kardiozirkulatorisches System

Für die Pathophysiologie des anaphylaktischen Schocks sind das **respiratorische** und das **kardiozirkulatorische System** von besonderer Bedeutung. Veränderungen an einem oder an beiden Systemen können innerhalb kürzester Zeit derart dramatisch verlaufen, dass sie für die Patienten tödlich enden. Für die Definition des anaphylaktischen Schocks ist eine **akute Kreislaufinsuffizienz immer vorhanden.** Erschwerend kann jedoch bei einigen Patienten zusätzlich das respiratorische System betroffen sein. Beschränkt sich eine allergische Reaktion rein auf das respiratorische System, greifen andere Definitionen, z. B. ein allergischer Asthmaanfall (➤ Kap. 14.4).

Tab. 13.6 Stadien der anaphylaktischen Reaktion (modifiziert nach Tryba)

Stadium	Allgemeinreaktion	Klinische Symptomatik
0	Keine (nur lokale) Reaktion	Haut- oder Schleimhautreaktion, lokal begrenzt; z. B. Hautrötung (Erythem), juckende Quaddelbildung (Urtikaria)
I	Leicht	Disseminierte Haut- oder Schleimhautreaktion, anfallsartiges Hitzegefühl (Flush), generalisierte Urtikaria, Ödem, Juckreiz (Pruritus), Bindehautentzündung (Konjunktivitis), Unruhe, Verwirrtheit, Kopfschmerzen
II	Ausgeprägt	Kreislaufsdysregulation (Tachykardie, Hypotonie), Dyspnoe, gastrointestinale Symptome (Übelkeit, Erbrechen, Stuhl- und Harnabgang), beginnender Bronchospasmus
III	Bedrohlich	Bronchospasmus, Dyspnoe bis zur akuten respiratorischen Insuffizienz, Tachypnoe, Schocksymptomatik (massive Tachykardie und Hypotonie), Bewusstseinsstörung bis zur Bewusstlosigkeit
IV	Vitales Organversagen	Atemstillstand, Herz-Kreislauf-Stillstand

Respiratorisches System

Bei Mitbeteiligung des repsiratorischen Systems stehen Zeichen der akuten Dyspnoe bis hin zur **akuten respiratorischen Insuffizienz** im Vordergrund. Die pathophysiologischen Veränderungen sind auf die Wirkungen der Mediatorsubstanzen zurückzuführen. **Histamin** ist dabei von besonderer Relevanz. An den Schleimhäuten der oberen Atemwege von Larynx, Pharynx und Epiglottis verursacht Histamin eine erhöhte Kapillar- und Zellmembranpermeabilität, was innerhalb kürzester Zeit zu einem bedrohlichen Anschwellen der Schleimhäute führen kann. Dyspnoe, inspiratorischer Stridor und eine sich rasch entwickelnde schwere Hypoxie sind Ausdruck der akuten respiratorischen Insuffizienz. Bei dramatischen Verläufen droht den Patienten der unmittelbare Erstickungstod (**Asphyxie**). Sind die **unteren Atemwege** betroffen, entwickelt sich, ebenfalls durch das Histamin induziert, die pathophysiologische Trias eines **akuten Asthmaanfalls:**
- Bronchospasmus
- Schleimhautödem
- Vermehrte Produktion eines zähen Schleims (Hypersekretion mit Dyskrinie)

Charakteristisch zeigt sich in dieser Situation bei den Patienten ein exspiratorisches Giemen oder Brummen (exspiratorischer Stridor) bei deutlich erschwerter Ausatmung. Hypoxie, Hyperkapnie und eine respiratorische Azidose sind die Folge dieser akuten Atemstörung. Bei dramatischen Verlaufsformen entwickelt sich bei den Patienten ein Air-Trapping mit Überblähung der Alveolen und respiratorischer Erschöpfung (Silent Lung).

> **MERKE**
> **Todesursache: anaphylaktischer Schock**
> Bei Patienten, die an den Folgen eines anaphylaktischen Schocks verstorben sind, wurden folgende pathophysiologische Veränderungen festgestellt:
> - Pulmonale Überblähung
> - Intraalveoläres Lungenödem
> - Ödem der oberen Atemwege: Pharynx, Larynx, Epiglottis
> - Hautödem
> - Ödem viszeraler Organe

Kardiozirkulatorisches System

Eine **akute Kreislaufinsuffizienz** ist **immer** Bestandteil eines anaphylaktischen Schocks. Sie kann, muss aber nicht von einer respiratorischen Beteiligung begleitet sein. Durch die im anaphylaktischen Schock pathologisch überschießende Sofortreaktion erfolgt eine massive Mediatorfreisetzung, die für die schwere Kreislaufinsuffizienz verantwortlich ist. Auch bei der Kreislaufreaktion spielt Histamin neben anderen Mediatorsubstanzen eine wesentliche Rolle. Es verursacht eine **erhöhte Kapillar- und Zellmembranpermeabilität,** woraus ein rascher Flüssigkeitsübertritt in den Extravasalraum mit globaler Ödembildung resultiert. Die dabei entstehende intravasale Hypovolämie wird durch einen weiteren Pathomechanismus erschwert. Eine **generelle Vasodilatation von Arterien, Arteriolen und Venolen** führt gemeinsam mit der Hypovolämie zu einer ausgeprägten Verminderung des venösen Rückstroms. Die verminderte myokardiale Vordehnung reduziert das Schlag- und somit das Herzminutenvolumen der Patienten. Ein massiver Blutdruckabfall bis hin zur nicht mehr vorhandenen Messbarkeit ist Ausdruck des **relativen Volumenmangelschocks.**

> **PRAXISTIPP**
> **Lebensretter Adrenalin**
> Durch seine komplexe Wirkweise ist Adrenalin im anaphylaktischen Schock ein lebensrettendes Medikament. Es erweitert im respiratorischen System die Bronchiolen, bewirkt im Kreislauf eine arterielle Vasokonstriktion, verbessert die Herzarbeit durch Erhöhung der myokardialen Kontraktilität und hemmt direkt die weitere Histaminausschüttung. Gerade aufgrund dieser universalen Wirkweise wird es von führenden Fachgesellschaften wie der American Heart Association (AHA) und dem European Resuscitation Council (ERC) als lebensrettendes Medikament der ersten Wahl zur Behandlung dieser Akutpatienten propagiert.

Klinisches Bild

Je nachdem, ob nur das kardiozirkulatorische oder auch die Systeme Atmung, Haut und Gastrointestinaltrakt betroffen sind, zeigen die Patienten unterschiedliche **Symptome** in Art und Ausprägung:
- Unruhe, Angst
- Dyspnoe, Tachypnoe
- Orthopnoe
- Inspiratorischer Stridor
- Exspiratorisches Giemen und/oder Brummen
- Angioödeme (Larynx, Pharynx, Schleimhäute im Mund-Rachen-Raum)
- Bradypnoe und Hypoventilation bei respiratorischer Erschöpfung
- Atemstillstand
- Juckreiz, Hautrötungen, Hautausschläge, Quaddelbildung
- Bewusstseinsstörung bis zur Bewusstlosigkeit
- Krampfanfall (durch Hypoxie verursachte Krämpfe)
- Übelkeit, Erbrechen
- Stuhl- und Harnabgang
- Blässe
- Kühle bis kalte Haut
- Kaltschweißigkeit
- Tachykardie
- Verzögerte Rekapillarisierungszeit (>2 Sekunden)
- Hypotonie
- Blutdruck nicht mehr messbar
- Kreislaufstillstand

> **PRAXISTIPP**
> **Adrenalin: intramuskulär oder intravenös?**
> Der anaphylaktische Schock kann rasant verlaufen und das Leben der Patienten akut bedrohen. Nicht wenige bekannte Allergiker haben deshalb dieses lebensrettende Medikament in Form eines Autoinjektors zur intramuskulären Injektion fertig vorbereitet als ständigen Begleiter bei sich. Doch selbst das rettet nicht allen das Leben – manche schaffen es nicht mehr, sich die lebensrettende Injektion rechtzeitig zu verabreichen. Auch der professionelle Retter braucht eine bestimmte Zeit, um einen intravenösen oder intraossären Zugangsweg zu schaffen. Deshalb stellt die intramuskuläre Applikation die schnellste und sicherste Möglichkeit der Verabreichung dar. In der Praxis hat sich die anterolaterale Applikation in den medialen Oberschenkel bewährt, die von den Patienten selbst bei Eigenbehandlung gewählt wird.

13.5.5 Septischer Schock

Der septische Schock (> Kap. 5.7.2) ist eine durch Sepsis (im Blut befindliche Erreger, Blutvergiftung) ausgelöste Verteilungsstörung des zirkulierenden Blutvolumens **(distributiver Schock),** die eine akute Kreislaufinsuffizienz verursacht. Er kann durch jede Art von Infektion mit Bakterien, Viren oder Pilzen verursacht werden. Grundlage für die Diagnose der Sepsis ist die Erfüllung von mindestens zwei der vier unten genannten SIRS-Kriterien sowie der Nachweis oder dringende Verdacht einer Infektion. Weitere Kriterien, die zur Diagnosestellung erfüllt sein müssen, sind ein systolischer

Blutdruck < 90 mmHg oder ein Blutdruckabfall > 40 mmHg vom sonst üblichen Ausgangswert (normaler Blutdruck des Patienten), wobei sich in beiden Fällen durch eine adäquate Volumentherapie keine Stabilisierung des Kreislaufs erzielen lässt. Wenn Patienten in einer Sepsis mit Katecholaminen oder vasokonstriktiven (**gefäßverengenden**) Medikamenten therapiert werden und dabei nicht hypoton sind, jedoch Zeichen einer Hypoperfusion zeigen (**schlechte Hautdurchblutung, verzögerte Rekapillarisierungszeit**), liegt bei ihnen ebenfalls ein septischer Schock vor.

> **MERKE**
> **Beispiele für Bakterien und potenzielle Auslöser des septischen Schocks**
> - **Gramnegative Bakterien, z. B.:**
>   - *Escherichia coli*
>   - Salmonellen
>   - *Proteus*
>   - Meningokokken
> - **Grampositive Bakterien, z. B.:**
>   - Staphylokokken
>   - Streptokokken
>   - Clostridien
> - **Potenzielle Auslöser:**
>   - Harnwegsinfekte (vor allem bei Patienten mit Dauerblasenkatheter)
>   - Unsteriles Legen von Venenverweilkanülen
>   - Salmonellose
>   - Bakterielle Meningitis
>   - Pneumonie
>   - Fäkale Schmierinfektionen
>   - Tracheostoma

> **MERKE**
> **SIRS (Systemic Inflammatory Response Syndrome)**
> Durch verschiedene Auslöser (z. B. Trauma, Verbrennung) kann es durch Hyperaktivierung des Immunsystems zu einer systemischen Entzündungsreaktion (SIRS) kommen. Das Erkennen in der Frühphase ist für die Prognose der Patienten von großer Bedeutung. Für das Stellen der Diagnose SIRS müssen **mindestens zwei der folgenden vier Kriterien** erfüllt sein (Einzelheiten: www.sepsis-gesellschaft.de):
> - Temperatur >38,0 °C oder <36,0 °C
> - Herzfrequenz >90/min
> - Tachypnoe (Atemfrequenz >20/min) oder Hypopkapnie (paCO$_2$ <32 mmHg)
> - Leukozyten >12.000/µl oder <4.000/µl oder <10 % unreife Formen
>
> Ist das SIRS durch eine Infektion hervorgerufen, spricht man von **Sepsis**, bei Vorliegen von Organdysfunktionen von **schwerer Sepsis** und bei persistierender Hypotonie trotz adäquater Therapie vom **septischen Schock**.

Pathophysiologie

Durch das Eindringen infektiöser Erreger in die Blutbahn kommt es zur Stimulation des Immunsystems im Verlauf und damit zur Aktivierung und Ausschüttung zahlreicher Mediatoren. Diese sind, abgesehen von nachteiligen Effekten der Erreger selbst, für die pathologischen Veränderungen während des septischen Schocks, insbesondere hinsichtlich des Herz-Kreislauf-Systems, verantwortlich. An den Gefäßen verursachen sie neben einer erhöhten Kapillar- und Zellmembranpermeabilität eine **Vasodilatation von Arterien, Arteriolen und Venen.** Allerdings zeigen die Patienten in der initialen Phase ein normales bis gesteigertes Schlag- und Herzminutenvolumen, weshalb der Blutdruck durchaus noch im Normbereich liegen kann. Aus diesem Grund wird dieses Stadium auch als kompensiertes oder **hyperdynames Stadium des septischen Schocks** bezeichnet.

Mit weiterem Fortschreiten allerdings zeigen sich deutliche Symptome eines dekompensierten Schocks. Es bilden sich zahlreiche Umgehungskreisläufe vom arteriellen auf das venöse Gefäßsystem, sog. **arteriovenöse Shunts.** Hierdurch erreicht ein großer Teil des mit Sauerstoff beladenen Blutes gar nicht erst seinen Zielort im sauerstoffbedürftigen Gewebe, sondern wird zuvor über die genannten Shunts zurück zum Herzen transportiert. Das hat einerseits einen sehr hohen Sauerstoffanteil im venösen Blut zur Folge, andererseits aber auch eine massive Hypoxie und metabolische Azidose in den betroffenen Arealen der Mikrozirkulation. Zusätzlich kann es zu einer kardiotoxischen Wirkung ausgeschütteter Toxine kommen, die eine Abnahme der myokardialen Kontraktilität verusacht.

In dieser Situation, die auch als **hypodynames Stadium des septischen Schocks** bezeichnet wird, zeigt sich die **schwere akute Kreislaufinsuffizienz** als Folge des dekompensierten Schocks. In den Organen manifestieren sich die Folgen der schweren Mikrozirkulationsstörungen wie Hypoxie, Hyperkapnie, metabolische Azidose, Sludge-Phänomen, Thrombozytopenie und Verbrauchskoagulopathie. Erst in dieser Phase kommt es zu eindeutigen Symptomen der schweren Kreislaufinsuffizienz wie Blässe, Kaltschweißigkeit, Zentralisation, massive Tachykardie und Hypotonie.

Beginnt die adäquate Therapie in der hyperdynamen Phase des Schocks, ist die Prognose der Patienten deutlich besser. In der hypodynamen Phase des Schocks zeigen die Patienten eindeutig Symptome einer schweren Kreislaufinsuffizienz und ihre Prognose ist zu diesem Zeitpunkt bereits zunehmend schlecht. Das Einbeziehen der möglichen Diagnose „Sepsis oder septischer Schock" sowie der rasche Transport in ein dafür geeignetes Zentrum unter Einleitung der allgemeinen Initialtherapie stellen für die betroffenen Patienten die entscheidenden Weichen.

> **PRAXISTIPP**
> **Antibiotikatherapie und der Faktor Zeit**
> Die Behandlung von Patienten mit Verdacht auf septischen Schock beginnt aufgrund des geringen Zeitfensters und der ernsten Prognose heute bereits in der Phase der Erstversorgung im Schockraum. Die frühzeitige Stabilisierung des Herz-Kreislauf-Systems nach dem Schema der **„Early Goal Directed Therapy"** (nach Dr. Emanuel Rivers) und die **frühzeitige Antibiotikatherapie** sind die beiden Eckpfeiler in der frühen Behandlungsphase. Gerade für die Antibiotikatherapie gilt der Grundsatz: **Mit jeder Stunde Verzögerung der Antibiotikatherapie sinkt die Überlebenschance des Patienten um 7,6 %!**

Klinisches Bild

- **Hyperdynames Stadium:**
  - Unruhe, Verwirrtheit
  - Desorientiertheit, Wahnzustände

- Bewusstseinstrübung
- Schüttelfrost
- Fieber, selten Hypothermie
- Heiße, gerötete, trockene Haut
- Evtl. Zyanose der Akren (Ausschöpfungszyanose)
- Tachykardie
- Blutdruck normal bzw. schwankend
- Tachypnoe
- Hyperventilation
- Hypokapnie (etCO$_2$ <35 mmHg)
- **Hypodynames Stadium:**
  - Bewusstseinstrübung bis zur Bewusstlosigkeit
  - Tachypnoe
  - Tachykardie
  - Zentralisation
  - Hypotonie
  - Erhöhter Pulsdruck, vor allem durch deutlichen Abfall des diastolischen Blutdrucks
  - Blässe
  - Marmorierte Haut
  - Zyanose
  - Verzögerte Rekapillarisierungszeit (>2 Sekunden)
  - Abfall der Körpertemperatur

13.5.6 Neurogener Schock

Der neurogene Schock ist eine Verteilungsstörung des zirkulierenden Blutvolumens **(distributiver Schock)**, die durch ein Ungleichgewicht zwischen der sympathischen und der parasympathischen Regulation der glatten Gefäßmuskulatur ausgelöst wird und eine generelle Vasodilatation und relative Hypovolämie zur Folge hat.

> **MERKE**
> **Spinaler Schock ist keine Schockform**
> Lange Jahre wurde der Begriff des spinalen Schocks synonym mit dem des neurogenen Schocks verwendet. Das ist heute nicht mehr zutreffend, da der spinale Schock nichts mit den Schockformen des kardiozirkulatorischen Systems zu tun hat. Er beschreibt den posttraumatischen Funktionszustand des Rückenmarks nach Wirbelsäulentraumata, der durch Areflexie, schlaffe Paresen und Sensibilitätsverlust gekennzeichnet ist. Aus diesem Grund wird der spinale Schock in Zusammenhang mit den Schockformen nicht mehr genannt.

Der neurogene Schock wird bei Patienten im Rettungsdienst in überwiegendem Maße durch eine traumatische, seltener eine pharmakologische Blockade des sympathischen Nervensystems verursacht. Andere Ursachen können aber durchaus ebenfalls ein solches Schocksyndrom auslösen.

> **MERKE**
> **Neurogener Schock: Ursachen**
> - Halswirbelsäulentrauma
> - Wirbelsäulentrauma (obere BWS bis TH6, seltener LWS)
> - Subarachnoidalblutung mit Hirnstammischämie
> - Entzündliche Hirnstammprozesse
> - Dekompensierter Hirntumor mit Hirnödem und Hirndruck
> - SHT mit Hirnödem und Hirndruck
> - Intoxikation mit Sympathikolytika (z. B. β-Blocker)
> - Starke Schmerzsituationen
> - Epilepsie

Pathophysiologie

Durch eine Blockade oder einen Ausfall des Sympathikotonus werden aus dem Nebennierenmark keine Katecholamine mehr zur Konstanthaltung des Gefäßtonus und der Herzarbeit ausgeschüttet. Folge ist eine **generelle Vasodilatation der Arterien, Arteriolen und Venolen** im Kreislaufsystem. Das zirkulierende Blutvolumen versackt und wird in den venösen Kapazitätsgefäßen gespeichert (venöses Pooling). Durch den verminderten venösen Rückstrom sinkt die myokardiale Vordehnung und damit das Schlag- und Herzminutenvolumen. Durch die verminderte Kontraktilität des Herzens und die Vasodilatation kommt es zur Hypotonie mit akuter Kreislaufinsuffizienz als Ausdruck eines **relativen Volumenmangelschocks.** Typisch für diese Schockform ist das Fehlen der kompensatorischen Gegenregulationsmechanismen. Die Patienten zeigen eine kühle und blasse, aber trockene Haut. Ebenso unterbleibt das Auftreten einer kompensatorischen Tachykardie als Frühzeichen einer Kreislaufinsuffizienz. Auch eine Pupillenerweiterung (Mydriasis) und eine Tachypnoe fehlen.

> **ACHTUNG**
> **Neurogener Schock und Trauma**
> Verkehrsunfälle (Hochrasanztraumen, Herausschleudern von Insassen aus Fahrzeugen) und Stürze aus großer Höhe sind häufig die Ursachen für schwere Traumen der Halswirbel- und/oder Wirbelsäule. Die Kinematik dieser Situationen alleine führt dazu, die Patienten im Ersteindruck (First Look) als potenziell kritisch einzuschätzen. Fehlen im Primary Survey die typischen Zeichen eines traumatisch-hämorrhagischen Schocks wie Tachykardie, Tachypnoe und Kaltschweißigkeit, darf eine Blutung keinesfalls ausgeschlossen werden. Vielmehr gilt sie vor allem bei schwerer Kreislaufinsuffizienz bis zum Beweis des Gegenteils durch die bildgebende Diagnostik in der Klinik. Eine sorgfältige Untersuchung und Beurteilung der großen Blutungsräume Thorax, Abdomen, Becken und Oberschenkel stellt zusammen mit der Kinematik die entscheidenden Weichen in der korrekten Einschätzung dieser Patienten.

Klinisches Bild

- Traumakinematik (z. B. Sturz aus großer Höhe, Hochrasanztrauma)
- Bewusstseinsstörung bis zur Bewusstlosigkeit (zerebrale Hypoxie, SHT)
- Normofrequenter Puls
- Bradykardie
- Eupnoe
- Bradypnoe
- Kühle und blasse Haut

- Trockene Haut
- Fehlende Schweißbildung
- Pupillenverengung (Myosis)
- Hypotonie
- Fehlende Zentralisation trotz schwerer Hypotonie
- Sensomotorische Defizite
- Missempfindungen, Kribbeln und/oder Taubheitsgefühl in den Extremitäten (Parästhesien)
- Verminderte Schmerzwahrnehmung (Hypästhesie)
- Lähmungen der unteren Extremitäten (Paraplegie)
- Lähmungen aller Extremitäten (Tetraplegie)
- Begleitende Traumazeichen im Primary Survey
- Hinweis auf Intoxikation (leere Tablettenschachteln)
- Hypoglykämie (z. B. bei β-Blocker-Intoxikation)

KAPITEL 14

Herbert Renz-Polster und Thomas Semmel

Atmungssystem

14.1	Nase	334
14.1.1	Aufbau der Nase	334
14.1.2	Funktionen der Nase	335
14.1.3	Nasennebenhöhlen	337
14.1.4	Tränennasengang	337
14.2	Rachen	337
14.2.1	Nasopharynx	337
14.2.2	Oropharynx	338
14.2.3	Laryngopharynx	338
14.3	Kehlkopf	338
14.3.1	Aufbau des Kehlkopfes	338
14.3.2	Stimmbänder und Stimme	339
14.3.3	Hustenreflex	340
14.4	Luftleitendes System	340
14.4.1	Trachea	340
14.4.2	Bronchien	341
14.4.3	Bronchiolen	341
14.4.4	Alveolen	342
14.4.5	Surfactant	345
14.5	Lungen	345
14.5.1	Lungenhilus	346
14.5.2	Blutversorgung der Lungen	346
14.6	Pleura	349
14.6.1	Unterdruck zwischen den Pleurablättern	349
14.6.2	Erkrankungen im Pleurabereich	349
14.7	Atemmechanik	351
14.7.1	Zwerchfell	351
14.7.2	Inspiration	351
14.7.3	Exspiration	352
14.7.4	Bauchpresse	353
14.7.5	Lungen- und Atemvolumina	353
14.7.6	Begriff der Ventilation	354
14.8	Gasaustausch	354
14.8.1	Komponenten des Gasaustauschs	355
14.8.2	Partialdrücke	356
14.8.3	Sauerstofftransport im Blut	356
14.8.4	Kohlendioxidtransport im Blut	357
14.8.5	Zyanose	358
14.9	Steuerung der Atmung	359
14.9.1	Mechanisch-reflektorisch Atemkontrolle	360
14.9.2	Atmungskontrolle über die Blutgase	360
14.9.3	Atmungsantrieb und körperliche Arbeit	363
14.9.4	Pathologische Atemmuster	363
14.10	Invasive und nichtinvasive Beatmung	364
14.10.1	Einleitung	364
14.10.2	Zugangswege für die (maschinelle) Beatmung	364
14.10.3	Beatmungsformen (Beatmungsmodi) und ihre Bezeichnungen	366
14.10.4	PEEP- und CPAP-Anwendung	367
14.11	Besonderheiten des kindlichen Atmungssystems	370

Mithilfe des respiratorischen Systems (**Atmungssystem**, ➤ Abb. 14.1) ist der Körper in der Lage zu atmen, das heißt Gase mit der Umgebung auszutauschen. Dieser Gasaustausch zwischen Blut und Umgebung wird auch **äußere Atmung** genannt. Der Lunge als Organ der äußeren Atmung kommt dabei die Funktion zu, den für alle Lebensvorgänge unabdingbaren Sauerstoff aus der Atemluft aufzunehmen und Kohlendioxid als wichtiges Endprodukt des Körperstoffwechsels abzutransportieren. Durch die Abatmung des Kohlendioxids nimmt die Lunge auch an der Aufrechterhaltung des Säure-Basen-Haushalts teil.

Im Gegensatz hierzu wird als **innere Atmung** die in der Zelle ablaufende Herstellung von ATP durch die „Verbrennung" von Nährstoffen (➤ Kap. 2.6.2) bezeichnet, wozu der mit der äußeren Atmung bereitgestellte Sauerstoff benutzt wird.

334 14 Atmungssystem

Die Lungen sind Teil des unteren Respirationstrakts, dem die Organe des oberen Respirationstrakts vorgeschaltet sind:
- Zum **oberen Respirationstrakt** (obere Luftwege) gehören Nase, Nasennebenhöhlen und Rachenraum.
- Zum **unteren Respirationstrakt** (untere Luftwege) zählen Kehlkopf, Luftröhre, Bronchien sowie die Lunge selbst.

14.1 Nase

14.1.1 Aufbau der Nase

Zu den sichtbaren äußeren Teilen der Nase gehören die **Nasenlöcher**, die **Nasenflügel**, die **Nasenspitze**, der **Nasenrücken** und die **Nasenwurzel**. Die äußere Form der Nase wird dabei vor allem von mehreren kleinen Nasenknorpeln geprägt. Die dadurch gebildete Nasenform ist ein charakteristisches Merkmal eines jeden Menschen.

Neben diesem äußerlich sichtbaren gibt es noch den wesentlich größeren inneren Anteil der Nase, die **Nasenhöhle** (> Abb. 14.2). Die Nasenhöhle liegt als horizontal gestellter Kanal über dem harten Gaumen. Ihre vom Oberkieferknochen gebildeten Seitenwände neigen sich zur Mitte und vereinigen sich unter der Schädelbasis mit der Siebbeinplatte (> Abb. 6.27) zum Nasenhöhlendach. So wird die Nasenhöhle zu einem annähernd dreieckigen Hohlraum, der durch die **Nasenscheidewand** in eine rechte und linke Hälfte aufgeteilt wird. Der hintere Ausgang der Nasenhöhle wird von den **Choanen** gebildet – dies sind die in den Rachenraum führenden hinteren Nasenöffnungen. Am vorderen Naseneingang verhindern mehr oder weniger lange, starre Haare das Eindringen größerer Fremdkörper.

Die Oberfläche der Seitenwände der Nasenhöhle wird durch die **untere, mittlere** und **obere Nasenmuschel** (Conchae nasales) vergrößert. Durch diese drei in die Nasenhöhle reichenden „Stege" entstehen links und rechts je ein **unterer, mittlerer** und **oberer Nasengang** (> Abb. 14.2).

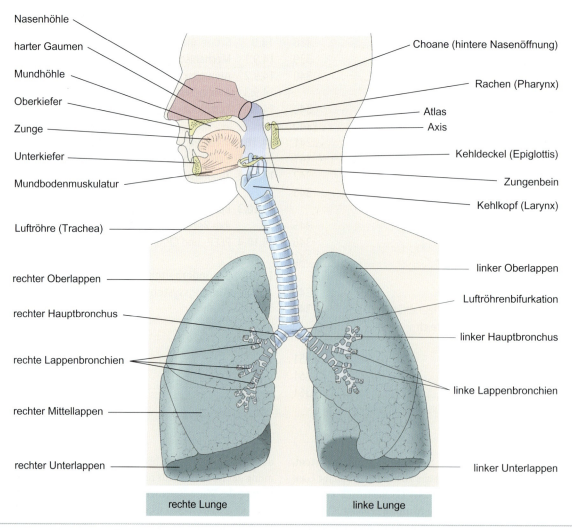

Abb. 14.1 Das Atmungssystem in der Übersicht [L190]

14.1.2 Funktionen der Nase

MERKE

Funktionen der Nasenhöhle

Die Nasenhöhle hat im Wesentlichen drei Funktionen:
- Erwärmung, Vorreinigung und Anfeuchtung der Atemluft
- Beherbergung des Riechorgans (➤ Kap. 9.4)
- Resonanzraum für die Stimme

Erwärmung, Vorreinigung und Anfeuchtung der Atemluft

Die Wand der Nasenhöhle ist von einer Schleimhaut überzogen, an deren Oberfläche sich ein mehrreihiges **Flimmerepithel** befindet; auf diesem Flimmerepithel sitzen Flimmerhärchen (➤ Abb. 4.3). Die Flimmerhärchen bewegen sich rhythmisch, wobei ihre Bewegungsrichtung zum Rachen hinführt. Im Rachen angekommen, werden die auf den Schleimhäuten abgefangenen Staubteilchen und Bakterien verschluckt. Becherzellen, die zwischen den Flimmerepithelzellen eingelagert sind (➤ Abb. 4.3), produzieren den jedem bekannten Schleim. Durch die Arbeit der Flimmerhärchen und ständige Flüssigkeitsausscheidung wird die Atemluft gereinigt und angefeuchtet.

Die Vorwärmung der Atemluft erfolgt durch ein dichtes Geflecht von mikroskopisch feinen Blutgefäßen, das unter der Nasenschleimhaut liegt. Die Durchblutung der Nasenschleimhaut wird dabei durch den V. und VII. Hirnnerven (N. trigeminus und N. facialis, ➤ Kap. 8.10.1) gesteuert: Je kälter die Einatemluft ist, desto stärker wird die Schleimhaut durchblutet und damit die Atemluft stärker erwärmt. Durch kleine Verletzungen (etwa durch Nasenbohren), aber auch durch Entzündungen und Infektionen, können einige dieser Blutgefäße platzen – es kommt zum **Nasenbluten.**

Riechfunktion

Unter dem von der Siebbeinplatte (Lamina cribrosa) gebildeten Dach der Nasenhöhle liegt die **Riechschleimhaut** (➤ Abb. 9.4). Die dort eingestreuten Riechzellen sind die Zellkörper des Riechnerven (N. olfactorius = I. Hirnnerv), der mit vielen feinen Fasern (Fila olfactoria) durch die Lamina cribrosa des Siebbeins in die vordere Schädelgrube aufsteigt. Er meldet Geruchsänderungen der Einatemluft an das Riechhirn (➤ Kap. 8.10.2). Auf diese Weise kann über Geruch vor schädlichen Stoffen in der Atemluft warnen und bewirken, dass man den Atem anhält.

Durch den Geruchssinn wird auch der Geschmackssinn wesentlich beeinflusst. So schmeckt man fast nichts mehr, wenn die Riechschleimhaut durch einen Schnupfen verlegt ist. Auch wird durch den Duft von leckeren Speisen die Speichel- und Magensaftsekretion in Gang gesetzt – oder durch schlechten Geruch vor dem Genuss verdorbener Speisen gewarnt (➤ Kap. 8.12).

Schnupfen und Grippe

Das beschriebene Flimmerepithel kommt laufend in Kontakt mit Bakterien und Viren, die z. B. durch die Streuwirkung eines mitmenschlichen Schneuzers in die Einatemluft gelangen. Werden solche infektiösen Tröpfchen eingeatmet und gelingt es den evtl. darin enthaltenen Schnupfen- oder Grippeviren, die lokale Schleimhautabwehr zu durchbrechen, so entsteht eine sog. „Tröpfcheninfektion". Im Rahmen dieser

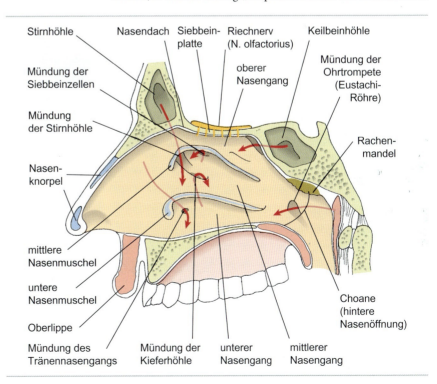

Abb. 14.2 Schnitt durch die Nasenhöhle. Die Nasenhöhle hat über Gangsysteme Verbindung zu verschiedenen Knochenhohlräumen. [L190]

Infektion kommt es zu einer überschießenden Produktion von zunächst wässrigem und dann zähflüssigem Nasenschleim. Dies macht sich als **Schnupfen** oder, bei Mitbefall des unteren Respirationstrakts, als sogenannte **Virusgrippe** (➤ Kap. 5.9.1) bemerkbar.

Nosokomiale Infektion

Der Tröpfcheninfektion kommt auch im Krankenhaus eine große Bedeutung zu: Auf diesem Weg kann von Patient zu Patient oder vom Personal zum Patienten eine Infektionskette entstehen, die zu einer raschen Ausbreitung von Infektionen der oberen und unteren Luftwege auf den Stationen führt. Solche **nosokomialen** (= im Krankenhaus erworbenen) **Infektionen** erzwingen im Durchschnitt eine zusätzliche Liegezeit von zwei Wochen, da sie meist geschwächte Patienten treffen (auch ➤ Kap. 5.7.3). Geeignete Vorbeugemaßnahme zum Schutz der Patienten ist z. B. das Tragen eines Mundschutzes bei Husten und Schnupfen sowie die Desinfektion der Hände nach jedem Patientenkontakt.

Epistaxis – das Nasenbluten

Nasenbluten kommt laut der vorhandenen Literatur häufig vor, ungefähr 60 % der Gesamtbevölkerung haben mindestens einmal im Leben an Epistaxis gelitten. Das Nasenbluten tritt bei Kindern häufiger auf als bei Erwachsenen. Generell werden die **anteriore** und die **posteriore Epistaxis** unterschieden. Bei Blutungen in den vorderen Abschnitten sind diese meistens am Locus Kiesselbachi lokalisiert. Die Blutungsquelle bei posteriorer Epistaxis liegt entweder an der hinteren, seitlichen Nasenwand oder im Siebbeinbereich. Posteriore Blutungen werden häufig als diffus beschrieben, die Blutungsquelle ist oft nicht klar zu erkennen. Die **Ursachen** für ein Nasenbluten sind vielfältig. Sowohl die trockene Raumluft in der Heizperiode, ein banaler Schnupfen als auch eine Verkrümmung oder Perforation der Nasenscheidewand und vieles mehr können zu einer Epistaxis führen. Die Ursachen lassen sich in lokal und systemisch unterscheiden (➤ Tab. 14.1).

Tab. 14.1 Lokale und systemische Ursachen der Epistaxis

Lokale Ursache	Systemische Ursache
Anatomische Besonderheiten	Koagulopathien
Entzündungen	Gefäßerkrankungen
Pseudoepistaxis	Neoplasien
Pulmonale Hämoptysen	
Ösophagusvarizenblutung	
Trauma	
Tumorblutungen	

PRAXISTIPP
Intranasale Applikation

Seit einigen Jahren werden Medikamente im Rettungsdiensteinsatz intranasal appliziert, z. B. zur Durchbrechung eines zerebralen Krampfanfalls oder zur Analgesie. Um zu verstehen, wie intranasal verabreichte Medikamente schnell wirksam werden können, ist ein genauer Blick auf die Nasenhöhle und ihre Schleimhaut notwendig.

Die Schleimhaut in der Nasenhöhle lässt sich in drei Bereiche unterteilen. Der untere Bereich, die **Regio cutanea**, umfasst im Wesentlichen den Nasenvorhof (Vestibulum nasi). Der mittlere Bereich wird als **Regio respiratoria** bezeichnet und stellt den größten Teil der Nasenhöhle dar. In diesem Bereich finden Filterung und Erwärmung der Atemluft statt. Der obere und für die intranasale Applikation wichtige Bereich wird als **Regio olfactoria** bezeichnet. Hier ist der Geruchssinn hauptsächlich lokalisiert.

Um Medikamente wirksam intranasal zu applizieren, müssen die Medikamente in den Bereich der Regio olfactoria eingebracht werden. Medikamente, die in den unteren und mittleren Bereich der Nasenschleimhaut eingebracht werden, werden aufgrund der hohen Kapillardichte in diesem Bereich schnell in die systemische Zirkulation aufgenommen. Da antikonvulsiv und auch analgetisch wirkende Substanzen an entsprechenden zerebralen Rezeptoren eine Wirkung verursachen, ist es aber notwendig, dass sie ohne Umweg dorthin gelangen. Dies gelingt, wenn sie in die Regio olfactoria appliziert werden. Dort existiert ein direkter Übergang in die zerebrospinale Flüssigkeit und das Gehirn.

Für die Verabreichung ist eine Teilchengröße der Medikamente von 10 bis 50 μm erforderlich. Spezielle Hilfsmittel zur feinen **Zerstäubung** von Medikamenten erzeugen diese kleinen Teilchen (➤ Abb. 14.3). Größere Teilchen werden häufig nur in den unteren und mittleren Bereich der Nasenschleimhaut aufgebracht und der systemischen Zirkulation zugeführt. Zu kleine Teilchen werden mit dem Luftstrom in die tieferen Atemwege bis zur Lunge transportiert. Dies kann zu einem verzögerten Wirkungseintritt der Medikamente führen.

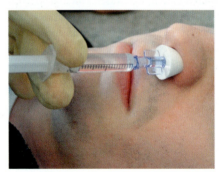

Abb. 14.3 Intranasale Applikation eines Medikaments mithilfe einer MAD (Mucosal Atomization Device). Siehe auch Text. [M844]

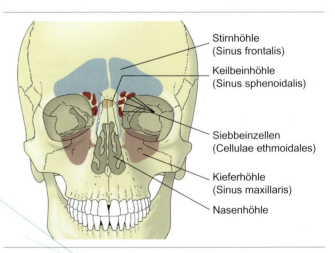

Abb. 14.4 Nasennebenhöhlen. Projektion der einzelnen Höhlen auf die vordere Schädeloberfläche. [L190]

Vor der intranasalen Applikation von Medikamenten muss die Nasenschleimhaut inspiziert werden. Eine starke Verschleimung, Blut, die Einnahme vasokonstriktorisch wirksamer Nasensprays, Drogenmissbrauch und Verletzungen der Nase können die intranasale Applikation unmöglich machen. Aufgrund der relativ kleinen Oberfläche der Schleimhaut im Bereich der Regio olfactoria (ca. 10 cm²) ist es sinnvoll, nie mehr als 1 ml Flüssigkeit pro Nasenloch zu verabreichen. Es ist daher wichtig, die höchstmögliche Wirkstoffkonzentration pro Milliliter zu verwenden.

14.1.3 Nasennebenhöhlen

In die Nasenhöhle münden die klinisch bedeutsamen paarig angeordneten Nasennebenhöhlen (➤ Abb. 14.4); im Einzelnen sind dies:
- **Stirnhöhlen** (Sinus frontales)
- **Kieferhöhlen** (Sinus maxillares)
- **Siebbeinzellen** (Cellulae ethmoidales)
- **Keilbeinhöhlen** (Sinus sphenoidales)

Die Nasennebenhöhlen dienen der Gewichtsverminderung des knöchernen Schädels, ferner stellen sie einen Resonanzraum für die Stimme dar.

„Sekretfalle" – Sinusitis

Leider können die Nasennebenhöhlen bei Fortleitung eines Infektes aus der Nasenhöhle selbst in Mitleidenschaft gezogen und zur „Sekretfalle" werden: Die entzündete Schleimhaut schwillt an und das eitrige Sekret kann dadurch nicht mehr abfließen (Nasennebenhöhlenentzündung, **Sinusitis**). So kann sich z. B. Eiter wochen- und monatelang in den Nasennebenhöhlen sammeln und zu hartnäckigen Kopf- und Kieferschmerzen sowie zu Mattigkeit und Leistungsverlust führen. Mit breit wirksamen Antibiotika, abschwellenden Nasentropfen und Rotlicht wird versucht, die versteckte Entzündung zur Abheilung zu bringen; bisweilen wird allerdings eine operative Öffnung der Nasennebenhöhlen notwendig.

14.1.4 Tränennasengang

In den unteren Nasengang mündet der **Tränennasengang,** ein von Schleimhaut ausgekleidetes enges Röhrchen, über das die Tränenflüssigkeit aus dem inneren Augenwinkel in die Nasenhöhle abgeleitet wird (➤ Abb. 14.2). Deshalb muss man sich beim Weinen, das heißt bei übermäßiger Sekretion von Tränenflüssigkeit, die Nase putzen.

14.2 Rachen

Der **Rachen** (Pharynx, Schlund) ist ein Muskelschlauch, der sich von der Schädelbasis bis zur Speiseröhre erstreckt (➤ Abb. 14.5). Er liegt vor der Halswirbelsäule und hinter der Nasen- und Mundhöhle. Im Rachen kreuzen sich die (mit Nase und Mund beginnenden) Luft- und Speisewege und teilen sich am unteren Ende des Rachens wieder auf, und zwar

- in die vorne gelegenen, weiterführenden Luftwege (Kehlkopf und Luftröhre) und
- in die hinten gelegene, vor der Halswirbelsäule verlaufende Speiseröhre (Ösophagus).

Als Schaltstelle dieser „Kreuzung" zwischen Luft- und Speiseweg dient der **Kehldeckel** (**Epiglottis**, Kehlkopfdeckel). Er steht wie ein umgedrehter Schuhlöffel am Eingang des Kehlkopfes. Beim Einatmen und Ausatmen steht er gestreckt nach oben – die Atemluft kann von oben aus den hinteren Nasenöffnungen (Choanen) nach vorne unten in den Kehlkopf gelangen. Beim Schlucken aber muss sich der Kehlkopf verschließen: Der Kehldeckel legt sich mit dem Muskelspiel des Schluckakts (➤ Kap. 15.11.3) wie ein schützendes Dach über den Kehlkopfeingang. Dadurch gelangt der Speisebrei, der von vorne (vom Mundraum her) in den Rachen eintritt, nach hinten und verlässt den Rachenraum durch die dorsal gelegene Speiseröhre. Beim **Verschlucken** gelangt durch einen gestörten Schluckvorgang Speise in den Kehlkopf und evtl. weiter in die Luftröhre.

14.2.1 Nasopharynx

Das obere Drittel des Rachenraums wird **Nasopharynx** (Nasenrachen) genannt. In ihn münden die Choanen und die sogenannten **Ohrtrompeten** (Eustachi-Röhre, Tuba auditiva, kurz: Tube), zwei feine Verbindungskanäle zu den Paukenhöhlen des Mittelohrs. Durch diese Kanäle werden die Mittelohrräume belüftet und Druckunterschiede zwischen Mittelohrraum und Außenluft ausgeglichen (➤ Kap. 9.6.3).

Im Nasopharynx liegt auch die **Rachenmandel** (Tonsilla pharyngea), die der Infektabwehr im Nasen-Rachen-Raum dient. Im Kin-

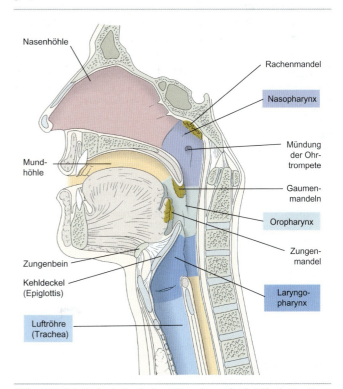

Abb. 14.5 Schnitt durch den Rachen. Man erkennt die drei Abschnitte: Nasopharynx, Oropharynx und Laryngopharynx. [L190]

desalter kann die Rachenmandel bisweilen so stark wuchern (**adenoide Vegetationen** oder „Polypen"), dass sie die Nasenatmung behindert und zu chronischem Schnupfen, Pharyngitis, Bronchitis und Verlegung der Tubenöffnungen mit chronischen Mittelohrentzündungen führt. Sie muss dann operativ in Vollnarkose entfernt werden (Adenotomie-Operation).

14.2.2 Oropharynx

Der **Oropharynx** (Mundrachen) ist der mittlere Abschnitt des Rachenraums und hat eine weite Öffnung zum Mundraum. Er dient als gemeinsamer Passageabschnitt für Luft sowie für flüssige und feste Nahrung. In ihm liegen seitlich die beiden **Gaumenmandeln** (Tonsillae palatinae) oder Gaumentonsillen.

Diese „Mandeln" dienen als Teil des lymphatischen Systems – zu dem auch die Rachenmandel und die am Zungengrund gelegenen sogenannten Zungenbälge gehören – der Immunabwehr. Sie entzünden sich häufig, z. B. durch Racheninfektionen mit Streptokokken (➤ Kap. 5.8.3). Vor allem Kinder leiden oft unter einer solchen **Angina,** wie dieser Infekt genannt wird. Die Entfernung der Gaumenmandeln bei chronisch wiederkehrender Angina war zumindest noch in den 1980er-Jahren der häufigste chirurgische Eingriff überhaupt; inzwischen wird die Indikation zur Tonsillektomie zurückhaltender gestellt.

14.2.3 Laryngopharynx

Der untere Abschnitt des Rachenraums heißt **Laryngopharynx** und reicht vom Zungenbein bis zur Speiseröhre bzw. zum Kehlkopf. Hier findet der eigentliche Schluckakt statt.

14.3 Kehlkopf

> **MERKE**
> **Funktionen des Kehlkopfes**
> Der Kehlkopf (Larynx) hat zwei Funktionen:
> • Zum einen verschließt er die unteren Luftwege und regelt so ihre Belüftung.
> • Zum anderen ist er das Hauptorgan der Stimmbildung.

14.3.1 Aufbau des Kehlkopfes

Der Kehlkopf ist ein röhrenförmiges Knorpelgerüst, das sich insbesondere beim Mann durch den sogenannten **Adamsapfel** an der Vorderseite des Halses leicht tasten lässt. Der Kehlkopf erstreckt sich vom Zungengrund bis hin zur Luftröhre (➤ Abb. 14.6). Obwohl dieser Abschnitt der Luftwege relativ kurz ist, ist er doch äußerst kompliziert gebaut; als wichtigste Struktur enthält er die **Stimmbänder** (➤ Kap. 14.3.2). Seine Festigkeit erhält er durch neun Knorpelstücke, die durch Bänder sowie durch an Außen- und Innenseite verlaufende Muskeln verbunden sind.

Der größte Knorpel ist der **Schildknorpel** (Cartilago thyroidea), dessen scharfkantiger Vorsprung den Adamsapfel markiert und dem Larynx seine dreieckige Form gibt.

Auf dem Oberrand des Schildknorpels sitzt der **Kehldeckel** (Epiglottis), der wie erwähnt beim Schluckakt eine große Rolle spielt.

Unter dem Schildknorpel folgt als Zwischenstück zur Luftröhre der siegelringförmige **Ringknorpel** (Cartilago cricoidea), dessen Verdickung (das „Siegel") nach hinten gerichtet ist. Schildknorpel und Ringknorpel sind durch Gelenke miteinander verbunden. Das Siegel des Ringknorpels bildet außerdem die Basis für die kleinen **Stellknorpel** (Cartilagines arytaenoideae), die für die Stellung und Spannung der Stimmbänder verantwortlich sind (➤ Abb. 6.35).

Der gesamte Kehlkopf, mit Ausnahme des Kehldeckels und der Stimmbänder, ist von einer Schleimhaut ähnlich der Nasenschleimhaut bedeckt; diese trägt auch hier ein Flimmerepithel mit schleimbil-

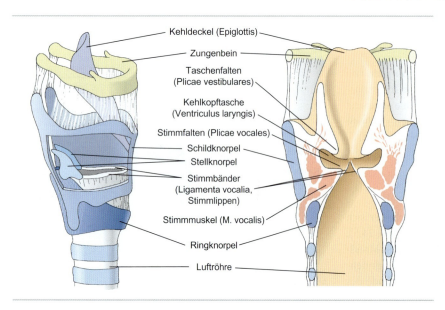

Abb. 14.6 Längsschnitt durch den Kehlkopf (Larynx). Links ist die Ansicht von der Seite dargestellt, rechts die Ansicht von hinten. [L190]

denden Becherzellen. Unter dem Epithel liegt zudem ein ausgedehntes Blutgefäßnetz. Dadurch wird die Atemluft im Kehlkopfbereich weiter befeuchtet, von feinsten Staubteilchen befreit und angewärmt.

Larynxödem

Ein **Larynxödem** entsteht durch Flüssigkeitseinlagerung in die Schleimhaut des Kehlkopfs. Als Ursachen für die Entstehung eines Larynxödems gelten z. B. allergische Reaktionen, entzündliche Prozesse oder Traumata. Das angioneurotische **Quincke-Ödem** stellt eine Sonderform dar. Es tritt anfallsartig nach einer leichten Reizung der Schleimhaut durch Freisetzung von Histamin bei C_1-Esterasemangel des Komplementsystems auf. Auch bei einem **Pseudokrupp-Anfall** kommt es zu einem Anschwellen der Schleimhaut, häufig im Bereich der Subglottis. Das Larynxödem führt zu einer Verengung des Atemwegs mit Behinderung des Gastransports. Durch diese Verengung entsteht ein pfeifendes Geräusch bei der Einatmung, der sogenannte inspiratorische Stridor.

Neben einer adäquaten Beurteilung und Behandlung des Patienten gemäß dem ABCDE-Schema kann bei allergischen Reaktionen oder entzündlichen Prozessen die inhalative Gabe von vasokonstriktorischen Substanzen, z. B. Adrenalin, ein weiteres Anschwellen und somit eine lebensbedrohliche Atemwegsverlegung verhindern helfen. Kann ein weiteres Anschwellen der Schleimhaut nicht verhindert werden, so muss der Atemweg durch die endotracheale Intubation definitiv gesichert werden. Supraglottische Atemwegshilfen können gerade in Situationen, in denen eine definitive Sicherung des Atemwegs nicht möglich ist, zur Überbrückung eingesetzt werden. Als letzter Ausweg bleibt die Notkoniotomie.

Epiglottitis

Eine weitere bedrohliche Erkrankung im Bereich des Larynx ist die **Epiglottitis,** die vor allem bei 2- bis 5-jährigen Kindern vorkommt. Im Gegensatz zum Pseudokrupp sind hier immer Bakterien die auslösende Ursache. Am häufigsten ist das Bakterium *Haemophilus influenzae B* für die Enstehung einer Epiglottitis verantwortlich. Aber auch andere Bakterien, wie z. B. Streptokokken oder Staphylokokken, können diese lebensbedrohliche Infektion hervorrufen. Bei dieser hochfieberhaften Infektion schwillt der Kehldeckel plötzlich an, sodass Schluckstörungen, starker Speichelfluss und Atemnot auftreten. Bei jedem Kind mit Verdacht auf Epiglottitis müssen Manipulationen auf jeden Fall vermieden werden, da diese schnell zu einem kompletten Verschluss des Atemwegs führen können. Bestätigt sich der Krankheitsverdacht, so ist eine Intubation unumgänglich. Diese sollte allerdings nur von einem sehr erfahrenen Team unter kontrollierten Bedingungen durchgeführt werden. Eine nachfolgende antibiotische Therapie ist immer erforderlich.

Laryngotracheobronchitis – Pseudokrupp

Die häufigste Ursache für eine **Laryngotracheobronchitis** (LTB) sind banale Virusinfektionen. Nicht selten wird diese Erkrankung auch als **Pseudokrupp** bezeichnet. Die LTB betrifft meistens Kinder mit einem Alter zwischen 6 Monaten und 3 Jahren, der Häufigkeitsgipfel liegt bei 3 Jahren. Das Auftreten häuft sich in den typischen „Erkältungsperioden", also Herbst und Winter. Durch eine Entzündung der Trachea kommt es zu einer Schwellung im subglottischen Raum. Die Kinder wirken bei Eintreffen des Rettungsdienstes häufig nicht schwer krank, haben jedoch oft eine heisere Stimme und einen Stridor bei der Einatmung. Im Rahmen der Anamneseerhebung ist ein Blick in den Impfausweis und das Untersuchungsheft des Kindes immer sehr wichtig, gerade im Hinblick auf eine *Haemophilus-influenzae-B-*(HiB-)Impfung des Kindes; stellt das HiB doch das Bakterium dar, das in vielen Fällen ursächlich für die Entstehung einer Epiglottitis ist.

Eine effektive Behandlungsmethode ist es, die Kinder Wasserdampf inhalieren zu lassen. Hierzu wird das Kind auf dem Arm eines Elternteils mit in das Badezimmer genommen, das Fenster geöffnet und die Dusche mit heißem Wasser laufen gelassen. Sehr schnell entsteht der notwendige Wasserdampf und das Kind kann diesen ohne zusätzlichen Stress inhalieren. Falls die Inhalation von Wasserdampf nicht ausreicht, kann auch hier die Inhalation von vasokonstriktorischen Substanzen sehr hilfreich sein. Zusätzlich ist die Verabreichung von kortikoidhaltigen Suppositoren angezeigt. Wichtig ist es, hierbei immer daran zu denken, dass Kortikoide frühestens nach 30 Minuten eine Wirkung erwarten lassen.

14.3.2 Stimmbänder und Stimme

Die Schleimhaut des Larynx bildet zwei waagerecht gelegene Faltenpaare: Dies sind zum einen die **Stimmfalten** (Plicae vocales) und zum anderen die darüber gelegenen **Taschenfalten** (Plicae vestibulares). Die Letzteren werden auch falsche Stimmbänder genannt, da sie an der Stimmbildung nicht beteiligt sind. Die zwischen Taschenfalten und Stimmfalten gelegene Aussackung der Schleimhaut wird Ventriculus laryngis genannt.

Wie ➤ Abb. 14.6 zeigt, liegen die beiden echten **Stimmbänder** (Ligamenta vocalia, Stimmlippen) in der Mitte des Kehlkopfinneren. Sie verlaufen als oberer freier Rand der Stimmfalten von der Innenfläche des Schildknorpels nach hinten zu den beiden bereits erwähnten Stellknorpeln (➤ Abb. 6.35). An den Stellknorpeln set-

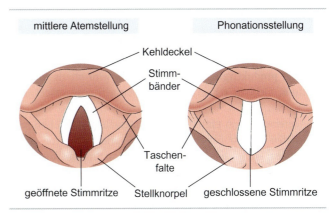

Abb. 14.7 Die Stimmritzen in mittlerer Atemstellung und Phonationsstellung. Letztere wird vor dem Sprechen eines Vokals eingenommen. [L190]

zen mehrere kleine Muskeln an, welche die Stimmbänder indirekt über eine Drehung der Stellknorpel bewegen können. Die beiden Stimmbänder bilden zwischen sich die **Stimmritze,** die, abhängig von der Einstellung der Kehlkopfmuskeln, mehr oder weniger weit geöffnet ist (> Abb. 14.7). Die Stimmbänder sind von einem widerstandsfähigen, unverhornten Plattenepithel überzogen, das bei der laryngoskopischen Betrachtung wegen der durchscheinenden Blutgefäße hellrosa und glänzend erscheint. Die meisten Kehlkopfmuskeln, welche die Stimmbänder bewegen, werden vom **N. recurrens** innerviert, einem Ast des N. vagus. Gelegentlich wird der „Recurrens" bei Schilddrüsen-Operationen verletzt. Die Folge ist dann eine Stimmbandlähmung (Rekurrensparese), die sich in der Regel durch Heiserkeit äußert.

14.3.3 Hustenreflex

Gelangt ein Fremdkörper in den Kehlkopf oder in die tieferen Atemwege, so legen sich die Stimmbänder sofort unter starker Muskelanspannung aneinander. Anschließend kommt es zu einem reflektorisch ausgelösten **Hustenreiz,** wodurch der Fremdkörper mit einem kräftigen Ausatmungsstoß, der die Stimmritze aufsprengt, in den Mund zurückgeschleudert wird. Auch das Aushusten von Luftröhrensekret und das Räuspern beruhen auf diesem Reflexmechanismus.

> **MERKE**
> **Aspirationsgefahr**
> Der Kehlkopf mit Kehldeckel sowie der Hustenreflex übernehmen beim Essen und Schlucken eine lebenswichtige Funktion: Sie schützen die Lunge vor dem Eindringen größerer Partikel. Bei folgenden Patienten sind diese Funktionen oft gestört, und sie sind durch **Aspiration** („Einatmen" von Fremdkörpern in die Lunge) gefährdet:
> - Frisch operierte Patienten, die Narkosemittel erhalten haben oder intubiert waren
> - Patienten, die lange beatmet waren
> - Patienten nach einem Schlaganfall
> - Patienten mit schweren neurologischen Erkrankungen

Husten und Auswurf

Der **Hustenreflex** dient der Reinigung des Bronchialbaums. Wird durch Husten Sekret in die oberen Luftwege befördert, so spricht man von **produktivem Husten,** das Sekret wird oft als Auswurf (**Sputum,** nicht zu verwechseln mit Speichel!) ausgespuckt oder verschluckt.

Andererseits kann ein Husten den Menschen auch ohne nennenswerten Sekrettransport plagen; man spricht dann von einem **Reizhusten.** Ein solcher Husten tritt z. B. beim Bronchialkarzinom, in der Anfangsphase einer Bronchitis oder beim **Keuchhusten** (Pertussis), einer vor allem Kleinkinder treffenden bakteriellen Infektion mit nächtlichen, quälenden Reizhustenanfällen, auf.

Bluthusten

Bei blutenden Lungentumoren oder bei einem Lungeninfarkt, aber auch bei entzündlichen Lungenerkrankungen – etwa bei der Tuberkulose – kann es zum Abhusten von Blut kommen (**Bluthusten** oder Hämoptyse). Das Blut stammt hierbei aus dem Rachen, den Bronchien oder den Lungen und darf nicht mit dem **Bluterbrechen** (Hämatemesis) verwechselt werden, bei dem das Blut aus dem Verdauungstrakt stammt.

14.4 Luftleitendes System

14.4.1 Trachea

Unterhalb des Ringknorpels beginnt die **Trachea** (Luftröhre; > Abb. 14.8). Sie ist ein durchschnittlich 11 cm langer, muskulöser Schlauch mit C-förmigen Knorpelspangen. Die Trachea ist an ihrer Hinterwand abgeflacht; diese Abflachung entsteht durch die nach hinten weisenden Öffnungen der Knorpelspangen, über die sich die dünne Muskelwand der Trachea spannt. An dieser weichen Hinterwand hat die Trachea Kontakt mit der Speiseröhre.

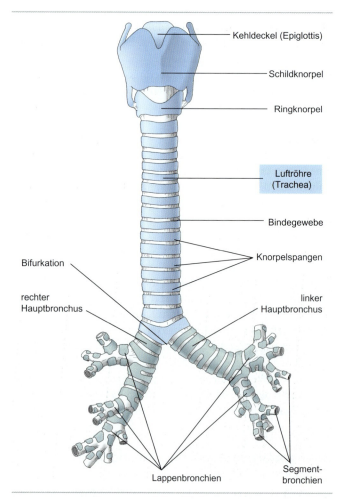

Abb. 14.8 Kehlkopf, Luftröhre und große Bronchien in der Übersicht [L190]

Die 16–20 **Knorpelspangen** haben die Aufgabe, die Trachea auch bei einem Unterdruck, wie er durch den Einatmungsvorgang entsteht, offenzuhalten.

Zwischen den einzelnen Knorpelspangen liegt elastisches Bindegewebe, das der Trachea neben ihrer Querelastizität auch eine **Längselastizität** verleiht. Diese Beweglichkeit wird z. B. beim Schluckakt ausgenützt, bei dem die Trachea problemlos mit dem nach oben steigenden Kehlkopf in der Länge gedehnt werden kann. Die **Querelastizität** ist vor allen Dingen beim Hustenstoß wichtig, wo es zu einer ausgeprägten Längs- und Querverschiebung der Trachealwand kommt, sodass ein etwaiger Fremdkörper oder Trachealschleim mit dem durch den Hustenstoß beschleunigten Luftstrom fortgerissen werden kann.

Wie der übrige Atemtrakt ist auch die Trachea von einer Schleimhaut mit Flimmerepithel und schleimbildenden Becherzellen überzogen (➤ Abb. 14.9). Unter dem Epithel liegen im Bindegewebe eingebettet die schleimbildenden Trachealdrüsen, die ebenfalls zur Befeuchtung der Schleimhaut beitragen. Durch den Flimmerschlag werden kleine Teilchen (z. B. Staub) zurück nach oben in Rachen und Mund befördert.

14.4.2 Bronchien

An ihrem unteren Ende, etwa in Höhe des 5. Brustwirbels, teilt sich die Luftröhre in die beiden **Hauptbronchien.** Diese Stelle ist bronchoskopisch (Bronchoskopie = endoskopische Untersuchung der Bronchien) besonders gut an der sogenannten **Carina** (➤ Abb. 14.10) zu erkennen, einem keilartig hervorragenden Knorpelstück, das die Aufteilung der Luftröhre in die Hauptbronchien deutlich markiert. Diese Gabelung wird auch **Luftröhrenbifurkation** (Bifurcatio tracheae) genannt.

Die Bronchienwand der Hauptbronchien ist ähnlich aufgebaut wie die Wand der Trachea – auch sie besteht aus Knorpelspangen und Schleimhaut mit Flimmerepithel.

Wie ➤ Abb. 14.8 und ➤ Abb. 14.10 zeigen, ist der rechte Hauptbronchus meist etwas weiter und verläuft steiler abwärts als der linke Hauptbronchus, der sich in seiner Form an das darunter liegende Herz anpassen muss. Deshalb rutscht ein aspirierter Fremdkörper in aller Regel in den rechten Hauptbronchus. Von hier muss er bronchoskopisch (d. h. mithilfe eines speziellen Endoskops) wieder entfernt werden.

Nach wenigen Zentimetern teilt sich jeder der Hauptbronchien in kleinere Bronchien oder **Bronchien zweiter Ordnung** auf:

- Der rechte Hauptbronchus teilt sich in drei Hauptäste für die drei Lappen der rechten Lunge.
- Der linke Hauptbronchus teilt sich in zwei Hauptäste für die zwei Lappen der linken Lunge.

Diese fünf Hauptäste, die **Lappenbronchien,** teilen sich dann wie das Geäst eines Baumes weiter in **Segmentbronchien** auf, die sich wiederum in immer kleinere Äste verzweigen. Durch mehr als zwanzig Teilungsschritte entsteht so das weit verzweigte System des **Bronchialbaums** (➤ Abb. 14.10).

14.4.3 Bronchiolen

Je kleiner die Bronchien werden, desto einfacher und dünnwandiger wird ihr innerer Aufbau. Schon auf der Ebene der Lappenbronchien werden die großen Knorpelspangen durch kleine unregelmäßige Knorpelplättchen ersetzt. In den kleinsten Verzweigungen der Bronchien, den **Bronchiolen** mit einem Innendurchmesser von weniger als 1 mm, fehlen die Knorpeleinlagerungen völlig. Dafür sind die Bronchiolen reichlich mit **glatten Muskelfaserzügen** (➤ Kap. 4.7.1) versehen, die den Zu- und Abstrom der Atemluft aktiv regulieren.

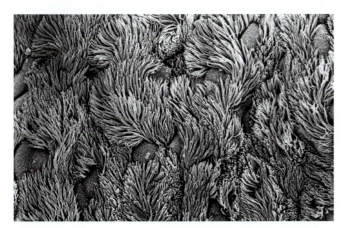

Abb. 14.9 Flimmerepithel der Luftröhre (Trachea) im Elektronenmikroskop [M375]

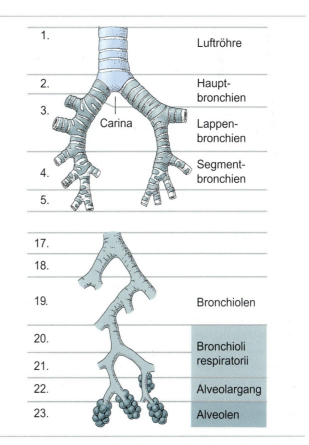

Abb. 14.10 Geäst des Bronchialbaums. Von der Luftröhre bis zu den Alveolen sind im Schnitt 23 Aufteilungen vorhanden. [L190]

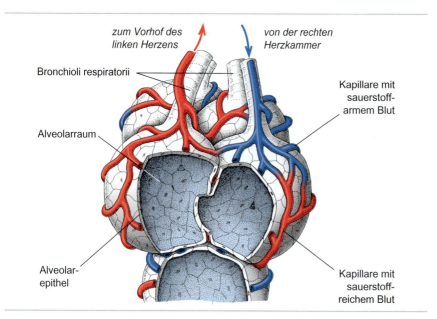

Abb. 14.11 Bau der Lungenbläschen (Alveolen). In der Abbildung sind die Kapillaren zur Veranschaulichung recht weit auseinanderliegend dargestellt. Tatsächlich sind die Kapillaren jedoch breiter und bilden ein so dichtes Netz, dass die Alveolen wie von „einer dünnen Blutschicht" umhüllt sind. Dies ist der Ort des Gasaustausches. [L190]

14.4.4 Alveolen

Die Bronchiolen verzweigen sich noch einmal in mikroskopisch feine Ästchen (**Bronchioli respiratorii**); diese gehen unmittelbar in das eigentlich atmende Lungengewebe, die Alveolargänge mit den Lungenbläschen (**Alveolen**), über. Die Lungenbläschen liegen dabei traubenförmig und dicht gepackt um die **Alveolargänge** und Bronchioli respiratorii (➤ Abb. 14.11).

In den Alveolen der Lunge sind Blut und Luft nur durch die sogenannte Blut-Luft-Schranke voneinander getrennt (➤ Kap. 14.8): Durch eine dünne Schicht aus Alveolarepithel und Kapillarendothel kann der Sauerstoff aus der Alveolarluft rasch ins Kapillarblut übertreten, während das Kohlendioxid den umgekehrten Weg nimmt.

Reservealveolen

Bei körperlicher Ruhe ist ein erheblicher Teil der Lungenbläschen nicht belüftet. Durch einen Reflexmechanismus (**Euler-Liljestrand-Reflex**) werden diese in Reserve stehenden Alveolargruppen auch weniger durchblutet. Erst bei körperlicher Belastung oder bei hohem Fieber öffnen sich die Zugänge zu den Reservealveolen und die Gasaustauschkapazität der Lunge wird größer.

Chronisch-obstruktive Lungenerkrankung (COPD)

Unter dem Begriff der chronisch-obstruktiven Lungenerkrankung werden drei Krankheitsbilder zusammengefasst. Dies sind die **chronische Bronchitis**, das **Lungenemphysem** und die **Obstruktion der kleinen Atemwege** (Small Airway Disease). Ursächlich für eine COPD (Chronic Obstructive Pulmonary Disease) ist die Einwirkung von verschiedenen Umweltfaktoren wie schädliche Gase oder Partikel. Das Tabakrauchen stellt hierbei den größten Risikofaktor dar.

Pathophysiologisch kommt es aufgrund einer Tonuserhöhung der Bronchialmuskulatur, einer Hypertrophie und -plasie der Schleimhaut, einem Schleimhautödem und einer Dyskrinie zu einer Zunahme des Atemwegswiderstandes (➤ Abb. 14.12). Die kleinen Atemwege werden komprimiert bis hin zu einem endexspiratorischen Kollaps. Zusätzlich bildet sich ein sogenannter „intrinsischer PEEP" aus. Die Folgen davon sind die Zunahme der funktionellen Residualkapazität, eine Kompression der Kapillaren, eine erhöhte Totraumventilation und eine Verminderung der pulmonalen Kapillaren.

Nicht selten unterscheidet man die an einer COPD leidenden Patienten anhand des klinischen Bildes in sogenannte **Bronchitiker** (Blue Bloater) und die **Emphysematiker** (Pink Puffer). Die Unterscheidungen werden anhand Konstitution, Psyche, Hautkolorit, Dysnoe, Husten und Auswurf, den Atemgeräuschen und noch einiger weiterer Kriterien getroffen. Durch die Veränderung des Lungengewebes weitet sich der Brustkorb auf und kann in der Ausatmung nicht mehr auf das Normalmaß zusammensinken. Durch den Umbau des Lungengewebes mit Untergang der Alveolen steigt der Totraum (➤ Kap. 14.7.5) in der Lunge an, sodass die Lunge in schweren Fällen nicht mehr ausreichend belüftet (ventiliert) wird – es kommt zur chronischen Ateminsuffizienz mit Anstieg der CO_2-Konzentration im Blut.

Dieser Zustand hat ernste Folgen für das Herz: Da sich durch den Lungenumbau auch die Zahl der kleinen Lungengefäße reduziert und damit der Strömungswiderstand im Lungenkreislauf zunimmt, muss das rechte Herz gegen einen erhöhten Druck anpumpen. Dies führt zu einer Vergrößerung des rechten Ventrikels und durch Hypertrophie und Dilatation langfristig zu einer Insuffizienz (➤ Kap. 14.5.2) des rechten Herzens, dem **Cor pulmonale.**

Asthma bronchiale

Asthma bronchiale wird als eine variable und reversible Atemwegsobstruktion infolge von Entzündung und Hyperreaktivität der

14.4 Luftleitendes System

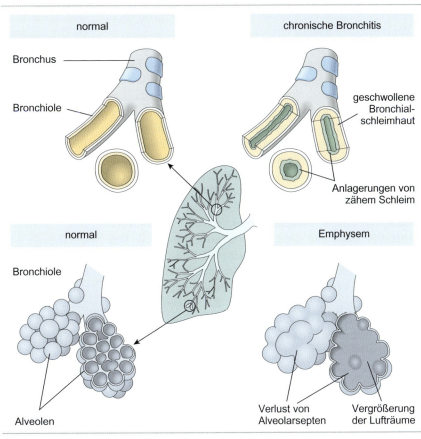

Abb. 14.12 Schematische Darstellung der Lungenveränderungen bei COPD [L190]

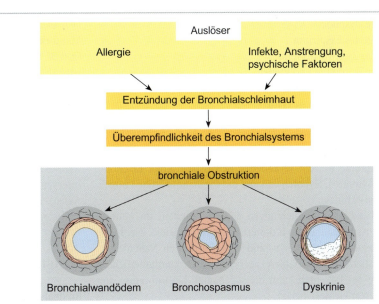

Abb. 14.13 Pathogenese des Asthma bronchiale. Zum Atemnotanfall führen: Ödem der Bronchialschleimhaut (Bronchialwandödem), Spasmus der Bronchialmuskulatur (Bronchospasmus) sowie übermäßige und zähe Schleimbildung (Hyper- und Dyskrinie). [L190]

Atemwege definiert. Weltweit sterben am Asthma bronchiale jährlich 250.000 Menschen. Viele dieser Todesfälle ereignen sich außerhalb einer Klinik. Ungefähr 300 Millionen Menschen sind weltweit an Asthma erkrankt. In Deutschland wird die Prävalenz bei Kindern mit 10 % und bei Erwachsenen mit 5 % angegeben.

Generell wird das Asthma bronchiale in zwei Formen unterteilt, dem **allergischen** oder auch **extrinsischen Asthma** und dem **nicht-allergischen** oder auch **intrinsischen Asthma.** Die Ursachen für das extrinsische Asthma sind typische allergene Substanzen wie z. B. Gräser, Blüten, Pollen, Hausstaub, Tierhaare etc. Nichtallergisches (intrinsisches) Asthma wird z. B. durch Infektionen, chemische oder physikalische Irritationen (z. B. Kältereize), durch Medikamente (z. B. Analgetika mit hemmender Wirkung auf die Prostaglandinsynthese wie die Acetylsalicylsäure), aber auch durch Anstrengung verursacht. Für ungefähr 90 % aller Asthmaerkrankungen ist das extrinsische Asthma verantwortlich.

Wie oben bereits erwähnt, liegt dem Asthma bronchiale ein chronisches Entzündungsgeschehen zugrunde. Bei einer akuten Exazerbation steht pathophysiologisch vor allem die erhebliche Zunahme des bronchopulmonalen Strömungswiderstandes (Resistance) im Vordergrund (> Abb. 14.13). Diese ist bedingt durch Querschnittsminderung in den Bronchien und Bronchiolen. Daraus resultiert eine erschwerte und verlängerte Exspiration. Hinzu kommt der endexspiratorische Kollaps der kleinen Luftwege. Die dem Kollaps nachgeschalteten Lungenbezirke werden nicht mehr vollständig entleert und es kommt zu einer Überblähung der Alveolarräume, dem sogenannten **„Air-Trapping"**. Die Folge hiervon ist eine Zunahme des Lungenvolumens und der funktionellen Residualkapazität. Überblähte und schlecht perfundierte Lungenareale können weiterhin belüftet werden, schlecht belüftete Lungenareale werden weiterhin durchblutet. Hierdurch entsteht im Gesamtbild eine erhebliche Verteilungsstörung der Atemgase mit einer Zunahme der Totraumventilation und einer intrapulmonalen Kurzschlussdurchblutung. Das Resultat ist eine Hypoxämie.

Asthma bronchiale ist im Wesentlichen durch eine **Symptomentrias** gekennzeichnet:
- Spasmus der kleine Bronchien und Bronchiolen
- Dyskrinie mit vermehrter Produktion von sehr viskösem Bronchialsekret
- Ödem der stark durchbluteten Bronchialschleimhaut

Im **akuten schweren Asthmaanfall** zeigt der Patient häufig folgende Symptome:
- Schwere Dyspnoe
- Verlängertes Exspirium
- Ein- oder Zweiwortdyspnoe
- Giemen, Brummen und Pfeifen
- Angst, Unruhe
- Blasse oder zyanotische Haut
- Tachypnoe > 25/min
- Tachykardie > 110/min

Handelt es sich um einen lebensbedrohlichen Asthmaanfall, kommen Symptome wie ein veränderter Bewusstseinsgrad, Erschöpfung, Arrhythmien, Hypotension und die sogenannte „stille Lunge" (Silent Chest) hinzu.

Gemäß aktueller Empfehlungen sollten Patienten im akuten schweren Asthmaanfall hoch dosiert Sauerstoff erhalten. Ziel hierbei ist es, eine SpO$_2$ zwischen 94 und 98 % zu erreichen. Neben einer für den Patienten komfortablen Lagerung und der kontinuierlichen Betreuung des Patienten kann die sogenannte Lippenbremse die Exspiration erleichtern helfen.

Die wichtigste medikamentöse Therapie ist die Inhalation (idealerweise über einen Feuchtvernebler) von Salbutamol; zusätzlich können Anticholinergika wie z. B. Ipratropiumbromid vernebelt werden.

ARDS (Acute Respiratory Distress Syndrome)

Unter ARDS (**A**cute **R**espiratory **D**istress **S**yndrome) versteht man ein **akutes Lungenversagen;** dies stellt somit die schwerste Form einer akuten respiratorischen Insuffizienz dar. Gemäß einer neuen Definition, der sogenannten „Berlin Definition", liegt ein ARDS vor, wenn bestimmte Kriterien im Hinblick auf Beginn, Röntgendiagnostik und Oxygenierung erfüllt sind. Die Sterblichkeit liegt bei 30 bis 40 %.

Pathogenetisch wird grundsätzlich zwischen pulmonaler und extrapulmonaler Lungenschädigung unterschieden. Ursächlich für eine **pulmonale Lungenschädigung** sind u. a. Infektionen, Aspiration, Pneumonie oder ein Inhalationstrauma. Eine schwere Sepsis, Pankreatitis, Verbrennungen, Schock oder Massivtransfusionen sind u. a. der Auslöser für eine **extrapulmonale Lungenschädigung.** Als häufigste Auslöser eines ARDS werden Sepsis und schwere Pneumonie beschrieben.

Das klinische Leitsymptom eines ARDS ist die plötzlich aufgetretene, schwere Hypoxämie (> Kap. 14.8.3). Wichtigster Bestandteil der Therapie von Patienten mit einem ARDS ist die maschinelle Beatmung. Heutzutage werden diese Patienten lungenprotektiv beatmet. Dies bedeutet, die Patienten werden mit einem niedrigen Tidalvolumen von 6 ml/kg KG (Idealgewicht), einem PEEP-Niveau gemäß dem ARDS-Netzwerk, einem Beatmungsspitzendruck von < 30 cmH$_2$O, einem möglichst niedrigen FiO$_2$ und einer permissiven Hyperkapnie beatmet.

Neben der Beatmung ist ein an den Patienten angepasstes Flüssigkeitsmanagement notwendig. Unterstützend können verschiedene Pharmaka eingesetzt werden. Das Überleben von Patienten mit einem ARDS kann durch den Einsatz der **extrakorporalen Membranoxygenierung** (ECMO) deutlich gesteigert werden. Dieses Verfahren wird in spezialisierten Zentren eingesetzt. Man unterscheidet die venös-venöse (VV-ECMO) von der venös-arteriellen (VA-ECMO) Variante. Zur Durchführung der extrakorporalen Membranoxygenierung werden dem Patienten großlumige Venen (z. B. V. femoralis) punktiert. Das aus der Vene entnommene Blut wird durch einen Membranoxygenator gepumpt und dort oxygeniert. Anschließend wird das oxygenierte Blut z.B. über die Vena jugularis oder eine Arterie in den rechten Vorhof geleitet. Durch dieses Verfahren wird die kranke Lunge ersetzt und kann unter Beatmung ausheilen.

Ein weiteres Verfahren, das zur Therapie des ARDS eingesetzt werden kann, ist die **extrakorporale Lungenunterstützung** (iLA = Interventional Lung Assist) oder auch ECLA (Extra Corporal Lung Assist). Bei diesem Verfahren wird das Kohlendioxid mithilfe einer Diffusionsmembran aus dem Blut entfernt.

Pneumonie

Im deutschen Sprachgebrauch wird der Begriff **Pneumonie** für jegliche Entzündung der Lunge gebraucht. Dagegen versteht man im englischen Sprachgebrauch unter einer Pneumonie eine mikrobiell verursachte Entzündung der Lunge. Pneumonien zählen weltweit zu den häufigsten Krankheits- und Todesursachen.

Die Pneumonie ist definiert als eine **akute oder chronische Entzündung des Lungengewebes** (> Abb. 14.14) Sie umfasst das Interstitium und/oder den Alveolarraum. Bezogen auf die Ursache kann sie in eine **infektiöse** Form und in eine **nichtinfektiöse** Form unterteilt werden. Das Bakterium *Streptococcus pneumoniae* nimmt im Er-

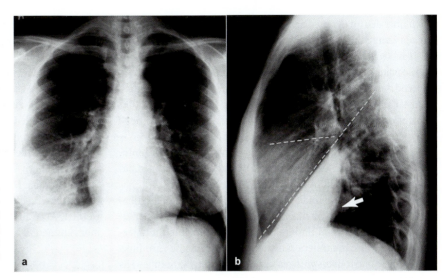

Abb. 14.14 Pneumonie. **a:** Pneumonie auf der rechten Seite, entweder rechter mittlerer oder rechter unterer Lappen. **b:** Laterale Röntgenaufnahmen zeigen, dass sich die Pneumonie im oberen Abschnitt des rechten Lappens befindet (↑). Beachten Sie die gestrichelten Linien, welche die verschiedenen Lappen der rechten Lunge trennen. [E283]

regerspektrum infektiöser Pneumonien eine führende Rolle ein. Ungefähr 40 % aller infektiösen Pneumonien werden durch dieses Bakterium verursacht. Die nichtinfektiöse Pneumonie wird durch chemische, physikalische oder immunologische Faktoren verursacht. Es lassen sich **alveoläre** und **interstitielle** Pneumonien unterscheiden.

Zu den typischen Symptomen einer Pneumonie gehören Husten, eitriger Auswurf, Fieber mit einer Temperatur > 39 °C, Dyspnoe und ein allgemeines Krankheitsgefühl mit grippeähnlichen Symptomen. In schweren Fällen ist eine stationäre Behandlung erforderlich. Neben der Flüssigkeitszufuhr gehört die Gabe eines Antibiotikums im Falle einer infektiösen Form zur Therapie der Pneumonie.

14.4.5 Surfactant

Die Alveolen haben bei der Ausatmung einen Durchmesser von ca. 0,2 mm, der bei der Einatmung auf 0,4 mm ausgedehnt wird. Da ihre Wand nur etwa 1 μm (0,001 mm) dick und nur aus einer einzigen plattenförmigen Deckzellenschicht aufgebaut ist, besteht die Gefahr, dass die Lungenbläschen wie Seifenblasen entweder in sich zusammenfallen oder platzen. Dies wird durch ein Gemisch an **Phospholipiden**, die in den Alveolarepithelzellen produziert werden – den sogenannten **Surfactant** (Oberflächenfaktor) – verhindert.

Durch den Surfactant wird die Innenfläche der Alveolen ausgekleidet; dadurch sinkt die Oberflächenspannung an der Luft-Wasser-Grenze der Alveoleninnenfläche und ein Zusammenfallen der Alveolen bei der Ausatmung wird verhindert.

Compliance

Der Surfactant sorgt also dafür, dass die Alveolen trotz der zwangsläufig auftretenden Druckschwankungen nicht kollabieren, sondern sich mit der Luftströmung gleichförmig erweitern und verengen. Der Surfactant und die Zahl der elastischen Fasern im Lungengewebe, die wie ein Netz die Lungenbläschen umgeben, sind auch die wichtigsten Einflussgrößen für die Lungendehnbarkeit, die sogenannte **Compliance**. Sie ist ein wichtiger Faktor bei der Beurteilung der Lungenfunktion. Bei vielen Patienten sinkt die Compliance infolge von Alterungsvorgängen, die häufig durch Zigarettenrauchen kräftig beschleunigt werden, so stark ab, dass z. B. die Narkosefähigkeit bei anstehenden operativen Eingriffen stark beeinträchtigt ist.

Idiopathisches Atemnotsyndrom

Bei Frühgeborenen besteht das Problem, dass der Surfactant, der sich vor allem im letzten Drittel der Schwangerschaft bildet, noch nicht ausreichend vorhanden ist und das Kind deshalb von einem **Atemnotsyndrom** (auch Respiratory Distress Syndrome, RDS, oder hyaline Membrankrankheit genannt) bedroht ist.

Besteht vor der Entbindung noch etwas Zeit, wird durch Gabe von Glukokortikoiden (➤ Kap. 10.5.2) über den Blutkreislauf der Mutter versucht, die Lungenreifung und damit die Fähigkeit zur Surfactant-Bildung zu fördern. Nach der Geburt kann heute künstlich hergestellter Surfactant über einen Tubus in der Atemröhre in die Lunge des Frühgeborenen eingebracht werden, um seine Überlebenschancen zu verbessern.

14.5 Lungen

Die beiden **Lungenflügel** liegen in der Brusthöhle und umgeben jeweils seitlich das Mediastinum (➤ Abb. 1.5). Sie liegen mit ihrer Außenseite den Rippen an. Nach unten werden die Lungen vom Zwerchfell begrenzt; nach oben hin ragen sie mit ihren Spitzen geringfügig über das Schlüsselbein hinaus. Zwischen dem linken und dem rechten Lungenflügel liegt das Herz. Durch die nach links verschobene Position des Herzens ist der linke Lungenflügel kleiner als der rechte.

Der Teil der Lunge, der dem Zwerchfell aufliegt, wird als **Lungenbasis** bezeichnet, der obere Teil als **Lungenspitze** (Apex). Die Lungenbasis tritt bei der Einatmung durch die Kontraktion des Zwerchfells um ca. 3–4 cm tiefer, um bei der Ausatmung wieder nach oben zu steigen. Die Hauptbronchien und die Lungengefäße treten über den an der medialen Seite eines jeden Lungenflügels gelegenen **Lungenhilus** (Lungenwurzel) in die Lungen ein.

Die linke Lunge wird durch eine gut erkennbare, schräg verlaufende Spalte in einen oberen und unteren **Lungenlappen** geteilt, während die rechte Lunge durch zwei Spalten in drei Lappen aufgeteilt ist: den Ober-, Mittel- und Unterlappen. Entsprechend ist der Bronchialbaum auf der rechten Seite in drei, auf der linken Seite dagegen in zwei **Lappenbronchien** aufgeteilt (➤ Abb. 14.10). Wie ➤ Abb. 14.15 zeigt, liegen die Unterlappen vorwiegend der hinteren Brustwand an, die Oberlappen und der rechte Mittellappen liegen dagegen vorwiegend vorne.

Um pathologische Befunde, z. B. einen Lungentumor, in ihrer Lage räumlich präzise beschreiben zu können, werden die Lungenflügel weiter in rechts zehn und links neun **Lungensegmente** unterteilt (bei der Durchnummerierung der Lungensegmente wird links das siebte Segment übersprungen). Diese Segmente werden jeweils von einem Segmentbronchus mit Atemluft versorgt. Die Segmentgrenzen sind äußerlich im Gegensatz zu den Lappengrenzen nicht mehr sichtbar. Sie haben jedoch jeweils ihre eigene Blutversorgung, d. h., jedes Segment wird jeweils von einem Segmentast der Lungenarterie versorgt (sog. broncho-arterielle Einheit). Lungensegmente lassen sich einzeln schonend herausoperieren, weshalb die Segmenteinteilung vor allen Dingen für die Thoraxchirurgie, etwa bei der Entfernung von Lungentumoren, von Bedeutung ist.

14.5.1 Lungenhilus

Die Lungen werden von Lymphgefäßen durchzogen. In den Lymphgefäßen wandern weiße Blutkörperchen und ein spezieller Typ von Alveolarzellen, die phagozytierenden Alveolarepithelzellen (auch ➤ Kap. 14.8), zu den Lymphknoten im Lungenhilusbereich. Die phagozytierenden Alveolarzellen transportieren Fremdkörper oder Gifte. Bei vielen Erkrankungen der Bronchien oder des Lungengewebes werden die Lymphknoten im Lungenhilus stark beansprucht und vergrößern sich; sie können dann im Röntgenbild typische Schatten geben. Dadurch kann bei entsprechender klinischer Symptomatik z. B. die Verdachtsdiagnose einer Tuberkulose gestellt werden. Aber auch Lymphknotenmetastasen eines bösartigen Tumors können zu einer solchen Hilusverbreiterung führen.

14.5.2 Blutversorgung der Lungen

Die Lungen werden von den Blutgefäßen des **Lungenkreislaufs** (➤ Kap. 13.1.1) durchzogen (dieser von der rechten Herzkammer angetriebene Kreislauf wird wegen seiner im Vergleich zum Körperkreislauf eher bescheidenen Größe auch als „kleiner Kreislauf" bezeichnet). In den Lungenarterien gelangt sauerstoffarmes Blut zu den Alveolen, um dort Kohlendioxid abzugeben und Sauerstoff aufzunehmen. Das dadurch „erneuerte" Blut fließt in den Lungenvenen

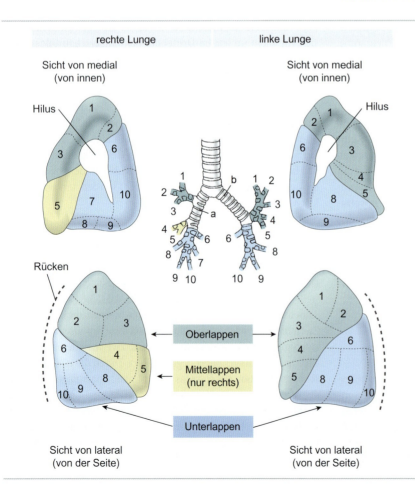

Abb. 14.15 Aufteilung der Lunge in Lappen und Segmente. Die oberen beiden Abbildungen zeigen die Ansicht von medial, die unteren Abbildungen von lateral. Beim rechten Lungenflügel wird der Oberlappen in drei (Ziffern 1–3), der Mittellappen in zwei (4, 5) und der Unterlappen in fünf (6–10) Segmente unterteilt. Der linke Lungenflügel besteht aus einem Oberlappen mit fünf (1–5) und einem Unterlappen mit vier (6–9) Segmenten. a = rechter Hauptbronchus, b = linker Hauptbronchus [L190]

zum linken Vorhof zurück und wird daraufhin über die linke Herzkammer in den Körperkreislauf eingespeist (Details ➤ Kap. 13.1.1).

Eigenversorgung der Lunge mit Blut

Die Gefäße des Lungenkreislaufs dienen also dem Gasaustausch. Das Lungengewebe selbst wird nicht über den Lungenkreislauf, sondern aus Ästen des Körperkreislaufs versorgt, und zwar über die aus der Aorta entspringenden Bronchialarterien.

> **PRAXISTIPP**
> **Körperliche Untersuchung der Lunge**
>
> Die Begutachtung der Lunge im Rahmen der körperlichen Untersuchung beruht darauf, dass Krankheiten der Lunge die Weiterleitung von Geräuschen (d. h. die Schallleitung) verändern. Die beiden wichtigsten Untersuchungstechniken in diesem Zusammenhang sind:
> - **Auskultation** (Abhören): Durch das Abhören der Atemgeräusche mithilfe des Stethoskops kann man eine Lungenentzündung erkennen; hierbei verstärkt die entzündungsbedingte Verdichtung des Lungengewebes lokal die Schallleitung, sodass das Atemgeräusch über dem betroffenen Lungenabschnitt „schärfer" bzw. lauter erscheint. Bei einer Flüssigkeitsansammlung im Pleuraspalt (Pleuraerguss) dagegen wird die Fortleitung der Atemgeräusche auf den Brustkorb behindert, sodass die Atemgeräusche abgeschwächt erscheinen. Dasselbe Phänomen tritt auf, wenn Luft in den Pleuraspalt eindringt (Pneumothorax) oder wenn ein Lungensegment kollabiert ist (Atelektase). Auch die Luftwege lassen sich bei der Auskultation beurteilen: So weist etwa ein pfeifendes Atemgeräusch bei der Ausatmung (sog. **Giemen**) auf eine Verengung der Bronchien hin, wie sie z. B. beim Asthma auftritt. Ein **Brummen** deutet ebenfalls auf eine Verengung der Bronchien oder auf darin schwingende Sekrete hin, wie sie z. B. für die Bronchitis typisch sind. Schwerer zu hören sind feinblasige Rasselgeräusche, die auf Flüssigkeitsansammlungen im Lungengewebe hinweisen; diese können z. B. bei Entzündungen (z. B. im Rahmen einer Pneumonie) oder beim Lungenödem auftreten.
> - **Perkussion** (Abklopfen): Auch das Beklopfen des Brustkorbes nutzt das Phänomen unterschiedlicher Schallleitung in gesunden und kranken Lungenanteilen aus: Ist die „beklopfte" Lunge z. B. vermehrt luftgefüllt (wie etwa beim Emphysem), so klingt die durch Klopfen erzeugte Resonanz laut und übermäßig hohl (etwa wie beim Klopfen auf eine Schuhschachtel). Man spricht von einem hypersonoren Klopfschall (➤ Kap. 14.6.2). Ist der „beklopfte" Raum dagegen entweder flüssigkeitsgefüllt oder anderweitig verdichtet (etwa durch eine Lungenentzündung oder durch das Kollabieren eines Lungensegments), so ist die erzeugte Resonanz gedämpft. Die Resonanz des gesunden Lungengewebes liegt etwa in der Mitte zwischen „Schachtelton" und „Zementton": eine „musikalische" Resonanz zwischen dumpf und hohl. Durch Perkussion lässt sich auch die Verschieblichkeit der Lungenuntergrenzen bei der Ein- und Ausatmung prüfen.

Lungenembolie

Wenn die arterielle Lungenstrombahn teilweise (partiell) oder vollständig verschlossen wird, spricht man von einer **Lungenembolie** (LE). Mitunter wird auch die Abkürzung LAE = Lungenarterienembolie verwendet. Meistens wird die LE durch Einschwemmung eines Blutgerinnsels (Embolus) hervorgerufen. Diese Gerinnsel stammen von Thromben aus Unterschenkel-, Oberschenkel- oder Beckenvenen. Aber auch Luft, Fett oder Knochenmark können z. B. eine Lungenembolie hervorrufen. Vorbestehende Erkrankungen mit Störungen des Gerinnungssystems spielen ebenfalls eine gewisse Rolle. Beispielhaft genannt seien hier die Faktor-V-Leiden-Mutation (APC-Resistenz), Prothrombin-20210-A-Mutation, Hyperhomocysteinämie, Antithrombinmangel, Protein-C- und Protein-S-Mangel. Diese werden als **primäre Risikofaktoren** bezeichnet, während z. B. eine Immobilisation oder ein Langstreckenflug als **sekundäre Risikofaktoren** beschrieben werden.

Man schätzt, dass jährlich etwa 25.000 stationär aufgenommene Patienten an einer Lungenembolie versterben. Damit gehört die Lungenembolie, trotz prophylaktischer Maßnahmen, zu den häufigsten Todesursachen im Krankenhaus. Da die Symptome einer Lungenembolie recht unspezifisch sind, besteht die Herausforderung darin, diese überhaupt zu erkennen. Lungenembolien, die im Rahmen einer Autopsie gesichert worden sind, wurden nur in etwa 30 % der Fälle zu Lebzeiten festgestellt.

Die häufigsten **Symptome** einer Lungenembolie sind
- Dyspnoe
- Tachypnoe mit plötzlichem Auftreten
- Tachykardie
- Brustschmerz
- Synkopen
- Hämoptysen (Aushusten von bluthaltigem Sekret)

Es gibt verschiedene **Klassifizierungen,** um die Lungenembolie in Schweregrade einzuteilen (➤ Tab. 14.2). Eine Möglichkeit besteht darin, den Patienten dahingehend einzuteilen, ob die Kreislaufsituation stabil oder instabil ist:
- Risikogruppe I: hämodynamisch stabil ohne rechtsventrikuläre Dysfunktion
- Risikogruppe II: hämodynamisch stabil mit rechtsventrikulärer Dysfunktion
- Risikogruppe III: Schock (RR systolisch < 100 mmHg, Puls > 100/min)
- Risikogruppe IV: Reanimationspflicht

Die **Behandlung** von Patienten mit Verdacht auf Lungenembolie besteht unter anderem in hoch dosierter Sauerstoffgabe, komplettem Monitoring inkl. 12-Kanal EKG und – bei Ausschluss von Kontraindikationen – der Gabe von 5.000–10.000 IE unfraktioniertem Heparin bei Erwachsenen. Eine Stützung der Kreislaufsituation mit Katecholaminen, am ehesten Noradrenalin und/oder Dobutamin, ist bei Kreislaufinstabilität ebenfalls angezeigt. Patienten der Risikogruppe III (außer bei massiven Kontraindikationen) und IV sind Kandidaten für eine systemische Lysetherapie.

Im Krankenhaus wird die Diagnose Lungenembolie untermauert oder entkräftet durch das Standard-Notfalllabor, Röntgenthorax, EKG, arterielle Blutgasanalyse (BGA) sowie spezielle Untersuchungen: D-Dimer-Tests, Ventilations-Perfusions-Szintigrafie, Spiral-Computertomografie (Spiral-CT), Pulmonalisangiografie, Duplex-Sonografie der Beinvenen und Phlebografie. Das diagnostische Vorgehen im Einzelnen wird im Krankenhaus auch dadurch bestimmt, ob der Patient stabil oder instabil ist.

Tab. 14.2 Schweregradeinteilung der akuten LE (modifiziert nach Oldenburg S et al. Lungenembolie. Intensivmed. up2date 2005; 1(3):189–203)

	Grad I	Grad II Submassive LE	Grad III Massive LE	Grad IV Fulminante LE
Okklusion	25 %	25–50 %	50–70 %	70 %
Lokalisation	Disseminiert	Intermediär	Zentral	Zentral
Klinik	• Passagere, oft unbemerkte Symptomatik • Leichte Dyspnoe • Hyperventilation • Husten • Pleuritischer Schmerz	• Persistierende, leichte Symptomatik • Wie Grad I plus: – Tachykardie – Tachypnoe	• Persistierende Symptomatik • Ausgeprägtere Tachypnoe • Dyspnoe • Zyanose	• Ausgeprägter Schockzustand • Wie Grad III plus: – Schwerste Hypoxämie – Zentralisation – Oligurie, Anurie

Pathophysiologie

Durch die mehr oder weniger ausgeprägte Verlegung der Lungenstrombahn kommt es für die rechte Herzkammer zu einer Erhöhung des Widerstands, gegen den diese arbeiten muss. Man bezeichnet dies auch als **Anstieg des rechtsventrikulären Afterloads.** Dies führt u. a. zu einer Erhöhung des Sauerstoffverbrauchs am rechten Herzen und zu einer Zunahme der Wandspannung. Zugleich nimmt die Füllung der rechten Kammer zu, wodurch das Septum (Herzscheidewand) nach links verlagert wird („Septum-Bulging"), was wiederum bewirkt, dass die Ausflussbahn des linken Ventrikels beengt wird. Einerseits durch das Septum-Bulging und anderseits dadurch, dass weniger Blut durch die Lunge zum linken Herzen strömt (Abfall des linksventrikulären Preloads), nimmt das Schlagvolumen des linken Ventrikels ab. In der Folge kommt es dadurch zu einem Blutdruckabfall bzw. zu einem Schock.

Hypotension bzw. Schock führen dazu, dass das Herz selber weniger durchblutet wird, d. h., die Koronarperfusion insbesondere des rechten Ventrikels nimmt ab. Dadurch entsteht ein Teufelskreis: Die verminderte rechtsventrikuläre Koronarperfusion führt über einen Sauerstoffmangel zur stetig nachlassenden Kontraktilität („Muskelkraft") des rechten Herzens; dies wiederum bewirkt einen Abfall des linksventrikulären Preloads, wodurch der Blutdruckabfall zunimmt. Letztlich kommt es zur **Dekompensation** (Versagen) der Funktion des rechten Ventrikels.

Ein weiteres Problem ist die Freisetzung von Mediatoren, die auf das Gefäßsystem wirken, sog. vasoaktive Mediatoren. Dort, wo sich ein Thromboembolus befindet, lagern sich Thrombozyten daran an. Aus den Thrombozyten werden Serotonin und Thromboxan A freigesetzt, welche eine vasokonstriktorische (gefäßverengende) Wirkung besitzen. Auch die Vasokonstriktion trägt dazu bei, dass die **rechtsventrikuläre Nachlast zunimmt.**

KRANKHEIT/SYMPTOM
Sonderfall – Economy Class Syndrome

Das Economy Class Syndrome steht für einen pathophysiologischen Mechanismus, wie er bei langen Reisen in beengten Räumen auftreten kann, z. B. bei langen Flugreisen in der Economy Class. Man geht davon aus, dass sich dieses Syndrom auf der sogenannten **Virchow-Trias** ausbildet. Die Virchow-Trias beschreibt die Ursachen, die für die Entstehung einer Thrombose verantwortlich sind. Hierzu gehören die **Reduktion des Blutflusses** in den betroffenen Gefäßen, **Endothelveränderungen** dieser Gefäße und die verstärkte systemische bzw. lokale **Koagulation** im Gefäß. Diese Mechanismen werden durch das lange Sitzen in beengten Räumen begünstigt. Auslöser für die Beschreibung des „economy class syndrome" war der Tod einer jungen Frau nach einem 20-stündigen Flug von Australien nach England infolge einer Lungenembolie.

Cor pulmonale

Das **Cor pulmonale** wurde zum ersten Mal im Jahr 1931 bei Vorliegen einer Hypertrophie des rechten Ventrikels aufgrund einer chronischen Lungenerkrankung beschrieben. Das Cor pulmonale ist eine häufige Herzerkrankung. Sie ist pathophysiologisch eng mit einer COPD verknüpft. Bei ungefähr 40 bis 50 % der Patienten mit einer COPD findet man auch ein Cor pulmonale. Die Prognose eines Cor pulmonale ist schlecht. Je höher der Pulmonalartierendruck ist, desto schlechter ist die Prognose. Kommt es zu einer Dekompensation des rechten Herzens, so liegt die Sterblichkeit dieser Patienten innerhalb von 5 Jahren bei 70 %.

Pathophysiologisch spricht man von einem Cor pulmonale, wenn das rechte Herz aufgrund einer pulmonalen Hypertonie gegen einen erhöhten Widerstand arbeiten muss. Hieraus resultiert eine Hyperthropie der rechten Herzkammer, es entsteht eine **Rechtsherzinsuffizienz.** Die Symptome der **Rechtsherzinsuffizienz** bei Cor pulmonale sind:
- Rasche Erschöpfung
- Abnehmende Leistungsfähigkeit
- Belastungsdyspnoe
- Tachykardie
- Ödeme
- Schmerzen im Epigastrium
- Gestaute Halsvenen.

Die Therapie des chronischen Cor pulmonale besteht in erster Linie in der Behandlung der zugrunde liegenden pulmonalen Erkrankung.

Barotrauma

Unter einem **Barotrauma** versteht man eine Gewebeveränderung durch die Druckveränderung eines eingeschlossenen Gases. Barotraumen der Lunge können sowohl beim Tauchen als auch bei der Überdruckbeatmung eines Patienten entstehen. Von einem Barotrauma der Lunge wird gesprochen, wenn radiologisch extraalveoläre Luft nachweisbar ist. Durch die **Überdruckbeatmung** kommt es zu einer Ruptur der Alveolen und die Luft gelangt in das bronchovaskuläre Gewebe. Weiterhin gelangt die Luft unter Überdruckbeatmung in das Mediastinum und möglicherweise in den Pleuraspalt, was zu einem Pneumothorax führen kann. Bei der Beatmung von Patienten mit einem ARDS wird das Entstehen eines Barotrauma der Lunge mit einer Wahrscheinlichkeit von 0 bis 76 % angegeben. Beim **Tauchen** entsteht das Barotraum der Lunge durch die Ausdehnung des Atemgases bei nachlassendem Umgebungsdruck in der Dekompressionsphase. Das Barotrauma kann aber nicht nur die Lunge betreffen. Alle luftgefüllten Organe, wie die Nasennebenhöhlen, das Ohr und der Gastrointestinaltrakt, können von einem Barotrauma betroffen sein.

14.6 Pleura

Beide Lungenflügel sind von einer hauchdünnen, mit Gefäßen versorgten Hülle, dem **Lungenfell** (Pleura visceralis), überzogen. Das Lungenfell grenzt, nur durch einen flüssigkeitsgefüllten Spalt getrennt, an das **Rippenfell** (Pleura parietalis), das die Brustwand, das Zwerchfell und das Mediastinum auskleidet. Beide Pleurablätter werden zusammen als **Pleura** oder Brustfell bezeichnet. Das Rippenfell ist mit sensiblen, schmerzleitenden Nerven versorgt, deshalb ist eine Entzündung, Pleuritis genannt, sehr schmerzhaft. Dagegen ist das Lungengewebe mit dem Lungenfell schmerzunempfindlich. Am Lungenhilus (> Kap. 14.5.1), an dem die Hauptbronchien und Lungengefäße ein- bzw. austreten, gehen die beiden Pleurablätter ineinander über und bilden so einen geschlossenen Spaltraum, den Interpleuralraum oder **Pleuraspalt.**

14.6.1 Unterdruck zwischen den Pleurablättern

Zwischen beiden Pleurablättern, d.h. im Pleuraspalt, herrscht ein Unterdruck, der sich wie folgt messen lässt: Führt man ein Manometer (Druckmessgerät) in den Pleuraspalt ein, so zeigt dies am Ende der Einatmung einen Druck, der ca. 5 mmHg unter dem äußeren Luftdruck liegt (man schreibt daher –5 mmHg). Am Ende der Exspiration liegt dieser Druck etwa bei –3 mmHg. Dieser leichte **Unterdruck** im Pleuraspalt im Vergleich zum Außenraum wird als intrapleuraler Druck bezeichnet.

Dadurch, dass im Pleuraspalt ein Unterdruck („Sog") besteht, werden alle Bewegungen der Brustkorbwand direkt auf die Lungen übertragen. So führt die Erweiterung des Brustkorbes durch die Einatembewegung zu einer Ausdehnung des Lungengewebes.

Damit die Lungenflügel bei der Ein- und Ausatmung reibungsfrei im Thorakalraum gleiten können – vergleichbar zweier Plastiktüten, die durch einen Wasserspalt „geölt" werden –, muss die Oberfläche der Pleurablätter spiegelglatt sein und ihr Zwischenraum, der Pleuraspalt, mit einer serösen Flüssigkeit „geschmiert" werden. In der Tat werden beide Pleurablätter durch eine Schicht flacher Deckzellen geglättet, wobei die Deckzellen des Rippenfells wässrige Pleuraflüssigkeit als Gleitmittel produzieren.

14.6.2 Erkrankungen im Pleurabereich

Pneumothorax

Als **Pneumothorax** wird die Luftansammlung zwischen der Pleura parietalis und der Pleura viszeralis bezeichnet. Hierbei kann es zu einem inkompletten oder auch kompletten Kollaps der Lunge kommen.

Es werden verschiedene Formen des Pneumothorax unterschieden (> Abb. 14.16). Der **primäre Spontanpneumothorax,** auch als juveniler oder idiopathischer Spontanpneumothorax bezeichnet, tritt ohne erkennbare Erkrankung der Lunge auf. Bei lungengesunden Männern liegt die Inzidenz bei 18–28/100.000, bei Frauen beträgt sie 1,2–6/100.000. Das Rauchen erhöht das Risiko für einen Pneumothorax um das 20-Fache bei Männern und um das 9-Fache bei Frauen.

Der **sekundäre Spontanpneumothorax** tritt vor allem bei älteren Menschen mit vorbestehenden Lungenerkrankungen auf. Hier sind der Überdruck und entzündliche Veränderungen die Ursache für eine Ruptur im Bereich der pathologischen Veränderung des Lungengewebes. Der Altersgipfel für das Auftreten eines sekundären Spontanpneumothorax liegt bei 65 Lebensjahren.

Eine weitere Form stellt der **iatrogene oder traumatische Pneumothorax** dar. Der iatrogene Pneumothorax kann z.B. durch eine Punktion der Vena subclavia oder durch paravertebrale Nervenblockaden mit versehentlicher Verletzung der nahe gelegenen Lunge verursacht werden.

Der **traumatische Pneumothorax** entsteht durch stumpfe oder penetrierende Verletzungen. Durch eine stumpfe Verletzung werden Lungenwebe und Pleura viszeralis verletzt und Luft kann in den Pleuraspalt einströmen. Penetrierende Verletzungen führen die Luft von außen in den Pleuraspalt. Tritt neben Luft auch Blut in den Pleuraspalt, so spricht man von einem Hämatopneumothorax oder auch **Hämatothorax.** Blutungsquellen können das verletzte Lungengewebe, die verletzte Muskulatur oder verletzte intrathorakale Gefäße sein. Der Pleuraspalt kann bis zu 3.000 ml Blut aufnehmen, sodass ein Hämatothorax zu einem dramatischen Blutverlust führen kann. Hier ist die entstehende Hypovolämie für den Patienten gefährlicher als der Kollaps der Lunge.

Von einem **offenen Pneumothorax** spricht man, wenn durch eine offene Wunde Luft in und aus dem Thorax strömt. Bei einer sehr großen Wunde kann die Luft unabhängig von der Atmung ein- und ausströmen. Ist das Einströmen der Luft atemabhängig, so entsteht ein saugendes Geräusch bei Ein- und Ausatmung. Man spricht dann auch von einer „sucking chest wound". Die initiale Behandlung der Thoraxwunde besteht im Abdecken der Wunde und der hoch dosierten Gabe von Sauerstoff. Sehr wichtig ist die kontinuierliche Beurteilung des Patienten, um das Entstehen eines Spannungspneumothorax rechtzeitig zu erkennen.

Eine absolut lebensbedrohliche Form eines Pneumothorax stellt der o. g. **Spannungspneumothorax** dar. Durch einen entstandenen Ventilmechanismus dringt Luft bei der Einatmung entweder von außen (z. B. durch die penetrierende Verletzung) oder von innen (z. B. aus dem verletzten Lungengewebe) in den Pleuraspalt ein. Je mehr Luft in den Pleuraspalt eindringt, umso höher steigt der intrathorakale Druck. Das Mediastinum wird zur gesunden Seite hin gedrängt. Hierdurch werden die Hohlvenen und die gesunde Lunge komprimiert. Durch die Kompression der Hohlvenen wird der venöse Rückfluss zum Herzen dramatisch reduziert. Die Folge ist eine bedrohliche Abnahme des Schlagvolumens.

Generell kann sich ein Pneumothorax völlig ohne Symptome darstellen. Bei einem Spontanpneumothorax klagt der Patient möglicherweise über Atemnot und stechende Schmerzen auf der betroffenen Seite, die unter Umständen in die gegenüberliegende Schulter oder das Abdomen ausstrahlen. Hinzu kommt anfänglich ein trockener, rauer Husten. Sobald der Luftaustritt in den Pleuraraum sistiert und sich der Pneumothorax stabilisiert, schwächen sich auch die Symptome ab. Bei Vorliegen eines Spannungspneumothorax findet man die gleichen Symptome wie bei einem einfachen Pneumothorax. Hinzu kommen allerdings Tachypnoe, Zyanose, Tachykardie, Halsvenenstauung und Hypotonie. Bei der Beurteilung des Patienten mit einem Spannungspneumothorax finden sich ein hypersonorer Klopfschall und ein abgeschwächtes oder gar komplett aufgehobenes Atemgeräusch auf der betroffenen Seite sowie einseitige Thoraxbewegungen.

Die betroffene Thoraxseite muss umgehend entlastet werden. Eine schnelle Maßnahme hierzu ist die **Nadeldekompression.** Hierzu wird eine ausreichend lange (6–8 cm) Nadel mit entsprechendem Außendurchmesser (10–16 Gauge) im 2. oder 3. Interkostalraum in der Medioklavikularlinie (die sogenannte Monaldi-Position) senkrecht eingestochen. Aufgrund des hohen Drucks im Thorax entweicht die Luft nach außen. Die weitere Versorgung besteht in der Anlage einer Thoraxdrainage. Die Einlage der Drainage erfolgt entweder als **geschlossene Thoraxdrainage** oder im Rahmen einer **Minithorakotomie** als **offene Thoraxdrainage.** Häufig wird hierfür der laterale Zugang gewählt. D. h., im 5. Interkostalraum (ICR) wird in der mittleren Axillarlinie eine ca. 3–4 cm lange Hautinzision durchgeführt und hierüber die Thoraxdrainage eingeführt. Die Technik der offenen Thoraxdrainage wird von vielen Intensivmedizinern favorisiert, da hier das Risiko von Verletzungen unterschiedlicher Organe vermieden werden kann.

Lungenkontusion

Eine Lungenkontusion stellt die häufigste Verletzung bei einem Thoraxtrauma dar. Sie ist in 75 % der Fälle mit Rippenfrakturen, instabilem Thorax, Hämato- oder Pneumothorax vergesellschaftet. Die **Lungenkontusion** entsteht durch direkte oder indirekte Gewalteinwirkung auf die Lunge. Bei einer Lungenkontusion kommt es pathophysiologisch zu einer Verletzung des Lungengewebes. Diese Verletzung kann zu Einblutungen und Plasmaverschiebungen in die nicht verletzten Alveolen führen. Hierdurch kommt es zu einem eingeschränkten Gasaustausch. Blut und Ödeme zwischen den nicht betroffenen Alveolen können den Gastaustauch zusätzlich beeinträchtigen.

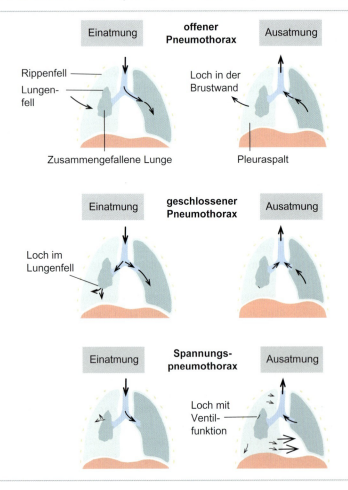

Abb. 14.16 Formen des Pneumothorax. Beim **offenen Pneumothorax** tritt Luft durch den Brustwanddefekt in den Pleuraspalt ein. Atmet der Patient aus, so wird die Luft wieder nach außen gepresst. Beim **geschlossenen Pneumothorax** liegt ein Loch im Lungenfell vor, die Brustwand hingegen ist intakt. Es entsteht aber kein Überdruck in der betroffenen Seite. Im Gegensatz dazu kann beim **Spannungspneumothorax** (auch **Ventilpneumothorax**) die bei jeder Atembewegung eindringende Luft nicht mehr entweichen, weil ein Gewebelappen an der Wunde als Ventil wirkt. So entsteht ein Überdruck im Pleuraraum der kranken Seite, was zur Verdrängung des Herzens und zu einer Kompression der gesunden Lunge führt. Lebensrettend ist die rasche Dekompression der Thoraxseite, in der der Überdruck besteht. [L190]

Die Diagnose der Lungenkontusion ist schwierig. Häufig ist sie nur durch eine Computertomografie sicher nachweisbar. Letztendlich ist die Symptomatik von der Größe des betroffenen Areals abhängig. Auch wenn bei einer ersten Beurteilung noch keine Beeinträchtigung der Atmung festzustellen ist, muss insbesondere bei Vorliegen eines instabilen Thorax an eine mögliche Lungenkontusion gedacht werden. Eine regelmäßige Kontrolle der Atemfrequenz ist wichtig, um eine Verschlechterung der Atemfunktion frühzeitig zu erkennen. Unterstützend können die Kapnografie und die Pulsoxymetrie wertvolle Hinweise liefern.

Pleuraerguss

Unterschiedliche Krankheitsprozesse können zu einer Ansammlung von Flüssigkeit im Pleuraspalt führen **(Pleuraerguss)**. Pleuraergüsse entstehen z. B. durch lokale Entzündungen (etwa der unten beschriebenen Pleuritis) oder durch eine Mitreaktion der Pleura bei Lungen- oder Pleuratumoren. Auch ein erhöhter Druck in der Lungenstrombahn, wie er etwa bei der Linksherzinsuffizienz entsteht, kann für einen Pleuraerguss verantwortlich sein. Die häufigste Ursache für einen Pleuraerguss ist mit ca. 30–40 % die kardiale Stauung. Im Rahmen von Pneumonien liegt die Häufigkeit für einen Pleuraerguss bei rund 30 %.

Entzündungs- oder tumorbedingte Ergüsse beruhen auf Veränderungen in der Durchlässigkeit der Kapillaren; der auf diese Weise gebildete Pleuraerguss ist eiweißreich und wird als **Exsudat** („Ausschwitzung") bezeichnet. Der bei der Herzinsuffizienz auftretende Pleuraerguss dagegen ist durch einen erhöhten Gefäßdruck bedingt. Er besteht aus eiweißarmer, aus dem Plasmaraum abgepresster Flüssigkeit, einem sog. **Transsudat.**

Durch einen mehrere Liter umfassenden Erguss kann der Pleuraspalt dabei so weit aufgedehnt werden, dass eine ausreichende Entfaltung der Lunge nicht mehr möglich ist und Atemnot auftritt.

Ist ein Pleuraerguss so stark ausgeprägt, dass eine Einschränkung der Lungenfunktion vorliegt, oder sind Hinweise auf die Ursache des Pleuraergusses notwendig, so wird eine **Pleurapunktion** durchgeführt. Hierzu wird eine Punktionsnadel in den Pleuraspalt eingeführt und das Sekret abgesaugt. Dieses Sekret kann anschließend im Labor untersucht werden. Durch vorherige Perkussion oder durch eine Ultraschalluntersuchung soll verhindert werden, dass in das Lungengewebe eingestochen und damit ein Pneumothorax **(iatrogener Pneumothorax)** verursacht wird.

Pleuritis

Im Fall einer Entzündung der Pleurablätter **(Pleuritis)** lagert sich den sonst glatten Oberflächen oft Fibrin an; dann reiben die Pleurablätter aneinander und die Atmung kann durch den regelmäßigen Schmerzreiz zur Qual werden. Unterschieden werden die **Pleuritis sicca** und die **Pleuritis exsudativa.** Eine Pleuritis entsteht häufig durch eine Erkrankung von Nachbarorganen mit einer Beteiligung der Pleura, z. B. durch eine Pneumonie oder Tuberkulose. Aber auch Tumoren oder rheumatische Erkrankungen können eine Pleuritis verursachen. Sie wird oft von Fieber und Atemnot begleitet. Behandelt wird die Pleuritis mit Analgetika und Sauerstoff. Hat sich ein starker Erguss ausgebildet, so kann eine Punktion der Pleura notwendig werden. Die weitere Therapie richtet sich dann nach der Ursache der Pleuritis, z. B. die Therapie der ursächlichen Tuberkulose.

14.7 Atemmechanik

Damit die Lungenbläschen ständig mit frischer, sauerstoffreicher Atemluft belüftet werden, muss sich der Brustkorb bei Erwachsenen ca. 15-mal und bei Kindern ca. 25-mal pro Minute ausdehnen (Einatmung bzw. **Inspiration**) und wieder zusammenziehen (Ausatmung bzw. **Exspiration**). Mit der Einatmung gelangt sauerstoffreiche Luft in die Alveolarräume, durch die Ausatmung dagegen wird kohlendioxidreiche, sauerstoffarme Luft wieder nach außen abgegeben.

Da die Lunge elastisch und selbst nicht aktiv beweglich ist, folgt sie bei den Atembewegungen der Erweiterung und Verengung des Brustkorbs. Die Weite des Brustraums wird durch die Rippenstellung und durch den Zwerchfellstand bestimmt (> Abb. 14.17).

14.7.1 Zwerchfell

Das **Zwerchfell** ist eine breite, gewölbte Muskelplatte, die kuppelartig gegen die Brusthöhle gerichtet ist und Brust- und Bauchhöhle voneinander trennt (> Abb. 6.50). Zu beiden Seiten des Herzens, das über den Herzbeutel fest mit dem Zwerchfell verbunden ist, liegen die Lungenflügel mit ihrer Basis dem Zwerchfell auf (> Abb. 14.17). In der Mitte hat das Zwerchfell eine sehnige Platte (Centrum tendineum), die den Zwerchfellmuskeln als Ansatz dient. Diese Zwerchfellmuskeln entspringen hinten an der Lendenwirbelsäule und vorne am Schwertfortsatz des Brustbeins und den sechs unteren Rippen.

14.7.2 Inspiration

Spannt sich das Zwerchfell an, so senkt sich die Zwerchfellkuppel und dehnt die Lungenflügel auf, indem sie sie nach unten zieht. Unterstützend kontrahieren bei der Inspiration auch die zwischen den Rippen verspannten äußeren Zwischenrippenmuskeln (**Mm. intercostales externi**) und erweitern das Thoraxskelett nach vorne und in geringerem Umfang auch zur Seite (> Abb. 14.17).

Atemhilfsmuskulatur

Bei vertiefter Atmung, z. B. bei Atemnot, werden die oben geschilderten zwei Inspirationsmechanismen durch die sogenannte **Atemhilfsmuskulatur** ergänzt. Diese normalerweise anderen Funktionen dienenden Muskeln liefern im Bedarfsfall zusätzliche Muskelkraft zur Ausweitung des Brustkorbs. Als „Hilfseinatmer" dienen dabei:

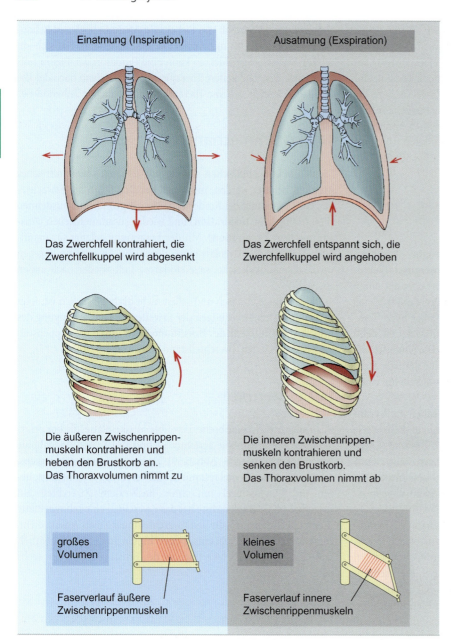

Abb. 14.17 Mechanik der In- und Exspiration. Durch Kontraktion des Zwerchfells und gleichzeitiges Anheben des Brustkorbes vergrößert sich das Thoraxvolumen. Die Lunge wird gedehnt. Durch den entstehenden Sog gelangt frische, sauerstoffreiche Luft in die Lunge (Inspiration). [L190]

- Großer und kleiner Brustmuskel (**M. pectoralis major** und **minor,** > Abb. 6.51)
- **Mm. serrati posterior superior** und **inferior** (hinterer oberer bzw. unterer Sägezahnmuskel > Kap. 6.6.7)
- Treppenmuskeln an der Brustwand (**Mm. scaleni**)
- **M. sternocleidomastoideus** (Kopfwender)

Damit diese Atemhilfsmuskeln optimal wirken können, muss eine besondere Körperstellung eingenommen werden, die typischerweise bei Patienten mit schwerer Atemnot, z.B. bei Herzinsuffizienz oder im Asthmaanfall, zu beobachten ist oder den Patienten ggf. gezeigt werden sollte: Die Patienten stützen sich dabei mit den Armen auf einer Unterlage (z.B. den Oberschenkeln) ab und beugen sich weit nach vorne („Kutschersitz").

14.7.3 Exspiration

Während die Inspiration aktiv erfolgt, geschieht die Exspiration überwiegend passiv. Die Exspiration beginnt mit der Erschlaffung der Mm. intercostales externi und des Zwerchfells. Dabei verengt sich der Brustkorb schon infolge der Eigenelastizität von Lungengewebe und Brustkorb. Unterstützend können bei der Ausatmung die inneren Zwischenrippenmuskeln (**Mm. intercostales interni**) kontrahieren. Durch ihren Faserverlauf wird bei der Kontraktion die jeweils obere Rippe der darunter liegenden angenähert und damit der Brustkorb abgesenkt.

Als Hilfsausatmungsmuskulatur können bei angestrengter Atmung, aber auch beim Husten und Niesen, die Bauchmuskeln eingesetzt werden, welche die Rippen herabziehen und als Bauchpresse die Eingeweide mit dem Zwerchfell nach oben drängen.

Brust- oder Bauchatmung

Je nachdem, ob die Inspiration überwiegend durch Senkung des Zwerchfells mit Vorwölbung des Bauches oder durch Hebung der Rippen zustande kommt, spricht man vom Bauchatmungstyp oder Brustatmungstyp. So sind z. B. Säuglinge ausgesprochene Bauchatmer – durch die Senkung des Zwerchfells wird der Bauchinhalt mit jeder Inspiration von oben zusammengedrückt – das „Bäuchlein" wölbt sich nach außen vor.

14.7.4 Bauchpresse

Wird die Atembewegung des Brustkorbs nach Abschluss der Inspirationsbewegung angehalten, werden die Stimmbänder verschlossen und wird die Bauchmuskulatur willkürlich kontrahiert, steigt der Druck im Bauchraum stark an. Dies ist bei der Stuhlentleerung wichtig, bei der in der Regel die **Bauchpresse** eingesetzt wird, bis der Stuhlabgang erfolgt ist. Auch bei den Presswehen unterstützt die Bauchpresse den Weg des jungen Menschen auf die Welt.

14.7.5 Lungen- und Atemvolumina

Bei jedem Atemzug treten in Abhängigkeit von Körpergröße und Körperbau etwa 500 ml Luft in den Respirationstrakt ein (➤ Tab. 14.3). Davon gelangen jedoch nur ⅔ in die Lungenalveolen. Der Rest verbleibt in den größeren, dickwandigen Atemwegen wie Kehlkopf, Trachea und Bronchien. Die Luft in diesem sogenannten **anatomischen Totraum** kann somit nicht am Gasaustausch teilnehmen.

Dieser anatomische Totraum kann bei manchen Krankheiten dramatisch zunehmen – etwa bei der Zerstörung der Lungenbläschen im Rahmen eines Emphysems (➤ Kap. 14.4.4). In diesem Falle verbleibt ein großer Teil der eingeatmeten Luft in Lungenbereichen, die nicht am Gasaustausch teilnehmen; ein großer Teil des Atemvolumens wird sozusagen „verschwendet". Der Patient kann dies dadurch ausgleichen, dass er öfter und tiefer Luft holt (das Keuchen des Emphysempatienten). Kann er die damit verbundene Mehrarbeit der Atemmuskulatur nicht mehr aufbringen, so leidet er an chronischer Ateminsuffizienz (➤ Kap. 14.4.4)

Neben dem anatomischen Totraum gibt es auch einen sog. **alveolaren Totraum.** Dieser entsteht dann, wenn bestimmte Alveolenbezirke zwar belüftet, jedoch nicht durchblutet sind. Die Atemluft gelangt in diesem Falle also in die Alveolen und damit zur Gasaustauschfläche, der Sauerstoff wird dort jedoch mangels Blutversorgung „nicht abgeholt". Das Resultat für den Körper ist dasselbe: Ein Teil des Atemvolumens wird verschwendet. Ein alveolarer Totraum entsteht z. B. bei der Lungenembolie (➤ Kap. 14.5.2), in deren Rahmen die Blutversorgung bestimmter Lungensegmente zum Stillstand kommt.

Tab. 14.3 Wichtige Werte der Atemfunktion (altersentsprechend)

	Atemfrequenz	Atemzugvolumen	Sauerstoffverbrauch	FRC	Totraumvolumen
Neugeborenes	40–60/min	6–8 ml/kg KG	6–8 ml/kg KG/min	30 ml/kg KG	2 ml/kg KG
Säugling	30–40/min	6–8 ml/kg KG	6–8 ml/kg KG/min	30 ml/kg KG	2 ml/kg KG
Schulkind	15–30/min	6–8 ml/kg KG	3–4 ml/kg KG/min	35 ml/kg KG	2 ml/kg KG
Jugendlicher	12–20/min	6–8 ml/kg KG	3–4 ml/kg KG/min	35 ml/kg KG	2 ml/kg KG
Erwachsener	12–20/min	6–8 ml/kg KG	3–4 ml/kg KG/min	35 ml/kg KG	2 ml/kg KG

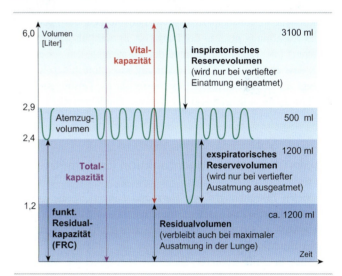

Abb. 14.18 Atemvolumina bei Ruheatmung und bei vertiefter Ein- und Ausatmung. Wenn Volumina addiert werden, wird auch der Begriff **Kapazität** benutzt. [L190]

Ein gesunder, erwachsener Mann atmet pro Minute etwa 7,5 l Luft ein und wieder aus (= **Atemminutenvolumen** oder Atemzeitvolumen). Bei einer durchschnittlichen Atemfrequenz von 14–16 Atemzügen ergibt das ein **Atemzugvolumen** von ca. 500 ml (➤ Abb. 14.18).

Durch verstärkte Inspiration können zusätzlich noch weitere 2 bis maximal 3 l Luft eingeatmet werden; man nennt dieses Volumen, das nach normaler Inspiration zusätzlich eingeatmet werden kann, **inspiratorisches Reservevolumen.**

Durch verstärkte Ausatmung (*nach* der normalen Ausatmung) kann eine zusätzliche Luftmenge von ca. 1 l ausgeatmet werden. Sie wird **exspiratorisches Reservevolumen** genannt. Addiert man zu ihr das Atemzugvolumen und das inspiratorische Reservevolumen, so erhält man die **Vitalkapazität.** Dieser Wert gibt damit das maximal ein- und ausatembare Luftvolumen wieder.

Aber auch nach der stärksten Ausatmung bleibt noch Luft in den Lungen zurück. Diese Restluft wird **Residualvolumen** genannt.

Tab. 14.4 Sauerstoffspeicher des Körpers

Sauerstoffspeicher	FiO$_2$ = 0,21	FiO$_2$ = 1,0
Lunge (FRC)	ca. 600 ml	ca. 3.000 ml
Blut	ca. 850 ml	ca. 950 ml
Gewebsflüssigkeit	ca. 50 ml	ca. 100 ml
Myoglobin	ca. 200 ml	ca. 200 ml
Gesamt	ca. 1.700 ml	ca. 4.250 ml

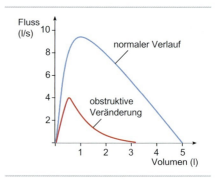

Abb. 14.19 Fluss-Volumen-Kurve, ermittelt durch Spirometrie. Die blaue Linie stellt den normalen Befund dar, die rote Linie eine obstruktive Lungenfunktionsstörung. Durch die Atemwegsverengung kommt es zum erheblich geminderten Luftfluss. [L190]

Die Summe aus Vitalkapazität und Residualvolumen ergibt die **Totalkapazität.** Sie ist das maximal mögliche Luftvolumen, das die Lunge aufnehmen kann.

Für den Anästhesisten und Internisten ist die Summe aus exspiratorischem Reservevolumen und Residualvolumen, die sogenannte **funktionelle Residualkapazität** (FRC), besonders wichtig. Die funktionelle Residualkapazität ist das Luftvolumen, das nach *normaler* Ausatmung noch in der Lunge ist. Es dient als „Sauerstoffspeicher" (➤ Tab. 14.4) während der Ausatmung, d.h., es garantiert, dass auch während der Ausatmung Sauerstoff in den Körper gelangt. Es ist der wichtigste Gradmesser für die Leistungsreserve der Lunge, die z.B. während der Narkose überlebenswichtig sein kann.

Überprüfung der Lungenfunktion (Spirometrie)

Bei vielen Erkrankungen von Herz und Lungen ist die genaue Kenntnis der ein- und ausatembaren Volumina und ihr Fluss wichtig (➤ Abb. 14.19). Auch vor Narkosen wird häufig die sogenannte **Lungenfunktion** geprüft. Hierzu bläst der Patient über einen Schlauch in ein **Spirometer.** Dieses Gerät zeichnet die Atmungskurve des Patienten auf.

Zur Messung der **Vitalkapazität** wird der Patient aufgefordert, nach maximaler Inspiration möglichst viel Luft auszuatmen.

Zur Messung der **Einsekundenkapazität** (Tiffeneau-Test; normal 75–85 % der Vitalkapazität) muss der Patient nach vorheriger maximaler Einatmung so kraftvoll wie möglich ausatmen. An der Atmungskurve kann dann das innerhalb einer Sekunde ausgeatmete Volumen abgelesen werden. Die Einsekundenkapazität ist vor allem bei Asthma stark erniedrigt (➤ Abb. 14.20).

Mit weiteren Untersuchungen können Totraum, Residualvolumen sowie inspiratorisches und exspiratorisches Reservevolumen erfasst werden.

14.7.6 Begriff der Ventilation

Die ein- und ausgeatmeten Lungenvolumina bestimmen, in welchem Maße die Lunge belüftet oder **ventiliert** wird. Ein gutes Maß für die **Ventilation** ist z.B. das oben beschriebene Atemminutenvolumen, d.h. das Luftvolumen, das pro Minute ein- bzw. ausgeatmet wird. Es wird von der Atemfrequenz und von der Atemtiefe (d.h. dem Atemzugvolumen) bestimmt. Die ausreichende Ventilation der Lunge ist eine entscheidende Voraussetzung für den Gasaustausch in den Alveolen – wenn die Alveolen nicht belüftet werden, kann auch kein Sauerstoff in die Blutbahn aufgenommen oder Kohlendioxid in die Atemluft abgegeben werden.

Betrachtet man nun die obigen Ausführungen zum Totraum, so wird allerdings verständlich, dass das ein- oder ausgeatmete Volumen selbst noch keine Garantie für einen ausreichenden Gasaustausch ist – denn nur der Teil der Ventilation, der tatsächlich die Gasaustauschfläche erreicht, steht dem Körper zur Verfügung. Die **effektive alveolare Ventilation** muss also von der **Totraumventilation** abgegrenzt werden.

Eine ausreichende Ventilation ist vor allem für den Abtransport von Kohlendioxid von Bedeutung (die Sauerstoffversorgung ist zwar auch von einer ausreichenden Belüftung der Lungen abhängig, könnte theoretisch jedoch auch bei weitaus geringerer Belüftung aufrechterhalten werden). Sinkt die Ventilation unter einen kritischen Schwellenwert, so kommt es also zunächst zur Anreicherung von Kohlendioxid im Blut. Erhöhte Kohlendioxidkonzentrationen im Blut wiederum stimulieren das Atemzentrum, sodass der Körper automatisch die Ventilation „hochschraubt" (➤ Kap. 14.9.2) – sofern er über die entsprechenden Kraftreserven verfügt.

Der Begriff der Ventilation spielt bei der künstlichen Beatmung (➤ Kap. 14.10) eine entscheidende Rolle. Die Ventilation (d.h. das pro Minute verabreichte Beatmungsvolumen) muss hier exakt an die Bedürfnisse des Körpers angepasst werden, da es andernfalls zu unphysiologischen Abweichungen des Kohlendioxidspiegels im Blut kommt; häufige Blutgasanalysen sind deshalb unerlässlich.

14.8 Gasaustausch

> **MERKE**
> **Gasaustausch**
> In den Alveolen (Lungenbläschen) findet der Gasaustausch statt, also die Diffusion von Kohlendioxid in die Alveolen und die Diffusion von Sauerstoff ins Blut. Damit ist die Lunge nicht nur ein zentrales Organ für die Sauerstoffaufnahme, sondern über die Abatmung der flüchtigen Säure Kohlendioxid auch ein lebenswichtiges Organ für die Aufrechterhaltung des Säure-Basen-Haushalts.

Wird lediglich die Aufnahme von Sauerstoff in das Blutsystem betrachtet, so wird auch von der **Oxygenierung** gesprochen.

Durch den bläschenartigen Aufbau des Lungengewebes erhält die innere Oberfläche der Lunge eine gewaltige Ausdehnung: Ihre

14.8 Gasaustausch

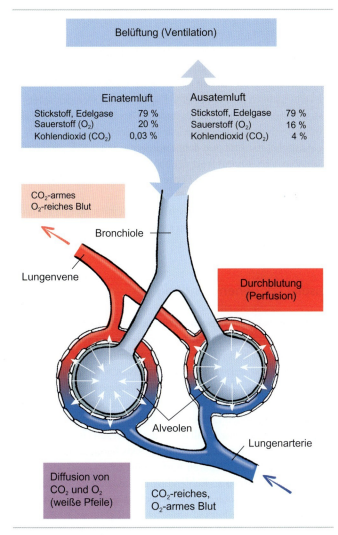

Abb. 14.20 Gasaustausch in den Alveolen. Kohlendioxidreiches, sauerstoffarmes Kapillarblut erreicht die Alveolen und umströmt sie. Nach dem Gasaustausch enthält der ableitende Kapillarschenkel sauerstoffreiches, kohlendioxidarmes Blut. [L190]

Tab. 14.5 Ein- und Ausatemluft im Vergleich. Der Sauerstoffgehalt der Ausatemluft ist um 4 % gegenüber der Einatemluft verringert worden. Der Kohlendioxidgehalt hat dagegen um etwa 4 % zugenommen.

Gas	Einatemluft	Ausatemluft
Stickstoff	79 %	79 %
Sauerstoff (O_2)	20 %	16 %
Kohlendioxid (CO_2)	0,03 %	4 %
Edelgase	1 %	1 %

- das Alveolarendothel,
- die Basalmembran und
- das Kapillarendothel,

die alle zusammen die **Blut-Luft-Schranke** bilden, die beim Gesunden nicht dicker als 1 µm (¹⁄₁.₀₀₀ mm) ist.

Der ableitende Schenkel der Lungenkapillaren enthält also sauerstoffreiches, kohlendioxidarmes („rotes") Blut. Dieses Blut mündet nach seinem Transport durch die Lunge in den linken Vorhof des Herzens.

Vergleicht man **Einatemluft und Ausatemluft** miteinander, so stellt man fest, dass durch den Gasaustausch in den Alveolen der Sauerstoffgehalt gegenüber der eingeatmeten Luft um ca. 5 % geringer und der Kohlendioxid-Gehalt um ca. 4 % größer geworden ist (> Tab. 14.5). Rechnet man diese Zahlen auf das eingeatmete Volumen um, so erkennt man, dass die Gasmenge, die tatsächlich ausgetauscht worden ist, recht gering ist – 90 % der Luft wurden praktisch nur hin- und herbewegt und nur ein Viertel des eingeatmeten Sauerstoffs wurde verbraucht.

Die neben Sauerstoff und Kohlendioxid in der Atemluft enthaltenen Gase werden z. T. auch in die Blutbahn aufgenommen bzw. wieder „abgeatmet"; da für diese Gase jedoch keine spezialisierten Trägersysteme entwickelt wurden (wie etwa das Hämoglobin für den Sauerstoff), ist ihr Anteil am Gasaustausch gering. Sie nehmen zudem praktisch nicht an physiologischen Reaktionen innerhalb des Körpers teil.

Gesamtoberfläche beträgt beim Erwachsenen immerhin ca. 100 m²: Diese Fläche wird auch als **Gasaustauschfläche** bezeichnet. Außerdem sind die Alveolen durch einen besonderen Typ von Alveolarepithelzellen in der Lage, Fremdkörper wie z. B. kleine Rußteilchen zu phagozytieren (in sich aufzunehmen). Die Lunge eines starken Rauchers sieht deshalb im anatomischen Präparat schwarz aus, da die Rußteilchen in den Alveolarepithelzellen liegen bleiben.

Die Alveolen werden außen von netzförmig angeordneten kleinsten Blutgefäßen umsponnen, den Kapillaren des Lungenkreislaufs. Der zuführende Schenkel dieser Kapillaren enthält kohlendioxidreiches, sauerstoffarmes („blaues") Blut, das über die rechte Herzkammer in den Lungenkreislauf gepumpt wird (> Kap. 13.1.1; > Abb. 14.20). Während seiner Passage durch die Lungenkapillaren muss sich dieses Blut in einer sehr kurzen Kontaktzeit von nur 0,3 Sekunden mit den im Alveolarraum liegenden Sauerstoffmolekülen beladen und das überschüssige Kohlendioxid in den Alveolarraum abgeben. Sauerstoff und Kohlendioxid diffundieren dazu durch

14.8.1 Komponenten des Gasaustauschs

Verfolgt man den Weg der Atemluft von der „Außenwelt" ins Blut, so werden einem die verschiedenen Schritte bzw. Komponenten des Gasaustausches klar:

- Zunächst muss die Außenluft die Gasaustauschfläche erst einmal erreichen; die oben beschriebene **Ventilation** ist also die entscheidende Voraussetzung für den Gasaustausch.
- Die Luftgase müssen sodann vom Alveolarraum ins Blut gelangen (oder umgekehrt); die **Diffusion** über die Blut-Luft-Schranke wäre also der nächste Schritt.
- Sodann werden die Luftgase im Blut an bestimmte spezialisierte Trägersysteme gebunden und transportiert – der **Gastransport** schließt sich nahtlos an.
- Eine wichtige Komponente des Gasaustausches ist aber auch die Lungendurchblutung (**Perfusion**). Kommt der eingeatmete und zum Kapillarbett diffundierte Sauerstoff nämlich gar nicht in Kontakt mit dem Blut, so kann kein Gasaustausch stattfinden.

Besonders wichtig ist in diesem Zusammenhang die Abstimmung der Durchblutung auf die Ventilation – idealerweise sollte nämlich bei einer lokalen Zu- oder Abnahme der Belüftung auch die Durchblutung zu- bzw. abnehmen, da sonst entweder ein Teil der Belüftung oder aber ein Teil der Durchblutung „vergeudet" wird. Sowohl die Belüftung der Lunge als auch die Durchblutung der Lunge ändern sich nämlich je nach Körperposition, Aktivitätszustand und auch bei verschiedenen Krankheiten. Der Körper verfügt deshalb über ausgeklügelte Systeme, um die Durchblutung an die Belüftung anzupassen. So führt ein Sauerstoffmangel in einem bestimmten Lungenanteil z. B. zu einer Verengung der dazugehörigen Kapillaren – die eingeschränkte Belüftung eines Lungenabschnitts sorgt auf diese Weise dafür, dass das Blut in die gesunden Lungenanteile „umgelenkt" und damit nicht vergeudet wird.

14.8.2 Partialdrücke

Der Übertritt von Sauerstoff aus dem Alveolarraum in die Kapillare geschieht passiv durch Diffusion (d. h. ohne Energieverbrauch, ➤ Kap. 3.5.4). Ähnlich wie ein Ball nur den Berg hinunter, aber nicht hinauf rollt, geschehen Diffusionsbewegungen nur von Orten höherer zu Orten niedriger Gaskonzentration. Bei Gasgemischen – und die Atemluft ist ja ein Gasgemisch aus Stickstoff, Sauerstoff und Kohlendioxid – hängt das Ausmaß des Gaswechsels von den Teilkonzentrationen oder Teildrücken (**Partialdrücken,** partial = Teil) der einzelnen Gase ab, die in dem Gasgemisch enthalten sind. Beträgt der Gesamtluftdruck auf Meereshöhe 760 mm Quecksilbersäule (kurz 760 mmHg) und hat der Sauerstoff einen prozentualen Anteil von 21 %, so beträgt der **Sauerstoffpartialdruck** (pO_2) 21 % von 760 mmHg = 159 mmHg.

Diese Rechnung stimmt allerdings so nicht ganz, da die eingeatmete Luft ja auch noch Wasserdampf enthält – nach Passage der oberen Luftwege ist sie in der Regel zu 100 % wasserdampfgesättigt; der Wasserdampfdruck von 47 mmHg muss deshalb vom Luftdruck abgezogen werden, sodass auch die einzelnen Teildrücke geringer ausfallen – der pO_2 z. B. beträgt nach Abzug des Wasserdampfdrucks nur noch 150 mmHg.

Für die **Effektivität des Gasaustausches** ist entscheidend, welcher Anteil des Sauerstoffs in den großen Arterien des Körperkreislaufs wieder erscheint, oder, mit anderen Worten, wie viel Sauerstoffdruck in das Blut übertragen wird. Wie bei jedem komplexen Transportmechanismus sind dabei Verluste einzukalkulieren:

- Der größte Partialdruckverlust tritt in den Lungenbläschen durch die Vermischung der „frischen" Inspirationsluft mit der stark kohlendioxidhaltigen alveolaren Restluft auf.
- Je länger der Austauschweg zwischen Lungenbläschen und Kapillarinnenraum ist, d. h., je dicker die Blut-Luft-Schranke ist, desto „mühsamer" ist es für die Sauerstoffmoleküle, entlang dem Partialdruckgefälle zu diffundieren. So kann sich z. B. bei vermehrter Bindegewebsbildung zwischen den Lungenbläschen (etwa bei einer Lungenfibrose) der Diffusionsweg verlängern und dadurch beim Patienten zu Atemnot führen. Beim gesunden Menschen dagegen werden die Gasdrücke zu fast 100 % über die Blut-Luft-Schranke übertragen.
- Zu einem weiteren Abfall des Sauerstoffpartialdrucks kommt es, wenn sich das von den verschiedensten Lungenbläschen kommende Kapillarblut in den abführenden Lungengefäßen mischt. Es gibt nämlich immer einzelne Kapillaren, die weniger Sauerstoff aufgenommen haben als andere. Dies ist z. B. dann der Fall, wenn bestimmte Lungenbereiche nicht richtig belüftet, jedoch gut durchblutet sind und damit nur wenig Sauerstoff „abholen" konnten. Dies kommt trotz der oben beschriebenen Abstimmung von Ventilation und Perfusion auch beim gesunden Menschen zu einem gewissen Grad vor. Bei vielen Lungenkrankheiten nimmt das Missverhältnis zwischen Ventilation und Perfusion dramatisch zu und führt zu einer eingeschränkten Sauerstoffversorgung des Körpers.

Beispiel Lungenentzündung

So kann sich bei einer **Lungenentzündung** z. B. ein ganzer Lungenabschnitt durch die entzündlichen Sekrete so weit verdichten, dass er kaum mehr belüftet ist; dieser Lungenabschnitt wird jedoch weiterhin zumindest teilweise durchblutet. Nun wird das durch den kranken Lungenabschnitt fließende Blut in diesem Falle allerdings kaum noch mit Sauerstoff beladen. Wenn sich nun dieses Blut mit dem aus den gesunden Lungenbereichen kommenden Blut mischt, resultiert insgesamt ein Abfall des Sauerstoffgehalts im Blut.

Auch der Abtransport des Kohlendioxids beruht auf einem Gefälle von höheren zu niederen Partialdrücken; da im Körperstoffwechsel große Mengen an Kohlendioxid produziert werden und die Konzentration von Kohlendioxid in der Luft gering ist, verläuft das Diffusionsgefälle allerdings in umgekehrter Richtung als beim Sauerstoff.

14.8.3 Sauerstofftransport im Blut

Der über die Lunge ins Blut aufgenommene Sauerstoff diffundiert sofort in die roten Blutkörperchen. Hier lagert er sich zum größten Teil an das Eisen des Hämoglobins an (roter Blutfarbstoff, ➤ Kap. 11.2.2). Ein kleiner Teil, etwa 3 %, wird gelöst im Blutplasma transportiert. Steht nur wenig Hämoglobin zur Verfügung, etwa bei der Blutarmut (Anämie), kann auch nur wenig Sauerstoff transportiert werden: Es treten Leistungsschwäche, Müdigkeit und Kurzatmigkeit auf.

Die **O_2-Kapazität,** d. h. die Menge an Sauerstoff, die im Blut transportiert werden kann, hängt nicht nur von der Hämoglobinkonzentration im Blut ab, sondern auch davon, wie viel von dem Hämoglobin mit Sauerstoff gesättigt ist. Normalerweise sind im arteriellen Blut etwa 97 % des zur Verfügung stehenden Hämoglobins mit Sauerstoff gesättigt. Dieser Wert kann mit bestimmten auf die Haut aufgebrachten Sensoren gemessen und auf Sauerstoffsättigungsmonitoren wiedergegeben werden.

Wie viel Sauerstoff insgesamt an das Gewebe abgegeben werden kann, hängt direkt von der Sauerstoffmenge im Blut (O_2-Kapazität) ab. Darüber hinaus wird die O$_2$-Abgabe ans Gewebe auch von der Herzleistung, also dem Herzminutenvolumen, beeinflusst.

Bei der Abgabe des Sauerstoffs an das Körpergewebe trennt sich der Sauerstoff vom Hämoglobin und diffundiert dann ins Gewebe. Hierfür sorgt der Konzentrationsunterschied zwischen dem sauerstoffreichen Blut und dem relativ sauerstoffarmen Gewebe (➤ Kap. 13.1.6).

Nach der Sauerstoffabgabe ist das Blut erheblich sauerstoffärmer. Die **Sauerstoffausschöpfung** beträgt dabei im Schnitt 25 %, schwankt aber zwischen 7 % (Nieren) und 60 % (Herzmuskel). Beim Skelettmuskel steigt sie von 28 % in Ruhe auf 80 % bei höchster Belastung an. Ebenso ist sie bei Blutarmut (Anämie) und bei peripherer Zyanose (➤ Kap. 14.8.4) erhöht.

Hypoxie und Hypoxämie

Hinter diesen komplizierten Begriffen verbergen sich recht einfache Sachverhalte:
- Fällt der Sauerstoffgehalt des Blutes unter den Normalwert ab, so spricht man von **Hypoxämie** (hyp- steht für „zu wenig", ox- steht für Sauerstoff; -ämie steht für Blut).
- Ist der Sauerstoffgehalt des Blutes allerdings so niedrig, dass die Versorgung der Zellen mit Sauerstoff eingeschränkt ist, so spricht man von **Hypoxie** (hyp- für „zu wenig", -oxie für Sauerstoff). In diesem Falle ist die Funktion bzw. Leistung der Zellen vermindert (ein Beispiel wäre die bei schwerem Sauerstoffmangel auftretende Bewusstlosigkeit).

> **MERKE**
> **Hypoxämie**
>
> Hypoxämie kann in drei unterschiedliche Formen unterteilt werden:
> - Von einer **hypoxischen Hypoxämie** spricht man, wenn der arterielle Sauerstoffpartialdruck, die Sauerstoffsättigung und der Sauerstoffgehalt abnehmen. Ursachen hierfür sind Lungenfunktionsstörungen, Störungen der äußeren Atmung, aber auch der Beatmung eines Patienten.
> - Ursächlich für eine **toxische Hypoxämie** ist die Abnahme der Sauerstoffsättigung und des Sauerstoffgehalts bei noch normalem arteriellem Sauerstoffpartialdruck. Die Ursache hierfür ist z. B. eine Kohlenmonoxidvergiftung.
> - Eine Verminderung des Hb- und des Sauerstoffgehalts bei normaler Sauerstoffsättigung und normalem arteriellem Sauerstoffpartialdruck führt zu einer **anämischen Hypoxämie**. Dies kann z. B. durch einen großen Blutverlust verursacht sein.

Lungenödem

Ein Lungenödem entsteht durch alveoläre und interstitielle Flüssigkeitsansammlungen. Um beides zu unterscheiden, werden verschiedene Begriffe verwendet. Sehr gebräuchlich ist die Unterscheidung in kardiales und nichtkardiales Lungenödem. Die aktuelle Literatur zur Pathophysiologie unterteilt in ein hämodynamisches Lungenödem und ein Permeabilitätsödem. Diese Begriffe beschreiben den pathophysiologischen Mechanismus besser.

Bei einem **hämodynamischen (kardialen) Lungenödem** kommt es zu einem Blutstau in den Lungen. Grund hierfür ist ein unzureichender Abfluss des Blutes aus der Lunge über die Lungenvenen in den linken Vorhof. Ursächlich für den Rückstau ist ein mangelhafter Vorwärtstransport des Blutes durch den linken Ventrikel, eine Herzinsuffizienz. Die häufigsten Ursachen für eine akute Herzinsuffizienz sind Myokardinfarkt und Myokarditis (➤ Kap. 12.3.3 und ➤ Kap. 12.7.3).

Das **Permeabilitätsödem** ist durch die Durchlässigkeit der Schranke zwischen Aveolen und Kapillaren gekennzeichnet. Ursächlich hierfür sind z. B. Pneumonie, ARDS, die Aspiration von Magensaft oder die Inhalation toxischer Gase. Auch bei einem Höhenlungenödem kommt es zu Permeabilitätsstörungen.

14.8.4 Kohlendioxidtransport im Blut

Öffnet man eine Mineralwasserflasche, so perlen einem sofort Kohlendioxidgasblasen entgegen. Dieses Kohlendioxid (CO_2) ist im Mineralwasser physikalisch gelöst gewesen und kann nun nach Beseitigung des Überdrucks in der Flasche daraus entweichen.

Auch im Blut sind immerhin 10 % des abzutransportierenden CO_2 physikalisch gelöst. 80 % des Kohlendioxids werden jedoch nach einer chemischen Umwandlungsreaktion in Form von **Bikarbonat** (HCO_3^-) transportiert (➤ Abb. 14.21).

Die Umsetzung von Kohlendioxid in Bikarbonat und Wasserstoffionen erfolgt direkt nach der Aufnahme des CO_2 ins Blut im venösen Schenkel der Kapillare nach folgender Formel:

$$CO_2 + H_2O \rightleftharpoons H_2CO_3 \rightleftharpoons HCO_3^- + H^+$$

Im Plasma der Kapillare verläuft diese Reaktion nur sehr langsam; in den Erythrozyten dagegen wird sie durch das darin enthaltene Enzym **Carboanhydrase** 10.000-fach beschleunigt. Durch diese Reaktion werden 80 % des aus dem Zellstoffwechsel gebildeten Kohlendioxids in den Erythrozyten in Bikarbonat (HCO_3^-) umgewandelt. 45 % des Bikarbonats diffundieren ins Blutplasma zurück, und 35 % verbleiben in den Erythrozyten.

Weitere 10 % des Kohlendioxids werden direkt an das Hämoglobin-Molekül angelagert ($HbCO_2$) und in dieser Form von den Erythrozyten zur Lunge transportiert.

Alle beschriebenen Reaktionen der Kohlendioxidbindung im Blut, also
- physikalische Lösung im Plasma,
- Anlagerung an das Hämoglobin,
- Bindung als Bikarbonat im Erythrozyten und
- Bindung als Bikarbonat im Plasma,

verlaufen bei der Kohlendioxidabgabe in der Lunge wieder in umgekehrter Form ab.

Bei der Lungenpassage werden jedoch lange nicht alle Kohlendioxid- bzw. Bikarbonatmoleküle aus dem Blut abgegeben. Dies wäre auch nicht sinnvoll, weil ein gewisser Kohlendioxidgehalt im Blut z. B. zur Aufrechterhaltung des physiologischen Blut-pH-Wertes (➤ Kap. 16.10) und für die Steuerung der Atmung (➤ Kap. 14.9) erforderlich ist.

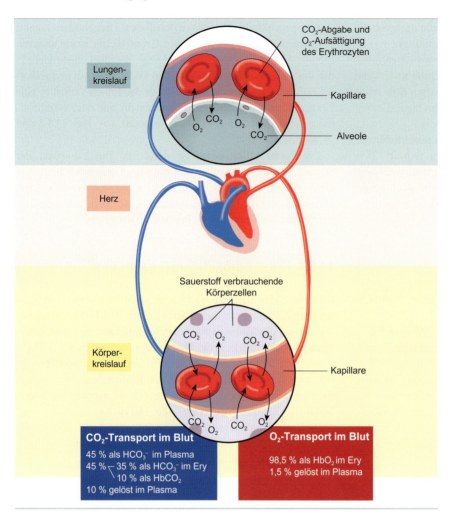

Abb. 14.21 Sauerstoff- und Kohlendioxidtransport im Blut. 98,5 % des Sauerstoffs werden in der Lunge an Hämoglobin gebunden und so zu den Zellen transportiert. Die restlichen 1,5 % sind im Blutplasma gelöst. Das Kohlendioxid wird zu 45 % im Erythrozyten als Bikarbonat (HCO_3^-) bzw. als an Hämoglobin gebundenes CO_2 ($HbCO_2$), zu 45 % im Plasma als Bikarbonat und zu 10 % als physikalisch gelöstes CO_2 zur Lunge zurücktransportiert. [L190]

14.8.5 Zyanose

Als Zyanose wird eine **Blauverfärbung von Haut oder Schleimhaut** aufgrund eines verminderten O_2-Gehalts des Blutes bezeichnet.

Zu einer Zyanose kann es kommen, wenn das Hämoglobin nicht vollständig mit Sauerstoff besetzt ist. Etwas genauer gesagt, tritt eine Zyanose immer dann auf, wenn mehr als 5 g/dl des Hämoglobins nicht mit Sauerstoff beladen sind – legt man einen normalen Hämoglobinwert von 15 g/dl zugrunde, dann ist das beim gesunden Menschen etwa ein Drittel des Hämoglobins.

Es wird zwischen einer zentralen und einer peripheren Zyanose unterschieden:

- Bei der **zentralen Zyanose** ist das gesamte zirkulierende Blut „untersättigt", d. h., mehr als 5 g/dl des Hämoglobins sind nicht mit Sauerstoff beladen. Eine zentrale Zyanose tritt bei Lungenerkrankungen (eingeschränkte Sauerstoffaufnahme) oder bei bestimmten Herzfehlern auf. Bei diesen sog. zyanotischen Herzfehlern liegt ein Shunt vor, d. h. eine Kurzschlussverbindung zwischen arteriellem und venösem Blutgefäßsystem und damit eine Vermischung von sauerstoffreichem mit sauerstoffarmen Blut innerhalb oder außerhalb des Herzens. Da bei der zentralen Zyanose das ganze Blut „untersättigt" und damit bläulich verfärbt ist, erkennt man die zentrale Zyanose am besten dort, wo die Haut über ein sehr dichtes Kapillarbett verfügt (also z. B. an den Lippen, die sich blau verfärben).
- Eine **periphere Zyanose** zeigt sich dagegen dort, wo der Blutfluss naturgemäß verlangsamt ist, also an den Finger- und Zehen(nägeln) – daher der Name „periphere" Zyanose. Sie hat ihre Ursache in einer erhöhten Sauerstoffausschöpfung im Gewebe. Sie tritt bei Herzerkrankungen, die mit einer zusätzlichen Verlangsamung des Blutflusses einhergehen (z. B. bei einer Herzinsuffizienz oder beim Schock), auf. Eine periphere Zyanose kann aber auch häufig bei Kälte beobachtet werden.

Rauchgasinhalation

Brandrauch beinhaltet viele Gase, die für den Organismus schädlich sein können. Die Zusammensetzung dieser Brandgase ist komplex und in der Praxis nur schwierig vorherzusagen. Ungefähr 20.000 Menschen pro Jahr erleiden in Deutschland eine thermische Verletzung. Etwa 4.000 Patienten werden wegen einer Brandverletzung stationär behandelt, 1.200 Patienten davon intensivmedizinisch. Zur Inzidenz von Rauchintoxikationen gibt es in Deutschland keine verlässlichen Zahlen. **Inhalationstraumata** stellen den größten Faktor für die Mortalität bei Verletzungen durch Hitzeeinwirkung dar. In den meisten Gebäuden sind unzählige Kunststoffe verarbeitet; diese sind teilweise leicht entflammbar und brennen deutlich schneller und heißer. Die Ursache für Inhalationstraumen sind Dämpfe, Dünste oder Reizgase wie z. B. Salzsäure, Nitrosegase oder Phosgen. Insbesondere Kohlenmonoxid und Blausäure stellen hierbei ein großes Problem dar.

> **MERKE**
> Außerhalb geschlossener Räume ist das Inhalationstrauma eine Rarität!

Kohlenmonoxidintoxikation (CO)

Kohlenmonoxid entsteht durch Sauerstoffmangel bei der Verbrennung organischer Materialien. Es handelt sich um ein farb- und geruchloses Gas. Die häufigsten Ursachen für **Intoxikationen mit Kohlenmonoxid** sind Brände. Kohlenmonoxid kann sich aber in lebensbedrohlichen Konzentrationen auch durch andere Ursachen wie z. B. schlecht abziehende Öfen, Propan- oder Butangasheizungen im Campingbereich oder Warmwasserboiler in Badezimmern bilden. In letzter Zeit kommt es vermehrt zu Suiziden mithilfe von Holzkohlengrills in geschlossenen Räumen. Anscheinend stammt diese Methode des Suizids aus Fernost. 1998 wurde von einem Fall aus Hongkong berichtet, bei dem sich eine Frau durch Verbrennen von Holzkohle in einem kleinen, geschlossenen Raum umbrachte. Im Jahr 2001 löste diese Methode den Suizid durch Erhängen als zweithäufigste Selbsttötungsmethode in Hongkong ab. Das Institut für Rechtsmedizin am Universitätsklinikum Hamburg-Eppendorf berichtet von neun Kohlenmonoxidintoxikationen durch diese Methode innerhalb eines Jahres.

Kohlenmonoxid hat eine wesentlich stärker ausgeprägte Bindungsfähigkeit an das Hämoglobin als der Sauerstoff. Die Bindungsfähigkeit ist ungefähr 218-fach stärker. Mit Kohlenmonoxid besetztes Hämoglobin ist nicht in der Lage, Sauerstoff zu transportieren. Die Halbwertszeit des Kohlenmonoxids liegt unter Raumluft bei ungefähr 250 Minuten. Die Symptome, die bei einer Kohlenmonoxidvergiftung entstehen, sind abhängig von der Kohlenmonoxidkonzentration. Physiologisch liegt bei Nichtrauchern ein Kohlenmonoxidgehalt < 1 % vor, bei starken Rauchern kann sich dieser Gehalt auf ungefähr 10 % erhöhen. Die wichtigste Therapie eines Patienten mit einer Kohlenmonoxidvergiftung ist die Gabe von hoch dosiertem Sauerstoff. Hierunter verkürzt sich die Halbwertszeit des Kohlenmonoxids auf ungefähr 47 Minuten. Unter Therapie in einer Druckkammer (**hyperbare Sauerstofftherapie**) lässt sich die Halbwertszeit des Kohlenmonoxids auf rund 22 Minuten verkürzen.

> **PRAXISTIPP**
> **Nichtinvasive CO-Messung**
>
> Seit einigen Jahren sind Puls-CO/MetHb-Oxymeter auf dem Markt, die eine schnelle und vor allen Dingen **nichtinvasive Messung der COHb- und der MetHb-Konzentration** möglich machen. Nicht selten sind die Einheiten bereits in die Defibrillatoren vieler Hersteller integriert, sodass es nicht immer notwendig ist, ein zusätzliches Gerät für diese Messungen mitzuführen.
> Möglich ist diese Messung unter anderem durch spezielle Mess-Sensoren. Diese ähneln vom äußeren Aufbau einem normalen Pulsoxymetersensor (➤ Kap. 14.9.2). Im Gegensatz zu diesem arbeiten die Puls-CO/MetHb-Sensoren mit sieben unterschiedlichen Lichtwellenlängen (herkömmliche Pulsoxymetersensoren verwenden zwei unterschiedliche Lichtwellenlängen). Sie sind in der Lage, mit Kohlenmonoxid beladenes Hämoglobin oder Methämoglobin vom Oxyhämoglobin (mit Sauerstoff beladenes Hämoglobin) zu unterscheiden.
> Diese neue Generation von Puls-CO-Oxymetern macht es möglich, direkt an der Einsatzstelle in kürzester Zeit eine **nichtinvasive Messung** durchzuführen. So können z. B. Kräfte der Feuerwehr an der Einsatzstelle in kürzester Zeit auf ihren aktuellen COHb-Gehalt hin überprüft werden. Gerade bei Kohlenmonoxidvergiftungen können schnell mehrere Personen betroffen sein. Insbesondere bei noch geringen COHb-Konzentrationen ähneln die Symptome einer Kohlenmonoxidvergiftung denen einer Lebensmittelvergiftung (Übelkeit, Erbrechen, Schwäche). Wird die Gasquelle im Falle einer Kohlenmonoxidvergiftung nicht identifiziert und die Betroffenen werden unter dem Verdacht einer Lebensmittelintoxikation zur Behandlung in eine Klinik transportiert, kann das Gas weiterhin ungehindert ausströmen. Nach Rückkehr der Betroffenen haben sich dann möglicherweise Kohlenmonoxidkonzentrationen gebildet, die zu schweren, unter Umständen irreversiblen Schädigungen oder gar zum Tod der Betroffenen führen können.

Zyanidintoxikation

Blausäure kommt in natürlichem Bittermandelöl, im Kaliumzyanid (Zyankali), in Galvanisierungsbädern und auch in Brandgasen vor. Die Blausäure kann sowohl über die Lunge als auch über den Verdauungstrakt in den Körper aufgenommen werden.

Die Zyanidionen haben eine hohe Bindungsfähigkeit an das dreiwertige Eisen der Cytochromoxidase. Hierdurch wird die Atmungskette in den Mitochondrien blockiert. So kann der Sauerstoff nicht für die zelluläre Atmung aktiviert werden. Zusätzlich verhindern die Zyanidionen die Entstehung der Gamma-Aminobuttersäure. Hierdurch wird die Krampfbereitschaft der Patienten gefördert. Leichte Vergiftungen führen zu Konzentrationsstörungen, Angst, vertiefter Atmung, retrosternalen Schmerzen, Herzklopfen, Übelkeit und Erbrechen. In schweren Fällen kommt es zur Bewusstlosigkeit, Mydriasis, Krampfanfällen und Atem- und Herz-Kreislauf-Stillstand. Die Haut der Patienten ist rosig. Die wichtigste Maßnahme ist die Inhalation von hoch dosiertem Sauerstoff. Zur weiteren Therapie stehen unterschiedliche Antidote zur Verfügung.

14.9 Steuerung der Atmung

Während das Herz weitgehend autonom arbeitet und Impulse aus dem ZNS lediglich regulierend eingreifen (➤ Kap. 12.5.1), ist die

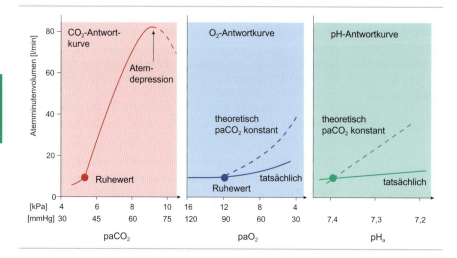

Abb. 14.22 Atemzeitvolumen (als Maß für den Atemantrieb) in Abhängigkeit vom CO_2-Partialdruck (links), O_2-Partialdruck (Mitte) und pH-Wert (rechts) im arteriellen Blut. Gestrichelte Kurve: Verhalten des Atemzeitvolumens bei Konstanthalten des CO_2-Partialdrucks um 40 mmHg. Durchgezogene Kurve: realitätsnahes Verhalten des Atemzeitvolumens. [L190]

ebenfalls rhythmisch verlaufende Atemtätigkeit nur durch Taktgeber im ZNS möglich. Das Steuersystem für die Atmung liegt in der Medulla oblongata, also unmittelbar oberhalb des Halsrückenmarks. Es wird **Atemzentrum** genannt (auch ➤ Kap. 8.9.3).

Das Atemzentrum steuert die gesamte Atemmuskulatur. Es besteht aus getrennt liegenden **Inspirations-** und **Exspirationskernen.** Der rhythmische Wechsel zwischen In- und Exspiration erfolgt durch rhythmisch wechselnde Impulsaussendungen aus den jeweils zuständigen Kerngebieten, die über Halsmark und periphere Nerven die Atemmuskeln und -hilfsmuskeln zur Kontraktion veranlassen.

14.9.1 Mechanisch-reflektorisch Atemkontrolle

Der Atemrhythmus wird durch mehrere mechanische Einflüsse gesteuert:
- Schon während der Inspiration senden Dehnungsrezeptoren in den Lungenbläschen Nervenimpulse aus, die über den sensiblen Anteil des N. vagus zu den Exspirationskernen gelangen und diese aktivieren. Dadurch wird die entsprechende Gegenbewegung, nämlich die Exspiration, ausgelöst. Die Bedeutung dieses auch **Hering-Breuer-Reflex** genannten Kontrollreflexes besteht darin, dass durch ihn die Tiefe der Inspiration begrenzt wird.
- Umgekehrt führt eine starke Verkleinerung der Lungenflügel reflektorisch zu einer verstärkten Inspirationsbewegung.
- Schließlich wirken auch noch Rezeptoren, die den Dehnungszustand in den Zwischenrippenmuskeln messen, bei der Feineinstellung der Atembewegung mit.

14.9.2 Atmungskontrolle über die Blutgase

Erhöht sich der Sauerstoffbedarf des Körpers, z. B. bei körperlicher Arbeit, so sinkt der Sauerstoffpartialdruck im Blut ab; gleichzeitig steigt der Kohlendioxidgehalt durch die vermehrt aus dem Zellstoffwechsel abgegebenen Kohlendioxidmoleküle an. Durch den gesteigerten CO_2-Anfall vermehren sich über die Carboanhydrasereaktion (➤ Kap. 14.8.3) auch die Bikarbonat- (HCO_3^-) und die Wasserstoffionenmenge (H^+) im Blut, was zu einem Absinken des pH-Wertes (Azidose, ➤ Kap. 16.10) führt: Das Blut wird „sauer".

Alle drei Mechanismen werden vom Körper zur **chemischen Atmungskontrolle** benutzt; eine zusätzliche Atemtätigkeit wird somit ausgelöst durch
- einen erhöhten CO_2-Partialdruck (CO_2-Antwort),
- einen absinkenden pH-Wert (pH-Antwort) und
- einen absinkenden O_2-Partialdruck (O_2-Antwort).

Wie ➤ Abb. 14.22 zeigt, führt vor allem der Anstieg des CO_2-Partialdrucks zu einer ausgeprägten Steigerung des Atemminutenvolumens. Aber auch ein Absinken des O_2-Partialdrucks oder des pH-Wertes führen (wenn auch nicht so ausgeprägt) zu einer Verstärkung der Atemtätigkeit.

> **PRAXISTIPP**
> **Pulsoxymetrie**
>
> Die Pulsoxymetrie ist ein nichtinvasives Verfahren zur Ermittlung der arteriellen Sauerstoffsättigung. Die mittels Pulsoxymetrie ermittelte Sauerstoffsättigung wird mit SpO_2 bezeichnet. **Pulsoxymeter benötigen für eine korrekte Funktion pulsierenden Blutfluss und Lichtdurchlässigkeit des Gewebes.**
> Ein Pulsoxymeter besteht aus einer Mess- und Monitoreinheit und einem Sensor. Der Sensor kann z. B. ein Fingerclip sein (➤ Abb. 14.23, ➤ Abb. 14.24). Die Sensoren der Pulsoxymeter verfügen über eine duale Lichtquelle und einen Photodetektor. Die Lichtquelle sendet Infrarotlicht und Rotlicht mit unterschiedlichen Wellenlängen durch das Gewebe. Zur Messung der arteriellen Sauerstoffsättigung muss der Sensor an einer Körperstelle angebracht werden, an der arterielle Blutgefäße durchstrahlt werden können. Der Photodetektor des Sensors misst das nicht absorbierte Licht. Mit Sauerstoff beladenes Hämoglobin absorbiert das Infrarotlicht stärker als unbeladenes Hämoglobin. Das mit Sauerstoff beladene Hämoglobin wird auch als **Oxyhämoglobin** (O_2Hb) und das unbeladene Hämoglobin als **Desoxyhämoglobin** bezeichnet. Das ausgestrahlte Rotlicht wird vom Desoxyhämoglobin stärker absorbiert. Mögliche Messorte für die Pulsoxymetrie sind Finger, Zehen, Ohr und Nase.
> Aus dem oben beschriebenen Messverfahren ergeben sich auch die möglichen Fehlerquellen und Gefahren der Pulsoxymetrie. Eine Messung kann durch periphere Durchblutungsstörungen, Hypothermie, Hypovolämie, Schock, Vasokonstriktion, Bewegungsartefakte und Nagellack unmöglich werden.

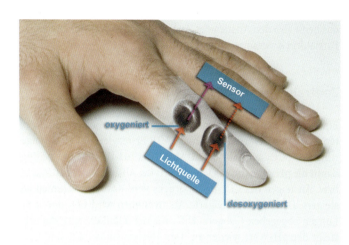

Abb. 14.23 Messprinzip eines Pulsoxymeters [J747]

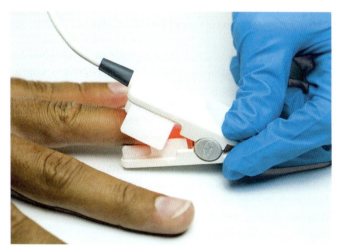

Abb. 14.24 Pulsoxymetrische Messung über Fingerclip [J747]

Es ist aber auch möglich, dass falsch hohe Werte gemessen werden. Besonders bei einer Vergiftung mit Kohlenmonoxid und einer Methämoglobinämie besteht diese Gefahr. Herkömmliche Pulsoxymeter sind leider nur in der Lage, zwischen Oxyhämoglobin und Desoxyhämoglobin zu unterscheiden.

CO_2-Narkose

Übersteigt der CO_2-Partialdruck einen Wert von 60–70 mmHg, so kommt es durch Lähmung des Atemzentrums wieder zu einer Abnahme des Atemzeitvolumens – die sogenannte **CO_2-Narkose** beginnt. Sie ist häufig Ursache für Arbeitsunfälle, z. B. in Futtersilos oder Bergwerken. Da CO_2 schwerer ist als Luft, reichert es sich am Boden von Gruben oder Bodensenken an. Gelangt ein Mensch in eine solche Zone mit sehr hohem CO_2-Gehalt, tritt nach kurzer Zeit Bewusstlosigkeit auf, und ohne rasches Eingreifen kommt es zum Tod durch Ersticken. Als Arbeitsschutzmaßnahme tragen zumindest Bergarbeiter CO_2-Messgeräte am Körper, die sie frühzeitig vor einer Erstickungsgefahr warnen.

14.9 Steuerung der Atmung

PRAXISTIPP
Kapnometrie/-grafie

Die Worte Kapnometrie bzw. Kapnografie stammen aus dem Griechischen. „Kapnos" bedeutet der Rauch. Dies rührt daher, dass die Griechen glaubten, im Körper des Menschen befände sich eine Verbrennungsmaschine und der Atem des Menschen sei der Rauch dieser Verbrennungsmaschine.

Bei Verwendung der **Kapnometrie** wird der **Kohlendioxidgehalt der Ausatemluft** gemessen und der sogenannte etCO$_2$-Wert (endtidales CO_2) numerisch dargestellt. Die Kapnografie misst den Kohlendioxidgehalt während jeder Phase der Atmung und stellt, zusätzlich zur numerischen Darstellung, den Kohlendioxidgehalt grafisch in Form einer Kurve, dem **Kapnogramm,** dar.

Kohlendioxid entsteht im Körper bei der Energiegewinnung. Unter physiologischen Bedingungen produziert der Erwachsene ca. 250 ml Kohlendioxid pro Minute, das entspricht einer Menge von ca. 3 ml/kg KG. Die Höhe des Kohlendioxidpartialdrucks hängt von verschiedenen Faktoren ab: der Kohlendioxidproduktion (Stoffwechsel) und der Kohlendioxidelimination. Diese ist wiederum abhängig von der Ventilation, der Herz-Kreislauf-Funktion (Perfusion) und der Beatmung. Der **endtidale Kohlendioxidpartialdruck** kann als Gradmesser des menschlichen Stoffwechsels angesehen werden.

Der normale Kohlendixoidpartialdruck liegt zwischen 35 und 45 mmHg. Werte unter 35 mmHg bezeichnet man als **Hypokapnie,** Werte über 45 mmHg als **Hyperkapnie.** Der endtidale Kohlendioxidpartialdruck ist bei einem Lungengesunden um ca. 5 mmHg geringer, liegt also zwischen 30 und 40 mmHg. Diese Differenz wird als **arterio-endexspiratorische CO_2-Differenz** oder als **arteriell-endtidaler CO_2-Gradient** bezeichnet. Dies liegt an dem physiologischen Ungleichgewicht zwischen Perfusion und Ventilation. Der Gradient kann durch die Minderperfusion der Lunge infolge eines Blutdruckabfalls, einer Lungenembolie oder eines Herz-Kreislauf-Stillstands erhöht sein. Unter ungünstigsten Bedingungen kann die Differenz bis zu 30 mmHg betragen.

Die Kapnografie oder -metrie ist ein wichtiges Monitoring zur Überprüfung der Tubuslage und der Beatmung. Die **Tubuslagekontrolle** mittels der Kapnografie wird als sichere Methode zur Kontrolle der Tubuslage beschrieben. Die aktuellen Reanimationsrichtlininen empfehlen die verstärkte Anwendung der Kapnografie im Rahmen der kardiopulmonalen Reanimation. Sie liefert nicht nur wichtige Hinweise über die Tubuslage, vielmehr gibt sie Hinweise über die Qualität der **Thoraxkompression.** Unter optimaler Thoraxkompression liegt das etCO$_2$ zwischen 10 und 20 mmHg. Das Wiedereinsetzen eines Spontankreislaufs (ROSC = Return Of Spontaneous Circulation) kann durch die Verwendung der Kapnografie frühzeitig erkannt werden.

Die Kapnografie bzw. -metrie liefert aber noch andere wichtige Informationen über den Patienten. Sie gibt **Aufschluss über Perfusion, Stoffwechsel und Ventilation** des Patienten. Nicht nur intubierte und beatmete Patienten können mit der Kapnografie überwacht werden, sondern auch nicht intubierte, spontanatmende Patienten. Auch bei diesen liefert die Kapnografie Informationen über den Status von Ventilation, Perfusion und Stoffwechsel. Aus den so erhaltenen Informationen lassen sich therapeutische Maßnahmen ableiten.

Indiziert ist die kapnografische Überwachung von nicht intubierten Patienten unter anderem bei Asthma oder COPD, Hypo- oder Hyperventilation und Patienten im Schock. Bei der kapnografischen Überwachung von spontanatmenden Patienten erhalten die Patienten eine Art „Nasenbrille", die häufig noch mit einem Mundstück versehen ist (➤ Abb. 14.25, Abb. 14.26). Hierüber wird das Atemgas entnommen und der Messeinheit zugeführt. Lange Zeit war die kapnografische Überwachung spontanatmender Patienten nur im Nebenstromverfahren möglich. Seit einigen Jahren existieren auch Geräte, die dies auch im Hauptstromverfahren erlauben.

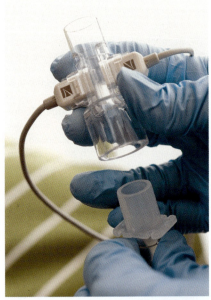

Abb. 14.25 Anschließen des Mess-Sensors für die Kapnografie [J747]

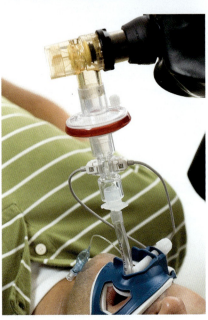

Abb. 14.26 Fertige Kapnografie [J747]

Periphere Chemorezeptoren

O_2- und CO_2-Partialdruck sowie pH-Wert werden teilweise über sogenannte **Chemorezeptoren** gemessen und die Werte an das Atemzentrum übermittelt. Sie tragen mit dazu bei, dass der Körper, insbesondere das Gehirn, vor O_2-Mangel geschützt wird. Diese chemischen Fühler befinden sich in kleinen Geflechten der peripheren Nervennetze des Parasympathikus, die aus dem IX. und X. Hirnnerven hervorgehen. Sie liegen z. B. an der Teilungsstelle der A. carotis communis und werden daher auch **Glomus caroticum** oder Paraganglion caroticum genannt (Darstellung in ➤ Abb. 13.20). Weitere parasympathische Rezeptorenfelder liegen zwischen Lungenarterie und Aortenbogen.

Durch Experimente konnte gezeigt werden, dass der Parasympathikus mit dem Glomus caroticum vor allem für die „O_2-Antwort", das heißt also den Anstieg des Atemvolumens bei absinkendem O_2-Partialdruck, verantwortlich ist.

Zentrale Chemorezeptoren

Ein anderer Typ von **Chemorezeptoren** befindet sich im verlängerten Mark des Gehirns (➤ Kap. 8.9.3). Er reagiert auf eine Steigerung des pCO_2 und auf einen Abfall des pH-Wertes und bedingt damit die pH- und die pCO_2-Antwort: Bei Absinken des pH-Wertes bzw. Ansteigen des CO_2-Partialdrucks wird das Atemvolumen gesteigert. Durch das gesteigerte Atemvolumen wird CO_2 durch die Lungen abgegeben („abgeraucht", wie der Kliniker sagt); dadurch steigt der pH-Wert wieder an. Der Mechanismus trägt somit zur Konstanthaltung des inneren Milieus bei.

Möglicher Atemstillstand bei O_2-Gabe

Bei Patienten mit chronischen Atemwegserkrankungen finden sich ständig erhöhte CO_2-Konzentrationen im Blut. Dadurch gewöhnen sich die Chemorezeptoren an diesen Zustand und reagieren nicht mehr auf eine Steigung des pCO_2: Der Atemantrieb erfolgt hauptsächlich über eine O_2-Antwort. Wird solchen Patienten konzentrierter Sauerstoff z. B. über eine Sauerstoffmaske gegeben, so fällt auch noch der letzte Atemantrieb (der niedrige pO_2) weg: Es kann zum **Atemstillstand** (Asphyxie) kommen; dies ist allerdings bei kritisch-kranken oder kritisch-verletzten Patienten sehr selten der Fall. Durch den extrem hohen Sauerstoffverbrauch in dieser für den Patienten extrem stressbelasteten Situation ist zu Beginn der Behandlung auch hier eine hoch dosierte Sauerstoffgabe angezeigt.

Blutgasanalyse

Aus dem oben Beschriebenen wird klar, welchen zentralen Stellenwert die Größen pO_2, pCO_2 und pH-Wert in der Intensivpflege und Anästhesie haben. Diese Werte können durch viele Erkrankungen, z. B. durch Schock oder großflächige Verletzungen, aber auch durch therapeutische Maßnahmen wie intravenöse Nährlösungen oder Medikamente verändert werden. Auf vielen Intensivstationen oder im OP, Kreißsaal oder Schockraum stehen deshalb kompakte Messgeräte zur Verfügung, sogenannte **Blutgasanalysegeräte,** mit denen u. a. die Werte pCO_2, pO_2 und pH schnell und zuverlässig bestimmt werden können. ➤ Tab. 14.6 und ➤ Tab. 14.7 zeigen die Normwerte einer arteriellen Blutgasanalyse.

Die **Blutgasanalyse** (BGA) kann aus arterialisiertem Kapillarblut (aus Kapillaren) oder aus arteriellem Blut (arterielle Kanüle) bestimmt werden. Für Ersteres wird zunächst eine gefäßerweiternde (hyperämisierende) Salbe aufgetragen, die zu einer sehr starken arteriellen Durchblutung und damit zu einer Arterialisierung des kapillären Blutes führt. Dieses wird gewonnen, indem man z. B. ein spitzes Lanzettchen in die Fingerbeere oder das Ohrläppchen sticht und das austretende (nicht herausge„quetscht"!) Blut in ein Glasröhrchen aufsteigen lässt.

Tab. 14.6 Säure-Basen-Status (bei 37 °C) und Sauerstoff-Status		
pH	$-\log_{10}(H^+)$	7,36–7,44
pO_2	Sauerstoffpartialdruck	75–100 mmHg
pCO_2	Kohlendioxidpartialdruck	35–45 mmHg
HCO_3	Aktuelles Bikarbonat	22–36 mmol/l
ABE	Aktuelle Basenabweichung	−2 bis + 2 mmol/l
sO_2	Sauerstoffsättigung	95–99 %
cHb	Hämoglobingehalt	13–17 g/dl

Tab. 14.7 Elektrolyte und Metaboliten		
Na^+	Natrium	135–145 mmol/l
K^+	Kalium	3,6–4,8 mmol/l
Ca^{2+}	Gesamt-Kalzium	2,3–2,6 mmol/l
	Ionisiertes Kalzium	1,15–1,29 mmol/l
Cl^-	Chlorid	97–108 mmol/l
BZ	Glukose	70–95 mmol/l
Bestandteil der Milchsäure	Laktat	0,5–1,6 mmol/l

Im Rahmen der intensivmedizinischen Versorgung oder auch bei größeren Operationen bekommen die Patienten oftmals eine arterielle Kanüle gelegt. Typische Punktionsstellen hierfür sind die A. radialis oder die A. femoralis. Dieser „arterielle Zugang" hat neben einer Blutdruckmessung „in Echtzeit" (Anzeige von Herzschlag zu Herzschlag ohne Unterbrechungen, sog. invasive Blutdruckmessung, IBP) insbesondere den Vorteil, dass sich hierüber leicht Proben für eine Blutgasanalyse oder auch Laboruntersuchungen entnehmen lassen.

14.9.3 Atmungsantrieb und körperliche Arbeit

Während körperlicher Arbeit wird die Zunahme des Atemzeitvolumens nicht nur durch eine Erregung der zentralen und peripheren Chemorezeptoren erzeugt. Vielmehr wird das Atemzentrum unmittelbar bei Aufnahme der körperlichen Belastung auch durch die motorischen Rindenfelder (➤ Kap. 8.7.2) miterregt.

Schmerz- und Temperaturreize beeinflussen ebenfalls die Atemtätigkeit. So reduzieren starke Kältereize den Atemanreiz. Deshalb sollen Freibadbesucher nie aus der Sommerhitze heraus ins kalte Badewasser springen: Im ungünstigsten Fall kann dadurch die Atmung angehalten und ein Herz-Kreislauf-Stillstand provoziert werden.

14.9.4 Pathologische Atemmuster

Bei vielen Lungen- und Kreislauferkrankungen kommt es zu einem ungenügenden Abtransport von Kohlendioxid und damit zu einem Anstieg des CO_2-Partialdrucks im Blut. Dieser Zustand der CO_2-Überladung wird als **Hyperkapnie** bezeichnet. Bei einer Hyperkapnie – die durch die in ➤ Kap. 14.8.3 beschriebene Carboanhydrasereaktion auch mit einem Absinken des pH-Werts einhergeht – treten **krankhafte Atmungsformen** auf, die von den Rettungskräf-

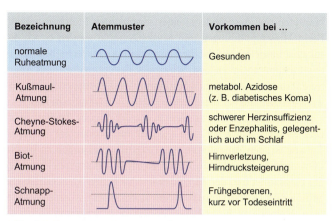

Abb. 14.27 Normales Atemmuster (oben) und verschiedene pathologische Atemmuster. Die gerade horizontale Linie stellt die Atemruhelage dar. [L190]

ten erkannt werden können und damit ein wichtiges Warnsignal in der Krankenbeobachtung darstellen. ➤ Abb. 14.27 zeigt einige pathologische Atemmuster.

- Der Begriff **Kußmaul-Atmung** beschreibt gleichmäßige, tiefe Atemzüge ohne Atempausen. Sie tritt bei einer stoffwechselbedingten Übersäuerung des Blutes (metabolische Azidose) auf, etwa im Rahmen einer diabetischen Ketoazidose, einer Niereninsuffizienz oder einer metabolischen Azidose anderer Ursache. Typischerweise bringt man die Kußmaul-Atmung mit der diabetischen Ketoazidose in Verbindung. Durch die vermehrte Abatmung von Kohlendioxid versucht der Körper, die auf einer Stoffwechselstörung beruhende Übersäuerung etwas zu kompensieren.
- Bei chronischer Hyperkapnie kommt es häufig zur sogenannten **Cheyne-Stokes-Atmung** („periodische Atmung"), bei der sich Phasen zu- und abnehmender Frequenz und Tiefe mit Atempausen abwechseln. Die Cheyne-Stokes-Atmung kann bei erhöhtem intrakraniellem Druck, dekompensierter Herzinsuffizienz, Einwirkung von Toxinen und einer Azidose auftreten.
- Die **Biot-Atmung** ist durch ein sich wiederholendes Muster gekennzeichnet. Rasche Atemzüge werden von Atempausen unterbrochen. Schwerwiegende Störungen des zentralen Nervensystems (ZNS) sind die Ursache, z. B. erhöhter Hirndruck oder eine Hirnschädigung.
- Eine **Schnappatmung** ist meistens ein Zeichen des nahenden Todes. So ist nach Eintreten eines Herz-Kreislauf-Stillstands bei vielen Betroffenen eine Schnappatmung zu beobachten.

Hyperventilation

Die zu schnelle und zu tiefe Atmung kann zu anderen körperlichen Auffälligkeiten führen: Ursache einer sogenannten **Hyperventilationstetanie** ist eine psychisch verursachte, übertriebene Atemtätigkeit. Dadurch wird vermehrt CO_2 „abgeraucht", wodurch eine Alkalose (➤ Kap. 16.10) im Blut entsteht. Eine solche **psychogene Hyperventilation** kann durch Prüfungsstress, Panik oder Beziehungskonflikte ausgelöst werden. Zunächst verspürt der Betroffene ein Kribbeln in den Händen und um den Mund herum; dann verkrampfen sich die Hände zu einer sogenannten Pfötchenstellung. Diese Missempfindungen und Muskelkrämpfe werden durch die Alkalose ausgelöst, welche die Konzentration des frei im Blut gelösten Kalziums absinken lässt. Schwindel, Benommenheit und Angst treten hinzu, bis auf einmal bestimmte Muskelgruppen zu krampfen anfangen und der Betroffene schließlich in Ohnmacht fällt.

Die Therapie besteht vor allem in der Beruhigung des Patienten. Dies ist oft genauso wirksam wie jede medikamentöse Therapie. Günstig ist, den Patienten in einen Plastikbeutel atmen zu lassen: CO_2-reiche Luft wird beim Ausatmen im Beutel angereichert, wieder eingeatmet und der durch den übertriebenen Atemantrieb abgesunkene CO_2-Partialdruck wieder normalisiert. Allerdings kann diese Methode auch die Angst verstärken. In schweren Fällen ist eine Sedierung nötig.

14.10 Invasive und nichtinvasive Beatmung

14.10.1 Einleitung

Moderne Beatmungsgeräte ermöglichen einen „fließenden" Übergang von **kontrollierter** Beatmung (der Patient hat **keinen** eigenen Atemantrieb) bis hin zur **Spontanatmung** (der Patient hat **einen eigenen** Atemantrieb). Daraus können sich verschiedenste (Be-)Atmungsformen ableiten. Viele davon spielen im Rettungsdienst eine untergeordnete oder gar keine Rolle.

Einige Beatmungsformen, die man kennen sollte, sind (vereinfacht dargestellt):
- Kontrollierte oder mandatorische Beatmung
- Spontanatmung mit kontinuierlich erhöhtem Atemwegsdruck
- Spontanatmung mit Druckunterstützung
- Kombinationen der beiden vorgenannten

Zu unterscheiden ist dabei zwischen den „eingeschränkten" Möglichkeiten der Notfallbeatmungsgeräte, die uns im Rettungsdienst zur Verfügung stehen, und den weitaus differenzierteren Möglichkeiten der Intensivrespiratoren, die im Krankenhaus verwendet werden. Selbst Narkosebeatmungsgeräte verfügen heutzutage über zahlreiche Beatmungsformen. Moderne Notfallbeatmungsgeräte, die im Rettungsdienst Verwendung finden, ermöglichen aber immerhin eine Vielzahl von Beatmungsformen, die vor 20 Jahren im präklinischen Umfeld noch undenkbar gewesen wären. Mit Hinblick darauf, dass der Rettungsdienst auch Intensivverlegungen durchführt, sollte sich das Rettungsdienstpersonal mit den Möglichkeiten beschäftigen, welche die auf dem jeweiligen Fahrzeug bzw. Hubschrauber vorgehaltenen Geräte bereitstellen. Im Idealfall sollte bei einer Intensivverlegung eine Beatmungsform gewählt werden, die (weitestgehend) derjenigen entspricht, mit welcher der Patient zuvor auf der Intensivstation beatmet wurde.

Für die **Beatmung eines Notfallpatienten** direkt an der Einsatzstelle wird hingegen normalerweise ein eher „einfaches" Beatmungsmuster gewählt, schon wegen des Zeitdrucks. Dies hängt auch damit zusammen, dass eine kontrollierte Beatmung im Notfalleinsatz entweder im Zusammenhang mit einer Narkose oder im Rahmen einer Reanimation eingesetzt wird. Die Überlegungen, die z. B. in der Intensivmedizin bei einem Patienten von Bedeutung sind, der von der Beatmung entwöhnt werden soll, spielen im Notfalleinsatz eine untergeordnete Rolle. Anders kann das aussehen, wenn eine Intubation im Rettungsdienst vermieden werden soll und man z. B. einen Patienten mit einer nichtinvasiven Beatmung (NIV) behandeln möchte. Dies erfordert Geduld.

Ziele einer Beatmung

Das Ziel einer Beatmung ist es, einen **adäquaten pulmonalen Gasaustausch** aufrechtzuerhalten oder wiederherzustellen, also die Aufnahme von Sauerstoff und Abgabe von Kohlendioxid (> Abb. 14.38 für die Pathophysiologie der akuten respiratorischen Insuffizienz). Weitere Ziele sind die Beseitigung einer Atemnot, die Verbesserung der Druck-Volumen-Beziehung in der Lunge (Vorbeugung und Wiedereröffnung von Atelektasen, Verbesserung der Compliance und die Verhinderung weiterer Lungenschäden), Förderung der Atemwegs- und Lungenheilung sowie die Vermeidung von Komplikationen. Die Ursachen für eine Indikation zur Beatmung lassen sich z. B. in extrapulmonale und pulmonale Ursachen unterteilen. Zu den **extrapulmonalen Ursachen** zählen z. B. eine zentrale Atemlähmung, verursacht durch ein Schädel-Hirn-Trauma oder durch Opioide, sowie eine periphere Atemlähmung oder Atembehinderung, verursacht durch neurologische Erkrankungen oder einen instabilen Thorax.

Eine **pulmonale Ursache** ist z. B. ein Lungenödem.

14.10.2 Zugangswege für die (maschinelle) Beatmung

Um das Beatmungsgas – entweder ein Sauerstoff/Luft-Gemisch oder im Notfalleinsatz meist reiner Sauerstoff – in die Lunge transportieren zu können, stehen verschiedene Zugangswege zur Verfügung:
- Beatmung mittels eines über Mund oder Nase in die Trachea eingeführten Endotrachealtubus (**endotracheale Intubation**): Wird der Endotrachealtubus durch den Mund vorgeschoben, so spricht man von **orotrachealer** Intubation, erfolgt der Zugang über die Nase, von **nasotrachealer** Intubation. Die Intubation erfolgt meistens am liegenden, narkotisierten Patienten unter laryngoskopischer Sicht; andere Positionen seitens des Patienten können z. B. durch Einklemmung im verunfallten Pkw o.Ä. gegeben sein. Der einzige Grund für den Verzicht auf eine Narkose (Anästhesie) ist die endotracheale Intubation im Rahmen einer Wiederbelebung. Der klinisch tote Patient benötigt für die Intubation keine Narkose. Der eingeführte Tubus muss anschließend gut fixiert werden, um eine Dislokation zu verhindern. Besondere Hilfsmittel, die in den letzten Jahren zunehmend auch im Rettungsdienst Verbreitung finden, sind verschiedene Varianten von Video-Laryngoskopen (> Abb. 14.28).
- Beatmung über **supraglottische Atemwegshilfen:** Seit bereits fast drei Jahrzehnten kann der Atemweg auch durch die Einlage von supraglottischen Atemweghilfen gesichert werden. Der Begriff supraglottisch (oberhalb der Stimmbandebene) beschreibt

14.10 Invasive und nichtinvasive Beatmung

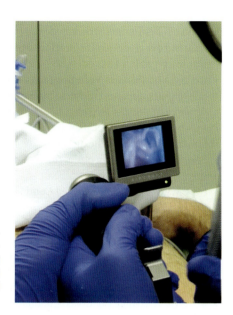

Abb. 14.28 Anwendung eines Video-Laryngoskops im Rahmen der Ausbildung im klinischen Bereich (Anästhesie) [M840]

Hilfsmittel zur Beatmung, die – anders als ein Endotrachealtubus – nicht die Stimmbänder passieren. Hierzu gehören der Larynx-Tubus® (> Abb. 14.29, > Abb. 14.30) die Larynxmaske (LMA) und die i-gel®Maske. Insbesondere die aktuellen Reanimationsleitlinien stellen die Wichtigkeit der Verwendung dieser Hilfsmittel im Rahmen der kardiopulmonalen Reanimation dar. So kann die erste Beatmung durch einen im Umgang mit den supraglottischen Atemwegshilfen trainierten Anwender die initiale Beatmung mit Beutel und Maske ersetzen. Aber auch für den nicht in der endotrachealen Intubation trainierten Anwender stellen diese Hilfsmittel eine wichtige Alternative zur Sicherung des Atemwegs dar. Eine besondere supraglottische Atemweghilfe ist die sog. Intubations-Larynxmaske (LMA Fastrach®), weil hierüber in einem zweiten Schritt ein Endotrachealtubus eingeführt werden kann.

- Beatmung über **Trachealkanülen:** Hierbei handelt es sich um Kunststoff- oder Metallkanülen, die durch ein operativ angelegtes Stoma („Loch") direkt durch die Halswand in die Trachea eingelegt werden. Diese werden z. B. bei langzeitbeatmeten Patienten zur Schonung des Kehlkopfes mit seinen empfindlichen Stimmbändern bevorzugt. Sonderformen sind Trachealkanülen, die nicht „operativ", sondern z. B. als sog. dilatative Punktionstracheotomie eingeführt werden.
- Eine Sonderform der Beatmung bzw. mechanischen Unterstützung der Spontanatmung, die **nichtinvasive Beatmung** (NIV), wird weiter unten dargestellt.

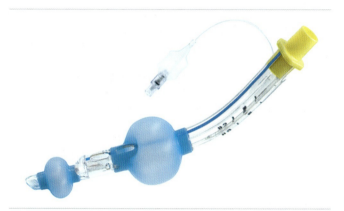

Abb. 14.29 Larynx-Tubus S (suction) als Beispiel für einen supraglottischen Atemweg, hier als Einmalartikel [V348]

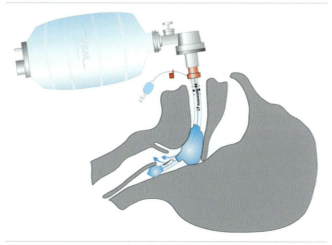

Abb. 14.30 Schematische Darstellung eines eingeführten Larynx-Tubus, der bereits geblockt wurde. Die Pfeile deuten an, an welcher Stelle die Beatmungsluft aus den ventral gelegenen Löchern entweicht. [V348]

ACHTUNG
Endotracheale Intubation – nicht so einfach!

Aufgrund der mit der endotrachealen Intubation (ETI) verbundenen Vorteile wird diese auch als **„Goldstandard" der Atemwegssicherung** bezeichnet. In den letzten Jahren gibt es aber auch zunehmend Erkenntnisse, dass die Intubation unter den Bedingungen des Notfalleinsatzes im Rettungsdienst mit vielen Komplikationen verbunden ist.
Besonders aufsehenerregend war eine Studie von Timmermann, in der gezeigt wurde, dass im deutschen Notarztdienst ein nicht unerheblicher Anteil der Patienten fehlintubiert wird. In dieser Studie wurde ein Teil der Patienten unbemerkt ösophageal intubiert (rund 7 %), was bei den betroffenen Patienten schwere neurologische Schäden oder den Tod zur Folge hatte. 11 % der Patienten in der Studie waren endobronchial intubiert (einseitig). Eine andere Untersuchung zeigte, dass selbst in der Intubation erfahrene Notärzte (die schon öfter als 300-mal unter klinischen Bedingungen intubiert haben) im Rettungsdienst in 15 % der Fälle Probleme bei der Durchführung dieser Maßnahme haben. Eine Studie aus dem klinischen Bereich ergab, dass bei Berufsanfängern in der Anästhesie eine Anzahl von mindestens 150 endotrachealen Intubationen erforderlich ist, um weitere Intubationen mit einer Erfolgsrate von 85 % durchführen zu können.
Diese Erkenntnisse haben zu einem Umdenken bezüglich der Vorgehensweise im Rettungsdienst geführt. Insbesondere bei unzureichendem Training sollten Anwender die Verwendung von supraglottischen Atemwegen anstelle der endotrachealen Intubation in Betracht ziehen. Die Deutsche Gesellschaft für Anästhesiologie und Intensivmedizin (DGAI) veröffentlichte einen entsprechenden Algorithmus und eine Handlungsempfehlung für das präklinische Atemwegsmanagement.
Ganz entscheidend ist ein Merksatz, den jeder unbedingt verinnerlichen sollte: **Der Patient stirbt nicht am fehlenden Tubus, sondern am fehlenden Sauerstoff!**

14.10.3 Beatmungsformen (Beatmungsmodi) und ihre Bezeichnungen

Bisher existiert noch keine einheitliche und vor allen Dingen allgemeingültige Terminologie rund um die Beatmung eines Patienten, obwohl es Bemühungen für eine Vereinheitlichung gibt. Sowohl der Begriff der künstlichen Beatmung (engl.: Artificial Respiration) als auch der Begriff der maschinellen Beatmung (engl.: Mechanical Ventilation) werden verwendet. Es ist nützlich zu wissen, dass der englische Begriff „ventilation" für **Beatmung** steht, während Ventilation im Deutschen eher als **Oberbegriff** für die Belüftung der Lungen, also Spontanatmung **und** Beatmung, gemeinsam genutzt wird.

> **MERKE**
> **Maschinelle Beatmung**
> Für das Verständnis der maschinellen Beatmung ist es hilfreich, sich den Unterschied zu einem spontanatmenden Menschen bewusst zu machen. Entscheidend für den Einstrom von Luft in die Lunge ist eine **Druckdifferenz**, die unter spontaner Einatmung durch eine Vergrößerung des Brustraums erzeugt wird, weil dadurch ein Sog (negativer Druck) entsteht. Dazu benötigt der Patient einen Atemantrieb und ausreichend Kraft. Fehlt dem Patienten jedoch, z. B. während einer Narkose, die Möglichkeit, diesen negativen Druck (Sog) selbst zu erzeugen, kann nur ein Überdruck diese Druckdifferenz herstellen. Die maschinelle Beatmung ist daher eine **Überdruckbeatmung** (> Abb. 14.31).

Leider gibt es bei den Beatmungsformen einerseits verschiedene Begriffe, die z. T. das Gleiche bedeuten, während andererseits ein und derselbe Begriff bei verschiedenen Herstellern für verschiedene Beatmungsmodi stehen kann. Im deutschen Sprachraum hat es sich eingebürgert, die Abkürzungen der englischen Bezeichnungen für Beatmungsmodi zu verwenden. Bei der kontrollierten Beatmung, auch als **mandatorische** Beatmung bezeichnet, übernimmt das Beatmungsgerät die Atemarbeit des Patienten vollständig.

Zu unterscheiden ist weiterhin, was den Steuerungsmechanismus darstellt, der bewirkt, dass das Beatmungsgerät von der Beatmung (Inspiration) auf die Ausatmung (Exspiration) umschaltet. Dies kann z. B. der Fall sein,

- wenn ein bestimmter **Druck** in den Atemwegen aufgebaut und während der gesamten **Inspirationsdauer** aufrechterhalten wurde (> Abb. 14.32) oder
- wenn ein bestimmtes **Volumen** (auch Tidalvolumen oder Atemhubvolumen genannt) in einem bestimmten **zeitlichen Ablauf** verabreicht wurde (> Abb. 14.33).

Dementsprechend spricht man von der **druckkontrollierten** oder **volumenkontrollierten** Beatmung.

Folgende Begriffe stehen u. a. für eine **druckkontrollierte** Beatmung:
- PC-CMV = Pressure Controlled Continuous Mandatory Ventilation
- PCV = Pressure Controlled Ventilation
- BIPAP = Biphasic Positive Airway Pressure

Folgende Begriffe stehen u. a. für eine **volumenkontrollierte** Beatmung:
- CMV = Continuous Mandatory Ventilation
- VC-CMV = Volume Controlled Continuous Mandatory Ventilation
- IPPV = Intermittent Positive Pressure Ventilation
- CPPV = Continuous Positive Pressure Ventilation (= IPPV + PEEP)

Es spielen aber noch andere Faktoren eine Rolle, z. B. die eingestellte **Beatmungsfrequenz** oder das sogenannte **Atemzeitverhältnis**. Zu diesen beiden Begriffen finden Sie unten weitere Ausführungen.

Basiseinstellung für volumenkontrollierte Beatmung (CPPV, CMV)

Angenommen wird ein Patient mit einem Idealkörpergewicht von 80 kg. Die vorgeschlagenen Einstellungen sollen eine Grundeinstel-

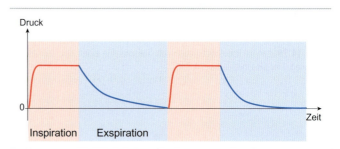

Abb. 14.32 Druckverhältnisse in den Atemwegen bei **druckkontrollierter** Beatmung [L190]

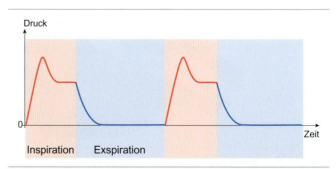

Abb. 14.33 Druckverhältnisse in den Atemwegen bei **volumenkontrollierter** Beatmung [L190]

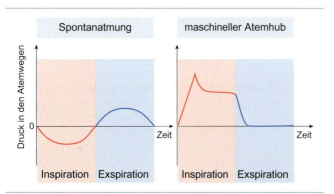

Abb. 14.31 Spontanatmung und maschinelle Beatmung. Im zeitlichen Verlauf sind die Druckverhältnisse in den Atemwegen dargestellt, links unter Spontanatmung, rechts unter maschineller Beatmung. [L190]

lung darstellen, die etwaige Anforderungen des Einzelfalls nicht berücksichtigen kann.

Frequenz pro Minute:	10
Atemhubvolumen*:	6 ml/kg KG = 480 ml
Atemminutenvolumen*:	4,8 Liter
I:E-Verhältnis:	1:1,5
Sauerstoffgehalt (F_iO_2):	100 % (F_iO_2 = 1,0)
PEEP:	5 mbar

* Anmerkung: Zu beachten sind die unterschiedlichen Gerätephilosophien. Dabei werden im CPPV/CMV-Modus entweder Frequenz und Atemhubvolumen (z. B. Oxylog® 2.000 + 3.000, Medumat Transport) oder Frequenz und Atemminutenvolumen (z. B. Medumat Standard) eingestellt. Im letzteren Fall ergibt sich das Atemhubvolumen, indem das Atemminutenvolumen durch die Frequenz geteilt wird.

Basiseinstellung für druckkontrollierte Beatmung (BIPAP)

Angenommen wird ein Patient mit einem Idealkörpergewicht von 80 kg. Die vorgeschlagenen Einstellungen sollen eine Grundeinstellung darstellen, die etwaige Anforderungen des Einzelfalls nicht berücksichtigen kann. Exemplarisch wurde hier BIPAP ausgewählt.

Frequenz pro Minute:	10
Oberes Druckniveau*:	20 mbar
Unteres Druckniveau:	5 mbar
Sauerstoffgehalt (F_iO_2):	100 % (F_iO_2 = 1,0)
I:E-Verhältnis:	1:1,5 (= Inspirationszeit von 2,4 sec.)

* Anmerkung: Das obere Druckniveau sollte so gewählt werden, dass das hierdurch verabreichte Atemhubvolumen etwa 6 ml/kg Idealkörpergewicht entspricht, also wie bei CPPV bzw. CMV. Bei einer druckkontrollierten Beatmung sollte genau beobachtet werden, wie sich das Atemhubvolumen verhält. Erhöht sich nämlich der Druck in den Atemwegen, z. B. durch Sekrete, kann dies bewirken, dass immer weniger Volumen mit dem eingestellten Druck erreicht wird.

> **MERKE**
> **Basiseinstellungen der Beatmung**
> Die hier angebotenen Basiseinstellungen für volumen- und druckkontrollierte Beatmung verstehen sich als Orientierung. Sie bieten eine Ausgangsbasis, mit der zunächst gearbeitet werden kann. Im Idealfall sollten die Einstellungen eines Beatmungsgeräts und etwaige Anpassungen dieser Einstellungen im zeitlichen Verlauf jedoch immer auf den jeweiligen Patienten abgestimmt sein.

> **MERKE**
> **Atemzyklus**
> Der Begriff **Atemzyklus** oder **Ventilationszyklus** beschreibt die Zeitspanne vom Beginn der Einatmung (Inspiration) bis zum Ende der Ausatmung (Exspiration). Inspiration und Exspiration werden dabei unterschieden, wobei die Inspirationsphase im Zusammenhang mit der maschinellen Beatmung noch weiter unterteilt werden kann, z. B. in eine sogenannte Plateauphase.

Beatmungsfrequenz und Atemzeitverhältnis

Auch die **Frequenz** (f), mit der der Patient pro Minute beatmet wird, und das sogenannte **Atemzeitverhältnis** (I:E-Verhältnis) spielen eine Rolle. Physiologisch ist ein Atemzeitverhältnis im Bereich von 1:1,5 bis 1:2.

Drei Beispiele sollen die Bedeutung von Frequenz und Atemzeitverhältnis verdeutlichen:
- Falls man einen Patienten mit einer Frequenz von f = 10/min beatmet, hat man pro Atemzyklus 6 Sekunden Zeit (60 Sekunden geteilt durch 10 = 6). Bei einem I:E-Verhältnis von 1:2 bedeutet das, dass das Beatmungsgerät von diesen 6 Sekunden zwei für die Beatmung und vier für die Ausatmung zur Verfügung hat.
- Falls man den Patienten mit einer Frequenz von f = 12/min beatmet, stehen pro Atemzyklus nur noch 5 Sekunden zur Verfügung (60 Sekunden geteilt durch 12 = 5). Bei einem I:E-Verhältnis von 1:2 bleiben dann „nur" noch 1,66 Sekunden Zeit für die Beatmung anstatt zwei Sekunden wie oben.
- Im dritten Beispiel wird eine Frequenz von f = 15/min gewählt. Pro Atemzyklus stehen also 4 Sekunden zur Verfügung (60 geteilt durch 15). Bei einem I:E-Verhältnis = 1:2 stehen für die Inspiration 1,33 Sekunden zur Verfügung. Würde man das Atemzeitverhältnis auf 1:1,5 ändern, hätte das Beatmungsgerät 1,6 Sekunden für die Inspiration.

Das bedeutet, dass bei der maschinellen Beatmung auch der zeitliche Ablauf eine Rolle spielt.

14.10.4 PEEP- und CPAP-Anwendung

Die Abkürzung „PEEP" steht für englisch „positive endexpiratory pressure". Übersetzt bedeutet dies einen positiven endexspiratorischen Druck, d. h., der Patient hat am **Ende** der Ausatmung – verglichen mit dem atmosphärischen Druck – einen vom Anwender festgelegten positiven Druck in den Atemwegen (➤ Abb. 14.34). Der Effekt besteht in der **Vergrößerung der funktionellen Residualkapazität** (FRC) und einer **Abnahme des intrapulmonalen**

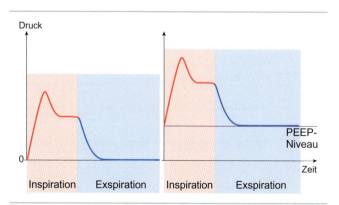

Abb. 14.34 Beatmung ohne PEEP (links) und mit PEEP (rechts) im Vergleich (schematische Darstellung, aus der die Höhe des eingestellten PEEP nicht hervorgeht) [L190]

Rechts-Links-Shunts (also der Alveolen, die zwar durchblutet, aber nicht belüftet werden). PEEP wirkt einer Kollapsneigung von instabilen Alveolen entgegen und kann die Bildung von Atelektasen vermeiden oder im Idealfall auch bereits entstandene Atelektasen wieder eröffnen. Durch den Einsatz eines PEEP wird die Oxygenierung des Patienten verbessert. Oft wird im Rettungsdienst ein PEEP in der Größenordnung 3–10 mbar gewählt. In der intensivmedizinischen Behandlung und somit auch bei Intensivverlegungen sind – je nach Krankheitsbild – auch deutlich höhere Werte möglich.

> **MERKE**
> **Unterschied PEEP und CPAP**
>
> Die Anwendung eines PEEP unter **Spontanatmung ohne Druckunterstützung** wird CPAP genannt. Genau genommen besteht zwischen diesen beiden ein kleiner Unterschied, wie ➤ Abb. 14.35 verdeutlicht. Aus Gründen der Vereinfachung werden die beiden Begriffe oft synonym verwendet, zumal sie vom Effekt her sehr ähnlich sind. Entscheidend für die unterschiedlichen Bezeichnungen ist, dass bei einer Beatmung **mit Druckunterstützung** der PEEP-Wert lediglich am Ende der Exspiration anliegt. Die Anwendung von CPAP (ohne Druckunterstützung) hingegen bedeutet, dass der Patient die ganze Zeit (mehr oder weniger) auf dem eingestellten positiven Atemwegsdruck-Niveau spontan atmet.

Im Rettungsdiensteinsatz wird PEEP bzw. CPAP hauptsächlich beim nichtintubierten Patienten zur Therapie des kardialen Lungenödems oder zur Therapie einer Exazerbation einer COPD eingesetzt. In diesem Kontext ist die CPAP-Anwendung eine Form der **nichtinvasiven Beatmung** (NIV, Noninvasive Ventilation).

Bei folgenden Krankheitsbildern sollte ein PEEP nur mit Vorsicht eingesetzt werden:
- Hypovolämie
- Schädel-Hirn-Trauma
- Lungenembolie
- Obstruktive Ventilationsstörungen

> **PRAXISTIPP**
> **PEEP-Beatmung**
>
> Nicht selten wird der Rettungsdienst eingesetzt, um Intensivverlegungen durchzuführen. Beim Wechsel vom Beatmungsgerät der Intensivstation auf das Beatmungsgerät des Rettungsdienstes kommt es durch die Diskonnektion zu einem Abfall des PEEP. Insbesondere dann, wenn der Patient mit einem hohen PEEP (≥ 10 mbar) beatmet wird, kann dies zu einem bedrohlichen Abfall der Sauerstoffsättigung führen. Um dem vorzubeugen, kann der Endotrachealtubus vor der Diskonnektion des Beatmungsgeräts mit einer armierten Klemme (➤ Abb. 14.36) abgeklemmt werden.
> Für den (Not-)Fall, dass mit dem Beatmungsgerät Probleme auftreten, empfiehlt es sich bei solchen Patienten auch, ein spezielles PEEP-Ventil am Handbeatmungsbeutel zu verwenden, welches Werte bis 20 mbar zulässt.

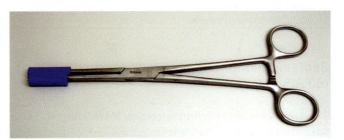

Abb. 14.36 Armierte Klemme, mit der ein Endotrachealtubus abgeklemmt werden kann [M840]

Nichtinvasive Beatmung (NIV)

Die nichtinvasive Beatmung (NIV, Noninvasive Ventilation) ist eine Unterstützung der Atmung bzw. eine Beatmung des Patienten, **ohne** dass dieser **intubiert oder tracheotomiert** ist (daher der Begriff „nichtinvasiv") (➤ Abb. 14.37). Ursprünglich kommt das Verfahren aus dem Bereich der Schlafmedizin bzw. Heimbeatmung. Der Vorteil besteht einerseits darin, dass eine invasive Atemwegssicherung im Rettungsdienst damit vermieden werden kann, etwa eine Intubationsnarkose mit den damit verbundenen Nebenwir-

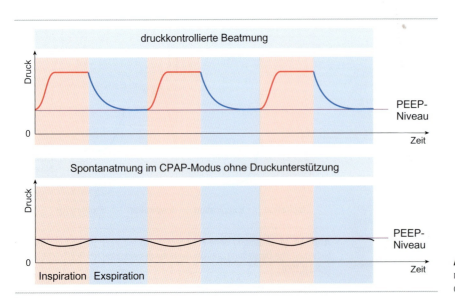

Abb. 14.35 Vergleich von druckkontrollierter Beatmung mit Spontanatmung im CPAP-Modus (Letztere ohne Druckunterstützung) [L190]

kungen bzw. Risiken. Andererseits liegt die Stärke der NIV darin, dass sie eine deutlich bessere Wirkung am Patienten erzielen kann als die alleinige Verabreichung von Sauerstoff. Außerdem ist die nichtinvasive Beatmung einfacher anzuwenden als die invasiven Verfahren. Vorausgesetzt, die Patienten sind **wach und kooperativ**, sind sie in vielen Fällen für die NIV geeignet. Als **absolute Kontraindikation** für die NIV gelten Atemstillstand bzw. Schnappatmung, verlegte Atemwege, gastrointestinale Blutung, Ileus oder Bewusstlosigkeit.

MERKE
Überdruckanwendung bei NIV

Ein Grund für die Effektivität der NIV besteht darin, dass in den Atemwegen ein **stetiger Überdruck** (z. B. CPAP = Continuous Positive Airway Pressure) erzeugt wird. Die Vorteile dieses Überdrucks in den Atemwegen sind im Absatz PEEP beschrieben worden, z. B. Erhöhung der FRC, verminderte Kollapsneigung der Alveolen usw.

Insbesondere bei der **hypoxämischen** (Hypoxämie = zu wenig Sauerstoff im Blut) **akuten respiratorischen Insuffizienz** (ARI) (➤ Abb. 14.38), bei der das Lungenparenchym erkrankt ist und es somit zu einer Störung des Gasaustauschs an der alveolokapillären Membran kommt, ist die PEEP- bzw. CPAP-Anwendung vorteilhaft. Eine hypoxämische ARI besteht u. a. dann, wenn die Atemfrequenz > 25 Atemzüge/min beträgt und die SpO_2 trotz Sauerstoffgabe < 95 % ist. Falls keine Kontraindikationen gegen NIV bestehen, sollte diese angewendet werden. Bei vorliegenden Kontraindikationen ist jedoch die Intubation und (invasive) Beatmung angezeigt.

Einfache triggerfreie Systeme wie in ➤ Abb. 14.37 erlauben lediglich eine Überdruckatmung ohne Druckunterstützung (CPAP). Wird die NIV hingegen mit Beatmungsgeräten durchgeführt, kann zusätzlich zum Überdruck in den Atemwegen noch eine **Druckunterstützung** eingesetzt werden. Dieses Prinzip wird im nächsten Absatz erörtert.

Druckunterstützung bei NIV

Das Gerät erkennt die Einatmungsbemühungen des Patienten (man sagt, das Gerät wird vom Patienten getriggert) und unterstützt die Inspiration dann, indem es – bis zu einem vom Anwender eingestellten Wert – einen Druck in den Atemwegen aufbaut. Je nach Hersteller wird diese **Druckunterstützung** z. B. als PSV oder ASB bezeichnet.

Die Druckunterstützung kommt den Patienten insofern zugute, weil die **Atemarbeit** dadurch reduziert wird. Vorrangig findet die erhöhte Atemarbeit nämlich während der **Inspiration** statt. Erkrankungen, die mit einer Erschöpfung der Atempumpe einhergehen (z. B. akut exazerbierte COPD), machen sich u. a. dadurch bemerkbar, dass das CO_2 ansteigt. Man spricht daher auch von einer **hyperkapnischen** (Hyperkapnie = erhöhter CO_2-Wert) **akuten respiratorischen Insuffizienz** (ARI) (➤ Abb. 14.38).

MERKE
Druckunterstützung PSV bzw. ASB

PSV (Pressure Support Ventilation) bzw. ASB (Assisted Spontaneous Breathing) bedeutet, dass die Bemühung des Patienten einzuatmen bis zu einem zuvor am Gerät eingestellten inspiratorischen Druckwert unterstützt wird. Dies reduziert die Atemarbeit des Patienten. Der eingestellte Druckwert versteht sich dabei als Wert oberhalb des PEEP-Niveaus. Das bedeutet z. B. bei einem PEEP von 5 mbar und einer Druckunterstützung von 10 mbar, dass daraus ein Spitzendruck von 15 mbar in den Atemwegen resultiert: PEEP + PSV/ASB = Atemwegsdruck.

NIV kann mit verschiedensten speziellen Masken angewendet werden, die mit Haltebändern auf dem Gesicht oder auch mit speziellen Helmen fixiert werden. Zusammenfassend kann Folgendes für eine Geräteeinstellung bei der nichtinvasiven Beatmung empfohlen werden:

- Bei hypoxämischer ARI sollen höhere CPAP/PEEP-Werte (etwa 8–10–12 mbar) und keine oder niedrige Druckunterstützung (0–3–5 mbar) eingestellt werden.

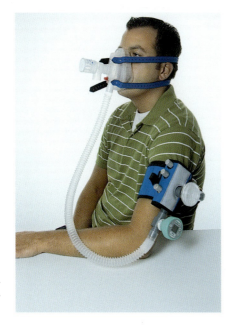

Abb. 14.37 Nichtinvasive Beatmung im Rettungsdienst [J747]

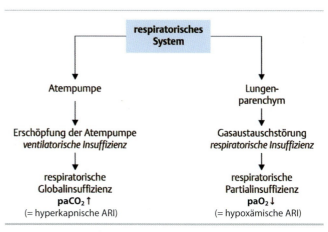

Abb. 14.38 Pathophysiologie der akuten respiratorischen Insuffizienz (ARI). Beispiel für eine hypoxämische ARI ist das Lungenödem, Beispiel für ein hyperkapnisches ARI die akut exazerbierte COPD. [G235]

- Bei hyperkapnischer ARI soll ein leichter PEEP (3–6 mbar) und hohe Druckunterstützung (10–15–20 mbar) eingestellt werden.

MERKE
Mischform BIPAP
BIPAP ermöglicht einerseits, dass der Patient **spontan** auf den beiden Druckniveaus mitatmet, andererseits ist aber auch eine Beatmung gewährleistet, wenn der Patient nicht selbst atmet, also **kontrolliert** beatmet wird. Dies bedeutet, dass bei BIPAP die Grenze zwischen Beatmungsformen für die kontrollierte Beatmung und die Unterstützung der Spontanatmung fließend ist.

14.11 Besonderheiten des kindlichen Atmungssystems

Kinder sind keine kleinen Erwachsenen. Dies zeigt sich insbesondere, wenn man sich die anatomischen und physiologischen Besonderheiten des kindlichen Atmungssystems betrachtet. Bis zum Kleinkindesalter sind die anatomischen Verhältnisse nicht mit denen eines Erwachsenen vergleichbar.

Die Atemwege sind eng und ihre Schleimhäute in diesem Bereich sehr empfindlich. Sie reagieren auf Irritationen sehr schnell mit einer Ödembildung. Säuglinge sind generell obligate Nasenatmer. Verlegungen der Nase führen zu erheblichen Problemen. Kinder haben einen relativ kurzen Hals und eine große Zunge. Der Kehlkopf liegt etwa auf Höhe des dritten bzw. vierten Halswirbels und damit ein bis zwei Wirbelkörper höher als bei einem Erwachsenen. Die Epiglottis eines Kindes ist deutlich größer, u-förmig und lang. Die engste Stelle der kindlichen Atemwege ist nicht der Bereich der Stimmbänder, sondern subglottisch auf Höhe des Ringknorpels. Die kindliche Trachea ist kurz. Bei einem Neugeborenen hat sie lediglich eine Länge von 4 cm und einen Durchmesser von gerade einmal 4 bis 6 mm. Diese engen antomischen Verhältnisse sind ursächlich dafür, dass schon kleinste Schleimhautschwellungen zu lebensbedrohlichen Atemstörungen führen können.

Die beiden Hauptbronchien sind in etwa im gleichen Winkel angeordnet. Aufgrund eines relativ elastischen Thorax führen verstärkte Zwerchfellkontraktionen im Rahmen einer verstärkten Atmung bei Kindern rasch zu interkostalen Einziehungen. Das Atemzugvolumen ist bezogen auf ein Kilogramm Körpergewicht mit dem des Erwachsenen identisch. Die Atemfrequenz (➤ Tab. 14.3) ist insbesondere bei einem Neugeborenen deutlich höher. Kinder haben einen wesentlich höheren Sauerstoffverbrauch als Erwachsene. Der höhere Sauerstoffverbrauch (➤ Tab. 14.3) und die geringere funktionelle Residualkapazität führen bei Kindern sehr schnell zur Ausschöpfung der pulmonalen Sauerstoffreserve.

KAPITEL 15

Hubert Hasel und Torsten Moeser

Stoffwechsel und Ernährung

15.1	**Wie viel Energie braucht der Mensch?**	372
15.1.1	Energiebedarf und -umsatz	372
15.1.2	Energiegehalt der Nährstoffe	373
15.1.3	Energetische Bedeutung des Alkohols	373
15.2	**Stoffwechsel der Kohlenhydrate – Insulin und Insulinmangel**	373
15.2.1	Aufbau und biologische Bedeutung des Insulins	373
15.2.2	Häufigstes Stoffwechselleiden: Diabetes mellitus	374
15.2.3	Akutkomplikationen des Diabetes mellitus	375
15.2.4	Diabetische Spätschäden	376
15.2.5	Diabetes-Behandlung	376
15.3	**Stoffwechsel der Fette – Fettstoffwechselstörungen**	378
15.3.1	Fettstoffwechselstörungen	378
15.3.2	Risikofaktor Cholesterin	378
15.4	**Körpergewicht und Essverhalten**	378
15.4.1	Normalgewicht und Übergewicht	378
15.4.2	Magersucht	379
15.5	**Mineralstoffe (Mengenelemente und Spurenelemente)**	380
15.5.1	Mengenelemente	380
15.5.2	Spurenelemente	380
15.6	**Ballaststoffe**	381
15.7	**Parenterale Ernährung**	381
15.8	**Gesundheit und Lebensstil: Der Mensch ist, was er isst**	382
15.8.1	Vitamine, Vitamine	382
15.8.2	Risiko Mangelernährung	382
15.8.3	Weniger ist mehr	383
15.9	**Verdauungssystem, eine Übersicht**	383
15.9.1	Mechanische und chemische Verdauung	383
15.9.2	Verdauungstrakt	383
15.9.3	Flüssigkeitsumsatz	383
15.9.4	Feinbau des Verdauungskanals	383
15.9.5	Peritoneum	384
15.10	**Gefäßversorgung des Bauchraums**	386
15.10.1	Arterien des Bauchraums	386
15.10.2	Venen des Bauchraums	386
15.10.3	Lymphgefäße und Lymphknoten	387
15.11	**Mundhöhle und Rachenraum**	387
15.11.1	Mundhöhle	387
15.11.2	Rachen	388
15.11.3	Speiseröhre	388
15.12	**Magen**	390
15.12.1	Abschnitte des Magens	390
15.12.2	Muskelschicht der Magenwand	391
15.12.3	Magenschleimhaut	391
15.12.4	Magensaft	391
15.12.5	Durchmischung des Speisebreis	392
15.12.6	Entleerung des Magens	393
15.12.7	Erkrankungen des Magens	393
15.13	**Dünndarm**	395
15.13.1	Abschnitte des Dünndarms	395
15.13.2	Lymphatisches Gewebe des Dünndarms	396
15.13.3	Dünndarmsaft	396
15.13.4	Dünndarm-Bewegungen	396
15.13.5	Erkrankungen des Dünndarms	397
15.13.6	Gastrointestinale Blutungen	397
15.14	**Pankreassaft und Galle, Gallenwege und Gallenblase**	398
15.14.1	Pankreassaft	398
15.14.2	Galle	398
15.14.3	Gallenwege	399
15.14.4	Gallenblase	400
15.15	**Resorption**	401
15.15.1	Verdauung und Resorption der Eiweiße	402
15.15.2	Verdauung und Resorption der Kohlenhydrate	402
15.15.3	Verdauung und Resorption der Fette	403
15.15.4	Resorption der Elektrolyte	403

15.15.5 Resorption der Vitamine 403
15.15.6 Resorption der Nukleinsäuren 403

15.16 Dickdarm und Rektum 403
15.16.1 Dickdarmschleimhaut 403
15.16.2 Bauchfellüberzug des Dickdarms 404
15.16.3 Kolon 404
15.16.4 Rektum 404
15.16.5 Transport des Dickdarminhalts 405
15.16.6 Blinddarm und Appendix 406
15.16.7 Stuhlentleerung 406

15.17 Pankreas 407
15.17.1 Lage und makroskopischer Aufbau 407
15.17.2 Langerhans-Inseln 408
15.17.3 Insulin und Glukagon 408

15.18 Leber 408
15.18.1 Lage und makroskopischer Aufbau der Leber 408
15.18.2 Leber als Entgiftungs- und Ausscheidungsorgan 410
15.18.3 Gallenfarbstoff Bilirubin 411
15.18.4 Leber als zentrales Stoffwechselorgan 412

15.1 Wie viel Energie braucht der Mensch?

Energieliefernde Stoffwechselprozesse (Katabolismus) sind für den Organismus lebenswichtig. Nur mit ihrer Hilfe kann er in ausreichendem Umfang die Struktur seiner Zellen aufbauen und aufrechterhalten (Anabolismus). Auch für körperliche Arbeit und zur Konstanthaltung des inneren Milieus wird Energie benötigt.

Diese Energie führt sich der Mensch in Form der **Nahrungsmittel** zu, deren Energiegehalt in den chemischen Bindungen der drei Hauptnährstoffe **Fett, Eiweiß** und **Kohlenhydrate** gespeichert ist. Beim Abbau der Nährstoffe wird Wärmeenergie freigesetzt. Diese wird zur Aufrechterhaltung der Körpertemperatur benötigt (➤ Abb. 15.1).

Der Energiegehalt von Nahrungsmitteln wird in der Einheit (Kilo-)**Joule** oder (Kilo-)**Kalorie** ausgedrückt. Eine Kilokalorie (kcal = 1.000 Kalorien) entspricht der Energie, die benötigt wird, um einen Liter Wasser von 14 auf 15 °C zu erwärmen. Dabei gilt: 1 kJ = 0,24 kcal bzw. 1 kcal = 4,2 kJ.

Der Energieumsatz wird in Watt (W) angegeben. Handelt es sich jedoch um tagesbezogene Durchschnittswerte, so werden diese in kJ/Tag oder in kcal/Tag angegeben.

15.1.1 Energiebedarf und -umsatz

Als Faustregel gilt, dass für den nicht schwer körperlich arbeitenden Menschen eine Zufuhr von **10.000 Joule** bzw. **2.400 kcal pro Tag** ausreichend ist, um das Energiegleichgewicht zu erhalten. Bei ganztägiger Schwerstarbeit oder Leistungssport kann aber weit mehr pro Tag benötigt werden.

Richtwerte für den Energiebedarf werden in entsprechenden Tabellen angegeben (➤ Tab. 15.1). Diese sollten neben dem Körpergewicht das Lebensalter, Geschlecht und besondere Lebensumstände wie Schwangerschaft, Stillperiode und den Grad der körperlichen Arbeit berücksichtigen. Viele Faktoren beeinflussen jedoch den täglichen Energiebedarf, sodass ein Grundumsatz definiert wurde. Der Grundumsatz wird meistens in Quadratmeter

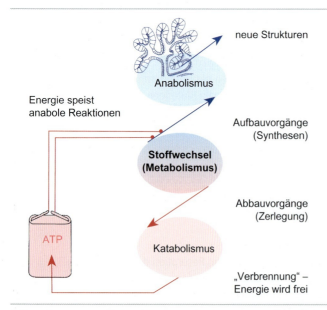

Abb. 15.1 Stoffwechsel (Metabolismus): Schaffung neuer Organstrukturen heißt Anabolismus, Zerlegung und Verbrennung von Nahrungsbestandteilen oder Körperreserven Katabolismus. [L190]

Tab. 15.1 Energiebedarf und -umsatz unter verschiedenen Bedingungen. Beim genauen Energiebedarf spielen noch weitere Faktoren eine Rolle (z. B. Freizeitaktivitäten, psychische Unruhe, Stoffwechselbesonderheiten). Alte Menschen haben einen geringeren Energiebedarf. Kurzfristig kann der Energieumsatz deutlich höher liegen als im Tagesmittel. Flottes Treppensteigen erfordert ca. 1.000 W, beim 100-m-Lauf können über 2.000 W geleistet werden (100 W = 8.640 kJ/Tag).

Tätigkeit	Mann (70 kg) kcal/Tag [kJ/Tag]	Frau (60 kg) kcal/Tag [kJ/Tag]
Leichte Tätigkeiten (Büro)	2.500 [10.400]	2.100 [8.800]
Mittelschwere Tätigkeiten (Krankenschwester)	3.000 [12.500]	2.600 [10.800]
Schwerarbeit (Bauarbeiter)	3.600 [15.000]	3.500 [15.000]
Schwerstarbeit (Ausdauer-Leistungssport)	Bis weit über 4.000 [17.000]	Bis weit über 4.000 [17.000]
Letztes Drittel der Schwangerschaft (bei leichter Tätigkeit)	–	2.500 [10.400]
Stillen (bei leichter Tätigkeit)	–	2.800 [11.700]

Körperoberfläche angegeben (➤ Abb. 15.2). Dies liegt daran, dass die umgesetzte Energie in Form von Wärme über die Hautoberfläche abgegeben wird. Je größer die Körperoberfläche ist, desto höher auch der Wärmeverlust und somit der Energieumsatz.

15.1.2 Energiegehalt der Nährstoffe

Aus Fett, Eiweiß und Kohlenhydraten werden im Stoffwechsel unterschiedliche Mengen an Energie gewonnen: Pro aufgenommenes Gramm Kohlenhydrate und Eiweiß sind dies 17 kJ (4 kcal), pro Gramm Fett 38 kJ (9 kcal).

Diese Zahlen bezeichnen den vom Menschen verwertbaren (biologischen) **Energiegehalt;** der tatsächliche (physikalische) Energiegehalt ist höher, weil wir vor allem die Eiweiße nicht vollständig verwerten können.

Bei einer kalorisch ausreichenden Ernährung sollte ein Gleichgewicht zwischen Kalorienzufuhr und -verbrauch bestehen. Aber auch das Verhältnis der Nährstoffe zueinander ist von großer Bedeutung für die Gesundheit; ideal ist ein ausgewogenes Verhältnis von Fetten, Eiweiß und Kohlenhydraten.

Umgerechnet auf Absolutzahlen in Gramm ergibt sich damit für einen „Durchschnittsmann" mit 75 kg Körpergewicht ein täglicher Bedarf an Kohlenhydraten von ca. 360 g, an Eiweiß und Fett von jeweils knapp 75 g. Frauen benötigen weniger. Tatsächlich aber wird sehr oft vor allem zu viel Fett aufgenommen, Männer konsumieren im Schnitt über 100 g täglich.

Nun isst der Mensch die Nährstoffe nicht in Form von reinen Fetten, Eiweißen oder Kohlenhydraten, sondern er nimmt sie in den verschiedenen Nahrungsmitteln wie Fleisch, Milch, Eiern, Kartoffeln, Obst oder Gemüse gemischt zu sich. Tabellen geben Auskunft über den Energiegehalt der Nahrungsmittel.

15.1.3 Energetische Bedeutung des Alkohols

Viele Diätanläufe scheitern, weil alkoholische Getränke in den aufgestellten Kostplänen nicht ausreichend berücksichtigt werden. Ein Gramm Alkohol liefert 30 kJ = 7 kcal Energie und liegt damit also energetisch fast so hoch wie 1 g Fett.

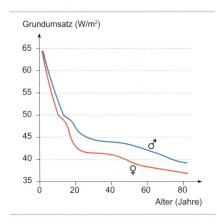

Abb. 15.2 Grundumsatz in Abhängigkeit von Lebensalter. Säuglinge und Kleinkinder haben eine im Verhältnis zum Körpergewicht große Körperoberfläche und zusätzlichen Energiebedarf zum Aufbau vom Körperstrukturen. Nach einem Plateau sinkt der Grundumsatz ab ca. dem 40. Lebensjahr nochmals ab. [L190]

> **MERKE**
> **Oft unterschätzt: Alkohol als Energieträger**
> Der Energiegehalt des Alkohols wird meist unterschätzt: Trinkt man z. B. zu einer ansonsten ausgewogenen Ernährung jeden Abend zusätzlich eine Flasche Bier (0,5 l, Alkoholgehalt 5 %), so ergibt sich am Jahresende eine Erhöhung des Körpergewichts von rund 9 kg. Der Ausdruck „Bierbauch" für das typisch männliche Fettpolster (➤ Kap. 4.4) trifft also meist den Kern des Problems.

15.2 Stoffwechsel der Kohlenhydrate – Insulin und Insulinmangel

> **MERKE**
> **Wichtigster Energielieferant**
> Die aufgenommenen Kohlenhydrate werden im Verdauungstrakt bis zu Zweifach- und Einfachzuckern gespalten (➤ Kap. 15.15.2). Hierbei fällt hauptsächlich **Glukose** = Traubenzucker an. Die übrigen Einfachzucker, z. B. Fruktose und Galaktose, werden ebenfalls überwiegend zu Glukose umgewandelt.
> Die Glukose ist also das zentrale Molekül des Kohlenhydratstoffwechsels und auch das wichtigste energieliefernde Molekül des Menschen (➤ Kap. 2.6.1).

15.2.1 Aufbau und biologische Bedeutung des Insulins

Das von den B-Zellen des Pankreas (Bauchspeicheldrüse) gebildete **Insulin** ist ein Peptidhormon aus zwei miteinander verbundenen Aminosäureketten.

Insulin hat vielfältige biologische Wirkungen. Die wichtigsten Insulinwirkungen sind (auch ➤ Tab. 10.2):
- Steigerung der Durchlässigkeit der Zellmembranen (v. a. Muskelzellen) für Glukose, wodurch Glukosemoleküle verstärkt vom Plasma- bzw. Interzellularraum in den Intrazellulärraum wandern.
- Steigerung der enzymatischen Verwertung der Glukose in der Zelle (Verbrennung zur Energieerzeugung wie auch Überführung in die Speicherform Glykogen in Leber- und Muskelzellen).
- Steigerung der Durchlässigkeit von Zellmembranen für freie Fettsäuren. In den Zellen (Leber- und Fettgewebe) werden die Fettsäuren dann vermehrt in Depotfett (Triglyzeride) überführt und gespeichert.
- Da neben der vermehrten Glykogen- und Triglyzeridbildung durch die Wirkung des Insulins auch vermehrt Eiweiße gebildet werden, kann man das Insulin auch als klassisches **anaboles** (aufbauendes) **Hormon** bezeichnen.

> **MERKE**
> **Medizinische Bedeutung des Insulins**
> Insulin ist das einzige Hormon, das den Blutzuckerspiegel senken kann, indem es die Aufnahme der Glukose aus dem Blut und dem Interstitium in das Innere der Zellen fördert. Erst durch Insulin wird Glukose für die Energieerzeugung in der Zelle verfügbar. Fehlt Insulin, so kommt es zum **Diabetes mellitus** mit Energiemangel in den Zellen und gleichzeitig zu hohem Glukosespiegel im Blut.

15.2.2 Häufigstes Stoffwechselleiden: Diabetes mellitus

4 Millionen Diabetiker in Deutschland

Nahezu 5 % der deutschen Bevölkerung leiden an der Zuckerkrankheit (**Diabetes mellitus**, kurz **Diabetes**). Es werden zwei Diabetes-Typen unterschieden, Typ I und II.

Die Bereitschaft zur Entwicklung eines Diabetes kann bei beiden Typen vererbt sein, wobei jedoch kein einfacher Erbgang vorliegt, sondern mehrere Gene und Umwelteinflüsse an der Ausprägung der Erkrankung beteiligt sind. Bei einer familiären Belastung ist daher die Wahrscheinlichkeit, an einem Diabetes zu erkranken, um ein Vielfaches größer als normal.

Diabetes mellitus bedeutet wörtlich übersetzt „honigsüßer Durchfluss". Der Begriff stammt aus der Zeit, als man zur Erkennung von Krankheiten den Urin des Patienten schmeckte, und charakterisiert gleichzeitig den mit der Krankheit verbundenen stark erhöhten Urinfluss. Umgangssprachlich wird sie oft nur als Diabetes und im Volksmund als Zuckerkrankheit bezeichnet. Es handelt sich dabei um eine Wohlstandserkrankung, die sich zur Volkserkrankung entwickelt hat. Die Weltgesundheitsorganisation (WHO) rechnet für 2025 mit 400 Millionen Diabetespatienten weltweit.

Die Weltgesundheitsorganisation (WHO) und die American Diabetes Association (ADA) definieren das Vorliegen einer Diabeteserkrankung, wenn Nüchternblutzuckerwerte > 126 mg/dl (7 mmol/l) oder bei mehrfachen Messungen einen Gelegenheitsblutzuckerwert > 200 mg/dl erkennen lassen.

Bedeutsam sind zwei Typen der Erkrankung, die es zu kennen und voneinander abzugrenzen gilt.

Diabetes mellitus Typ 1

Der **Diabetes mellitus Typ 1** ist eine Autoimmunerkrankung, die durch eine Zerstörung der Beta-Zellen des Pankreas (Bauchspeicheldrüse) bedingt ist. Hierfür werden Virusinfekte verantwortlich gemacht, die bei gegebener erblicher Disposition den Untergang der Beta-Zellen begünstigen. Als Folge davon produziert die Bauchspeicheldrüse kein Insulin mehr, es kommt zu einem absoluten Insulinmangel. Etwa 5–10 % aller Diabetes-mellitus-Fälle entfallen auf den Typ 1.

Diabetes mellitus Typ 2

Der **Diabetes mellitus Typ 2** ist bedingt durch zwei Faktoren: Übergewicht und Bewegungsmangel. Er betrifft vor allem Erwachsene in der Lebensmitte bis in das höhere Alter. Bedauerlicherweise wird jedoch in zunehmendem Maße auch im Kindesalter das Auftreten eines Typ-2-Diabetes gesehen. Wie bei den Erwachsenen scheinen auch hier Adipositas und Bewegungsmangel eine Rolle zu spielen.

Bedingt durch übermäßige Ernährung, kommt es zunächst zu einer Überproduktion an Insulin. In den Körpergeweben führt dies an den Insulinrezeptoren zu einer **Insulinresistenz.** Die Beta-Zellen in der Bauchspeicheldrüse produzieren immer mehr Insulin, bis ihre Funktionsfähigkeit der Erschöpfung weicht und sich somit die Krankheit durch einen relativen Insulinmangel manifestiert. Diese **Verminderung der Insulinsekretion** kann im Verlauf der Erkrankung bis zum Versagen der Beta-Zellen führen. Etwa 90–95 % der Diabetes-mellitus-Fälle werden dem Typ 2 zugeordnet.

> **KRANKHEIT/SYMPTOM**
> **Diabetes mellitus Typ 1 und Typ 2 im Überblick**
>
> - Der **Diabetes Typ 1** wird durch eine Vernichtung der Beta-Zellen des Pankreas charakterisiert. Dadurch verliert der Körper die Fähigkeit, das notwendige Insulin zu produzieren.
> - Charakteristisch für den **Diabetes Typ 2** ist eine Insulinresistenz der Zellen und ein allmähliches Versagen der Insulinproduktion im Pankreas.

> **KRANKHEIT/SYMPTOM**
> **Weitere Diabetesformen**
>
> Neben den beschriebenen Haupttypen des Diabetes gibt es weitere Diabetesformen, von denen man im Rettungsdienst zumindest einmal gehört haben sollte:
> - Gestationsdiabetes: in 6 % aller Schwangerschaften durch Glukoseintoleranz
> - Genetische Defekte (z. B. MODY = Maturity-Onset-Diabetes Of The Young) mit Manifestation < 25. Lebensjahr als autosomal dominante Erbkrankheit
> - Pankreaserkrankungen, z. B. nach Pankreatektomie (u. a. nach Whipple-OP bei Pankreaskarzinom)
> - Endokrinologische Erkrankungen
> - Medikamentös/toxisch bedingt

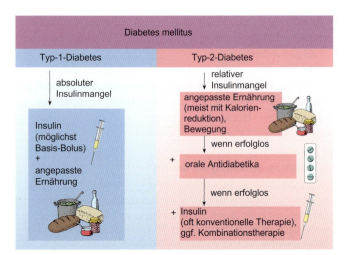

Abb. 15.3 Grundbausteine der Diabetestherapie [L190]

Umrechnung mmol in mg/dl und umgekehrt

Je nachdem, bei welchem Arzt der Patient in Behandlung ist, werden die Messergebnisse der Blutzucker-Selbstkontrollen in mg/dl oder in mmol angegeben. Hier eine einfache Umrechnungsformel:

$$mg/dl \times 0,0555 = mmol/l$$

$$mmol/l \times 18,0182 = mg/dl$$

15.2.3 Akutkomplikationen des Diabetes mellitus

Überzuckerung und diabetisches Koma

Bei der Überzuckerung (**Hyperglykämie**) mangelt es nicht an Glukose, diese ist ausreichend vorhanden. Das Problem ist, dass der im Blut gelöste Zucker nicht oder nicht in ausreichender Menge zu den Körperzellen gelangt. Die Blutzuckerwerte, die dabei gemessen werden, sind sehr individuell. Meist werden bei einem diabetischen Koma BZ-Werte > 500 mg/dl festgestellt.

Bei ansteigenden Blutzuckerwerten versucht der Körper, den Zucker über die Niere auszuscheiden (> Abb. 15.4). Die Nierenschwelle für Glukose liegt bei etwa 200 mg/dl. Ab diesem Wert bindet der Zucker als großmolekularer Stoff Wasser an sich. Der Zucker wird über den Urin ausgeschieden (**Glukosurie**), was zu großem Harnfluss führt (**Polyurie**). Obwohl die Patienten viel trinken und ein starkes Durstgefühl besteht (**Polydipsie**), kommt es sehr schnell zu einer Austrocknung des Körpers (**Exsikkose**). Dies führt zu Vigilanzveränderungen, bis hin zur Bewusstlosigkeit.

> **PRAXISTIPP**
> **Frühwarnzeichen eines ansteigenden Blutzuckers**
> Durst, vermehrte Harnausscheidung, Schwäche mit Kollapsneigung, Übelkeit und Erbrechen, Zeichen der Austrocknung. Später: Einsetzen einer Kußmaul-Atmung mit Azetongeruch der Ausatemluft.

Unterschiedliche Komaursachen

Es gibt unterschiedliche Auslöser für ein **hyperglykämisches Koma,** je nachdem, ob es sich um einen Typ-2- oder Typ-1-Diabetes handelt. Beide Formen sind **lebensbedrohlich.**

Diabetische Ketoazidose (Typ-1-Diabetes) Kann die Erstmanifestation der Erkrankung darstellen. Durch absoluten Insulinmangel wird die Aufnahme von Glukose in die Zellen verhindert, sodass diese die für den Zellstoffwechsel benötigte Glukose nicht erhalten. Der Körper versucht, andere Energiequellen zu nutzen. Dies erfolgt über einen Abbau von Fettreserven, der Lipolyse (Fettabbau). Da die Leber die Stoffwechselprodukte nicht schnell genug abbauen kann, gelangen überschüssige Ketonkörper in das Blut. Dies führt zu einem Absinken des Blut-pH-Werts und mündet in einer Azidose. Um diese auszugleichen, setzt eine schnelle, tiefe Atmung (Kußmaul-Atmung) mit Abatmung von Azeton ein. Die erhöhte Glukosekonzentration im Blut führt zu vermehrter Wasserausscheidung über die Nieren. Daraus folgt ein ausgeprägter Volumenverlust bis hin zu einem hypovolämischen Schock.

Hyperosmolares hyperglykämisches nichtketotisches Syndrom (HHNS) (Typ-2-Diabetes) Im Vordergrund steht insbesondere die schwere Hyperglykämie (Überzuckerung), bei der oft Blutzuckerwerte oberhalb von 600 mg/dl nachgewiesen werden. Durch die ausgeprägte Hyperglykämie kommt es zur Hyperosmolarität des Blutes. Die Anzahl der gelösten Teilchen im Blut ist deutlich höher als normal. Das führt zu einer Austrocknung des Patienten, da er die überschüssige Glukose durch massive Urinbildung über die Niere auszuscheiden versucht. Nicht selten zeigen die Patienten Krampfanfälle oder Zeichen eines Schlaganfalls. Mitunter kommt es zu einem vollständigen Koma.

Unterzuckerung (Hypoglykämie)

Von einer Unterzuckerung (**Hypoglykämie**) spricht man ab einem Blutzuckerspiegel von 40 bis 50 mg/dl. Bei der Hypoglykämie fehlt es dem Körper am Energieträger (Glukose). Ursachen dafür sind zumeist körperliche Anstrengung, begleitende Erkrankungen wie Fieber oder Infektionserkrankungen ohne ausreichende Nahrungszufuhr.

> **ACHTUNG**
> **Hypoglykämien**
> Etwa 4 bis 10 % aller Hypoglykämien verlaufen unbemerkt. Besonders gefährdet sind Patienten mit langer Krankheitsdauer und Insulintherapie, diabetischen Langzeitschäden und hohem Alkoholkonsum.

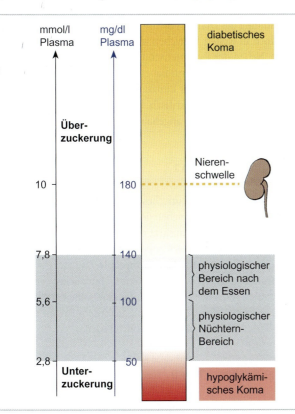

Abb. 15.4 Blutzuckerspiegel. Der dunkelgrau hinterlegte Bereich entspricht den physiologischen Blutzuckerschwankungen. Die Überzuckerung bis hin zum diabetischen Koma ist gelb, die Unterzuckerung rot hinterlegt. Tritt Glukose im Urin auf, entspricht dies einer Überschreitung der Glukoseschwelle in der Niere. [L190]

15.2.4 Diabetische Spätschäden

Diabetes kann nicht nur eine direkte Todesursache sein, sondern nimmt den Betroffenen durch Folgeschäden Lebenserwartung und Lebensqualität (> Abb. 15.5).

Gefäßveränderungen (Angiopathien)

Durch den erhöhten Blutzucker kann es zu sklerotischen Veränderungen der Gefäßwände kommen. Folge ist z. B. die Ausbildung einer koronaren Herzerkrankung, ein erhöhtes Risiko, einen Schlaganfall zu erleiden, und die Ausbildung peripherer arterieller Durchblutungsstörungen.

Durch die Gefäßveränderungen der kleineren Arterien und Arteriolen bildet sich beim Diabetiker eine **diabetische Retinopathie** mit gesteigerter Erblindungsgefahr aus. Es kommt zu punktförmigen Einblutungen in die Netzhaut und zu nachweisbaren Degenerationsherden (Cotton-Wool-Herd), auch Blutungen direkt in den Glaskörper sind möglich.

Die **diabetische Nephropathie** entsteht durch sklerotische Veränderungen in den Nierenarterien und Nierenarteriolen, begünstigt durch bakterielle Entzündungen (Pyelonephritis) und narbige Veränderungen der Nierenkörperchen (Glomerulosklerose). Folge ist eine Niereninsuffizienz, die letztendlich Nierenersatzverfahren (Dialyse) benötigt.

Die **diabetische Polyneuropathie** entsteht als direkte Nervenschädigung durch die erhöhten Blutzuckerwerte, aber auch durch die peripheren Gefäßveränderungen und die dadurch herabgesetzte Blutversorgung der peripheren Nerven. Oftmals ist die diabetische Polyneuropathie auf die unteren Extremitäten beschränkt, kann aber auch in die Darmmotorik oder die Kreislaufregulation eingreifen. In der Folge kommt es zunächst zu Sensibilitätsstörungen, im weiteren Verlauf gesellen sich Schmerzen und Lähmungen hinzu. Letztere führen dann zur typischen ataktischen Gangstörung. Besonders die Sensibilitätsstörungen und Lähmungen begünstigen später die Entstehung des diabetischen Fußsyndroms. Insbesondere ist bei diesen Patienten auch mit einem gestörten Schmerzempfinden zu rechnen. So können bei Diabetikern z. B. Herzinfarkte stumm verlaufen.

Das **diabetische Fußsyndrom** entsteht durch kleine Verletzungen, z. B. beim Schneiden der Fußnägel, oder durch Druckstellen, die durch schlecht sitzende Schuhe oder schlechtes Strumpfmaterial hervorgerufen werden. Es kommt zur Nekrose mit Gewebsuntergang, zu der sich zusätzliche Infektionen durch Fäulnisbakterien gesellen können, und es entsteht die diabetische Gangrän. An den Fußballen bilden sich ebenso wie an den Fersen tiefe Gewebsdefekte aus.

Diabetiker können aber durch Disziplin bei der Fußpflege und druckentlastendes Schuhwerk viel dazu beitragen, das diabetische Fußsyndrom zu verhindern.

15.2.5 Diabetes-Behandlung

Die Behandlung des Diabetes mellitus gelingt heute meist ganz gut, sie ist jedoch in weiten Bereichen abhängig von der Mitarbeit des Patienten. Neben der Patientenschulung und -aufklärung über die Krankheit kommen orale Antidiabetika, eine Insulintherapie sowie die diätische Einstellung des Blutzuckers in Betracht. Zudem sollte das Essverhalten generell kritisch betrachtet und der Patient zu mehr körperlicher Aktivität angehalten werden.

Diabetes mellitus Typ I

Als erstes wichtiges therapeutisches Vorgehen steht hier die **Patientenschulung.** Diese wird neben der weiter betreuenden Beratung durch den behandelnden Hausarzt oder Diabetologen in Gruppenschulungen in Krankenhäusern angeboten. Weiterhin sollte der Diabetiker durch eine gezielte **Insulintherapie** Blutzuckerwerte um den Normalbereich erreichen, d. h. Blutzucker nüchtern 100 ± 20 mg/dl. Nach der Nahrungsaufnahme sollte der Blutzucker idealerweise etwa 140 mg/dl betragen; außerdem sollten die Blutfett- und Blutdruckwerte im Normbereich liegen

Diabetes mellitus Typ II

Auch hier steht zunächst einmal die **Patientenschulung** im Vordergrund. Weiteres Therapieziel ist bei vorhandenem Übergewicht die Gewichtsreduktion. Diese soll nicht als Nulldiät angelegt sein, sondern das Gewicht in einem angemessenen Zeitraum reduzieren. Eine Reduktion des Ausgangsgewichts um 5–10 % kann das Risiko für die Gesundheit deutlich senken. Durch vermehrte Bewegung

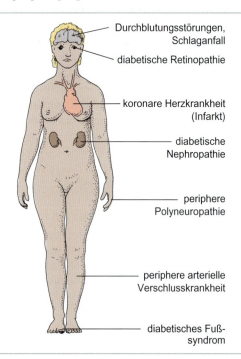

Abb. 15.5 Diabetische Folgeerkrankungen. Häufige Todesursachen bei Diabetikern sind Herzinfarkt, Schlaganfall und Nierenversagen durch diabetische Nephropathie. [L190]

und ausgewogene Ernährung kann sich der Blutzucker bei jüngeren Patienten im Normbereich einstellen lassen, bei älteren Patienten sollte dieser vor den Mahlzeiten < 200 mg/dl betragen.

Medikamentöse Therapie

Zur medikamentösen Therapie steht eine Reihe von **oralen Antidiabetika** und **Insulin** zur Verfügung. Orale Antidiabetika sollten erst nach Scheitern der diätischen Blutzuckereinstellung eingesetzt werden und kommen nur beim Diabetiker des Typs II in Betracht.

Eines der bekanntesten Präparate, die derzeit verwendet werden, ist das **Metformin.** Dieses verbessert die Wirkung des Insulins in den Geweben (Schlüssel-Schloss-Prinzip), gleichzeitig wird die Produktion der Glukose gebremst und die Gewichtsabnahme erleichtert.

Daneben gibt es noch viele weitere „Zuckertabletten", wie sie im Volksmund gerne bezeichnet werden, die an unterschiedlichen Stellen in die Glukoseproduktion, Darmresorption verschiedener Stoffwechselprodukte, Insulinsekretion bzw. -freisetzung oder -empfindlichkeit eingreifen.

Für den Diabetiker des Typs I, der an einem absoluten Insulinmangel leidet, bleibt nur die Substitution des Hormons. Beim Typ-2-Diabetiker kann die Insulintherapie in Verbindung mit oralen Antidiabetika angezeigt sein. Hierfür stehen zur Applikation – Insulin wird im häuslichen Umfeld subkutan durch Injektion verabreicht – **Insulin-Pens** (➤ Abb. 15.6) oder auch **Insulinpumpen** zur Verfügung. Die Insulintherapie erfordert ein hohes Maß an Compliance beim Patienten, da regelmäßige Blutzuckerselbstkontrollen durchgeführt werden müssen. Zu unterscheiden sind die Insuline, die bei der Behandlung eingesetzt werden, nach ihrer Wirkdauer. So sind Alt- und Normalinsulin kurzwirksam; Depotinsuline, die zu einer verzögerten Insulinausschüttung führen, wirken deutlich länger und Mischinsuline beinhalten kombiniert kurz- und langwirksame Insuline.

Auch hier gibt es wieder Therapieunterschiede zwischen den einzelnen Diabetikertypen.
- Der **Typ-1-Diabetiker** spritzt ein- bis zweimal täglich ein Depotinsulin, um den absoluten Insulinmangel auszugleichen und seinen Grundbedarf an Insulin abzudecken. Zusätzlich dazu misst er vor jeder Mahlzeit seinen aktuellen Blutzuckerwert und spritzt kurzwirksames Insulin. Hierzu muss er aber die Mahlzeit, die er zu sich nimmt, entsprechend einschätzen, um die richtige Menge an Insulin zu wählen. Kleinere Blutzuckerschwankungen können so ausgeglichen werden. Leicht geht das auch mit den Insulinpumpen, die dann entsprechend des Blutzuckerwertes eine einstellbare Insulinmenge abgeben.
- Der **Typ-2-Diabetiker** hingegen setzt zweimal täglich ein Mischinsulin ein. Dies fordert aber eine strikte Einhaltung fester Zeiten, zu denen die Mahlzeiten eingenommen werden, und verzeiht wenig Fehler.

Diätische Diabetes-Therapie

Ziel der diätischen Diabetesbehandlung ist, das Übergewicht als eine Ursache des Diabetes Typ II auszuschalten bzw. beim Typ-1-Diabetiker die zuzuführende Kohlenhydratmenge den Bedürfnissen, aber auch dem substituierten Insulinvorrat anzupassen.

Als Berechnungsgrundlage für die Berechnung der Energie- bzw. Kohlenhydratzufuhr haben sich die sogenannten **Broteinheiten** (= BE) durchgesetzt. Eine Broteinheit entspricht in etwa einer mittelgroßen Kartoffel bzw. einem halben Brötchen. Je nach körperlicher Belastung müssen mehr oder weniger BE zugeführt werden. So sollen schwer arbeitende Menschen etwa 25 bis 30 BE täglich zu sich nehmen, wobei ein Patient in diätischer Therapie zur Gewichtsreduktion nur 9 bis 10 BE täglich essen soll. Für Diabetiker gibt es BE-Austauschtabellen zur Berechnung der BE; viele Lebensmittel sind bereits entsprechend gekennzeichnet und im Zweifel kann man sich folgende Umrechnung merken: 1 BE = 10–12 g Kohlenhydrate. Auch die Diäten unterscheiden sich, indem sie beim adipösen Patienten fettreduziert, aber auch kalorienberechnet oder kohlenhydratberechnet, sprich nach Broteinheiten berechnet, sind.

Diabetiker lernen in aller Regel die für sie am besten geeignete Diätform im Rahmen der Diabetesschulung durch Diätassistenten kennen.

Metabolisches Sydrom

Das metabolische Syndrom ist eine Zusammenfassung von Faktoren, die das Risiko, eine Herz-Kreislauf-Erkrankung zu erleiden –

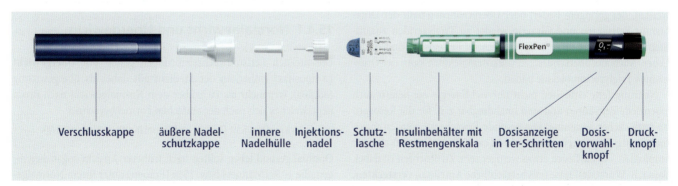

Abb. 15.6 Insulin-Pen (zerlegt). Im Pen liegt eine Insulinpatrone. Die benötigte Insulinmenge wird am Dosierrad eingestellt und durch Druck auf den Injektionsknopf injiziert. Für jedes Insulin ist ein separater Pen erforderlich. [U107]

und an ihr oder deren Folgen zu versterben –, ganz erheblich erhöhen. In der Literatur wird dieses Syndrom auch gerne als das **„tödliche Quartett"** bezeichnet, das aus

- erhöhten Blutfettwerten (Hyperlipidämie),
- einem ausgeprägten Bluthochdruck (Hypertonus),
- einem bauchbetonten Übergewicht (Adipositas) und
- erhöhten Blutzuckerwerten (Hyperglykämie)

besteht. Dies alles führt in der Folge zur **Insulinresistenz.** Genau so einfach, wie das Quartett beschrieben ist, klingt auch die Behandlungsstrategie, denn mehr Bewegung und reduzierte Kohlenhydrataufnahme senken das Risiko der Folgen eines metabolischen Syndroms: Herzinfarkt und Schlaganfall. Eine Begleiterkrankung und nicht genau vom metabolischen Syndrom abgrenzbar ist die **Hyperurikämie** mit schmerzhaften **Gichtanfällen.** Die primäre Hyperurikämie hat ihre Ursache in einer genetischen Veranlagung, allerdings begünstigen ein Diabetes mellitus, Adipositas, Hyperlipidämie und eine purinreiche Ernährung die Manifestation.

Purine kommen überwiegend in Schalentieren, einigen Hülsenfrüchten sowie Fisch, Innereien und einigen Fleischsorten vor. Alkohol sollte gar nicht oder nur in geringen Mengen getrunken werden, weil Alkohol die Ausscheidung der Harnsäure blockiert und Bier z. B. selbst einen hohen Purinanteil hat. Daher auch das Sprichwort: „Alkohol und Völlerei rufen dir die Gicht herbei!"

Sekundär kann **Gicht** auch durch Tumorzerfall, Leukämien, verminderte Harnsäureausscheidung bei Niereninsuffizienz oder auch durch Medikamente ausgelöst werden.

Diese Patienten können im Rettungsdienst durchaus vorkommen und rufen ihn wegen massivster Schmerzen in einem Gelenk **(Monarthritis).** Eine Monarthritis wird dadurch hervorgerufen, dass die überschüssige Harnsäure kristallisiert und zu entzündlichen Ablagerungen in den Gelenken führt. Sehr häufig sind davon die Zehengrundgelenke, die Sprung- und Kniegelenke sowie die Ellenbogengelenke betroffen. Es zeigen sich die klassischen Entzündungszeichen.

15.3 Stoffwechsel der Fette – Fettstoffwechselstörungen

Die **Triglyzeride** (Neutralfette) der Nahrung werden im Darm zu Fettsäuren und Glyzerin gespalten. Die Fettsäuren können von den Zellen ebenso wie die Glukose zur Energieerzeugung herangezogen werden. Bei geringem Bedarf oder Überernährung baut der Organismus Fettsäuren und Glyzerin wieder zu Triglyzeriden zusammen und speichert diese hauptsächlich im Fettgewebe und in der Leber. Auch aus überschüssigen Glukosemolekülen kann der Organismus Triglyzeridmoleküle bilden.

Nahrungsfette enthalten nicht nur viel Energie, sie liefern auch essenzielle Fettsäuren und sind unabdingbar z. B. für die Resorption fettlöslicher Vitamine. Für gesunde Erwachsene werden maximal ca. 80 g Fett täglich (entsprechend ca. 30 % der Gesamtkalorien) empfohlen – es darf auch etwas weniger sein. Zu beachten ist dabei, dass z. B. Wurst und Käse teils beträchtliche Anteile an **versteckten,** d. h. nicht sichtbaren **Fetten** enthalten. Günstig sind ein möglichst hoher Anteil an ungesättigten Fettsäuren (die vor allem in pflanzlichen Fetten zu finden sind) und ein möglichst geringer Verzehr gesättigter Fettsäuren (also tierischer Fette).

15.3.1 Fettstoffwechselstörungen

Triglyzeride und Cholesterin werden im Blut zum Transport an Eiweiße gebunden, die so entstehenden Komplexe heißen Lipoproteine.

Ist die Serumkonzentration einzelner oder mehrerer Lipoproteine bei aufeinander folgenden Untersuchungen erhöht, so wird dies als **Hyperlipoproteinämie** (Hyperlipidämie) bezeichnet: Lässt man das aus einer Blutprobe entnommene Gemisch der im Blut zirkulierenden Lipoproteine im elektrischen Feld wandern (Elektrophorese, auch ➤ Abb. 11.4), so kann genau ermittelt werden, welche Anteile (Fraktionen) der Lipoproteine vermehrt sind.

Allgemein können primäre, oft genetisch bedingte, von sekundären, das heißt im Rahmen anderer Erkrankungen auftretende, Hyperlipidämien unterschieden werden. Sekundäre Hyperlipidämien sind z. B. Folge von Diabetes mellitus, Gicht oder Alkoholmissbrauch.

15.3.2 Risikofaktor Cholesterin

Von den verschiedenen Lipiden besitzt das Cholesterin die größte Bedeutung als Risikofaktor der Arteriosklerose (➤ Kap. 13.1.3). Umfangreiche Studien haben gezeigt, dass insbesondere Patienten mit erhöhtem **LDL-Cholesterin** (LDL = Low Density Lipoprotein) stark arteriosklerosegefährdet sind und (unbehandelt) eine deutlich verringerte Lebenserwartung haben. Dagegen hat die **HDL-Fraktion** (HDL = High Density Lipoprotein) sogar eine Schutzwirkung gegen die Arteriosklerose, da HDL-Partikel das Cholesterin aus Zellen und sogar defekten Gefäßwänden wieder aufnehmen können.

Bei der Mehrzahl der Patienten ist eine cholesterin- und fettarme Diät zur Behandlung ausreichend. Erst wenn diese nicht zum Erfolg führt, sind sog. **Lipidsenker** wie etwa Clofibrat oder Pravastatin angezeigt. Zusätzliche Risikofaktoren (z. B. Übergewicht, Bluthochdruck) müssen unbedingt behandelt werden, da das Risiko für Gefäßkrankheiten bei mehreren Risikofaktoren unverhältnismäßig steil ansteigt.

15.4 Körpergewicht und Essverhalten

15.4.1 Normalgewicht und Übergewicht

Die meisten Fettstoffwechselstörungen gehen mit **Übergewicht** (Adipositas) einher. In der Medizin gilt dabei als übergewichtig (adipös), wer mehr als 10 % über dem Normalgewicht nach Broca liegt, welches sich nach der einfachen Formel berechnet:

$$\text{Normalgewicht (in kg)} = \text{Körperlänge (in cm)} - 100$$

Optimal gesund leben sollten nach früherer Ansicht sogar diejenigen, die 10 % (Männer) bzw. 15 % (Frauen) unter ihrem Normalgewicht liegen (Idealgewicht). Neue Studien zeigen aber, dass das Broca-Normalgewicht die höhere Lebenserwartung verspricht.

Aussagefähiger für den Mediziner als das Normalgewicht ist der **Body-Mass-Index** (BMI), der eng mit der Fettmasse korreliert. Der BMI kann entweder nach der Formel

BMI = Körpergewicht in kg/(Körpergröße in m)^2

berechnet oder aus entsprechenden Nomogrammen und Tabellen abgelesen werden. Beispiel: Gewicht = 70 kg, Größe = 1,70; 70 : (1,70 × 1,70) = 24,2. Normal ist ein BMI von 20–25 kg/m^2, bei Übergewicht liegt der BMI über 25 kg/m^2 (➤ Tab. 15.2).

Fast genauso wichtig wie die Kilogrammzahl auf der Waage ist die **Verteilung** des Fetts im Körper: Polster an Po und Schenkeln tun der Gesundheit keinen Abbruch. Sehr ungünstig ist dagegen die Apfelform der Körperfettverteilung mit schlanken Gliedmaßen und betontem Fettansatz am Körperstamm.

Kritische Grenze

Liegt das Körpergewicht mindestens 20 % über dem Normalgewicht, nimmt die Gefahr von Herz-Kreislauf-Erkrankungen wie Schlaganfall und Herzinfarkt durch die dann stark beschleunigte **Arteriosklerose** deutlich zu.

Aber die Schäden betreffen nicht nur die Gefäße, sondern auch den chronisch überbeanspruchten Bewegungsapparat (mit den Folgen einer **Arthrose**), sodass die Lebenserwartung und die Lebensqualität der Betroffenen deutlich abnehmen. Der Normalisierung des Gewichts und eines pathologisch veränderten Fettstoffwechsels kommt deshalb größte Bedeutung zu.

Abspecken allein reicht nicht

Das Gewicht soll **langfristig** und **langsam** reduziert werden. Ärzte empfehlen deshalb eine mehrmonatige „Abspeckphase", in der z. B. mit einer Diät von 1.000 kcal täglich das Körpergewicht um ca. 1 kg pro Woche absinkt. Anschließend muss durch inzwischen eingeübte bessere Ernährungsgewohnheiten dieses Gewicht beibehalten werden.

Nur durch eine langfristige Normalisierung des Körpergewichts können die Gefäßschäden gestoppt werden. Wie die Praxis zeigt, muss dabei der „innere Schweinehund" täglich neu besiegt werden: Wer zu Übergewicht neigt, wird diese Disposition (Veranlagung) sein ganzes Leben beibehalten – er muss also jeden Tag beim Essen aufpassen, egal auf welchem Gewichtsniveau er sich gerade befindet. Dies kann auch durch verhaltenstherapeutische Maßnahmen (z. B. Gruppentherapien) antrainiert bzw. konsolidiert werden.

Sonderdiäten

Nach derzeitigem Wissensstand sind **Sonderdiäten** zur Normalisierung des Körpergewichts nicht sinnvoll. Sonderdiäten wie etwa die Trennkost nach Hay, Milch-Semmeldiät nach Mayr, „Managerdiät" (fleisch- und salatreich) und viele andere schränken die Zahl der verwendbaren Nahrungsmittel stark ein. Diese Diäten sind wissenschaftlich fragwürdig und insbesondere bei Patienten mit Vorerkrankungen ohne entsprechende medizinische Begleittherapie evtl. auch schädlich.

Auch von **periodischen Fastenkuren** (Heilfasten) über 5–30 Tage, die sich zweifellos auf viele (z. B. autoimmune) Krankheitsbilder positiv auswirken, wird nach neuen Studien abgeraten: Es ist im Hinblick auf Lebenserwartung und Krankheitsrisiko besser, konstant übergewichtig zu sein, als nur für wenige Monate das Normalgewicht zu halten und dann wieder „anzusetzen".

Statt rabiater Fastenkuren sollte **langfristig** eine gute Figur angestrebt werden. Die wichtigsten Bausteine hierfür sind:

- Regelmäßiger Ausdauersport und eine vielseitige Lebensweise
- Bewusstes Essen (wer schlingt, isst mehr und bleibt unbefriedigt)
- Deutlich weniger Fett, als die traditionelle deutsche Küche vorsieht
- Weniger „hochverfeinerte" Nahrungsmittel, die oft stark salz- oder zuckerhaltig sowie „konzentriert" (hoher Kaloriengehalt pro Gewichtseinheit) sind
- Mehr naturbelassene Nahrungsmittel mit ausreichend Vitaminen und Ballaststoffen

Diese Anforderungen werden z. B. sehr gut von der (kalorienreduzierten) Vollwertkost erfüllt.

15.4.2 Magersucht

Nicht nur ein Zuviel, auch ein Zuwenig an Nahrung ist für den Körper schädlich und in unserer (Wohlstands-)Gesellschaft gar nicht einmal so selten: Schätzungsweise 1 % aller jungen Mädchen und Frauen leiden unter der **(Pubertäts-)Magersucht** (Anorexia nervosa), einer psychisch bedingten Essstörung. Junge Männer sind nur selten betroffen.

Es beginnt scheinbar harmlos mit einer „Fastenkur" der meist normgewichtigen Mädchen. Die Patientinnen können jedoch auch nach Erlangen des ursprünglichen Wunschgewichts nicht aufhören zu fasten, und aufgrund ihrer gestörten Körperwahrnehmung fühlen sie sich trotz erheblichen Untergewichts weiter zu dick.

Die Behandlung ist langwierig und umfasst neben somatischen Maßnahmen eine Psychotherapie. Trotzdem beträgt die Sterblichkeit rund 10 %.

Tab. 15.2 Beurteilung des BMI von Erwachsenen anhand statistischer Untersuchungen

BMI kg/m²	Kategorie	Risiko für Begleiterkrankungen
< 18,5	Untergewicht	Erhöht
18,5–24,9	Normalgewicht	18,5–22,5 erhöht 22,5–25 durchschnittlich
25,0–29,9	Übergewicht, Präadipositas	≤ 28 gering erhöht
30,0–34,9	Adipositas Grad 1	Erhöht
35,0–39,9	Adipositas Grad 2	Hoch
≥ 40	Adipositas Grad 3	Sehr hoch

Eine weitere psychisch bedingte Essstörung ist die **Bulimie** (Ess-Brech-Sucht), die als Komplikation einer Magersucht oder als eigenständige Erkrankung auftritt. Heimliche „Fressanfälle" wechseln hierbei mit Erbrechen und/oder Fasten ab.

15.5 Mineralstoffe (Mengenelemente und Spurenelemente)

Neben Kohlenhydraten, Fetten, Eiweißen und Vitaminen sowie ausreichender Wasserzufuhr sind die **Mineralstoffe** (Salze, Elektrolyte) für die Gesundheit unerlässlich. Man unterscheidet:
- **Mengenelemente** (Mineralstoffe im engeren Sinn), die in vergleichsweise großen Mengen benötigt werden; das sind die Ionen der sieben Elemente Kalium, Natrium, Kalzium, Chlor, Phosphor, Schwefel und Magnesium.
- **Spurenelemente,** die nur in äußerst geringen Mengen – eben „Spuren" – in Körper und Nahrung vorkommen.

15.5.1 Mengenelemente

In ➤ Tab. 2.1 wurde bereits eine ausführliche Übersicht über die biologischen Funktionen der sieben **Mengenelemente** gegeben. Bei normaler Ernährung (auch vegetarischer) besteht bei sechs der sieben Mengenelemente keine Gefahr der Mangelzufuhr. Lediglich bei **Kalzium** (Ca^{2+}) kann eine Unterversorgung auftreten, wenn entweder der Bedarf erhöht ist (Schwangerschaft, Stillzeit, Wachstum) und/oder wenn kalziumreiche Lebensmittel wie Milchprodukte, Fisch, Blatt- und Wurzelgemüse gemieden werden. Kalziummangel tritt ferner bei reichhaltigem Verzehr „kalziumbindender" Nahrungsmittel mit hohem Oxalsäuregehalt auf, z. B. Spinat oder Rhabarber. Die empfohlene Zufuhr soll 800 mg, bei erhöhtem Bedarf und zur Vorbeugung der Osteoporose mindestens 1.000 mg Ca^{2+} täglich betragen.

Bei **Natrium** und Chlor besteht eine Überversorgung durch die in unserer Kultur übliche reichliche Speisesalzaufnahme von 10–15 g NaCl täglich. Benötigt werden aber nur 3 g NaCl. Durch die erhöhte Natriumaufnahme sind zumindest Risikopatienten vermehrt bluthochdruckgefährdet (➤ Kap. 13.4.1).

Für alle Mengenelemente bestehen individuelle Ausscheidungsmöglichkeiten, sodass keine Anreicherung im Körper zu befürchten ist.

> **MERKE**
> **Kalzium und Kochsalz**
> Für die heutige Ernährung in den „reichen" Industrieländern sind bezüglich der Mengenelemente zwei Empfehlungen bedeutsam:
> - Viel Kalzium
> - Wenig Kochsalz

15.5.2 Spurenelemente

Spurenelemente kommen nur in äußerst geringen Mengen in der Nahrung und im Organismus vor. Nicht alle Spurenelemente sind lebensnotwendig (essenziell). Manche sind höchstwahrscheinlich entbehrlich, andere sogar giftig (toxisch).

Zu den essenziellen Spurenelementen (auch ➤ Tab. 15.3) gehören:
- Als wichtigstes Spurenelement das **Eisen,** das als Baustein des Blutfarbstoffes Hämoglobin lebenswichtige Bedeutung hat
- **Kobalt** als Bestandteil von Vitamin B_{12}
- **Chrom, Kupfer, Mangan, Molybdän, Selen** und **Zink,** die in intra- und extrazellulären Enzymen enthalten sind
- **Jod,** das für den Aufbau der Schilddrüsenhormone benötigt wird (➤ Kap. 10.4.1)

Tab. 15.3 Essenzielle (lebensnotwendige) Spurenelemente

Element	Funktion(en)	Mangelerscheinung(en)	Körperbestand	Tagesbedarf*
Chrom	Kohlenhydratstoffwechsel	Nur bei längerer künstlicher Ernährung	ca. 5 mg	30–100 µg
Eisen	Bestandteil von Hämoglobin, Myoglobin und Faktoren der Atmungskette	Blutarmut (Anämie), evtl. Infektionsneigung	2–4 g	10–15 mg Schwangere 30 mg
Fluor**	Härtet den Zahnschmelz	Erhöhte Karieshäufigkeit	2–6 g	3,1–3,8 mg
Jod	Bestandteil der Schilddrüsenhormone	Schilddrüsenvergrößerung, seltener -unterfunktion	10–20 mg	150–200 µg
Kobalt	Bestandteil von Vitamin B_{12}	Anämie	ca. 1 mg	< 1 µg
Kupfer	Bestandteil von Oxidasen	Blutarmut (Anämie), gestörte Eisenresorption und Kollagensynthese	ca. 100 mg	1–1,5 mg
Mangan	U. a. Bestandteil von Enzymen des Kohlenhydratstoffwechsels	Nur bei längerer künstlicher Ernährung	ca. 20 mg	2–5 mg
Molybdän	Bestandteil von Redox-Enzymen	Nur bei längerer künstlicher Ernährung	ca. 20 mg	50–100 µg
Selen	Bestandteil von Enzymen, evtl. Immunregulation, Antioxidans	Abwehrschwäche, Herzmuskelerkrankungen	ca. 10 mg	30–70 µg
Zink	Bestandteil vieler Enzyme	Wachstums-, Wundheilungsstörungen, Haarausfall, Hautentzündung, Infektanfälligkeit, Durchfall	ca. 2 g	7–10 mg

* abhängig von Alter, Geschlecht, Körperzustand
** Lebensnotwendigkeit nicht vollkommen gesichert, Kariesprophylaxe

- **Fluor,** das für einen harten, gegenüber Bakterien widerstandsfähigen Zahnschmelz von Bedeutung ist
- **Zinn** und **Vanadium**: Lebensnotwendigkeit nicht völlig gesichert

Spurenelementmangel

Aufgrund des geringen Tagesbedarfs macht sich ein **Mangel** an einem essenziellen Spurenelement erst allmählich und mit z. T. uncharakteristischen Symptomen bemerkbar. Ein Beispiel ist die Leistungsschwäche bei eisenmangelbedingter Anämie (➤ Kap. 11.2.8). Eisenmangel tritt z. B. bei Frauen nach der Pubertät (menstruelle Blutverluste) und in der Schwangerschaft (Eisenentzug durch den Fetus) auf.

Überflüssige und schädliche Spurenelemente

Nicht lebensnotwendige Spurenelemente sind Aluminium, Brom, Gold und Silber.

Eindeutig **toxische Wirkungen** entfalten die Elemente Antimon, Arsen, Blei, Cadmium, Quecksilber und Thallium. Vor allem die Schwermetalle Blei, Cadmium und Quecksilber sind in der heutigen Umwelt allgegenwärtig und besitzen als gewerbliche Chemikalien sowie als Umweltschadstoffe medizinische Bedeutung.

Die Dosis macht das Gift

Allerdings kann es auch bei den essenziellen Spurenelementen zu Vergiftungserscheinungen kommen. Nur für wenige Spurenelemente existieren Ausscheidungsmechanismen, sodass sich überschüssige Substanzen in verschiedenen Geweben des Körpers ablagern können. So führt z. B. eine erhebliche Überlastung mit Fluor zur Anreicherung von Fluoriden im Zahnschmelz und damit zu hässlichen Dunkelfärbungen der Zähne.

Es gibt seltene angeborene Verwertungsstörungen für Eisen und Kupfer, die zu einer pathologischen Speicherung dieser Elemente führen. So kommt es beim **Morbus Wilson** zu einer Kupferablagerung in verschiedenen Organen, darunter auch dem Gehirn, mit der Folge schwerer Störungen der Motorik.

15.6 Ballaststoffe

Der Name **Ballaststoffe** (Schlacken) stammt aus dem 15. Jahrhundert, als man meinte, diese unverdaulichen, meist pflanzlichen Verbindungen seien für den menschlichen Körper unnütz – eben Ballast. Zu den Ballaststoffen gehören v. a. Zellulose, Pektin und Lignin.

Obwohl die Ballaststoffe nicht zur Energieversorgung beitragen, da sie für den Menschen unverdaulich sind, kommt ihnen doch für die normale Magen-Darm-Passage eine erhebliche Bedeutung zu (➤ Abb. 15.7). Durch ihr Volumen regen sie die Darmperistaltik an und fördern den Transport des Nahrungsbreis. Werden sie nur in geringer Menge zugeführt, so neigen die meisten Menschen zu Darmverstopfung (**Obstipation,** ➤ Kap. 15.16.7). Die Stühle werden seltener und hart; die Stuhlentleerung wird schmerzhaft. Eventuell vorhandene Hämorrhoiden (➤ Kap. 15.16.4) verschlimmern sich.

Ballaststoffe senken das Risiko für chronische Erkrankungen

Diabetes mellitus, Fettstoffwechselstörungen und Gallensteinleiden treten unter ballaststoffreicher Kost seltener auf. Reichlicher Verzehr von Ballaststoffen senkt somit indirekt das Risiko chronischer Herz-Kreislauf-Erkrankungen. Ob jedoch das Dickdarmkarzinomrisiko mit steigender Ballaststoffaufnahme abnimmt, ist neuerdings wieder umstritten. Als Mindestmenge an Ballaststoffen werden 30 g täglich in Form von Vollkornprodukten, Kartoffeln, Gemüse oder Obst empfohlen.

15.7 Parenterale Ernährung

Viele Kranke sind nicht mehr in der Lage, sich selbst über den Verdauungstrakt (enteral) ausreichend mit Nährstoffen zu versorgen, so z. B.
- Patienten im Koma oder im eingetrübten Zustand.

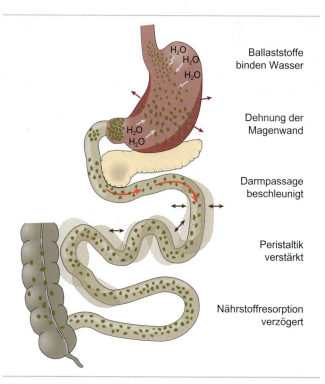

Abb. 15.7 Ballaststoffe: Unverdauliche pflanzliche Fasern, die vom menschlichen Darm nicht gespalten werden können. Sie lassen den Nahrungsbrei aufquellen und regen dadurch die Darmperistaltik an (Obstipationsprophylaxe).

- Patienten mindestens 6 Stunden vor und 12–48 Stunden nach Operationen – hier darf nichts gegessen werden, um Komplikationen wie etwa das Aspirieren von erbrochenem Speisebrei zu verhindern.
- Patienten ohne ausreichenden Willen, selbst genug zu essen, z. B. Magersüchtige (➤ Kap. 15.4.2).

Können solche Patienten auch über eine Magen- oder Dünndarmsonde **(künstliche enterale Ernährung)** nicht ausreichend versorgt werden, ist eine **parenterale Ernährung** (parenteral = unter Umgehung des Darmes) erforderlich.

15.8 Gesundheit und Lebensstil: Der Mensch ist, was er isst

Liebhaber von Schweinebraten mit Knödel oder einer deftigen Blutwurst mögen sich nur schwer vorstellen können, jemals auf ihr Leibgericht zu verzichten. Das aber könnte sich auszahlen: Wissenschaftliche Studien zeigen, dass **Vegetarier** eine durchschnittlich höhere Lebenserwartung haben und seltener an chronischen Krankheiten leiden als ihre fleischessenden Mitmenschen. So erkranken Vegetarier unter anderem seltener an Gicht, Bluthochdruck, Diabetes mellitus oder Karies. Auch Verstopfung, Herz-Kreislauf-Erkrankungen und Kolonkarzinome treten bei Vegetariern seltener auf.

15.8.1 Vitamine, Vitamine

Denn frisches Obst, Gemüse und Vollkornprodukte, die Vegetarier vermehrt zu sich nehmen, enthalten viele Vitamine sowie Ballast- und Mineralstoffe, die der Körper braucht. Doch ist es wohl nicht allein die fleischlose Ernährung, die Vegetarier gesund hält. Neben ihrer Ernährung achten sie auch sonst – mehr als der Durchschnittsmensch – auf eine gesunde Lebensweise: Viele trinken wenig oder gar keinen Alkohol, rauchen nicht und treiben regelmäßig Sport. Außerdem essen Vegetarier weniger Fett und greifen seltener zur Zuckerdose. So reduzieren sie Risikofaktoren, die den Ausbruch von Herz-Kreislauf-Erkrankungen, Tumoren oder Arteriosklerose fördern.

15.8.2 Risiko Mangelernährung

Der Verzicht auf Fleisch und Fisch birgt aber auch Probleme. Stellt ein Vegetarier seinen Speisezettel nicht sorgfältig zusammen, riskiert er, sich mangelhaft zu ernähren. Fleisch und Fisch sind wichtige Lieferanten für Eiweiß, Kalzium, Vitamin B_{12} und Eisen. Wie sich ein Fleischverächter diese Nährstoffe verschafft, hängt davon ab, zu welcher Fraktion der Vegetarier er gehört (➤ Abb. 15.8).

Ovolacto-Vegetarier

Am einfachsten haben es die **Ovolacto-Vegetarier**, die außer pflanzlichen Produkten auch Milch und Eier verzehren. Sie stellen

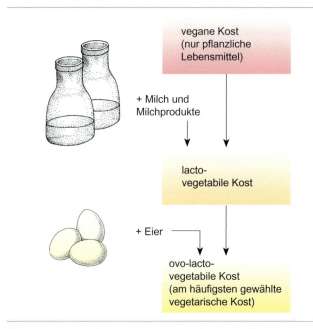

Abb. 15.8 Verschiedene Formen der vegetarischen Kost [L190]

den größten Anteil der Vegetarier und finden ihr täglich benötigtes Quantum an Eiweiß und Kalzium in Milch, Quark und Käse oder Eiern. Eisen ist ausreichend in Spinat, Rosenkohl und Hülsenfrüchten enthalten. Reichlicher Verzehr von Milch und Milchprodukten sowie Eiern deckt auch den Vitamin-B_{12}-Bedarf. Einen ähnlichen Speisezettel haben die **Lacto-Vegetarier** – nur verzichten sie zusätzlich noch auf Eier.

Veganer: Auch keine Milchprodukte

Schwieriger haben es jedoch die **Veganer:** Sie essen prinzipiell keinerlei tierische Produkte und müssen ihren Eiweißbedarf durch pflanzliche Nährstoffe decken. Soja, Nüsse und Hülsenfrüchte z. B. liefern Eiweiß. Da der Mensch jedoch viele qualitativ unterschiedliche Eiweiße braucht und vor allem auf die Zufuhr der acht essenziellen Aminosäuren angewiesen ist, muss der Veganer penibel darauf achten, möglichst viele pflanzliche Eiweißlieferanten zu kombinieren. Die Deckung des Vitamin-B_{12}-Bedarfs ist bei dieser Ernährungsform nicht gewährleistet, sodass – häufig erst nach Jahren – ein Vitamin-B_{12}-Mangel auftritt.

Nichts für Kinder

Noch ist strittig, ob diese Extremform des Vegetarismus selbst bei ausgeklügeltem Diätplan als Dauerernährung taugt. Keinesfalls jedoch sollten Kinder streng vegetarisch ohne Eier und Milchprodukte ernährt werden, warnen Ernährungsexperten. Gleiches gilt für Frauen in der Schwangerschaft und in der Stillzeit. Für alle anderen heißt es grundsätzlich: Je kleiner die Lebensmittelpalette, desto größer die erforderliche Sorgfalt beim Zusammenstellen des Speiseplanes.

15.8.3 Weniger ist mehr

Für diejenigen, die gar nicht auf ihr gewohntes Stück Fleisch verzichten mögen, gibt es jedoch noch einen Hoffnungsschimmer. Denn eine gesunde Ernährung muss nicht unbedingt den absoluten Fleisch- und Fischverzicht bedeuten. **Weniger ist mehr,** rät z. B. die Deutsche Gesellschaft für Ernährung. Ihre Experten empfehlen, nicht öfter als zweimal pro Woche möglichst mageres und gutes Fleisch zu essen – allerdings pro Portion nicht mehr als 150 Gramm.

Statt Fleisch sollte besser Seefisch auf dem Speisezettel stehen, mindestens zweimal wöchentlich. Fisch enthält viel Jod, das der Körper zur Produktion von Schilddrüsenhormonen braucht. Außerdem enthalten fette Seefische wie Hering oder Makrele noch Omega-3-Fettsäuren, die als High-Density-Lipoproteine (HDL, ➤ Kap. 15.3.2) den Blutfetthaushalt günstig beeinflussen.

Vollwerternährung

Die Empfehlungen der Deutschen Gesellschaft für Ernährung decken sich im Wesentlichen mit den Ideen der Vollwerternährung, die viele immer noch fälschlich mit Vegetarismus gleichsetzen. Als **Vollwerternährung** bezeichnet man die Ernährung aus vollwertigen, das heißt weitgehend unverarbeiteten Nahrungsmiteln, z. B. Getreideprodukte und Gemüse. Sie kann durchaus auch Fleisch enthalten – unter vielem anderen. Auch wenn man sich den strengen Veganern, den Ovolacto-Vegetariern oder den Vollwertlern nicht anschließen mag:

> **MERKE**
> **Bewusste Ernährung**
> Wer sich bewusst ernährt und seinen Fleisch-, Wurst- und Fettkonsum zumindest stark einschränkt, lebt gesünder – und wahrscheinlich auch länger.

15.9 Verdauungssystem, eine Übersicht

15.9.1 Mechanische und chemische Verdauung

Der Mensch ist auf die ständige Zufuhr des Energierohstoffs Nahrung angewiesen. Nach ihrer Aufnahme wird die Nahrung mechanisch zerkleinert und durch Einwirkung von Verdauungsenzymen chemisch zerlegt. Man spricht deshalb von einer mechanischen und einer chemischen Verdauung. Zusammenfassend wird der Abbau der Nahrung in resorptionsfähige (aufnehmbare) Bestandteile als **Digestion** bezeichnet.

Erst die nach Abschluss der Verdauung vorliegenden Nährstoffmoleküle können die Wand der Schleimhäute des Verdauungstrakts passieren und über kleine Blut- und Lymphgefäße in den Blutkreislauf gelangen. Diesen Vorgang wird als **Resorption** oder auch Absorption bezeichnet.

15.9.2 Verdauungstrakt

Der **Verdauungstrakt** (Gastrointestinaltrakt, Magen-Darm-Trakt; ➤ Abb. 15.9) bildet ein durchgehendes „Rohr", das mit dem Mund beginnt und mit dem After (Anus) endet. Muskelkontraktionen der Wand des Verdauungstrakts fördern die mechanische Zerkleinerung und die intensive Durchmischung des Nahrungsbreies; da diese Muskelkontraktionen oft wellenförmig wandern **(Peristaltik)**, bewirken sie außerdem den Transport des Magen-Darm-Inhalts.

Die von verschiedenen Organen entlang des Verdauungskanals bereitgestellten enzymreichen Sekrete bewerkstelligen die chemische Verdauung. Diese Organe liegen z. T. vollständig außerhalb des Verdauungstrakts. Zu ihnen zählen die Mundspeicheldrüsen, die Bauchspeicheldrüse (Pankreas), die Leber und die Gallenblase, die alle Verdauungssekrete produzieren bzw. speichern und über Gänge (Ducti) in den Verdauungskanal abgeben.

15.9.3 Flüssigkeitsumsatz

Pro Tag nimmt der Mensch etwa 2 Liter Flüssigkeit (Getränke bzw. Wassergehalt fester Nahrung, ➤ Abb. 16.17) auf. Dies ist jedoch nur der kleinere Teil der insgesamt etwa 9 Liter Flüssigkeit, die täglich im Verdauungstrakt umgesetzt werden. Der mit etwa 7 Litern weitaus größere Teil stammt aus den Säften (Sekreten) von Speicheldrüsen, Magen, Leber, Bauchspeicheldrüse und Dünndarm. Von diesem Flüssigkeitsvolumen werden über 95 % v. a. im Dünndarm und 3 % im Dickdarm wieder in den Körperkreislauf aufgenommen (rückresorbiert). Der Rest, mit etwa 150 ml weniger als 2 %, wird mit dem Stuhl ausgeschieden.

15.9.4 Feinbau des Verdauungskanals

Die Wand des Verdauungstrakts besteht aus vier wie Zwiebelschalen übereinander liegenden Geweben, die allerdings an verschiedenen Abschnitten unterschiedlich aufgebaut sind (➤ Abb. 15.10).

Von innen nach außen sind dies:
- Mukosa (Schleimhaut)
- Submukosa
- Muskularis (Muskelschicht)
- Serosa

Die **Mukosa,** eine Schleimhaut, bildet die innere Wandschicht des Verdauungstrakts. Sie besteht aus einem dünnen Epithel, das in direktem Kontakt mit der zu verdauenden Nahrung steht. An das Epithel schließt sich lockeres Bindegewebe und eine Schicht glatter, unwillkürlich arbeitender Muskulatur (Lamina muscularis mucosae) an. Diese feine, zur Schleimhaut gehörende Muskelschicht gestattet Eigenbewegungen der Schleimhaut und ermöglicht einen innigen Kontakt des Epithels mit der Nahrung.

Die **Submukosa** trennt als schmale Bindegewebsschicht die Schleimhaut von der Muskelschicht.

Die **Muskularis** von Mund, Rachen und dem oberen Teil der Speiseröhre besteht aus quer gestreiften Muskelfasern (➤ Kap. 4.7.2), die beim Schlucken willkürlich kontrahiert werden können. Im übrigen

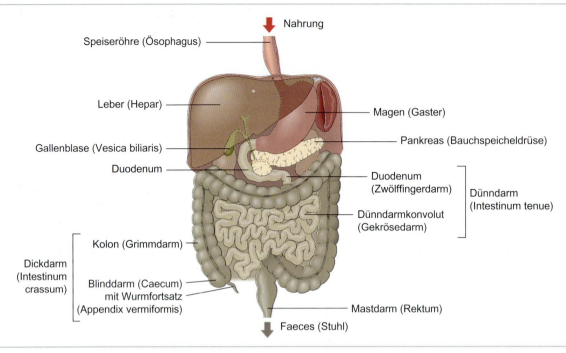

Abb. 15.9 Übersicht über die Verdauungsorgane. Blinddarm und Kolon werden zusammen als Dickdarm bezeichnet. [L190]

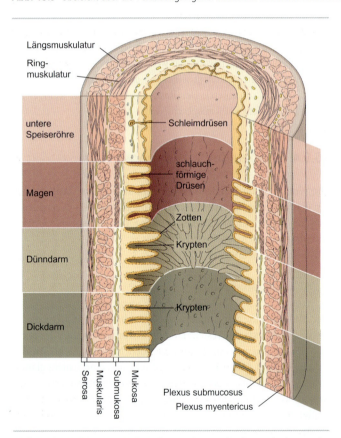

Abb. 15.10 Aufbau der Wandschichten in den verschiedenen Abschnitten des Verdauungstrakts. Vom untersten Abschnitt der Speiseröhre bis zum Dickdarm findet sich der gleiche Wandaufbau mit Mukosa, Submukosa, Muskularis und Serosa. Die Auffaltung der Mukosa mit dem Ziel der Oberflächenvergrößerung ist vor allem im Dünndarm stark ausgeprägt, wo die Nährstoffesorption im Vordergrund steht. [L190]

Teil des Verdauungstrakts besteht die Muskularis aus glatter Muskulatur (➤ Kap. 15.9.5), die gewöhnlich in Form einer inneren Ringschicht und einer äußeren Längsmuskelschicht angeordnet ist. Ihre unwillkürlichen Kontraktionen werden von einem Geflecht von Nervenzellen des vegetativen Nervensystems koordiniert.

Die **Serosa** bildet die äußerste Gewebsschicht des Verdauungstrakts. Sie ist eine sehr dünne Membran, die Schleimstoffe absondert und damit das leichte Übereinandergleiten mit anderen Organen ermöglicht. Die Serosa wird auch als Peritoneum viscerale (viszerales Blatt des Bauchfells ➤ Kap. 15.9.5) bezeichnet. Sie kommt allerdings *nur* bei den *in* der Bauchhöhle gelegenen Organen vor. Im Bereich von Mundhöhle, Rachen und Speiseröhre stellt stattdessen lockeres Bindegewebe (Adventitia genannt) die Verbindung zu den benachbarten Geweben her.

15.9.5 Peritoneum

Die meisten Verdauungsorgane (beginnend mit dem Magen bis zum Dickdarm) liegen im **Bauchraum.** Dieser wird ringsum von der Muskulatur der Bauchwand und des Rückens, oben vom Zwerchfell und unten von der Beckenbodenmuskulatur begrenzt. Der ganze Bauchraum ist von einer spiegelglatten Haut, dem Bauchfell oder **Peritoneum,** ausgekleidet. Das Peritoneum umschließt die so gebildete **Bauchhöhle** (Peritonealraum, auch ➤ Kap. 1.3). Der Raum, der hinter der Bauchhöhle liegt, wird entsprechend als **Retroperitonealraum** bezeichnet (retro = dahinter).

Von besonderer klinischer Bedeutung ist die Beziehung der Bauchorgane zum Peritoneum. Die Bauchorgane entwickeln sich in der Embryonalzeit zunächst im Retroperitonealraum, schieben sich

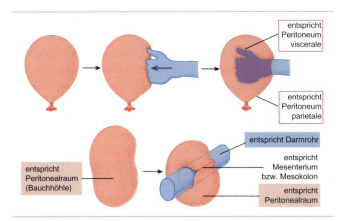

Abb. 15.11 Modell für die Beziehung zwischen Bauchorganen und Bauchfell. Die Bauchorgane schieben sich in die Bauchhöhle vor, so wie ein Gegenstand in einen aufgeblasenen Luftballon hineingedrückt wird. [L190]

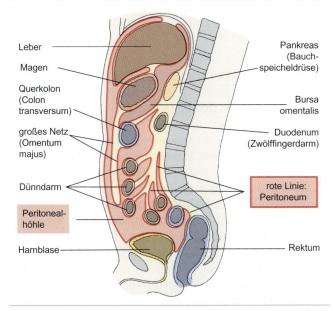

Abb. 15.12 Längsschnitt durch das Abdomen mit Darstellung der Beziehung der Bauchorgane zum Peritoneum. Zwischen Magen und Bauchspeicheldrüse liegt ein Hohlraum (Bursa omentalis), der Verbindung zur Bauchhöhle hat. Seine Wände verkleben zum großen Netz, das sich über die Dünndarmschlingen legt. [L190]

aber dann in die Bauchhöhle vor. Dabei umkleiden sie sich mit der dünnen Innenhaut der Bauchhöhle.

Modellhaft lässt sich das gut vergleichen mit einem aufgeblasenen Luftballon (entspricht der Bauchhöhle mit dem umgebenden Peritoneum), in den ein Gegenstand vorgeschoben wird. Durch das Schieben eines Gegenstands in den Luftballon legt sich die Haut des Ballons über den Gegenstand (➤ Abb. 15.11).

Analog zu diesem Modell legt sich das Peritoneum über die Organe, wenn diese sich in die Bauchhöhle vorschieben (➤ Abb. 15.12). Damit erhalten die Organe einen Bauchfellüberzug. Zur Unterscheidung wird das die Eingeweide überziehende Blatt des Bauchfells das **Peritoneum viscerale** (viscera = Eingeweide) genannt, in ➤ Abb. 15.11 wäre dies die unmittelbar der Hand anliegende Luftballonhaut. Dagegen ist das **Peritoneum parietale** der Teil des Peritoneums, der die Wände der Bauchhöhle auskleidet (im Modell der Rest der Luftballonhaut).

Intra-, retro- und extraperitoneal

Schiebt sich ein Organ während der Embryonalzeit *ganz* in die Bauchhöhle vor, z. B. der Hauptteil des Dünndarms, liegt es **intraperitoneal** (*im* Peritonealraum). Mit der hinteren Bauchwand bleibt das Organ über das gedoppelte Peritoneum in Verbindung. Die beiden Peritonealschichten, verstärkt durch Bindegewebe, bilden ein elastisches Aufhängeband. Über diesen „Stiel", beim Dünndarm **Mesenterium,** beim Dickdarm **Mesokolon** genannt, werden die intraperitoneal gelegenen Organe mit Lymph- und Blutgefäßen sowie Nerven versorgt (Näheres ➤ Kap. 15.10).

Von einem **retroperitoneal** gelegenen Organ spricht man, wenn das Organ nur z. T. in die Bauchhöhle vorgeschoben wurde. Dann ist es auch nur z. T. (an der Vorderseite) von Bauchfell überzogen. Retroperitoneal gelegene Organe haben *kein* Mesenterium bzw. Mesokolon, sondern sind fest mit der rückseitigen Bauchwand verwachsen. Solche Organe sind z. B. die Bauchspeicheldrüse, der Zwölffingerdarm (Duodenum), die Nieren und die Harnblase, die Bauchaorta und die untere Hohlvene.

Liegt ein Organ **extraperitoneal,** so besteht keinerlei Kontakt zu dem die Bauchhöhle auskleidenden Peritoneum, das Organ hat also auch keinen Peritonealüberzug. Ein Beispiel ist der Mastdarm, das Rektum.

Peritonitis

Als Peritonitis werden entzündliche Prozesse am Bauchfell bezeichnet, die oft lebensbedrohlichen Charakter annehmen können. Eine Peritonitis kann örtlich begrenzt, mit starkem, aber örtlich gut eingrenzbarem Schmerzareal (**Peritonitis circumscripta**) auftreten oder einen diffusen Charakter haben. Letzterer ist meist chemisch ausgelöst, z. B. durch Blut, Galle oder Urin (**Peritonitis libera**). Das Vorkommen ist gewöhnlich iatrogen, z. B. Harnleiterverletzung bei Steinextraktion oder Blutkoagel nach Operationen, aber auch durch Mikroorganismen und deren Toxine nach penetrierenden Verletzungen des Bauchraums. Wesentlich häufiger mit bis zu 90 % aller Fälle ist die bakterielle Infektion des Bauchfells. Hierbei kommt es meist durch Perforationen im Verdauungstrakt zum Austritt von Keimen in den Peritonealraum, z. B. bei Darmperforationen (Appendizitis, Sigmadivertikulitis).

Eine lokale, **begrenzte Peritonitis** verursacht nur lokale Beschwerden, vor allem einen starken, aber eingrenzbaren Bauchschmerz.

Die **akute Peritonitis** wird immer von manifesten Symptomen begleitet und ist lebensbedrohlich. Neben starken Schmerzen kommt es zu einer zunehmenden Abwehrspannung der gesamten Bauchdecke und zur Ausbildung des „bretthartem Bauchs". Unbehandelt entwickelt sich die klassische Schocksymptomatik und führt im weiteren Verlauf zum Tod. Hinzu gesellen sich Fieber,

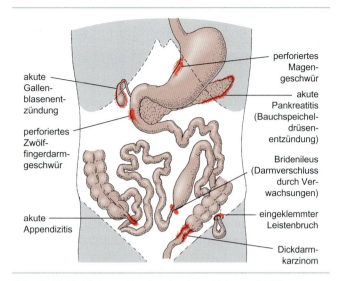

Abb. 15.13 Die häufigsten Ursachen des akuten Abdomens [L190]

Übelkeit und Erbrechen. Auskultatorisch sind Peristaltikstörungen mit geringen Darmgeräuschen bis hin zum ausgeprägten (paralytischen) Ileus mit fehlenden Darmgeräuschen feststellbar.

Das akute Abdomen

Der Begriff **akutes Abdomen** ist ein Sammelbegriff für viele verschiedene, meist plötzlich einsetzende Erkrankungen, die sich im Bauchraum manifestieren. Hierunter werden alle Schmerzzustände im Bereich des Abdomens (Bauchraum) zusammengefasst, die zusätzlich eine Peritonitis mit Übelkeit und Erbrechen aufweisen. Mehr als ein Dutzend gängiger Diagnosen können die Ursache sein (➤ Abb. 15.13).

Oftmals ist der Schmerz nur ein Symptom von vielen, wenn es um die Beurteilung eines akuten Abdomens geht. Weitere wichtige Leitsymptome sind Übelkeit und Erbrechen, Durchfälle und orale sowie rektale Blutabgänge.

Folgende Schmerzen in den unterschiedlichen Quadranten weisen auf die verschiedenen möglichen Ursachen hin:

Schmerz im rechten Unterbauch Entzündliche Erkrankungen des Wurmfortsatzes (Appendizitis) oder eine Entzündung der Eierstöcke oder Eileiter der Frau (Adnexitis). Eine sehr schmerzhafte Ursache bei Frauen ist eine Extrauteringravidität. Nierenkoliken können über die Flanken Schmerzen im Unterbauch auslösen, ebenso inkarzerierte Hernien und Niereninfarkte.

Schmerz im linken Unterbauch Ähnliche Symptome wie bei einer Appendizitis gehen im linken Unterbauch von einer Divertikulitis aus. Paarig angeordnete Organe können auch im linken Unterbauch Schmerzen auslösen, z. B. Nierenkolik, Niereninfarkt, Adnexitis oder Extrauteringravidität. Rechts wie auch links können Leistenbrüche auftreten.

Schmerz im linken Oberbauch Wie ein akutes Koronarsyndrom, so kann auch eine Pankreatitis linksseitige Schmerzen auslösen, die sich über den gesamten Oberbauch gürtelförmig ausbreiten. Ebenso kann das Kolon linksseitige Oberbauchbeschwerden hervorrufen.

Schmerz im rechten Oberbauch Leber und Gallenblase führen zu diffusen oder manifesten Beschwerden im Oberbauch. Auch das Kolon könnte betroffen sein, eine Pleuritis wäre ebenfalls möglich.

Im **mittleren Oberbauch** gehen Schmerzen häufig von Beschwerden des Magens, des Zwölffingerdarms und des Pankreas aus. Auch können entzündliche Prozesse der Speiseröhre zu Oberbauchbeschwerden führen.

Schmerzen im mittleren Unterbauch finden sich häufig bei entzündlichen oder tumorösen Erkrankungen der Blase, bei Dünndarmerkrankungen und bei Gebärmutterproblemen der Frau.

Schmerzen im Rücken weisen oft auf eine Pankreatitis oder eine Aortendissektion hin.

> **ACHTUNG**
> **Faustregel**
> Ein bretthart gespannter Bauch erfordert den sofortigen Eingriff eines Chirurgen, diffuse Peritonitiszeichen eine umgehende – interdisziplinäre – Untersuchung.

15.10 Gefäßversorgung des Bauchraums

15.10.1 Arterien des Bauchraums

Die Verdauungsorgane des Bauchraums werden über drei große, ventral aus der Bauchaorta abzweigende Arterienstämme versorgt (➤ Abb. 15.14).

Die erste Abzweigung der Bauchaorta, unmittelbar nach deren Zwerchfelldurchtritt, ist der **Truncus coeliacus** mit seinen drei Ästen A. gastrica sinistra, A. hepatica communis und A. lienalis. Sie zweigen sich noch weiter auf und versorgen Leber, Gallenblase und Magen ganz sowie die Bauchspeicheldrüse und das Duodenum teilweise mit arteriellem Blut.

Unmittelbar unterhalb des Truncus coeliacus entspringt die **A. mesenterica superior** (obere Eingeweideschlagader). Von ihr gehen zunächst kleinere Äste ab, die Duodenum, Magen und Bauchspeicheldrüse mitversorgen. Anschließend zweigt sie sich arkadenförmig auf und versorgt den ganzen Dünndarm sowie etwa die Hälfte des Dickdarms (ungefähr bis zur Mitte des Querkolons) mit sauerstoffreichem Blut.

Einige Zentimeter unterhalb der A. mesenterica superior entspringt die **A. mesenterica inferior** (untere Eingeweideschlagader). Auch sie zweigt sich arkadenförmig auf und versorgt die untere Hälfte des Dickdarms. Ihr Endast, die A. rectalis superior, versorgt den größten Teil des Mastdarms (Rektum). Kleinere Zuflüsse erhält der Mastdarm noch aus dem kleinen Becken (A. rectalis media aus der A. iliaca interna und A. rectalis inferior aus der A. pudenda interna).

15.10.2 Venen des Bauchraums

Die von den drei Arterienstämmen versorgten Bauchorgane sammeln ihr venöses Blut in einem gemeinsamen System, aus dem die **Pfortader** (Vena portae) hervorgeht. Diese bringt das Blut direkt

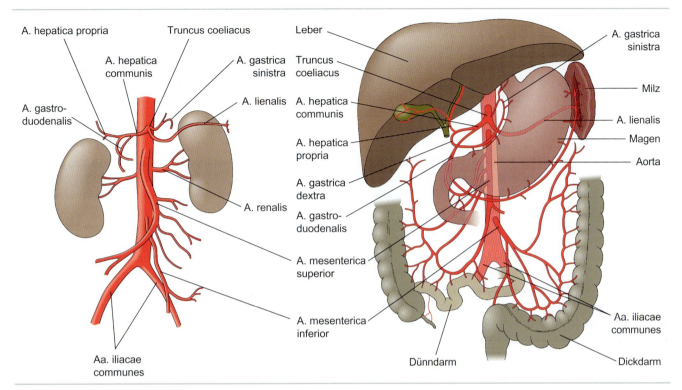

Abb. 15.14 Die arterielle Versorgung der Bauchorgane, links nach Entfernung aller Organe (außer der Nieren), rechts im sogenannten „Situs" also zusammen mit den zugehörigen Organen. Die wichtigsten arteriellen Abgänge der Aorta im Bauchraum sind der Truncus coeliacus, die A. mesenterica superior, die A. mesenterica inferior und die beiden Nierenarterien (Aa. renales). [L190]

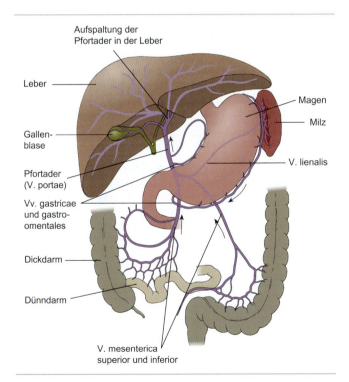

Abb. 15.15 Die Venen des Bauchraums. Die Pfortader nimmt venöses Blut aus dem Magen, der Milz, dem Dünndarm und dem größten Anteil des Dickdarms auf und leitet es zur Leber. [L190]

zur Leber, wo es erneut in ein Kapillarsystem einmündet und von ihr gereinigt und entgiftet wird (➤ Abb. 15.15).

Die einzige Ausnahme stellen die Venen aus dem mittleren und unteren Mastdarm (Rektum) dar: Sie geben ihr Blut über die Vv. iliacae direkt in die **untere Hohlvene** ab. Dies ist klinisch bedeutsam: Wenn man ein Medikament als Zäpfchen verabreicht, gelangen die aufgenommenen Wirkstoffe an der Leber vorbei direkt in den großen Kreislauf und die entgiftende Wirkung der Leber fällt weg.

15.10.3 Lymphgefäße und Lymphknoten

Die **Lymphgefäße** des Bauchraums halten sich im Wesentlichen an den Verlauf der Arterien. Sie münden nach Passage der verstreut liegenden **Lymphknoten** in ein um den Truncus coeliacus gelegenes gemeinsames Sammelbecken, die Cisterna chyli, von welcher der **Milchbrustgang** (Ductus thoracicus) ausgeht (➤ Abb. 14.23), der im linken Venenwinkel in den Blutkreislauf mündet.

15.11 Mundhöhle und Rachenraum

15.11.1 Mundhöhle

Die **Mundhöhle** (Cavum oris) bildet den Anfangsteil des Verdauungsrohrs. Sie dient der Aufnahme und Vorbereitung der Speisen für die weitere Verdauung und besteht aus dem Mundhöhlenvorhof

– dem Raum zwischen Wangen, Lippen und Zähnen – sowie der eigentlichen Mundhöhle, die streng genommen nur den Raum innerhalb der Zähne bezeichnet. Nach oben wird die Mundhöhle vom harten und weichen Gaumen begrenzt, nach unten durch die Unterseite der Zunge und die Mundbodenmuskulatur, die sich zwischen dem Unterkiefer ausspannt. Die seitlichen Begrenzungen bilden die Zahnreihen von Ober- und Unterkiefer, nach hinten schließt sich der Rachen an die Mundhöhle an.

An den **Lippen** geht die Mundschleimhaut in die äußere Gesichtshaut über. Hier ist die Epithelschicht besonders dünn, sodass das darunter liegende, blutgefäßreiche Gewebe leuchtend rot als „Lippenrot" durchscheint. Deshalb kann man z. B. eine Zyanose an den Lippen gut erkennen (➤ Kap. 14.8.5).

Dem festen Verschluss der Lippen dient der M. orbicularis oris, ein Ausläufer der mimischen Muskulatur (Abb. 6.36).

Die innere Oberfläche der Mundhöhle wird von einer Schleimhaut gebildet, die aus einem mehrschichtigen unverhornten Plattenepithel (➤ Abb. 4.2) besteht und in die zahlreiche schleimabsondernde Drüsen eingelassen sind. Im Bereich der Zahnfortsätze von Ober- und Unterkiefer ist die Mundschleimhaut fest mit der Knochenhaut verwachsen und wird dort als **Zahnfleisch** (Gingiva) bezeichnet.

15.11.2 Rachen

Der **Rachen** (Pharynx, Schlund) ist ein von Schleimhaut ausgekleidetes Muskelgewölbe, dessen oberes Ende an der Schädelbasis befestigt ist und das am unteren Ende in die Muskulatur der Speiseröhre übergeht.

Er besteht aus quer gestreifter Muskulatur und verbindet Mundhöhle und Speiseröhre, andererseits aber auch Nase und Luftröhre. In seinem mittleren Teil kreuzen sich Atem- und Speiseweg, wobei insbesondere beim Schlucken weder Nahrung noch Flüssigkeit in die Nase oder Luftröhre übertreten darf (➤ Abb. 15.16).

15.11.3 Speiseröhre

Die **Speiseröhre** (Ösophagus) ist ein etwa 25 cm langer Muskelschlauch, der den Rachen mit dem Magen verbindet. In der Speiseröhre finden keine Verdauungsvorgänge statt, sie dient lediglich als Transportweg zwischen Mund und Magen. Ihr allgemeiner Aufbau entspricht dem des übrigen Verdauungsrohrs (➤ Kap. 15.9.4; ➤ Abb. 15.17), wobei das Epithel als innere Oberfläche der Schleimhaut bei der Speiseröhre wie im Mundbereich aus einem mehrschichtigen, nicht verhornendem Plattenepithel besteht.

Verlauf der Speiseröhre

Die Speiseröhre beginnt hinter dem Ringknorpel des Kehlkopfs dicht vor dem 6. Halswirbelkörper. Sie verläuft dann hinter der Luftröhre im Mediastinum (Mittelfellraum, ➤ Kap. 1.4) abwärts, wobei sie sich zunehmend von der Wirbelsäule entfernt. Auf Höhe der Luftröhrengabelung wird sie zwischen Luftröhre und Aortenbogen etwas eingeengt, wendet sich in ihrem weiteren Verlauf durch das Mediastinum zunehmend nach links und geht nach dem

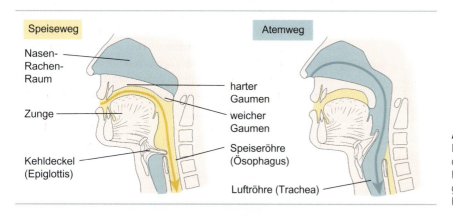

Abb. 15.16 Kreuzung von Atem- und Speiseweg im Rachen. Beim Schlucken wird der Nasen-Rachen-Raum durch Anheben des Gaumensegels und Kontraktion der Rachenwand abgedichtet. Durch die Aufwärtsbewegung des Kehlkopfes legt sich der Kehldeckel über den Kehlkopfeingang und verschließt den Luftweg. [L190]

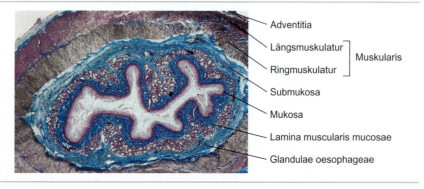

Abb. 15.17 Histologischer Schnitt durch die Speiseröhre. Man erkennt den typischen Wandaufbau der Verdauungsorgane mit Mukosa, Submukosa und Muskularis. Charakteristisch für die Speiseröhre ist die sternförmige Fältelung der Schleimhaut, deren Dehnung auch großen Bissen die Passage erlaubt. Die Drüsensekrete der Glandulae oesophageae machen die Schleimhautoberfläche geschmeidig. [X141]

Durchtritt durch das Zwerchfell nach kurzem Verlauf durch die Bauchhöhle in den Magen über.

Da die Speiseröhre ein elastischer Schlauch ist, kann sich ihr Lumen beim Schluckakt durch den verschluckten Bolus bis auf 3,5 cm aufdehnen. Dies geht jedoch nicht an den drei **physiologischen Engstellen** der Speiseröhre (➤ Abb. 15.18):

- Ringknorpelenge
- Aortenenge
- Zwerchfellenge

An diesen Stellen ist die Speiseröhre durch die umgebenden Strukturen fixiert (Ringknorpelenge) bzw. ist die Aufdehnung durch die anatomischen Gegebenheiten stark begrenzt (Aortenenge und Zwerchfellenge). Die physiologischen Ösophagusengen sind von erheblicher klinischer Bedeutung, da Entzündungen und Tumoren des Ösophagus bevorzugt an diesen Engstellen vorkommen. Auch verschluckte Fremdkörper oder zu große bzw. zu wenig gekaute Bissen bleiben in diesen Engstellen stecken, insbesondere in der Ringknorpelenge, da sich ihr Lumen nur auf 1,5 cm aufdehnen lässt.

Passage des verschluckten Bissens durch die Speiseröhre

Der Tonus (➤ Kap. 6.3.6) der Speiseröhrenmuskulatur ist sowohl an ihrem Beginn als auch an ihrem Ende deutlich erhöht. Da hieraus funktionell ein Verschlussmechanismus resultiert, werden diese Stellen auch der **obere** und **untere Ösophagussphinkter** genannt.

Nach Beginn des Schluckakts kommt es zur Erschlaffung des oberen Ösophagussphinkters, der Bolus kann vom Rachen in die Speiseröhre übertreten. Anschließend wird der Bolus weiter in Richtung Magen transportiert. Dies geschieht durch Kontraktionen der beiden muskulären Wandschichten des Ösophagus (➤ Abb. 15.19):

- Unmittelbar unterhalb des verschluckten Bolus kontrahieren die äußeren, längsverlaufenden Muskelfasern, was zu einer Lumenerweiterung unterhalb des Bolus führt.
- In das so geschaffene Reservoir wird der Bolus durch Kontraktion des ihn oberhalb umschließenden Abschnitts der Ringmuskelfasern vorgeschoben.

Diese beiden Vorgänge wiederholen sich so lange, bis der Bolus durch die Speiseröhre transportiert ist. Eine solche wellenförmige Kontraktionsfolge glatter Muskulatur wird als **Peristaltik** bezeichnet.

Kommt die peristaltische Welle am unteren Ösophagusende an, so wird reflektorisch der untere Ösophagussphinkter (auch Magenmund oder **Kardia** genannt) geöffnet und der Bolus kann in den Magen eintreten.

Hiatushernie

Bei Verlagerung von Teilen des Magens durch den Hiatus oesophageus in den Brustraum (**Hiatushernie,** ➤ Abb. 15.20) kann es zu Refluxbeschwerden kommen. Die Therapie richtet sich nach dem Schweregrad der Erkrankung. Bei leichteren Beschwerden (axiale Gleithernie) genügt oft schon Verhaltensänderung wie Gewichtsnormalisierung, Liegen mit erhöhtem Oberkörper sowie Alkohol-, Kaffee- und Nikotinabstinenz. Außerdem kommen Medikamente zum Einsatz, die den Tonus des unteren Ösophagussphinkters steigern und/oder die Entleerung in den Magen beschleunigen, bei stärkeren Beschwerden oder Entzündungen der Ösophagusschleimhaut auch Protonenpumpenhemmer. Alle anderen Hiatushernien müssen wegen der Gefahr der lebensgefährlichen Speiseröhreneinklemmung (Ösophagusinkarzeration) operiert werden.

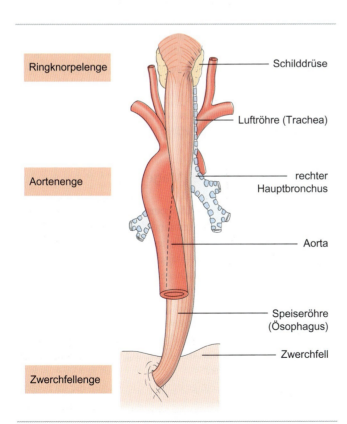

Abb. 15.18 Verlauf der Speiseröhre und ihre physiologischen Engstellen [L190]

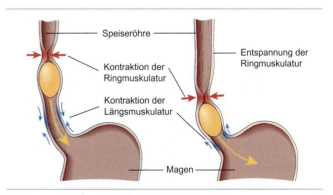

Abb. 15.19 Peristaltische Kontraktionswelle der Ösophagusmuskulatur. Durch Kontraktion der Ringmuskulatur oberhalb des Bolus und gleichzeitiger Kontraktion der Längsmuskulatur darunter wird der Bissen in den Magen vorgeschoben. [L190]

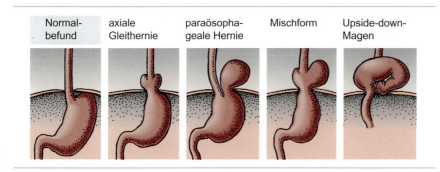

Abb. 15.20 Verschiedene Formen der Hiatushernie. Die axiale Gleithernie ist mit 90 % der Fälle am häufigsten. [L190]

Mallory-Weiss-Riss

Das **Mallory-Weiss-Syndrom** (oder Mallory-Weiss-Riss) beschreibt längliche Schleimhauteinrisse, die gehäuft bei Alkoholikern durch chronische Schleimhautentzündungen vorkommen und zumeist im unteren Teil der Speiseröhre lokalisiert sind, wo die Speiseröhre in den Magen übergeht (gastroösophagealer Übergang). Der Beginn des Einrisses geht vom Magen aus. Diese Einrisse führen, besonders durch plötzlichen Druckanstieg, zu mehr oder weniger starken Blutungen oder Bluterbrechen. Das Mallory-Weiss-Syndrom macht etwa 15 % aller gastrointestinalen Blutungen aus.

Alkoholiker haben zumeist eine morgendliche Unwohlseinsphase, in der sie würgen oder erbrechen, womit sich das gehäufte Vorkommen in dieser Patientengruppe erklären lässt. Weiterhin ist eine Druckerhöhung in Magen und Speiseröhre bei Erbrechen nach Alkoholexzessen möglich. Das Mallory-Weiss-Syndrom kann auch bei anders prädisponierten Patienten z. B. im Rahmen eines gastroösopagealen Druckanstiegs auftreten (Erbrechen, Pressen oder Husten).

Es kommt zunächst zu Schmerzen im Epigastrium, die von Blutungen begleitet werden. Reicht der Längsriss in ein arterielles Versorgungsgebiet, so kann die Blutung mitunter kreislaufwirksam werden.

Das Mallory-Weiss-Syndrom muss klinisch abgeklärt und differenzialdiagnostisch bewertet werden. Die Blutstillung erfolgt im Rahmen einer Gastroskopie oder durch operative Eingriffe. Differenzialdiagnostisch müssen Varizen in Speiseröhre oder Magenfundus, Magenulzera oder Tumoren ausgeschlossen werden.

Boerhaave-Syndrom

Das **Boerhaave-Syndrom** ist die akut verlaufende Form des Mallory-Weiss-Syndroms. Dabei kommt es, zumeist nach starkem Erbrechen oder Husten, zu einer kompletten Zerreißung des Ösophagus durch alle Wandschichten. Diese setzt mit plötzlichem Vernichtungsgefühl und starken retrosternalen Schmerzen nach heftigem Erbrechen ein, denen blutiges Erbrechen folgt. Im weiteren Verlauf kommt es zur Schocksymptomatik, zunehmenden Atembeschwerden mit Dys- und Tachypnoe und zur Ausbildung eines Hautemphysems im Gesichts- und Halsbereich. Gleichzeitig findet sich eine zunehmende Abwehrspannung im Epigastrium.

Auch hier sind zwingend eine klinische Diagnostik und Therapie erforderlich. Im frühen Stadium können die Symptome auch an ein akutes Koronarsyndrom denken lassen (Vernichtungsgefühl, Erbrechen, Atemnot und retrosternaler Schmerz); jedoch führt die Ausbildung eines Hautemphysems und die zunehmende Peritonitis schnell zum Verdacht des Boerhaave-Syndroms, zumal die Patienten den Symptombeginn selbst im unmittelbaren Nachgang von Erbrechen berichten.

Nach Nachweis der Ösophagusruptur besteht chirurgischer Interventionsbedarf und weitere intensivmedizinische Therapie, da hier die Sepsisgefahr relativ groß ist.

15.12 Magen

An die Speiseröhre schließt sich als sackartige Erweiterung des Verdauungskanals der **Magen** (Ventriculus) an (➤ Abb. 15.21). In ihm wird die bereits in der Mundhöhle begonnene Verdauung der Nahrung fortgesetzt. Das Fassungsvermögen des Magens beträgt etwa 1,5 l. Bindegewebige Bänder, die zu Leber und Milz ziehen, stabilisieren den Magen in seiner Position in der Bauchhöhle. Trotzdem variiert die Form des Magens ständig, je nach seinem Füllungszustand und der Körperlage.

15.12.1 Abschnitte des Magens

Der Mageneingang, also der Übergang von der Speiseröhre zum Magen, wird als **Kardia** (Magenmund) bezeichnet. Seitlich davon, unmittelbar unter dem Zwerchfell, liegt die kuppelförmige Erweiterung des Magens, der **Fundus** (Magengrund). Dies ist beim stehenden Menschen die am höchsten liegende Region des Magens, in der sich die beim Essen zwangsläufig mitgeschluckte Luft ansammelt.

An den Fundus schließt sich der größte Teil des Magens, der Magenkörper (**Korpus**) an. Dieser geht in den Vorraum des Pförtners (Antrum pyloricum), meist kurz als **Antrum** bezeichnet, über. Den Abschluss des Magens bzw. den Übergang zum Dünndarm stellt der Pförtner (**Pylorus**) her.

Die Magenwand weist einige Besonderheiten auf, die im Folgenden dargestellt werden.

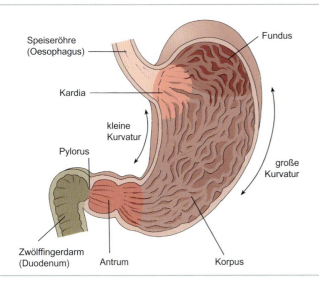

Abb. 15.21 Magen im Längsschnitt. Man erkennt die Abschnitte Kardia, Fundus, Korpus, Antrum und Pylorus. Außerdem wird zwischen der großen und der kleinen Krümmung (Kurvatur) des Magens unterschieden. [L190]

15.12.2 Muskelschicht der Magenwand

Die Muskelschicht der Magenwand (Muskularis) besteht in Abweichung zum übrigen Verdauungskanal aus **drei übereinandergelagerten Schichten.** Von außen nach innen sind dies:
- Längsmuskelfasern als Fortsetzung der Längsmuskelschicht der Speiseröhre
- Ringförmig verlaufende Muskelfasern, welche die mittlere Schicht bilden und am Ende des Magens an Dicke zunehmen
- Schräg verlaufende Muskelfasern, welche die innerste Schicht bilden

Diese Anordnung erlaubt dem Magen, auf vielfältige Weise zu kontrahieren und dadurch die Magengröße der jeweiligen Füllung anzupassen, den Nahrungsbrei mit dem Magensaft zu mischen und den Nahrungsbrei zum Magenausgang weiterzuleiten.

15.12.3 Magenschleimhaut

Die rötlich-graue Magenschleimhaut ist beim entleerten Magen in ausgedehnte Längsfalten gelegt, welche am Pylorus zusammenlaufen (➤ Abb. 15.22). Die „Täler" zwischen den Längsfalten werden auch als Magenstraßen bezeichnet; am ausgedehntesten findet man sie an der kleinen Magenkurvatur (Kurvatur = Krümmung, ➤ Abb. 15.21), also dem kürzesten Weg zwischen Mageneingang und Magenausgang.

15.12.4 Magensaft

Alle Drüsen des Fundus- und Korpusbereichs bilden zusammen, in Abhängigkeit von der Nahrungsaufnahme, durchschnittlich 2 l Magensaft pro Tag. Seine Bestandteile sind:

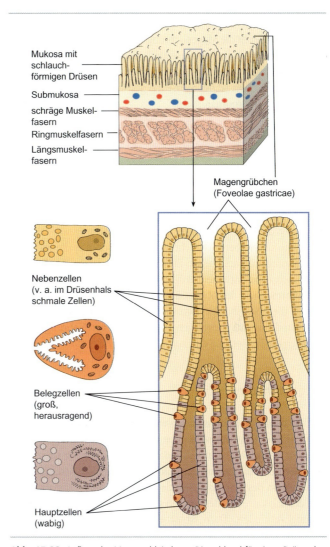

Abb. 15.22 Aufbau der Magenschleimhaut. Die schlauchförmigen Drüsen bestehen aus Haupt-, Beleg- und Nebenzellen. [L190]

Salzsäure (HCl)

Die **Salzsäure** wird von den Belegzellen produziert. Physiologischer Reiz ist die Nahrungsaufnahme, die über verstärkte Histamin- und Gastrinproduktion die Salzsäuresekretion stark ansteigen lässt. Der pH-Wert des Magensafts sinkt auf Werte um 1. Die Salzsäure denaturiert die in der Nahrung enthaltenen Eiweiße: Deren dreidimensionale Struktur bricht zusammen, sodass sie für eiweißspaltende Proteasen leichter angreifbar werden.

Die Bildung von Salzsäure ist ein aktiver Prozess: In den Belegzellen wird unter Mithilfe der Carboanhydrase Kohlensäure und aus dieser Protonen und Bikarbonat-Anionen gebildet (auch ➤ Kap. 2.5.2). Die Protonen werden unter Energieverbrauch im Austausch gegen Kalium durch eine spezielle Protonenpumpe in die Magenlichtung sezerniert, das Bikarbonat gelangt im Austausch gegen Cl^- ins Interstitium und letztlich ins Blut. Cl^- wird durch einen speziellen Chloridkanal ebenfalls in die Magenlichtung abgegeben. Die Kaliumionen werden durch einen entsprechenden Kaliumkanal wieder in die Magenlichtung zurücktransportiert.

Weiterhin wirkt die Salzsäure als Desinfektionsmittel gegen die mit der Nahrung aufgenommenen Bakterien und Viren. Nach der Passage des Magens ist der Speisebrei gewöhnlich frei von vermehrungsfähigen Mikroorganismen.

Pepsinogene und Pepsine

Die **Pepsinogene** werden in den Hauptzellen gebildet. Die Fähigkeit zur Spaltung von Eiweißmolekülen erhalten die Pepsinogene jedoch erst im Magensaft, wobei der pH-Wert unter 6 liegen muss. Sie werden dort durch die Magensäure in die aktiven **Pepsine** umgewandelt. Diese Pepsine führen aber noch nicht zu einer gänzlichen Spaltung der mit der Nahrung aufgenommenen Eiweiße, sondern lassen lediglich gröbere Bruchstücke entstehen (Polypeptide mit 10–100 Aminosäuren).

Zusammen mit der Magensäure zerstört der pepsinhaltige Magensaft die eiweißhaltige Gerüstsubstanz pflanzlicher Nahrungsmittel und die bindegewebigen Hüllen tierischer Nahrungsmittel, wodurch die Freisetzung etlicher Nährstoffe erst ermöglicht wird.

Magenschleim

Der muzinhaltige Magenschleim wird von allen Oberflächenzellen der Magenschleimhaut sowie den Nebenzellen der Magendrüsen gebildet. Das zähe Muzin haftet dabei intensiv auf der Oberfläche der Zellen und bildet einen geschlossenen Film, der den gesamten Binnenraum des Magens auskleidet, die Schleimhaut vor dem Angriff der Salzsäure und dem Pepsin schützt und somit eine Selbstverdauung verhindert. Dazu ist neben der intakten Schleimschicht auch eine ausreichende Durchblutung der Schleimhaut erforderlich.

Intrinsic Factor

Der **Intrinsic Factor** wird von den Belegzellen der Magenschleimhaut gebildet. Er wird benötigt, um das Vitamin B_{12} im Dünndarm aufzunehmen. Die ausreichende Zufuhr von Vitamin B_{12} ist insbesondere für das blutbildende Knochenmark, aber auch das Nervensystem sowie Haut- und Schleimhäute unverzichtbar.

Bei längerdauernder Unterversorgung bilden sich v. a. eine makrozytäre Anämie (➤ Kap. 11.2.8) sowie Schäden am Nervensystem aus.

Steuerung der Magensaftbildung

Magensaft wird nur gebildet, wenn sich Nahrung im Magen befindet oder der Magen mit Nahrung „rechnet". Es werden drei Phasen der Regulation unterschieden (➤ Abb. 15.23):
- Die **nervale Phase** (kephale Phase), die vom Gehirn gesteuert wird
- Die **Magenphase** (gastrische Phase), deren Auslösung im Magen erfolgt

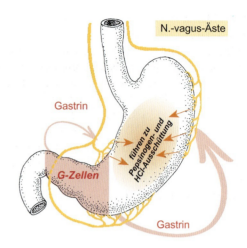

Abb. 15.23 Nervale Versorgung des Magens. Der X. Hirnnerv (N. vagus) fördert die HCl- und Pepsinogenbildung sowohl direkt als auch indirekt über die Ausschüttung von Gastrin. [L190]

- Die **intestinale Phase**, die durch Hormone des Dünndarms gesteuert wird

Die **nervale Phase** bereitet den Magen auf die bevorstehende Nahrungsaufnahme vor, d. h., sie findet bereits statt, bevor sich Nahrung im Magen befindet. Auslösende Reize sind hierbei nicht nur Geruchs-, Geschmacks- oder optische Reize, sondern auch **erlernte** Situationen, die für das Individuum im Zusammenhang mit Nahrungsaufnahme stehen. Über solche erlernten Verhaltensweisen (klassische Konditionierung) wird dann reflektorisch über das vegetative Nervensystem (N. vagus, ➤ Kap. 8.10.7) sowohl die Säureproduktion aus den Belegzellen als auch die Abgabe von Gastrin aus den G-Zellen angeregt.

Auch seelische Vorgänge, z. B. ständiger Ärger oder Stress, steigern die Magensaftbildung.

Die sich anschließende **Magenphase** wird ausgelöst, sobald sich Nahrung im Magen befindet. Dabei führen angedaute Eiweiße im Antrum- und Pylorusbereich ebenfalls zu einer Freisetzung von Gastrin. Verstärkt wird die Gastrinfreisetzung durch in der Nahrung enthaltene Gewürze sowie die „Genuss"mittel Nikotin, Koffein und Alkohol.

In der **intestinalen Phase** wird die Magensekretion zunächst noch angeregt. Wenn aber größere Mengen stark saurer Nahrung und Fette in den Dünndarm übertreten, wird ein anderes Hormon, das Sekretin, gebildet. Es drosselt die Salzsäureproduktion, fördert die Sekretion von Pepsinogen und hemmt die Magenentleerung. Neben dem Sekretin wirken weitere Hormone an der Regulation mit (➤ Tab. 10.2).

15.12.5 Durchmischung des Speisebreis

Bei leerem Magen sind die Muskelfasern der Magenwand stark zusammengezogen und die Innenwände des Magens liegen einander weitgehend an. Gelangt nach dem Schluckakt Speisebrei in den Magen, führt der dadurch erzeugte Füllungsdruck zu einer reflektorischen Erschlaffung und damit Verlängerung der Muskelfasern, wodurch sich die Magenwände ausdehnen und Platz für die aufgenommene Nahrung geschaffen wird.

Die im Magen befindliche Nahrung muss ständig durchmischt werden. Dies erfolgt durch **peristaltische Kontraktionswellen,** die im Abstand von etwa 20 Sekunden über den Magen in Richtung Pylorus verlaufen. Diese ständige Durchmischung dient einerseits der mechanischen Zerkleinerung, andererseits ist sie für die Fettverdauung von erheblicher Bedeutung: Die schlecht oder gar nicht wasserlöslichen Fette neigen dazu, zu großen Fetttropfen zusammenzufließen und damit fettverdauenden Enzymen (Lipasen) eine nur geringe Angriffsfläche zu bieten. Dies wird durch die intensive Durchmischung im Magen verhindert, wobei winzige Fetttröpfchen entstehen.

15.12.6 Entleerung des Magens

Der Mageninhalt wird in kleinen Portionen an den sich anschließenden Zwölffingerdarm weitergegeben. Vom Antrum gehen, vermittelt über den N. vagus, starke peristaltische Kontraktionswellen aus, der Pylorus öffnet sich kurzzeitig und ein kleiner Anteil des Speisebreies kann in den Zwölffingerdarm übertreten. Die Geschwindigkeit, mit der sich der Magen insgesamt entleert, hängt stark von der Zusammensetzung der Nahrung ab, sodass die **Magenverweilzeit** zwischen 2 und 7 Stunden schwankt (➤ Abb. 15.24). Kohlenhydratreiche Speisen (das Frühstücksbrötchen) verweilen am kürzesten im Magen, während fettreiche Speisen (die Weihnachtsgans) am langsamsten den Magen passieren.

15.12.7 Erkrankungen des Magens

Akute Gastritis

Exzessive Nahrungszufuhr sowie unmäßiger Alkohol- oder Nikotingenuss oder bakterielle Toxine in der Nahrung (z. B. Lebensmittelvergiftung durch Staphylokokken) können eine **akute Gastritis** (akute Magenschleimhautentzündung) verursachen. Aber auch ein Übermaß an Stress und viele entzündungshemmende Arzneimittel, z. B. Aspirin® und die nichtsteroidalen Antiphlogistika (➤ Kap. 9.3.3), können eine Gastritis auslösen. Zu den Krankheitssymptomen gehören Übelkeit, Erbrechen, Aufstoßen und ein Druckgefühl im Oberbauch.

Die **Therapie** der akuten Gastritis besteht in einer vorübergehenden Nahrungskarenz (Tee und Zwieback) und anschließendem, stufenweisem Kostaufbau. Auch lokale Wärmeanwendung, z. B. mit einer Bettflasche, zeigt eine lindernde Wirkung.

Chronische Gastritis

Die **chronische Gastritis** (chronische Magenschleimhautentzündung) hat verschiedene Ursachen, die nach ihren Anfangsbuchstaben als ABC-Klassifikation bezeichnet werden:
- **A:** Von einer chronisch-**a**trophischen Gastritis spricht man, wenn in einem mehrjährigen Entzündungsprozess die Magen-

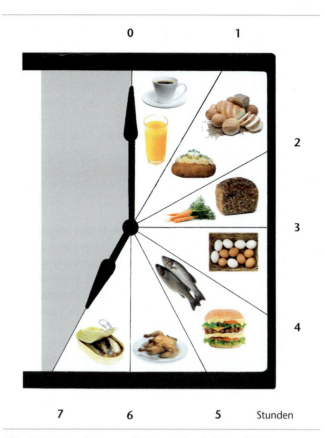

Abb. 15.24 Verweilzeiten verschiedener Speisen im Magen [L787]

drüsen atrophieren (schwinden). Die Atrophie führt zur Verminderung der Salzsäure- und auch der Intrinsic-Faktor-Produktion mit der Gefahr der perniziösen Anämie (➤ Kap. 11.2.8).
- **B:** Die Gastritis kann durch eine **b**akterielle Besiedlung bedingt sein. Der häufigste dafür verantwortliche Keim ist das stäbchenförmige Bakterium *Helicobacter pylori*.
- **C:** Selten kann die Gastritis auch **c**hronisch-toxisch durch zurückschwappenden Gallensaft (Gallenreflux) ausgelöst und unterhalten werden.

Die Krankheitssymptome sind uneinheitlich und oft diffus. Die Diagnosestellung mit Endoskopie und Biopsie ist wichtig, weil Patienten mit einer chronisch-atrophischen Gastritis ein deutlich erhöhtes Risiko für ein Magenkarzinom aufweisen.

Gastroenteritis

Die Magen-Darm-Infektion (Gastroenteritis) ist eine Mischerkrankung aus einer gleichzeitig auftretenden entzündlichen Erkrankung der Magenschleimhaut (Gastritis) und des Dünndarms (Enteritis). Auch die Dickdarmschleimhaut kann betroffen sein.

Als Ursache für die Gastroenteritis kommen drei Möglichkeiten in Betracht: eine **Infektion** mit Bakterien oder Viren, eine **allergische** Komponente, besonders bei Nahrungsmittelunverträglichkeiten, und **chemische** Ursachen, wenn z. B. Bakteriengifte oder tatsächliche Giftstoffe eine Schleimhautentzündung auslösen.

Infektionen

Vor allem Viren – und hier überwiegend Rota- und Noroviren – lösen eine Gastroenteritis aus. In den letzten Jahren hat die Infektionsrate von Altersheimbewohnern und hospitalisierten Patienten deutlich zugenommen und sorgt jährlich in den Wintermonaten für Probleme. Salmonellen, *Escherichia coli* (ein Darmbakterium) sowie verschiedene andere Bakterienstämme lösen ebenfalls zunächst eine Enteritis aus, die dann aber im Darmrohr rückläufig fortschreitet und somit zur Gastroenteritis führt.

Allergien

Bei der Nahrungsaufnahme gelangen Stoffe in den Magen-Darm-Trakt, die vom Körper bei entsprechender Prädisposition als fremd erkannt werden. Häufig ist dies bei Nüssen der Fall, weshalb auf entsprechenden Nahrungsmitteln Warnhinweise angebracht sind: „Kann Spuren von Nüssen enthalten". Weitere Vertreter möglicherweise allergener Nahrungsmittel sind Eiweiße (Meerestiere und Kuhmilch), bestimmte Gewürze, Getreide oder auch Sojaprodukte. Hierbei verändert sich nach dem Erkennen als Fremdstoff die Darmpermeabilität und es kommt zu einer Immunreaktion, der eine starke Histaminausschüttung folgt.

Chemische Ursachen

Durch Enterotoxine, die von Bakterien oder Parasiten (Toxoplasmose) ausgeschieden werden, oder tatsächliche Noxen, wie Alkohol oder Quecksilber, kann es ebenfalls zur entzündlichen Erkrankung der Dünndarm- und Magenschleimhaut kommen, die dann das Bild der Gastroenteritis liefert.

Das klassische Bild der Gastroenteritis sind Übelkeit, Erbrechen, Durchfall und Bauchschmerzen, die teils krampfartigen Charakter haben können. Beim Durchfall wird wässrige Diarrhö von blutiger oder schleimiger Diarrhö unterschieden. Begleitet werden diese Symptome häufig von Fieber.

Ulkuskrankheit

Ein **Ulkus** (Geschwür) ist ein umschriebener Defekt der Schleimhaut, der die Eigenmuskelschicht der Schleimhaut (Lamina muscularis mucosae) überwunden hat (➤ Abb. 15.25). Da Ulzera häufig auch am Zwölffingerdarm (Duodenum) vorkommen, werden sie an dieser Stelle gemeinsam besprochen. Man unterscheidet grundsätzlich zwei Ulkusformen:
- **Akutes Ulkus:** Dies ist in der Regel ein einmaliges Ereignis, z. B. infolge von Stress (etwa beim Patienten auf der Intensivstation).
- **Ulkuskrankheit:** Hierbei handelt es sich um ein chronisch-rezidivierendes Ereignis, wobei über lange Zeit hinweg immer wieder neue Ulzera auftreten.

Die Ursache eines Ulkus liegt in einem gestörten Gleichgewicht zwischen aggressiven, die Schleimhaut angreifenden Faktoren und dem Schutzmechanismus der Schleimhaut. Als wichtiger auslösender Faktor hat sich eine Besiedelung der Magenschleimhaut mit

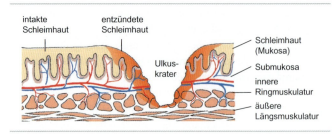

Abb. 15.25 Schematische Darstellung eines Geschwürs (Ulkus). Der Gewebsdefekt umfaßt nicht nur die Schleimhaut, sondern reicht tiefer und erfasst in dieser Abbildung die Submukosa und die innere Ringmuskulatur. [L190]

Helicobacter pylori (HP) erwiesen. Man findet diese Bakterien bei 95 % der Patienten mit Ulcus duodeni und 70 % der Patienten mit Ulcus ventriculi. Interessanterweise liegt aber auch bei der Hälfte der gesunden Erwachsenen eine symptomlose HP-Besiedelung vor. Zur Manifestation eines Ulkus müssen somit weitere Faktoren hinzukommen, von denen die wichtigsten sind:
- Salzsäure, Pepsin, Galle
- Stress, Rauchen
- Nichsteroidale Antirheumatika (NSAR)
- Glukokortikoide, vor allem in Kombination mit NSAR

Zu den schützenden Faktoren zählen die intakte Schleimhautdurchblutung und eine schützende Schleimschicht in Magen und Duodenum durch ausreichende Schleim- und Bikarbonat-Sekretion.

Das **Ulcus ventriculi** (Magengeschwür) ist typischerweise eine Erkrankung des höheren Lebensalters. Als charakteristisches Symptom gilt der Sofortschmerz nach Nahrungsaufnahme. Das **Ulcus duodeni** (Zwölffingerdarmgeschwür) kommt häufiger vor als das Magengeschwür und betrifft meist jüngere Männer. Zu den typischen Beschwerden zählt der Spätschmerz, d. h. Schmerzen etwa 2 Stunden nach Nahrungsaufnahme. Weiterhin gehören zu beiden Ulkusformen krampfartige Oberbauchschmerzen, Druck- und Völlegefühl nach dem Essen und eventuell Gewichtsabnahme. Die Diagnose wird heute überwiegend endoskopisch-bioptisch gesichert. Zum Nachweis einer *Helicobacter-pylori*-Infektion existiert auch ein enzymatischer Schnelltest.

Um Duodenal- und Magenulzera zur Abheilung zu bringen, müssen ulkusauslösende Medikamente und Zigaretten abgesetzt werden. Die medikamentöse Therapie setzte über viele Jahre vor allem an dem aggressiven Faktor der Magensäure an. H_2-**Blocker** wie Ranitidin (z. B. Zantic®) sowie **Protonenpumpenhemmer** wie Omeprazol (z. B. Antra®) unterdrücken die Säureproduktion. **Antazida** (z. B. Riopan®) sind dagegen säurebindende und neutralisierende Mittel, während **Filmbildner** (z. B. Ulcogant®) einen säureprotektiven Schleimhautfilm aufbauen.

Mit Klärung des ursächlichen Zusammenhangs zwischen HP-Infektion und Ulkus hat sich in jüngster Zeit die **HP-Eradikationstherapie** durchgesetzt. Diese medikamentöse Behandlung besteht meist aus der kombinierten Gabe eines Protonenpumpenhemmers mit zwei Antibiotika (Tripletherapie). Bei über 90 % der Patienten führt dies zum Verschwinden der HP-Infektion und damit zur Ausheilung der Ulkuskrankheit.

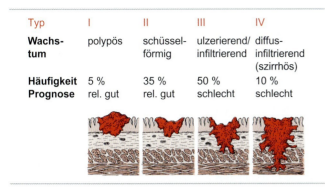

Typ	I	II	III	IV
Wachstum	polypös	schüsselförmig	ulzerierend/infiltrierend	diffus-infiltrierend (szirrhös)
Häufigkeit	5 %	35 %	50 %	10 %
Prognose	rel. gut	rel. gut	schlecht	schlecht

Abb. 15.26 Klassifikation des fortgeschrittenen Magenkarzinoms; Stadieneinteilung nach Wachstumsformen des Magenkarzinoms – Einteilung nach makroskopischem Aspekt; 5-Jahres-Überlebensrate in Abhängigkeit vom Tumorstadium – Einteilung nach Infiltrationstiefe [L157]

Ulkuskomplikationen

Blutungen aus dem Geschwür, die sich durch **Bluterbrechen** (Hämatemesis) oder **Teerstuhl** (Schwarzfärbung des Stuhls) bemerkbar machen, sind aufgrund der heute effektiven konservativen Therapie selten geworden. Größere akute Blutverluste in den Darm führen zum Schock (➤ Kap. 13.5.2), während der kontinuierliche Verlust kleiner Blutmengen zu einer **Blutungsanämie** führt (➤ Abb. 11.16). Eine chronisch entzündete Schleimhaut kann auf Dauer vernarben und so zu einer Verengung (**Stenose**) des Verdauungsrohrs führen.

Bei der **Perforation** (➤ Abb. 15.13) durchbricht das Geschwür die Magen- bzw. Duodenalwand, Speisebrei und Luft gelangen in die Peritonealhöhle und führen zu einer lebensgefährlichen Peritonitis (➤ Kap. 15.9.5).

Operative Ulkustherapie

Eine operative Therapie, etwa die Zweidrittel-Resektion nach Billroth, bei der große Anteile der gastrin- und säureproduzierenden Magenabschnitte entfernt werden, ist dank der Fortschritte in der konservativen Therapie heute nur noch selten erforderlich.

Magenkarzinom

Etwa 20 % aller bösartigen Tumoren entfallen auf das **Magenkarzinom** (➤ Abb. 15.26) wobei allerdings weltweit ein Rückgang dieses Tumors registriert wird. Als ernährungsabhängige Risikofaktoren spielen chemische Karzinogene wie Nitrosamine und polyzyklische aromatische Kohlenwasserstoffe die größte Rolle. Die Symptome sind meist über lange Zeit uncharakteristisch („empfindlicher Magen"), weshalb das Magenkarzinom in der Regel erst spät entdeckt wird. Die Diagnose wird durch Endoskopie mit gleichzeitiger Biopsie gesichert.

Als Therapie kommt nur die Entfernung des Magens infrage, da Strahlen- und Chemotherapie erfolglos sind. Die Prognose ist insgesamt schlecht, da der Tumor sehr früh sowohl lymphogen als auch hämatogen in Leber und Lunge metastasiert („Pfortadertyp"). Auch kommt es häufig zur Metastasierung ins Peritoneum mit Ausbildung eines Aszites. Sehr gut ist allerdings die Prognose des **Magenfrühkarzinoms** (Early Cancer), bei dem der Tumor auf Magenschleimhaut und Submukosa begrenzt ist.

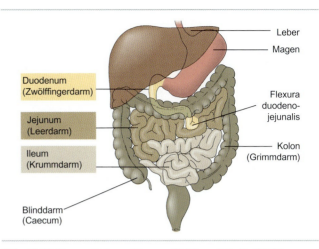

Abb. 15.27 Die verschiedenen Dünn- und Dickdarmabschnitte [L190]

15.13 Dünndarm

Der **Dünndarm** (Intestinum tenue) ist der auf den Magen folgende Abschnitt des Verdauungsrohrs (➤ Abb. 15.27). Seine Länge variiert erheblich, im Mittel ist er etwa 2,8 m lang und besitzt einen Durchmesser von ungefähr 2,5 cm.

Hauptaufgabe des Dünndarms ist es, den im Mund und Magen vorverdauten Speisebrei (Chymus) zu Ende zu verdauen und die dabei entstehenden Bruchstücke, die dann nur noch aus kleinen Molekülen bestehen, über das Epithel der Dünndarmschleimhaut in den Kreislauf aufzunehmen.

Aber damit nicht genug: Auch die ungefähr 7 l Verdauungssäfte (Speichel, Magensaft, Galle, Bauchspeicheldrüsensekret, Dünndarmsekret), die im Verlauf eines Tages ins Verdauungsrohr gelangen, werden in der Dünndarmpassage größtenteils wieder über das Epithel der Schleimhaut ins Blut rückresorbiert. Diese gewaltige Resorptions- bzw. Absorptionsaufgabe des Dünndarms erfordert eine riesige innere Oberfläche, weshalb die Dünndarmschleimhaut im Vergleich zu anderen Abschnitten des Verdauungsrohrs am stärksten aufgefaltet ist (➤ Abb. 15.28, ➤ Abb. 15.29, ➤ Abb. 15.30).

15.13.1 Abschnitte des Dünndarms

Der Dünndarm besteht aus drei Abschnitten, die ohne scharfe Grenze ineinander übergehen:
- Zwölffingerdarm (**Duodenum**)
- Leerdarm (**Jejunum**)
- Krummdarm (**Ileum**)

Unmittelbar auf den Magen folgt als erster Abschnitt des Dünndarms das etwa 25 cm lange, C-förmige **Duodenum.** Während der aufsteigende Anfangsteil (Bulbus duodeni) noch beweglich ist, sind die wei-

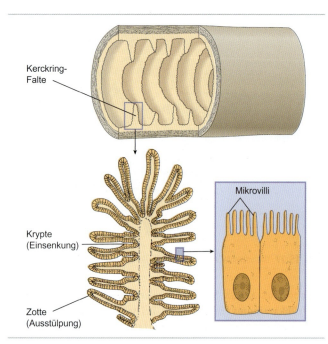

Abb. 15.28 Kerckring-Falten, Zotten, Krypten und Mikrovilli vergrößern die Resorptionsfläche des Dünndarms. [L190]

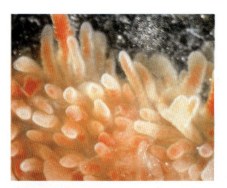

Abb. 15.29 Zotten im Duodenum des Menschen (rasterelektronenmikroskopische Aufnahme). Blatt- und säulenförmige Zotten wechseln einander ab. In der Aufsicht hat man einen Einblick in die zwischen den Zotten liegenden Krypten. [F218]

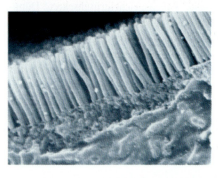

Abb. 15.30 Mikrovilli des resorbierenden Duodenumepithels. Die Mikrovilli sind etwa 100 nm dick und 2 µm lang. [C160]

Das Jejunum ist im Vergleich zum Zwölffingerdarm wesentlich länger und geht seinerseits ohne scharfe Begrenzung in das **Ileum** über. Das Jejunum macht etwa ⅖, das Ileum fast ⅗ der gesamten Dünndarmlänge aus.

15.13.2 Lymphatisches Gewebe des Dünndarms

Gegen Ende des Ileums nimmt die oberflächenvergrößernde Faltung der Dünndarmschleimhaut immer mehr ab. Dafür nimmt die Zahl der in das Epithel eingestreuten Becherzellen auf Kosten der Enterozyten zu. Außerdem finden sich im Ileum Ansammlungen lymphatischen Gewebes in Form zahlreicher Lymphfollikel, knötchenförmigen Lymphozytenhaufen, deren Aufgabe es ist, eingedrungene Krankheitserreger und andere Antigene unschädlich zu machen. Zusammenfassend werden die zahlreichen Lymphfollikel auch als **Peyer-Plaques** bezeichnet.

15.13.3 Dünndarmsaft

Der **Dünndarmsaft** ist das Sekret, das von allen Brunner- und Lieberkühn-Drüsen des Dünndarms gemeinsam gebildet wird und ins Darmlumen gelangt. Er erfüllt vornehmlich eine „Vehikelfunktion" für die im Darm gelösten Substanzen, indem er den Kontakt zwischen ihnen und den resorbierenden Mikrovilli der Enterozyten verbessert.

15.13.4 Dünndarm-Bewegungen

Durch mehrere Bewegungstypen wird der Speisebrei mit den Verdauungssäften kräftig durchmischt und in durchschnittlich 6–10 Stunden durch den Dünndarm befördert. Diese Bewegungen sind von einer äußeren Innervation durch das Nervensystem unabhängig. Analog zur Autonomie der kardialen Erregung spricht man von einer Autonomie der Darmbewegungen, und wie beim Herzen führen Einflüsse des Parasympathikus und Sympathikus nur zu einer Modifikation der Darmbewegungen entsprechend den Anforderungen des Gesamtorganismus.

Folgende Dünndarmbewegungen können unterschieden werden:

- **Eigenbeweglichkeit der Zotten** durch Kontraktionen der Eigenmuskelschicht der Schleimhaut: Sie wird vom Plexus submucosus (Meissner-Plexus) der Submukosa gesteuert und verbessert den Kontakt zwischen Epithel und Speisebrei.
- **Mischbewegungen** durch rhythmische Einschnürungen der Ringmuskulatur sowie Pendelbewegungen, die von der Längsmuskulatur bewirkt werden: Ausgelöst werden die Mischbewegungen durch lokale Dehnungen der Dünndarmwand, die über Rezeptoren der Schleimhaut registriert und, nach Informationsverarbeitung im Plexus myentericus, mit motorischen Impulsen an die Muskulatur beantwortet werden.
- **Peristaltische Wellen** (auch ➤ Kap. 15.9.2) zur Fortbewegung des Darminhalts in Richtung Dickdarm.

teren Abschnitte des Duodenums mit der hinteren Bauchdecke verwachsen und liegen somit retroperitoneal (auch ➤ Kap. 15.9.5).

Das duodenale **C** umschließt den Kopf der Bauchspeicheldrüse, deren Ausführungsgang in der Regel gemeinsam mit dem Gallengang etwa in der Mitte des absteigenden Duodenalschenkels an einer kleinen warzenförmigen Erhebung (Papilla Vateri) ins Duodenallumen einmündet (➤ Abb. 15.34). An seinem Ende löst sich das Duodenum wieder von der hinteren Bauchwand und geht mit einem scharfen Knick (Flexura duodenojejunalis) in das frei bewegliche **Jejunum** über.

15.13.5 Erkrankungen des Dünndarms

Enteritis

Die **Enteritis** ist eine Entzündung der Darmwand des Dünndarms, die oftmals von einer Entzündung der Magenschleimhaut begleitet und dann auch als **Gastroenteritis** (> Kap. 15.12.7) bezeichnet wird. Nur wenn sie isoliert auf den Dünndarm begrenzt ist, wird von Enteritis oder auch von **Enterokolitis** gesprochen, bei der als klinisches Symptom der Durchfall im Vordergrund steht.

Enteritis entsteht durch Toxine aus Pilzen, Bakterien oder verdorbenen Nahrungsmitteln. Diese lösen großflächige Entzündungen des Dünndarms aus.

Hauptsymptom ist die Diarrhö, hinter der aber auch viele andere Erkrankungen stecken können. Größtes Problem bei andauernden Durchfällen ist der Flüssigkeits- und Elektrolytverlust bis hin zu Verschiebungen des Säure-Basen-Gleichgewichts. Diese äußern sich in Abgeschlagenheit, Antriebslosigkeit, typischen Wadenkrämpfen bis hin zu deutlichen Exsikkosezeichen.

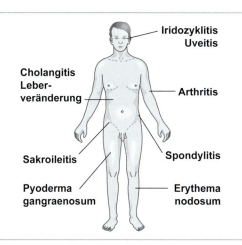

Abb. 15.31 Extraintestinale Manifestationen von chronisch-entzündlichen Darmerkrankungen [L157]

Morbus Crohn

M. Crohn wird auch als Crohn-Krankheit oder als **Enteritis regionalis** bezeichnet. Dabei handelt es sich um eine schubweise verlaufende chronische Entzündung der unteren, in seltenen Fällen auch der oberen Darmabschnitte des Dünndarms. Sind die oberen Darmabschnitte betroffen, ist auch ein Übergreifen auf das Kolon möglich. Die Entzündung kann dabei alle Wandschichten einschließen. Die Krankheit tritt vor allem bei jungen Menschen im Alter zwischen dem 20. und 40. Lebensjahr auf.

Ursächlich in Betracht kommen Infektionen durch Bakterien oder Viren oder eine Autoimmunreaktion mit gesteigerter Aktivität der T-Helferzellen. Meist ist eine familiäre Häufung feststellbar.

Folge ist eine Gewebsschädigung durch alle Darmschichten mit erosiven Veränderungen, bis zur Ulzeration oder kompletten Nekrose der betroffenen Darmregion.

Morbus Crohn verläuft in Schüben, deren Intensität äußerst unterschiedlich sein kann. Den Schüben folgen Phasen ohne Symptome, sogenannte **Remissionen**. Eine Abschätzung für den Verlauf der Krankheit kann nicht abgegeben werden, da sie individuell sehr unterschiedlich auftritt. Einige Patienten haben längere Remissionsphasen, andere dagegen sehr kurze Abstände zwischen den einzelnen Schüben. Auch die Intensität der Schübe variiert deutlich und kann sogar Darmstenosen oder entzündliche Veränderungen des Afters mit Fisteln und Fissuren sowie extraintestinale Manifestationen hervorrufen (> Abb. 15.31).

> **KRANKHEIT/SYMPTOM**
> **Colitis ulcerosa**
> Diese Erkrankung ist in ihrer Ätiologie und Pathogenese dem Morbus Crohn sehr ähnlich. Bei ihr ist im Gegensatz zum M. Crohn immer eine Rektumbeteiligung nachweisbar. Durchfälle treten wesentlich häufiger am Tag auf als beim M. Crohn und verlaufen blutig-schleimig. Die Anzahl der Durchfälle pro Tag definiert die Stärke des Schubs. Als Therapieoption bleibt ein diätisches Vorgehen mit dem Ziel, den funktionell gestörten Darm ruhigzustellen. Dies erfolgt am ehesten durch ballaststoffarme bzw. -freie Kost oder unter künstlicher Ernährung.

15.13.6 Gastrointestinale Blutungen

Gastrointestinale Blutungen (GI-Blutungen) sind arterielle oder venöse Blutungen aus dem Magen- und Darmtrakt, wobei nach Lokalisation obere und untere GI-Blutungen unterschieden werden.

Mit etwa 85 % der Fälle ist die obere GI-Blutung die deutlich häufigere als die mit einer etwa 15 % Häufigkeit vorkommende untere GI-Blutung.

Wichtige Grenze, die zwischen oberer und unterer GI-Blutung unterscheidet, ist die **Flexura duodenojejunalis,** auch bekannt als Zwölffingerdarm-Leerdarm-Biegung oder als sogenannte Treitz-Flexur. Eine Blutung oberhalb der Treitz-Flexur wird als obere GI-, eine Blutungsquelle darunter als untere GI-Blutung bezeichnet.

Eine andere Möglichkeite der Unterscheidung bietet die **Beimengung von Blut** in Erbrochenem oder im Stuhlgang. Kommt es beim Erbrechen zu rotem Bluterbrechen, so liegt die Blutungsquelle in der Speiseröhre. Ist das Erbrochene schwarz, teils koaguliert oder kaffeesatzartig, so kommt das Blut aus dem Magen.

Ist der **Stuhlgang** schwarz gefärbt, so hat die Magensäure im Magen oder bei Übergabe des sauren Magenbreis in den Zwölffingerdarm das Blut hämatinisiert. Die Blutungsquelle liegt also im Magen oder Zwölffingerdarm.

Ist der Stuhlgang dunkelrot gefärbt, so kann die Blutung im Dünndarm vermutet werden und bei hellroter Blutanhaftung am Stuhl stammt es von einer Blutungsquelle im Dickdarm oder aus Hämorrhoiden.

Obere gastrointestinale Blutung

Häufige Blutungsquellen der oberen GI-Blutung sind Ösophagusvarizen, Refluxösophagitis, Ulzera des Magens und des

Zwölffingerdarms oder Karzinome, die sich im Ösophagus oder im Magen befinden. Auch die Mallory-Weiss-Blutung und das Boerhaave-Syndrom (➤ Kap. 15.11.3) können ursächlich vorliegen.

Die Symptomatik ist oft klassisch. Es kommt zum Erbrechen mit Blutbeimengungen oder kaffeesatzartigem Erbrechen, begleitet von Oberbauchschmerzen.

Risikofaktoren sind *Helicobacter pylori*, Lebensalter, Alkoholkonsum, NSAR-Einnahme und bestimmte Begleiterkrankungen.

Untere gastrointestinale Blutung

Vor allem die Darmerkrankungen aus dem entzündlichen Formenkreis wie Morbus Crohn und Colitis ulcerosa können nach Ulzeration zur unteren GI-Blutung führen. Polypen, Kolondivertikel sowie Kolon- und Rektumkarzinome stellen ebenfalls mögliche Blutungsquellen dar. Häufigste Ursachen für okkultes Blut und für den Betroffenen sind Blutungen aus Hämorrhoiden.

15.14 Pankreassaft und Galle, Gallenwege und Gallenblase

Zur abschließenden Verdauung des Speisebreies werden Galle- und Pankreassaft benötigt, die im Duodenum dem Darminhalt beigemischt werden. Die sie bildenden Organe sind die **Leber** und die Bauchspeicheldrüse **(Pankreas).**

Diese zwei Organe werden später ausführlich beschrieben (➤ Kap. 15.17 und ➤ Kap. 15.18). Zunächst soll nur die Funktion ihrer Säfte für Verdauung und Resorption erläutert werden.

15.14.1 Pankreassaft

Pro Tag werden vom Pankreas etwa 1,5 l Sekret gebildet und dem Dünndarminhalt beigemischt. Der den Magen verlassende Speisebrei ist nach seiner Durchmischung mit dem Magensaft stark sauer und muss im Dünndarm wieder neutralisiert werden. Dies ist wichtig, weil die Enzyme des Pankreassaftes bei saurem pH-Wert ihre Spaltfunktion nicht erfüllen können. Dazu trägt der bikarbonatreiche Pankreassaft zusammen mit den alkalischen Sekreten der Leber und des Darmsaftes maßgeblich bei.

Pankreasenzyme

Das Pankreas stellt zahlreiche Enzyme her, die für die endgültige Spaltung sowohl der Eiweiße als auch der Kohlenhydrate und Fette notwendig sind.

Die wichtigsten eiweißspaltenden Enzyme sind **Trypsin** und **Chymotrypsin**, die als inaktive Vorstufen – ähnlich den Pepsinogenen des Magens – als Trypsinogen und Chymotrypsinogen abgesondert werden; dadurch wird eine Selbstverdauung des Pankreas verhindert (➤ Abb. 15.32). Erst im Dünndarm werden diese

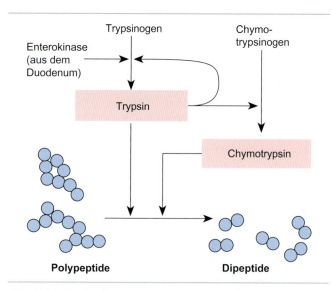

Abb. 15.32 Eiweißspaltung durch die Pankreasenzyme [L190]

inaktiven Vorstufen in die aktiven Enzyme überführt. Dabei wird das Trypsinogen von der **Enteropeptidase,** einem Enzym, das in der Dünndarmschleimhaut gebildet wird, in das aktive Trypsin umgewandelt. Trypsin ist nun in der Lage, sowohl seine eigene Vorstufe als auch Chymotrypsinogen in die aktive Form überzuführen. Die aktiven Enzyme spalten Peptidbindungen innerhalb des Eiweißmoleküls auf, wodurch wiederum kleinere Peptide entstehen.

Ein weiteres Enzym des Pankreassafts ist die **Carboxypeptidase.** Sie spaltet einzelne Aminosäuren vom Carboxylende der Peptide ab, die dann resorptionsfähig sind.

Die Kohlenhydratverdauung wird vom Pankreasenzym **Alpha-Amylase** unterstützt, welches pflanzliche Stärke bis zum Zweifachzucker Maltose spaltet. Das wichtigste von der Bauchspeicheldrüse produzierte Enzym zur Fettverdauung ist die **Lipase,** die von den Neutralfetten (Triglyzeriden) Fettsäuren abspaltet.

15.14.2 Galle

Pro Tag werden von der Leber kontinuierlich etwa 0,5 l einer gelbbraunen Flüssigkeit, der **Galle,** gebildet, die über den Gallengang ins Duodenum abgegeben wird. Wird keine Galle zur Verdauung benötigt, so ist der Schließmuskel an der Mündungsstelle ins Duodenum (M. sphincter Oddi) verschlossen. Dadurch staut sich die Galle zurück und gelangt über einen Verbindungsgang zur **Gallenblase** (➤ Abb. 15.34). Hier wird sie durch Wasserrückresorption auf eine Menge von etwa 50–80 ml (Blasengalle) eingedickt und bei Bedarf durch Kontraktionen der Muskelwand der Gallenblase portionsweise ins Duodenum abgegeben.

Zusammensetzung der Galle

Die Galle besteht – neben Wasser und Elektrolyten – aus Bilirubin, Gallensäuren, Cholesterin, Lezithin und anderen körpereigenen

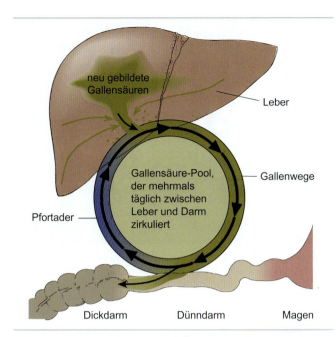

Abb. 15.33 Enterohepatischer Kreislauf. Über 90 % der Gallensäuren, die täglich über die Gallenwege in den Darm gelangen, werden „recycelt" (zurückgewonnen) und der Leber wieder zugeführt. Nur etwa 10 % werden über den Stuhl ausgeschieden. [L190]

und -fremden Substanzen, z. B. Hormonen, Medikamenten und jodhaltigen Kontrastmitteln. Letztere ermöglichen eine Darstellung von Gallenwegen und Gallenblase im Röntgenbild.

Funktion der Galle bei der Fettverdauung

Für die Fettverdauung und -resorption sind zwei Inhaltsstoffe der Galle von großer Bedeutung:
- Gallensäuren (z. B. Cholsäure und Chenodesoxicholsäure)
- Lezithin und andere Phospholipide

Die **Gallensäuren** werden in der Leber aus **Cholesterin** gebildet (➤ Abb. 15.33). Sie setzen die Oberflächenspannung zwischen Fetten und Wasser herab und ermöglichen damit eine sehr feine Verteilung der Fette im Dünndarminhalt. Diese Emulgierung gelingt den Gallensäuren dadurch, dass sie gleichzeitig lipo- und hydrophile Eigenschaften besitzen, sich also leicht sowohl mit Wasser als auch mit Fetten verbinden.

Im Dünndarm ballen sich die Fettpartikel mit den Gallensäuren spontan zu kleinsten Partikeln, den sogenannten Mizellen, zusammen, die den fettspaltenden Lipasen eine gute Angriffsmöglichkeit zur Spaltung bieten. Außerdem stellen diese Mizellen den notwendigen Kontakt zur Darmschleimhaut her, sodass die in ihnen gelösten Fettbestandteile von der Dünndarmschleimhaut aufgenommen werden können.

Lezithin als wichtigstes Phospholipid ist mit seinen hydro- und lipophilen Eigenschaften ebenfalls eine lösungsvermittelnde Substanz und trägt zur Emulgierung der Fette bei.

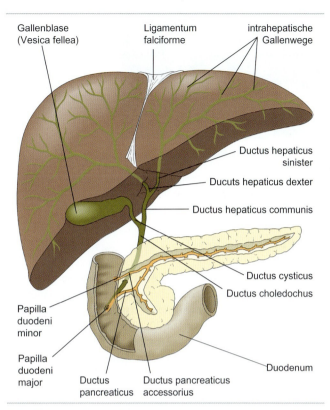

Abb. 15.34 Verlauf von Gallenwegen und Pankreasgang. Meist münden Ductus choledochus und Ductus pancreaticus gemeinsam ins Duodenum. Manchmal existiert ein zweiter Ausführungsgang (Ductus pancreaticus accessorius) mit eigenem Abfluss ins Duodenum (Papilla duodeni minor). [L190]

15.14.3 Gallenwege

Die aus der Leber kommenden beiden Gallengänge (**Ductus hepaticus dexter** und **sinister**) vereinigen sich an der Leberpforte zu einem gemeinsamen Gang, dem **Ductus hepaticus communis** (➤ Abb. 15.34) Aus diesem geht nach kurzer Strecke und in spitzem Winkel der **Ductus cysticus** (Gallenblasengang) ab, der die Verbindung zur Gallenblase herstellt. Nach dem Abgang des Ductus cysticus wird der eigentliche Gallengang nun als **Ductus choledochus** bezeichnet. Dieser 6–8 cm lange Gang steigt hinter dem Duodenum ab, durchquert den Pankreaskopf und mündet in der Regel gemeinsam mit dem Ausführungsgang des Pankreas (Ductus pancreaticus) in die **Papille** (Papilla duodeni major) des Zwölffingerdarms.

Der Schließmuskel (M. sphincter oddi) an der Papille sorgt dafür, dass die Galle, die nicht zur Verdauung benötigt wird, über den Ductus choledochus und den Ductus cysticus in die Gallenblase zurückgestaut wird. Die beschriebene anatomische Situation macht auch verständlich, warum es bei Schwellungen des Pankreaskopfes (z. B. beim Pankreaskarzinom) zum Gallenaufstau und damit zur **Gelbsucht** (Ikterus, ➤ Kap. 15.18.3) kommt.

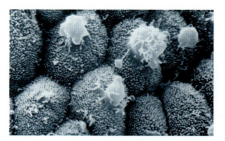

Abb. 15.35 Gallenblasenepithel im Rasterelektronenmikroskop. Die Zellen des Gallenblasenepithels sind neben der Resorption auch zur Sekretion befähigt. Man erkennt einzelne, mit Mikrovilli überzogene Epithelzellen, die zähen, die Oberfläche schützenden Schleim abgeben. [C160]

15.14.4 Gallenblase

Die birnenförmige **Gallenblase** (Vesica fellea) liegt an der Eingeweidefläche („Unterseite") der Leber und ist dort mit deren bindegewebiger Kapsel verwachsen. Sie ist etwa 8–11 cm lang, 3–4 cm dick und besitzt ein Volumen von 30–60 ml.

An der Gallenblase werden unterschieden:
- Gallenblasenhals, an dem der Ductus cysticus einmündet
- Gallenblasenkörper, der den Hauptteil der Gallenblase ausmacht
- Gallenblasengrund (Fundus)

Die innenliegende Schleimhaut der Gallenblase besteht aus einem hohen Zylinderepithel, dessen lumenwärts gerichtete Zellen kleine Ausstülpungen (Mikrovilli) besitzen (> Abb. 15.35). Diese **Mikrovilli** resorbieren Wasser aus der Galle, wodurch die in der Gallenblase befindliche Galle stark eingedickt (konzentriert) wird. Dies geschieht vor allem über einen aktiven Transport von Elektrolyten (Natrium, Chlor) durch die Schleimhaut der Gallenblase in die Blutgefäße der Gallenblasenwand, wobei das Wasser aus osmotischen Gründen den Elektrolyten in gleicher Richtung folgt.

Unter dem Zylinderepithel der Gallenblase liegt eine Schicht dehnbarer, glatter Muskulatur. Wird Galle im Dünndarm benötigt, so kontrahiert die Muskelschicht und die Galle wird über den Ductus cysticus und Ductus choledochus ins Duodenum abgegeben, wobei der Schließmuskel an der Mündungsstelle (M. sphincter oddi) reflektorisch erschlafft.

Probleme durch Gallensteine

Bei manchen Menschen entstehen aus den in der Galle gelösten Salzen **Steine** (Konkremente), manchmal klein wie Brillantsplitter, manchmal so groß wie Murmeln (> Abb. 15.36).

Besonders häufig treten Gallensteine bei Überernährung, Diabetes oder erhöhten Blutfettwerten auf: Es kommt dann in der Galle zu einem Missverhältnis zwischen schlecht wasserlöslichen Bestandteilen, z.B. dem Cholesterin, und den lösungsvermittelnden Gallensäuren mit der Folge, dass steinartige Gebilde in Gallenblase oder Gallenwegen auskristallisieren. Das **Gallensteinleiden** (Cholelithiasis) ist die bei weitem häufigste Erkrankung des rechten Oberbauchs. 70% der Betroffenen haben aber keine oder nur geringe

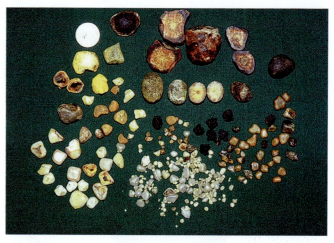

Abb. 15.36 Verschiedene Gallensteine. Man erkennt hellgelbe kugelig-ovale Cholesterinsteine, kleine schwarze Bilirubinsteine und gemischte Steine, die den größten Anteil aller Gallensteine ausmachen. Entsprechend ihrer Zusammensetzung aus Cholesterin, Bilirubin und Kalk unterscheiden sie sich in Form, Farbe und Festigkeit. [T173]

Beschwerden, wie z.B. ein Druckgefühl im Oberbauch, typischerweise nach Aufnahme fettreicher und blähender Nahrungsmittel.

Gallensteine können zu unangenehmen, schmerzhaften Problemen werden, verlaufen aber zu einem großen Prozentsatz symptomfrei. Vor allem Frauen sind hiervon häufig betroffen, weswegen man bei der Prädisposition von der Fünf-F-Regel spricht (**F**emale = weiblich; **F**air = blond; **F**at = übergewichtig; **F**orty = über 40; **F**ertile = fruchtbar).

Zwei Begriffe sollte man sich hierbei unterscheidend merken, welche die Lokalisation der Steine näher beschreiben:
- **Cholezystolithiasis:** Stein sitzt in der Gallenblase.
- **Choledocholithiasis:** Stein sitzt im Ductus choledochus.

Gallenkolik

Starke Beschwerden treten erst dann auf, wenn es durch Einklemmung eines Steines zu einer **Gallenkolik** oder einer Entzündung der Gallenblase kommt. Um das Galleabflusshindernis zu beseitigen, kontrahiert die glatte Muskulatur der Gallenblase verstärkt. Die dabei akut auftretende Drucksteigerung in der Gallenblase führt zum krampfartigen Kolikschmerz (> Kap. 4.7.1) im rechten Mittel- und Oberbauch, der auch zur korrespondierenden Head-Zone am Rücken und selten auch zur rechten Schulter ausstrahlen kann (> Abb. 8.38). Bleibt der Stein trotz der verstärkten Gallenblasenkontraktionen im Ductus choledochus hängen, so führt die Galleabflussstörung zur **Gelbsucht** (Verschlussikterus, > Kap. 15.18.3). Diese tritt bei komplettem Verschluss schon nach wenigen Stunden auf.

Bei den Diagnoseverfahren steht heute die **Sonografie** im Vordergrund. Bei **Röntgen-Kontrastmittelverfahren** wird dem Patienten intravenös ein wasserlösliches Kontrastmittel verabreicht, das über die Leber in die Galle ausgeschieden wird (Cholezysto-Cholangiografie).

Therapie der Gallenkolik

Eine Gallenkolik wird mit krampflösenden und schmerzstillenden Mitteln behandelt. Ferner ist eine Nahrungkarenz für mindestens 24 Stunden erforderlich.

Kommt es bei einem Steinträger zu einer Kolik oder Entzündung, sollte die Gallenblase operativ entfernt werden (**Cholezystektomie**), was in unkomplizierten Fällen im Rahmen der minimalinvasiven Chirurgie (MIC) auch endoskopisch möglich ist. Eine weitere nichtoperative Methode ermöglicht es, Gallensteine ähnlich wie Nierensteine durch energiereiche Ultraschallwellen zu zertrümmern.

Cholezystitis

Die Ursache einer **Cholezystitis** (Gallenblasenentzündung) sind meist Gallensteine, da diese eine durch den Gallengang aufsteigende bakterielle Infektion begünstigen. Die Symptome ähneln stark denen einer Gallenkolik, zusätzlich besteht Fieber; die Gallenblase ist oft tastbar. Die Therapie entspricht der einer Gallenkolik, wobei zusätzlich Antibiotika verabreicht werden. Eine chronische Cholezystitis ist auch Risikofaktor für die Entstehung eines **Gallenblasenkarzinoms**.

Akute Cholezystitis

Neben der bereits beschriebenen aufsteigenden Besiedelung mit *E. coli* kann ein durch einen Stein verlegter Ductus cysticus den Galleabfluss behindern, was zu einer Keimanhäufung führt. Ebenso kann es im Rahmen einer parenteralen Ernährung zum Galleaufstau kommen. Schließlich sind Patienten nach einer Papillotomie besonders gefährdet, da über die frische OP-Narbe Keime leicht in die Gallenblase aufsteigen können.

Eine Gefahr der Gallenblasenentzündung besteht vor allem in der Perforation der Gallenblase in den Bauchraum oder die Leber. Perforiert die Gallenblase in den Bauchraum, kommt es zur Ausbildung eines akuten Abdomens und einer massiven Peritonitis. Eine Perforation in das Lebergewebe führt zu Abszessen an der Leber selbst. Diagnostisch kann die akute Cholezystitis durch Laboruntersuchung und Sonografie erkannt werden.

Therapeutisch steht neben Bettruhe und Nahrungskarenz eine Behandlung mit gallengängigen Antibiotika zur Verfügung. Bei drohender Perforation kann einzig und alleine die operative Entfernung der Gallenblase (Cholezystektomie) die Gefahr abwenden.

Chronische Cholezystitis

Die chronische Verlaufsform der Cholezystitis ist Folge von Steinerkrankungen der Gallenblase, bei denen es immer wieder (rezidivierend) zu Entzündungen kommt, die nicht vollständig auskuriert werden. Die Entstehungsgründe sind die gleichen wie bei der akuten Form.

Symptomatisch wird die chronische Cholezystitis nur dann, wenn gerade wieder eine Entzündung vorliegt. In den chronischen Phasen ohne akute Entzündung zeigen sich nur unspezifische Symptome durch Völle- oder Druckgefühl im rechten Oberbauch.

Die Therapie liegt wegen der chronischen Umbauvorgänge in der Gallenblase und zur Vermeidung weiterer Rezidiventzündungen einzig und alleine in der Entfernung der Gallenblase, vor allem auch wegen der andauernden Entzündungen, die das Risiko für einen Gallenblasentumor stark ansteigen lassen.

Cholangitis

Die Cholangitis kann wie die Cholezystitis akut oder chronisch verlaufen und stellt eine Entzündung der Gallengänge durch Bakterien oder durch Parasiten wie Askariden oder Lamblien dar.

Der Besiedelungsmechanismus mit Keimen oder Parasiten ist eine Abflussstörung in den Gallengängen aufgrund von Steinen, Tumoren oder entzündlichen Raumforderungen. Die Abflussstörung verhindert den Galleabfluss; dieser wiederum verhindert die Selbstreinigung und ermöglicht die Keimbesiedelung.

Hauptgefahr der Cholangitis ist eine durch die Entzündung begünstigte Gewebsschwäche mit Gefahr der Perforation und Austritt von Galle in den Bauchraum oder das Lebergewebe.

Nahezu treffsicheres Symptom der Cholangitis ist die sogenannte **Charcot-Trias II,** die aus rechtsseitig wahrgenommenen epigastrischen Schmerzen, aufsteigendem Fieber und einem Ikterus besteht, der von einer Entfärbung des Stuhlgangs begleitet wird. Laborchemische Untersuchungen untermauern die Verdachtsdiagnose.

Die Therapie richtet sich nach der Ursache. Bakterielle Ursachen werden antibiotisch behandel. Dieser sollten begleitend Bettruhe und Nahrungskarenz folgen. Engmaschige Kontrollen der Entzündungsparameter weisen rechtzeitig auf die Gefahr der Perforation hin. Begleitend muss die Abflussstörung behoben werden.

Leben ohne Gallenblase

Man kann ohne Gallenblase sehr gut leben – unter der Voraussetzung, dass auf opulente fettreiche Mahlzeiten wegen des nicht mehr vorhandenen „Gallespeichers" verzichtet wird. Stattdessen sollte eher fettarme Nahrung in mehreren kleinen Portionen aufgenommen werden.

15.15 Resorption

Mit der im Duodenum stattfindenden Zumischung von Galle und Pankreassaft zum Speisebrei und unterstützt durch den vom Dünndarm selbst gebildeten Verdauungssaft erfolgt die abschließende Zerlegung der Nahrungsbestandteile und deren Aufnahme in den Organismus (Resorption; ➤ Abb. 15.37). Diese Vorgänge beginnen im Duodenum und sind in der Regel nach Passage des Jejunums abgelaufen. Das Ileum stellt eine Resorptionsreserve dar, wobei jedoch im Normalfall dort nur Wasser und Elektrolyte rückresorbiert werden. Gallensäuren und Vitamin B_{12} werden jedoch ausschließlich im Ileum resorbiert.

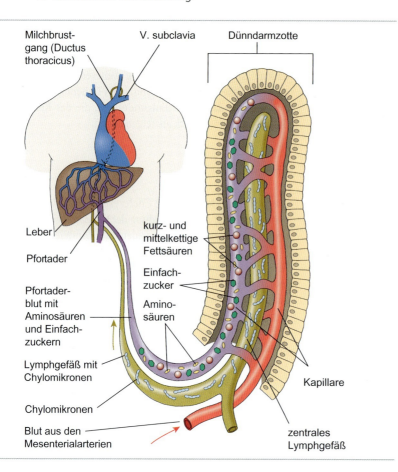

Abb. 15.37 Resorption der Nährstoffe in den Dünndarmzotten und deren Abtransport über das Pfortadersystem und über die Lymphbahnen (Ductus thoracicus). Zucker, Aminosäuren und kurz- bzw. mittelkettige Fettsäuren gelangen über das Kapillarnetz zur Pfortader und dann in die Leber. Langkettige Fettsäuren, Cholesterinester und Phospholipide werden dagegen als Chylomikronen über das Lymphsystem abtransportiert. [L190]

Im Folgenden werden anhand der drei Grundnährstoffe Eiweiße, Fette und Kohlenhydrate die gesamten Verdauungsvorgänge noch einmal zusammengefasst.

15.15.1 Verdauung und Resorption der Eiweiße

Die im Magen unter dem Einfluss der Pepsine und der Salzsäure begonnene **Eiweißverdauung** stoppt im Dünndarm wieder, da der hier herrschende, annähernd neutrale pH-Wert die Pepsine inaktiviert. Dafür gelangen mit dem Pankreassaft die eiweißspaltenden Enzyme Trypsinogen und Chymotrypsinogen in den Dünndarm und werden dort, wie in ➤ Abb. 15.32 dargestellt, aktiviert.

Neben Trypsin und Chymotrypsin beteiligen sich weitere aus dem Pankreas stammende Enzyme an der Eiweißverdauung: Dies sind die Carboxy- und die Aminopeptidasen, welche die Eiweiße im Gegensatz zu den Endopeptidasen Trypsin und Chymotrypsin von den Enden her angehen und jeweils einzelne Aminosäuren abspalten (daher Exopeptidasen). In der Regel entstehen bei diesen Vorgängen Peptide von etwa 8 Aminosäuren. Diese werden von Aminopeptidasen des Bürstensaums in Aminosäuren, Di- und Tripeptide zerlegt. Gerade die Di- und Tripeptide können rasch resorbiert werden. Für die Einzelaminosäuren gibt es verschiedene aktive Transportsysteme. Neugeborene können auch noch ganze Proteine aufnehmen (z. B. IgG ➤ Kap. 5.3).

15.15.2 Verdauung und Resorption der Kohlenhydrate

Den größten Teil der in der Nahrung enthaltenen Kohlenhydrate nimmt der Mensch in Form von **Polysacchariden** wie z. B. Stärke (etwa in Kartoffeln und Reis) auf. Die enzymatische Aufschließung dieser Polysaccharide beginnt bereits im Mund durch die Alpha-Amylase der Speicheldrüsen, das **Ptyalin.** Dabei entstehen zunächst größere Polysaccharidbruchstücke (Dextrine). Im Magen stoppt dann diese begonnene Kohlenhydratverdauung wieder, da das Ptyalin durch den sauren Magensaft inaktiviert wird.

Im Duodenum erfolgt eine erneute Zugabe von Alpha-Amylase durch das Pankreas. Durch ihre Wirkung entstehen Oligosaccharide und Maltose. Im Gegensatz zu den Aminosäuren können die Kohlenhydrate nur als Monosaccharide aufgenommen werden. Daher spalten die Bürstensaumenzyme die vorhandenen Disaccharide (vor allem Maltose, Laktose und Saccharose; Enzyme jeweils mit Endung -ase) in die Monosaccharide Glukose, Galaktose und Fruktose. Die ersten beiden werden durch einen aktiven Na^+-Kotransport resorbiert, Fruktose dagegen durch erleichterte Diffusion. Aus der Zelle diffundieren alle Monosaccharide ins Blut und gelangen über die Pfortader in die Leber.

15.15.3 Verdauung und Resorption der Fette

Fette werden vom Menschen z. B. in Wurst, Eiern, Milch, Nüssen, Butter und Öl aufgenommen. Mit etwa 90 % bilden die **Triglyzeride** (Neutralfette) den Hauptanteil dieser Fette. Die übrigen 10 % sind Phospholipide, Cholesterin und die fettlöslichen Vitamine (A, D, E und K).

Die Spaltung der Triglyzeride beginnt bereits im sauren Milieu des Magens unter dem Einfluss der **Zungengrundlipasen.** Der größte und abschließende Teil der Fettverdauung findet im Dünndarm statt, nachdem Galle und Pankreassaft dem Speisebrei zugemischt wurden. Unter dem Einfluss der **Pankreaslipase** werden die Triglyzeride in Monoglyzeride und freie Fettsäuren gespalten. Ferner erfolgt eine teilweise Aufschließung der Cholesterin-Fettsäure-Verbindungen und der Phospholipide durch Enzyme der Bauchspeicheldrüse.

Monoglyzeride, Fettsäuren, Cholesterin, Phospholipide und fettlösliche Vitamine lagern sich dann unter dem Einfluss der Gallensäuren zu winzigen Gebilden, den **Mizellen,** zusammen. Erst diese Mizellen können den idealen Kontakt zur Dünndarmschleimhaut herstellen, indem sie sich zwischen die Mikrovilli legen.

Die Resorption der Fette und ihrer gespaltenen Bausteine erfolgt überwiegend im Duodenum und im beginnenden Jejunum. Die kurz- und mittelkettigen Fettsäuren gelangen über Diffusionsvorgänge in die Kapillaren der Darmzotten und von dort über das Pfortadersystem zur Leber. Die größeren Fettmoleküle werden in der Epithelzelle von einer Proteinhülle umgeben. Diese Fett-Eiweiß-Tröpfchen heißen **Chylomikronen.** Die Lymphgefäße der Darmzotten leiten die Chylomikronen über größere Lymphgefäße und den **Milchbrustgang** (Ductus thoracicus, > Abb. 11.23) an der Leber vorbei in den Blutkreislauf.

15.15.4 Resorption der Elektrolyte

Die im Darm befindlichen **Elektrolyte** (Natrium, Kalium, Magnesium, Chlor) stammen hauptsächlich aus den in den Darm abgegebenen Verdauungssäften und nur zum kleineren Teil aus der aufgenommenen Nahrung und Getränken. Sie werden überwiegend im Bereich des Jejunums teils aktiv, teils passiv rückresorbiert. Den rückresorbierten Elektrolyten folgt Wasser passiv nach.

15.15.5 Resorption der Vitamine

Die **fettlöslichen Vitamine** A, D, E, K sind nur über die Mizellenbildung in Gegenwart anderer Fette resorbierbar.

Die meisten **wasserlöslichen Vitamine,** z. B. die B-Vitamine und das Vitamin C, werden über passive Diffusion resorbiert. Vitamin B_{12} kann allerdings wie erwähnt ohne den vom Magen produzierten Intrinsic Factor, mit dem es sich verbindet, nicht im Ileum aufgenommen werden (> Kap. 15.12.4).

15.15.6 Resorption der Nukleinsäuren

Die Nukleinsäuren (**DNA** und **RNA**) werden durch Enzyme des Pankreas (DNasen und RNasen) zu den entsprechenden Nukleotiden hydrolysiert. Die Nukleotide werden im Bereich des Bürstensaums durch weitere Enzyme in die kleineren Baueinheiten zerlegt (Nukleoside, Basen, Zucker) und im Jejunum resorbiert.

15.16 Dickdarm und Rektum

Der **Dickdarm** und das sich anschließende **Rektum** (Mastdarm) bilden den letzten Abschnitt des Verdauungsrohrs (> Abb. 15.27). Sie sind zusammen etwa 1,5 m lang. Da Verdauung und Resorption der Nährstoffe im Dünndarm bereits abgeschlossen sind, muss der Dickdarm vor allem noch Wasser und Elektrolyte rückresorbieren. Hierdurch wird der Darminhalt auf eine Ausscheidungsmenge von etwa 150–200 ml pro Tag eingedickt und nach Speicherung im Rektum als halbfester **Stuhl** (Kot, Fäzes) schließlich über den After ausgeschieden.

Der Dickdarm ist im Unterschied zum Dünndarm reichlich mit Bakterien (vorwiegend Anaerobier, aber auch *Escherichia coli* und andere Stäbchenbakterien) besiedelt, die alle für den Menschen unverdauliche Nahrungsreste durch Gärungs- und Fäulnisvorgänge weiter abbauen.

Der Dickdarm besitzt mit einer durchschnittlichen Weite von 7 cm einen wesentlich größeren Durchmesser als der Dünndarm. Es werden folgende Abschnitte unterschieden, die ohne deutliche Begrenzung ineinander übergehen:

- **Blinddarm** (Caecum) mit dem **Wurmfortsatz** (Appendix vermiformis)
- **Kolon** (Grimmdarm) mit seinen vier Abschnitten **Colon ascendens** (aufsteigender Grimmdarm), **Colon transversum** (querverlaufender Grimmdarm), **Colon descendens** (absteigender Grimmdarm) und **Colon sigmoideum** (S-förmiger Grimmdarm, kurz **Sigma** oder Sigmoid)

Der Aufbau der Dickdarmwand entspricht dem des übrigen Verdauungstrakts (> Abb. 15.10), zeigt aber einige Besonderheiten.

15.16.1 Dickdarmschleimhaut

An der Dickdarmschleimhaut findet man keine Zotten mehr, sondern ausschließlich besonders tiefe Einstülpungen, die Dickdarmkrypten (> Abb. 15.38). Das einschichtige Kryptenepithel besteht vorwiegend aus schleimbildenden Becherzellen, deren Schleim die Dickdarmschleimhaut gegenüber dem sich zunehmend verfestigenden Stuhl gleitfähig hält. An den Kryptenübergängen finden sich neben den Becherzellen zusätzlich resorbierende Epithelzellen, die zum Darmlumen hin einen Bürstensaum (Mikrovilli) besitzen. Hier erfolgt die Rückresorption von Wasser und Elektrolyten.

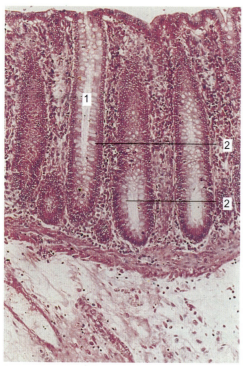

Abb. 15.38 Histologischer Schnitt durch die Dickdarmschleimhaut. Typischerweise finden sich nur Krypten (1) und keine Zotten. Als ovale Aufhellungen erkennt man im Epithel die Becherzellen (2). [X141]

15.16.2 Bauchfellüberzug des Dickdarms

Blinddarm, Colon transversum und Sigma sind vollständig von Serosa überzogen und nur über ein dünnes Aufhängeband, das **Mesokolon** (Dickdarmgekröse), elastisch mit der hinteren Bauchwand verbunden (> Abb. 15.39). Über dieses Mesokolon wird der Dickdarm mit Blut- und Lymphgefäßen sowie Nerven versorgt. Diese Abschnitte liegen intraperitoneal und sind somit gut beweglich (> Kap. 15.9.5).

Im Gegensatz dazu sind Colon ascendens und descendens nur an ihrer Vorderseite von Bauchfell überzogen und an ihrer Hinterseite fest mit der hinteren bzw. seitlichen Leibeswand verwachsen. Sie liegen somit retroperitoneal und sind im Bauchraum nicht beweglich.

15.16.3 Kolon

An den Blinddarm schließt sich als nächster Dickdarmabschnitt das **Colon ascendens** (aufsteigender Grimmdarm) an (> Abb. 15.39). Es verläuft der rechten Bauchwand anliegend nach oben bis zur Leber. Hier macht es eine scharfe Biegung (Flexura coli dextra) und verläuft dann als **Colon transversum** (querverlaufender Grimmdarm) zum linken Oberbauch in die Nähe der Milz. Hier macht das Kolon wieder einen scharfen Knick (Flexura coli sinistra) und verläuft als **Colon descendens** (absteigender Grimmdarm) an der seitlichen Bauchwand abwärts. In Höhe der linken Darmbeinschaufel löst sich das Kolon von der seitlichen Bauchwand und geht in einer

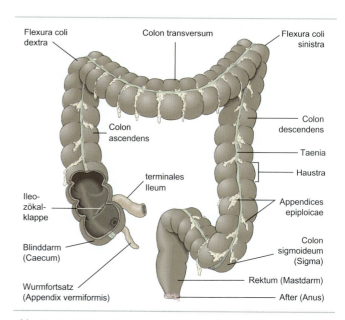

Abb. 15.39 Dickdarm (Caecum und Kolon) und Rektum in der Vorderansicht. Man erkennt eine der drei Taenien, die durch Bündelung der Längsmuskulatur entstanden sind. Außerdem sind die Haustren zu sehen, die durch Einschnürungen der Ringmuskulatur gebildet werden. [L190]

S-förmigen Krümmung in das **Sigma** (Colon sigmoideum) über. Das Sigma verlässt den Bauchraum, tritt ins kleine Becken ein und geht in das **Rektum** über.

15.16.4 Rektum

Das **Rektum** (Mastdarm) bildet den 15–20 cm langen letzten Darmabschnitt (> Abb. 15.39). Es liegt im kleinen Becken außerhalb der Bauchhöhle und ist somit nicht mehr von Bauchfell überzogen. Im Gegensatz zum Kolon bildet die außengelegene Längsmuskulatur wieder eine rundum geschlossene Schicht. Die Kennzeichen des Dickdarms, Tänien und Haustren, sind also am Rektum nicht vorhanden. Das Rektum verläuft nicht, wie es sein Name vermuten lässt, vollkommen gerade, sondern hat wie das Sigma eine S-Form. In seinem oberen Teil folgt es der Ausbuchtung des Kreuzbeins, biegt dann in Höhe des Steißbeins nach hinten um und endet im Anus (After).

Die oberste „Etage" des Rektums bildet die Ampulla recti, kurz **Ampulle.** Sie ist der Sammelbehälter, in dem der Kot vor der Ausscheidung über Stunden (bisweilen sogar bis zu drei Tage lang) gespeichert wird.

Der **Anus** (After) ist schließlich die Öffnung, durch die der Darm an die Körperoberfläche mündet. Er wird durch zwei unterschiedliche Muskeln verschlossen:

- Den **inneren Schließmuskel** (M. sphincter ani internus), der die abschließende Verstärkung der inneren Ringmuskelschicht des Darmes darstellt und nicht willkürlich beeinflusst werden kann (glatte Muskulatur)
- Den **äußeren Schließmuskel** (M. sphincter ani externus). Er gehört der quer gestreiften Beckenbodenmuskulatur an und kann willkürlich kontrahiert werden.

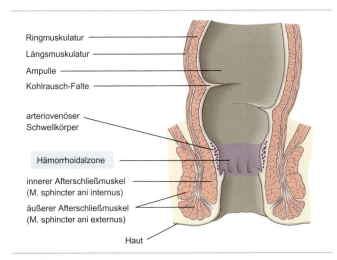

Abb. 15.40 Das Rektum im Längsschnitt. Zwischen der Ampulle und dem Anus liegt die Hämorrhoidalzone. Dort findet sich unter der Schleimhaut ein arteriovenöser Schwellkörper. [L190]

Die Schleimhaut entspricht im oberen Abschnitt noch der Dickdarmschleimhaut, geht aber dann in die äußere Haut des Afters (mit Haaren und Talg- bzw. Schweißdrüsen) über. In der **Hämorrhoidalzone** (> Abb. 15.40) liegt unter der Schleimhaut des Rektums ein Venengeflecht, das mit der oberen Mastdarmschlagader (**A. rectalis superior**) in Verbindung steht. Dieser arteriovenöse Schwellkörper trägt neben den beiden beschriebenen Muskeln maßgeblich zum Verschluss des Afters bei.

15.16.5 Transport des Dickdarminhalts

Im Dickdarm können drei Bewegungsformen unterschieden werden:
- **Segmentationen:** Sie entstehen durch rhythmische Einschnürungen der Ringmuskulatur und führen zu der oben erwähnten Haustrierung des Dickdarms. Die Segmentationen verzögern die Passage des Darminhalts, sodass Elektrolyte und Wasser resorbiert werden können. Erschlafft der kontrahierte Darmabschnitt und kontrahiert die Muskulatur an anderer Stelle, wird der Darminhalt kräftig durchmischt.
- **Propulsive Massenbewegungen:** Kontrolliert wahrscheinlich durch das vegetative Nervensystem, kommt es zuerst zu einer Erschlaffung der Darmmuskulatur und dann zu einer starken Kontraktionswelle, die den Stuhl in Richtung Darmausgang transportiert. Diese Massenbewegungen treten ungefähr 3–4-mal täglich auf, bevorzugt morgens nach dem Aufstehen sowie nach den Mahlzeiten. Sie sind nicht selten mit Stuhldrang (und nachfolgender Stuhlentleerung) verbunden.
- **Peristaltische Wellen** sind im Dickdarm selten.

Die Motorik des Dickdarms wird wie in anderen Abschnitten des Verdauungsrohrs durch den zwischen der inneren Ring- und der äußeren Längsmuskulatur liegenden Nervenplexus (Plexus myentericus oder Auerbach-Plexus) gesteuert. Der Einfluss des autonomen Nervensystems modifiziert die Aktivität des Plexus: Der Parasympathikus fördert den Weitertransport des Darminhalts, während der Sympathikus den Weitertransport hemmt.

KRANKHEIT/SYMPTOM
Divertikulitis

Divertikel sind umschriebene Ausstülpungen der Wand eines Hohlorgans (> Abb. 15.41). Sind alle Wandschichten beteiligt, spricht man von einem echten Divertikel. Tritt dagegen nur die Schleimhaut durch Lücken der Muskularis aus, so wird dies falsche Divertikel oder auch Pseudodivertikel genannt, die wesentlich häufiger auftreten. Divertikel können prinzipiell an allen Abschnitten des Verdauungsrohrs vorkommen.

Symptomatisch kann es zu kolikartigen Schmerzen im linken Unterbauch kommen. Die Defäkation ist durch einen Wechsel von harten und eher schleimigen Stuhlgängen, die teilweise Blutbeimengungen haben können, gekennzeichnet. Unspezifisch begleiten Völlegefühl und Meteorismus die Erkrankung. Als Ausdruck der akuten Entzündung kann Fieber auftreten.

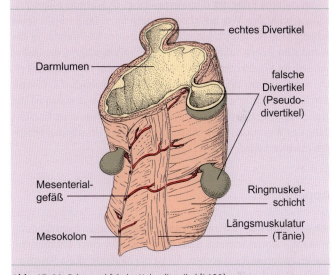

Abb. 15.41 Echte und falsche Kolondivertikel [L190]

Mesenterialinfarkt

Unter einem **Mesenterialinfarkt** versteht man den den embolischen oder thrombotischen Verschluss oder eine chronische Durchblutungsstörung eines oder mehrerer Mesenterialgefäße. Häufig liegt ein Verschluss der A. mesenterica superior vor.

Ursächlich gibt es viele Gründe, wobei am häufigsten arteriosklerotische Veränderungen der Gefäße, embolische Ereignisse wie bei vorliegendem Vorhofflimmern, Mikroangiopathien beim Diabetiker oder eine koronare Herzkrankheit infrage kommen.

Symptome sind stärkste Bauchschmerzen, die von blutigen Durchfällen begleitet werden können. Die Schmerzen lassen oft nach einigen Stunden nach und es entwickelt sich ein symptomfreies Intervall, hervorgerufen durch das Erliegen der Peristaltik. Nach weiteren Stunden kommt es zum kompletten irreversiblen Absterben des Darms (Darmgangrän) mit zügiger Keimdurchwanderung, darauf folgender Peritonitis und typischen Untersuchungsbefunden am Abdomen. Nicht selten führt dies im weiteren Verlauf zum septischen Schock (> Kap. 13.5.5). Aufgrund dieser Tatsache und dem schnellen zeitlichen Verlauf der Erkrankung liegt die Mortalität bei 60 bis 90 %.

Einzige Therapiemöglichkeit ist die sofortige chirurgische Intervention mittels Darmresektion und anschließender Intensivtherapie.

15.16.6 Blinddarm und Appendix

Der erste, vor der rechten Darmbeinschaufel gelegene Abschnitt des Dickdarms ist der **Blinddarm** (Caecum; ➤ Abb. 15.39). Er stellt den weitesten, aber mit nur 6–8 cm Länge auch kürzesten Dickdarmabschnitt dar. In den Blinddarm stülpt sich von links her in einem nahezu rechten Winkel das Dünndarmende, das terminale Ileum, ein. An der Einmündungsstelle entstehen zwei Schleimhautfalten, die als **Ileozökalklappe** (Valva ileocaecalis) bezeichnet werden. Diese Klappe lässt in periodischen Abständen Dünndarminhalt in den Dickdarm übertreten. Ein Rückfluss ist normalerweise ausgeschlossen, da die Ileozäkalklappe als Ventil wirkt.

Am unteren Ende des Blinddarms hängt als wurmförmiges Anhangsgebilde der **Wurmfortsatz** (Appendix vermiformis). Seine Schleimhaut ist ähnlich aufgebaut wie die des Dickdarms; in die Wand sind jedoch zahlreiche Lymphfollikel eingelagert, die insbesondere im Kindesalter der Infektabwehr dienen. Die Länge des etwa 1 cm dicken Wurmfortsatzes variiert erheblich (2–25 cm), durchschnittlich ist er etwa 10 cm lang. Klinisch bedeutsam ist die große Variabilität seiner Lage, wodurch die Diagnose einer Entzündung des Wurmfortsatzes (Appendizitis) unter Umständen erheblich erschwert wird.

Appendizitis

Die **Appendizitis** wird im Volksmund auch Blinddarmentzündung genannt – korrekterweise muss man aber von einer Entzündung des Wurmfortsatzes sprechen. Sie ist die häufigste akute Baucherkrankung und betrifft insbesondere Kinder und Jugendliche. Dadurch, dass der Wurmfortsatz eine Sackgasse für den Speisebrei bildet, können sich Keime, die in diesem Darmabschnitt im Speisebrei zu finden sind, leicht ausbreiten.

Die Diagnose kann schwierig sein, weil nur etwa die Hälfte der Patienten die folgende klassische Symptomenfolge zeigt:
- Appetitlosigkeit; Übelkeit und Erbrechen
- Zunächst ziehende, mitunter kolikartige Schmerzen in der Nabelgegend oder im Oberbauch
- Nach einigen Stunden Wanderung des nun kontinuierlichen Schmerzes in den rechten Unterbauch
- Mäßiges Fieber bis 39 °C mit deutlich vergrößerter Temperaturdifferenz bei rektaler und axillärer Messung, die normalerweise ca. 0,5 °C beträgt

Bei der körperlichen Untersuchung gibt es verschiedene Druck- und Schmerzpunkte am Abdomen (➤ Tab. 15.4 und ➤ Abb. 15.42).

Die Therapie der Appendizitis besteht in einer frühzeitigen operativen Entfernung des Wurmfortsatzes, der **Appendektomie**. Ansonsten droht durch die entzündliche Schwellung und unter Umständen spätere Eiterbildung und Gewebsnekrose (Absterben von Gewebe) eine Überdehnung und damit ein Platzen (Perforation) des Wurmfortsatzes. Folge der Perforation ist meist eine Peritonitis (➤ Kap. 15.9.5).

Tab. 15.4 Schmerzpunkte und schmerzauslösende Manöver bei der Appendizitis

McBurney-Punkt	Druckschmerz < Loslassschmerz Verbindungslinie Nabel und Spina iliaca
Lanz-Punkt	Druckschmerz zwischen rechtem und mittleren Drittel zwischen beiden Spinae iliacae
Blumberg-Zeichen	Druck im rechten Unterbauch bereitet Schmerz, Loslassen des Drucks verursacht Schmerz im linken Unterbauch
Rovsing-Zeichen	Schmerz im rechten Unterbauch bei Ausstreichen des quer verlaufenden Kolons von links nach rechts.
Douglas-Schmerz	Schmerzen im kleinen Becken (Douglas-Raum) bei rektaler Untersuchung
Psoas-Schmerz	Schmerz im rechten Unterbauch bei Beugung des rechten Oberschenkels gegen einen Widerstand

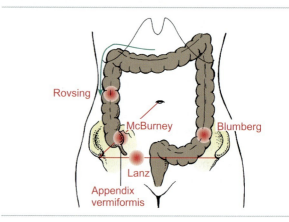

Abb. 15.42 Schmerzpunkte und schmerzauslösende Manöver bei der Appendizitis [L157]

15.16.7 Stuhlentleerung

Die **Stuhlentleerung** (Defäkation) ist ein reflexmäßig ablaufender Vorgang, der jedoch willentlich beeinflusst werden kann. Bei ausreichender Füllung der Ampulle werden dort Dehnungsrezeptoren erregt. Diese senden über afferente Nervenbahnen Impulse zum Defäkationszentrum im Sakralmark, außerdem wird im Großhirn die Empfindung „Stuhldrang" ausgelöst. Vom Defäkationszentrum werden dann parasympathische Nervenfasern erregt, die zum einen den inneren Schließmuskel erschlaffen lassen und zum anderen zur Kontraktion der äußeren Längsmuskulatur des Rektums führen. Dadurch wird der Stuhl nach außen getrieben. Eine anhaltende Kontraktion von Zwerchfell und Bauchmuskeln, die Bauchpresse (➤ Kap. 14.7.4), unterstützt den Vorgang. Ein Aufschub der Stuhlentleerung über eine gewisse Zeit ist deshalb möglich, weil der äußere Schließmuskel willentlich kontrahiert und damit die Stuhlentleerung verhindert werden kann.

Die **Entleerungshäufigkeit** (Defäkationsfrequenz) ist von Mensch zu Mensch sehr unterschiedlich und bewegt sich normalerweise im Rahmen von dreimal täglichen bis zu dreimal wöchentlichen Entleerungen. Dementsprechend variiert auch die Verweildauer des Darminhaltes im Rektum von 12 bis über 60 Stunden erheblich.

Stuhl

Der **Stuhl** (Kot, Fäzes) ist der eingedickte und durch Bakterien zersetzte, unverdauliche Rest des Nahrungsbreis. Der Stuhl besteht zu 75 % aus Wasser, der Rest setzt sich folgendermaßen zusammen:
- Unverdauliche, teilweise zersetzte Nahrungsbestandteile (vorwiegend Zellulose).
- Abgestoßene Epithelzellen der Darmschleimhaut.
- Schleim.
- Bakterien (pro Gramm Stuhl etwa 10 Milliarden).
- Sterkobilin wird im Darm durch Umwandlung des Gallenfarbstoffs Bilirubin gebildet und verleiht dem Stuhl seine eigentümliche, bräunliche Farbe.
- Gärungs- und Fäulnisprodukte, die bei den bakteriellen Zersetzungsvorgängen im Dickdarm entstehen und für den unangenehmen Geruch des Stuhls verantwortlich sind.
- Entgiftungsprodukte: Pharmaka, Giftstoffe und deren Abbauprodukte und andere von der Leber über die Galle in den Darm abgegebene Stoffwechselprodukte.

Ileus

Unter einem **Ileus** versteht man das Unvermögen des Darmes, den Inhalt weiterzubefördern. Er kann verursacht werden durch:
- Mechanische Behinderung (**mechanischer Ileus**)
- Lähmung der Darmmotorik (**paralytischer Ileus**)

Dem **mechanischen Ileus** liegt eine Verlegung der Darmlichtung zugrunde, etwa durch Fremdkörper oder Tumoren, aber auch durch Kompression des Darmes von außen, z.B. durch narbige Verwachsungen (Briden). Anfänglich versucht der Darm, durch kräftige Kontraktionen, die sich in kolikartigen Schmerzen äußern, das Hindernis zu überwinden. Als Ausdruck des Passagestopps kommt es zu Stuhl- und Windverhalt sowie zum Erbrechen. Wird die Passagebehinderung nicht chirurgisch behoben, entwickelt sich rasch ein lebensbedrohlicher Zustand: Der vor dem Hindernis liegende Darmabschnitt erweitert sich und es folgen massive Flüssigkeitsverluste in das Darmlumen mit der Folge einer Hypovolämie (➤ Kap. 13.5.2) und Schockgefahr.

Beim **paralytischen Ileus** ist die Darmmotorik gelähmt. Hauptursachen sind eine postoperative Darmlähmung oder eine Peritonitis (➤ Kap. 15.9.5). Beim paralytischen Ileus fehlt die Darmperistaltik („Totenstille im Bauch"). Ist die Darmlähmung (noch) nicht vollständig, d.h., sind noch einzelne Darmgeräusche hörbar, nennt man diesen Zustand **Subileus**.

Die Behandlung eines Ileus besteht im Ersatz von Flüssigkeit und Elektrolyten sowie der Druckentlastung von Magen und Dünndarm mittels Einlage von Sonden. Ein mechanischer Ileus muss meistens sofort operiert werden, beim paralytischen Ileus genügen oft konsequentes Absaugen, parenterale Ernährung, Elektrolytausgleich, medikamentöse Anregung der Darmperistaltik und ggf. Infektionsbekämpfung.

Das Krankheitsbild ist sehr ernst – abhängig von der Ursache des Ileus und dem Zeitpunkt des Therapiebeginns stirbt jeder 4.–10. Betroffene.

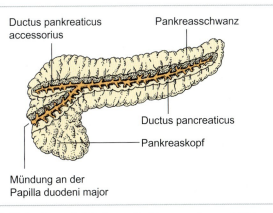

Abb. 15.43 Pankreas mit freigelegtem Ductus pancreaticus und Ductus pancreaticus accessorius [L190]

KRANKHEIT/SYMPTOM
Koprostase

Unter der Koprostase versteht man eine Stauung im Kottransport des Dickdarms, wie sie z.B. beim Ileus oder dem Megakolon auftreten kann. Durch den mangelnden Weitertransport bilden sich vermehrt Fäulnisbakterien, die einen flüssigen Stuhlgang an der Kotverhärtung vorbei transportieren, es kommt zu einer paradoxen Diarrhö. Der verfestigte Kot selbst bleibt aber im Kolon erhalten. Da dieser Kot nicht mehr weitertransportiert werden kann, wird ihm weiterhin Wasser entzogen. Folge ist eine weitere Verhärtung und Ausbildung eines Kotsteins, die vom geübten Untersucher auch von außen über die Bauchdecke ertastet werden kann. Bleibt eine Intervention aus, droht ein Darmverschluss.
Vorgebeugt werden kann der Koprostase, in dem man Obstipation verhindert sowie für ausreichende Bewegung und ballaststoffreiche Ernährung sorgt.

15.17 Pankreas

MERKE
Pankreas

Das Pankreas (die Bauchspeicheldrüse) bildet als **exokrine** Drüse (Drüse mit äußerer Sekretion, ➤ Kap. 4.2.2) den Pankreassaft, der in den Dünndarm abgegeben wird und zahlreiche Verdauungsenzyme enthält.
Als **endokrine** Drüse (Drüse mit innerer Sekretion) bildet das Pankreas in den Langerhans-Inseln die Hormone für den Kohlenhydratstoffwechsel.

15.17.1 Lage und makroskopischer Aufbau

Das Pankreas ist an seiner Vorderseite von Bauchfell überzogen, liegt also retroperitoneal. Es ist etwa 15–20 cm lang, 1,5–3 cm dick und rund 80 g schwer. Man unterscheidet am Pankreas einen Kopf-, Körper- und Schwanzteil (➤ Abb. 15.43). Der vom C-förmigen Abschnitt des Duodenums eingeschlossene Pankreaskopf ist der breiteste Anteil des Organs. An den Kopf schließt sich der Pankreaskörper an, gefolgt vom Pankreasschwanz, welcher am Milzhilus (➤ Kap. 11.5.2) endet.

Das Innere des Organs wird von kleinen serösen Drüsenläppchen gebildet, deren Ausführungsgänge alle in den großen Hauptausführungsgang des Pankreas, den **Ductus pancreaticus,** münden. Dieser durchzieht das gesamte Organ vom Schwanz- bis zum Kopfbereich und mündet (bei etwa 80 % der Menschen) gemeinsam mit dem Gallengang an der Papilla duodeni major ins Duodenum. Manchmal findet man einen Seitenast des Ductus pancreaticus (Ductus pancreaticus accessorius), der dann eine eigene Mündungsstelle ins Duodenum besitzt.

15.17.2 Langerhans-Inseln

Neben den exokrinen Drüsen, in denen ca. 1,5 l Pankreassaft täglich gebildet wird und die zusammen die Hauptmasse des Pankreas ausmachen, existiert im selben Organ ein zweites System von Zellen. Sie bilden 0,2 mm große Verbände, die wie kleine Inseln (nach ihrem Entdecker **Langerhans-Inseln** genannt) im ganzen Organ verstreut sind. Man kann in den „Inseln" mindestens drei Arten von Zellen unterscheiden, die unterschiedliche Hormone bilden:

- **A-Zellen:** Sie bilden das Hormon **Glukagon,** den Gegenspieler des Insulins.
- **B-Zellen:** Sie stellen die Hauptmasse der Inselzellen dar und bilden **Insulin.**
- In den Langerhans-Inseln finden sich auch sogenannte **D-Zellen,** die im gesamten Verdauungstrakt verstreut vorkommen. Die D-Zellen bilden **Somatostatin** (➤ Tab. 13.24), ein Hormon, das viele Verdauungsfunktionen hemmt.

15.17.3 Insulin und Glukagon

Insulin ist ein Peptidhormon und hat vielfältige biologische Wirkungen, die alle gleichsinnig den Blutzuckerspiegel senken (Näheres ➤ Kap. 15.2.1). Ein Mangel an Insulin führt zum Diabetes mellitus (➤ Kap. 15.2.2).

Glukagon ist, wie Insulin, ein Eiweißhormon. Als Gegenspieler des Insulins fördert es den Glykogenabbau sowie die Glukoseneubildung (Glukoneogenese) aus Milchsäure (Laktat) oder anderen Stoffwechselmetaboliten (➤ Kap. 2.6.1). Glukagon erhöht insgesamt den Blutglukosespiegel, ist jedoch nur **ein** Gegenspieler des Insulins. Zahlreiche andere Hormone, insbesondere die Stresshormone Adrenalin und Kortisol, steigern ebenfalls den Blutzuckerspiegel.

Akute Pankreatitis

Bei einer **akuten Pankreatitis** (Bauchspeicheldrüsenentzündung) werden die Verdauungsenzyme des Pankreas bereits innerhalb des Organs freigesetzt und aktiviert, was zu einer Selbstverdauung des Pankreas und lebenswichtiger umliegender Strukturen führen kann. Deshalb enden schwerste Entzündungen auch heute noch häufig tödlich. Als Ursache stehen Gallenwegserkrankungen, insbesondere Gallensteine, sowie Alkoholmissbrauch im Vordergrund.

Die Erkrankung beginnt plötzlich mit heftigen, konstanten Oberbauchschmerzen mit meist gürtelförmiger Ausstrahlung in den Rücken, begleitet von Übelkeit und Erbrechen. Der Darm arbeitet fast nicht mehr (Subileus, ➤ Kap. 15.16.7).

Die Diagnose ist heute einfach zu stellen. Die im Rahmen der Entzündung ins Interstitium freigesetzten Enzyme Lipase und Alpha-Amylase werden von Kapillaren aufgenommen, erscheinen somit im Blut und können laborchemisch nachgewiesen werden. Die so gewonnene Verdachtsdiagnose wird durch CT und Sonografie bestätigt.

Die Therapie der akuten Pankreatitis besteht primär in strenger Nahrungs- und Flüssigkeitskarenz mit dem Ziel, die Bauchspeicheldrüse vollkommen ruhigzustellen.

Von einer **chronischen Pankreatitis** spricht man, wenn es aufgrund wiederholter akuter Entzündungen oder einem kontinuierlichen Entzündungsprozess zu einem zunehmenden endokrinen und exokrinen Funktionsverlust kommt. Nach mehreren Jahren manifestiert sich eine **Pankreasinsuffizienz** mit einem Malassimilationssyndrom infolge des Enzymmangels und einem Diabetes mellitus (➤ Kap. 15.2.2) infolge des Insulinmangels.

15.18 Leber

Die rötlich-braune Leber (Hepar) ist die größte Anhangsdrüse des Darmes und wiegt beim Erwachsenen etwa 1,5 kg. Ihr komplizierter Aufbau wird verständlich, wenn man die **Hauptaufgaben** der Leber bedenkt, insbesondere:

- Bildung der Galle
- Vielfältige Aufgaben im Eiweiß-, Kohlenhydrat- und Fettstoffwechsel
- Entgiftungsfunktionen, z. B. für Alkohol und viele Medikamente
- Speicherung von Vitaminen, Kohlenhydraten und Fetten
- Proteinsynthese (Albumine, Gerinnungsfaktoren)
- Bilirubinsekretion

Die Bedeutung der Galle für die Fettverdauung und Fettresorption im Dünndarm wurde bereits in ➤ Kap. 15.14.2 ausführlich erläutert. In diesem Kapitel steht deshalb die Funktion der Leber als **wichtigstes Stoffwechselorgan** des Menschen im Vordergrund.

15.18.1 Lage und makroskopischer Aufbau der Leber

Die Leber ist in zwei unterschiedlich große Lappen, den größeren rechten und den kleineren linken Leberlappen, unterteilt. Die Hauptmasse der Leber liegt unter der rechten Zwerchfellkuppel und ist an deren Form angepasst. Der linke Leberlappen reicht weit über die Mittellinie hinaus in den linken Oberbauch.

Die Leber folgt den Atembewegungen des Zwerchfells und tritt bei der Einatmung tiefer, bei der Ausatmung wieder höher. Da sie größtenteils unter dem Brustkorb verborgen ist, kann der Arzt allenfalls den vorderen, unteren Leberrand tasten. Hierzu legt er seine Finger mit sanftem Druck unter den rechten Rippenbogen und lässt den Patienten dann tief einatmen. Mit der Abwärtsbewegung

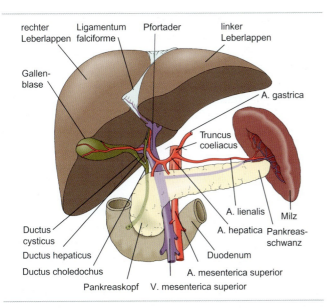

Abb. 15.44 Die Oberbauchorgane in der Vorderansicht [L190]

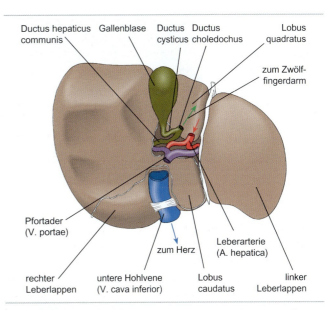

Abb. 15.45 Eingeweidefläche (Unterseite) der Leber. An der quergestellten Nische der Leberpforte treten V. portae und A. hepatica in die Leber ein, der Ductus hepaticus verlässt die Leber. [L190]

der Leber gleitet der untere Leberrand unter den Fingern des Arztes vorbei und ist insbesondere bei einer Lebervergrößerung oder bei verdichtetem Lebergewebe gut tastbar.

Lage der Leber im Bauchraum

Betrachtet man die Oberfläche der Leber, so kann man die obere, konvexe Zwerchfellseite von der unteren, leicht konkaven Eingeweideseite unterscheiden. Der vordere spitzwinklige Rand der Leber stellt dabei den vorderen Übergang zwischen Zwerchfellseite und Eingeweideseite dar (➤ Abb. 15.44).

Von vorne erkennt man das an der Unterseite des Zwerchfells befestigte sichelförmige Ligamentum falciforme. Es markiert grob die Trennlinie zwischen dem größeren rechten und dem kleineren linken Leberlappen. Die exakte anatomische Trennung in rechten und linken Lappen wird aber durch das Verzweigungsmuster der Lebergefäße bestimmt.

Wird die Leber schließlich von der Eingeweidefläche her betrachtet, so sind noch zwei kleinere Lappen erkennbar: der **Lobus quadratus** (quadratischer Lappen) und der Lobus caudatus (geschwänzter Lappen). Nach ihrer Gefäßversorgung sind sie dem linken Leberlappen zuzuordnen (➤ Abb. 15.45).

Zwischen diesen beiden kleineren Lappen befindet sich eine quergestellte Nische, die **Leberpforte** (Porta hepatis). An der Leberpforte treten die **Leberarterie** (A. hepatica) und die **Pfortader** (V. portae) als zuführende Blutgefäße in die Leber ein, während der **Ductus hepaticus dexter** und **sinister**, von den beiden Leberlappen kommend, die Leber hier verlassen. Außerdem finden sich an der Leberpforte noch austretende Lymphgefäße sowie zum autonomen Nervensystem gehörende Nervenfasern.

Die Leber ist an ihrer Außenseite von einer derben Bindegewebskapsel sowie fast gänzlich von Bauchfell überzogen. Die Leber und die an ihr befestigte Gallenblase liegen also intraperitoneal, nur an der hinteren, oberen Zwerchfellseite ist die Leber in einem kleinen,

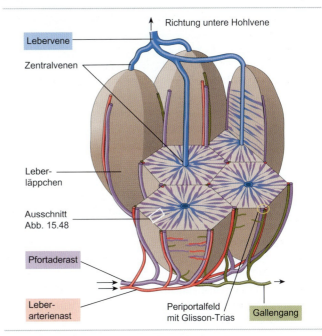

Abb. 15.46 Leberläppchen. In jedes Leberläppchen fließt Leberarterien- und Pfortaderblut. Gleichzeitig wird Gallenflüssigkeit und Lebervenenblut abgeleitet. [L190]

dreieckigen Bezirk fest mit dem Zwerchfell verwachsen. Bindegewebskapsel und Bauchfellschicht werden vom Nervensystem sensibel innerviert, sind also **schmerzempfindlich.**

Blutversorgung

Ca. 25 % des zur Leber gelangenden Blutes ist sauerstoffreich und stammt aus der Leberarterie (A. hepatica, auch A. hepatica propria

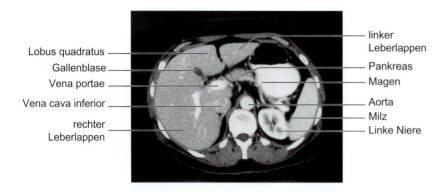

Abb. 15.47 Horizontaler CT-Schnitt durch die Leber [E240]

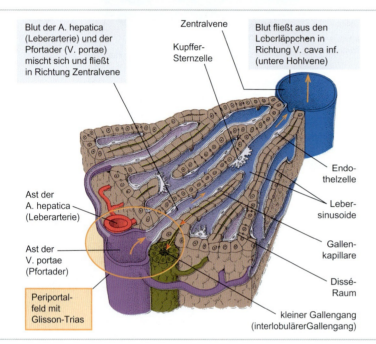

Abb. 15.48 Leberzellen mit Blut- und Gallekapillaren. Die Lebersinusoide sind das Kapillarnetz der Leber. Dort vermischt sich das Blut der A. hepatica mit dem Pfortaderblut und fließt Richtung Zentralvene. Zwischen der Gefäßwand der Lebersinusoide und der Leberzelloberfläche liegt der Dissé-Raum. [L190]

genannt). Diese geht aus der A. hepatica communis (➤ Abb. 15.4) hervor. 75 % ihres Blutes erhält die Leber aber durch die Pfortader (über 1 l pro Minute). Sie sammelt das venöse Blut der Bauchorgane (➤ Abb. 15.15) und führt es direkt der Leber zu (➤ Abb. 15.46, ➤ Abb. 15.47 und ➤ Abb. 15.48).

Das Blut der Pfortader enthält unter anderem die im Dünndarm resorbierten Nährstoffe, Abbauprodukte aus der Milz, Hormone des Pankreas und auch Stoffe, die teilweise schon von der Magenschleimhaut resorbiert wurden (wie z. B. Alkohol).

15.18.2 Leber als Entgiftungs- und Ausscheidungsorgan

Die Leber ist das wichtigste Organ für die Entgiftung bzw. den Abbau sowohl von Fremd- als auch von körpereigenen Stoffen. Dazu verfügt die Leber über zahlreiche Enzyme, die in anderen Körperzellen nicht oder nicht in diesem Ausmaß vorhanden sind. Nach Aufnahme der auszuscheidenden Stoffe in die Leberzellen bewerkstelligen diese Enzyme den Abbau bzw. die chemische Vorbereitung für die Ausscheidung. Zwei unterschiedliche Wege werden hierbei beschritten:

Ausscheidung über die Niere Gut wasserlösliche Abbauprodukte werden von den Leberzellen in die Lebersinusoide abgegeben. Von dort gelangen sie über den Blutkreislauf zur Niere und verlassen schließlich mit dem Urin den Organismus. Zu diesen wasserlöslichen Abbauprodukten gehören z. B. der Alkohol und die Mehrzahl der Medikamente.

Ausscheidung über die Galle Schlecht wasserlösliche und damit auch im Blut schlecht lösliche Abbauprodukte werden auf der den Lebersinusoiden gegenüberliegenden Seite der Leberzellen in die Gallenkapillaren abgegeben. Durch die emulgierende Wirkung der Gallensäuren können sie in der Galle in Lösung gehalten werden und gelangen mit dieser in den Darm, von wo aus sie mit dem Stuhl ausgeschieden werden. Zu diesen gallenlöslichen Abbauprodukten gehören wichtige Medikamente z. B. aus der Gruppe der Herzglykoside (Digitalis).

First-Pass-Effekt

Eine besondere Bedeutung fällt der Leber durch ihre Einbindung in den Pfortaderkreislauf zu: Sie wirkt wie ein **Filter** für alle Stoffe, die im Magen-Darm-Trakt resorbiert werden und vor dem Erreichen des großen Kreislaufs die Leber passieren müssen. Dieser Filterwirkung fallen auch Arzneistoffe „zum Opfer", die dem Organismus oral zugeführt werden, weil die resorbierten Wirkstoffe bei Passage der Leber bereits zu einem erheblichen Teil inaktiviert werden (**First-Pass-Effekt,** First Pass = erster Durchgang).

> **PRAXISTIPP**
> **Parenterale Medikamentengabe**
> Der Wirkungsverlust der Leberpassage kann umgangen werden, wenn das Medikament am Verdauungskanal vorbei (parenteral) mit einer Spritze intravenös, intramuskulär oder subkutan gegeben wird (Übersicht ➤ Abb. 7.3). Bei all diesen Injektionsformen wird der First-Pass-Effekt umgangen. Auch bei der rektalen Applikationsform als Zäpfchen wird die Leberpassage zumindest z. T. vermieden.

Gefährliches Ammoniak

Beim Eiweißabbau werden erhebliche Mengen des Giftes **Ammoniak** frei, die ebenso wie aus dem Darm resorbiertes Ammoniak von der Leber entgiftet werden (auch ➤ Kap. 15.18.4), bevor das Ammoniak den großen Kreislauf erreichen und das ZNS schädigen kann.

Hepatisches Koma

Das hepatische Koma (**Coma hepaticum**) unterteilt sich in zwei mögliche auslösende Ursachen:

Es kann als **Leberzerfallskoma** auftreten, was überwiegend bei Hepatitis, viraler Hepatitis oder auch bei verschiedenen Pilzvergiftungen der Fall ist. Es wird daher auch als endogenes Koma bezeichnet.

Demgegenüber steht das **exogene Koma,** das durch einen Leberausfall gekennzeichnet ist, bei dem stickstoffhaltige Stoffwechselprodukte nicht mehr ausgeschieden werden und diese das ZNS direkt schädigen. Beispiel hierfür ist der Ammoniak, der auch beim Patienten als beißender Uringeruch in der Ausatemluft wahrgenommen werden kann. Ursächlich hierfür ist meistens ein Progress oder eine Dekompensation einer manifesten Lebererkrankung, z. B. Leberkarzinom oder Leberzirrhose, verantwortlich. Begleitend können auch Symptome von Lebererkrankungen wie Lackzunge, Spider naevi, Ikterus oder Aszites vorhanden sein.

Dem hepatischen Koma geht allerdings die **hepatische Enzephalopathie** voraus, die ein in mehreren Schweregraden verlaufender Vorbote des hepatischen Komas ist. Sie beschreibt verschiedene neurologische Veränderungen, die durch direkte ZNS-Schädigung und nicht ausgeschiedene Stoffwechselprodukte ausgelöst wird. Die schwerste Form, in welche die fortschreitende Enzephalopathie schleichend übergeht, ist dann das Koma.

Symptome sind Schläfrigkeit, Sprachstörungen, grobschlägiges Handzittern (Flapping Tremor) und Schriftveränderungen. Später gesellen sich Konzentrationsstörungen und delirante Zustände dazu (Stadium I). Im weiteren Verlauf verstärkt sich die Schläfrigkeit zunehmend hin zur Somnolenz und Apathie (Stadium II). Im Stadium III kommt es zum Foetor hepaticus mit süßlich-fäkulenter Geruchsrichtung und einem Sopor, aus dem der Betroffene aber noch erweckbar ist.

Im letzten Stadium IV spricht man dann vom hepatischen Koma. Der Betroffene ist nicht mehr erweckbar, die Schutzreflexe sind erloschen und der Tremor geht verloren.

15.18.3 Gallenfarbstoff Bilirubin

Die Zusammensetzung der Galle wurde bereits unter ➤ Kap. 15.14.2 erläutert. Ein wesentlicher Bestandteil der Galle ist das **Bilirubin,** das zum überwiegenden Teil aus dem Abbau der roten Blutkörperchen (Erythrozyten, ➤ Abb. 14.9) stammt. Genauer gesagt ist es das Endabbauprodukt des **Häms,** der sauerstoffbindenden Komponente des Hämoglobins. Der Abbau findet in den Zellen des Monozyten-Makrophagen-Systems von Milz, Knochenmark und Leber statt und führt über das grünliche Zwischenprodukt **Biliverdin** schließlich zum gelblichen Bilirubin. Bilirubin ist wasserunlöslich und wird daher im Blut an Albumin gebunden transportiert. Man nennt diese Form des Bilirubins auch **indirektes Bilirubin.** In der Leber wird es vom Albumin abgetrennt und in die Leberzellen aufgenommen. Hier wird es an eine Säure, die Glukuronsäure, gekoppelt (konjugiert); dabei entsteht das besser wasserlösliche Bilirubinglukuronid. Diese Form, auch **direktes Bilirubin** genannt, wird dann mit der Galle ausgeschieden. Im Darm wird das Bilirubin durch die Tätigkeit von Darmbakterien weiter umgewandelt zu **Sterkobilin** (braun) und **Urobilinogen** (gelb). Urobilinogen wird teilweise rückresorbiert und danach teils in der Leber weiter abgebaut, teils (insbesondere bei hohen Konzentrationen) mit dem Urin ausgeschieden.

Gelbsucht

Die Bilirubinkonzentration im Blut beträgt normalerweise unter 1 mg/dl. Eine Erhöhung auf über 2 mg/dl führt zum Bild des **Ikterus** (Gelbsucht), wobei die charakteristische Gelbfärbung zuerst am Auge (Sklerenikterus) und später auch an der Haut sichtbar wird. Man unterscheidet folgende Ikterusformen:

- **Prähepatischer Ikterus:** Hier liegt die Störung *vor* der Leber, meist mit einem verstärkten Untergang roter Blutzellen (Hämolyse). Durch das vermehrt anfallende Bilirubin wird die Leber in ihrer Ausscheidungsfunktion überfordert. Man findet dann im Blut einen erhöhten Spiegel des indirekten Bilirubins.
- **Intrahepatischer Ikterus:** Seine Ursache liegt in einer Funktionsstörung *in* der Leber (z. B. durch eine infektiöse Hepatitis oder Leberzirrhose). Die geschädigte Leber kann den regulären Anfall an Bilirubin nicht bewältigen. Im Blut findet man typischerweise erhöhte Werte des direkten und indirekten Bilirubins.
- **Posthepatischer Ikterus:** Hier liegt die Störung *hinter* der Leber. Infolge einer Verlegung der Gallenwege z. B. durch Gal-

lensteine oder Tumoren (deshalb auch **Verschlussikterus** genannt) staut sich das bereits ausgeschiedene direkte Bilirubin zurück, tritt ins Blut über und kann dort in erhöhter Konzentration gemessen werden. Typischerweise findet man bei Patienten mit posthepatischem Ikterus auch einen bierbraun verfärbten Urin, der beim Schütteln gelblich schäumt. Weiterhin charakteristisch ist der helle, entfärbte Stuhl. Dies rührt daher, dass das Bilirubin durch den Verschluss des Gallengangs nicht mehr in den Darm gelangt und somit die normalerweise im Darm entstehenden Abbauprodukte des Bilirubins, die dem Stuhl seine charakteristische Farbe geben, fehlen.

Neugeborenenikterus

Eine meist harmlose Sonderform ist der physiologische **Neugeborenenikterus,** bei dessen Entstehung mehrere Faktoren zusammentreffen: Einerseits findet sich kurz nach der Geburt eine erhöhte Hämolyserate, andererseits ist die Leber des Neugeborenen bei verzögerter Reifung noch nicht in der Lage, diesen vermehrten Anfall an Bilirubin komplett zu bewältigen. Des Weiteren führt die noch träge Darmtätigkeit in den ersten Lebenstagen zu einer beträchtlichen Rückresorption des bereits ausgeschiedenen Bilirubins. Alle Faktoren gemeinsam lassen den Bilirubinspiegel deutlich ansteigen, nach kurzer Zeit sollte er sich aber spontan normalisieren.

15.18.4 Leber als zentrales Stoffwechselorgan

Die Leber erfüllt eine Reihe lebenswichtiger Stoffwechselaufgaben, die im Folgenden anhand der Kohlenhydrate, Eiweiße und Fette zusammenfassend dargestellt werden.

Kohlenhydratstoffwechsel der Leber

Stimuliert durch das Hormon Insulin, nimmt die Leber Glukose aus der Blutbahn auf und speichert es als **Glykogen** in den Leberzellen – die Leber dient also als **Kohlenhydratspeicher.** Bei Bedarf wird dieses gespeicherte Glykogen wieder zu Glukose (Traubenzucker) abgebaut und an das Blut abgegeben. Ausgelöst wird die Freisetzung der Glukose aus Glykogen vor allem durch die Hormone Adrenalin aus dem Nebennierenmark und Glukagon (➤ Kap. 15.17.3) aus den Inselzellen des Pankreas.

Da schon nach einer kurzen Fastenperiode von 24 Stunden die Glykogenvorräte der Leber erschöpft sind, existiert noch ein weiterer Stoffwechselweg, der die Leberzellen in die Lage versetzt, Glukose neu zu bilden. Für diese Zuckerneubildung **(Glukoneogenese)** sind als Ausgangsstoff z.B. verschiedene Aminosäuren geeignet, während dies aus Fettsäuren nicht möglich ist. Außerdem kann die Leber als einziges Organ Fruktose und Galaktose in Glukose umwandeln.

Eiweißstoffwechsel der Leber

Auch im Stoffwechsel der Eiweiße und Aminosäuren nimmt die Leber eine zentrale Stellung ein. Die Leber stellt insbesondere die meisten der im Blut benötigten **Eiweißkörper** her, deren wichtigste sind:
- Albumine und viele anderen Proteine des Blutes (Globuline)
- Blutgerinnungsfaktoren (➤ Kap. 11.6.4)

In der Leber findet ein ständiger Um- und Abbau von Eiweißen und deren Bausteinen, den Aminosäuren, statt. Aus der großen Menge Stickstoff, die bei diesen Um- und Abbauvorgängen anfällt, bildet die Leber beim Erwachsenen pro Tag etwa 20–25 g **Harnstoff.** Dieser wird ins Blut abgegeben und über den Urin ausgeschieden (zur Harnstoffanreicherung bei Nierenerkrankungen ➤ Kap. 16.5).

Fettstoffwechsel der Leber

Nicht nur im Fettgewebe, auch in der Leber werden **Triglyzeride** (Neutralfette) gespeichert, wobei im Hungerzustand wieder freie Fettsäuren mobilisiert werden können. Die Leber erzeugt aus den Fettsäuren mittels der β-Oxidation viel Energie, die unter anderem für energieverbrauchende Stoffwechselvorgänge wie z.B. die Glukoneogenese aus Aminosäuren und Laktat verwendet wird.

Akute Virushepatitis

Verschiedene Viren befallen bevorzugt die Leber und verursachen eine akute Leberentzündung, die **akute Virushepatitis.** Man kennt gegenwärtig sieben verschiedene Hepatitis-Formen (Hepatitis A bis G), die durch Nachweis von Virusantigenen (➤ Kap. 5.9) und/oder vom Patienten gebildeten Antikörpern diagnostisch gesichert werden können.

Im Hauptstadium zeigt sich eine Virushepatitis durch einen intrahepatischen Ikterus. In seltenen Fällen kann bei einem fulminanten (raschen und ungünstigen) Verlauf mit massivem Untergang von Leberzellen auch ein tödliches Leberzerfallskoma auftreten.

Die häufigste und vergleichsweise wenig gefährliche Hepatitisform ist die **Hepatitis A,** deren Erreger das Hepatititis-A-Virus (HA-V) ist. Das Virus wird mit dem Stuhl ausgeschieden, der häufigste Infektionsweg ist die fäkal-orale Übertragung über kontaminierte Nahrungsmittel oder das Trinkwasser. Die Prognose ist – auch ohne besondere Therapie – günstig, da praktisch keine chronischen Krankheitsverläufe vorkommen.

Das Hepatitis-B-Virus (HB-V), Erreger der **Hepatitis B,** wird vor allem parenteral (z.B. über Blut, Blutprodukte, verunreinigte Nadeln und Spritzen, im Krankenhaus auch durch in die Augen gelangte Blutspritzer infektiöser Patienten) sowie durch Sexualkontakt übertragen. Alle Körperflüssigkeiten eines Hepatitis-B-Kranken (Blut, Speichel, Urin, Sperma) sind als potenziell infektiös zu betrachten. Da ein chronischer Verlauf in etwa 10 % der Krankheitsfälle droht, sollten Berufstätige im Gesundheitswesen, die beruflichen Kontakt mit infektiösen Patienten oder Sekreten haben, geimpft werden. Hierzu stehen heute zuverlässige und gut verträgliche Impfstoffe (z. B. Gen H-B-Vax®) zur Verfügung.

Hepatitis C, früher meist als NonA-NonB-Hepatitis bezeichnet, deren Erreger das Hepatitis-C-Virus (HC-V) ist, wird ebenfalls überwiegend parenteral übertragen. Bis zur Einführung entsprechender Tests wurde Hepatitis C häufig durch Bluttransfusionen übertragen. Neben Patienten, die auf Blutprodukte angewiesen sind, haben insbesondere i. v.-Drogenabhängige ein hohes Risiko, sich zu infizieren. Hepatitis C besitzt eine sehr ernste Prognose, da die Krankheit in über 50 % der Fälle einen chronischen Verlauf nimmt. Um dies zu verhindern, sollte frühzeitig eine Therapie mit Interferon versucht werden.

Weitere Formen der Virushepatitis sind in Europa selten.

Chronische Hepatitis

Wenn eine Hepatitis nach sechs Monaten nicht ausgeheilt ist, spricht man von einer **chronischen Hepatitis.** Während die **chronisch-persistierende Hepatitis** weitgehend symptomarm verläuft, wird die Leber bei der **chronisch-aggressiven** Hepatitis zunehmend geschädigt. Ohne Therapie mit Alpha-Interferon (IFN-α) münden die chronischen Hepatitiden B, C und D häufig in eine Leberzirrhose. Daneben droht als Spätkomplikation, insbesondere auf dem Boden einer Zirrhose, die Entwicklung eines **primären Leberzellkarzinoms.**

KAPITEL 16
Achim Thamm
Niere, Harnwege, Wasser- und Elektrolythaushalt

16.1	Übersicht über die Nieren und die ableitenden Harnwege	415
16.2	Aufbau der Nieren	416
16.2.1	Äußere Gestalt	416
16.2.2	Innerer Nierenaufbau	416
16.2.3	Blutversorgung der Nieren	417
16.2.4	Nephron	418
16.2.5	Juxtaglomerulärer Apparat	419
16.2.6	Sammelrohre	419
16.3	Funktion der Nieren	419
16.3.1	Der glomeruläre Filtrationsdruck	419
16.3.2	Autoregulation der Nierendurchblutung und der glomerulären Filtration	420
16.3.3	Funktionen des Tubulussystems	420
16.3.4	Diuretikatherapie	421
16.4	Niere als endokrines Organ	423
16.4.1	Renin	423
16.4.2	Renin-Angiotensin-Aldosteron-System (RAAS)	424
16.4.3	Erythropoetin	425
16.5	Niereninsuffizienz	425
16.5.1	Chronische Niereninsuffizienz	426
16.5.2	Akutes Nierenversagen	427
16.5.3	Gängige Nierenersatzverfahren	428
15.5.4	Urämisches Koma (Coma uraemicum)	429
16.6	Zusammensetzung des Urins	429
16.6.1	Bestandteile des Urins	429
16.6.2	Nierensteine	430
16.7	Ableitende Harnwege	430
16.7.1	Nierenbecken	430
16.7.2	Harnleiter	430
16.7.3	Harnblase	430
16.7.4	Verschlussmechanismen von Harnblase und Harnröhre	431
16.7.5	Harnblasenentleerung	431
16.7.6	Harnleitersteine	431
16.8	Wasserhaushalt	432
16.8.1	Wasserein- und -ausfuhr	433
16.8.2	Überwässerung	434
16.8.3	Unterwässerung	434
16.9	Elektrolythaushalt	434
16.9.1	Störungen im Natrium- und Wasserhaushalt	434
16.9.2	Störungen im Kaliumhaushalt	435
16.10	Säure-Basen-Haushalt	436

16.1 Übersicht über die Nieren und die ableitenden Harnwege

Mit **Harnproduktion** und **Harnausscheidung** erfüllt das Harnsystem, und hier besonders die Nieren, mehrere für die Aufrechterhaltung des inneren Milieus entscheidende Regulationsaufgaben. Die Nieren gehören damit zu den lebenswichtigen Organen; ihr beidseitiger Ausfall führt unbehandelt zum Tod.

Ihre wichtigsten Aufgaben sind im Überblick:
- Ausscheidung von Stoffwechselendprodukten, v. a. des Eiweißstoffwechsels
- Ausscheidung von Fremdsubstanzen wie Medikamenten und Umweltgiften, die z. B. mit der Nahrung aufgenommen werden (Entgiftungsfunktion)
- Regulation der Elektrolytkonzentrationen
- Regulation des Blutdrucks
- Konstanthaltung des Wassergehalts und des osmotischen Drucks (➤ Kap. 3.5.5)
- Aufrechterhaltung des Säure-Basen-Gleichgewichts (vor allem des pH-Wertes)
- Bildung des Enzyms Renin (beeinflusst Elektrolythaushalt und Blutdruck, ➤ Kap. 16.4.1) und des Hormons Erythropoetin (stimuliert die Blutbildung, ➤ Kap. 16.4.3)
- Umwandlung der Vitamin-D-Vorstufe in das wirksame Vitamin-D-Hormon

16 Niere, Harnwege, Wasser- und Elektrolythaushalt

Nephrologie und Urologie

Die **Nephrologie** ist ein Teilgebiet der Inneren Medizin, sie befasst sich mit der Prophylaxe, dem Erkennen und der konservativen Behandlung von Nierenerkrankungen. Die **Urologie** ist ein eigenständiges Fachgebiet. Sie beschäftigt sich mit Veränderungen der Nieren und ableitenden Harnwege bei Kindern und Erwachsenen. Sie beinhaltet die urologischen Erkrankungen der männlichen Geschlechtsorgane und der Urogenitalorgane von Frauen nebst den urologischen Infektionskrankheiten sowie den Harnsteinleiden. Anders als in der Nephrologie werden von Urologen auch operative Eingriffe durchgeführt.

16.2 Aufbau der Nieren

16.2.1 Äußere Gestalt

Die beiden **Nieren** (➤ Abb. 16.1) liegen links und rechts der Wirbelsäule dicht unter dem Zwerchfell. Die rotbraunen Organe sind etwa 11 cm lang, 6 cm breit, 2,5 cm dick und 150 g schwer. Ihre äußere Form erinnert an eine große Bohne. Die linke Niere nimmt den Raum vom 11. Brustwirbel bis zum 2. Lendenwirbel ein, die rechte liegt wegen der darüberliegenden Leber etwa einen Wirbelkörper tiefer.

Die Nieren werden nicht vom Peritoneum (Bauchfell) bedeckt, sondern liegen dorsal der Bauchhöhle im Retroperitonealraum (➤ Kap. 15.8.2). In diesem Raum zwischen der Hinterwand des Peritoneums und der Rückenmuskulatur befinden sich außer den Nieren auch die Nebennieren und die Harnleiter.

Nierenhilum und Nierenkapsel

In der Mitte des medialen Nierenrandes liegt eine nischenförmige Vertiefung, das **Nierenhilum.** An dieser Stelle befindet sich das Nierenbecken, das den aus dem Nierenparenchym kommenden Urin sammelt. Außerdem treten hier Nierenarterie, Nierenvene, Nerven und Lymphgefäße sowie der Harnleiter ein bzw. aus.

Jede Niere ist von einer derben **Nierenkapsel** überzogen, einer transparenten Bindegewebshülle. Um die Nierenkapsel herum liegt eine kräftige Schicht Fettgewebe, die von einer weiteren dünneren Bindegewebshülle umgeben ist. Durch Fett und Bindegewebe wird die Niere an der hinteren Bauchwand verankert und vor Stoßverletzungen geschützt.

16.2.2 Innerer Nierenaufbau

Schneidet man eine Niere der Länge nach auf, sind drei Zonen erkennbar: Im Inneren liegt das **Nierenbecken** (Pelvis renalis), das vom **Nierenmark** (Medulla renalis) umhüllt wird. Das Nierenmark ist fein gestreift. Ganz außen liegt die **Nierenrinde** (Cortex renalis, ➤ Abb. 16.2).

Von der Rinde ziehen die **Nierensäulen** (Columnae renales) zum Nierenbecken. Auf diese Weise wird die Markschicht in mehrere kegelförmige Lappen, die **Markpyramiden,** gegliedert, deren Spitzen die **Nierenpapillen** (Papillae renales) bilden. Umgekehrt setzt sich das Nierenmark in strahlenförmigen Fortsätzen, den **Markstrahlen,** in die Nierenrinde fort.

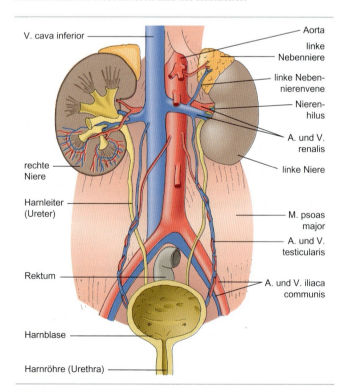

Abb. 16.1 Das Harnsystem besteht aus linker und rechter Niere, den beiden Harnleitern, der Harnblase und der Harnröhre. [L190]

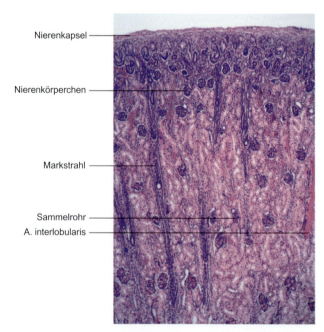

Abb. 16.2 Die Histologie der Nierenrinde. Es wird deutlich, dass die Nierenrinde hauptsächlich aus Nierenkörperchen und gewundenen Tubulusabschnitten besteht. Die Marksubstanz setzt sich strahlenartig in die Nierenrinde fort (daher die Bezeichnung „Markstrahlen"). [X141]

Jede Nierenpapille besitzt mikroskopisch kleine Öffnungen, die in einen kleinen Hohlraum, den **Nierenkelch,** münden. Dort wird der fertige Urin aufgefangen und in das Nierenbecken weitergeleitet, das den Urin sammelt (➤ Abb. 16.3).

16.2.3 Blutversorgung der Nieren

Die Nieren werden sehr gut durchblutet. Etwa 1 Liter Blut durchströmt die Nieren pro Minute, was immerhin 20 % des Herzminutenvolumens entspricht. Um ihre zahlreichen Aufgaben erfüllen zu können, besitzt die Niere ein kompliziert aufgebautes Gefäßsystem (➤ Abb. 16.3).

Jede Niere erhält ihr Blut über die linke bzw. rechte A. renalis **(Nierenarterie),** die direkt aus der Aorta entspringt. Nach ihrem Eintritt am Nierenhilus verzweigen sich linke und rechte Nierenarterie in **Zwischenlappenarterien** (Aa. interlobares), die in den Säulen zwischen den Markpyramiden in Richtung Nierenrinde aufsteigen.

Im Übergangsbereich zwischen Nierenmark und Nierenrinde geben die Zwischenlappenarterien fächerförmig die **Bogenarterien** (Aa. arcuatae) ab, die sich weiter verzweigen und als **Zwischenläppchenarterien** (Aa. interlobares) zur Nierenkapsel ziehen. Von diesen Verzweigungen entspringen mikroskopisch kleine Arteriolen, die jedes **Nierenkörperchen** (Glomerulus) mit Blut versorgen. In den Nierenkörperchen wird der Primärharn (➤ Kap. 16.2.4) abgefiltert. Jede Niere besitzt etwa eine Million solcher Nierenkörperchen, die in der gesamten Rindenregion verteilt sind.

Blutversorgung der Nierenrinde

Zu jedem Nierenkörperchen zieht eine zuführende Arteriole. Dieses als Vas afferens (zuleitendes Gefäß) bezeichnete Gefäß zweigt sich im Nierenkörperchen zu einem knäuelartigen Kapillargeflecht auf, dem **Glomerulus** (= erstes Kapillarnetz). Diese Kapillaren leiten das Blut in die abführende Arteriole (Vas efferens). Diese zweigt sich dann erneut auf und versorgt das Tubulussystem mit einem zweiten Kapillarnetz, den peritubulären Kapillaren.

Normalerweise geht eine Arterie in eine Vene über. Wenn, wie hier, ein aus einer Arterie hervorgehendes Kapillarnetz sich wieder zu einer Arterie vereinigt, wird dies in der Anatomie als **arterielles Wundernetz** (Rete mirabile) bezeichnet. Das zweite Kapillarnetz umgibt in Nierenrinde und äußerer Markzone den **Tubulusapparat,** einen Komplex aus mikroskopisch kleinen Röhren, in denen das in den Nierenkörperchen gebildete **Glomerulusfiltrat** (Primärharn) in seiner Zusammensetzung und seinem Volumen erheblich verändert und weitergeleitet wird. Eine sehr wichtige Rolle spielt dabei der enge Kontakt zwischen den Nierentubuli und den peritubulären Kapillaren (➤ Abb. 16.4).

Blutversorgung des Nierenmarks

Nahe beim Übergang von Nierenrinde zum Nierenmark liegen besondere, aus den Nierenkörperchen abführende Arteriolen, die **juxtamedullären Glomeruli.** Sie bilden Gefäße, die gerade und lang gestreckt verlaufen (Vasa recta), und ragen weit in das Nierenmark hinein. Ihre Kapillaren umschlingen hauptsächlich die Sammelroh-

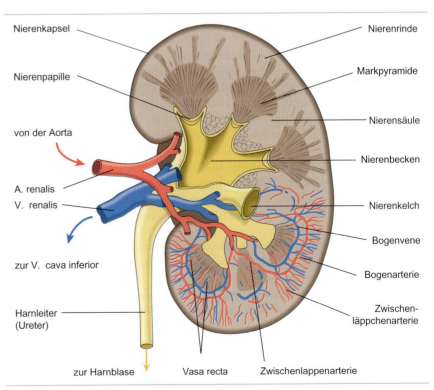

Abb. 16.3 Längsschnitt durch eine Niere. Im oberen Teil sind Markpyramiden und Nierenpapillen dargestellt, im unteren das Gefäßsystem der Niere. [L190]

re (> Abb. 16.4). Diese anatomische Besonderheit spielt eine wichtige Rolle bei der Konzentration des Harns im Nierenmark.

Venöses System der Niere

Sowohl die peritubulären Kapillaren als auch die der Vasa recta geben ihr Blut in die **Zwischenläppchenvenen** (Vv. interlobulares). Von dort strömt das venöse Blut in die **Zwischenlappenvenen** (Vv. interlobares), die **Bogenvenen** (Vv. arcuatae) und letztlich die Nierenvene (V. renalis), welche in die **untere Hohlvene** (V. cava inferior) einmündet.

16.2.4 Nephron

Die Urinbildung erfolgt in den **Nephronen,** den eigentlichen Funktions- und Baueinheiten der Niere. Jedes Nephron besteht aus dem Nierenkörperchen und den dazugehörigen kleinsten Harnkanälchen, dem Tubulusapparat. Sie bilden zusammen eine funktionelle Einheit:
- Im Nierenkörperchen wird der Primärharn oder das **Glomerulusfiltrat** durch Filtrierung des Blutes gewonnen, das durch das Gefäßknäuel (> Kap. 16.2.3) fließt.
- Im Tubulusapparat wird der Primärharn durch Resorptionsvorgänge stark konzentriert, durch Sekretionsvorgänge mit Stoffwechselprodukten „angereichert" und als **Sekundärharn** weitergeleitet.

Produktion des Glomerulusfiltrats

Das Nierenkörperchen besteht aus einem Blutgefäßknäuel und einer dieser umgebenden Kapsel, der **Bowman-Kapsel.**

Die Kapsel hat aufgrund ihrer entwicklungsgeschichtlichen Bildung zwei Schichten oder „Blätter". Man kann sich dazu vorstellen, dass sich eine Hand (= Gefäßknäuel) in einen Luftballon (= Bowman-Kapsel) einstülpt (auch > Abb. 15.11). Dann umgibt eine Schicht direkt die Hand (das Gefäßknäuel) und die andere liegt außen, sodass zwischen beiden ein Raum bleibt, der Kapselraum (im Modell der luftgefüllte Raum des Ballons). So kann ein inneres und ein äußeres Kapselblatt unterschieden werden.

Die Harnbildung im Nierenkörperchen beginnt mit dem Abpressen eines **Ultrafiltrats** in das Innere des Glomerulus. Als „Filter" lassen sich drei Schichten unterscheiden:
- Zuerst müssen die Endothelzellen der Blutgefäße passiert werden; sie haben ungefähr 70 nm große Poren und stellen nur für Zellen eine Barriere dar.
- Es folgt eine relativ dicke **Basalmembran.** Sie enthält viele negative Ladungen, die größere, ebenfalls negativ geladene Teilchen am Durchtritt hindern.
- Als letzte Schicht folgt das innere Blatt der Bowman-Kapsel mit der **Schlitzmembran,** die sich zwischen kleinen Ausläufern von Zellen (den Podozyten = Füßchenzellen) der Bowman-Schicht befindet. Die etwa 30 nm engen Schlitze verhindern v. a. den Durchtritt von größeren Proteinen.

Das nach der Filtration im Kapselraum befindliche Ultrafiltrat ist eine wässrige Lösung, die zwar kaum noch Zellen und Proteine enthält, aber ansonsten weitgehend dem Plasma entspricht. Sie wird nun im Tubulusapparat weitertransportiert und durch verschiedene Resorptions- und Sekretionsvorgänge in ihrer Zusammensetzung stark verändert.

Funktion des Nierenkörperchens im Modell

Die Funktion des Nierenkörperchens kann man sich anhand eines Modells veranschaulichen:

Man stelle sich ein Weinfässchen vor, dessen Deckel aufgemacht wird. In das Fässchen hängt man einige Infusionsschläuche, die mit vielen winzig kleinen Löchern durchbohrt sind. Hängt man nun an die Infusionsschläuche eine Infusionsflasche, so tropft ständig ein Teil der durch die Schläuche fließenden Infusionslösung auf den Boden des Weinfässchens – das Glomerulusfiltrat ist entstanden.

Dem Weinfässchen entspricht das äußere Blatt der Bowman-Kapsel, dem Hohlraum des Fässchens der Kapselraum des Nierenkörperchens, den Infusionsschläuchen entsprechen die Glomerulusschlingen, also das Kapillarknäuel im Nierenkörperchen. Die Infusionsflasche stellt das Herz dar, welches arterielles Blut in die Kapillarschlingen pumpt, und die Schlauchwand mit den Löchern steht für die Filtermembran, bestehend aus Kapillarendothel, Basalmembran und innerem Blatt der Bowman-Kapsel.

Gefäß- und Harnpol des Nierenkörperchens

Zuleitendes (Vas afferens) und ableitendes (Vas efferens) Blutgefäß – also Anfang und Ende des Kapillarknäuels – liegen dicht zusammen am **Gefäßpol** des Nierenkörperchens, der in Richtung Nierenrinde zeigt. Am gegenüberliegenden – also Richtung Nierenmark weisenden – Ende liegt der **Harnpol.** Am Harnpol geht der Kapselraum in den **proximalen Tubulus** über, dem ersten Abschnitt der Harnkanälchen (> Abb. 16.4).

Bau des Tubulusapparates

Das System der Harnkanälchen, der **Tubulusapparat,** beginnt mit dem proximalen Tubulus, der in seinem Anfangsteil stark gewunden verläuft. An den gewundenen Teil, noch im Rindenbereich gelegen, schließt sich ein gerade verlaufender Teil an, der bis in den Nierenmarkraum hinunterzieht. Dieser gerade Teil des Tubulus wird intensiv von dem oben erwähnten zweiten, aus den efferenten Arteriolen hervorgehenden Kapillarnetz umschlungen; mit diesen Kapillaren findet ein intensiver Flüssigkeitsaustausch statt (> Kap. 16.3.3).

Im Anschluss an das gerade Stück, das mit kubischem Epithel ausgekleidet ist, verengt sich der Tubulus zu dem sehr dünnen **intermediären Tubulus** mit platten Epithelzellen. Dieser macht einen Bogen (**Henle-Schleife**) und zieht im aufsteigenden Schenkel des **distalen Tubulus** zurück in die unmittelbare Nähe des Nierenkörperchens.

16.3 Funktion der Nieren

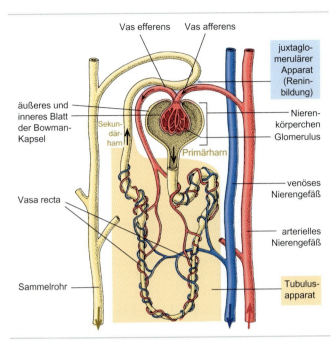

Abb. 16.4 Nierenkörperchen, Vas afferens und efferens sowie Tubulusapparat [L190]

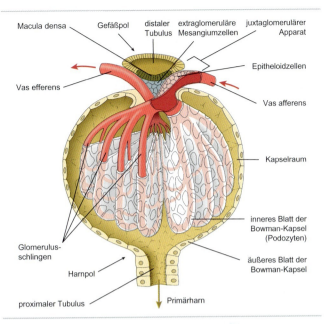

Abb. 16.5 Feinaufbau eines Nierenkörperchens. Der juxtaglomeruläre Apparat ist die Kontaktzone zwischen zuführender Arteriole und dem anliegenden Tubulusabschnitt. [L190]

Dort angekommen, windet sich der distale Tubulus und berührt die zuleitende Arteriole (Vas afferens) des Nierenkörperchens. Diese sich berührenden Abschnitte von Arteriole und Tubulus bilden zusammen mit spezialisierten Nierenzellen den sogenannten **juxtaglomerulären Apparat** (juxta = nahe bei, neben).

16.2.5 Juxtaglomerulärer Apparat

Der **juxtaglomeruläre Apparat** (JGA) befindet sich an der Kontaktstelle von distalem Tubulus und zuführender Arteriole. Die Zellen des distalen Tubulus sind hier höher und schmaler und besonders spezialisiert; dieser Strukturkomplex wird **Macula densa** (➤ Abb. 16.5) genannt. Die Macula densa hat die Funktion eines Chemorezeptors, insbesondere wird hier die Konzentration an Natrium und Chlorid im Harn gemessen. Die Messung bezweckt, die Konzentration des Harns zu beurteilen. Ist diese zu hoch, wird von der Macula densa die Substanz Adenosin ausgeschüttet. Diese führt zu einer Verengung des zuführenden Blutgefäßes (Vas afferens), wodurch die glomeruläre Filtrationsrate abnimmt.

Eine weitere Struktur des juxtaglomerulären Apparates sind umgewandelte glatte Muskelzellen, die vor allem das Vas afferens umgeben. Sie werden als **Epitheloidzellen** bezeichnet. In ihrem Inneren befinden sich zahlreiche Granula mit dem enzymatisch wirksamen Gewebshormon Renin (➤ Kap. 16.4.1), das hier gebildet und in das Blut sezerniert wird.

Schließlich werden noch die **Mesangiumzellen** zu diesem System gezählt. Sie liegen im Zwischenraum zwischen Tubuluszellen und Arteriole (also unter der Macula densa, ➤ Abb. 16.5). Ihnen werden mehrere Funktionen zugeschrieben, unter anderem haben sie die Fähigkeit zur Phagozytose, sind kontraktil (➤ Kap. 6.3.1)

und wahrscheinlich in der Lage, auf Hormonreize mit einer Änderung der Nierenaktivität zu reagieren.

16.2.6 Sammelrohre

An die distalen Tubuli schließen sich die **Sammelrohre** an, wobei sich jeweils mehrere Tubuli zu einem Sammelrohr vereinigen.

Die Sammelrohre sind zum einen Ableitungswege für den Harn, zum anderen Wirkungsort des in der Hypophyse gebildeten Hormons **Adiuretin** (ADH, ➤ Kap. 10.2.1). Das Adiuretin nimmt entscheidenden Einfluss auf die Menge des auszuscheidenden Harns, indem es die Rückresorption von Wasser im distalen Tubulus und in den Sammelrohren stimuliert und den Harn dadurch konzentriert. Fehlt das Hormon oder wird es nicht ausreichend gebildet, kommt es zum **Diabetes insipidus** (➤ Kap. 10.2.1)

Schließlich erreicht der Harn das Nierenbecken (Pelvis) und wird von dort über die Harnleiter (Ureter, ➤ Kap. 16.7.2) in die Harnblase (➤ Kap. 16.7.3) geleitet.

16.3 Funktion der Nieren

16.3.1 Der glomeruläre Filtrationsdruck

Am Anfang der Glomerulusschlingen herrscht ein Blutdruck von etwa 50 mmHg, der zum Ende hin unwesentlich auf 48 mmHg abnimmt. Dieser **glomeruläre Blutdruck** ist jedoch nicht identisch mit dem **glomerulären Filtrationsdruck** (also dem eigentlich wirkenden Filterdruck, mit dem der Primärharn abgepresst wird), da dem glomerulären Blutdruck zwei Drücke entgegenwirken:

- Zum einen der durch die Bluteiweiße bedingte kolloidosmotische Druck des Blutes. Dieser beträgt am Beginn der Kapillarschlingen etwa 20 mmHg, am Ende ist er auf ca. 36 mmHg angestiegen, weil Flüssigkeit abgepresst wurde (> Kap. 3.5.6).
- Zum anderen der hydrostatische Druck in der Bowman-Kapsel (etwa 12 mmHg).

Der effektiv wirksame Filtrationsdruck in den Glomerulusschlingen lässt sich wie folgt berechnen:

Am Anfang der Glomerulusschlinge:

$$50\ \text{mmHg} - 20\ \text{mmHg} - 12\ \text{mmHg} = 18\ \text{mmHg}$$

Am Ende der Glomerulusschlinge:

$$48\ \text{mmHg} - 36\ \text{mmHg} - 12\ \text{mmHg} = 0\ \text{mmHg}$$

Glomeruläre Filtrationsrate (GFR)

Das Volumen des Glomerulusfiltrats, welches sämtliche Nierenkörperchen beider Nieren pro Zeiteinheit erzeugen, wird als **glomeruläre Filtrationsrate** bezeichnet. Sie beträgt beim jungen Erwachsenen ca. 120 ml pro Minute. Dies entspricht einer Filtrationsmenge von 180 l Glomerulusfiltrat täglich. Somit wird also das gesamte Blutplasmavolumen (ca. 3 l) täglich etwa 60-mal in den Nieren filtriert und zum größten Teil (99 %) rückresorbiert.

16.3.2 Autoregulation der Nierendurchblutung und der glomerulären Filtration

Es wäre ungünstig, wenn jede Schwankung des arteriellen Blutdrucks eine ebensolche Veränderung des glomerulären Blutdrucks bewirken würde, weil somit eine kontinuierliche Funktion der Nieren nicht gewährleistet werden könnte. Die Nierenfunktion würde dann nämlich schon bei relativ geringem Blutdruckabfall eingestellt werden. Die Niere ist jedoch imstande, über einen weiten Bereich (arterieller Blutdruck von 80–180 mmHg systolisch) die glatte Muskulatur der zu- und ableitenden Gefäße der Glomeruluskapillaren so beeinflussen, dass ein glomerulärer Blutdruck von etwa 50 mmHg beibehalten wird. Diese Fähigkeit wird **Autoregulation** genannt.

Eng verbunden mit dem **Renin-Angiotensin-Aldosteron-System** (RAAS, > Kap. 16.4.2) ist ein Hormon, das in den Vorhöfen des Herzens gebildet wird: das **atriale natriuretische Peptid** (ANP; > Abb. 16.6). ANP wurde erst Anfang der 1980er-Jahre entdeckt und gehört zu den wichtigsten den Wasserhaushalt regulierenden Hormonen. Es beeinflusst ebenfalls die glomeruläre Filtrationsrate. Wenn das intravasale Volumen ansteigt, kommt es zu einer Vorhofdehnung. Dadurch wird ANP freigesetzt, welches auf das RAAS eine inhibitorische (hemmende) Wirkung hat, indem die Freisetzung von Renin und Aldosteron gedrosselt wird. ANP bewirkt letztlich eine **Vasodilatation** (Gefäßweitstellung) und eine Erhöhung der Natriumausscheidung. Die vermehrte Natriumausscheidung führt zu vermehrtem Harnfluss, indem Wasser dem Natrium osmotisch „folgt".

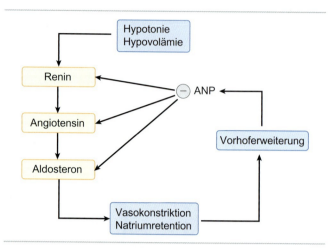

Abb. 16.6 Interaktionen zwischen dem Renin-Angiotensin-Aldosteron-System und dem atrialen natriuretischen Peptid (ANP) [E876]

Bei einem arteriellen Blutdruck außerhalb des Normbereichs von ca. 80–180 mmHg beginnt die **Autoregulation** der Nierendurchblutung zu versagen. Insbesondere bei einem niedrigen arteriellen Blutdruck kommt es zu einer linearen Abnahme von Nierendurchblutung und glomerulärer Filtrationsrate (z. B. beim Schock, > Kap. 13.5) Es droht ein **akutes Nierenversagen,** man spricht auch von einer Schockniere. Es wird in der Folge nur sehr wenig (**Oligurie**) oder gar kein Urin mehr (**Anurie**) produziert.

16.3.3 Funktionen des Tubulussystems

Nachdem der Primärharn (**Glomerulusfiltrat**) aus dem Kapselraum in das Tubulussystem (> Abb. 16.7) gelangt ist, wird er dort in seiner Zusammensetzung verändert und konzentriert. Der **Endharn** (Sekundärharn) entspricht mengenmäßig nur etwa 1 % (2 Liter) des Primärharns und kann eine bis zu viermal so hohe Osmolarität (> Kap. 3.5.5) wie das Plasma aufweisen.

Die Tubuluszellen besitzen zahlreiche molekulare Transportsysteme für verschiedene Substanzen (> Abb. 16.8). Bei den Rückresorptionsvorgängen steht die Wiedergewinnung lebenswichtiger Elektrolyte, Kohlenhydrate und Aminosäuren im Vordergrund.
- Chlorid, Bikarbonat, Natrium, Kalium und Kalzium werden durch aktive Rückresorption aus dem Tubuluslumen wieder in das Blut aufgenommen. Dabei folgt diesen Ionen jeweils passiv ein Wassereinstrom, sodass bereits ⅔ des Primärharnwassers im proximalen Tubulus rückresorbiert werden.
- Neben Elektrolyten werden auch Aminosäuren und Glukose aktiv rückresorbiert und dem Körper wieder zugeführt. Allerdings kann der Rückresorptionsmechanismus nur eine bestimmte Konzentration dieser Stoffe bewältigen. Wird die maximale Transportkapazität, ein sogenannter **Schwellenwert,** überschritten, so scheidet der Körper den „Überschuss" mit dem Harn aus.
- Aus dem Tubuluslumen werden nicht nur Stoffe ins Blutsystem aufgenommen (resorbiert), sondern auch umgekehrt in das Tubulussystem abgegeben (sezerniert). Dieser Vorgang wird als **tubuläre Sekretion** bezeichnet. Dadurch beschleunigt der Körper

16.3 Funktion der Nieren

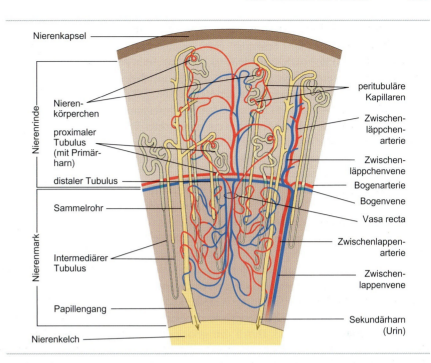

Abb. 16.7 Links Tubulussystem, rechts Blutversorgung der Nierenrinde (schematisiert) [L190]

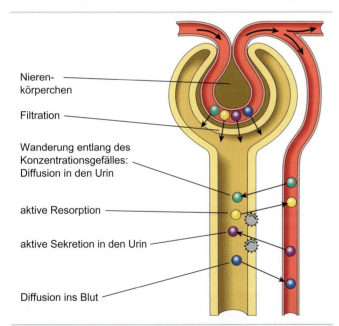

Abb. 16.8 Transportvorgänge im Tubulussystem. Es gibt vier verschiedene Möglichkeiten des Stofftransportes zwischen Tubuli, Interstitium und Blutgefäßen: Filtrierte Substanzen können aus dem Primärharn aktiv wieder entfernt werden (z. B. Aminosäuren und Glukose, gelb); manche Stoffe wandern entsprechend einem Konzentrationsgefälle durch Diffusion aus dem Tubulus in das Blut zurück (z. B. Harnstoff, blau) oder aus dem Blut in die Tubuli (z. B. Ammoniak, grün). Schließlich werden bestimmte Stoffe zusätzlich zur Filtration aktiv aus dem Blut in das Tubuluslumen sezerniert (z. B. Harnsäure und Penicillin, lila). [L190]

vor allem die Ausscheidung von körperfremden Substanzen wie z. B. Penicillin und vielen anderen Medikamenten. Aber auch körpereigene Abbauprodukte wie Harnsäure und Ammoniak werden auf diese Weise schneller ausgeschleust.

- Ein anderer wichtiger Sekretionsvorgang ist die Abgabe von Wasserstoffionen (H^+) bei einer azidotischen Stoffwechsellage (➤ Kap. 16.9).

Glukosurie des Diabetikers

Jeder Transportmechanismus hat nur eine bestimmte Kapazität. Eine Überschreitung der maximalen Transportkapazität führt dazu, dass der „Überschuss" im Urin erscheint. Beim Diabetiker liegt die Glukose-Blutkonzentration oft über diesem Schwellenwert, der für Glukose bei 9–10 mmol/l bzw. 160–180 mg/dl liegt. Übersteigt die Konzentration der Glukose im Blut und damit auch im Glomerulusfiltrat diesen Wert, so kommt es zur Glukoseausscheidung mit dem Urin (**Glukosurie**). In der Harnblase bildet Glukose einen idealen Nährstoff für Bakterien, die z. B. von außen durch die Harnröhre in die Blase gelangt sind. Das ist der Grund, weshalb Diabetiker häufig unter Harnwegsinfekten leiden. Mit der Glukose wird aus osmotischen Gründen auch mehr Wasser ausgeschieden. Deshalb haben unbehandelte und schlecht eingestellte Diabetiker charakteristischerweise großen Durst (**Polydipsie** = vermehrtes Trinken) und müssen häufig und viel Urin lassen (**Polyurie**).

16.3.4 Diuretikatherapie

MERKE

Diuretika

Substanzen, die eine **vermehrte Urinausscheidung** (Diurese) bewirken, werden als Diuretika bezeichnet. Als Natriuretika oder Saluretika bezeichnet man Arzneimittel, die hauptsächlich zur Ausscheidung von Natrium führen. Im engeren Sinne sind Diuretika Arzneimittel mit einer direkten Wirkung auf die Nieren.

Viele Patienten erhalten **Diuretika** (wörtlich „Durchflussmedikamente"). Sie werden zur Senkung eines Bluthochdrucks (➤ Kap. 13.4.1), zur Reduzierung des Flüssigkeitsvolumens in den Gefäßen und damit zur Entlastung des Herzens bei Herzinsuffizienz (➤ Kap. 12.5.2) und zur Steigerung der Urinproduktion, z. B. bei Niereninsuffizienz (➤ Kap. 16.5) und zur Ödemausschwemmung, eingesetzt. Letzteres ist insbesondere auch ein erwünschter Effekt in der Notfallmedizin, etwa beim kardialen Lungenödem. Viele Diuretika verändern die beschriebenen Sekretions- und Rückresorptionsmechanismen im Tubulussystem.

Bei Diuretika unterscheidet man mehrere Wirkprinzipien. Zu den gängigen Substanzen gehören die Schleifendiuretika, die Thiazide und die kaliumsparenden Diuretika.

Am aufsteigenden Teil der Henle-Schleife wirken **Schleifendiuretika** (Furosemid, z. B. Lasix®) und reduzieren dort die Rückresorption von Natrium, Kalium und Chlorid. Bei intravenöser Verabreichung von Furosemid kommt es zur Erweiterung venöser Kapazitätsgefäße, v. a. bei hoher Dosierung (1 mg/kg KG), dies wird venöses Pooling genannt. Zu den neueren Schleifendiuretika gehören Bumetamid und Torasemid. Durch den gekoppelten Ionen- und Wassertransport wird die Wasserrückresorption stark vermindert, die Urinmenge steigt an. Die Wirkung der Schleifendiuretika ist zwar relativ kurz, dafür setzt sie aber rasch ein und ist ausgeprägt. Dieser Effekt ist im Rettungsdienst z. B. bei der Behandlung des kardialen Lungenödems erwünscht. Als Nebenwirkung kann es zum Blutdruckabfall kommen.

Durch **Thiazide** (Hydrochlorothiazid, z. B. Esidrix®) wird die Rückresorption von Natrium und Chlorid im distalen Tubulus gehemmt. Dadurch kommt es zur Ausscheidung von NaCl und begleitend zu Flüssigkeitsausscheidung. Thiazide gehören zu den wichtigsten Medikamenten bei der Behandlung des Hypertonus, auch bei der Herzinsuffizienz werden sie eingesetzt.

Kaliumsparende Diuretika sind, wie der Name schon sagt, Diuretika, bei denen Kaliumverluste vermieden werden. Der diuretische Effekt ist recht schwach. Sie sollten nicht oder nur vorsichtig mit ACE-Hemmern (➤ Kap. 16.4.2) kombiniert werden, da ansonsten die Gefahr einer Hyperkaliämie droht. Man unterscheidet zwei unterschiedliche Mechanismen: Aldosteronantagonisten und andere kaliumsparende Diuretika:

- **Aldosteronantagonisten:** Das Mineralokortikoid Aldosteron wirkt u. a. auf Na^+-K^+-ATPasen in den Epithelzellen. Dadurch wird die Effektivität der Natrium*rückresorption* und der Kalium*abgabe* im Tubulus und am Beginn des Sammelrohrs gesteigert. Zu den Aldosteronantagonisten gehören z. B. Spironolacton (Aldactone®) oder Kaliumcanrenoat. Diese schwächen die Bindung von Aldosteron an einem speziellen Rezeptor ab, wodurch es zur verminderten Natrium*resorption* und verminderten Kalium*ausscheidung* kommt.
- **Andere kaliumsparende Diuretika:** Diese wirken von der „Harnseite", indem in den Tubuluszellen des Tubulus der Eintritt von Natrium und somit den Austausch gegen Kalium gehemmt wird. Amilorid und Triamteren sind Vertreter dieser Substanzklasse.

Leider stören viele Diuretika die fein abgestimmten physiologischen Ionentransporte und damit letztlich die Elektrolyt- und Mineralbalance des Körpers: Mit Diuretika behandelte Patienten sind v. a. durch einen Kaliummangel (Hypokaliämie, ➤ Kap. 16.9.2) bedroht (ausgenommen bei Einnahme kaliumsparender Diuretika wie z. B. Triamteren). Daher wird bei solchen Patienten der Serum-Kaliumspiegel häufiger kontrolliert. Fällt dieser infolge der Diuretikatherapie unter den Normbereich, so muss er durch Einnahme von Kalium-Brausetabletten oder kaliumreichen Nahrungsmitteln, z. B. Bananen, wieder normalisiert werden.

> **PRAXISTIPP**
> **Diagnostik bei urologischen Notfällen**
>
> Im Krankenhaus werden zur Diagnosestellung bildgebende Verfahren und instrumentelle Untersuchungen durchgeführt. Im Rettungsdienst stehen diese nicht zur Verfügung. Dennoch können auch im Rettungsdienst wertvolle Erkenntnisse gewonnen werden, nämlich durch eine gute körperliche Untersuchung und eine gründliche Befragung. Wie sieht der Urin aus? Gibt es Blutbeimengungen oder Koagel? Ergibt die Inspektion und Palpation des Abdomens Auffälligkeiten? Bestehen beim Patienten Risikofaktoren für ein Steinleiden? Andererseits können trotz gründlicher Untersuchung Fragen offen bleiben; so können z. B. beim kolikartigen Flankenschmerz differenzialdiagnostisch mehrere Fachgebiete zuständig sein.

Pyelonephritis

Eine Nierenbeckenentzündung (**Pyelonephritis**) (➤ Abb. 16.9) kann sich akut oder chronisch bei Kindern und Erwachsenen jeden Alters entwickeln. Mädchen im schulpflichtigen Alter (1,5 %) und Frauen (4–8 %) neigen häufiger als Männer dazu, an einer Harnwegsinfektion und **Pyelonephritiden** zu erkranken. Bei Männern treten verstärkt im Alter Harnwegsinfekte auf, meist durch eine vergrößerte Prostata und die daraus resultierenden Harnabflussstörungen.

Die **akute Pyelonephritis** ist klinisch als eine Harnwegsinfektion mit Symptomen wie Beeinträchtigung des Allgemeinbefindens mit Kopfschmerzen, klopfschmerzhaltigem Nierenlager, Flankenschmerz und Fieber (≥ 38 °C) definiert. Es handelt sich um eine akute bakterielle Infektion des Nierenbeckens, meist mit Beteiligung des Nierenmarks (**Nierenparenchyms**) und einer Bakteriurie,

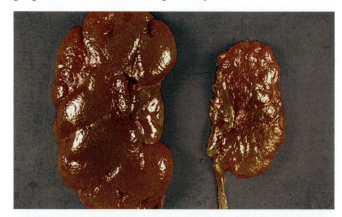

Abb. 16.9 Pyelonephritis. Die rechte Niere ist geschrumpft (Schrumpfniere) und vernarbt. Die links abgebildete Niere hat eine normale Größe, zeigt aber auch leichte Vernarbungen oben. [E336]

mit meist einseitigem Verlauf. Allerdings verläuft nicht jede akute Pyelonephritis mit den plötzlich eintretenden und typischen Symptomen des Krankheitsbildes. Sie kann auch schleppend und mit untypischen Symptomen (Kopfschmerzen, Müdigkeit, Gewichtsverlust) sowie Anzeichen eines Magen-Darm-Infektes (Übelkeit, Erbrechen, abdominale Schmerzen) oder eines unvollständigen Darmverschlusses **(Subileus)** auftreten. Die Nierenfunktion ist bei der akuten Pyelonephritis nicht eingeschränkt.

Bei einer **chronisch** verlaufenden **Pyelonephritis** treten Symptome wie Abgeschlagenheit, Rückenschmerzen, Magen-Darm-Irritationen (Brechreiz) und Gewichtsverlust auf. Meist ist sie lange Zeit symptomlos, da Fieber oder andere typische Anzeichen (➤ Tab. 16.1) einer akuten Pyelonephritis fehlen. Die chronisch verlaufende Form beeinträchtigt jedoch die Nierenfunktion bis hin zu einer Niereninsuffizienz. Ferner kann eine Blutarmut **(Anämie)** durch die Beeinträchtigung der Nierendurchblutung entstehen. Eine Sonderform der chronischen Form ist die **xanthogranulomatöse Pyelonephritis,** die mit schweren Symptomen wie Blutungen und Gewebszerfall sowie tumorähnlichen Strukturen in der bildgebenden Diagnostik einhergeht.

Ursachen der Pyelonephritis

Als häufigste **Ursache** für eine Pyelonephritis kommt die aufsteigende **(aszendierende)** Infektion in Betracht. Auslöser von Infektionen sind meist gramnegative Bakterien. Gerade bei Mädchen und Frauen führen die anatomische Nähe der Scheide zum Enddarm und eine kurze **Urethra** (Harnröhre) dazu, dass Darmbakterien das Perineum und die Vulva besiedeln. Dagegen verursachen grampositive Bakterien aszendierende Infektionen, z. B. nach urologischen Eingriffen.

Eine weitere Ursache kann eine meist angeborene oder erworbene Störung des vesikourethralen Übergangs sein, die einen Reflux von Urin in den oberen Harntrakt bewirkt. Dies führt durch den sog. **„Pendelurin"** zu rezidivierenden Pyelonephritiden, die besonders durch intrarenalen Reflux narbig verlaufen. Im Kindesalter können rezidivierende Schübe einer akuten Pyelonephritis im Nierenparenchym Narben hinterlassen, die eine chronische Form der „Ask-Upmark-Niere" (Hypoplasie der Niere) verursachen können. Ursächlich verantwortlich für die Entstehung von Nierenparenchymnarben bei der kindlichen Niere ist der intrarenale Reflux (geringere Drücke als im Erwachsenenalter), eine verminderte bakterielle Immunkompetenz in den ersten Lebensjahren sowie die klinische Schwierigkeit einer rechtzeitigen Diagnose eines Harnweginfektes.

Die Häufigkeit einer Bakteriurie in der Schwangerschaft beträgt etwa 4–7 %; das ist vergleichbar mit der Rate der Infektionen ohne Schwangerschaft. Im Durchschnitt erkranken 20–30 % der Patientinnen an einer akuten Pyelonephritis, 1–4 % der Schwangeren gehäuft im **zweiten Trimenon.**

> **MERKE**
> **Erreger**
> Bei den **gramnegativen** Bakterien handelt es sich meist um *Escherichia coli,* gefolgt von *Proteus, Klebsiella, Enterobacter serratia* und *Pseudomonas* **(nosokomialer** Erreger), vor allem bei katheterinduzierten Infektionen. Bei den **grampositiven** Bakterien dominieren *Staphylococcus saprophyticus,* Enterokokken und *Staphylococcus aureus* und führen häufig nach urologischen Eingriffen sowie bei Patienten mit Harnwegskonkrementen und bei einer hämatogenen Pyelonephritis zu Infektionen.

Pathophysiologie

Die **akute Pyelonephritis** präsentiert sich klinisch mit den in ➤ Tab. 16.1 beschriebenen Symptomen. In der Regel liegen außerdem typische Anzeichen einer Blasenentzündung (Zystitis) vor. Ein wichtiges Anzeichen, das Fieber, entwickelt sich auch ohne eine Bakteriämie durch das in den Harnwegen produzierte Pyrogen (IL-6). Subklinische Formen mit einem schleppenden Verlauf und untypischen Symptomen (z. B. leichte Übelkeit und Müdigkeit) oder einer mit Infektsteinen **(Nephrolithiasis)** schwer verlaufenden Erkrankung können eine bestehende Pyelonephritis verschleiern. Folgende Komplikationen können dadurch entstehen:
- Anämie (23 %)
- Sepsis (17 %)
- Vorübergehendes Nierenversagen (2 %)
- Pulmonale Komplikationen (7 %)
- Bei Schwangerschaften Gefahr einer Frühgeburt

Eine **emphysematöse Pyelonephritis** ist eine seltene, aber schwerwiegende Komplikation der akuten Form, die eine Letalität von 43 % aufweist. Sie tritt vor allem bei Diabetes mellitus (➤ Kap. 15.2.2) bzw. einer Obstruktion auf; der genaue Mechanismus der Infektion durch gramnegative Bakterien ist jedoch unklar. Verantwortlich könnte eine von *Escherichia coli* verursachte Gasbildung durch Fermentation sein; dabei würde das Gas in der Fascia renalis verbleiben.

16.4 Niere als endokrines Organ

16.4.1 Renin

Renin wird in den Zellen des juxtaglomerulären Apparates (➤ Kap. 16.2.5) der Niere gebildet. Bei einer Minderdurchblutung

Tab. 16.1 Symptomübersicht der Formen einer Pyelonephritis

Akute Pyelonephritis	Chronische Pyelonephritis	Sonderform
Abgeschlagenheit	Abgeschlagenheit	Typische Symptome einer akuten Pyelonephritis
Appetitlosigkeit	Rückenschmerzen	
Hohes Fieber, evtl. Schüttelfrost	Magen-Darm-Irritationen	
Erhöhte Pulsfrequenz	Gewichtsabnahme	
Dumpfe oder krampfartige Flankenschmerzen (seitliche Bauchregion)	Anämie	
Symptome einer Blasenentzündung (Zystitis)		
Erbrechen		
Schmerzen im kostovertebralen Winkel		

der Niere wird es vermehrt ausgeschüttet. Dies kann z. B. bei einer **Nierenarterienstenose** (Verengung der Nierenarterie mit Folge eines erhöhten Blutdrucks, ➢ Kap. 16.4.4) oder systemisch bei einem Blutdruckabfall (z. B. beim Schock) der Fall sein. Weitere auslösende Faktoren für eine Reninausschüttung sind die Stimulation sympathischer Nerven und eine Hyperkaliämie. Angiotensin II, Aldosteron und Natrium hingegen hemmen die Reninausschüttung. Auch Prostaglandine beeinflussen die Reninsekretion, wobei einige Prostaglandine hemmend, andere wiederum stimulierend wirken.

16.4.2 Renin-Angiotensin-Aldosteron-System (RAAS)

Dieses System (➢ Abb. 16.10) spielt eine wichtige Rolle im Wasser- und Elektrolythaushalt des Körpers: Ist der Natriumgehalt im Serum zu niedrig, wird die Ausschüttung von Renin in das Blut stimuliert. Das enzymatisch wirksame Hormon spaltet dort vom ebenfalls im Blutserum befindlichen Eiweißkörper **Angiotensinogen** ein Stück ab, das **Angiotensin I.** Aus diesem entsteht nun durch das Angiotension-Converting-Enzym (ACE) nach weiterer Abspaltung eines Dipeptids das hochwirksame **Angiotensin II**, ein Peptid aus acht Aminosäuren.

Angiotensin II stimuliert die Freisetzung von **Aldosteron** (➢ Kap. 10.5.3) aus der Nebennierenrinde; außerdem hat es starke vasokonstriktorische (gefäßverengende) Wirkungen und führt daher zu einer Blutdruckerhöhung. Aldosteron bewirkt eine ausgeprägte Natrium- und Wasserrückresorption mit der Folge eines erhöhten Blutvolumens, was ebenfalls zur **Blutdruckerhöhung** beiträgt. Daneben fördert es die Ausscheidung von Kalium, was zum Kaliumverlust führen kann.

Hemmstoffe des Renin-Angiotensin-Aldosteron-Systems

Zur Beeinflussung des Blutdrucks und des Wasserhaushalts werden Arzneimittel eingesetzt, die an verschiedenen Stellen im Renin-Angiotensin-Aldosteron-System (RAAS) eine hemmende Wirkung entfalten. Dies sind z. B. die **ACE-Hemmstoffe** und die **Angiotensin-II-Rezeptor-Antagonisten.**

ACE-Hemmstoffe

Die Angiotensin-Converting-Enzyme-Hemmer (**ACE-Hemmer** bzw. **ACE-Hemmstoffe**) werden als Antihypertensiva (Blutdrucksenker) eingesetzt, wobei der Effekt auf der Hemmung (Inhibition)

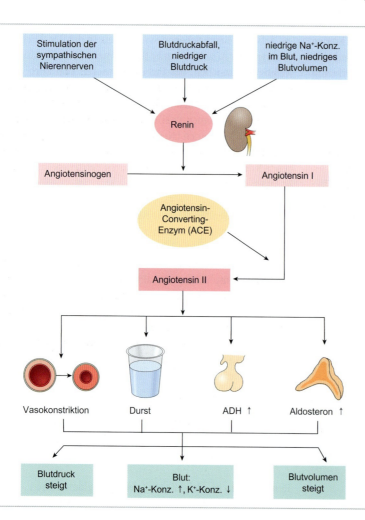

Abb. 16.10 Übersicht über das Renin-Angiotensin-Aldosteron-System (RAAS) [L190]

des ACE beruht. Sie spielen auch bei der Behandlung der chronischen Herzinsuffizienz eine Rolle. Das biologisch unwirksame Angiotensin I wird normalerweise durch das ACE zu Angiotensin II umgewandelt. Durch ACE-Hemmer kommt es zu einer konkurrierenden (kompetitiven) Blockierung des ACE. Dies führt dazu, dass weniger Angiotensin II aus Angiotensin I entsteht.

Das Angiotensin-Converting-Enzym ist auch zuständig für die Inaktivierung von Bradykinin, einem Gewebshormon mit Histamin-ähnlicher Wirkung. Daher besteht eine weitere Nebenwirkung der ACE-Hemmer in der Verhinderung der Inaktivierung von Bradykinin. Dadurch kann es u. a. zu trockenem Reizhusten als unerwünschte Nebenwirkung kommen, was bei einigen wenigen Patienten zum Absetzen des Medikaments zwingt. In diesen Fällen kann auf Sartane ausgewichen werden. Man vermutet, dass der verlangsamte Abbau von Kininen in der Bronchialschleimhaut (und somit eine Anreicherung) die Ursache ist. Eine sehr seltene, aber gefährliche Komplikation ist das hereditäre angioneurotische Ödem. Dabei kommt es zu anfallsartig auftretenden Schwellungen des Gewebes, besonders im Bereich des Kopfes.

ACE-Hemmer können aufgrund ihrer Wirkungen auf das kardiovaskuläre System und die Nieren gut zur Blutdruckbehandlung (➤ Abb. 16.11) und bei (chronischer) Herzinsuffizienz eingesetzt werden, da sie vorlastsenkend wirken. Vertreter dieser Wirkstoffgruppe sind z. B. **Captopril** (z. B. Lopirin®), **Ramipril** (z. B. Delix®), **Enalapril** (z. B. Xanef®, Pres®) oder **Benazepril** (z. B. Cibacen®).

Trotz einer Beeinträchtigung der Nierendurchblutung, die bei Gesunden keine Gefahr darstellt, sollte die Indikationsstellung von ACE-Hemmern bei Vorliegen
- einer Nierenarterienstenose
- einer schweren Herzinsuffizienz
- einer Aortenstenose (➤ Kap. 13.1.5)
- eines bekannten Angio-Ödems (Quincke-Ödem)

berücksichtigt werden. Sie gelten als nierenschützend, weil sie die Verschlechterung (**Progredienz**) von Erkrankungen der Nieren verlangsamen, die infolge der oben genannten Hypertonie und Diabetes mellitus auftreten können. ACE-Hemmer können auch eine Hyperkaliämie begünstigen. Daher sollten sie nicht oder nur vorsichtig mit kaliumsparenden Diuretika kombiniert werden.

> **PRAXISTIPP**
> **ACE-Hemmer im Überblick**
> ACE-Hemmer reduzieren die Antiotensin-II-Bildung, wodurch es u. a. zur Senkung des diastolischen und systolischen Blutdrucks kommt. Für die Praxis ist es hilfreich zu wissen, dass alle Medikamente dieser Wirkstoffgruppe auf die Silbe „pril" enden.

Angiotensin-II-Rezeptor-Antagonisten

Angiotensin II bindet normalerweise an zwei verschiedene Typen von Rezeptoren, nämlich AT_1- und AT_2-Rezeptoren. Von diesen spielt der AT_1-Rezeptor die wesentliche Rolle. Als Weiterentwicklung der ACE-Hemmstoffe sind die Angiotensin-II-Rezeptor-Antagonisten entwickelt worden. Eine dieser Substanzen wurde Mitte der 1990er-Jahre als Losartan (z. B. Lorzaar®) eingeführt. Später kamen Valsartan (z. B. Diovan®), Irbesartan und Telmisartan (z. B. Micardis®) auf den Markt. Vorteilhaft ist, dass im Gegensatz zu den ACE-Hemmern, der Abbau von Bradykinin nicht gehemmt wird, sodass kein Husten ausgelöst wird.

> **PRAXISTIPP**
> **Angiotensin-II-Rezeptor-Antagonisten im Überblick**
> Diese Substanzen ähneln dem Wirkprofil der ACE-Hemmer. Da die Wirkstoffnamen alle auf „sartan" enden, werden sie auch als **Sartane** bezeichnet. Achtung, es findet sich auch oft die Bezeichnung AT_1-Rezeptorantagonist. Das AT_1 sollte nicht mit dem Angiotensin I verwechselt werden. Vielmehr ist hier ein Rezeptor-Subtyp gemeint, der vom Angiotensin II angesprochen wird. Man könnte daher von einem Angiotensin-II-Rezeptor-Subtyp-1-Antagonisten sprechen, was umgangssprachlich jedoch unüblich ist.

16.4.3 Erythropoetin

Erythropoetin (EPO) ist ein Eiweißhormon, das beim Erwachsenen vorrangig in der Niere und zu einem kleineren Teil in der Leber gebildet wird. Der Anreiz für die Ausschüttung des Hormons ist Sauerstoffmangel, z. B. durch Aufenthalt in großen Höhen (Hochgebirge), oder eine Anämie (Blutarmut). EPO bewirkt eine Steigerung der Erythropoese, der Neubildung von roten Blutkörperchen im Knochenmark (➤ Kap. 11.2.3), wodurch vermehrt Sauerstoff transportiert werden kann.

16.5 Niereninsuffizienz

Tritt bei einer oder beiden Nieren eine Unterfunktion auf, wird dies als **Niereninsuffizienz** bezeichnet. Durch die bestehende Funktionsbeeinträchtigung kommt es zur Konzentrationserhöhung von harnpflichtigen Substanzen (z. B. Kreatinin, Harnstoff, Harnsäure) im Blut. Nach dem klinischen Verlauf werden das innerhalb von Stunden bis Tagen entstehende **akute Nierenversagen (ANV)** und

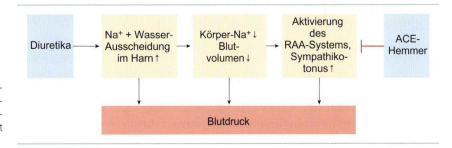

Abb. 16.11 Bei der Behandlung des erhöhten Blutdrucks werden ACE-Hemmer häufig mit Diuretika kombiniert. Die Grafik verdeutlicht, wie die beiden Substanzgruppen sich sinnvoll ergänzen. Man bezeichnet dies auch als Synergieeffekt. [L190]

Tab. 16.2 Einteilung der chronischen Niereninsuffizienz (CNI) in fünf Stadien gemäß den Leitlinien der Kidney Disease Outcomes Quality Initiative (KDOQI)

CNI-Stadium	GFR (ml/min/1,73 m^2)	Auswirkungen
1	> 90	Nierenschaden mit normaler Nierenfunktion (Proteinurie oder krankhafter Nierenbefund durch bildgebende Verfahren)
2	60–89	Leichte Niereninsuffizienz
3	30–59	Mittelschwere Niereninsuffizienz
4	15–29	Schwere Niereninsuffizienz
5	< 15	Nierenversagen (terminale Niereninsuffizienz)

die über Monate bis Jahre entstehende **chronische Niereninsuffizienz (CNI)** unterschieden. Problematisch ist, dass der Verlust von funktionierendem Nierengewebe normalerweise irreversibel ist. Für die Einteilung des ANV und des CNI existieren verschiedene Klassifizierungen. Anhand der **glomerulären Filtrationsrate (GFR)** wird die chronische Niereninsuffizienz in fünf Schweregrade bzw. Stadien (> Tab. 16.2) eingeteilt.

16.5.1 Chronische Niereninsuffizienz

Bei der **chronischen Niereninsuffizienz** (CNI) handelt es sich um eine meistens irreversible und fortschreitende Beeinträchtigung der Nierenfunktion, bedingt durch den Untergang von kompensatorisch hypertrophierten Nephronen. Durch den fortschreitenden Parenchymverlust entwickelt sich eine Schrumpfniere; diese Entwicklung erstreckt sich über Jahre bis Jahrzehnte. Entscheidend für das Ausmaß einer globalen Nierenfunktion sind die Anzahl intakter Nephrone und die sich daraus ergebende glomeruläre Fitrationsrate **(GFR).**

Ursachen

Ursächlich verantwortlich sind die diabetische Nephropathie, Glomerulonephritiden, Hypertonie, Zystenniere, Pyelonephritis und andere interstitielle Nephritiden, wobei nicht immer nur eine einzelne Ursache verantwortlich ist. Einige im Endstadium erkannte Niereninsuffizienzen bleiben ursächlich ungeklärt. Besonders gefürchtet ist die diabetische Nephropathie als Spätkomplikation des Diabetes mellitus, bis zu 40 % der Typ-2-Diabetiker erkranken daran. Ebenso muss der Bluthochdruck als „Nierenkiller" angesehen werden. Alleine diese beiden Erkrankungen sind für deutlich mehr als die Hälfte der dialysepflichtigen Niereninsuffizienz verantwortlich.

Pathophysiologie

„Das Konzept eines intakten Nephrons" bietet eine Grundlage für das Verständnis einer typischen Funktionsstörung bei einer chronischen Niereninsuffizienz. Bei einem fortschreitenden Verlust von Nephronen müssen noch nicht geschädigte Nephrone deren Aufgabe mit übernehmen und **hypertrophieren.** Die glomeruläre Filtrationsrate (GFR) ist in den hypertrophierten Nephronen erhöht; die Harnausscheidungsrate entspricht der Norm oder ist leicht vermehrt. Im weiteren Verlauf nehmen die Filtrationsrate der Niere und die Ausscheidungsrate jedoch ab. Dies hat zur Folge, dass intakte hypertrophierte Nephrone schneller als normal durchströmt werden und filtrierte Stoffe nicht kontrolliert resorbiert werden können. Gleichzeitig ist die tubuläre Sekretionsrate von verschiedenen Stoffen eingeschränkt und der Harn wird nicht ausreichend konzentriert, was letztlich zur Entstehung einer **Hypo-** bzw. **Isosthenurie** führt.

Störungen des Wasser-, Elektrolyt- und Protonenhaushalts

Die Regulation des **Na$^+$-Ausstroms** ist in einer insuffizienten Niere stark eingeschränkt. Sind genügend funktionsfähige Nephrone vorhanden, ist die Ausscheidungsrate erhöht, da eine schnelle Durchströmung der Nephrone die Na$^+$-Resorption (tubular) limitiert. Entsteht eine Hyponatriämie, ist die Aktivierung des Renin-Angiotensin-Aldosteron-Systems wenig effektiv. Im späteren Verlauf nimmt die Na$^+$-Ausscheidung mit dem Wegfall weiterer Nephrone ab, was zu einer Hypernatriämie führen kann, die mit Hypovolämie und Blutdruckanstieg einhergeht.

Hingegen bleibt die **K$^+$-Ausscheidung** weitgehend bis zu einem fortgeschrittenen Stadium der Niereninsuffizienz normal, begünstigt durch die in den Abschnitten der Nephrone erheblichen Funktionsreserven der K$^+$-Sekretion. Eine Hyperkaliämie besteht erst ab einer Harnausscheidungsrate ≥ 600 ml/Tag. Ein Anstieg der K$^+$-Konzentration ist jedoch bei übermäßiger Kaliumzufuhr, eingeschränkter Aldosteronwirkung oder der Einnahme von kaliumsparenden Diuretika im Blut vor dem Stadium möglich.

Im Krankheitsverlauf des chronischen Nierenversagens kommt es zu **verminderter Phosphatausscheidung.** Beträgt die GFR weniger als ⅓ der Norm, entsteht eine Hyperphosphatämie. Wird der kritische Wert aus dem Löslichkeitsprodukt von Ca$^+$ und Phosphat überschritten (> 3,5 × 10^{-6} [mol/l]^2), kommt es zur Ausfällung von Kalziumphosphat mit nachfolgender Weichteilverkalkung und Hypokalzämie.

Ferner ist die Protonenausscheidung in der insuffizienten Niere durch die reduzierte tubuläre H$^+$-Sekretion und die gestörte Bildung des Protonenakzeptors NH$_3$ aus Glutamin vermindert; dadurch wird weniger HCO$_3^-$ aus dem Tubulusharn resorbiert. Die resultierende nichtrespiratorische Azidose kann durch eine Hyperventilation teilweise kompensiert werden.

Störungen der Stickstoffausscheidung

Im Verlauf kommt es zu einer **Retention harnpflichtiger stickstoffhaltiger Substanzen** (Kreatinin, Harnstoff, Harnsäure). Ein deutlicher Anstieg des Kreatinins oder der Harnsäurekonzentration im Blut kann bereits bei einer GFR-Einschränkung von 50 % nachgewiesen werden, was jedoch keine klinisch relevanten Störungen verursacht. Zu einem späteren Zeitpunkt steigt die Plasmakonzentration von Metaboliten des Proteinstoffwechsels (Guanidin, Phenolderivate, Indol und Peptide) an, die in höherer Konzentration toxisch wirken.

Störungen hormoneller Funktionen

Die Synthese von **Erythropoetin** (EPO) wird bei einem chronischen Nierenversagen gestört und es entsteht ein EPO-Synthesedefizit. Daraus resultiert eine Anämie, die sich besonders in fortgeschrittenen Stadien durch andere Faktoren ausweitet. Durch eine Dialysebehandlung geht ebenfalls Blut verloren, wodurch die Anämie gefördert wird. Durch Gabe von gentechnisch hergestelltem Erythropoetin kann ein Anstieg der **Retikulozyten** (Vorstufe der Erythrozyten) und der **Hämoglobinkonzentration** erreicht werden.

Es entsteht zudem ein Calcitriolmangel (Vitamin-D_3-Hormon), der typisch für ein chronisches Nierenversagen ist. Hieraus resultiert eine unzureichende Ca^{2+}-Absorption, die wiederum zu einer Hypokalzämie und einer verstärkten Parathormon-Abgabe führt. Es kommt zum **sekundären Hyperparathyreoidismus** mit Entmineralisierung der Knochen (**Osteoporose**, ➤ Kap. 6.11.1). Außerdem werden die tubuläre Ca^{2+}-Absorption und eine Restproduktion von Calcitriol gefördert, wodurch die Störungen teilweise kompensiert werden.

Das klinische Bild einer fortgeschrittenen, nicht behandelten Niereninsuffizienz entspricht zunehmend den Folgen des sekundären Hyperparathyreoidismus. Die extrem hohen Parathormon-Konzentrationen schädigen neben den regulären Zielgeweben (z. B. Knochen, Nierentubuli) auch andere Gewebe (z. B. Myokard, Gefäßmuskel). Das Parathormon ist im Endstadium ein Urämiegift.

> **PRAXISTIPP**
> **Chronisches Nierenversagen – Klinik**
> Es gibt verschiedene Anzeichen für eine fortgeschrittene Niereninsuffizienz. So kann eine blasse Haut für eine Anämie sprechen und Hämatome auf Gerinnungsstörungen hindeuten. Ödeme an den Augenlidern, Knöcheln oder Beinen können eine Einlagerung von Salz und Wasser im Körper anzeigen. Zudem können eine fahle, schmutzig-graue Hautfarbe und Juckreiz auftreten.

16.5.2 Akutes Nierenversagen

> **PRAXISTIPP**
> **Klinischer Befund: akute Nierenschädigung**
> Ist die Urinausscheidung beim Erwachsenen geringer als 400 ml/24 Stunden, handelt es sich um eine **Oligurie**. Allerdings wird täglich eine minimale Urinmenge von etwa 400 ml/24 Stunden benötigt, um die harnpflichtigen Substanzen ausscheiden zu können. Man kann dies im Rettungsdienst zwar nicht messen, aber den Patienten oder Angehörige danach befragen. Beträgt die Ausscheidung weniger als 100 ml/24 Stunden, bezeichnet man dies als **Anurie**. Das akute Nierenversagen wird in eine prärenale, renale und postrenale Form unterteilt. Eine Anurie kann – muss aber nicht – vorliegen.

Tab. 16.3 RIFLE-Kriterien

RIFLE-Stadium	Urinvolumen
Risk (Risiko)	< 0,5 ml/kg/h über 6 Stunden
Injury (Schädigung)	< 0,5 ml/kg/h über 12 Stunden
Failure (Versagen)	< 0,3 ml/kg/h über 24 Stunden oder Anurie über 12 Stunden
Loss (Verlust)	Verlust der Nierenfunktion > 4 Wochen
Endstage Renal Disease (terminales Nierenversagen)	Verlust der Nierenfunktion > 3 Monate

Das **akute Nierenversagen (ANV)** oder Acute Kidney Injury (AKI) beschreibt eine Verschlechterung der Nierenfunktion, die sich innerhalb von Stunden bis Tagen entwickelt. Diese kann reversibel sein und für den Patienten ohne Folgen bleiben; dies ist jedoch nicht immer der Fall. Etwa die Hälfte aller Patienten, die an einem ANV erkrankt waren, erreichen nach Behandlung wieder eine normale Nierenfunktion, bei ca. 25–50 % ist eine dauerhafte Schädigung nachweisbar und 10–15 % sind im weiteren Verlauf dialysepflichtig. Neben einem Anstieg harnpflichtiger Substanzen entwickeln sich Störungen des Elektrolyt- und des Säure-Basen-Haushalts sowie eine Hypervolämie. Die Folgen eines akuten Nierenversagens sind variabel und können eine Nierenersatztherapie notwendig machen.

> **MERKE**
> **Definition durch RIFLE-Kriterien**
> Seit 2004 werden die unterschiedlichen Definitionen des akuten Nierenversagens durch die **RIFLE-Kriterien** (➤ Tab. 16.3) ersetzt. Im weiteren Verlauf wurde 2007 der Begriff des akuten Nierenversagens (ANV – Acute Renal Failure, ARF) in **akute Nierenschädigung** (Acute Kidney Injury, AKI) geändert.
> Daraus ergibt sich nach dem **Acute Kidney Injury Network (AKIN)** folgende Definition der akuten Nierenschädigung:
> - Eine innerhalb von 48 Stunden abnehmende Nierenfunktion mit einem absoluten Anstieg des Serum-Kreatinins ≥ 0,3 mg/dl (≥ 26,4 µmol/l) mit
> - einem prozentualen Serum-Kreatinin-Anstieg ≥ 50 % (das 1,5-Fache des Ausgangswertes) und
> - einer Reduzierung der Urinausscheidung < 0,5 ml/kg/h über mehr als 6 Stunden
>
> Ergänzt hat die Arbeitsgruppe des AKIN zwei weitere wichtige Punkte:
> - Zur Anwendung kommen die diagnostischen Kriterien nur bei einem optimierten Volumenstatus des Patienten.
> - Liegt nur eine Oligurie als diagnostisches Kriterium vor, muss eine Obstruktion des Harntrakts ausgeschlossen werden.

Ursachen

Als Auslöser werden **prärenale, arenale** und **postrenale** Ursachen unterschieden:
- Der Begriff **prärenal** sagt aus, dass das Problem „vor" der Niere zu finden ist; beispielsweise kann ein Volumenmangel (Exsikkose, Schock) oder ein Nierengefäßverschluss zu einer Minderdurchblutung der Nieren mit nachfolgendem Funktionsverlust führen. Der Großteil aller Fälle eines akuten Nierenversagens wird prärenal ausgelöst.

- Eine **renale** Ursache ist die einzige Nierenerkrankung im „eigentlichen Sinn", bei der ein struktureller Schaden auftritt, etwa durch toxische Medikamenteneffekte, eine chronische Niereninsuffizienz, Schwangerschaftstoxikosen, Glomerulonephritiden oder einen Transfusionszwischenfall. Die Schädigung erfolgt in den großen und kleinen Nierengefäßen sowie in weiteren Strukturen wie Glomeruli, Tubuli und Interstitium.
- **Postrenal** bedeutet, dass die Störung „hinter" der Niere liegt. Es ist eine seltenere Ursache mit Abflussbehinderung der ableitenden Harnwege. Beispiele hierfür sind Steine oder Tumoren.

Pathophysiologie

Am besten lässt sich eine akute Nierenschädigung am Beispiel einer **prärenalen Störung** durch intravasalen Volumenmangel erläutern. Ein zu niedriger Blutdruck bewirkt eine herabgesetzte Durchblutung der Glomeruli. Die Folge ist ein Abfall des Filtrationsdrucks und der GFR. Daraus folgt eine Verminderung der Primärharnproduktion, was wiederum zu einer erniedrigten oder aufgehobenen Ausscheidung führt. Patienten zeigen oft **unspezifische Beschwerden** wie Müdigkeit, Konzentrationsschwäche, Zeichen einer gastrointestinalen Irritation (Übelkeit, Diarrhö, Emesis) sowie periphere und zentrale neurologische Symptome wie Muskelkrämpfe, zerebrale Krampfanfälle und Bewusstseinseintrübungen bei schwerer Azidose. Geht das ANV mit einer Oligurie oder Anurie einher, kann dies zur **Überwässerung** führen. Daraus resultiert je nach kardialer Pumpfunktion ein Blutdruckanstieg mit Kopfschmerzen sowie den Symptomen eines akuten Koronarsyndroms (ACS) und/oder einer pulmonalen Flüssigkeitsansammlung, die sich als Lungenödem äußern kann.

16.5.3 Gängige Nierenersatzverfahren

Der Tod durch eine Urämie (Harnvergiftung) kann zwar durch eine **Dialysebehandlung** (Blutreinigungsverfahren) verhindert werden, jedoch sind die Überlebenszeiten im Vergleich zu gesunden Menschen geringer. Die ungünstige Langzeitprognose ist durch einige Risikofaktoren wie Begleit- oder Grunderkrankungen (z. B. Diabetes mellitus oder arterielle Hypertonie) bedingt. Bei einer chronischen Niereninsuffizienz im Endstadium ist eine Dialysebehandlung, neben einer möglichen Nierentransplantation, die wichtigste Nierenersatztherapie sowie eine Behandlungsoption bei akutem Nierenversagen.

Als gängige **Nierenersatztherapieverfahren** finden die Hämodialyse, Hämofiltration und Hämodiafiltration Anwendung.

Hämodialyse

Bei der **Hämodialyse** handelt es sich um eine lebensnotwendige künstliche Blutreinigung (➤ Abb. 16.12, ➤ Abb. 16.13), die bei schweren Nierenschäden oder dem kompletten Funktionsverlust **(Nierenversagen)** zum Einsatz kommt. Genau genommen heißt das Verfahren **extrakorporale Hämodialyse,** umgangssprachlich wird meist von Dialyse gesprochen. Bei diesem Verfahren werden dem Blut von einem Dialysegerät (künstliche Niere) außerhalb des Körpers die schädlichen Stoffe entzogen. Grundlage ist eine Membran, die nur für einen Teil der Substanzen durchlässig ist (halbdurchlässige = semipermeable Membran). In entgegengesetzter Richtung zum Blutfluss strömt auf der Außenseite der Membran das Dialysat vorbei. Das Dialysat enthält die wichtigsten Elektrolyte

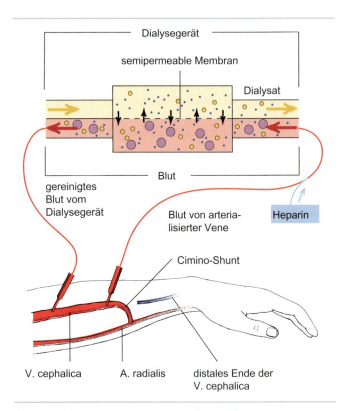

Abb. 16.12 Prinzip der Dialyse. Aus dem Shuntgefäß wird Blut entnommen, durch das Dialysegerät geleitet und über einen zweiten Gefäßzugang wieder dem Körper zugeführt. [190]

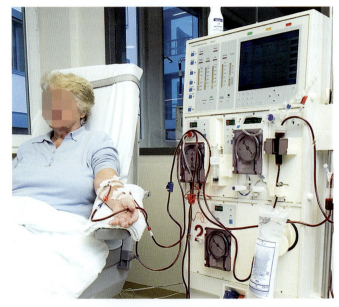

Abb. 16.13 Patientin während der Hämodialyse [K115]

in der Konzentration, die physiologisch den Konzentrationen im Blut des Patienten entsprechen. Durch den Konzentrationsunterschied diffundieren die auszuscheidenden Substanzen aus dem Blut in das Dialysat. Dies erfolgt bis zum Konzentrationsausgleich. Zugleich wird dem Patienten im Rahmen der Behandlung Flüssigkeit entzogen (Ultrafiltration).

Hämofiltration

Bei der **Hämofiltration** wird kein Dialysat eingesetzt. Man verwendet einen Filter, durch den – angetrieben durch eine Pumpe – das Blut fließt. Dabei wird Flüssigkeit abgepresst, das **Ultrafiltrat.** Die Entgiftung erfolgt durch Filtration der aus dem Blut gewonnen Flüssigkeit (ca. 1 Liter pro Stunde) mit den darin gelösten Giftstoffen. Parallel zur Filtration wird der Kreislauf wieder mit einer Elektrolytlösung aufgefüllt, denn sonst würde der Patient austrocknen. Im Prinzip wird bei diesem Verfahren nur der **Wasseranteil** des Blutes ausgetauscht. Die Hämofiltration kann intermittierend oder kontinuierlich durchgeführt werden. Insbesondere in der Intensivmedizin ist das Verfahren verbreitet, z. B. als kontinuierliche venovenöse Hämofiltration (CVVH).

Früher waren auch arteriovenöse Verfahren gängig. Damit diese gut funktionierten, war ein gewisser arteriovenöser Druckgradient nötig, also ein „guter Blutdruck". Der Vorteil der venovenösen Filtration besteht darin, dass auf einen mit Nebenwirkungen behafteten arteriellen Zugang verzichtet werden kann. Zudem kann das Verfahren auch bei Kreislaufinstabilität durchgeführt werden, weil die Pumpe den erforderlichen Blutfluss durch den Filter gewährleistet.

Hämodiafiltration

Dieses Verfahren ist eine Sonderform der Blutwäsche, welche die **Hämodialyse** und **Hämofiltration** kombiniert. Insgesamt bietet sie eine bessere Entfernung von schädlichen Stoffen und eine bessere Regulation des Flüssigkeitshaushalts. Das zu dialysierende Blut wird dem Körper entnommen und nach der Filtration durch die „künstlichen Niere" wieder zugeführt. Die verloren gegangene Flüssigkeit wird durch eine spezielle Lösung ersetzt. Das Verfahren wird seltener durchgeführt als die Hämodialyse, stellt aber eine gute Alternative bei der chronischen Niereninsuffizienz dar.

Heimhämodialyse

Hierbei handelt es sich um eine **konventionelle Dialysebehandlung in der häuslichen Umgebung,** die durch den Patienten weitgehend selbsttätig oder mit Unterstützung (z. B. Familienmitglied) durchgeführt wird. Dieses Verfahren eignet sich besonders für Patienten, die wiederholt stabile und komplikationslose Dialysen in einem definierten Zentrum zeigten. In Studien konnten bessere Überlebenszeiten sowie flexiblere Dialysezeiten erzielt werden. Trotz der positiven Erfahrungen sind die Zahlen von Heimdialysepatienten in den meisten Ländern (bis auf Australien) rückläufig. Vermutlich liegen die Gründe hierfür im steigenden Alter der Dialysepatienten, in einer steigenden Gesamtmorbidität und in nicht ausreichenden Trainingsprogrammen. Allerdings ist auch die steigende räumliche Dichte von Dialysezentren ein Grund.

15.5.4 Urämisches Koma (Coma uraemicum)

Das **urämische Koma** entsteht durch eine kritische Erhöhung der harnpflichtigen Substanzen im Blut, besonders Harnstoff und Kreatinin. Verantwortlich ist in aller Regel eine nicht behandelte schwere Niereninsuffizienz, besonders wenn eine Dialysebehandlung unterbleibt. Durch die Harnstoffeinlagerung zeigt sich beim Patienten eine blasse, gelblich-graue Haut sowie in der Ausatemluft ein urinartiger Geruch **(Foetor uraemicus).** Daneben treten typische Leitsymptome für ein urämisches Koma wie Übelkeit, Erbrechen und hirnbedingte Krampfanfälle auf.

Als Folge des Nierenversagens entsteht meist eine Verschiebung des Säure-Basen-Haushalts in Richtung einer Übersäuerung **(Azidose)** mit einer einhergehenden vertieften Atmung **(Kußmaul-Atmung).** Durch eine mangelnde Ausscheidung entstehen eine Hyperkaliämie mit der Gefahr bedrohlicher Herzrhythmusstörungen und eine Überwässerung des Körpers, was zu schwerwiegenden Symptomen wie z. B. **Perikarderguss, Ödemen** und **Lungenödem** führt.

> **PRAXISTIPP**
> **Urämisches Koma im Rettungsdienst**
>
> Ein auffälliger Uringeruch und eine anamnestisch festgestellte vorbestehende Niereninsuffizienz weisen zur Diagnose. Die Basisinformationen (Vitalfunktionen und Bewusstsein) lassen eine Einschätzung der Patientengefährdung zu. Hilfreich kann das Auskultieren von Herz und Lungen sein. Der versierte Anwender kann hierbei gelegentlich das für eine Urämie typische Perikardreiben hören. Rasselgeräusche, die ein Lungenödem bestätigen, sind jedoch auch für weniger Geübte erkennbar.

16.6 Zusammensetzung des Urins

16.6.1 Bestandteile des Urins

Der **Endharn** besteht zu 95 % aus **Wasser.** Der wichtigste gelöste Bestandteil des Urins ist der in der Leber als Endprodukt des Eiweißstoffwechsels gebildete **Harnstoff** (➤ Kap. 2.4). Von ihm werden täglich rund 20 g ausgeschieden. In größerer Menge werden außerdem die erwähnte, schwer wasserlösliche **Harnsäure** (ca. 0,5 g pro Tag) sowie das aus dem Muskelstoffwechsel und dem Fleisch der Nahrung stammende **Kreatinin** (ca. 1,5 g pro Tag) mit dem Urin aus dem Organismus entfernt. Außerdem enthält der Urin **organische und anorganische Salze,** neben Kalksalzen (Kalziumverbindungen) insbesondere Kochsalz (NaCl) und Kaliumchlorid (KCl), von dem etwa 10 g täglich ausgeschieden werden. Wie viel Kochsalz täglich ausgeschieden wird, steuert das Aldosteron, indem es – abhängig vom Kochsalzangebot – die nötige Menge Kochsalz aus der Tubulusflüssigkeit „zurückholt".

Schließlich finden sich im Urin noch ca. 3 g Phosphate sowie unterschiedliche Mengen organischer Säuren wie Zitronensäure oder Oxalsäure.

Färbung des Urins

Für die gelbliche Färbung des Urins sind vor allem die **Urochrome**, stickstoffhaltige gelbe Farbstoffe aus dem Proteinabbau, sowie das aus dem Bilirubinabbau (➤ Kap. 15.8.3) über die farblose Zwischenstufe **Urobilinogen** entstehende orangegelbe **Urobilin** verantwortlich.

16.6.2 Nierensteine

Als Folge einer gestörten Kalziumausscheidung, eines ungünstigen Urin-pH-Wertes oder anderer Störungen der Urinzusammensetzung kann es zur Ausfällung und Ablagerung von Salzen und damit zur Entstehung von **Nierensteinen** kommen. Die **Nephrolithiasis** oder Nierensteinerkrankung kann so weit gehen, dass z. B. durch einen Ausgussstein das gesamte Nierenbecken verlegt wird. Häufiger führen kleinere Nierensteine, wenn sie langsam im Harnleiter (➤ Abb. 16.14) in Richtung Blase geschoben werden, zu akuten Einklemmungsbeschwerden mit dem klinischen Bild der **Nierenkolik.** Der Patient leidet hierbei unter heftigsten, krampfartigen, anfallsweise auftretenden Schmerzen, die je nach Steinlokalisation im Lendenbereich, im Rücken oder aber im Bereich der Symphyse **(Flankenschmerz)** oder Oberschenkelinnenfläche empfunden werden (➤ Kap. 4.7.1 für Einzelheiten zur Kolik). Bei Harnsäuresteinen kann eine medikamentöse Auflösung versucht werden. Um den Abgang des Steins oder der Steinreste durch einen vermehrten Harnfluss zu fördern, muss der Patient bei jeder Therapie viel trinken.

> **KRANKHEIT/SYMPTOM**
> **Flankenschmerzen**
>
> Als **Flanken** werden die linke und die rechte Rumpfseite des Körpers bezeichnet, die sich jeweils von der Region des Bauchnabels bis zu den Lendenwirbeln erstreckt. Sie sind nicht durch knöcherne Strukturen geschützt, sondern geprägt durch Haut, Muskeln und Bindegewebe.

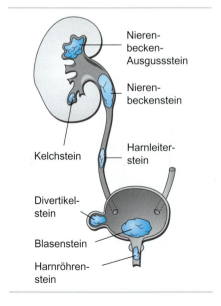

Abb. 16.14 Lokalisation von Steinen im Urogenitalsystem [L106]

> Anatomisch wird der Flankenbereich von oben durch den Rippenbogen (12. Rippe) und nach unten durch den Leisten- und Hüftbereich begrenzt. In diesem Bereich verlaufen verschiedene Nerven, u. a. in der Tiefe an der Innenseite der Wirbelsäule der Hüftbeugemuskel (**M. iliopsoas**) sowie die Nieren und harnleitenden Gefäße. Demgegenüber stehen im vorderen Bereich rechts der aufsteigende und links der absteigende Teil des Dickdarms.
>
> Ursächlich verantwortlich für **Flankenschmerzen**, die **dumpf, stechend** oder **krampfartig** sein können, sind neben Muskelbeschwerden Erkrankungen von Organen (z. B. Nieren), lebensbedrohliche Situationen (z. B. Aortendissektion oder Aortenruptur), Infektionen (z. B. Herpes Zoster) oder eine Ruptur von kleinem Muskelgewebe im Raum von Grynfeltt, unterhalb der 12. Rippe. Neben urologischen Ursachen (z. B. Nierensteine, Harnleitersteine, Harnleiterstenose) kommen auch gastroenterologische (z. B. Ileus, Enteritis, Pankreatitis) und gynäkologische (z. B. Ovarialzyste, Tubargravidität) Ursachen sowie Wirbelsäulenprobleme für Flankenschmerzen infrage.
>
> Treten Flankenschmerzen zusammen mit Beschwerden wie z. B. Fieber, Schüttelfrost, Übelkeit und Erbrechen oder sogar mit einer Hämaturie auf, sollte ärztliche Hilfe dringend in Anspruch genommen werden.

16.7 Ableitende Harnwege

16.7.1 Nierenbecken

Die ableitenden Harnwege beginnen mit den Sammelrohren, die sich zu Papillengängen vereinigen und auf den Nierenpapillen – also den Spitzen der kegelförmigen Markpyramiden – münden. Hier fließt der Urin in einen der 8–10 Nierenkelche und weiter in das **Nierenbecken.**

Das Nierenbecken ist wie der gesamte Harntrakt von einem mehrschichtigen **Übergangsepithel** ausgekleidet (➤ Abb. 4.2). In der Wand des Nierenbeckens liegen auch glatte Muskelfasern, die den Abtransport des Urins in die Harnleiter fördern.

16.7.2 Harnleiter

Das Nierenbecken verengt sich nach unten zum **Harnleiter** (Ureter). Die beiden Harnleiter sind etwa 2,5 mm dicke und 30 cm lange Schläuche, die retroperitoneal – also hinter dem Bauchfell – in das kleine Becken ziehen und dort in die Harnblase einmünden. Die Einmündungsstelle ist dabei so in der Blasenwand angelegt, dass sie als Ventil wirkt: Der Urin kann zwar von den Harnleitern in die Blase fließen, nicht jedoch umgekehrt. Ist dieser Ventilmechanismus z. B. bei Fehlbildungen defekt, so kommt es beim Wasserlassen zum **vesikoureteralen Reflux** (Rückfluss) von Blasenurin in den Harnleiter und das Nierenbecken. Hierdurch können Krankheitserreger in die Niere verschleppt werden.

16.7.3 Harnblase

Die **Harnblase** (Vesica urinaria) ist ein aus glatter Muskulatur gebildetes Hohlorgan. Sie liegt vorne im kleinen Becken direkt hinter der Symphyse und den Schambeinen (➤ Kap. 6.10.1). Das Dach der Harnblase wird vom Peritoneum (Bauchfell) bedeckt, der dorsale Teil der Blase grenzt bei der Frau an die Vagina und den Uterus, beim Mann an das Rektum.

Die Blasenschleimhaut ist deutlich gefaltet; nur in einem kleinen dreieckigen Feld am hinteren, unteren Blasenfeld ist sie völlig glatt. Dieses nach hinten spitz zulaufende **Blasendreieck** (Trigonum vesicae) wird in seinen oberen hinteren Eckpunkten durch die Mündungsstellen der beiden Harnleiter und vorne unten durch die Austrittsstelle der **Harnröhre** (Urethra) markiert (> Abb. 16.15).

16.7.4 Verschlussmechanismen von Harnblase und Harnröhre

Die Muskelschichten der glatten Blasenwandmuskulatur sind wenig voneinander abgrenzbar und bilden ein stark durchflochtenes Gewebe, das **Detrusor vesicae** oder M. detrusor („Harnaustreibemuskel") genannt wird.

Am Beginn der Harnröhre – also am vorderen Eckpunkt des Blasendreieckes – verdicken sich die Muskelfasern der Harnblase zum **inneren Harnröhrenschließmuskel** (M. sphincter urethrae internus). Zusätzlich wird die Harnröhre durch den **äußeren Harnröhrenschließmuskel** (M. sphincter urethrae externus) verschlossen, der aus quer gestreiften Muskelfasern des Beckenbodens gebildet wird und willkürlich kontrolliert werden kann.

16.7.5 Harnblasenentleerung

Das maximale Fassungsvermögen der Harnblase beträgt etwa 800 ml, der Drang zur Blasenentleerung **(Miktion)** tritt aber bereits bei einer Blasenfüllung von etwa 350 ml auf. Die Miktion ist ein willkürlich auslösbarer, dann aber reflektorisch weiterlaufender Prozess. Er besteht aus vier Komponenten:
- Zuerst kontrahiert der Detrusor vesicae, also die glatte Muskulatur der Blasenwand (> Kap. 16.7.4).
- Dadurch erweitert sich die Harnröhre im Bereich des inneren Harnröhrenschließmuskels.
- Die Erschlaffung des äußeren Harnröhrenschließmuskels schließt sich an.
- Der Urin kann nun durch die Harnröhre abfließen, wobei die Entleerung der Blase durch Kontraktion der Bauch- und Beckenbodenmuskulatur unterstützt wird.

16.7.6 Harnleitersteine

Etwa 1–4 % der Bevölkerung hat in Mitteleuropa ein **Harnsteinleiden.** Die Erkrankung, die meist zwischen dem 30. und 50. Lebensjahr auftritt, betrifft Männer häufiger als Frauen (Verhältnis 7:5); auch Kinder können jedoch schon Harnsteine **(Konkremente)** bekommen. Das Risiko, nach einer Konkrementbildung erneut welche zu entwickeln, liegt bei ca. 60 %.

Ursachen

Das **Ausbilden von Konkrementen** hängt von verschiedenen Faktoren ab und ist letztlich nicht vollständig geklärt. Harnwegsinfekte sind vielfach an der Bildung von Steinleiden durch Bakterien und Entzündungsprodukte, die als Kristallisationskeime wirken können, beteiligt. Ebenso fördern Stenosen der ableitenden Harnwege den Prozess der Kristallisation. Die Hauptursache für die Konkrementbildung liegt jedoch im Stoffwechsel oder in einer Nierenfunktionsstörung. Bei den Harnkonkrementen gibt es verschiedene Formen, die sich durch die Häufigkeit ihres Auftretens unterscheiden (> Tab. 16.4).

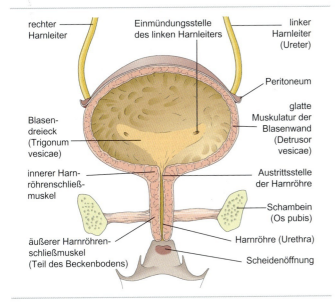

Abb. 16.15 Harnblase der Frau im Frontalschnitt. Deutlich zu erkennen ist das auf der Spitze stehende Blasendreieck, dessen obere hintere Eckpunkte die Mündungsstellen der Harnleiter bilden. [L190]

Tab. 16.4 Häufigkeit und Ursachen von Harnkonkrementen

Harnkonkremente (Häufigkeit)	Mögliche Ursachen
Kalziumoxalatsteine (65 %)	Erhöhte Kalziumkonzentration im Harn (z. B. unausgewogene Ernährung oder Freisetzung aus den Knochen bei längerer Immobilisation)
Harnsäuresteine (15 %)	Verstärkte endogene Harnsäurebildung (1.000-fach höheres Risiko, an Gicht zu erkranken)
Magnesium-Ammonium-Phosphatsteine (Struvitsteine) (10 %)	Infekte der Harnwege alkalisieren den Urin
Kalziumphosphatsteine (9 %)	Hyperkalzurie/Phosphaturie (Phosphate sind gut löslich in saurem Milieu)
Cystinsteine (1 %)	Autosomal vererbliche tubuläre (intestinale) Hemmung der Resorption von Cystin und der kationischen (basischen) Aminosäuren Lysin, Arginin und Ornithin

Pathophysiologie

Zur Bildung von Harnsteinen kommt es, wenn im harnableitenden System (Tubuli, Nierenbecken und Ableitungswege) verschiedene Stoffe (z. B. Ca^{2+}, Oxalat, Phosphat, Urat, Cystin oder weitere lithogene Substanzen) in **gesättigter oder übersättigter Lösung** vorliegen. Normalerweise wird eine Kristallisation oder Ausfällung von Salzen durch Inhibitoren und Komplexbildner (Mg^{2+}, Zitrat), mindestens vier von Nierenzellen gebildete Proteine:

- Nephrocalcin (saures Glykoprotein)
- Uropontin (phosphoryliertes Glykoprotein)
- TAMM-Horsefall-Glykoprotein
- Kristallmatrixprotein

sowie den Hemmstoff Pyrophosphat, der mit dem Harn ausgeschieden wird, verhindert. Ist aber die Konzentration der potenziellen Steinkomponenten sehr hoch oder liegt ein Mangel der genannten Kristallisationshemmer vor, können mikroskopisch kleine Kristalle ausfallen und zu makroskopisch sichtbaren Konkrementen heranwachsen. Dieser Prozess wird durch im Harn vorhandene **Kristallisationskeime** (Epithelbestandteile, Fibrinfäden, Bakterien) und Veränderungen des pH-Wertes, welche die Löslichkeit negativ beeinflussen, begünstigt.

Kristalle und kleine Konkremente in der Niere sind in aller Regel symptomlos und werden mit dem Harn ausgeschieden. Oft werden sie durch Zufallsbefunde (Ultraschall- oder Röntgenuntersuchungen) diagnostiziert. Durch ihre Anhäufung (**Aggregation**) kommt es unter bestimmten Umständen zur Bildung von Harnsteinen. Löst sich ein Konkrement aus der Niere und gelangt in den Harnleiter, kann es diesen verschließen.

KRANKHEIT/SYMPTOM
Harnleiterstein

Der Körper versucht, das Hindernis in den ableitenden Harnwegen zu überwinden, indem er die Kontraktionen der glatten Muskulatur steigert. Dies führt zum Hauptsymptom des akuten Harnsteins, dem kolikartigen Schmerz.

KRANKHEIT/SYMPTOM
Akuter Harnverhalt (HAVE)

Bei einem Harnverhalt (**Ischurie**) handelt es sich um eine Aufstauung von Urin in der Blase durch eine Störung der willentlichen Blasenentleerung (**Miktion**). Bei Frauen tritt dies sehr selten auf. Es werden zwei Beschwerdebilder unterschieden:
- **Akuter Harnverhalt:** Hierbei ist trotz normaler Urinproduktion und voller Blase die Miktion nicht möglich. Es entsteht ein sehr unangenehmes Druckgefühl im Unterbauch und der Patient verspürt starke Schmerzen, vor allem bei Palpation der Blase. Begleitend können Unruhe, Blässe und Kaltschweißigkeit auftreten. Grund sind häufig eine Prostatavergrößerung, Harnröhrenenge oder ein Blasenstein.
- **Chronischer Harnverhalt:** Er geht meist ohne Schmerzen einher. Symptom ist ein häufiger Harndrang ohne wirkliche Entleerung der Blase.

Für den Rettungsdienst ist nur der akute Harnverhalt von Belang, da die chronische Variante nicht zu einer Anforderung des Rettungsdienstes führt.

KRANKHEIT/SYMPTOM
Blasenentzündung: Zystitis

Zystitiden entstehen meist durch Infektionen über die Urethra. Bei Frauen dominieren als Auslöser der ambulant erworbenen Zystitis die Erreger *E. coli* (80 %), Enterokokken und *Staphylococcus saprophyticus*. Als weitere Infektionsquellen kommen die nosokomialen Infektionen (z. B. durch *Staphylococcus epidermidis*), die durch Blasenkatheter oder eine Zystoskopie verursacht werden, infrage. Während Zystitiden bei Frauen spontan auftreten, kommen sie bei Männern und Kindern gewöhnlich nur im Rahmen einer funktionellen Komplikation, einer anatomischen Anomalie bzw. durch instrumentale Eingriffe vor.

Normalerweise existieren in der Blase verschiedene Mechanismen, welche den Harn **keimfrei** machen:
- Verminderung der Bakterienzahl durch die Harnausscheidung (Verdünnungseffekt).
- Bakteriostatische Faktoren im Harn, z. B. hohe Harnstoffkonzentration, niedriger pH-Wert, Leukozyten, IgG und IgA
- Schleimhautaktivität gegen Bakterien (Mukosefaktor)

Dieser Mechanismus (**Clearing**) ist bei Entleerungsstörungen des Restharns (Harnröhrenstrikturen, Prostatahypertrophie) sowie bei Fremdkörpern, Konkrementen in der Blase und entzündlichen Schleimhautläsionen gestört. Das Keimwachstum wird zusätzlich durch Glukose im Harn und Immunsuppressiva, welche die Schleimhautresistenz herabsetzen, gefördert.

Hauptsymptome einer Zystitis sind Miktionsstörungen (z. B. Pollakisurie, Stranurie), Dysurie sowie Blasentenesmen. In einer entzündlichen Blase wird der Miktionsreflex bereits bei geringem Füllstand ausgelöst und es treten häufiger suprapubische Schmerzen auf.

KRANKHEIT/SYMPTOM
Harnwegsinfekt

Bei einem Harnwegsinfekt handelt es sich um eine bakterielle Entzündung des Gewebes, das die Harnwege auskleidet. Die Erkrankung tritt bei Frauen und Männern jenseits des 50. Lebensjahrs ähnlich häufig auf, wobei Männer im Alter durch Prostataerkrankungen eine große Anfälligkeit besitzen. Laut Definition liegt ein signifikanter Harnwegsinfekt vor, wenn 10^5 oder mehr pathogene Keime pro Milliliter Mittelstrahlurin nachgewiesen werden. Bei akuten Symptomen reichen zur Diagnose bei Frauen 10^2 nachgewiesene dominante Erreger/ml und bei Männern 10^3 Erreger/ml.

Infekte der Harnwege werden in untere (**Urethritis, Zystitis**) und obere (**Pyelonephritis, Obstruktionen der Harnwege**) Harnwegsinfekte unterteilt. Außerdem werden komplizierte und unkomplizierte Infekte unterschieden. **Unkomplizierte** Infektionen entstehen z. B. durch ambulant erworbene Zystitiden bei Frauen ohne disponierende Vorerkrankungen. Zu den Ursachen **komplizierter** Formen zählen Obstruktionen der Harnwege, Fremdkörper (Konkremente, Katheter) und Nierentransplantation. Betroffen sind meist Männer, Kinder und Patienten mit disponierenden Faktoren. Während bei den aufsteigenden Harnwegsinfektionen (95 %) die Infektion über die Urethra entsteht, gelangen die Erreger bei den absteigenden Infektionen (<5 %) die Erreger über den Blutweg in die Nieren und letztlich so in die ableitenden Harnwege.

Typische Symptome sind ein Brennen beim Wasserlassen (**Dysurie**) und ein gehäufter Harndrang mit geringer Harnmenge (**Pollakisurie**).

16.8 Wasserhaushalt

Der Wassergehalt des menschlichen Körpers beträgt etwa 60 % seines Körpergewichts (> Abb. 16.16, > Kap. 3.4). Bei Männern ist er höher als bei Frauen und bei jungen Menschen höher als bei

Älteren. Er wird auch als **Gesamtkörperwasser** (GKW) bezeichnet. Bei Frühgeborenen kann das GKW bis 90 % des Körpergewichts betragen, bei Neugeborenen 75 % des Körpergewichts.

Etwa ⅔ des Gesamtkörperwassers befinden sich innerhalb des von einer Zellmembran umschlossenen Raumes (intrazellulär), das restliche Drittel außerhalb der Zellen (extrazellulär) im interstitiellen Raum.

> **MERKE**
> **Blutzusammensetzung**
> Das Plasmawasser macht etwa 4 % des Körpergewichts aus. Jedoch besteht das Blut auch aus zellulären Bestandteilen, sodass die flüssigen und festen Bestandteile des Blutes zusammen etwa 7–8 % des Körpergewichts betragen.

Eine ausgeglichene Wasserbilanz ist außerordentlich wichtig für den Organismus, denn nur so kann er alle Funktionen aufrechterhalten. Durch kontinuierliche Regulation des Wasserhaushalts wird dafür gesorgt, dass es weder zur Austrocknung noch zur Überwässerung kommt. Für den Wasserhaushalt nehmen die Nieren eine entscheidende Rolle ein. Drei Hormone spielen für die **Regulierung des Wasserhaushalts** eine besondere Rolle:
- Antidiuretisches Hormon (ADH, auch Adiuretin), das vom Hypothalamus ausgeschüttet wird
- Aldosteron, das in der Nebennierenrinde gebildet wird
- Atriales natriuretisches Peptid (ANP), das in den Vorhöfen des Herzens gebildet wird

All diese Hormone wirken auf den Tubulusapparat der Niere ein. ADH (➤ Kap. 10.2.1) erhöht die Durchlässigkeit der Zellmembran für Wasser vor allem in den Sammelrohren, sodass eine hohe ADH-Konzentration zu einer starken Wasserrückresorption und verringerten Harnmenge führt. Bei niedrigem ADH-Spiegel wird dagegen die Wasserrückresorption eingeschränkt und eine große Urinmenge ausgeschieden (z. B. auch durch die Wirkung von Alkohol, der die ADH-Ausschüttung senkt). Aldosteron (➤ Kap. 10.5.3, ➤ Abb. 16.11) fördert die Resorption von Salz und Flüssigkeit im distalen Tubulus und wirkt somit gleichsinnig (synergistisch) wie ADH. ANP (➤ Kap. 16.3.2, ➤ Abb. 16.6) hingegen fördert die Ausscheidung von Natrium und somit auch die Erhöhung der Urinmenge. ANP ist insofern ein wichtiger Gegenspieler zum ADH und zu Aldosteron.

16.8.1 Wasserein- und -ausfuhr

Wasser wird dem Körper auf **direktem** Weg (Getränke, als Infusion) und **indirekt** über wasserhaltige feste Nahrungsmittel (bzw. Sondenkost) zugeführt.

Im Schnitt nimmt ein nicht körperlich arbeitender Gesunder 1.500 ml täglich durch Getränke und 600 ml durch feste Nahrung zu sich. Zu diesen 2,1 l treten noch 400 ml Oxidationswasser, die bei der Nahrungsverstoffwechselung frei werden: Aus dem Abbau von je 1 g Kohlenhydraten entstehen 0,6 ml, von 1 g Fett 1 ml und von 1 g Eiweiß 0,4 ml Wasser.

Über den **Urin** scheidet der Gesunde täglich etwa 1,5 l, über den Stuhl 200 ml, über die Haut (Verdampfung und Schwitzen) 300 ml und über die befeuchtete (Aus-)Atemluft 500 ml Wasser aus (➤ Abb. 16.17).

Volumen- und Osmoregulation

Hat man sehr viel Flüssigkeit zu sich genommen, scheidet der Körper einen Teil davon durch vermehrte Urinproduktion wieder aus, ein Effekt, den die meisten sicherlich schon an sich selber beobachtet haben. **Volumen- und Osmorezeptoren** spielen bei dieser Gegenregulation eine Rolle.

Genau genommen sind die Volumenrezeptoren Dehnungsrezeptoren. Sie befinden sich in der Wand der großen Venen im Brustkorb und in den Herzvorhöfen. Dort registrieren sie den Füllungszustand des Kreislaufsystems. Kommt es zur Dehnung dieser Rezeptoren, wird die ADH-Ausschüttung aus der Hypophyse vermindert. Ist im Körper zu viel Flüssigkeit vorhanden, kommt es zum Abfall des Aldosteron-Spiegels, während die Konzentration an ANP zunimmt. In der Folge scheidet die Niere vermehrt Wasser aus und trägt somit zur Normalisierung des Flüssigkeitshaushalts bei.

Osmorezeptoren registrieren die Osmolarität des Plasmas. Hat man viel Salz zu sich genommen, steigt die Osmolarität des Blutes. In der Folge kommt es zur vermehrten Ausschüttung von ADH. Dadurch wird mehr Wasser im Körper gehalten.

Flüssigkeitsbilanzierung

Bei der **Flüssigkeitsbilanzierung** werden auf der Einfuhrseite die täglichen Trink- und/oder Infusionsmengen sowie Wasseranteile

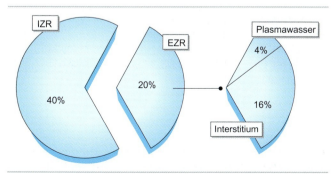

Abb. 16.16 Verteilung der Körperflüssigkeiten beim Erwachsenen, Angabe jeweils in Prozent vom Körpergewicht. [L157]

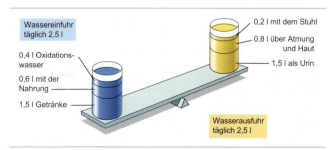

Abb. 16.17 Wasserbilanz des Körpers. Tägliche Ein- und Ausfuhr müssen im Gleichgewicht zueinander stehen: Sie betragen jeweils etwa 2.500 ml. [L190]

von Nahrungsmitteln (Suppen, Breikost) der täglichen Urinmenge sowie Schätzwerten für den Wasserverlust über die Atemluft und die Haut gegenübergestellt. Bei Patienten, die erbrechen, muss auch dies in der Bilanzierung berücksichtigt werden. Die Differenz zwischen den beiden Größen ergibt dann entweder eine ausgeglichene (Einfuhr entspricht Ausscheidung) oder aber positive (zu viel Einfuhr) bzw. negative (zu viel Ausscheidung) Flüssigkeitsbilanz.

Eine stark negative oder positive Flüssigkeitsbilanz erfordert Änderungen des Therapieplans (etwa der täglichen Infusionsmenge), da ansonsten lebensgefährliche Störungen des inneren Milieus drohen.

16.8.2 Überwässerung

Eine Überwässerung (**Hyperhydratation,** Volumenüberlastung) des Körpers entwickelt sich in der Klinik häufig durch übermäßige Infusionsbehandlung. Insbesondere beim älteren und herzinsuffizienten Patienten (➤ Kap. 12.6.4) staut sich dann Blut in den Gefäßen vor dem überlasteten Herzen zurück. Wegen des ansteigenden Blutdrucks vor dem Herzen wird Wasser in das umliegende Gewebe „abgepresst" und es entstehen Ödeme (➤ Kap. 13.1.6).

16.8.3 Unterwässerung

Eine Unterwässerung (**Dehydratation,** Volumendefizit) entsteht durch ein vermindertes Flüssigkeitsangebot, etwa nach starkem Schwitzen, zu geringem Trinken oder einem Defizit an Infusionslösungen. Starkes Durstgefühl entsteht bei einem Wasserdefizit von etwa 2 Litern. Bei älteren Menschen ist das Durstgefühl oft nicht mehr so ausgeprägt.

Ein Wassermangel lässt sich durch weitere Zeichen erkennen:
- Trockene Schleimhäute (rissige Zunge)
- Stehende Hautfalten (➤ Abb. 16.18)
- Allgemeine Schwäche
- Kreislaufsymptome (schneller, fadenförmiger Puls, niedriger Blutdruck, kollabierte Halsvenen)
- Produktion von wenig, aber dunklem (konzentriertem) Urin
- Bewusstseinstrübung
- Eventuell Fieber

Dies kann schließlich zum akuten Nierenversagen führen (➤ Kap. 16.5.2). Für die Therapie einer Dehydratation ist bedeutsam, in welchem Maße der Wasserverlust von einem Elektrolyt-(Mineralstoff-)Verlust begleitet ist. Da Wasser das Lösungsmittel der Elektrolyte bildet, kann durch eine Änderung des Wasservolumens auch eine Änderung der Elektrolytkonzentrationen bzw. der Elektrolytgesamtmenge erfolgen (➤ Kap. 16.9).

16.9 Elektrolythaushalt

Einige Elektrolyte haben für den Elektrolythaushalt eine herausragende Bedeutung. Dies sind Natrium, Kalium, Kalzium, Magnesium, Chlorid und Phosphat (➤ Tab. 16.5).

16.9.1 Störungen im Natrium- und Wasserhaushalt

Für die Aufrechterhaltung eines ausgeglichenen Wasserhaushalts im Organismus ist Natrium (Na^+) der wichtigste Elektrolyt. In der

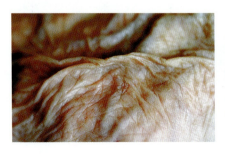

Abb. 16.18 Stehende Hautfalten bei Dehydratation. Hebt man bei einem dehydrierten Patienten eine Hautfalte ab, so verstreicht diese nach dem Loslassen nicht sofort wieder, sondern „bleibt stehen". [K157]

Tab. 16.5 Serumkonzentrationen und Bedeutung der wichtigsten Elektrolyte

Elektrolyt Serumnormalwert	Bedeutung für den Organismus	Mittelwerte beim Gesunden
Natrium (Na^+) 135–145 mmol/l	• Häufigstes Kation im Extrazellulärraum • Entscheidendes Kation für den osmotischen Druck im Extrazellulärraum	Natrium 140 mmol/l Kalium 4 mmol/l Kalzium 2,4 mmol/l Magnesium 0,9 mmol/l Chlorid 102 mmol/l Phosphat 1,2 mmol/l
Kalium (K^+) 3,6–4,8 mmol/l	• Häufigstes Kation in den Zellen (Intrazellulärraum) • Wichtige Rolle bei der Entstehung des Aktionspotenzials und der Erregungsübertragung im Nervensystem und am Herzen • Hilft beim Insulintransport in die Zelle	
Kalzium (Ca^{2+}) 2,3–2,6 mmol/l, davon 50 % gebunden	• Am Aufbau von Knochen und Zähnen beteiligt • Entscheidende Rolle bei der neuromuskulären Erregungsübertragung und bei der Muskelkontraktion	
Magnesium (Mg^{2+}) 0,7–1,1 mmol/l	Mitbeteiligung bei der Erregungsüberleitung an den Muskeln	
Chlorid (Cl^-) 97–108 mmol/l	• Häufigstes Anion im Extrazellulärraum • Entscheidendes Anion für den osmotischen Druck im Extrazellulärraum	
Phosphat (PO_4^{3-}) 0,84–1,45 mmol/l	Baustein von ATP, Zellmembran und Knochenmineral	

extrazellulären Flüssigkeit ist es mit einem Gehalt von durchschnittlich 140 mmol/l das wichtigste Kation. Somit hat es auch einen bedeutenden Einfluss auf den osmotischen Druck der extrazellulären Flüssigkeit. Die Regelung des Wasserhaushalts erfolgt jedoch auch durch Einflüsse verschiedener Hormone und die Funktion der Nieren. Insofern sind Elektrolytstörungen nicht isoliert zu betrachten, sondern es ist auch immer die Frage zu stellen, durch welche Vorgänge bzw. Erkrankungen diese hervorgerufen werden können.

Eine **Hypernatriämie** (zu hohe Serum-Natriumkonzentration im Blut, Na^+ > 145 mmol/l) kann die Folge einer Dehydratation (➤ Kap. 16.8.3) sein: z. B. beim Diabetes insipidus = Mangel an ADH (➤ Kap. 10.2.1), fehlendem Durstreiz bei Kleinkindern, älteren Menschen und Schwerkranken oder auch bei starkem Schwitzen und falscher Medikation bzw. Infusionstherapie.

Die Therapie richtet sich nach dem Befund der Wasserbilanz: Meist liegt zugleich ein Wassermangel (Dehydratation) vor, wobei die Patienten Symptome des Volumenmangels zeigen. Dieser Zustand wird als **hypertone Dehydratation** bezeichnet. Hier gilt es, große Mengen Wasser zu trinken oder z. B. eine 5-prozentige Glukoseinfusion bzw. balancierte Vollelektrolytlösung intravenös zuzuführen. Im Rettungsdienst ist Glukose 5 %-Lösung zur Behandlung von Dehydratationszuständen nicht angezeigt.

Eine **hypertone Hyperhydratation,** also eine Überwässerung mit erhöhter Serum-Natriumkonzentration (Na^+ > 145 mmol/l) ist selten und meist Folge ungünstiger Infusionszufuhr.

Einer **Hyponatriämie** (zu niedrige Serum-Natriumkonzentration, Na^+ < 135 mmol/l) kann ein echter Natriummangel zugrunde liegen.
- Sie ist häufig Folge einer zu energischen Diuretikagabe: Insbesondere die stark wirksamen Schleifendiuretika wie Furosemid (Lasix®) führen zu einer vermehrten Na^+-Ausscheidung.
- Auch manche Nierenerkrankungen (Salzverlustniere) sowie starkes Erbrechen können zu einem Mangel an Natrium führen. Da das Nebennierenrindenhormon Aldosteron (➤ Kap. 10.5.3) zu einer Reduktion der Salz- und Wasserausscheidung führt, kommt es bei einem Mangel dieses Hormons (**Hypoaldosteronismus**) zum übermäßigen Natriumverlust. Ist der Natriumgehalt im Serum zu niedrig, wird Renin freigesetzt und der Renin-Angiotensin-Aldosteron-Mechanismus in Gang gesetzt (➤ Kap. 16.4.2)
- Ein relativer Natriummangel entsteht durch Wasserüberschuss (**Hyperhydratation**), z. B. infolge Überinfusion natriumarmer Elektrolytlösungen oder beim Trinken großer Mengen von hypotoner Flüssigkeit ("Wasservergiftung"). In den letzten Jahren wurde die Aufmerksamkeit vermehrt auf Hyponatriämien gelenkt, die im Zusammenhang mit Extremsport aufgetreten sind, z. B. beim Marathonlauf. Solche Patienten können durch einen veränderten Bewusstseinszustand bis hin zu Krampfanfällen auffallen.

Auch die Therapie der Hyponatriämie muss sich also nach dem Befund des Wasserhaushalts richten – meist (aber nicht immer!) ist der Patient dehydriert. In diesem Fall einer **hypotonen Dehydratation** erhält der Patient eine balancierte Vollelektrolytlösung, z. B. über einen zentralen Venenkatheter (eine Gabe hypertoner, also konzentrierter, NaCl-Lösungen ist ebenfalls möglich, sie muss aber sehr langsam erfolgen, da es sonst zu Nervenschäden v. a. im Stammhirnbereich kommen kann).

Hypotone Hyperhydratationen sind meist Folge zu geringer Urinproduktion, bei allen Formen des Nierenversagens oder bei mangelnder Ödem- oder Aszitesausscheidung (z. B. bei Leberzirrhose, ➤ Kap. 15.18.2, oder Herzinsuffizienz, ➤ Kap. 12.5.2). Therapeutisch wichtig ist hier die Wasserrestriktion (Trinkmengenbeschränkung) auf 0,5–1 l täglich, kombiniert mit einer Diuretikagabe.

16.9.2 Störungen im Kaliumhaushalt

Kalium (K^+) ist das wichtigste Kation im *Intra*zellulärraum. Im extrazellulären Raum (das, was wir im Labor erfassen können) sollte der Wert innerhalb des engen Bereichs von 3,6–5,0 mmol/l liegen (abhängig vom Labor). Eine allgemein gültige Definition für eine **Hyperkaliämie** (Kaliumüberschuss) existiert nicht. Die ERC-Leitlinien 2010 sprechen bei einer Serum-Kaliumkonzentration oberhalb von 5,5 mmol/l von einer Hyperkaliämie, bei einem Wert oberhalb von 6,5 mmol/l von einer schweren Hyperkaliämie. Als **Hypokaliämie** (Kaliummangel) gilt eine Serum-Kaliumkonzentration unterhalb von 3,6 mmol/l, als schwere Hypokaliämie ein Wert unterhalb von 2,5 mmol/l. Sowohl Kaliumüberschuss als auch Kaliummangel führen zu Störungen der neuromuskulären Erregungsleitung, wodurch es zu gefährlichen oder lebensbedrohlichen Herzrhythmusstörungen kommen kann.

Bei langdauernder Einnahme von Diuretika und von bestimmten Abführmitteln (Laxantien) wird vermehrt Kalium ausgeschieden; die Folge ist ein Kaliummangel (**Hypokaliämie**) mit Muskelschwäche und Herzrhythmusstörungen. Da die durch den Kaliummangel ausgelöste Muskelschwäche auch die glatte Muskulatur des Darmes betrifft, ist wiederum Obstipation die Folge, die eigentlich mit den Laxantien bekämpft werden sollte. Dieser Teufelskreis kann eine Laxantien-Abhängigkeit verursachen.

Ferner sind Hypokaliämien Folgen von wiederholtem Erbrechen oder Durchfällen sowie verschiedener Hormonstörungen. Die – im Krankenhaus sehr häufigen – Hypokaliämien werden oral durch Zufuhr kaliumreicher Lebensmittel (Bananen) oder Medikamente (z. B. Kalinor® Brause) ausgeglichen. Bei schwersten Störungen muss allerdings eine intravenöse Kaliumgabe eingeleitet werden.

Einige Medikamente, die eine Hyperkaliämie hervorrufen können, sind die kaliumsparenden Diuretika, ACE-Hemmstoffe und nichtsteroidale Antirheumatika (NSAR).

Eine **Hyperkaliämie** (Kaliumüberschuss) ist häufig Folge einer akuten oder chronischen Niereninsuffizienz. Aber auch bei Azidosen (➤ Kap. 16.10), postoperativ, nach Trauma, Therapie der Herzinsuffizienz oder bei überhöhter Kaliumzufuhr steigt der Serum-Kaliumspiegel. Die Patienten leiden unter Kribbelgefühl der Haut, Lähmungen sowie schweren Herzrhythmusstörungen, die bis zum Herzstillstand führen können.

Bei der Behandlung von lebensbedrohlichen Hyperkaliämien gibt es zwar Strategien, die dem Krankenhaus vorbehalten sind. Doch auch im Rettungsdienst gibt es einige Möglichkeiten, für den

Patienten Zeit zu gewinnen. Furosemid (Lasix®) kann in einer Dosierung von 1 mg/kg KG gegeben werden. Dies trägt zur Entfernung von Kalium aus dem Körper bei. Über eine Verneblermaske kann Salbutamol verabreicht werden. Dieses Medikament ist aus der Behandlung des Asthma bronchiale bekannt. Eine Nebenwirkung der Betamimetika ist, dass Kalium nach intrazellulär transportiert wird. Falls bereits EKG-Veränderungen aufgetreten sind, ist die Verabreichung von Kalziumchlorid angezeigt (10 ml 10-prozentige Lösung). Dies senkt zwar nicht den Kaliumspiegel, schützt aber das Herz vor den toxischen Effekten der Hyperkaliämie an der Zellmembran. Eine weitere Option ist die Gabe von Natriumbikarbonat (50 ml i. v. über 5–15 min). Möglichkeiten der Kaliumsenkung im Krankenhaus sind die intravenöse Glukose-/Insulin-Gabe (z. B. 10 IE kurzwirksames Insulin und 25 g Glukose), Einläufe mit kaliumbindenden Austauscher-Harzen (z. B. Resonium A®) sowie die Hämodialyse bzw. Hämofiltration.

> **MERKE**
> **Hyperkaliämie**
> In den meisten Fällen kommt es zur Entstehung einer Hyperkaliämie, weil entweder vermehrt Kalium aus der Zelle freigesetzt oder zu wenig Kalium durch die Niere ausgeschieden wird.

16.10 Säure-Basen-Haushalt

Blut-pH und seine Konstanthaltung

Der Blut-pH-Wert liegt mit einem Wert von **7,40** beim Gesunden im leicht alkalischen Bereich. Da alle Stoffwechselreaktionen pH-abhängig sind, d. h. nur in einem bestimmten pH-Bereich optimal ablaufen, muss der Organismus den Blut-pH in dem engen Bereich von 7,36 bis 7,44 konstant halten (> Abb. 11.12).

> **MERKE**
> **Blut-pH**
> Bei einem Blut-pH-Wert unter 7,36 spricht man von Azidose, über 7,44 von einer Alkalose (> Kap. 2.5.3). Für die Erhaltung des Blut-pH-Werts im Normbereich sorgen die Puffersysteme des Blutes, die Atmung und die Nieren. Die Ursache einer Entgleisung kann nur mit einer Blutgasanalyse (> Kap. 14.9.2) festgestellt werden.

Täglich entstehen im Stoffwechsel etwa 50 mmol nichtflüchtige Säuren, z. B. Zitronensäure oder Phosphorsäure, und damit H^+-Ionen, die durch die Niere ausgeschieden werden müssen. Der größte Teil der von der Niere ausgeschiedenen H^+-Ionen wird im Urin an Puffersubstanzen gebunden, insbesondere an **Phosphate** und **NH_3** ($NH_3 + H^+ \rightarrow NH_4^+$). Dadurch ergibt sich ein pH-Wert des Urins von etwa 6. Überwiegen – etwa bei vegetarischer Ernährung – alkalische (basische) Stoffwechselprodukte im Blut, so kann die Niere auch überschüssige OH^--Ionen mit dem Urin ausscheiden, der pH-Wert steigt entsprechend an.

Im Blut können pH-Schwankungen durch verschiedene **Puffersysteme** abgefangen werden: den Eiweißpuffern Hämoglobin und Plasmaproteine sowie dem Bikarbonatpuffersystem ($CO_2 + H_2O \leftrightarrow H_2CO_3 \leftrightarrow H^+ + HCO_3^-$). Von den drei Puffersystemen ist das Bikarbonatsystem (> Kap. 2.5.4) am wichtigsten, denn es steht sowohl mit der Niere als auch der Lunge in Verbindung („offenes System").

Je mehr saure Valenzen im Körper anfallen, z. B. bei der ketoazidotischen Stoffwechsellage des Diabetikers (> Kap. 15.2.2) oder bei Vergiftungen, desto mehr Protonen müssen gebunden werden und umso mehr CO_2 wird abgeatmet: Der Patient atmet tief und schnell (sogenannte Kußmaul-Atmung). Dieser akuten Gegenregulation durch die Atmung steht die langsamere und längerfristige durch die Nieren zur Seite:

Die Nieren können saure Valenzen beseitigen, indem sie die Wasserstoffionen (H^+) im Tausch gegen Natrium- oder Bikarbonationen ausscheiden. Die Nieren können aber noch mehr: Durch den Abbau von Aminosäuren anfallendes Ammoniak (NH_3) kann die sauren Protonen binden; dabei entsteht Ammonium (NH_4^+). Schließlich vermögen die Nieren auch noch, Protonen über die Pufferung durch Phosphationen zu binden.

> **MERKE**
> **Konzept der Kompensation**
> Der Körper versucht, eine primär metabolische Störung durch eine respiratorische Kompensation und eine primär respiratorische Störung durch eine veränderte Ausscheidung über die Nieren (metabolische Kompensation) zu beseitigen.

KAPITEL 17

Sven Heiligers

Geschlechtsorgane und Sexualität

17.1	Geschlechtsorgane des Mannes	437
17.1.1	Inneres und äußeres Genitale	437
17.1.2	Hoden und Hodensack	438
17.1.3	Sperma	439
17.1.4	Ableitende Samenwege	439
17.1.5	Äußere männliche Geschlechtsorgane und Harnsamenröhre	440

17.2	Geschlechtsorgane der Frau	442
17.2.1	Inneres und äußeres Genitale	442
17.2.2	Eierstöcke	442
17.2.3	Eileiter	443
17.2.4	Uterus	443
17.2.5	Menstruationszyklus	445
17.2.6	Scheide	447
17.2.7	Äußere weibliche Geschlechtsorgane	447
17.2.8	Gynäkologische Blutungen	447

17.1 Geschlechtsorgane des Mannes

17.1.1 Inneres und äußeres Genitale

Zu den inneren Geschlechtsorganen (**inneres Genitale**) des Mannes werden gerechnet (➤ Abb. 17.1):
- Hoden (Testis)
- Nebenhoden (Epididymis)
- Samenleiter (Ductus deferens), der in den Samenstrang (Funiculus spermaticus) eingebettet ist
- Geschlechtsdrüsen: **Prostata** (Vorsteherdrüse), **Samenbläschen** (Vesiculae seminales) und **Cowper-Drüsen** (Glandulae bulbourethrales)

Zu den äußeren Geschlechtsorganen (**äußeres Genitale**) zählen (➤ Abb. 17.1):
- Das männliche Glied (Penis), in dem Harn- und Samenwege gemeinsam verlaufen
- Hodensack (Skrotum)

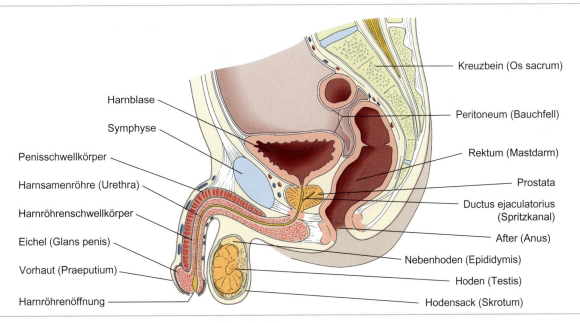

Abb. 17.1 Männliche Harn- und Geschlechtsorgane im Sagittalschnitt [L190]

17.1.2 Hoden und Hodensack

Die **Hoden** (Testes, Sing. Testis) sind paarig angelegt und im **Hodensack** (Skrotum) elastisch aufgehängt. Sie sind eiförmig und messen ca. 5 cm im Längsdurchmesser. Während die Hoden eine pralle Konsistenz haben, ist der Hodensack von lockerem Bindegewebe durchzogen. Am oberen dorsalen Rand liegt dem Hoden der Nebenhoden auf (➤ Abb. 17.2).

Descensus testis

Beim Embryo entwickelt sich der Hoden zunächst an der hinteren Leibeswand auf Höhe der letzten Lendenwirbel. Vom Beginn des 3. Schwangerschaftsmonats an kommt es zu einer Verlagerung des Hodens nach unten, dem **Descensus testis** (➤ Abb. 17.3). Zeitgleich stülpt sich das Peritoneum beidseits durch die vordere Bauchwand und den Leistenkanal in Richtung des späteren Hodensackes vor und bildet so den **Processus vaginalis testis.** Bis etwa zum siebten Schwangerschaftsmonat bleibt der Hoden in der Leiste liegen, dann wandert er an der Rückseite des Processus vaginalis testis durch den Leistenkanal in den sich entwickelnden Hodensack. Dabei nimmt der Hoden die ihn versorgenden Gefäße und Nerven mit. Diese bilden den **Samenstrang** (Funiculus spermaticus). Nach dem Descensus verödet die Lichtung des Processus vaginalis testis im Bereich des Samenstranges, die offene Verbindung zum Peritonealraum existiert nun nicht mehr. Zurück bleibt die aus zwei Blättern bestehende Tunica vaginalis testis **(seröse Hodenhülle),** die den Hoden bedeckt und die **seröse Hodenhöhle** bildet.

Dieser komplizierte Vorgang hat einen wichtigen Grund: Im Skrotum sind die Hoden „ausgelagert" und der Körperwärme des Bauchraums entzogen – im Hodensack ist es immerhin ca. 2–5 °C kühler. Bei Körperkerntemperatur könnte keine Samenreifung stattfinden.

Hodenretention

Bleibt der physiologische Hodendescensus aus, spricht man von einer **Hodenretention** (Maldescensus testis). Dann drohen irreversible Schädigungen des Hodens mit Verminderung der Fruchtbarkeit und das Risiko eines bösartigen Hodentumors ist erhöht.

Eine Hodenretention muss Ende des ersten Lebensjahres durch Hormontherapie oder Operation behandelt werden.

Kindliche Leistenhernien

Große Bedeutung haben die oben dargestellten Vorgänge auch für die **kindlichen Leistenhernien:** Bleibt die Verödung des Processus

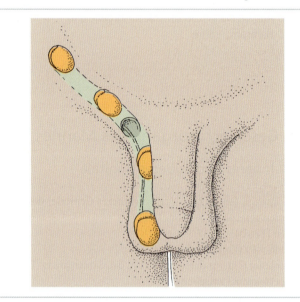

Abb. 17.3 Abdominale Lage des Hodens während der Embryonalzeit und seine Wanderung durch den Leistenkanal in den Hodensack [L190]

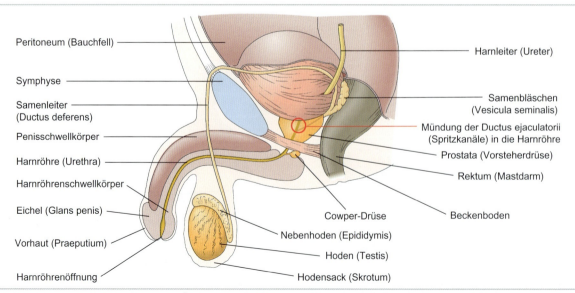

Abb. 17.2 Verlauf der ableitenden Samenwege in der Übersicht. Der in den Hoden gebildete Samen wird im Nebenhoden mit Sekret angereichert und gespeichert. Bei der Ejakulation gelangt er über die paarig angelegten Samenleiter nach Eintritt in die Prostata in die Harnsamenröhre. [L190]

vaginalis testis aus, so besteht eine offene Verbindung zur Bauchhöhle und damit ein vorgebahnter Weg, durch den Eingeweide austreten können.

Aufbau der Hoden

Von der derben Bindegewebskapsel, die den Hoden umgibt (Tunica albuginea), ziehen kleine Scheidewände (Bindegewebssepten) auf das Innere des Hodens zu. Hierdurch wird der Hoden in ungefähr 250 kleine Läppchen unterteilt (➤ Abb. 17.4). Diese **Hodenläppchen** enthalten vielfach gewundene **Hodenkanälchen** (Samenkanälchen, Tubuli seminiferi), die im hinteren Teil des Hodens in ein verzweigtes System von Ausführungsgängen münden, das **Hodennetz** (Rete testis, ➤ Kap. 17.1.4). Die Hodenkanälchen bestehen aus einer bindegewebigen Hülle und dem **Keimepithel**. Das Keimepithel setzt sich aus den Keimzellen bzw. deren Vorstufen und den **Sertoli-Stützzellen** zusammen. Aus den Keimzellvorstufen entstehen die männlichen Keimzellen, die **Spermien** (Samenzellen, ➤ Kap. 17.1.3).

Die Sertoli-Stützzellen sind für die Spermienbildung von großer Bedeutung. Sie tragen zur Ernährung der sich entwickelnden Spermien bei, phagozytieren („fressen") untaugliche Spermien und deren Vorstufen und bilden die wichtige **Blut-Hoden-Schranke:** Während ihrer Reifung bekommen die Spermien antigene Eigenschaften, die sie zu fremdartigen Zellen für das Immunsystem des Mannes machen. Die Sertoli-Zellen verhindern einen direkten Kontakt der reifenden Spermien mit dem Blut und damit eine Zerstörung der Spermien durch das Immunsystem.

Außerdem schaffen die Sertoli-Stützzellen das notwendige hormonelle Milieu für die Spermienbildung. Beispielsweise bilden sie im Rahmen der Spermienbildung das **androgenbindende Globulin** (ABG), das als Trägerprotein für Testosteron dient und dieses zu den (testosteronempfindlichen) Keimzellvorstufen und den ableitenden Samenwegen transportiert, wo es dann seine Wirkung entfaltet. Das von den Sertoli-Zellen produzierte Peptidhormon **Inhibin,** das bei hohen Testosteronkonzentrationen ausgeschüttet wird, hemmt in der Hypophyse die FSH-Sekretion und lässt so die Testosteronkonzentration wieder absinken.

Zwischen Hodenkanälchen und den dazugehörenden Blutgefäßen liegen Gruppen von Zellen, die man als **Leydig-Zwischenzellen** bezeichnet und die das männliche Sexualhormon Testosteron produzieren.

17.1.3 Sperma

Die Samenflüssigkeit (**Sperma,** Ejakulat) des geschlechtsreifen Mannes setzt sich aus Spermien sowie den Sekreten aus Nebenhoden, Samenblasen, Prostata und Cowper-Drüsen zusammen. Das Sperma ist schwach alkalisch (pH ca. 7,3) und neutralisiert damit beim Geschlechtsverkehr den sauren pH-Wert der Scheide für einige Minuten, um die Spermien zu schützen. Ferner enthält die Samenflüssigkeit Enzyme, welche die noch im Nebenhoden nahezu unbeweglichen Spermien aktivieren und beweglich machen, sowie reichlich Fruktose als Energiequelle für die Spermienbewegung.

Sperma wird durch vom vegetativen Nervensystem ausgelöste Samenergüsse (**Ejakulationen**) abgegeben. Das Ejakulat enthält in 2–6 ml Flüssigkeit ca. 70 bis über 600 Millionen Spermien. Zur Ejakulation kommt es während des Geschlechtsverkehrs, durch Träume oder während der Selbstbefriedigung (Masturbation).

17.1.4 Ableitende Samenwege

Die ableitenden Samenwege bestehen aus Nebenhoden und Samenleitern, die zusammen ein langes Gangsystem bilden (➤ Abb. 17.2, ➤ Abb. 17.4).

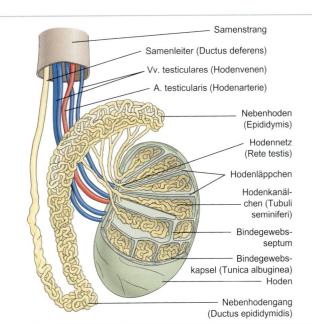

Abb. 17.4 Hoden, Nebenhoden und Anfangsteil des Samenleiters. Oben links ist das distale Ende des Samenstranges nach seinem Austritt aus dem Leistenkanal mit allen Gefäßen dargestellt. Der Ausschnitt rechts zeigt die Histologie der Nebenhodenkanälchen. Im Hohlraum der quer angeschnittenen Kanälchen sind die gespeicherten Spermien zu erkennen. [Zeichnung: L190; Foto: X141]

Nebenhoden

Der **Nebenhoden** (Epididymis) ist ein Gangsystem, das der abschließenden Reifung und Speicherung der Spermien dient. Er liegt der Rückseite des Hodens an und nimmt aus dem **Hodennetz** (Rete testis, ➤ Abb. 17.4) etwa ein Dutzend stark gewundener Ausführungsgänge auf, die den Kopf des Nebenhodens bilden und sich dann zum **Nebenhodengang** (Ductus epididymidis) vereinigen.

Der Nebenhodengang ist ein ca. fünf Meter langer, stark gewundener Gang, der den Hauptteil des Nebenhodens bildet. Er ist einem aufgewickelten, aber voll gefüllten, langen Gartenschlauch vergleichbar. In ihm reifen die Spermien vollständig aus, werden gespeichert und mit einem Sekret angereichert, das ihre Bewegung hemmt, sodass sie die in ihnen gespeicherte Energie nicht vorzeitig verbrauchen.

Samenleiter

Der Nebenhodengang geht ohne scharfe Grenze in den **Samenleiter** (Ductus deferens) über. Dieser ist etwa 50 cm lang und zieht gemeinsam mit Gefäßen und Nerven im Samenstrang durch den Leistenkanal in den Bauchraum. An der Wand des kleinen Beckens entlangziehend, erreicht er in einem Bogen die untere seitliche Wand der Harnblase und setzt sich – etwas verengt – in den **Ductus ejaculatorius** (Spritzkanal) fort. Dieser durchläuft die Prostata und mündet schließlich in die **Harnröhre** (Urethra). Da nun Harn- und Samenweg gemeinsam verlaufen, wird auch von der Harnsamenröhre des Mannes gesprochen.

Die Wand des Samenleiters enthält eine starke Schicht aus glatter Muskulatur, die während der Ejakulation den Samen durch Kontraktionen in die Harnröhre schleudert.

17.1.5 Äußere männliche Geschlechtsorgane und Harnsamenröhre

Am sichtbaren Anteil des männlichen Gliedes (**Penis**) werden **Penisschaft** und **Eichel** (Glans penis) unterschieden. Der Penis ist von einer dehnbaren Haut überzogen, die in Form einer Duplikatur (**Vorhaut** oder Praeputium) die Eichel bedeckt. Der Penisschaft enthält zwei Arten von Schwellkörpern, die jeweils von einer derben Bindegewebskapsel (Tunica albuginea) umschlossen sind:
- Den paarigen **Penisschwellkörper** (Corpus cavernosum penis): Er ermöglicht die **Erektion** (Penisaufrichtung), indem sich schwammartige Hohlräume, Kavernen genannt, durch parasympathisch gesteuerte Dilatation der Arteriolen prall mit Blut füllen und gleichzeitig der venöse Rückstrom gedrosselt wird (➤ Abb. 17.5).
- Den an der Unterseite befestigten **Harnröhrenschwellkörper** (Corpus spongiosum penis), der mit der Eichel endet. Im Harnröhrenschwellkörper verläuft die ca. 20 cm lange **Harnsamenröhre** (Harnröhre, Urethra).

Akutes Skrotum

Der akute Hodensack (Skrotum) beschreibt plötzlich, akut einsetzende Schmerzen in einer Hodensackhälfte (Skrotalhälfte), die oft mit weiteren Symptomen wie Schwellungen, Rötungen oder Überwärmung einhergehen. Viele Krankheitsbilder, wie die **Hodentorsion**, **Hodenentzündung** (Orchitis) und **Nebenhodenentzündung** (Epididymitis), werden unter diesem Begriff zusammengefasst.

Hodentorsion

Gerade im kindlichen und jugendlichen Alter sollten plötzlich auftretende starke Schmerzen im Skrotalbereich den Verdacht auf eine

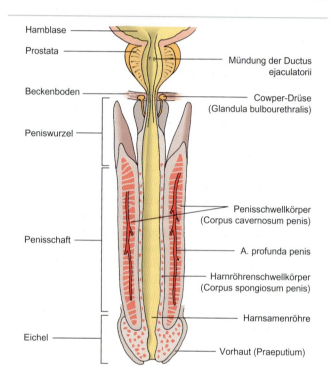

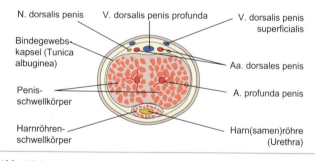

Abb. 17.5 Der Penis im Längs- und Querschnitt. Die Schwellkörper sind von schwammartigen Hohlräumen durchsetzt, die sich bei sexueller Erregung mit Blut auffüllen. Dadurch wird die nur begrenzt dehnungsfähige Bindegewebskapsel (Tunica albuginea) gespannt und die durchtretenden Penisvenen werden gedrosselt. Dies bewirkt Anschwellung und Aufrichtung des Penis (Erektion). Da die Bindegewebskapsel des Harnröhrenschwellkörpers wesentlich zarter ist als die des Penisschwellkörpers, versteift er bei der Erektion nicht so stark, und die Harnsamenröhre bleibt durchgängig. [L190]

Hodentorsion lenken, da diese Altersgruppen besonders betroffen sind. Dieses Krankheitsbild stellt jedoch nicht ausschließlich einen pädiatrischen Notfall dar; auch bei einem erwachsenen Patienten sollte diese Diagnose in Erwägung gezogen werden.

Ursachen der Hodentorsion

Durch ruckartige Körperbewegungen (z. B. Sport), jedoch auch im Schlaf (ohne äußeren Einfluss), kann es zu einer Verdrehung des Samenstrangs kommen, wodurch der venöse Abfluss oder die arterielle Versorgung des betroffenen Hodens nicht mehr gegeben ist.

Typische Symptome:
- Akute, plötzlich auftretende massive Schmerzen im betroffenen Skrotalbereich
- Durch Reizung des Bauchfells (Peritoneums) einsetzende Schmerzen im Bauchraum, die in die Leistengegend ausstrahlen
- Hodenhochstand und Verfärbung
- Evtl. Schocksymptomatik
- Negatives Prehn-Zeichen (Anhebung des Hodens)
- Evtl. Schmerzverstärkung

Nach Auftreten der angegebenen Schmerzen muss die Hodentorsion innerhalb von **6 Stunden** behandelt werden, da sonst mit irreversiblen Schäden, wie Schädigung der Spermatogenese und Hodennekrose, zu rechnen ist.

Pathophysiologie der Hodentorsion

Bei einer Hodentorsion wird je nach Lokalisation zwischen einer extravaginalen und einer intravaginalen Torsion unterschieden (> Abb. 17.6). Im Säuglingsalter tritt meistens die extravaginale Torsion auf, welche möglicherweise durch mangelnde Fixierung des Hodens am Hodensack durch das kaudale Keimdrüsenblatt (Gubernaculum testis) auftritt. Zwischen dem 15. und 20. Lebensjahr ist eine intravaginale Torsion wahrscheinlich. Diese kann durch eine abnormale Bewegung von Hoden und Nebenhoden innerhalb der Tunica vaginalis zu einer mehrfachen Verdrehung von Hoden und Nebenhoden führen.

Durch die Abklemmung des Plexus pampiniformis wird der venöse Rückfluss unterbunden und somit kommt es zu einer Blut- und Lymphstauung, welche eine Anschwellung des Hodens verursacht.

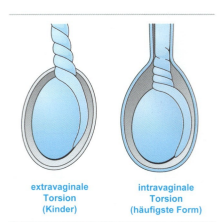

Abb. 17.6 Extravaginale und intravaginale Form der Hodentorsion [L157]

extravaginale Torsion (Kinder)
intravaginale Torsion (häufigste Form)

Akute Nebenhodenentzündung (Epididymitis)

Eine meist durch Bakterien hervorgerufene Infektion ist die Epididymitis. Sie tritt meistens nicht isoliert auf, da oft durch Übertreten auf den Hoden eine zusätzliche Orchitis (Hodenentzündung) entsteht.

Ursachen

Bei Männern unter 35 Jahren sind die häufigsten Ursachen einer Epididymitis sexuell übertragene Erreger (*Chlamydia trachomatis* und *Neisseria gonorrhoeae*). Männer aus höheren Altersklassen können durch Harnwegsinfektionen (*Escherichia coli* und *Pseudomonas*), evtl. auch durch extern verursachte Einflüsse (Katheterisierung, Endoskopie) an einer Epididymitis erkranken.

> **MERKE**
> **Epididymitis**
> Eine Epididymitis geht fast immer mit Fieber und langsam zunehmenden Schmerzen einher!

Pathophysiologie

Ursächlich für eine Entzündung des Nebenhodens können verschiedene Faktoren sein. Der häufigste Pathomechanismus einer Epididymitis sind aufsteigende Keime, z.B. im Rahmen einer Urethritis. Seltener kommt es über die Blutgefäße (hämatogene Verschleppung) zu einer viralen Infektion des Nebenhodens.

> **MERKE**
> **Epididymitis vs. Hodentorsion**
> Die wichtigste Differenzialdiagnose bei einer Hodentorsion ist die Epididymitis, da beide Verdachtsdiagnosen in der Präklinik kaum voneinander zu unterscheiden sind.

Paraphimose

Bei dem sogenannten „spanischen Kragen" handelt es sich um eine Abschnürung der Glans penis, die sich durch eine ödematöse Schwellung bemerkbar macht. Die Paraphimose stellt einen urologischen Notfall dar, der eine schnelle Intervention zur Peniserhaltung und somit einen raschen Transport in eine geeignete Klinik erfordert.

Pathophysiologie

Die Paraphimose ist eine Komplikation der **Vorhautverengung** (Phimose). Es besteht ein Missverhältnis zwischen Größe der Glans penis und der Weite der **Vorhaut** (Präputium). In vielen Fällen ist eine Phimose vor dem 3. Lebensjahr physiologisch, da sich oft die innere Epithelschicht der Vorhaut noch nicht vollständig von der Glans penis getrennt hat. Wird nun die verengte Vorhaut gewaltsam zurückgezogen, kommt es häufig vor, dass diese nicht wieder über den Eichelkranz zurückstreifbar ist. Dabei ist der Blutabfluss durch die Abschnürung nicht möglich, was eine Schwellung und massive Schmerzen verursacht. Es besteht eine Durchblutungsstörung und Nekrose der Eichel.

17.2 Geschlechtsorgane der Frau

17.2.1 Inneres und äußeres Genitale

Alle inneren Geschlechtsorgane **(inneres Genitale) der Frau** liegen geschützt im kleinen Becken (> Abb. 17.7, > Abb. 17.8):
- Eierstöcke (Ovarien)
- Eileiter (Tuben)
- Gebärmutter (Uterus)
- Scheide (Vagina)

Eierstöcke und Eileiter mit dem umgebenden Bindegewebe werden auch Adnexe („Anhängsel") genannt.

Zu den äußeren Geschlechtsorganen **(äußeres Genitale)** zählen:
- Große und kleine Schamlippen (Labien)
- Kitzler (Klitoris)
- Scheidenvorhof (Vestibulum vaginae) mit seinen Drüsen

17.2.2 Eierstöcke

Die **Eierstöcke** (Ovarien) der Frau sind paarig angelegt und etwa pflaumengroß. Sie sind durch elastische Bänder am seitlichen Rand des kleinen Beckens aufgehängt. Aufgabe der Ovarien ist neben der

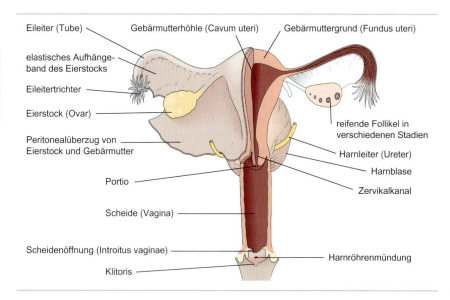

Abb. 17.7 Die weiblichen Geschlechtsorgane, Ansicht von hinten (teilweise aufgeschnitten) [L190]

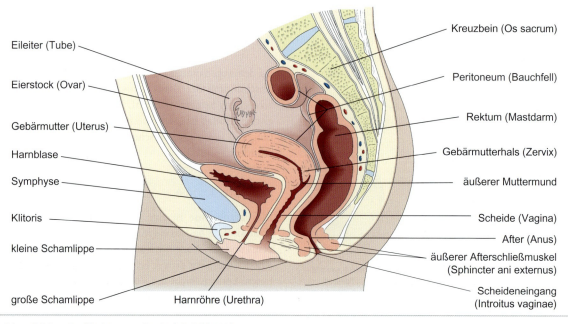

Abb. 17.8 Die weiblichen Geschlechtsorgane (Sagittalschnitt) [L190]

Bildung der weiblichen Sexualhormone **Östrogen** und **Progesteron** die allmonatliche Bereitstellung einer oder mehrerer befruchtungsfähiger Eizellen.

Die Eizellbildung (**Oogenese**) ist außerordentlich kompliziert (➤ Abb. 17.9 und ➤ Abb. 3.25):

- Schon vor der Geburt teilen sich die aus den Urkeimzellen entstandenen **Oogonien** eines weiblichen Fetus durch Mitosen. Der Hauptteil dieser Millionen von Oogonien geht noch vor der Geburt zugrunde.
- Ein Teil der Oogonien aber vergrößert sich, tritt in die Prophase der 1. Reifeteilung ein (➤ Kap. 3.6.3) und wird nun als **Oozyte I. Ordnung** (primäre Oozyte) bezeichnet. Mindestens bis zur Pubertät und höchstens bis zur Menopause (➤ Kap. 17.2.5) verharren die Oozyten I. Ordnung in der Rinde der Eierstöcke, ohne die begonnene 1. Reifeteilung zu beenden. Die Oozyten I. Ordnung sind während dieser Zeit von **Follikelepithel** umgeben und werden mit dieser Hülle als **Primärfollikel** (Eibläschen) bezeichnet. Zum Zeitpunkt der Geburt enthält jedes Ovar etwa 400.000 solcher Primärfollikel.
- Hormonell bedingt differenzieren sich einige Primärfollikel jeden Monat zu **Sekundärfollikeln.** Kennzeichnend für diese sind ein mehrschichtiges Follikelepithel, eine aus Glykoproteinen bestehende **Zona pellucida** zwischen Oozyte und Follikelepithel sowie die aus dem Bindegewebe des Eierstocks hervorgegangene, hormonproduzierende **Theca folliculi.** Wächst das Follikelepithel weiter, bilden sich flüssigkeitsgefüllte Lücken innerhalb des Epithels, die zu einer Höhle zusammenfließen, an deren Rand die Oozyte I. Ordnung mit einer flachen Lage Follikelepithel liegt. Dieser **Tertiärfollikel** ist bis zu 1 cm groß.
- Der Tertiärfollikel kann entweder zugrunde gehen oder sich zum sprungreifen **Graaf-Follikel** umwandeln (➤ Abb. 17.10). Kurz vor dem Eisprung vollendet die Oozyte I. Ordnung die 1. Reifeteilung und teilt sich in eine **Oozyte II. Ordnung** (sekundäre Oozyte, Gesamt-DNA 2n), die das gesamte Zytoplasma der Mutterzelle enthält, und ein kleineres **Polkörperchen,** das abgestoßen wird. Noch im Follikel tritt die Oozyte II. Ordnung in die 2. Reifeteilung ein, die jedoch wie schon die 1. Reifeteilung zunächst nicht vollendet wird.
- In der Mitte eines Monatszyklus der geschlechtsreifen Frau „springt" jeweils eine Oozyte aus ihrem Graaf-Follikel (**Ovulation oder Eisprung**). Die Ovulation wird dabei durch einen kurzfristigen Konzentrationsanstieg des Hypophysenvorderlappenhormons LH (luteinisierendes Hormon, ➤ Abb. 17.12) ausgelöst.
- Nach der Ovulation wandert die Oozyte durch den Eileiter, wo sie innerhalb weniger Stunden auf Samenzellen treffen muss – sonst stirbt sie ab.
- Erst unmittelbar nach einer Befruchtung wird die 2. Reifeteilung (➤ Kap. 3.6.3) abgeschlossen, aus der die reife Eizelle (**Ovum,** Gesamt-DNA 1n) und ein weiteres Polkörperchen hervorgehen.
- Der „entleerte" Graaf-Follikel stirbt nicht ab, sondern bildet sich zum progesteronproduzierenden **Gelbkörper** (Corpus luteum) um. Nach dem 45. Lebensjahr stellen die Eierstöcke ihre Tätigkeit allmählich ein – die Regelblutungen werden immer seltener und setzen schließlich endgültig aus. Der Zeitpunkt der letzten Regelblutung wird als **Menopause** bezeichnet. Danach beginnt die **Postmenopause.**

Viele Frauen erleben diese sogenannten **Wechseljahre** (Klimakterium) zwischen Geschlechtsreife und Alter besonders einschneidend (auch ➤ Kap. 17.2.5).

17.2.3 Eileiter

Die **Eileiter** (Tubae uterina, kurz Tuben, ➤ Abb. 17.7) sind paarig angelegt und 10–17 cm lang. Sie reichen beidseits von der oberen Ecke der Gebärmutter bis in unmittelbare Nähe der Eierstöcke.

Der eierstocknahe Anteil ist zur Bauchhöhle hin offen, trichterförmig erweitert (daher die Bezeichnung **Eileitertrichter**) und dient der Aufnahme des Eies nach dem Eisprung. Außerdem finden in den Eileitern die Befruchtung des Eies und sein Transport zur Gebärmutter statt. Die Wand der Eileiter besteht aus einer stark gefälteten Schleimhaut- und einer dünnen Muskelschicht, die das Ei aktiv durch peristaltische Bewegungen in Richtung Gebärmutter transportiert (zur Peristaltik ➤ Kap. 15.6).

Eierstock- und Eileiterentzündung

KRANKHEIT/SYMPTOM
Salpingitis

Die Entzündung einer oder beider Tuben wird **Salpingitis** genannt. Eine zusätzliche Entzündung des Ovars kennzeichnet einen komplizierteren Verlauf (Entzündung von Tube und Ovar wird Adnexitis genannt). Ca. 1–2 % aller sexuell aktiven Frauen sind betroffen. Durch Bakterien wie Enterokokken, E. coli, Streptokokken und Staphylokokken, seltener eine hämatogene Infektion, wird eine Adnexitis verursacht.
Es kann zu einer Schädigung und zu Verwachsungen der Tuben kommen. Der Verlust der Tubenfunktion führt evtl. zu Kinderlosigkeit, Tubenverschluss oder einer extrauterinen Gravidität.

KRANKHEIT/SYMPTOM
Endometriose

Bei ca. 2–4 % aller geschlechtsreifen Frauen können endometriumartige Inseln/Zellverbände außerhalb des Uterus auftreten **(Endometriose).** Diese Zellverbände unterliegen wie genauso wie das Endometrium einer hormonabhängigen, zyklischen Veränderung. Genaue Ursachen sind bisher nicht bekannt. Verschiedene Theorien wie Verschleppung von Zellen während der Menstruation, lymphogene oder hämatogene Streuung und embryonale Anlagestörungen werden derzeit diskutiert.

17.2.4 Uterus

Der **Uterus** (Gebärmutter) ist birnenförmig (➤ Abb. 17.11) und hat zwei Abschnitte:

- Der obere breitere Anteil, der **Gebärmutterkörper** (Corpus uteri), besteht aus kräftiger Muskulatur. Im Inneren des Gebärmutterkörpers befindet sich die Gebärmutterhöhle (**Cavum uteri**), deren Wand von der Gebärmutterschleimhaut ausgekleidet ist. Während der Schwangerschaft dient der Gebärmutterkörper als „Fruchthalter" und beteiligt sich am Aufbau des Mutterkuchens

444 17 Geschlechtsorgane und Sexualität

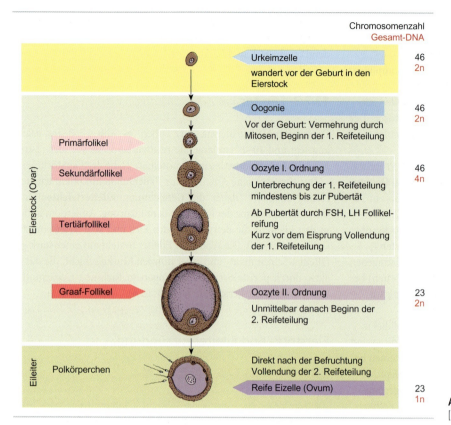

Abb. 17.9 Schema der Keimzellbildung bei der Frau [L190]

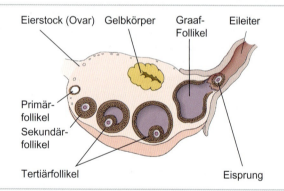

Abb. 17.10 Ovulation und Gelbkörperbildung. Der Graaf-Follikel „springt": Eizelle und Follikelflüssigkeit werden vom Eileitertrichter für den Weitertransport im Eileiter aufgefangen. Der „entleerte" Graaf-Follikel wandelt sich zum Gelbkörper (Corpus luteum) um und produziert das Gelbkörperhormon Progesteron. [L190]

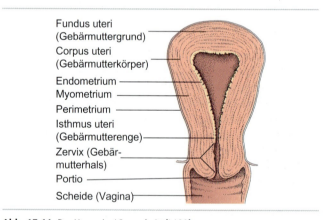

Abb. 17.11 Der Uterus im Längsschnitt [L190]

(Plazenta, ➤ Abb. 18.5 und ➤ Abb. 18.6), der das Ungeborene ernährt. Die Uterusmuskulatur passt sich durch eine enorme Wachstumsfähigkeit den Erfordernissen der verschiedenen Lebensabschnitte an. So beträgt das Gewicht des geschlechtsreifen Uterus ca. 50 g, in der Schwangerschaft zum Zeitpunkt der Geburt jedoch rund 1.000 g.

- Der untere, schmalere Anteil des Uterus ist der Gebärmutterhals (Zervix uteri), kurz meist **Zervix** genannt; der in die Scheide hineinragende Teil der Zervix heißt im klinischen Sprachgebrauch **Portio**. Die Zervix besteht aus straffem Bindegewebe und glatter Muskulatur, welche den Zervikalkanal umgeben. Die Drüsen der Zervixschleimhaut bilden einen zähen Schleim, der die Uterushöhle wie einen Pfropf verschließt und vor Keimen aus der Vagina schützt. Nur während der fruchtbaren Tage und bei der Menstruation verdünnt sich der Schleim und der Kanal öffnet sich um wenige Millimeter. Während einer Schwangerschaft schließt die geschlossene Zervix die Fruchthöhle nach unten ab.

Wandaufbau des Uterus

Am Wandaufbau des Uterus sind drei Schichten beteiligt (➤ Abb. 17.11):

- Auf der Außenseite das Peritoneum (an dieser Stelle Perimetrium genannt)
- In der Mitte die erwähnte dicke Schicht aus glatter Muskulatur (**Myometrium**)
- Auf der Innenseite die Gebärmutterschleimhaut (**Endometrium**), wobei eine myometriumnahe Lamina basalis (Basalschicht, **Basalis**) und einer oberflächlichen Lamina functionalis (Funktionsschicht, **Funktionalis**) unterschieden werden

Das Endometrium bereitet sich im Monatszyklus auf die Einnistung einer Frucht vor. Kommt es nicht zu einer Befruchtung, wird die Funktionalis ca. einmal im Monat abgestoßen (Menstruation, ➤ Kap. 17.2.5).

17.2.5 Menstruationszyklus

In den rund 35–40 Jahren zwischen dem Beginn der monatlichen Blutungen (Menarche) und ihrem Aufhören (Menopause) treten, außerhalb der Phasen von Schwangerschaft und einem Teil der Stillzeit, im Bereich des Endometriums periodische Veränderungen auf. Diese werden von den Hormonen der Ovarien verursacht und sollen in regelmäßigen Abständen optimale Bedingungen für die Einnistung einer befruchteten Eizelle schaffen. Parallel dazu wird in der Mitte dieser 25–35 Tage dauernden Periode (**Menstruationszyklus**) ein befruchtungsfähiges Ei bereitgestellt.

Wechselwirkungen mit dem Gesamtorganismus

Es bestehen enge Wechselbeziehungen zwischen dem Menstruationszyklus und dem Gesamtorganismus:
- Über das limbische System (➤ Kap. 8.7.3) beeinflussen psychische Faktoren die Gn-RH-Ausschüttung. Hierdurch wird verständlich, warum bei übergroßem Stress oder in Notzeiten bei vielen Frauen die Monatsblutung aussetzt.
- Umgekehrt wirken die vom Ovar ausgeschütteten Sexualhormone nicht nur auf die Geschlechtsorgane, sondern auch auf die übrigen Zellen des Körpers; durch ihre Wirkung auf das ZNS bestimmen sie das gesamte menschliche Verhalten wesentlich mit – insbesondere das Sexualverhalten, aber auch Aggressionsbereitschaft, Vitalität oder Depressivität. So empfindet z. B. fast jede Frau einen mehr oder weniger starkes Stimmungstief in den Tagen um die Periode herum (prämenstruelles Syndrom).

Phasen des Menstruationszyklus

Der Menstruationszyklus wird in vier Phasen unterteilt (➤ Abb. 17.12 unten im Bild):
- **Menstruation** (Regelblutung, Mens, Desquamationsphase): Während der 3–7 Tagen dauernden Menstruation (Menstruationsbeginn = 1. Tag des neuen Zyklus) löst sich die Funktionalis in Stücken ab und wird mit etwa 50–100 ml Blut vermischt ausgestoßen. Dieses wird von teils recht schmerzhaften, durch Prostaglandine (➤ Kap. 1.11.3) ausgelöste Uteruskontraktionen unterstützt. Gegen Ende der Menstruation kommt es durch östrogenbedingte Aufbauvorgänge innerhalb der Funktionalis zum Sistieren der Blutung. Das Menstruationsblut gerinnt nicht, weil im Uterus Gerinnungsfaktoren abgebaut und die Fibrinolyse aktiviert werden.
- **Proliferationsphase** (Aufbauphase, Follikelphase, östrogene Phase): Vom 5.–14. Tag erfolgt in der Proliferationsphase der Wiederaufbau der Funktionalis. In die Funktionalis sprossen neue Gefäße ein, die Drüsen beginnen zu wachsen. Die Proliferation wird durch steigende Östrogenausschüttung der Follikel ausgelöst, die erneut in den Eierstöcken heranreifen (➤ Kap. 17.2.2). FSH und LH werden unter dem Einfluss der Östrogene aus der Hypophyse freigesetzt (positive Rückkopplung). Um den 14. Zyklustag herum wird durch die stark zunehmende Ausschüttung des Hypophysenhormons LH (luteinisierendes Hormon) der Eisprung ausgelöst.
- **Sekretionsphase** (Lutealphase, gestagene Phase): Die Sekretionsphase dauert vom 15. Tag bis kurz vor der nächsten Menstruation. Durch die nach dem Eisprung in Gang kommende Sekretion von Progesteron wachsen die Drüsen stark und bilden reichlich Sekret. Glykogen, die Speicherform der Glukose, wird eingelagert. So wird das Endometrium auf die Aufnahme einer befruchteten Eizelle vorbereitet. Dringt ein befruchtetes Ei in die Funktionalis ein, so ernährt diese während der ersten zwei Wochen die Eianlage.
- **Ischämiephase:** Kommt es nach einem Eisprung nicht zur Befruchtung der Eizelle, so bildet sich der Gelbkörper (➤ Kap. 17.2.2) zurück und stellt seine Progesteronproduktion ein. Die Arterien im Endometrium ziehen sich zusammen, die Schleimhaut schrumpft, die Durchblutung der Funktionalis nimmt stark ab. Die entstehend Minderdurchblutung (= Hypoperfusion) führt zum Absterben der Funktionalis; einwandernde Leukozyten setzen zusätzlich proteolytische Enzyme frei. Diese oft nur wenige Stunden dauernde Ischämiephase leitet die Menstruation ein.

Menstruationsbeschwerden

Die meisten Frauen haben v. a. zu Beginn der Menstruation leichtere Beschwerden, die sie aber im Beruf und in der Freizeit nicht beeinträchtigen. Starke, krampfartige Schmerzen im Unterleib unmittelbar vor und während der Menstruation, häufig verbunden mit einem allgemeinen Krankheitsgefühl, haben jedoch Krankheitswert und werden als **Dysmenorrhö** bezeichnet.

Klimakteriumsbeschwerden

Durch die fehlenden Eireifungen fallen die Östrogen- und Progesteronspiegel während der Wechseljahre (**Klimakterium**) – etwa zwischen dem 45. und 55. Lebensjahr – stark ab. Der Zeitpunkt der letzten Regelblutung ist die **Menopause**; meist liegt er im Alter von Anfang 50. Der Zeitraum danach ist die **Postmenopause.** Der Hor-

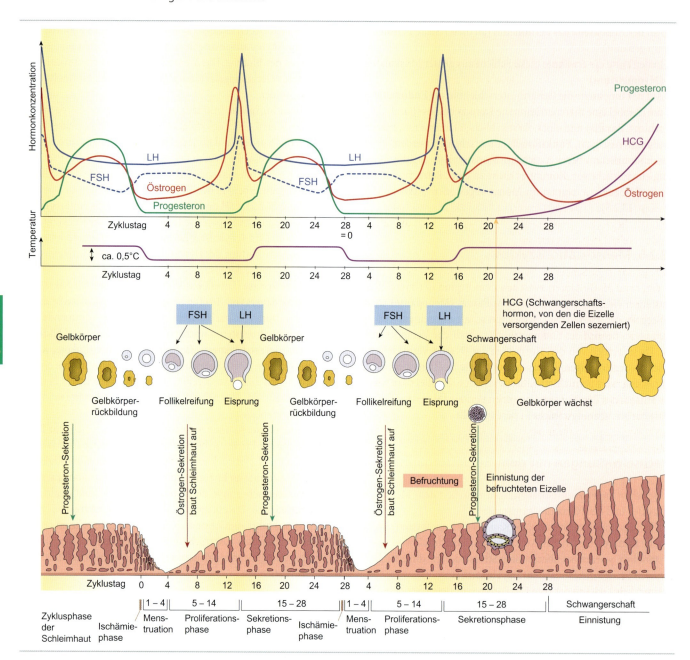

Abb. 17.12 Schema der wichtigsten hormonellen Veränderungen, der morgendlichen Körperkerntemperatur, der Vorgänge in den Eierstöcken und in der Gebärmutterschleimhaut im Menstruationszyklus. Kommt es zur Befruchtung und zur Einnistung des Eies, so stirbt der Gelbkörper nicht ab, sondern wächst weiter bei steigender Progesteronbildung. Das Hormon HCG wird bei Eintreten einer Schwangerschaft durch die Zellen gebildet, welche die befruchtete Eizelle versorgen. Es dient auch zum Schwangerschaftsnachweis. Auch die erhöhte Temperatur deutet auf eine Schwangerschaft hin. [L190]

monabfall bzw. -mangel hat vielfältige Auswirkungen auf Psyche und Körper der Frau:
- Hitzewallungen, Schweißausbrüche und fleckige Hautrötungen
- Stimmungslabilität, depressive Phasen, Nervosität, Schlafstörungen
- Herzrhythmusstörungen, Schwindel
- Gewichtszunahme, Figuränderung

Medizinisch sehr bedeutsam ist die starke Beschleunigung der Osteoporose (> Kap. 6.11) und der Arteriosklerose (Kap. 13.1.2), die mit dem Klimakterium einsetzt.

Viele Beschwerden lassen sich durch Gabe niedriger Dosen von Östrogenen und Gestagenen lindern. Jedoch können bei längerer Einnahme unerwünschte Wirkungen auftreten, z. B. eine Erhöhung des Mammakarzinomrisikos. Daher werden heute Hormonpräparate zurückhaltender eingesetzt, wobei die lokale Anwendung von Östrogenen nicht die Wirkungen auf den gesamten Organismus aufweist.

17.2.6 Scheide

Die 8–12 cm lange **Scheide** (Vagina) ist ein elastischer, bindegewebiger Muskelschlauch, der die Verbindung zwischen Uterus und äußerem Genitale herstellt.

Im Kindesalter ist die **Scheidenöffnung** (Introitus vaginae) durch eine halbmondförmige, elastische Hautfalte, das **Jungfernhäutchen** (Hymen), weitgehend verschlossen. Beim ersten Geschlechtsverkehr, aber gelegentlich auch bei unvorsichtiger Tamponbenutzung, reißt das Jungfernhäutchen ein und kann bluten.

Die Scheidenwand ist mit 3 mm Wandstärke relativ dünn und besteht lediglich aus (nicht verhorntem) Plattenepithel und einer darunter liegenden dünnen Schicht aus glatter Muskulatur und Bindegewebe. Das Sekret der Scheide setzt sich zusammen aus dem Sekret der Zervixdrüsen, aus abgestoßenen vaginalen Epithelzellen und aus durch die Scheidenschleimhaut hindurchgetretene Flüssigkeit (Transsudat). Aus dem Glykogen der abgeschilferten Zellen entsteht mithilfe von Milchsäurebakterien Milchsäure, die für das typisch saure Milieu der Vagina (pH ≤4,5) bei der geschlechtsreifen Frau verantwortlich ist. Das saure Milieu schützt vor aufsteigenden Krankheitskeimen.

Durch sexuelle Erregung und während der **Kohabitation** (Geschlechtsverkehr) wird ein Schleim abgesondert, der einerseits das Eindringen des Penis und andererseits die Bewegungen erleichtert.

Vor allem ältere Frauen haben häufig wegen einer zu wenig befeuchteten Vaginalschleimhaut Schmerzen beim Geschlechtsverkehr (**Dyspareunie**). Östrogensalben oder -zäpfchen und Gleitcremes können hier Abhilfe schaffen.

17.2.7 Äußere weibliche Geschlechtsorgane

Schamlippen

Die behaarten **großen Schamlippen** (Labia majora pudendi) begrenzen die **Schamspalte** (Rima pudendi). Sie enthalten Talg-, Schweiß- und Duftdrüsen.

Die kleinen **Schamlippen** (Labia minora pudendi) werden meist erst beim Spreizen der großen Schamlippen sichtbar. Sie sind haarlose Hautfalten mit zahlreichen Talgdrüsen. Zwischen den kleinen Schamlippen liegt der Scheidenvorhof, vor ihnen die Klitoris.

Scheidenvorhof

In den von den kleinen Schamlippen begrenzten **Scheidenvorhof** (Vestibulum vaginae) mündet vorne die bei der Frau etwa 4 cm lange **Harnröhre** (Urethra) und etwas weiter hinten der **Scheideneingang** (Introitus vaginae). Da die Harnröhre sehr kurz ist, kann es durch aufsteigende Keime leicht zu Blasenentzündungen kommen.

Erwähnenswert sind außerdem der **Vorhofschwellkörper,** der dem Harnröhrenschwellkörper des Mannes entspricht, die zahlreichen **kleinen Vorhofdrüsen** sowie die paarigen **großen Vorhofdrüsen** (Glandulae vestibulares majores, Bartholin-Drüsen) in den kleinen Schamlippen, die durch ihr Sekret den Scheidenvorhof

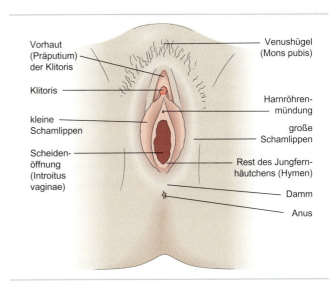

Abb. 17.13 Die Vulva einer erwachsenen Frau [L190]

feucht halten und wegen der nicht seltenen, schmerzhaften Entzündungen (Bartholinitis) klinische Bedeutung haben.

Klitoris

Die **Klitoris** (Kitzler) ist ein bis zu 3 cm langer Schwellkörper, der als rundes Knöpfchen zwischen den großen Schamlippen hervorragt. Seine Schleimhaut ist reichlich mit sensiblen Nervenendigungen versorgt. Die Klitoris entspricht in mancher Hinsicht dem männlichen Penisschwellkörper (Corpus cavernosum penis). So ist sie erektil, das heißt, bei sexueller Stimulation schwillt sie an und richtet sich bis zu einem gewissen Grad auf.

Vulva

In der Klinik werden häufig der **Schamberg** (Mons pubis, Venushügel), die **Schambehaarung** (Pubes), die **großen** und **kleinen Schamlippen,** die **Klitoris,** der **Scheidenvorhof** einschließlich seiner Drüsen und die **weibliche Harnröhre** (Urethra femina) unter dem Begriff **Vulva** zusammengefasst (> Abb. 17.13).

17.2.8 Gynäkologische Blutungen

Blutungen außerhalb der Regel (Zwischenblutungen, **Spotting**) können in unterschiedlicher Intensität auftreten. In den meisten Fällen wird der Rettungsdienst mit der Patientin nicht in Kontakt kommen, weil sie sich selber dem Gynäkologen vorstellt. Insbesondere stärkere Blutungen, das Auftreten von Schwächegefühl oder starke Schmerzen sind aber Gründe, warum der Rettungsdienst angefordert wird.

Einerseits können gynäkologische Blutungen intraabdominell stattfinden und somit das Bild eines akuten Abdomens darstellen oder sie äußern sich als vaginale Blutungen. In der Präklinik ist schwer zu unterscheiden, um welche Blutungsquelle es sich handelt. Durch eine gute und strukturierte Anamnese und Untersuchung können mögliche Ursachen herauskristallisiert werden. Letztendlich kann nur in der Klinik eine Diagnose gestellt werden. Ausschlaggebend für einige Differenzialdiagnosen sind Alter der Patientin (z. B. nach Menopause oder vor Menarche) und eine mögliche Schwangerschaft.

In der Präklinik steht die Sicherung der Vitalfunktionen im Vordergrund; des Weiteren verlangt dieser Notfall besonderes Einfühlungsvermögen gegenüber der psychischen Verfassung der Patientin.

Ursachen

Es können je nach Stärke folgende genitale Blutungen unterschieden werden:

- **Schmierblutungen** (z. B. bei Endometriose, Extrauteringravidität; ➤ Kap. 18.1.1)
- **Schwache Blutungen** (z. B. durch Zyklusstörungen, Genitalpolypen, Spirale)
- **Starke Blutungen** (z. B. durch Verletzung der Genitalorgane, Abort, ➤ Kap. 18.4.1, vorzeitige Plazentalösung und Placenta praevia, ➤ Kap. 18.4, postoperative Blutung)

MERKE
Verdacht auf Vergewaltigung

Besteht der Verdacht einer Vergewaltigung, ist maximales Einfühlungsvermögen des Rettungsdienstpersonals gefragt und es sollte darauf geachtet werden, dass Beweismaterialien, wie Patientenkleidung und Blut/Sekret, gesichert werden, um diese durch den Gynäkologen bzw. durch ein rechtsmedizinisches Institut untersuchen zu lassen.

KAPITEL 18
Sven Heiligers
Entwicklung, Schwangerschaft und Geburt

18.1	Befruchtung bis Einnistung	450
18.1.1	Männliche und weibliche Keimzellen	450
18.1.2	Befruchtung	450
18.1.3	Erste Zellteilungen (Furchung)	450
18.1.4	Einnistung (Nidation)	450
18.1.5	Schwangerschaft am falschen Ort	451
18.2	Entwicklung des Embryos	452
18.2.1	Organentwicklung	452
18.2.2	Plazenta	452
18.2.3	Fruchtblasen und Eihäute	454
18.2.4	Nabelschnur	455
18.3	Entwicklung des Fetus	455
18.3.1	Leistungen der fetalen Organe	455
18.3.2	Fetaler Blutkreislauf	455
18.3.3	Immunsystem	456
18.4	Schwangerschaft	456
18.4.1	Erstes Trimenon – Frühschwangerschaft bis Ende 12. Woche	456
18.4.2	Zweites Trimenon – 13. bis 24. Woche	457
18.4.3	Drittes Trimenon – Spätschwangerschaft ab 25. Woche	457
18.4.4	Vorzeitige Plazentalösung und Placenta praevia	457
18.4.5	Fehlgeburt	458
18.4.6	Hypertensive Schwangerschaftserkrankungen	458
18.5	Geburt	459
18.5.1	Eröffnungsphase	460
18.5.2	Austreibungsphase	460
18.5.3	Nachgeburtsphase	461
18.6	Geburtskomplikationen	461
18.6.1	Geburtsstillstand	461
18.6.2	Lageanomalien	462
18.6.3	Nabelschnurvorfall	462

Die Entwicklung eines Menschen aus einer einzigen befruchteten Zelle ist ein ungeheuer komplizierter Vorgang, der nicht mit der Geburt, sondern eigentlich erst mit dem Tod abgeschlossen ist. Dabei wird zwischen der **pränatalen** – also *vor* der Geburt stattfindenden – und der **postnatalen** Entwicklung unterschieden. Die postnatale Entwicklung umfasst alle Prozesse, die *nach* der Geburt ablaufen: vom Zähnekriegen während der Kindheit über die Geschlechtsreifung des Jugendlichen bis hin zur Partnerwahl und Elternrolle im Erwachsenenalter und später dann den körperlichen Abbau im Alter.

Die pränatale Entwicklung lässt sich grob in drei Abschnitte unterteilen:
1. Das Stadium der ersten mitotischen Zellteilungen, gelegentlich auch **Keimphase** genannt, umfasst alle Prozesse von der Befruchtung bis zur Einnistung der befruchteten Eizelle und ist etwa mit dem zehnten Tag abgeschlossen.
2. Die nun folgende **Embryonalphase** (daher kommt die Bezeichnung **Embryo**) beginnt in der zweiten Woche und endet mit der vollendeten achten Woche nach der Befruchtung. Es ist die Zeit der **Organogenese** (Organbildung): Während dieser Wochen werden fast alle Organe angelegt.
3. Ab der neunten Woche nach der Befruchtung wird der Keim als **Fetus** bezeichnet. Während des **Fetalstadiums** erlangt die Frucht die Geburtsreife; die Organe differenzieren sich aus und nehmen ihre Funktion auf. Insbesondere in den letzten zwei Monaten kommt es zu einer erheblichen Gewichtszunahme, weil Fett eingelagert wird.

> **MERKE**
> **p. c. – p. m.**
> Bei der Berechnung der Schwangerschaftsdauer gibt es zwei unterschiedliche Herangehensweisen. Zum einen kann die Schwangerschaftsdauer ab der erfolgten Befruchtung (**post conceptionem = p. c.**, dies entspricht dem Gestationsalter des Embryos bzw. Feten), zum anderen ab dem Tag der letzten Menstruation berechnet werden (**post menstruationem = p. m.**), weil dieser Termin gewöhnlich eher bekannt ist. Danach befindet sich die Frau, wenn sie das Ausbleiben der Menstruation bemerkt, am Anfang der 3. Schwangerschaftswoche (SSW) p. c.; dies entspricht der 5. SSW p. m. Die für den klinisch tätigen Mediziner übliche Berechnungsweise ist die nach p. m.

18.1 Befruchtung bis Einnistung

Die biologischen Reaktionen bei der Befruchtung und in den ersten Tagen der Schwangerschaft sind äußerst komplex. Es verwundert deshalb nicht, dass es nur rund 45 % aller Eizellen, die mit Samenzellen in Kontakt gekommen sind, überhaupt schaffen, sich erfolgreich im Endometrium einzunisten. Die häufigsten Ursachen für diese niedrige „Erfolgsquote" sind genetische Defekte der befruchteten Eizelle (insbesondere numerische Chromosomenaberrationen) und Fehlentwicklungen des Endometriums. Dies ist mit ein Grund, weshalb bei einem bestehenden Kinderwunsch durchschnittlich vier Monate regelmäßigen Sexualverkehrs vergehen, bevor eine Schwangerschaft eintritt.

18.1.1 Männliche und weibliche Keimzellen

Eine der wichtigsten Voraussetzungen für die Fähigkeit, Nachkommen zu erzeugen ist – neben anatomischen Faktoren wie der Durchgängigkeit des Eileiters bei der Frau und des Samenleiters beim Mann – die Bereitstellung von funktionstüchtigen Keimzellen (Geschlechtszellen, Gameten). Diese besitzen im Gegensatz zu sonstigen Körperzellen mit diploidem („doppeltem") Chromosomensatz nur einen haploiden („einfachen") Chromosomensatz (➤ Kap. 3.6.3).

Die männliche Keimzelle heißt Samenzelle oder **Spermium**, die weibliche Keimzelle wird **Eizelle** oder Ovum genannt (Details zur Eizellbildung ➤ Kap. 17.2.2).

18.1.2 Befruchtung

Trifft die Eizelle bei ihrer Wanderung zum Uterus auf befruchtungsfähige Spermien, kann es zur Verschmelzung beider Keimzellen und damit zur **Befruchtung** (Konzeption, Empfängnis) kommen. Durch die Befruchtung wird der doppelte (diploide) Chromosomensatz wiederhergestellt. Zusammen mit der Meiose sorgt die Befruchtung für eine Vermischung des Erbguts. Dies führt zu Speziesvariationen und bereits jetzt zur Festlegung des (chromosomalen) Geschlechts des neuen Organismus (➤ Abb. 18.1).

Das Ejakulat befindet sich nach der Ejakulation ganz dicht vor dem äußeren Muttermund. Die Spermien wandern durch den Muttermund und die Uterushöhle aufwärts bis in die Eileiter. Die Sekretion von dünnflüssigem Zervixschleim erleichtert die Fortbewegung der Spermien. Trotzdem erreicht nur etwa ein Prozent der vielen Millionen Spermien das obere Drittel des Eileiters. Dort treffen dann meist mehrere Spermien fast gleichzeitig auf die Eizelle. Die Zellmembran des ersten Spermiums und die der Eizelle verschmelzen miteinander und das Spermium dringt rasch in die Eizelle ein (**Imprägnation**). Unmittelbar nach dem Eindringen des Spermiums wird die Zona pellucida chemisch verändert und dadurch für weitere Spermien unpassierbar.

In der Eizelle bleibt der Spermienkopf in der Nähe des weiblichen Kernes liegen, sein Schwanz wird abgestoßen. Der Kopf schwillt an und bildet den **Vorkern,** der sich mit dem gleichartigen Vorkern der Eizelle vereinigt. Die neuentstandene Zelle – **Zygote** genannt – enthält also, wie jede normale Körperzelle, alle 23 Chromosomen in doppelter (diploider) Ausführung, je 23 vom Vater (bzw. Spermium) und 23 von der Mutter (bzw. Eizelle).

18.1.3 Erste Zellteilungen (Furchung)

Wenige Stunden, nachdem sich die Kerne von Ei- und Samenzelle zur **Zygote** vereinigt haben, beginnen die ersten Zellteilungen, die Furchungsteilungen. Aus der Zygote werden zunächst zwei Zellen, dann vier, acht, sechzehn usw., bis sich eine Zellkugel bildet, die mikroskopisch gesehen einer Beere ähnlich sieht und deshalb als **Morula** (morus = Maulbeere) bezeichnet wird. Die Morula wandert durch den Eileiter in Richtung Uterus. Etwa am vierten Tag nach der Befruchtung verwandelt sich die Morula durch Flüssigkeitsaufnahme in einen hohlen Zellball, die **Blastozyste** (Keimblase). Die Aushöhlung heißt **Blastozystenhöhle** (➤ Abb. 18.1).

18.1.4 Einnistung (Nidation)

Die Blastozyste erreicht in diesem Stadium den Uterus. Sie liegt zunächst noch frei in der Uterushöhle. Am 5.–6. Tag nach der Be-

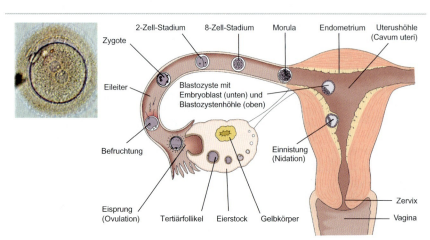

Abb. 18.1 Entwicklung des Keims von der Zygote (Foto) über das Zweizellenstadium bis zur Blastozyste [Zeichnung: L190; Foto: T077]

18.1 Befruchtung bis Einnistung

fruchtung lagert sich die Blastozyste an das Endometrium an. Zu diesem Zeitpunkt produzieren die Trophoblastzellen proteolytische (gewebsandauende Enzyme), die es ihnen ermöglichen, sich in das Endometrium „einzufressen". Das Eindringen in das mütterliche Gewebe wird durch die Schleimhaut unterstützt: Durch das Gelbkörperhormon Progesteron ist das Endometrium auf die Aufnahme der Frucht vorbereitet (➤ Abb. 18.2).

Damit der wachsende Embryo ernährt werden kann, teilt sich der Trophoblast in zwei Schichten auf:
- In den **Zytotrophoblasten,** der den Embryoblasten weiterhin umgibt und ständig neue Zellen bildet.
- In den **Synzytiotrophoblasten,** eine durch Verschmelzung von Trophoblastzellen entstandene vielkernige „Riesenzelle". Der Synzytiotrophoblast wächst immer weiter in das Endometrium hinein (➤ Abb. 18.2). Die dabei freigesetzten Stoffe dienen der Ernährung des Embryos (**histiotrophe Phase** der Keimernährung, von histio = Gewebe, trophe = Ernährung).

Schließlich kommt es zum Anschluss an das Gefäßsystem der Mutter.

Neben den proteolytischen Enzymen wird nun vom Synzytiotrophoblasten das Schwangerschaftshormon humanes Choriongonadotropin (**HCG**) gebildet, das in den ersten Wochen der Schwangerschaft die Funktion des Gelbkörpers aufrechterhält. Ansonsten würde das Endometrium abgestoßen, eine Schwangerschaft wäre nicht möglich.

Die Konzentration des HCG, das über den mütterlichen Harn ausgeschieden wird, ist bereits am 9. Tag p.c., also noch vor dem Zeitpunkt der ersten ausgebliebenen Menstruationsblutung, so hoch, dass es im Blut nachzuweisen ist. Die heute üblichen käuflichen Schwangerschaftstests beruhen auf dem Nachweis von HCG im Urin.

Am 11.–13. Tag ist der Keim vollständig vom Endometrium umgeben. In diesem Stadium wird das Gewebe vermehrt durchblutet, was zu einer leichten Blutung führen kann, die manche Frauen mit einer Menstruation verwechseln, obwohl sie bereits schwanger sind.

18.1.5 Schwangerschaft am falschen Ort

Normalerweise nistet sich die Blastozyste im oberen Drittel meist der hinteren Uteruswand ein. Hiervon abweichende Lokalisationen der Frucht innerhalb der Gebärmutter, etwa in der Nähe des Muttermundes, können zu schweren Blutungen während der Schwangerschaft und der Geburt führen.

In 1 bis 2 % aller Schwangerschaften kommt es aber zur Einnistung außerhalb der Gebärmutter (**Extrauteringravidität** = Schwangerschaft außerhalb des Uterus). In über 90 % der Fälle nistet sich die Frucht im Eileiter ein (**Eileiterschwangerschaft** = Tubargravidität; ➤ Abb. 18.3), selten im Eierstock (**Eierstockschwangerschaft** = Ovarialgravidität) oder in der Bauchhöhle (**Bauchhöhlenschwangerschaft** = Abdominalgravidität).

Pathophysiologie

Eine Nidation der Zygote (mit Erreichen des Blastozystenstadiums) findet immer dort statt, wo sie sich zu diesem Zeitpunkt gerade befindet. Sobald die befruchtete Eizelle ein bestimmtes Entwicklungsstadi-

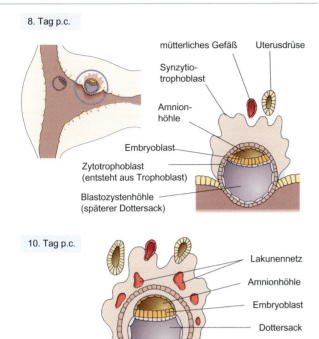
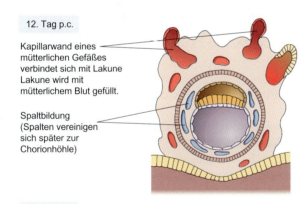
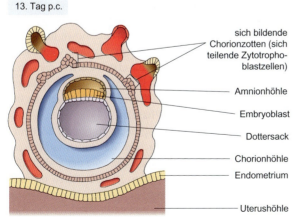

Abb. 18.2 Einnistung (Nidation) der Blastozyste, Ausbildung des Dottersacks und beginnende Zottenbildung [L190]

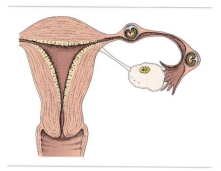

Abb. 18.3 Häufigste Extrauteringravidität ist die Eileiterschwangerschaft, wobei sich die Frucht sowohl im relativ weiten, gebärmutterfernen Teil des Eileiters als auch im engen, gebärmutternahen Teil einnisten kann. [L190]

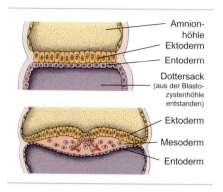

Abb. 18.4 Die Entwicklung der Keimblätter. Aus der zweischichtigen Keimscheibe (oben) entwickelt sich durch das Einwandern von Mesodermzellen die dreischichtige Keimscheibe (unten). [L190]

um erreicht hat, nistet sie sich ein, unabhängig davon, wo sie sich gerade aufhält. Ursache einer ektopen Gravidität ist meist eine Störung des normalen Transportmechanismus. So können z. B. eine vorausgegangene Adnexitis, Endometriose, Operationen im Becken, entzündliche Beckenerkrankungen und Salpingitis zu Verwachsungen im Bauchraum führen, welche die Tubenfunktion einschränken. Als zusätzlicher Risikofaktor gelten eine vorausgegangene Tubargravidität und Operationen an den Tuben (Sterilitätsbehandlung, EUG-OP).

Die Frucht beginnt zwar, sich zu entwickeln, stirbt aber ca. 3–5 Wochen nach der Befruchtung ab, weil sie keinen Platz mehr zum Wachsen hat und nicht mehr ausreichend versorgt wird. Die Frau bekommt zunehmend (einseitige) Unterbauchschmerzen und vaginale Blutungen. Insbesondere wenn der Eileiter mit der abgestorbenen Frucht platzt (Tubenzerreißung), kann es zu schweren inneren Blutungen der Mutter mit hämorrhagischem Schock kommen.

Da die Beschwerden bei einer Extrauteringravidität v. a. denen einer Appendizitis (> Kap. 15.16.6), einer Eileiterentzündung und anderen abdominalen Krankheitsbildern täuschend ähneln können, sollte bei unklaren Bauchschmerzen eines Mädchens bzw. einer Frau im gebärfähigen Alter unbedingt eine genaue Anamnese erfolgen (insbesondere Zeitpunkt der letzten Regelblutung, da viele nicht von einer Schwangerschaft wissen).

18.2 Entwicklung des Embryos

18.2.1 Organentwicklung

Etwa 8 Tage nach der Befruchtung differenziert sich der Embryoblast in zwei verschiedene Keimschichten, die zusammen als **Keimscheibe** bezeichnet werden. Die beiden Keimschichten entwickeln sich schließlich zu drei Schichten, den drei **Keimblättern** (> Abb. 18.4). Aus den drei Keimblättern entwickeln sich in den Folgewochen die verschiedenen Organe und Gewebe:

- Aus der äußeren, dem Uterusmuskel zugewandten Schicht, dem **Ektoderm,** bilden sich vor allem das Nervensystem, die Sinnesorgane und die Haut.
- Aus der mittleren Schicht (**Mesoderm**) formieren sich in erster Linie das Herz und andere Muskeln, die meisten Binde- und Stützgewebe, die Geschlechtsorgane, das Skelett, die Blutkörperchen, die Nieren, die lymphatischen Organe und die Unterhaut.
- Aus der inneren, der Uterushöhle zugewandten Schicht (**Entoderm**) entstehen hauptsächlich die Epithelien der Atmungs- und Verdauungsorgane, die ableitenden Harnwege sowie die Organe Schilddrüse, Leber und Pankreas.

Entscheidend für die erfolgreiche Entwicklung des Keimes ist die Kommunikation zwischen den nun schon stärker differenzierten Zellen. In einer bisher nur teilweise entzifferten Sprache aus elektrischen und chemischen Signalen beeinflussen sich die Zellen und stoßen sich gegenseitig zum jeweils nächsten Entwicklungsschritt an.

18.2.2 Plazenta

> **MERKE**
>
> **Plazenta**
>
> Bei der **Plazenta** (Mutterkuchen, placenta = Kuchen) handelt es sich um ein besonderes Organ, welches sowohl die Trennung als auch die Verbindung zwischen Mutter und Kind gewährleistet.

Frühe Plazentaentwicklung

Die Plazentaentwicklung (**Plazentation**) beginnt um den achten Tag nach der Befruchtung (> Abb. 18.2). Im Synzytiotrophoblasten bilden sich Hohlräume, die zu Lakunen („Seen") zusammenfließen. Um den 12. Tag ist der Synzytiotrophoblast so weit in das Endometrium eingewachsen, dass Uteruskapillaren eröffnet werden und mütterliches Blut in das **Lakunennetz** gelangt. Der Zytotrophoblast verdickt sich ab dem 13. Tag durch Zellteilungen zum **Chorion** (Zottenhaut), das den Keim vollkommen umgibt. Durch Einwachsen von Zytotrophoblastzellen aus dem Chorion in den Synzytiotrophoblasten entstehen die ersten **Zotten,** die sich in der Folgezeit durch Einsprossen von Bindegewebe und Kapillaren ausdifferenzieren. Von nun an wird der Keim direkt durch das Blut der Mutter ernährt (**hämotrophe Phase).**

Wegen der besseren Ernährungsbedingungen auf der dem Myometrium zugewandten Seite wachsen die Zotten auf dieser Seite weiter, während sich die Zotten auf der Seite der Uterushöhle zurückbilden (> Abb. 18.5, > Abb. 18.6). Dadurch teilt sich das Chorion in einen zottentragenden Bereich, die **Chorionplatte** (Chorion frondosum), und einen zottenlosen Teil, die **Chorionhaut** (Chorion laeve), an der gegenüberliegenden Seite. Die Chorionplatte stellt den kindlichen Teil der **Plazenta** (Mutterkuchen) dar, die über Diffusionsvorgänge den umfassenden Stoffaustausch zwischen kindlichem und mütterlichem Organismus ermöglicht.

18.2 Entwicklung des Embryos

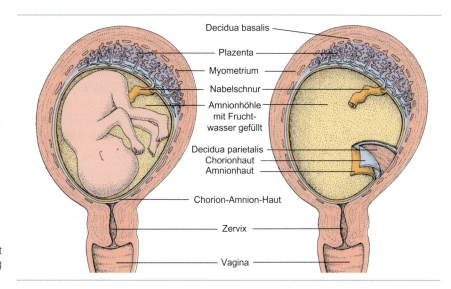

Abb. 18.5 Aufbau der Plazenta – im rechten Bild ist der Fetus nicht dargestellt, dafür aber die Schichtung der einzelnen Eihäute hervorgehoben. [L190]

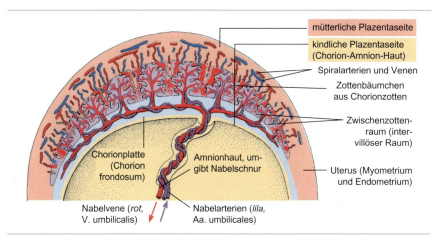

Abb. 18.6 Detailzeichnung der Plazenta mit Darstellung der kindlichen Gefäße, die sich (in der Abbildung von unten kommend) in der Chorionplatte verzweigen, sowie der mütterlichen Gefäße (in der Abbildung oben), die ihr Blut fontänenartig in die Zwischenzottenräume spritzen. [L190]

Reife Plazenta

Die so entstandene **Plazenta** baut sich aus einem kindlichen und einem mütterlichen Anteil auf:
- Der kindliche Anteil besteht aus der **Chorionplatte** sowie den etwa 15–20 cm langen **Zottenbäumchen** (Kotyledonen).
- Der mütterliche Anteil ist die **Decidua basalis** (➤ Abb. 18.5).

Die Chorionplatte zweigt sich immer weiter auf, sodass sich reich verzweigte Zottenbäumchen bilden (➤ Abb. 18.5), deren Oberfläche durch Mikrovilli (fingerförmige Ausstülpungen) extrem stark vergrößert wird. Um die Zotten herum bleiben schmale Spalten, die **Zwischenzottenräume** (intervillöse Räume).

Zum Zeitpunkt der Geburt ist die Plazenta ein scheibenförmiges Organ von ca. 18 cm Durchmesser, 2 cm Dicke und etwa 500 g Gewicht. Auf der kindlichen Seite der Plazenta setzt die Nabelschnur (➤ Kap. 18.2.4) an. Diese Seite wirkt spiegelglatt. Die der Gebärmutterwand zugewandte Seite dagegen zeigt unterschiedlich tiefe und unregelmäßig angeordnete Furchen, welche die Plazenta in Areale unterteilt, die **Kotyledonen** genannt werden. Die Plazenta wird nach dem Kind am Ende des Geburtsverlaufs als Nachgeburt ausgestoßen (➤ Kap. 18.5.1).

Aufgaben der Plazenta

Wesentliche Aufgaben der Plazenta sind:
- Versorgung des Ungeborenen mit Nährstoffen und Sauerstoff
- Abtransport von kindlichen Stoffwechselprodukten und Kohlendioxid
- Hormon, Enzym- und Proteinbildung
- Immunschutz des Embryos und Fetus

Blutversorgung der Plazenta

Das für die Versorgung des Embryos benötigte Blut der Mutter kommt aus spiralförmigen Arterien der Gebärmutter, die kleine Öffnungen haben, fließt in die Zwischenzottenräume und umspült so die Zotten (➤ Abb. 18.6). Das Blut fließt danach über Venen zurück in den mütterlichen Kreislauf.

Plazentaschranke

Zwischen dem mütterlichen Blut in den Zwischenzottenräumen und dem kindlichen Blut in den Kapillaren der Zotten liegt eine trennende Gewebeschicht. Sie wird **Plazentaschranke** genannt und stellt die immunologische Barriere zwischen kindlichem und mütterlichem Organismus dar.

Über die Plazentaschranke erfolgt nicht nur der Gasaustausch (das heißt Sauerstoffaufnahme und Kohlendioxidabgabe des fetalen Blutes), sondern auch die Passage von Nährstoffen, Elektrolyten, Antikörpern der Klasse IgG und Medikamenten. Ferner können auch Mikroorganismen, insbesondere Viren, die Plazentaschranke passieren.

Blutversorgung des Kindes

Das sauerstoff- und nährstoffreiche kindliche Blut sammelt sich, nachdem es die Zottenbäumchen durchströmt hat, in kleineren Venen, die in der Chorionplatte verlaufen, und fließt dann als sauerstoffreiches Blut über die **Nabelschnurvene** (V. umbilicalis) zum Feten.

Das sauerstoffarme kindliche Blut wird vom embryonalen bzw. fetalen Herzen über zwei **Nabelschnurarterien** (Aa. umbilicales) in die Blutgefäße der Zottenbäumchen zurückgepumpt.

Hormonproduktion der Plazenta

Nicht nur der Gelbkörper, sondern auch die Plazenta produziert Hormone: Sie bilden sowohl die Sexualhormone Östrogen und Progesteron als auch das Schwangerschaftshormon HCG. Im Laufe der Schwangerschaft ersetzt die Plazenta die Hormonproduktion des Gelbkörpers vollständig.

18.2.3 Fruchtblasen und Eihäute

Bis zum achten Tag der Entwicklung entstehen zwei geschlossene Hohlräume:
- Der erste, der dem späteren Bauch des Embryos gegenüberliegt, ist die **Blastozystenhöhle.** Sie vergrößert sich zunächst zum **Dottersack** (> Abb. 18.2, > Abb. 18.7), um aber bis zur 11. Schwangerschaftswoche ganz zu verkümmern (> Abb. 18.7).
- Kurz darauf bildet sich zwischen Embryoblast und Trophoblast ein zweiter, zunächst kleinerer Hohlraum, die **Amnionhöhle** (> Abb. 18.2, > Abb. 18.7), die sich später mit Fruchtwasser füllt. Eine dritte Höhle entsteht später, indem der Trophoblast Spalten bildet und sich diese Spalten zur **Chorionhöhle** (> Abb. 18.2, > Abb. 18.7) vereinigen. Die Chorionhöhle umschließt den ganzen Embryo bis auf eine kleine „Brücke", den **Haftstiel** (> Abb. 18.7). Dottersack und Haftstiel werden später zu einem Teil der Nabelschnur.

Am achten Tag beginnt das Amnionepithel, Flüssigkeit (**Amnionflüssigkeit**) in die Höhle hinein abzugeben. Dadurch wird die Amnionhöhle zur **Fruchtblase** und die Amnionflüssigkeit wird nun **Fruchtwasser** genannt. In den ersten Wochen wächst die Fruchtblase um den ganzen Embryo herum und umgibt die Frucht schließlich vollständig. Sie stellt so eine Art Wasserkissen dar, das die Frucht gegen Stöße und vor Austrocknung schützt.

Die Amnionhöhle verdrängt durch Wachstum Zug um Zug die Chorionhöhle, sodass die Chorionhöhle schließlich verschwindet. Die **Amnionhaut** (oft kurz Amnion genannt) als äußere Begrenzung der Amnionhöhle stößt dadurch an die **Chorionhaut** (kurz

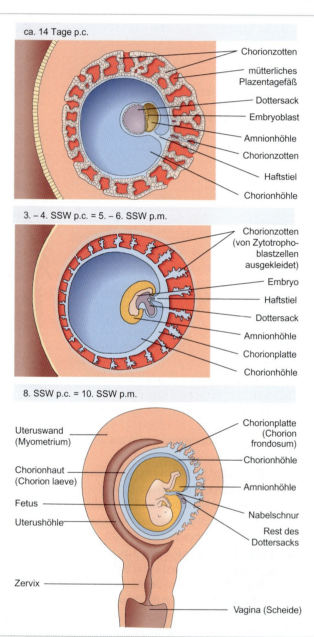

Abb. 18.7 Entwicklungsstufen des Embryos bzw. Fetus, Fruchtblasen und Eihäute (Größenverhältnisse nicht maßstabsgetreu). Oben: 14 Tage nach der Befruchtung ist die Keimanlage noch ganz von Zotten umgeben. Mitte: 3.–4. SSW p. c. = 5.–6. SSW p. m., die Zotten*reduktion* ist auf der Seite, die zur Gebärmutterhöhle hin wächst, schon deutlich zu erkennen. Unten: 8. SSW p. c. = 10. SSW p. m., der Zotten*verlust* hat auf dieser Seite vollständig stattgefunden. [L190]

Chorion) und bildet so die **Chorion-Amnionhaut** (> Abb. 18.5). Amnion- und Chorionhaut zusammen werden als **Eihäute** im engeren Sinne bezeichnet. Im weiteren Sinne gehören auch noch die Plazenta und die **Dezidua** (= nach Einnistung des Keims veränderte Uterusschleimhaut) zu den Eihäuten.

Das Fruchtwasser, in der 20. Schwangerschaftswoche (SSW) p. m. etwa 500 ml, in der 38. SSW bis zu 1,5 l, wird normalerweise innerhalb von 3 Stunden vollständig ausgetauscht. Den Austausch übernimmt der wachsende Fetus in zunehmendem Maße selbst: Von den fetalen Nieren produzierter Urin wird in die Fruchtblase abgegeben und von der Plazenta mit Nährstoffen angereichert. Ein Teil davon wird wieder geschluckt, im Darm des Fetus resorbiert und gelangt über die Plazenta in den mütterlichen Kreislauf. Das Fruchtwasser enthält neben den Blutgasen viele Stoffwechselsubstanzen wie z. B. Glukose, Milchsäure oder Harnstoff. Die Zusammensetzung des Fruchtwassers, das ab der 11.–12. SSW p. m. entnommen werden kann, sowie die darin enthaltenen kindlichen Zellen bilden die Grundlage für einige pränatale Untersuchungen (z. B. die Amniozentese).

18.2.4 Nabelschnur

In der Chorionplatte entstehen Gefäße, die einerseits (wie erwähnt) in die Chorionzotten einsprießen, andererseits über den Haftstiel auch zum sich entwickelnden Embryo ziehen, wo sie sich mit vom Embryo gebildeten Gefäßanlagen vereinigen. Diese Gefäße dienen dem Transport von Blutgasen und Nährstoffen von der Mutter zum Kind und wieder zurück. Der Haftstiel verlängert sich im Verlauf der Schwangerschaft, windet sich stark und wird zur **Nabelschnur**. Die Haftstielgefäße bilden die Nabelschnurgefäße, die das Kind mit der Plazenta verbinden. Sie bestehen aus zwei (muskelstarken) Arterien, in denen Blut vom Kind zur Plazenta fließt, und einer Vene, die Blut von der Plazenta zum Kind leitet (> Abb. 18.8, > Abb. 18.9). Am Ende der Schwangerschaft ist die Nabelschnur etwa 2 cm dick und 50–60 cm lang.

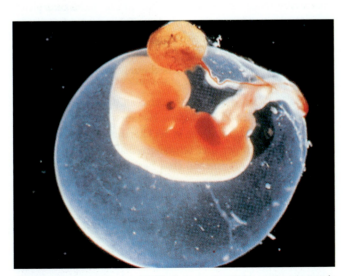

Abb. 18.8 Seitenansicht eines 5½ Wochen p. c. alten Embryos. Dieser ist gerade 1 cm lang. [E337]

Nabelschnurumschlingung

Bei etwa 20 % aller Geburten kann eine einfache oder mehrfache Umschlingung des Halses oder anderer Körperteile beobachtet werden. Nabelschnurumschlingungen können während der Schwangerschaft durch eine lange Nabelschnur und/oder durch erhöhte Beweglichkeit des Kindes entstehen. In der Regel führt dieses Auftreten präklinisch nicht zu einem Notfall.

18.3 Entwicklung des Fetus

18.3.1 Leistungen der fetalen Organe

In der **Fetalperiode** nehmen Länge und Gewicht der Leibesfrucht schnell zu, die Organe werden ausgeformt und beginnen, ihre Funktion aufzunehmen:
- Bereits in der 8. Schwangerschaftswoche (SSW) p. m. sind durch das EEG Hirnströme registrierbar.
- Bereits ab der 9. SSW beginnt der Fetus, sich spontan zu bewegen; dieses lässt sich durch Ultraschall nachweisen. Allerdings wird dies in der Regel erst Wochen später von der Mutter wahrgenommen.
- Etwa ab der 25. SSW kann das Ungeborene Schmerz empfinden.
- Mit Erreichen der zweiten Schwangerschaftshälfte kann der Fetus bereits auf Schall reagieren, schmecken, schlucken sowie hell und dunkel differenzieren.
- **Frühgeborene** können heute mit einem Geburtsgewicht von ca. 500 g bzw. ab der 24. SSW unter maximaler intensivmedizinischer Therapie überleben. Allerdings kommt es mitunter zu bleibenden Schäden.

18.3.2 Fetaler Blutkreislauf

Da die Aufgaben der Lungen und der Leber bis zur Geburt durch die Plazenta wahrgenommen werden, muss der Blutkreislauf des Fetus anders als der des geborenen Kindes gestaltet sein:
- Das sauerstoffreiche Blut des Fetus, das über die **Nabelvene** aus der Plazenta kommt, fließt zu einem Teil durch die Leber und zum anderen über den **Ductus venosus Arantii** direkt in die V. cava inferior (untere Hohlvene) und von dort in den rechten Herzvorhof.
- In der Vorhofscheidewand befindet sich beim Fetus ein ovales Loch (**Foramen ovale,** > Abb. 18.9, vgl. auch > Kap. 12.2.1). Das relativ sauerstoffreiche Blut aus der unteren Hohlvene fließt etwa zur Hälfte durch das Foramen ovale vom rechten über den linken Vorhof in die linke Kammer und gewährleistet so die Versorgung der oberen Körperhälfte, v. a. des Gehirns.
- Die verbleibende andere Hälfte des Blutes aus der unteren Hohlvene vermischt sich mit dem weniger sauerstoffhaltigen Blut aus der V. cava superior (obere Hohlvene) und fließt über den rechten Vorhof in die rechte Kammer. Über einen zweiten Kurzschluss, der als **Ductus arteriosus Botalli** bezeichnet wird, fließt das Blut von der rechten Kammer unter Umgehung der Lunge zur Aorta. Nur ein geringer Anteil von etwa 10 % durchströmt den Lungenkreislauf, um die Lungen zu versorgen

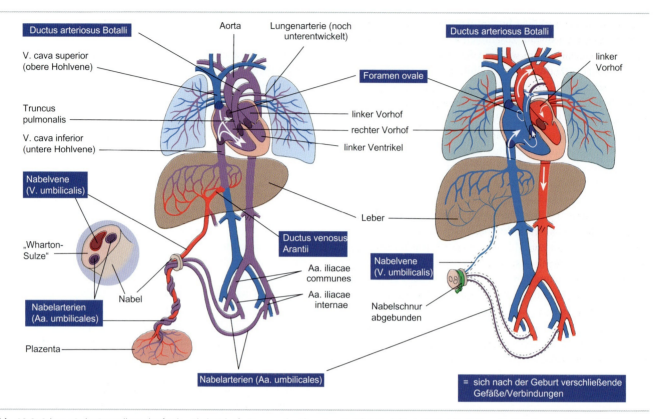

Abb. 18.9 Schematische Darstellung des fetalen Blutkreislaufs. Das von der Plazenta arterialisierte („frische") Blut fließt über die Nabelvene – teils nach Passage der Leber – zum rechten Vorhof des Kindes. Ein Teil gelangt durch das Foramen ovale weiter zum linken Vorhof, von dort in den linken Ventrikel und dann in den Körperkreislauf. Ein anderer Teil erreicht über die rechte Kammer den Truncus pulmonalis. Da das Lungengewebe lediglich in geringem Ausmaß durchblutet wird, fließt das Blut des Truncus pulmonalis hauptsächlich über den Ductus arteriosus Botalli in die Aorta.
Die verschiedenen Farben in der Abbildung verdeutlichen, wo sich am meisten Sauerstoff befindet (rot = viel Sauerstoff, blau = wenig Sauerstoff). Die intrauterine fetale Leber ist am besten versorgt. [L190]

- Am Ende der Arteriae iliacae communes zweigen zwei kräftige Arterien ab, die als **Nabelarterien** (Aa. umbilicales) mit „verbrauchtem" Blut die Plazenta erreichen. Dort wird das Blut mit „frischem" Sauerstoff und Nährstoffen angereichert.

18.3.3 Immunsystem

Während der zweiten Schwangerschaftshälfte bildet sich das kindliche Immunsystem aus, das aber zum Zeitpunkt der Geburt noch nicht voll funktionsfähig ist.

Das Neugeborene ist jedoch nur überlebensfähig, wenn es sich vom Tag der Geburt an gegen Bakterien, Viren und Pilze wehren kann. Während der Schwangerschaft übernimmt das Kind mütterliche IgG-Antikörper, die es in den ersten 4–6 Monaten nach der Geburt vor vielen Krankheitserregern schützen.

18.4 Schwangerschaft

Für die Dauer einer Schwangerschaft existieren verschiedene Berechnungsansätze. Zu Beginn dieses Kapitels wurden bereits die Begriffe p. c. (post conceptionem) und p. m. (post menstruationem) vorgestellt.

- Die Dauer der Schwangerschaft p. c. (= Tag der Befruchtung bis zum Tag der Geburt) beträgt im Schnitt 266 Tage = 38 Wochen.
- Die Dauer der Schwangerschaft p. m. (= erster Tag der letzten Regelblutung bis zum Tag der Geburt) beträgt im Schnitt 280 Tage = 40 Wochen.

Üblich ist es auch, die Schwangerschaft in drei nicht ganz gleich lange Abschnitte (das sog. erste bis dritte **Trimenon**) aufzuteilen:

- Erstes Trimenon: die Frühschwangerschaft bis zur vollendeten 12. Woche
- Zweites Trimenon: die Mitte der Schwangerschaft von der 13. bis zur vollendeten 24. Woche
- Drittes Trimenon: die Spätschwangerschaft, die von der 25. Woche bis zur vollendeten 40. Woche bzw. bis zum Geburtstermin dauert

Angemerkt sei hierzu, dass sich in der Literatur auch andere Definitionen hinsichtlich der drei Schwangerschaftsdrittel finden. Dort dauert das jeweilige Trimenon etwa zwei Wochen länger als oben angegeben.

18.4.1 Erstes Trimenon – Frühschwangerschaft bis Ende 12. Woche

Schon die Frühschwangerschaft führt zu zahlreichen Veränderungen im Körper der Frau. In den ersten Wochen kann es infolge der starken Hormonausschüttungen zu Müdigkeit und Übelkeit sowie zu depressiven Verstimmungen kommen. Erbrechen führt nicht selten zu einem anfänglichen Gewichtsverlust.

Viele Frauen müssen sich erst an den Gedanken gewöhnen, Mutter zu werden, denn trotz aller Verhütungsmittel hat weniger als die Hälfte der zum ersten Mal schwangeren Frauen ihr Kind „geplant" und gewollt. Eine intakte Beziehung zum Vater des Kindes beeinflusst den Schwangerschaftsverlauf positiv.

18.4.2 Zweites Trimenon – 13. bis 24. Woche

In diesem Zeitraum geht es der Schwangeren meist gut, die Anpassung an die Schwangerschaft ist vollzogen. Die körperlichen Veränderungen treten jetzt auch äußerlich erkennbar in den Vordergrund: Die Brüste werden voller, der Bauch wächst. Pigmentierungen treten insbesondere an Brustwarzen und an der Mittellinie des Bauches auf. Evtl. bilden sich **Schwangerschaftsstreifen** (Striae).

Der Kreislauf muss mehr Blut transportieren, das Herz vergrößert sich im Laufe der Schwangerschaft, um die größere Pumpleistung aufzubringen. Ein verminderter Tonus der glatten Muskulatur im Gastrointestinaltrakt, den Gefäßen und Harnwegen durch die Hormonumstellung machen die Schwangere anfällig für Varizen (Krampfadern) der Beine, Harnwegsinfekte, Verstopfung und Sodbrennen.

Eine Gewichtszunahme von 1,5 kg pro Monat ist normal. Die Gesamtzunahme von insgesamt 8–12,5 kg bis zum Ende der Schwangerschaft verteilt sich im Mittel so:

Kind	3,5 kg
Fruchtwasser	1,0 kg
Plazenta	0,5 kg
Uterus	1,0 kg
Blutvolumenzunahme	1,5 kg
Wasseranreicherung und Zunahme Fettgewebe	3,5 kg
Summe	**11,0 kg**

Alles, was über 12,5 kg hinausgeht, spricht für eine übermäßige Ernährung oder ist Anzeichen für eine erhebliche Ödembildung im Gewebe.

18.4.3 Drittes Trimenon – Spätschwangerschaft ab 25. Woche

Die letzten Monate der Schwangerschaft erleben die meisten Frauen als anstrengend und mühsam – das Schlafen, das Laufen, das Arbeiten, fast alle Lebensvorgänge werden durch den großen Bauch behindert. Der Gesetzgeber lässt deshalb den Mutterschutz 6 Wochen vor dem errechneten Geburtstermin beginnen. Während des **Mutterschutzes** (der 8 Wochen nach der Geburt wieder endet) ist die Schwangere ohne Lohneinbußen völlig von der Erwerbstätigkeit befreit.

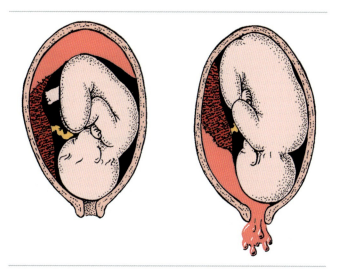

Abb. 18.10 Vorzeitige Plazentaablösung ohne und mit Blutung nach außen [L190]

> **KRANKHEIT/SYMPTOM**
> **Blutungen in der Schwangerschaft**
>
> In der zweiten Hälfte der Schwangerschaft bilden heftige geburtshilfliche Blutungen eine der am häufigsten zum mütterlichen Tod führenden Komplikationen in der Schwangerschaft. Erhebliche fetale Gesundheitsrisiken entstehen durch akute maternale Blutverluste, die auch in Kombination mit direkten Blutungen des Fetus auftreten können. Eine vorzeitige Plazentalösung oder eine Placenta praevia stellen die häufigsten Blutungsursachen dar.

18.4.4 Vorzeitige Plazentalösung und Placenta praevia

Vorzeitige Plazentalösung Eine schwere und gefürchtete Komplikation in der Schwangerschaft ist die vorzeitige partielle oder komplette Ablösung der Plazenta (Abruptio placentae) von der Gebärmutterwand vor der Geburt des Kindes. Dadurch kann eine Blutung hinter der Plazenta auftreten, ein sog. retroplazentares Hämatom, wodurch die fortschreitende Ablösung begünstigt wird. Die Ablösung der Plazenta stellt einerseits v. a. eine Lebensgefahr für den Feten durch drohende Unterversorgung dar, andererseits können dadurch ausgedehnte Blutungen bei der Mutter auftreten. Zum Glück ist diese Komplikation selten; sie tritt in bis zu 1 % der Schwangerschaften auf. Allerdings ist es wichtig zu wissen, dass bei denjenigen, die diese Komplikation einmal erlitten haben, das Risiko für ein erneutes Auftreten bei Folgeschwangerschaften erheblich ansteigt (Rezidivrisiko 5 %).

Die vorzeitige Plazentalösung kann durch stumpfe Gewalteinwirkung auf den Bauch entstehen, z. B. im Rahmen von Verkehrsunfällen, Gewaltanwendung oder durch einen Treppensturz. Zu den Risikofaktoren gehören der schwangerschaftsinduzierte Bluthochdruck (➤ Kap. 18.4.6), aber auch Drogen- und Nikotinabusus, Mehrlingsschwangerschaften, Präklampsie und Eklampsie. Ein Hauptsymptom ist vor allem der plötzlich einsetzende, starke Schmerz. Eine vaginale Blutung kann erkennbar sein; die Blutung kann aber auch ausschließlich nach innen stattfinden und ist dann äußerlich nicht sichtbar (➤ Abb. 18.10).

ACHTUNG
Fenoterol – Vorsicht!

Fenoterol (Partusisten®) ist ein kurzwirksamer β_2-Agonist (SABA, Short-Acting Beta Agonist), der in speziellen geburtshilflichen Situationen angewendet werden kann, übrigens in Deutschland das einzige SABA, welches in der Geburtshilfe zugelassen ist. Eine Indikation ist die Hemmung von vorzeitig auftretenden Wehen zwischen der 22. und 34. SSW. Auch die Gebärmutter besitzt β_2-Rezeptoren, an denen durch Fenoterol mittels intrazellulärer cAMP-Erhöhung eine **Wehenhemmung** (Tokolyse) herbeigeführt werden kann.

Aber Achtung! Die schmerzhaften Uteruskontraktionen, die bei einer vorzeitigen Plazentaablösung auftreten, haben zugleich den Effekt, dass das blutende Gewebe komprimiert wird. Diese Gewebskompression trägt zu einer Tamponade der Blutung bei. Die Verabreichung von Fenoterol (Partusisten®) ist daher bei den betroffenen Patientinnen im Rettungsdienst **kontraindiziert!**

Placenta praevia Der Begriff bedeutet sinngemäß so viel wie „im Weg befindliche Plazenta". Hierbei hat die Plazenta sich im unteren Bereich des Uterus eingenistet, sodass es zu einer Einengung des Geburtskanals kommen kann, im schlimmsten Fall wird die Geburt unmöglich (> Abb. 18.11). In 0,5 % aller Schwangerschaften findet sich eine Placenta praevia. Spätestens mit Einsetzen der Wehen kommt es zu einer Ablösung der Plazenta von der Uteruswand. Die Placenta praevia tritt im letzten Trimenon auf und kann mit leichten bis erheblichen vaginalen Blutungen einhergehen. Anders als bei der oben beschriebenen vorzeitigen Plazentalösung treten jedoch keine Schmerzen auf (> Tab. 18.1). Die Placenta praevia stellt eine Indikation für einen Kaiserschnitt (Sectio caesarea) dar. Da die Diagnose mit Ultraschall gestellt wird, kann sie präklinisch nicht sicher erkannt werden.

18.4.5 Fehlgeburt

MERKE
Fehlgeburten

Eine ungewollte Beendigung der Schwangerschaft bis zur 28. Schwangerschaftswoche (SSW) wird als **Fehlgeburt** (Abort) bezeichnet. Die Fehlgeburt kann weiter unterschieden werden in den **Frühabort** (Fehlgeburt bis zur 16. SSW) und den **Spätabort** (nach der 16. SSW). Fehlgeburten zählen mit 15–20 % zu den häufigsten Schwangerschaftskomplikationen.

Eines der Hauptprobleme im ersten und zweiten Trimenon ist die **Fehlgeburt** (Abort), die vorzeitige Ausstoßung des Embryos oder Fetus bei einem Gewicht der Frucht unter 500 g und dem Fehlen aller Lebenszeichen. Eine Fehlgeburt ist gar nicht so selten: Auf 100 ausgetragene Schwangerschaften kommen mindestens 15 Fehlgeburten. Ursachen einer Fehlgeburt sind z. B. Entwicklungsstörungen des Embryos (etwa bei Chromosomenaberrationen), mütterliche Infektionen, Uterusmyome oder eine viel zu frühe Öffnung des Muttermundes. Oft bleibt die Ursache aber unbekannt.

Im Rettungsdienst kann eine schmerzlose vaginale Blutung auf eine Fehlgeburt hinweisen. Später treten ziehende Unterbauchschmerzen hinzu.

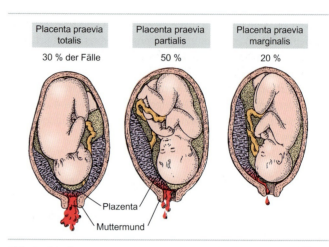

Abb. 18.11 Placenta praevia. Die Plazenta kann den Muttermund vollständig überdecken (Placenta praevia totalis; links), teilweise überragen (Placenta praevia partialis; Mitte) oder nur berühren (Placenta marginalis; rechts). Heute wird eine Placenta praevia normalerweise durch die routinemäßigen Ultraschalluntersuchungen diagnostiziert, bevor es zu Komplikationen gekommen ist. [L190]

Tab. 18.1 Akute Blutung während der Schwangerschaft, Differenzierung zwischen vorzeitiger Plazentalösung und Placenta praevia (nach Strauss et al. Notfallsituationen während der Schwangerschaft. Notfallmedizin up2date 2012; 7: 73–89; Tabelle 2).

	Vorzeitige Plazentalösung	Placenta praevia
Blutung	Dunkle Schmierblutung nach außen, starke Blutung nach innen	Helle Blutung nach außen
Dynamik der Symptome	Perakut	Protrahiert
Schmerzen	Heftige Uterusdruckschmerzen	Keine
Uterustonus	Erhöht (bretthart)	Unverändert
Wehentätigkeit	Vorhanden, mit Dauertonus	Keine, normal
Kardiotokografie	Pathologisches Herztonmuster	Gute Übereinstimmung zwischen Blutverlust und mütterlichem Zustand
Mütterliche Kreislaufsituation	Diskrepanz: geringer Blutverlust nach außen und maternaler Schockzustand	Meist normal
Blutgerinnung	Häufig gestört	Helle Blutung nach außen

18.4.6 Hypertensive Schwangerschaftserkrankungen

Eine im Rahmen der Schwangerschaft auftretende **Hypertonie** kann schwerwiegende gesundheitliche Probleme bei Mutter und Kind herbeiführen. Komplikationen der **hypertensiven Schwangerschaftserkrankungen** sind nach thromboembolischen Ereignissen die zweithäufigste Ursache der mütterlichen Mortalität, in den Industrieländern ist sie für 15–20 % der mütterlichen Todesfälle verantwortlich.

Unter dem Oberbegriff der hypertensiven Schwangerschaftserkrankungen werden verschiedene Krankheitsbilder zusammengefasst:
- Schwangerschaftsinduzierte Hypertonie (SIH)
- Präeklampsie
- HELLP-Syndrom
- Eklampsie

Schwangerschaftsinduzierte Hypertonie

Als schwangerschaftsinduzierte Hypertonie (SIH) werden Blutdruckwerte > 140/90 mmHg ohne begleitende Proteinurie nach der 20. SSW definiert. Vor der Schwangerschaft hatte die Patientin normale Blutdruckwerte.

Präeklampsie

Wenn zu der schwangerschaftsinduzierten Hypertonie (SIH) noch eine Proteinurie (Ausscheiden von Protein mit dem Urin) und/oder eine fetale Wachstumsrestriktion (d. h., die Feten haben ihr Wachstumspotenzial im Uterus nicht erreicht) hinzukommen, wird dies als Präeklampsie bezeichnet. Evtl. können bei der Mutter neurologische Symptome bestehen. Eine ältere Bezeichnung ist EPH-Gestose: E = Edema/Ödem, P = Proteinurie, H = Hypertonus. Mit 5 % aller Schwangerschaften gehört die Präeklampsie zu den häufigsten schwangerschaftsbedingten Erkrankungen.

Von einer **schweren Präeklampsie** wird bei Blutdruckwerten von 170/110 mmHg und gleichzeitig bestehender Proteinurie > 5 g/l gesprochen.

Mögliche Ursachen einer Präeklampsie

- Positive Familienanamnese
- Gerinnungsstörungen
- Chronische Erkrankungen (z. B. Diabetes mellitus, Hypertonie, andere chronische Krankheiten mit Gefäßveränderungen als Folge)
- Mehrlingsschwangerschaft
- Rhesus-Inkompatibilität

Pathophysiologie

Vermutlich ist eine vermehrte Produktion von **Thromboxan** im Uterus für die Entstehung einer Präeklampsie verantwortlich. Dadurch kommt es zu einer verstärkten Vasokonstriktion der Gefäße, einer erleichterten Koagulation von Blutplättchen, einer gesteigerten Uterusaktivität und einer verminderten uteroplazentaren Durchblutung. Es besteht eine erhöhte Gefährdung für Mutter und Kind.

Eklampsie

Von einer **Eklampsie** wird gesprochen, wenn es während der Schwangerschaft, unter der Geburt oder im Wochenbett zu tonisch-klonischen Krampfanfällen kommt. In knapp ⅔ der Fälle liegt zugleich eine Präeklampsie vor. An eine Epilepsie ist differenzialdiagnostisch zu denken. Hier ist schnelles Handeln gefordert; die Patientin sollte schnellstmöglich in eine Klinik mit Kreißsaal transportiert werden.

> **MERKE**
> **Eklampsie**
> Krampfanfälle im Rahmen einer Eklampsie werden mit einer Magnesiumbolusgabe durchbrochen. Empfohlen werden 4(–6) g Magnesiumsulfat i. v. Ist unsicher, ob der Krampfanfall auf der geburtshilflichen Erkrankung beruht, kann Midazolam i. v. oder intranasal verabreicht werden. Zu den weiteren Maßnahmen gehören die Linksseitenlage und Sauerstoffgabe.

HELLP-Syndrom

Beim Begriff des HELLP-Syndroms handelt es sich um ein Akronym, d. h. ein aus den Anfangsbuchstaben mehrerer Wörter gebildetes Kurzwort. Die Buchstaben stehen für: **H**emolysis, **E**levated **L**iver Enzymes, **L**ow **P**latelets (Hämolyse, erhöhte Leberwerte = Transaminasen GOT und GPT, erniedrigte Thrombozytenzahl < 100.000/μl).

Unter den hypertensiven Schwangerschaftserkrankungen ist es eine lebensgefährliche Komplikation. Typischerweise geht das HELLP-Syndrom mit einem rechtsseitigen Oberbauchschmerz (Leberkapselspannungsschmerz) oder Schmerzen im Epigastrium einher. Letztlich kann die Diagnose aber nur im Krankenhaus gestellt werden, da sie auf Laborparametern beruht. Auch hier ist ein rascher Transport in eine geeignete Klinik mit Kreißsaal erforderlich.

Pathophysiologie

Ursache ist eine sog. **thrombotische Mikroangiopathie** (TMA) vor allem der parenchymatösen (Oberbauch-)Organe. Bei der TMA kommt es zu einer Schädigung des Endothels mit Schwellung und teilweiser Ablösung der Endothelzellen sowie der Bildung von Mikrothromben, die zur Verlegung des Gefäßes führen können. Verschiedene andere Krankheitsbilder können ebenfalls zu einer TMA führen; sie alle gehen aber mit einer Thrombozytopenie einher.

18.5 Geburt

Schon während der Schwangerschaft sensibilisieren die hohen Östrogenspiegel im mütterlichen Blut die Muskelschicht im Uterus für die Wirkung von Oxytocin, dem wehenauslösenden Hormon aus dem Hypophysenhinterlappen. In den letzten Monaten der Schwangerschaft kommt es hin und wieder zu Wehen, allerdings sind diese noch nicht geburtswirksam. Es handelt sich vielmehr um ein „Training" des Uterus.

Durch Prostaglandine, die im letzten Drittel der Schwangerschaft vermehrt synthetisiert werden, wird der Muttermund aufgeweicht. Er kann sich nun unter den Wehen öffnen.

Der Fetus selbst bildet Hormone und gibt diese über seinen Urin ins Fruchtwasser ab. Dies steigert die mütterliche Prostaglandinbildung und löst damit den Geburtsbeginn aus. Im Rahmen einer Aktivierung des vegetativen Nervensystems kommt es zu regelmäßigen Wehen, die den Zervix eröffnen: Die Geburt beginnt. Dabei gilt:
- **Termingeburt:** Geburt nach der vollendeten 37. SSW
- **Frühgeburt:** Geburt vor der vollendeten 37. SSW
- **Übertragung:** Geburt nach der vollendeten 42. SSW

18.5.1 Eröffnungsphase

Mit dem Einsetzen der regelmäßigen Wehen beginnt die **Eröffnungsphase** der Geburt. Durch die Eröffnungswehen werden der untere Teil der Gebärmutter erweitert und der Muttermund aufgedehnt. Das Kind wird tiefer in den Geburtskanal befördert. Die Eröffnungsphase dauert bei der Erstgebärenden (**Primipara**) durchschnittlich 10 bis 12 Stunden, bei der Zweit- oder Mehrgebärenden (**Multipara**) meist 5 bis 7 Stunden und endet mit der vollständigen Öffnung des Muttermundes. Am Ende der Eröffnungsphase – oft aber auch schon vorher – zerreißt die Fruchtblase (**Blasensprung**) und das Fruchtwasser fließt nach außen ab. Geschieht dies vor dem Ende der Eröffnungsperiode, wird von einem **vorzeitigen** Blasensprung gesprochen.

> **ACHTUNG**
> **Vorzeitiger Blasensprung**
> Vorsicht! Springt die Fruchtblase vor Beginn der Eröffnungsphase, besteht bei noch hochstehendem kindlichen Kopf die Gefahr eines Nabelschnurvorfalls. Dann:
> - Gebärende hinlegen (Linksseitenlage), **nicht** mehr laufen lassen (auch nicht auf die Trage steigen lassen)
> - Becken hochlagern
> - Sauerstoff über Nasensonde geben
> - Periphervenösen Zugang legen
> - Vitalparameter überwachen
> - Gebärende in geburtshilfliche Klinik transportieren

18.5.2 Austreibungsphase

Die **Austreibungsphase** beginnt mit der vollständigen Öffnung des Muttermundes (etwa 10 cm) und ist mit der Geburt des Kindes beendet (> Abb. 18.12). Sie kann bei Erstgebärenden bis zu zwei Stunden dauern, bei Mehrgebärenden etwa 30 bis 60 Minuten. Während der Austreibungsphase nehmen sowohl Wehenintensität als auch -frequenz stark zu – es treten bis zu 5 Wehen pro 10 Minuten auf.

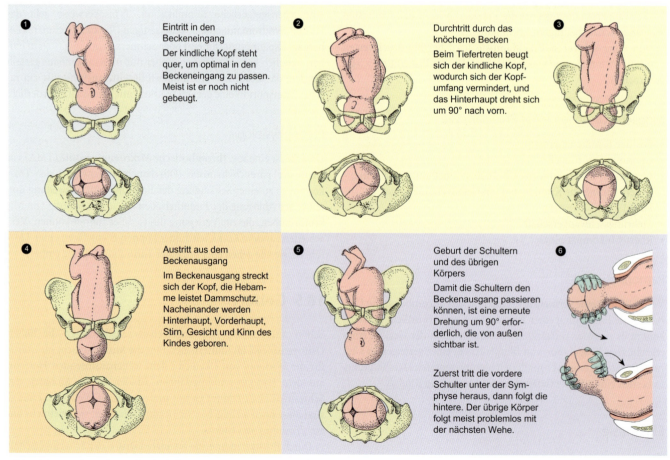

Abb. 18.12 Durchtritt des Kindes durch den Geburtskanal bei einer physiologischen Geburt. 4, 5 und 6 sind Phasen der Austreibung. [L190]

Wenn der vorangehende Teil des Kindes – in der Regel der Kopf – den Beckenboden erreicht hat, soll die Gebärende die Austreibung des Kindes durch aktives Pressen unterstützen. Diese **Pressphase** dauert etwa 20–30 Minuten. Während dieser Phase sind unterstützende Maßnahmen der Hebamme besonders wichtig. Hierzu gehört z. B. die Korrektur der Haltung der Gebärenden, denn z. B. ein Hohlkreuz führt zu einer starken Krümmung des Geburtsweges. Um zu verhindern, dass der Kopf zu schnell durchtritt und dabei das Gewebe zwischen Scheide und After **(Damm)** reißt, schützt die Hebamme den Damm durch bestimmte Handgriffe (Dammschutz, > Abb. 18.13). Ist trotzdem ein Einreißen absehbar, wird ein Dammschnitt (Episiotomie) vorgenommen, der besser kontrollierbar ist und besser verheilt als ein Dammriss mit unregelmäßigen Wundrändern. Nach der Geburt des Kopfes wird der Rest des Körpers oft in einer einzigen Wehe geboren (> Abb. 18.12, > Abb. 18.14).

18.5.3 Nachgeburtsphase

Wenige Minuten nach der Geburt des Kindes setzen **Nachwehen** ein, die Ablösung und Ausstoßung der Plazenta und der Eihäute unterstützen. Nach der Ausstoßung der Plazenta, die bis zu einer Stunde dauern kann, zieht sich der Uterus kräftig zusammen. Die große Plazenta-Haftfläche, aus der es kurz zuvor noch heftig geblutet hat, wird durch Gerinnungsvorgänge abgedichtet. Unterstützend kontrahiert der Uterus, wodurch sich die Wundfläche verkleinert.

Die Plazenta wird von der Hebamme oder dem Arzt untersucht, um sicherzugehen, dass Eihäute und besonders die furchige Seite der Plazenta vollständig ausgestoßen worden sind. Im Uterus verbleibende Reste können zu Infektionen und Blutungen im Wochenbett führen. Selten können sie auch polypartige Wucherungen oder in sehr seltenen Fällen sogar ein bösartiges **Chorionkarzinom** (= Chorionepitheliom) verursachen.

Etwa 1–2 Stunden nach einer normalen Geburt ist die Mutter meist schon wieder „auf den Beinen". Immer mehr Eltern verlassen wenige Stunden später schon das Krankenhaus oder Geburtshaus – dies wird als ambulante Geburt bezeichnet.

18.6 Geburtskomplikationen

Bei jeder sechsten Schwangeren ist eine „natürliche", das heißt vaginale Entbindung nicht möglich und eine Schnittentbindung, der Kaiserschnitt (Sectio caesarea oder kurz Sectio; > Abb. 18.15), erforderlich. Häufige Geburtsschwierigkeiten, die präklinisch nicht zu behandeln sind und zu einem Kaiserschnitt führen, sind:

18.6.1 Geburtsstillstand

Nicht selten kommt es nach einem normalen Geburtsbeginn zu einer Verzögerung der Geburt bis hin zum **Geburtsstillstand.** Es können sowohl fetale Ursachen (z. B. Lageanomalien, Nabelschnurkomplikationen) als auch mütterliche Ursachen (z. B. pathologische Beckenform, verzögerte/unzureichende Zervixdilatation) zu einem Stillstand einer Geburt führen. Es drohen ein Sauerstoffmangel des Ungeborenen und Weichteilverletzungen der Mutter.

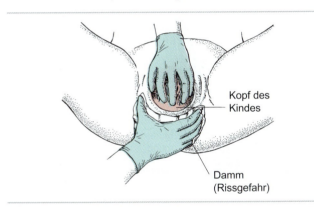

Abb. 18.13 Dammschutz. Die linke Hand der Hebamme führt den Kopf des Kindes, die rechte Hand schützt den mütterlichen Damm. [L190]

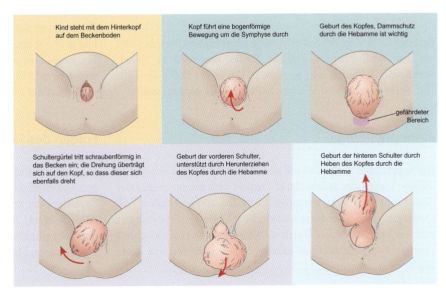

Abb. 18.14 Die sechs Stadien der normal verlaufenden Austreibungsphase. Das letzte Stadium, das Heben des Kopfes, gab dem Beruf der Hebamme seinen Namen. [L190]

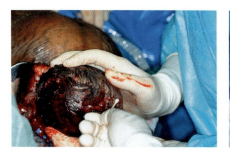
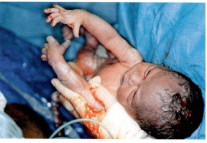

Abb. 18.15 Fast jede dritte Geburt endet in Deutschland inzwischen als Kaiserschnitt (Sectio caesarea) und die Tendenz ist steigend. Hier ist der Kopf des Kindes bereits geboren. [R194–003]

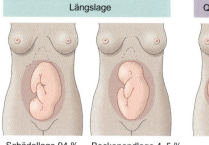
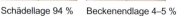
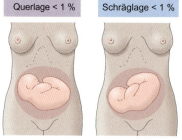

Abb. 18.16 Mitentscheidend für den weiteren Geburtsverlauf ist die Lage des Kindes im Uterus. Glücklicherweise treten die zwingend zum Kaiserschnitt führenden Quer- und Schräglagen nur recht selten auf und auch die zwar prinzipiell geburtsfähige, aber komplikationsträchtige Beckenendlage findet sich nur in 4–5 % der Fälle. [L190]

18.6.2 Lageanomalien

Normalerweise befindet sich das Kind zur Geburt in **Schädellage** (Kopflage; > Abb. 18.16). Mit ca. 4–5 % häufigste Lageanomalie ist die **Beckenendlage.** Dann ist das Risiko eines kindlichen Sauerstoffmangels unter der Geburt erhöht. Füße und Steiß dehnen den Geburtskanal nur unzureichend, sodass der Kopf des Kindes nicht schnell nachfolgen kann und häufig ein Sauerstoffmangel entsteht. Zu einem zusätzlichen – und oft lebensbedrohlichen – Sauerstoffmangel kommt es, wenn die Nabelschnur nach der Geburt des Steißes abgeklemmt wird und so kein „frisches" Blut mehr den kindlichen Körper erreicht.

18.6.3 Nabelschnurvorfall

Bei etwa 0,5 % liegt die Nabelschnur nach erfolgtem Blasensprung vor dem vorangehenden Teil des Kindes; dies wird als **Nabelschnurvorfall** bezeichnet (> Abb. 18.17). In der Hälfte der Fälle tritt dieser in den ersten Minuten nach dem Blasensprung auf.

Pathophysiologie

Die Nabelschnur wird von Kind und Uteruswand eingeklemmt. Ein solcher Vorfall der Nabelschnur ereignet sich bei ungenügender Abdichtung des Beckeneingangs durch den vorangehenden Teil, Querlagen, eine überdurchschnittliche Menge an Fruchtwasser oder bei Vielgebärenden. Durch die Kompression der Nabelschnur kann der komplette Blutfluss unterbrochen werden und eine **akute Asphyxie** entstehen.

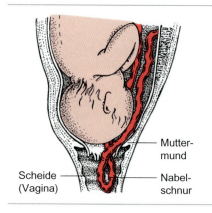

Abb. 18.17 Die Gefahr eines Nabelschnurvorfalls besteht vor allem dann, wenn die Fruchtblase platzt, bevor der Kopf in das kleine Becken eingetreten ist. Der Kopf des Kindes klemmt dann die Nabelschnur und damit die lebenswichtigen Blutgefäße ab. [L190]

In der Präklinik ist ein solcher Notfall schwer zu diagnostizieren, da die Nabelschnur vor dem Kopf des Kindes erst zu sehen ist, wenn Fruchtwasser aus dem Geburtskanal abgegangen ist. Dieses Notfallbild geht mit einer sehr hohen vitalen Gefährdung des Kindes einher; deshalb ist es wichtig, dass die Patientin schnellstmöglich in eine geburtshilfliche oder chirurgische Klinik transportiert wird, da die Geburt nur durch eine Notsectio möglich ist.

Folgen des Sauerstoffmangels

Erleidet das Kind während der Geburt einen mehr als nur kurzzeitigen Sauerstoffmangel, wird das Gehirn unwiderruflich geschädigt. Typische Symptome eines Sauerstoffmangels sind ein niedriger **APGAR-Wert,** Zyanose bis hin zu einer grau-weißen Hautfarbe und/oder eine Bradykardie. Spastische Lähmungen und geistige Behinderung sind häufig die Folge.

PRAXISTIPP
Vena-cava-Kompression

In Rückenlage reagieren manche Schwangere mit einem deutlichen Blutdruckabfall. Dieser Abfall ist typisch für das 3. Trimenon, da durch die Gebärmutter Druck auf die Vena cava ausgeübt wird. Der venöse Rückfluss zum Herzen wird dadurch stark vermindert; sinkende Herzauswurfleistung und abfallender Blutdruck sind die Folge. Eine linksseitige Lagerung der schwangeren Patientin sollte ermöglicht oder, wenn dies nicht durchführbar ist, das rechte Bein angehoben werden, um die Gebärmutter nach links zu verlagern.

MERKE
Mutterpass

Besonderes Augenmerk sollte auf den Mutterpass gelegt werden, da dort wesentliche Befunde in einem Gravidogramm dokumentiert sind. Das Gravidogramm vermittelt einen Überblick über den Verlauf der Schwangerschaft. Dazu gehören:
- Datum
- Schwangerschaftswoche
- Fundusstand
- Kindslage
- Herztöne
- Ödeme
- Varikose
- Gewicht

Bezüglich der Kindslage, die bei jeder Untersuchung dokumentiert wird, bedeuten die Abkürzungen Folgendes: SL = Schädellage, BEL = Beckenendlage, QL = Querlage.

Weitere Angaben im Mutterpass beziehen sich auf die Blutgrupppe, vorausgegangene Schwangerschaften usw.

KAPITEL 19

Herbert Renz-Polster und Stephan Dönitz

Kinder und ältere Menschen

19.1	**Neugeborenes**	465	19.5.7	Soziales Altern	478
19.1.1	Untersuchung des Neugeborenen	466	19.5.8	Wie geht unsere Gesellschaft mit dem Altern um?	479
19.1.2	Errechneter Geburtstermin	467			
19.1.3	Äußere Reifezeichen	467	**19.6**	**Veränderungen der Organsysteme im Alter**	479
19.1.4	Geburtsgewicht	467	19.6.1	Herz-Kreislauf-System	479
19.1.5	Harmlose Auffälligkeiten des Neugeborenen	468	19.6.2	Atmungsorgane	479
			19.6.3	Bewegungsapparat	479
19.2	**Frühgeborene und übertragene Kinder**	468	19.6.4	Verdauungssystem und Leber	480
19.2.1	Frühgeborene	468	19.6.5	Nieren und ableitende Harnwege	481
19.2.2	Übertragene Kinder	468	19.6.6	Hormonsystem	481
			19.6.7	Sexuelle Funktion	482
19.3	**Wachstum und Entwicklung**	469	19.6.8	Immunsystem	482
19.3.1	Körperliche Entwicklung	469	19.6.9	Sinnesorgane	482
19.3.2	Körperproportionen und Kindchenschema	470	19.6.10	Haut und Haare	482
19.3.3	Meilensteine der Entwicklung	470	19.6.11	Regulation der Körpertemperatur	483
19.4	**Krankheiten des Kindes**	473	**19.7**	**Veränderungen der zentralnervösen und psychischen Funktionen**	483
19.4.1	Kinderkrankheiten	473	19.7.1	Alterung des Gehirns	483
19.4.2	Plötzlicher Kindstod (SIDS)	473	19.7.2	Kognitive Funktionen	483
19.4.3	Kindesmisshandlung	474	19.7.3	Veränderungen der Emotionalität	483
			19.7.4	Medizinisches Problem: Schwindel	484
19.5	**Ältere Menschen**	475			
19.5.1	Einleitung	475	**19.8**	**Verwirrtheit – zentrales Problem im Alter**	484
19.5.2	Was ist Altern?	476	19.8.1	Akute Verwirrtheit	484
19.5.3	Theorien der Alterung	477	19.8.2	Chronische Verwirrtheit und Demenz	484
19.5.4	Alterungsprozess und moderne Medizin	477	19.8.3	Besonderheiten der Arzneimitteltherapie	485
19.5.5	Demografische Aspekte des Alterns	477			
19.5.6	Biografisches und biologisches Alter	478			

> **PRAXISTIPP**
> **Kindernotfall**
>
> Bei Kindern ist manches anders und die Beschäftigung mit diesen Besonderheiten sollte **vor** dem Kindernotfall stattfinden. Einige anatomische und physiologische Besonderheiten unterscheiden das Kind vom Erwachsenen. Zudem ist der Erwachsenennotfall tendenziell eher internistischer Art, während bei Kindern oft der **respiratorische** Notfall im Vordergrund steht. Andererseits gilt: Fundierte Kenntnisse der Unterschiede und ein strukturiertes Vorgehen – etwa nach dem ABCDE-Schema – helfen bei fehlender Routine.

19.1 Neugeborenes

„Wie neu geboren", so fühlt sich ein Mensch vielleicht mehrmals in seinem Leben, ein Neugeborenes ist er jedoch nur eine bestimmte Zeit lang, und zwar genau 28 Tage von seiner Geburt an. Dieser willkürlich festgesetzte Zeitraum wird von den Medizinern als **Neugeborenenperiode** bezeichnet (Neonatalperiode). Kinderärzte mit einer Weiterbildung im Fachgebiet Neugeborenenmedizin bezeichnen sich deshalb als Neonatologen.

Für den Rettungsdienst gibt es zwei Situationen, bei denen ein Neugeborenes zu versorgen ist:

19 Kinder und ältere Menschen

- Die unerwartete Geburt zu Hause oder in der Öffentlichkeit
- Unerwartete Probleme des Neugeborenen bei einer geplanten Hausgeburt

19.1.1 Untersuchung des Neugeborenen

Unmittelbar nach der Abnabelung wird das Kind nach dem von der Anästhesistin Virginia Apgar eingeführten **APGAR-Schema** auf seine lebenswichtigen Körperfunktionen (Vitalität) sowie in einem weiteren Untersuchungsschritt auf seine Reife untersucht. Dazu gehört auch die Feststellung des Geburtsgewichts.

Beurteilung der Vitalität

Zur Beurteilung der Vitalität werden 1, 5 und 10 Minuten nach der Entbindung folgende Merkmale beurteilt:
- **A**ussehen (Hautfarbe)
- **P**uls (Herzfrequenz)
- **G**rimasse beim Schleimabsaugen durch die Hebamme
- **A**ktivität (Muskeltonus)
- **R**espiration (Atmung)

In der Literatur finden sich noch andere Übersetzungen für die Buchstaben APGAR, z. B. diese: Atmung, Puls, Grundtonus, Aussehen, Reflexe (➤ Abb. 19.1). Unter dem Strich wird hierbei aber das Gleiche untersucht. Es reicht, wenn man sich eine Vari-

Umklammerungsreflex
(Moro-Reaktion, bis 5. Monat; auch als Schreckreaktion, z. B. bei lauten Geräuschen)

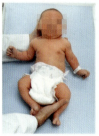 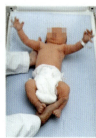

Hält man das Kind in Rückenlage und lässt den Kopf plötzlich ein Stück nach unten fallen, …

… öffnet und streckt es die Arme (Hände sind geöffnet) …

… und führt sie dann über der Brust zusammen.

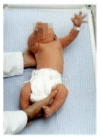 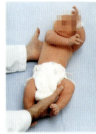

Schreitphänomen
(bis 4. Woche)
Hält man das Kind aufrecht am Rumpf, so dass seine Füße die Unterlage berühren, macht es Schreitbewegungen

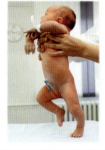

Saugreflex (bis 3. Monat)
Legt man einen Finger zwischen die Lippen des Kindes, fängt es an, rhythmisch zu saugen

Oraler Suchreflex (Rooting, bis 4.–6. Monat)
Streichelt man den Mundwinkelbereich des Säuglings, verzieht er den Mund und dreht den Kopf zur gestreichelten Seite

Handgreifreflex
(Tonischer Handreflex, bis 5. Monat)
Legt man einen Finger quer in die Handinnenfläche des Kindes, …

…greift es kräftig zu

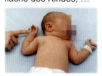

Asymmetrisch-tonischer Nackenreflex
(bis 5. Monat)
Dreht man den Kopf des auf dem Rücken liegenden Kindes aus der Mittelstellung zur Seite, streckt es Arm und Bein auf der Gesichtsseite und beugt die Extremitäten der Gegenseite („Fechterstellung")

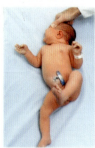

Fußgreifreflex
(bis 12. Monat)
Drückt man gegen die Fußballen, beugt das Kind alle Zehen

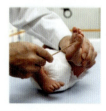

Abb. 19.1 Primitivreflexe des Neugeborenen (Auswahl). Alle „Primitivreflexe" sind bei der Geburt bereits vorhanden. Sie dienen vor allem der Ernährung und dem Schutz des Kindes. [K303]

ante einprägt. Fehlt das entsprechende Merkmal, werden Null Punkte dafür vergeben, für ein gering ausgeprägtes Merkmal gibt es einen Punkt und im besten Fall zwei Punkte. Es können also pro Untersuchung maximal 10 Punkte vergeben werden, im Idealfall lauten die Ergebnisse der drei Untersuchungen 10/10/10 Punkte. Sieben oder weniger Punkte gelten als Alarmzeichen und erfordern zumindest eine intensivere Beobachtung des Neugeborenen.

Die Beurteilung nach dem APGAR-Schema mit seinen „hintereinander geschalteten Messungen" ist vor allem zur Einschätzung der Anpassungsfähigkeit des Neugeborenen hilfreich, d. h., es beantwortet die Frage: Wie gut kann das Neugeborene seine Vitalfunktionen an das **postpartale** (nachgeburtliche) Leben anpassen? Innerhalb der ersten Minuten nach der Geburt muss sich das Neugeborene stark umstellen. Sollte die Situation bestehen, dass ein Gesundheitsproblem, etwa ein Herzfehler, bis dahin unentdeckt blieb, wird sich dies meistens in den ersten Lebensminuten bemerkbar machen. Die zweite Untersuchung nach fünf Minuten gilt als am aussagekräftigsten, weil bis dahin eine Stabilisierung der wichtigsten Vitalfunktionen stattgefunden haben muss.

> **PRAXISTIPP**
> **Neugeborenes**
> Definitionsgemäß umfasst der Begriff „Neugeborenes" die ersten 28 Lebenstage. Im Bezug auf die Reanimationsempfehlungen des ERC (European Resuscitation Council) ist mit „Neugeborenes" aber nur die Situation im **Anschluss an die Geburt** gemeint. Das liegt daran, dass im Englischen noch zwischen „newly born" (unmittelbar nach der Geburt) und „neonate" (Alter bis 28 Tage) unterschieden wird. Ist das Kind z. B. eine Woche alt, gelten bereits die Empfehlungen der Kinderreanimation. Mit „Kind" ist in diesem Zusammenhang also eine sehr große Spanne gemeint, bis hin zum Eintritt der Pubertät.

Beurteilung der Reife

Der Mutterleib ist für den sich entwickelnden Menschen für durchschnittlich 266 Tage, das heißt etwa 38 Wochen (➤ Kap. 18.4 für die Berechnung der Schwangerschaft), das optimale Milieu – nicht wesentlich länger oder kürzer. Der Geburtshelfer bzw. Arzt kann davon ausgehen, dass nach diesem Zeitrahmen geborene Kinder in der Regel **reif** sind, das heißt, dass alle Lebensfunktionen optimal entwickelt sind (➤ Abb. 19.2). Für jede Schwangerschaft wird deshalb bereits bei der ersten Schwangerschafts-Vorsorgeuntersuchung die entscheidende Zielgröße festgelegt: der errechnete Geburtstermin.

19.1.2 Errechneter Geburtstermin

Da der genaue Zeitpunkt der Befruchtung meist nicht bekannt ist, dient die letzte Regelblutung als Ausgangspunkt der Berechnung. Wird eine durchschnittliche Schwangerschaftsdauer von 282 Tagen nach Beginn der letzten Regel zugrunde gelegt und angenommen, dass ein Kind während der fruchtbaren Tage in der Zyklusmitte, also im Schnitt 14 Tage nach Beginn der Regelblutung, gezeugt wird, so lässt sich der voraussichtliche Geburtstermin nach der sog. **Naegele-Regel** einfach berechnen:

$$\text{Errechneter Geburtstermin} = \text{1. Tag der letzten Regel} + \text{7 Tage} - \text{3 Monate} + \text{1 Jahr}$$

Allerdings: Am errechneten Tag kommen nur 4 % aller Kinder zur Welt, innerhalb von 7 Tagen um den Termin herum auch nur 26 %.

Ist der Zeitpunkt der letzten Regel nicht bekannt, so helfen Ultraschalluntersuchungen mit Messung der Körpermaße, aber auch der Zeitpunkt der ersten Kindsbewegungen, die Kontrolle des Fundusstandes sowie Hormonbestimmungen im Blut der Mutter, Alter und Entwicklungsstand des Kindes abzuschätzen.

19.1.3 Äußere Reifezeichen

Auch wenn die Tragezeit bekannt ist, beurteilt der Geburtshelfer noch einmal jedes neugeborene Kind auf seine **Reife**; dabei zeigen ihm die folgenden äußeren Zeichen eine abgeschlossene intrauterine Entwicklung an:
- Rosige bis krebsrote Haut.
- Tastbare Ohrknorpel.
- Hoden sind im Hodensack (abgeschlossener Descensus testis) bzw. große Schamlippen bedecken die kleinen Schamlippen.
- Fingernägel überragen die Fingerkuppen.
- **Lanugobehaarung** (feiner dunkler Haarflaum, der nach wenigen Wochen wieder ausgefallen ist) nur an Schultergürtel und Oberarmen.
- Fußsohlenfalten verlaufen über die ganze Sohle.
- Fette, grauweiße Schmiere auf der Haut (Käseschmiere, **Vernix caseosa**).
- Geburtsgewicht.

19.1.4 Geburtsgewicht

Neben der Schwangerschaftsdauer ist das **Geburtsgewicht** ein wichtiges Maß für die Reife eines Neugeborenen (Normalgewicht

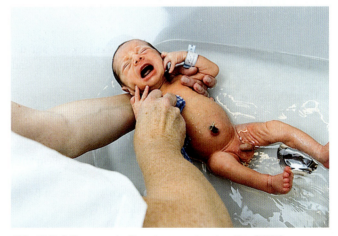

Abb. 19.2 Reifes, gesundes Neugeborenes mit rosiger Haut [K115]

2.500 bis 4.200 g, im Mittel 3.510 g). Untergewichtige Neugeborene (unter 2.500 g) und übergewichtige Neugeborene (über 4.200 g) haben im Vergleich zu normalgewichtigen Kindern ein höheres Erkrankungsrisiko.

Noch aussagekräftiger ist jedoch das auf die Schwangerschaftsdauer (Gestationsalter) bezogene Geburtsgewicht, welches schon während der Schwangerschaft mithilfe der Sonografie (Ultraschall) abgeschätzt werden kann. Entspricht das Geburtsgewicht nämlich nicht dem nach dem Gestationsalter zu erwartenden Wert, muss davon ausgegangen werden, dass vorgeburtlich ein Mangelzustand geherrscht hat. Man spricht von einem hypotrophen („unzureichend ernährten") oder auf Neudeutsch Small-For-Date-Kind.

> **PRAXISTIPP**
> **Mekoniumaspirationssyndrom (MAS)**
>
> Normalerweise setzt das Neugeborene erst **nach** der Geburt seinen ersten Stuhlgang ab – binnen 24 bis 48 Stunden. Dieser erste Stuhl wird als **Mekonium** bezeichnet. Kommt es jedoch **intrauterin** (in der Gebärmutter) z. B. durch Hypoxie zu einer Stress-Situation für den Fetus, kann es zu einem Stuhlabgang in das Fruchtwasser kommen. Das muss nicht schlimm sein, denn die Atembewegungen, die der Fetus intrauterin zustande bringt, reichen zumeist nicht aus, um das zähe Mekonium zu aspirieren. Im Anschluss an eine **intrauterine Asphyxie** (Sauerstoffmangel) kann einer Atemstillstandphase jedoch eine Schnappatmung folgen, welche ausreicht, damit Mekonium aspiriert wird.
> Sehr oft liegt auch eine **Übertragung** (Überschreitung des errechneten Geburtstermins) als Ursache für Mekoniumabgang in das Fruchtwasser vor (> Kap. 19.2.2). Mekoniumhaltiges Fruchtwasser weist eine grünliche Farbe auf und häufig sieht man bei den Neugeborenen Zeichen der Übertragung. Typisch für ein MAS ist eine unmittelbar nach der Geburt (postnatal) oder im Laufe weniger Stunden einsetzende Atemstörung. Laut den aktuellen ERC-Empfehlungen hängt die Frage „Absaugen: ja – nein?" vom Zustand des Neugeborenen ab. Ist es vital, braucht es weder aus Mund/Nase noch tracheal abgesaugt zu werden, da dies keinen Vorteil bringt. Bei avitalen Neugeborenen (keine Spontanatmung, Puls < 100/min, fehlender Muskeltonus) soll jedoch sichtbares Mekonium aus dem Mund-/Rachenbereich abgesaugt werden, durch den Erfahrenen auch laryngoskopisch unterhalb der Stimmbandebene. Ansonsten ist der Algorithmus „Reanimation des Neugeborenen" abzuarbeiten.

19.1.5 Harmlose Auffälligkeiten des Neugeborenen

Das Neugeborene bringt einige sonderbare Zeichen mit auf die Welt, die die Eltern oft erheblich irritieren, die jedoch harmlos sind und von selbst wieder verschwinden:

- **Hautschuppung:** In den ersten Tagen beginnt die Haut am ganzen Körper zu schuppen (meist feinschuppig, bisweilen auch in zentimetergroßen Fetzen).
- **Neugeborenenexanthem** (Erythema toxicum): kleine, „wandernde" gelblich-weiße Pünktchen mit rotem Hof vor allem am Kopf und oberen Körperstamm.
- **Milien:** kleine, weiße talggefüllte Pünktchen, vor allem im Bereich der Nase, infolge einer Zystenbildung in Talg- und Schweißdrüsen.
- **Storchenbiss:** Hellrote Flecken im Nackenbereich, seltener auch an der Nasenwurzel oder am Lid; diese sind auf die Erweiterung oberflächlicher Hautgefäße zurückzuführen und bilden sich in der Regel innerhalb des ersten Jahres zurück.
- **Mongolenfleck:** blaugraue Pigmentierung über dem Kreuzbein; bei asiatischen Neugeborenen fast regelmäßig vorhanden, bei mitteleuropäischen Kindern selten.
- Sog. **Schwangerschaftsreaktionen:** Nach der Geburt sind im Körper des Neugeborenen noch mütterliche Geschlechtshormone vorhanden, die sich erst allmählich abbauen. Diese Hormone können äußerlich wahrnehmbare Veränderungen auslösen: Neugeborenenakne (feine Pusteln, die sich entzünden können), Schwellung der Brustdrüsen, die vorübergehend sogar eine milchartige Flüssigkeit, die Hexenmilch, absondern können, sowie vaginale Schleim- und Blutabsonderungen.

19.2 Frühgeborene und übertragene Kinder

19.2.1 Frühgeborene

Untergewichtige Neugeborene (1.500–2.500 g: Low Birth Weight Infants; unter 1.500 g: Very Low Birth Weight Infants) und übergewichtige Neugeborene (über 4.200 g) haben im Vergleich zu normalgewichtigen Kindern ein höheres Erkrankungsrisiko.

Etwa 9 % der Neugeborenen, das sind in Deutschland mehr als 60.000 Kinder pro Jahr, unterschreiten die normale Schwangerschaftsdauer um mehr als 3 Wochen. Man spricht von **frühgeborenen Kindern** (Geburt vor der vollendeten 37. Schwangerschaftswoche). Diesen Kindern drohen Erkrankungen und spätere Behinderungen. Bei Frühgeborenen sind alle wichtigen Organe mehr oder weniger unreif und daher anfällig für Störungen.

Dem Frühgeborenen droht eine Vielzahl von **nachgeburtlichen Erkrankungen,** z. B.:
- Frühgeborenen-Sepsis
- Surfactant-Mangel-Syndrom (> Kap. 14.4.5) mit z. T. schwerer Funktionsstörung der Lungen
- Plötzliche Atempausen (Apnoen)
- Mangelnde Umstellung des fetalen Kreislaufs (> Abb. 18.9) mit nachfolgendem Bluthochdruck der Lungengefäße und Hypoxämie
- Hirnblutungen oder Sauerstoffmangel des Gehirns
- Unterzuckerung (> Kap. 15.2.2)

Eine weitere gefürchtete Komplikation wird durch die Beatmung mit Sauerstoff ausgelöst: Schwankungen in der Sauerstoffkonzentration des Blutes wirken auf die kleinen unreifen Gefäße der Netzhaut toxisch – es kann zur **Schädigung der Netzhaut** mit nachfolgender Sehschwäche bis hin zur Erblindung kommen. Erfreulicherweise ist diese Komplikation selten geworden.

19.2.2 Übertragene Kinder

Auch die Überschreitung des Geburtstermins bringt gesundheitliche Risiken mit sich. Übertragene Neugeborene sind gefährdet, da die Plazenta altert, verkalkt und nicht mehr genügend Sauerstoff und Nährstoffe bereitstellen kann. Die Kinder fallen durch eine grob abschuppende Haut und die fehlende Käseschmiere auf. Sie neigen zu Atem- und Kreislaufproblemen, Unterzuckerung und Infektionen. Um solchen Komplikationen vorzubeugen, wird in der Regel bei Überschreitung der 42. Schwangerschaftswoche der Geburtsvorgang durch Medikamente und evtl. auch Sprengung der Fruchtblase eingeleitet.

19.3 Wachstum und Entwicklung

Die Vielfalt des menschlichen Seins spiegelt sich in den vielen Facetten der menschlichen Entwicklung wider, bei der körperliche, seelische, geistige, aber auch soziale Reifungsprozesse ineinandergreifen.

Die wichtigsten Altersabschnitte sind :
- **Neugeborenenperiode** (Neonatalperiode): 1.–28. Lebenstag
- **Säuglingsalter:** 1. Lebensjahr
- **Kleinkindalter:** 2.–6. Lebensjahr
- **Schulkindalter:** 7. Lebensjahr bis Pubertätsbeginn (ca. 12. Lebensjahr)
- **Pubertät** und **Adoleszenz** (Reifungs- und Jugendlichenalter): Periode von der Entwicklung der sekundären Geschlechtsmerkmale bis zum Abschluss des Körperwachstums

19.3.1 Körperliche Entwicklung

In der Anfangszeit des Lebens imponiert schon allein die Zunahme der Masse: Im Alter von 5 Monaten hat der Mensch sein Geburtsgewicht verdoppelt, mit 1 Jahr verdreifacht, mit 2 ½ Jahren vervierfacht, mit 6 verzehnfacht (> Abb. 19.3).

Nicht minder rasant verläuft das **Längenwachstum** (> Abb. 19.3). In keinem Lebensalter (nicht einmal in der Pubertät) wächst das Kind schneller als in den ersten Lebensmonaten, ganze 16 cm in den ersten 6 Monaten. Mit 4 Jahren haben die meisten Kinder ihre Körperlänge verdoppelt, also die 100 cm überschritten. Danach verlangsamt sich das Körperwachstum auf etwa 6–7 cm pro Jahr, um sich erst wieder mit der Pubertät zu beschleunigen, und zwar beim Mädchen mit etwa 11–12 und beim Jungen mit etwa 13–14 Jahren. Mit diesem zeitlich versetzten Pubertätsbeginn ist zu erklären, warum viele Mädchen für eine kurze Periode oft größer und kräftiger wirken als gleichaltrige Jungen. Die endgültige Größe haben Mädchen etwa mit 16 Jahren, Jungen mit 19 Jahren erreicht. Diese verlängerte pubertäre Wachstumsphase bei Jungen ist mit ein Grund, weshalb Männer im Durchschnitt 10 cm größer sind als Frauen.

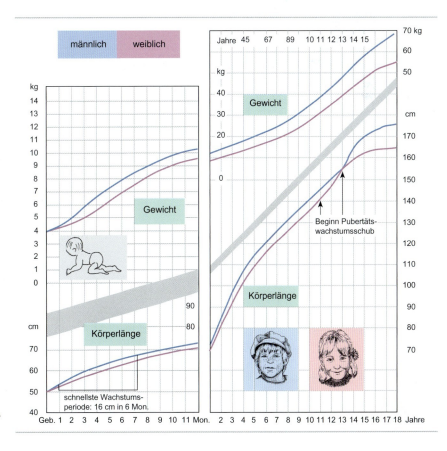

Abb. 19.3 Längenwachstum und Gewichtszunahme bei Jungen und Mädchen [L190]

19 Kinder und ältere Menschen

PRAXISTIPP

Abschätzung von Alter, Größe und Gewicht eines Kindes

Für das Personal im Rettungsdienst ist es aufgrund fehlender Erfahrung oft schwierig, Alter bzw. Größe und Gewicht eines kindlichen Patienten abzuschätzen. Diese spielen aber eine Rolle für Dosierungen, Tubusgrößen, Spatelgrößen, Pulsoxymetrie-Sensoren, die Größe von Blutdruckmanschetten u. v. m. Hilfreich sind hier z. B. pädiatrische Lineale oder Bänder, die an dem Kind ausgelegt werden. Auf dem Hilfsmittel können die zum Kind passenden Dosierungen für diverse Medikamente, Tubusgrößen u. Ä. abgelesen werden. Wer dies nicht zur Verfügung hat, sollte einige Formeln lernen oder im Kindernotfallequipment an gut sichtbarer Stelle anbringen. Hier einige hilfreiche Formeln:

- **Gewichtsabschätzung:** Für die Altersgruppe von 1 bis etwa 6 Jahren ist die folende Formel nützlich: (Lebensalter in Jahren × 2) + 8 (z. B. Kind ist 4 Jahre alt: 4 × 2 = 8; 8 + 8 = 16 → Gewicht ca. 16 kg).

Weiterhin hilfreich sind z. B. Formeln zur **Bestimmung der Tubusgröße oder Einführtiefe** des Tubus:

- Tubusgröße in mm bei Frühgeborenen: Gestationswoche/10 (z. B. 30. SSW = Tubus 3,0 mm ID)
- Tubusgröße in mm ab 1 Jahr: (16 + Lebensalter in Jahren) : 4 (z. B. 4-jähriges Kind = 16 + 4 = 20; 20 : 4 = Tubus 5,0 mm ID)
- Tubuseinführtiefe oral bis 6 kg KG: 6 cm + je 1 cm/kg KG (z. B. Kind wiegt 4 kg → 6 + 4 = 10: orale Einführtiefe = 10 cm)
- Tubuseinführtiefe oral ab 2. Lebensjahr: in cm ab Oberlippe: 12 + (Lebensalter/2)

Man sollte sich darüber im Klaren sein, dass diese Formeln lediglich eine Hilfestellung bieten. So macht es schon einen Unterschied, ob blockbare oder nicht blockbare pädiatrische Endotrachealtuben verwendet werden, da die blockbaren Modelle durch den Cuff etwas dicker sind.

19.3.2 Körperproportionen und Kindchenschema

Bis zum Ende des Wachstums verändern sich auch die Proportionen des Körpers. Die Länge des Kopfes schrumpft von einem Viertel der gesamten Körperhöhe auf ein Achtel beim Erwachsenen. Dagegen nimmt die relative Länge von Beinen und Armen zu.

Für die kindlichen Körperproportionen mit vergleichsweise großem Kopf, großen Augen und nur kurzen Extremitäten wurde der Begriff des **Kindchenschemas** geprägt – ein Impuls, der kleine Kinder für Erwachsene anziehend macht („süß", „niedlich") und so das überlebensnotwendige Pflegeverhalten einleitet (> Abb. 19.4).

19.3.3 Meilensteine der Entwicklung

Wer Kinder heranwachsen sieht, steht oft staunend vor den rasanten, vom Beobachter oft als „ruckartig" empfundenen Entwicklungsschritten. Angesichts dieser Dynamik hat es sich bewährt, in groben

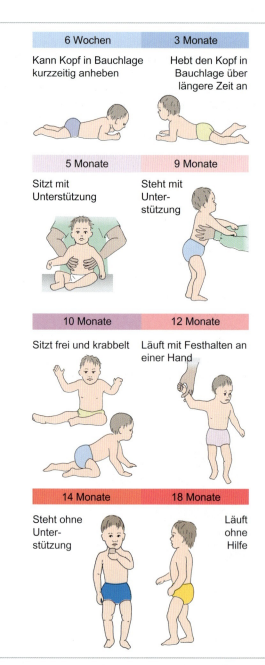

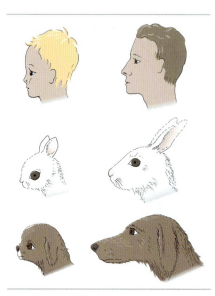

Abb. 19.4 Kindchenschema nach Konrad Lorenz. Großer Kopf mit Kulleraugen, Pausbacken und hoher Stirn gehören zum Kindchenschema und leiten – auch beim Menschen – Fürsorgeverhalten, z. B. Liebkosen, ein. [L190]

Abb. 19.5 Die Entwicklung der Motorik vom 2. bis zum 18. Lebensmonat. Die Schwankungsbreite ist groß – die Zahlen geben den spätesten Zeitpunkt der Normalentwicklung an. [L190]

Rastern zu denken und den Entwicklungsstand in klaren Kategorien „einzufangen", den **Meilensteinen der Entwicklung** (> Abb. 19.5).

Neugeborenes (Saug-Kind)

Das **Verhalten** ist stark von reflektorischen Abläufen bestimmt. Ganz im Vordergrund der Wach-Aktivität steht das Saugen. Ansonsten schläft das Neugeborene bis zu 20 Stunden am Tag. Die Körperhaltung entspricht noch der räumlichen Enge im Mutterleib: Arme und Beine sind gebeugt, die Hände gefaustet. Der Körperstamm kann praktisch nicht bewegt werden – wohl aber Arme und Beine. Der Kopf kann zwar von der einen Seite zur anderen gedreht, jedoch nicht länger „gehalten" werden.

Hören und Sehen sind bereits weit entwickelt: Schon in der ersten Woche erkennt das Baby die einfachsten Gesichtszüge (horizontale Augen, punktförmige Augen) und reagiert auf die Stimme der Mutter.

Im **Sozialverhalten** zeigt es Interesse am menschlichen Gesicht und beruhigt sich durch An-den-Körper-Nehmen. Das erste Lächeln tritt oft im Schlaf auf („Engelslächeln"); etwa ab der 6.–8. Woche entwickelt sich das Lächeln als Antwort auf Zuwendung (soziales Lächeln), das die Eltern-Kind-Beziehung vertieft.

3 Monate (Schau-Kind)

Die **Motorik** gerät zunehmend unter die Kontrolle des Willens; Kopf und Schultern können 45–90 Grad von der Unterlage gehoben und für längere Zeit gehalten werden, der Säugling stützt sich dabei auf die Unterarme (> Abb. 19.6). Zu der zentralen Bedeutung des Mundes gesellt sich die Erforschung der Umwelt durch die Augen. Das Kind beobachtet die eigenen Hände, folgt bewegten Objekten von einer Seite zur anderen.

Soziales: Der Säugling reagiert mit Begeisterungsstürmen, wenn etwas Angenehmes in Aussicht ist (z. B. Flasche).

6 Monate (Greif-Kind)

Arme und Beine sind nun bereits seit Längerem gestreckt – allmähliche Vorbereitungen auf den aufrechten Gang. Das Baby stützt sich gerne in Bauchlage auf die (geöffneten) Hände und dreht sich ohne Hilfe in die Rückenlage (… und fällt dabei leicht vom Wickeltisch). Der Kopf kann jetzt in allen Positionen voll gehalten werden (**Kopfkontrolle**). Die Umwelt wird mit dem Tastsinn erforscht und auf Essbarkeit überprüft; alles verschwindet im Mund.

Voraussetzung für die Erforschung der Umwelt ist das **Greifen**: Als erste Vorstufe werden Gegenstände zwischen allen Fingern und Handfläche gehalten (sog. palmares Greifen, von palma, lat. = Handfläche). Hören und Sehen sind weitgehend ausgereift; selbst das räumliche Sehen ist größtenteils entwickelt.

Soziales: Nach einer Phase des äußerst freundlichen Verhaltens gegenüber Fremden kann nun bereits das Fremdeln beginnen. Das Baby hat Lust am „Selbst-Essen".

9 Monate (Krabbel-Kind)

Der Bewegungsraum erweitert sich schlagartig: Das Baby kann sich aus der Bauchlage alleine aufsetzen, sitzt frei. Es steht mit Festhalten, kann sich aber nicht alleine wieder hinsetzen. Es beginnt zu **krabbeln**. Feinmotorisch erlernt es nun den **Pinzettengriff** (> Abb. 19.7) (Gegenstände werden zwischen Zeigefinger und Daumen gehalten).

Soziales: Der Säugling wirft Spielzeug auf den Boden, winkt, kennt seinen Namen, versteht „nein" und fremdelt. Er kann sich zunehmend selbst beschäftigen.

12 Monate (Geh-Kind)

Die Umwelt verliert allmählich ihre festen Grenzen: Das Kind krabbelt viel (häufig mit gestreckten Knien), läuft mit Festhalten an einer Erwachsenenhand und macht evtl. erste freie Gehversuche (> Abb. 19.8).

Soziales: Es isst Fingermahlzeiten selbstständig, liebt Gib-und-Nimm-Spiele und genießt es ausgesprochen, im Mittelpunkt zu stehen.

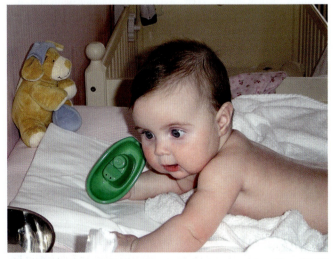

Abb. 19.6 Drei Monate alter Säugling in typischer Unterarmstütz-Haltung [T339]

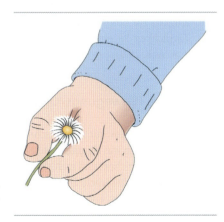

Abb. 19.7 Pinzettengriff bei einem neun Monate alten Kind [M135]

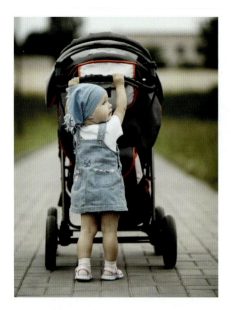

Abb. 19.8 Einjähriges „Geh-Kind" [O495]

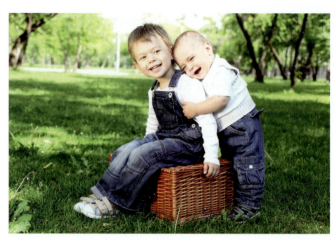

Abb. 19.9 Ein Kleinkind kann – mit oder ohne Worte – Mitgefühl ausdrücken, z. B. geschwisterliche Zuneigung. [T078]

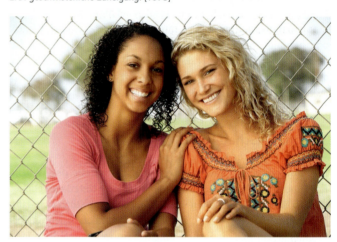

Abb. 19.10 Am Anfang der Pubertät steht für Mädchen die erwachende Weiblichkeit. [J668]

2 Jahre (Trotz-Kind)

Die **praktischen Fähigkeiten** werden rasant entwickelt: Das Kind steigt Treppen hoch und herunter (zwei Füße pro Stufe), kann rennen, isst „gut" mit dem Löffel und trinkt aus dem Becher.

Im **Sozialbereich** folgt es einfachen Instruktionen und ist tagsüber gelegentlich sauber und trocken. Insbesondere beim Zu-Bett-Gehen braucht es Routinen und Rituale. Typisch ist das ausgeprägte „Besitzdenken": Das Kind teilt ungern, alles „gehört mir". Die Trotz-Anfälle des Zweijährigen sind berüchtigt („the terrible twos").

3 Jahre (Ich-Kind)

Das Dreijährige kann sekundenlang auf einem Fuß stehen und Dreirad fahren. Rechts- bzw. Links-Händigkeit sind ausgebildet. **Soziales:** Das Kind kennt einige Kinderlieder und kann evtl. bis zehn zählen. Es ist sauber und trocken bei Tag und oft auch bei Nacht. Es fragt ständig: Warum? Es strebt nach Unabhängigkeit und kann dabei recht aggressiv sein. Ab diesem Alter lernt das Kind auch moralische und ethnische Werte kennen; so können Kindergartenkinder schon zwischen Gut und Böse unterscheiden. Auch die Fähigkeit zur Empathie (Mitgefühl) ist soweit vorhanden, dass z. B. Zärtlichkeit zu einem Geschwisterkind ausgedrückt werden kann (> Abb. 19.9).

6–10 Jahre (Bewegungs-Kind)

Das **Schulkind** kann mit dem Tischmesser umgehen (ab sieben Jahre), Werkzeuge wie Hammer und Schraubenzieher gebrauchen (ab acht Jahre), zeichnet und malt viel und gut. **Soziales:** Der Schulalltag prägt das Sozialleben. Der Beginn des Schulkindalters bringt zunächst wieder eine Labilitätsperiode; das Kind ermüdet leicht und zeigt wenig Ausdauer.

Dennoch ist ein sozialer und intellektueller Entwicklungsgewinn sichtbar: Das Kind bevorzugt Gemeinschaftsspiele größerer Gruppen, deren Regeln genau beachtet werden, sein Interesse an der nun sachlich beobachteten Welt wächst. Abstraktionsfähigkeit und schlussfolgerndes Denken machen große Fortschritte, obwohl das Kind noch vorwiegend anschaulich denkt. Das Kind sammelt, experimentiert und stellt praktisch verwendbare, funktionsreife Dinge her. Es spielt häufig nur mit gleichgeschlechtlichen Freunden und freut sich an Bewegung und Sport.

Pubertät

Die Pubertät etwa vom 11.–18. Lebensjahr ist ein Lebensabschnitt des Übergangs. Zu Beginn imponiert ein letzter körperlicher Wachstumsschub (> Abb. 19.3); der Körper wird schlaksig, bevor sich mit Stimmbruch bzw. Brustentwicklung die **sekundären Geschlechtsmerkmale** des Erwachsenen einstellen (> Abb. 19.10).

Im Mittel mit dem 19. (Frauen) bzw. 22.–24. (Männer) Lebensjahr sind die körperlichen Wachstumsvorgänge vollständig abgeschlossen. Die Fähigkeit, Kinder zu zeugen, wird sogar viel früher, nämlich mit im Mittel 14–16 Jahren (Frauen bzw. Männer) erlangt, wobei sich dieser Zeitpunkt aufgrund der **Akzeleration** (beschleunigte körperliche Entwicklung im Vergleich zu früher) in den letzten 100 Jahren um ca. 3 Jahre nach vorne verschoben hat.

Demgegenüber wird das **soziale Erwachsenendasein,** also die finanzielle und berufliche Selbstständigkeit, in den Industrieländern immer später erlangt.

19.4 Krankheiten des Kindes

Einerseits können Kinder die **gleichen** Erkrankungen wie Erwachsene bekommen, etwa eine Erkältung, Frakturen oder auch Depressionen, wobei diese sich u. U. anders zeigen können als im Erwachsenenalter. Manche Erkrankungen treten aber nur im Kindesalter auf, z. B. die selten gewordene **Rachitis.** Rachitis ist eine spezifische kindliche Mangelkrankheit, die auf den erhöhten Bedarf an Vitamin D während des kindlichen Knochenwachstums zurückgeht.

19.4.1 Kinderkrankheiten

Im engeren Sinne wird unter **Kinderkrankheiten** eine Reihe von Infektionen verstanden, die beim ersten Kontakt mit den Erregern zur Erkrankung führen, aber nach Überstehen meist eine lang dauernde – idealerweise lebenslange – Immunität hinterlassen. Dazu gehören vor allem:
- Masern
- Mumps
- Röteln
- Scharlach
- Windpocken
- Diphtherie, Keuchhusten und Kinderlähmung (heute selten)

Allerdings: „Kinder"krankheiten sind ausgewachsene Erkrankungen. An diesen Infektionen sterben jährlich Hunderttausende – die meisten davon allerdings in den Entwicklungsländern. Durch die Einführung der Aktivimmunisierungen ist die Mehrzahl der genannten Kinderkrankheiten in Mitteleuropa selten geworden; andere Krankheiten, wie etwa Scharlach, haben durch hervorragende Behandlungsmöglichkeiten mit Antibiotika ihren Schrecken verloren.

> **MERKE**
> **Die häufigsten Kindernotfälle**
> Zu den häufigsten Kindernotfällen im Rettungsdienst gehören (➤ Abb. 19.11):
> - Atemnot (Krupp-Syndrom, Fremdkörperaspiration, bakterielle Laryngotracheitis, selten: Epiglottitis, Asthmaanfall)
> - Tonisch-klonische Krampfanfälle („Fieberkrampf", „Infektkrampf")
> - Extremitätenverletzungen, Verbrühungen

19.4.2 Plötzlicher Kindstod (SIDS)

Der plötzliche Kindstod, auch plötzlicher Säuglingstod oder Krippentod genannt, ist nach Poets *„definiert als der plötzliche Tod eines*

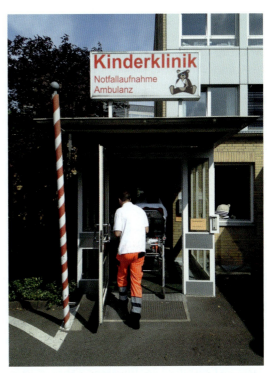

Abb. 19.11 Zu den häufigsten Kindernotfällen im Rettungsdienst gehören Probleme der Atmung bzw. Atemwege und Krampfanfälle. [M840]

Säuglings (< 1 Jahr) mit wahrscheinlichem Beginn der zum Versterben führenden Episode im Schlaf, der trotz einer gründlichen Untersuchung – einschließlich einer vollständigen Autopsie und einer Beurteilung der Krankengeschichte und der Todesumstände – keine adäquate Todesursache zu zeigen vermag". Die genaue Ursache ist bis heute nicht bekannt. International sehr gebräuchlich ist der Begriff **Sudden Infant Death Syndrome (SIDS).** Poets regt die Vermeidung des Begriffs SIDS zwar an, *„weil der plötzliche Kindstod kein Syndrom im klassischen Sinn darstellt",* er soll hier jedoch beibehalten werden.

Der holländische Kinderarzt de Jonge fand Ende der 1980er-Jahre heraus, dass die Bauchlage ein bedeutender Risikofaktor für den plötzlichen Kindstod ist. Er ging mit seinen Erkenntnissen an die Öffentlichkeit und bewirkte, dass binnen eines Jahres fast alle holländischen Eltern ihre Säuglinge in Rückenlage schlafen legten. Die Häufigkeit des SIDS ließ sich dadurch halbieren!

Weitere **Risikofaktoren** für SIDS sind:
- Rauchen in der Familie
- Alkohol- und Drogenkonsum der Eltern
- Überwärmung durch übertriebenes Zudecken bzw. zu warmes Zimmer (16–18 °C reichen)
- SIDS bei Geschwisterkindern
- Schlafen des Kindes in einem eigenen Zimmer

In allen Fällen ist es ein plötzlicher und stiller Tod – es gibt **keinerlei Warnzeichen,** mit dem das Kind Angehörige warnen würde, selbst in Kinderkrankenhäusern tritt das SIDS auf. Zur Vorbeugung werden deshalb Säuglinge in Rückenlage gelagert. Betrachtet man alle Fälle zusammen, so ist der sicherste Schlafort für einen Säugling das eigene Kinderbett im Schlafzimmer der Eltern. Eine sinnvolle Alternative stellen an das elterliche Bett anzudockende Kinderbettchen dar. Ob das Schlafen im Bett der Eltern auch dann ein Risiko darstellt, wenn die Eltern nicht rauchen und keinen Alkohol oder Drogen zu sich nehmen, ist umstritten (www.swiss-paediatrics.org/sites/default/files/empfehlungen/empfehlungen/pdf/2013.11.26_empfehlungen_bedsharing_ploetzicher_kindstod.pdf). Die Kinder sollten keine Medikamente bekommen, die Beruhigungsmittel erhalten. Geschwisterkinder von SIDS-Opfern oder solche Kinder, die von einem „lebensbedrohlichen Ereignis" gerettet wurden, werden mit Heimmonitoren überwacht. Hierzu wird ein kleiner Atemmonitor verordnet, der bei längeren Atempausen Alarm gibt. Weitere Informationen finden sich z. B. unter www.geps-online.de oder unter www.sids.at.

19.4.3 Kindesmisshandlung

Einleitung

Das Thema **Gewalt gegen Kinder** rückte in der zweiten Hälfte des 20. Jahrhunderts in den Fokus der gesellschaftlichen Wahrnehmung. Bis dahin war der Raum der Familie bzw. Kleingruppe tabuisiert, es ging einen Außenstehenden ja nichts an. Nun wurde der Raum langsam Gegenstand des Hinsehens. Neben anderen Personenkreisen, z. B. Polizei, Jugendämtern, Lehrern oder Vereinsmitgliedern, waren es zunehmend Kinderärzte, Kinderchirurgen oder Kinderpsychiater, welche die Aufmerksamkeit auf das Thema Kindesmisshandlung lenkten. Der US-amerikanische Kinderarzt Dr. C. H. Kempe war im Jahr 1962 der Erste, der in diesem Zusammenhang den Begriff vom **Battered-Child Syndrome** verwendete.

Definition

Nach Staubli versteht man unter **Kindesmisshandlung** *„eine nicht zufällige, bewusste oder unbewusste, körperliche und/oder seelische Schädigung eines Kindes, die zu Verletzungen, Entwicklungshemmungen oder zum Tod führen kann"*. Nach Zetterström ist eine **körperliche Vernachlässigung** *„eine nicht hinreichende Versorgung und Gesundheitsfürsorge, die zu massiven Entwicklungsstörungen führen kann bis zum psychosozialen Kleinwuchs und Verhungern"*.

Häufigkeit

Die Dunkelziffer ist groß und oft dringen Fälle von Kindesmisshandlung erst an das Bewusstsein der Öffentlichkeit, wenn spektakuläre Fälle – etwa mit Todesfolge – in der Presse öffentlich gemacht werden. Zuverlässige Zahlen sind auch heute kaum vorhanden. In Deutschland soll nach einer älteren Quelle die Häufigkeit 10 bis 15 % betragen. Wichtig im Umgang mit diesem Thema ist, dass eine Kindesmisshandlung überhaupt in Betracht gezogen und nicht von vornherein gesagt wird: „Das kann ja hier nicht sein." Es gibt Rechtsmediziner, welche die Auffassung vertreten, dass ein Kinderarzt, der in 20-jähriger Berufserfahrung nie eine Misshandlung gesehen haben will, offenbar nicht richtig hingeguckt haben kann. Bei vermeintlich an einem SIDS verstorbenen Säuglingen fand sich z. B. in Untersuchungen, dass etwa 15 % dieser Kinder durch Ersticken umgebracht worden waren.

Erkennen von Kindesmisshandlungen

Solche Fälle sind vor Ort nicht immer leicht zu erkennen, aber das Rettungsfachpersonal und die Notärzte haben im Rahmen der Notfalleinsätze oft – anders als viele andere Berufsgruppen – die Gelegenheit, das häusliche Umfeld der kleinen Patienten wahrzunehmen. So können verwahrloste Haustiere oder ungepflegte Geschwister ein Hinweis auf Vernachlässigung sein. Auch die Plausibilität der Geschichte, das Verhalten des Kindes und der Eltern sollten gut beobachtet werden. Passt z. B. das Verletzungsmuster nicht zu der „Story", sollte man hellhörig werden.

> **PRAXISTIPP**
> **Hinweise auf eine Kindesmisshandlung**
> Folgende Umstände deuten auf eine Kindesmisshandlung hin:
> - Ein durch Misshandlung verletztes Kind wird häufig zeitverzögert beim Arzt vorgestellt.
> - Angaben zum Tatgeschehen passen nicht zum Verletzungsbefund, zur Symptomatik und/oder zum Entwicklungsstand des Kindes.
> - Auf Nachfrage werden im Verlauf unterschiedliche Versionen zur Anamnese angeboten.
> - Geschwister werden für die Verletzungen verantwortlich gemacht.
> - Aussagen wie: „Das Kind hat sich die Verletzungen selbst zugefügt."
> - Hinweisend in der psychodynamischen Evaluation kann sein, wenn Eltern sich defensiv zeigen, eine empathische Zuwendung oder Besorgnis fehlen.

Nach Prückner und Mitarbeitern wird **körperliche** Kindesmisshandlung durch stumpfe Gewalt, thermische Verletzungen und als Schütteltrauma-Syndrom (STS) oder Shaken Baby Syndrome (SBS) verursacht (➤ Abb. 19.12):

- **Stumpfe Gewalt:**
  – Das Spektrum ist sehr groß. Typische Verletzungen sind z. B. durch Faustschlag hervorgerufene Monokel- oder Brillenhämatome, Platzwunden der Lippen, Hämatome an den Oberarmen durch festes Zupacken, Hämatome am Brustkorb des Säuglings beim Schütteltrauma-Syndrom und typische „Doppelstriemen" durch Schlagen mit Gürtel oder Stock.
  – Schlagtypische Lokalisationen sind die Kopfhaut oberhalb der sogenannten Hutkrempenlinie, die Augen-, Mund- und Ohrenregion, Brusthaut, Rücken- und Gesäßhaut sowie die Rückseiten der Beine, Streckseiten der Unterarme mit sogenannten Abwehrverletzungen und die Handrücken.
- **Thermische Verletzungen:**
  – Oft sieht man bei misshandlungsbedingten Verbrühungen symmetrische socken- oder handschuhartige Verletzungen der Hände/Unterarme oder der Füße/Unterschenkel mit scharfer Begrenzung (sogenannte Wasserspiegelmarke bei Eintauchen).

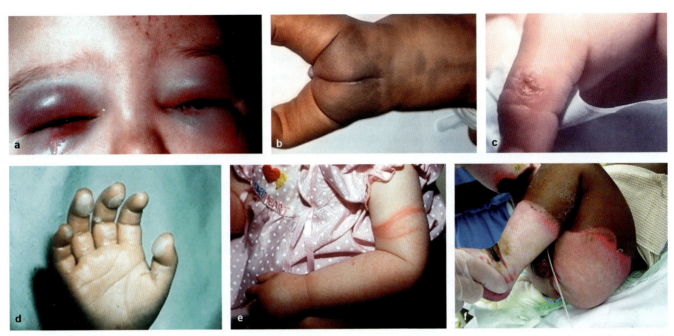

Abb. 19.12 Körperliche Anzeichen möglicher Kindesmisshandlungen. **a:** Waschbärenaugen – periorbitale Einblutungen als mögliches Zeichen einer frontalen Schädelbasisfraktur. **b:** Blaue Mongolenflecken auf dem Rumpf und dem Gesäß eines asiatischen Neugeborenen, die leicht mit Hämatomen verwechselt werden – keine Misshandlung. **c:** Scharf abgegrenzter, blasiger Hautdefekt, ausgelöst durch eine Verbrennung mit einer Zigarette. **d:** Verbrennungen auf den Fingerspitzen, nachdem die Hände gewaltsam gegen einen Elektroherd gepresst wurden. **e:** Schürfungen nach einer Abbindung. **f:** Die geraden Linien des Verbrennungsmusters und die Abwesenheit von Spritzmarken legen den Verdacht einer Kindesmisshandlung nahe. [G223]

– Misshandlungsbedingte Verbrennungen werden meistens als Kontaktverbrennungen verursacht, z. B. durch Zigaretten, Aufpressen heißer Gegenstände oder den Einsatz von Elektrogeräten. Am häufigsten sind Schulter, Rücken, Unterarme, Handrücken und/oder das Gesäß betroffen.
- **Schütteltrauma-Syndrom** (STS):
  – Meistens handelt es sich bei den Opfern eines Schütteltrauma-Syndroms (Shaken Baby Syndrome) um Säuglinge, es kann allerdings auch ältere Kinder betreffen. Es kommt direkt zu einer neurologischen Symptomatik mit z. B. Schläfrigkeit, Erbrechen, Trinkschwierigkeiten, Muskeltonusverlust, Somnolenz, Apathie, Koma oder zerebralen Krampfanfällen.
  – Normalerweise sind äußere Verletzungen nicht feststellbar.
  – Ein voll ausgeprägtes STS/SBS erfordert massivstes, heftiges, gewaltsames Hin- und Herschütteln eines Kindes, welches zu unkontrolliertem Umherrotieren des kindlichen Kopfes führt.

> **ACHTUNG**
> **Bei Verdacht auf Kindesmisshandlung**
> Wichtig ist, dass man bei Verdacht auf eine Kindesmisshandlung Fachleute einschaltet und nicht die Eltern alleine mit seiner Vermutung konfrontiert. Oftmals ist es besser, „langsam" vorzugehen und die Situation des Kindes interdisziplinär ausloten zu lassen, nicht zuletzt auch, um eine ungerechtfertigte Anschuldigung zu vermeiden. Da das Thema sehr komplex ist, wird auf weiterführende Literatur verwiesen. Im Internet kann man sich z. B. hier informieren: www.kindesmisshandlung.de.

19.5 Ältere Menschen

19.5.1 Einleitung

Hand aufs Herz: Finden Sie womöglich einen Einsatz bei einem Verkehrsunfall oder Herzinfarkt spannender als Einsätze im Altenheim? Falls dem so ist: Machen Sie sich bewusst, dass letztere Einsätze für die Rettungsdienste **die große Herausforderung** der Zukunft sind – und auch schon der Gegenwart. Man sieht das z. B. daran, dass sich in manchen Rettungsdienstbereichen die sogenannten „geriatrischen Notfalleinsätze" in den letzten Jahren verdoppelt haben. Trotzdem wird das Thema auf notfallmedizinischen Kongressen und in den Fachzeitschriften oftmals wenig beachtet. Auch in der Ausbildung des Rettungsfachpersonals war oder ist dies ein Thema, das oft im Hintergrund steht. Diese Situation besteht aus folgenden Gründen zu Unrecht:

- Bereits **heute** betreffen etwa zwei Drittel aller Notfalleinsätze Patienten, die über 65 Jahre alt sind.
- Die demografische Entwicklung („Alterspyramide", ➤ Kap. 19.5.5) wird dazu führen, dass Notfalleinsätze bei „alten Patienten" mehr und mehr zunehmen. Während 2012 in Deutschland etwa 4 Millionen Menschen lebten, die über 80 Jahre alt sind, wird sich diese Zahl in den kommenden 30 Jahren auf etwa 10 Millionen erhöhen,
- Vermehrt erfolgen Einsätze in palliativen Situationen, die ein besonders abgestimmtes Vorgehen erforderlich machen, da es hier normalerweise keinen Sinn macht, die Patienten ins Krankenhaus mitzunehmen. Außerdem sind hier gewöhnlich andere

Vorgehensweisen gefordert als in der „sonstigen" Notfallmedizin. Beispielhaft sei die Gabe von Morphin zur Behandlung einer Dyspnoe aufgeführt, das in Fachkreisen als Mittel der Wahl gilt. Im höheren Alter treten bestimmte Unfälle häufiger auf, werden zugleich von den Betroffenen aber sehr viel schlechter verkraftet als von Jüngeren; insgesamt ist bei den Alten eine schnellere Dekompensation bzw. ein dramatischerer Verlauf zu sehen. Daten aus den USA zeigen z. B., dass Stürze bei über 75-Jährigen die häufigste Ursache von Todesfällen und von körperlichen Behinderungen nach einem Trauma darstellen. Etwa ein Drittel der über 65-Jährigen stürzt einmal pro Jahr; bei den 80-Jährigen passiert dies sogar jedem zweiten.

Besonderheiten bei Einsätzen im Altenheim

Nach Luiz sind die Hauptgründe für eine Einweisung in ein Altenheim:
- Demenz
- Defektzustände nach Schlaganfall
- Folgen rezidivierender Stürze

Oft zeigen die dortigen Patienten eine **Multimorbidität,** also das Vorliegen mehrerer Krankheiten zugleich. Einfach gesagt: Je älter jemand ist, um so mehr Krankheiten treten zugleich auf. Damit einher geht häufig eine **Polypharmakotherapie;** so wird die Einnahme zahlreicher Arzneimittel bezeichnet (Probleme: Einnahmefehler, Neben- und Wechselwirkungen). Was mitunter von den verschreibenden Ärzten nicht beachtet wird, ist die verminderte Nierenfunktion beim älteren Patienten.

Die häufigste Notfälle im Altenheim sind nach Luiz:
- Dekompensierte Herzinsuffizienz
- Schlaganfall
- Delir
- Gastrointestinale Blutung
- Pulmonale Störungen
- Stürze

Bereits 1975 prägte Isaacs den Begriff der „4 giants of geriatrics", damit meinte er:
- Immobilität
- Instabilität
- Inkontinenz
- Intellektueller Abbau (Demenz)

> **MERKE**
> **Gerontologie, Geriatrie, Palliativmedizin**
> - Die **Gerontologie** (Altersforschung) ist die Wissenschaft, die sich mit den körperlichen, seelischen und sozialen Aspekten des Alterns befasst.
> - Hingegen ist die **Geriatrie** (Altersheilkunde) die Lehre, die sich mit den Krankheiten des alternden Menschen sowie ihrer Therapie beschäftigt.
> - *„Die* **Palliativmedizin** *widmet sich der Behandlung und Begleitung von Patienten mit einer nicht heilbaren, progredienten und weit fortgeschrittenen Erkrankung mit begrenzter Lebenserwartung. Die Palliativmedizin bejaht das Leben und sieht das Sterben als einen natürlichen Prozess. Sie lehnt aktive Sterbehilfe ab."* (Deutsche Gesellschaft für Palliativmedizin e. V.; www.dgpalliativmedizin.de)

Erster Überblick

Das **Altern** ist ein Prozess, der nicht erst in höherem Lebensalter beginnt, sondern von Geburt an unumkehrbar fortschreitet. Bereits ab etwa dem 25. Lebensjahr beginnen degenerative Veränderungen. Entsprechend prägte Bürger, der Begründer der Altersforschung in Deutschland, den Begriff der **Biomorphose.** Dieser Begriff bezeichnet die Gesamtheit der Veränderungen, die der Mensch von der Keimzelle bis zum Tod durchläuft. Diese Veränderungen sind allumfassend:
- Alterungsprozesse bewirken Veränderungen vieler organischer Funktionen (➤ Kap. 19.6).
- Sie führen auch zu psychischen Veränderungen des alternden Menschen (➤ Kap. 19.7).
- Das Altern wird schließlich nicht nur vom Einzelnen, sondern auch von Gesellschaft, Gemeinde und Familie geprägt, und diese entscheiden ganz wesentlich, wie das Individuum sein Älterwerden erlebt und mitgestaltet.

Altern beeinflusst alle Aspekte menschlichen Daseins. Es ist ein
- biologischer,
- psychischer und
- sozialer Prozess.

19.5.2 Was ist Altern?

➤ Tab. 19.1

Vier Kriterien, die Alterungsvorgänge kennzeichnen

Obwohl Alterungsvorgänge nicht nur beim Menschen, sondern auch aus dem Tier- und Pflanzenreich nicht wegzudenken sind, ist eine allgemein gültige Festlegung, was Altern eigentlich ist, nicht einfach zu treffen. Vier Kriterien lassen sich aber nennen, die die Alterungsprozesse charakterisieren:
- Alterungsvorgänge sind universal, sie sind für alle höheren Lebewesen gültig.
- Sie sind irreversibel, also unumkehrbar.
- Sie sind schädlich im Sinne einer verminderten Anpassungsfähigkeit für das betroffene Individuum.
- Sie sind biologisch-genetisch vorherbestimmt und damit auch durch lebenslange Schonung nicht verhinderbar.

Der Alterungsprozess und die Entwicklung chronischer Krankheiten unterliegen großen individuellen Schwankungen. Umwelteinflüsse und das individuelle Verhalten spielen eine große Rolle. Trotz

Tab. 19.1 Altersdefinition der WHO (Weltgesundheitsorganisation)

50–60 Jahre	Der alternde Mensch
61–75 Jahre	Der ältere Mensch
76–90 Jahre	Der alte Mensch
91–100 Jahre	Der sehr alte Mensch
Älter als 100 Jahre	Der langlebige Mensch

dieser Einzigartigkeit, wie jeder den Alterungsprozess durchlebt, gibt es jedoch bestimmte typische Alterungsverläufe (➤ Abb. 19.13).

19.5.3 Theorien der Alterung

Alterungstheorien gründen auf der Erkenntnis, dass innerhalb einer Art (also Individuen weitgehend gleichen Erbgutes) die Lebenserwartung nur wenig, zwischen verschiedenen Arten jedoch stark differiert. So leben im Mittel Fliegen 30 Tage und Pferde 25 Jahre. Auch innerhalb einer Art zeigt sich eine starke Erblichkeit der Lebenserwartung: So leben Kinder langlebiger Eltern ebenfalls erheblich länger als der Durchschnitt der Bevölkerung. Im Folgenden werden zwei Modelle näher erläutert:

Genregulationstheorie

Für die Lebensphasen Entwicklung, Fortpflanzung und Alter werden jeweils verschiedene Abschnitte des Genoms (Erbguts) als zuständig bzw. aktiviert angenommen. Die für das Alter zuständigen Gene heißen **Gerontogene.** Wie diese im Verlauf des Lebens aktiviert werden, ist – bezogen auf den Menschen – noch völlig unklar. Tierforschungen legen die Vermutung nahe, dass es eine Art „Genschalter" gibt, der z.B. über ein Enzym aktiviert bzw. deaktiviert wird; vielleicht beeinflussen ihn jedoch auch Umweltfaktoren.

Theorie der freien Radikale

Altersveränderungen entstehen gemäß dieser Theorie dadurch, dass Struktur und Inhalte von anfangs intakten Zellen geschädigt werden. Bei vielen Stoffwechselprozessen in der Zelle entstehen als giftige Nebenprodukte hochaktive **Radikale** (➤ Abb. 2.11), die Membranproteine, Enzyme und DNA oxidieren und zerstören können. Paradox ist hierbei, dass einerseits der Sauerstoff lebensnotwendig für den Organismus ist, andererseits jedoch diese zerstörerischen Produkte liefert. Wissenschaftler konnten zeigen, dass der Gehalt **entgiftender Enzyme** (insbesondere Superoxid-Dismutase, Katalase und Glutathion-Peroxidase) in den Zellen einer Art sehr gut mit der Lebensspanne dieser Art korreliert. So enthalten z.B. Zellen der Menschenaffen bei etwa hälftiger Lebensspanne auch nur halb so viel dieser Enzyme wie menschliche Zellen. Die sog. Anti-Aging-Strategien basieren auf diesen Erkenntnissen, indem die freien Radikale inaktiviert werden sollen, etwa durch Vitamin C und E.

19.5.4 Alterungsprozess und moderne Medizin

Die Alterungsprozesse bedrohen zunächst die Unabhängigkeit und **Lebensqualität** des Individuums, im Laufe ihres Fortschreitens aber auch die **Lebensfähigkeit** des Gesamtorganismus. Die moderne Medizin und Pflege können die Lebensfähigkeit oft noch um Jahre erhalten, häufig allerdings um den Preis einer deutlichen Minderung der Lebensqualität. Entsprechend sind uns die Bilder ans Bett gefesselter älterer Patienten geläufig.

Im Gegensatz dazu ergibt sich aus vielen Geschichten und Legenden der Eindruck, dass die Menschen früher meist „in Frieden" sterben durften, sozusagen beim Mittagsschlaf auf der Gartenbank vom Herzschlag getroffen wurden. Dieses Bild entspricht dem idealtypischen Alterungsverlauf (Linie 5 in ➤ Abb. 19.13) und traf nur für ganz wenige zu: Zum einen starb die Mehrzahl der Menschen früh, als Säugling, als Kind oder Millionen Frauen an den Komplikationen von Niederkunft und Wochenbett. Zum anderen bedeuteten viele heute behandelbare Leiden jahrelanges qualvolles Siechtum bis zum Tod: Die Herzinsuffizienz und die Gicht seien als Beispiele genannt.

Richtig ist aber auch, dass es unsere moderne Medizin trotz ihrer ausgefeilten therapeutischen Möglichkeiten praktisch nicht geschafft hat, dass die Menschen in Frieden und ohne Leiden sterben können.

19.5.5 Demografische Aspekte des Alterns

Während die **durchschnittliche Lebenserwartung** von der Antike bis ins 16. Jahrhundert noch bei rund 20 Jahren lag, ist sie heute

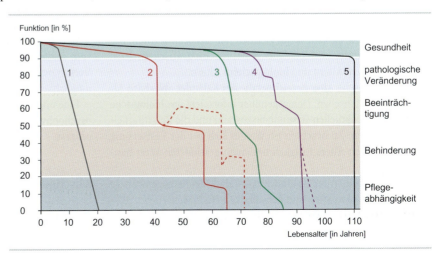

Abb. 19.13 Verschiedene Alterungsverläufe (verändert nach Nikolaus und Zahn). **Linie 1:** Stark beschleunigter Alterungsprozess ab dem 6. Lebensjahr bei der Progerie (vorzeitige Vergreisung). **Linie 2:** Risikofaktoren (Bluthochdruck, erhöhte Blutfette, Nikotin) führen zu einer schnellen Alterung. Nach einem Akutereignis (z.B. Schlaganfall) kann durch therapeutische Intervention eine Besserung von Lebenserwartung und -qualität erreicht werden (gestrichelte Linie). **Linie 3:** Typisch für Demenzkranke ist eine lange Phase der Behinderung und Pflegeabhängigkeit. **Linie 4:** „Normales" Altern. Bis ins hohe Alter bestehen nur leichte Beeinträchtigungen. Die Phase von Behinderung und Pflegeanhängigkeit ist auf wenige Monate beschränkt (durch medizinische Therapien oft aber erheblich verlängert). **Linie 5:** Idealtypischer Verlauf des Alterns („bei guter Gesundheit in hohem Alter auf der Parkbank friedlich einschlafen"). [L190]

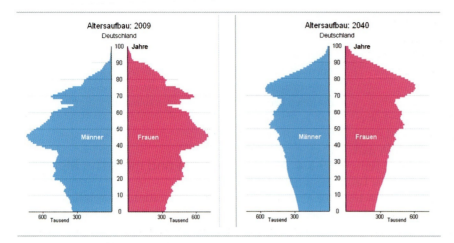

Abb. 19.14 Bevölkerungsaufbau in Deutschland 2009 und voraussichtlich 2040. Beeindruckend ist der höhere Frauenanteil bei den alten und sehr alten Menschen. Bemerkenswert ist auch die „schlanke" Basis im Jahr 2040, dem Geburtenrückgang entsprechend. [W193]

deutlich gestiegen. Im Jahr 2010 betrug die durchschnittliche Lebenserwartung 82,7 Jahre für neugeborene Mädchen und 77,7 Jahre für neugeborene Jungen.

Besonders stark hat sich in den vergangenen 40 Jahren in Deutschland der Anteil der sehr Alten geändert. So ist der **Altersaufbau** der deutschen Bevölkerung, der jahrhundertelang einer Pyramide entsprach, wobei die zahlreichen Kinder und Jugendlichen die Basis und die älteren Menschen die Spitze der Pyramide bildeten, einer Zwiebelform gewichen, in der die 40–60-Jährigen dominieren. Für die Zukunft wird eine Pilzform prognostiziert, weil der Anteil der älteren Menschen immer mehr zunimmt. Voraussichtlich wird im Jahr 2040 bereits ein Drittel der Bevölkerung über 65 Jahre alt sein (➤ Abb. 19.14).

Aufgrund dieses „Alterns eines Volkes" nimmt die Zahl pflegebedürftiger Menschen stark zu. Dies bringt für den Einzelnen, aber auch für Staat und Gesellschaft und in noch größerem Maße für die Berufe im Gesundheitswesen soziale, finanzielle und wirtschaftliche Herausforderungen mit sich.

19.5.6 Biografisches und biologisches Alter

Wie erwähnt, beschleunigen Umweltfaktoren – also Lebensstil wie auch einschneidende Lebensereignisse (Life Events) – den genetisch vorherbestimmten Alterungsprozess. So erklärt sich das häufig zu beobachtende Phänomen, dass zwei Menschen unterschiedlich gealtert sind, obwohl sie im gleichen Jahr geboren wurden. Die Gerontologie unterscheidet daher zwischen **biografischem** bzw. chronologischem Altern und **biologischem** Altern.

Das biografische Alter bezeichnet die am Kalender ablesbare Alterung eines Menschen. Demgegenüber informiert das biologische Alter über den aktuellen Gesundheitszustand und die Belastbarkeit eines Menschen. Zu beachten ist, dass es sich bei der Festsetzung des biologischen Alters lediglich um einen geschätzten Wert handelt.

Das biologische Alter ist ein (Schätz-)Maß für die gegenwärtige gesundheitliche Situation und Belastbarkeit eines Menschen, z. B.:
- Ein biografisch 85-Jähriger, aber biologisch 75-Jähriger ist überdurchschnittlich rüstig und evtl. auch für große Operationen ohne Einschränkung geeignet.
- Ein biografisch 71-Jähriger, aber biologisch 80-Jähriger ist vorgealtert, sein Organismus wenig anpassungsfähig.

19.5.7 Soziales Altern

Der Begriff des biologischen Alterns berücksichtigt nicht, dass das Alter(n) vom Einzelnen sehr unterschiedlich erlebt wird und die Lebensqualität im Alter entscheidend von der Familie und vom sozialen Umfeld, z. B. den Freunden, abhängt. Es gilt deshalb, die für das positive Erleben des Alterns notwendige soziale Kompetenz zu stützen und – etwa nach einem Schlaganfall – so weit wie irgend möglich wiederherzustellen. Traditionelle Rollenerwartungen dagegen betonen die Defizite des alternden Menschen. Sie unterstützen ihn zwar, engen aber faktisch seinen Verhaltensradius immer weiter ein, sodass soziale (wie auch körperlich-motorische) Fähigkeiten zunehmend verloren gehen. Folge ist eine Beschleunigung des Alterungsprozesses.

Auch die heute viele Alte belastende Vereinsamung hat den gleichen Effekt: Besonders kommunikative und soziale Fähigkeiten werden nicht mehr in Anspruch genommen, verkümmern und gehen schließlich verloren. Die bei vielen Alten, insbesondere Witwen, vorhandene (relative) materielle Armut verstärkt den hierdurch in Gang gesetzten Teufelskreis von Einengung, Isolation und sozialem Kompetenzverlust, da die verbleibenden sozialen Kontaktmöglichkeiten (Restaurantbesuche, Busreisen, Konzerte) Geld kosten. In diesem Sinn kann in Analogie zum biologischen Altern vom **sozialen Altern** gesprochen werden, womit insbesondere der Verlust psychophysischer Lebenskräfte und damit sozialer Aktionsmöglichkeiten gemeint ist.

Eine ungünstige soziale Umgebung führt zum vorzeitigen Abbau psychophysischer Lebenskräfte, beschleunigt also den Alterungsprozess.

Klischees über das Sozialleben der Alten

Den Sozialkontakten im Alter kommt also besondere Bedeutung zu. Allerdings erschweren Klischees die unvoreingenommene Diskussion der Probleme vieler Älterer: Sowohl die **Disengagement-Theo-**

rie des Alterns, die besagt, dass derjenige glücklicher und zufriedener altert, der sich zurückziehen kann, wie auch die modernere **Aktivitätstheorie,** die ein zufriedenes Altern nur bei vielfältigen Sozialkontakten für möglich hält, sind einseitig. Vielmehr zeigt es sich, dass nicht die Menge an Kontakten, sondern deren Qualität entscheidend ist. Je nach Persönlichkeit, Vergangenheit und aktueller Lebenssituation reagiert jeder Einzelne anders: So altert der eine zufriedener, wenn er wenig Kontakte hat, dafür aber in privaten Hobbys stark engagiert ist, der andere, wenn Kontakte ihm hinreichend Anregung und Aufgaben bieten, etwa bei der Enkelbetreuung oder Vereinsarbeit.

Auch das Bild vom gewollten Rückzug zur Familie im Alter ist nicht ohne Weiteres haltbar: Viele ältere Menschen in Mitteleuropa bevorzugen **Intimität auf Abstand,** für sie sind Freundeskreis, Bekanntenkreis und Vereine wesentlicher.

Vom Rückgang der Drei-Generationen-Haushalte (nur 1,8 % der deutschen Haushalte sind noch Drei-Generationen-Haushalte) kann nicht ohne Weiteres auf brüchige Familienbande geschlossen werden – nicht unbedingt räumlich auf eine Wohnung gebündelt, aber in einem engen Beziehungsgeflecht unterstützen nach wie vor drei, ja sogar vier Generationen einander und geben gegenseitige Hilfe. Allerdings hat die berufliche Mobilität den räumlichen Abstand zwischen den Generationen durch häufige Umzüge der berufstätigen Generation für viele stark vergrößert.

19.5.8 Wie geht unsere Gesellschaft mit dem Altern um?

Vielleicht ist es eine pauschale Verallgemeinerung, wenn oft behauptet wird, frühere Zeiten und Kulturen zollten dem älteren Menschen besondere Achtung und Ehrerbietung. Dennoch hatten die sozial oben stehenden Älteren, der „Ältestenrat" eines Dorfes, der älteste (Mann) einer Herrscherfamilie uneingeschränkt das Sagen – ihr sozialer Status wurde einzig durch körperliche Hinfälligkeit oder Tod beendet.

Unsere Zeit dagegen wertete das Altern kontinuierlich ab. Ältere Menschen gerieten in unserer leistungsorientierten Gesellschaft rasch zu angeblichen „Blockierern von Arbeitsplätzen" oder wurden sogar für die Arbeitslosigkeit Jugendlicher verantwortlich gemacht. Bezeichnungen wie „Rentenlast" oder „Pflegelast" unterstrichen diese negative Sicht.

Diese Ausgrenzung der Älteren spiegelte sich auch in den Medien und in besonderem Maße in der Werbung wider, wo junge Menschen dominierten und ältere kaum soziale Autorität einnehmen (obwohl die Älteren an sich als oft sehr kaufkräftige Bürger eine attraktive Zielgruppe darstellen). Interessanterweise ist das Bild des älteren Mannes dabei im Allgemeinen noch deutlich positiver als das der älteren Frau.

Andererseits ist in den letzten Jahren ein gegenläufiger Trend zu beobachten. Viele fragen sich, wer in der Zukunft eigentlich noch die Rentenkassen auffüllen soll, und auch auf dem Arbeitsmarkt werden ältere – und somit erfahrene – Mitarbeiter aufgrund von Nachwuchssorgen vermehrt umworben.

19.6 Veränderungen der Organsysteme im Alter

19.6.1 Herz-Kreislauf-System

Bereits ab dem 30. Lebensjahr verändert sich der Aufbau der Gefäßwände – die Elastizität der Gefäße nimmt ab, und im Mikroskop finden sich **arteriosklerotische Veränderungen** (➤ Kap. 13.1.3). Folge ist unter anderem, dass der Blutdruck im Alter sowohl zu einer diastolischen als auch zu einer systolischen Erhöhung tendiert.

Die Kreislaufreflexe, z. B. beim Aufstehen aus dem Liegen, sind beim älteren Menschen durch die unelastisch gewordenen Gefäße verlangsamt. Reaktionen des vegetativen Nervensystems sind verzögert und schwanken mehr als beim jüngeren. Dies erklärt den häufigen Blutdruckabfall älterer Menschen beim Aufrichten oder längerem Stehen (**orthostatische Dysregulation** genannt).

Weiter lässt auch die Leistungsfähigkeit des Herzens nach. Die Kraft des Herzmuskels, Schlagvolumen und Herzminutenvolumen sinken stufenweise ab. In Belastungssituationen kann die Einschränkung des Herzschlagvolumens oft nur über eine Frequenzsteigerung aufgefangen werden. Spätestens ab dem 70. Lebensjahr bildet sich eine **Linksherzhypertrophie** (Längen- und Dickenwachstum der Muskelfasern des linken Herzens, ➤ Kap. 12.3.3) und oft auch ein mäßiger **Bluthochdruck** (➤ Kap. 13.4.1) aus, da die „steiferen" Gefäße dem Herzen einen größeren Widerstand entgegensetzen.

19.6.2 Atmungsorgane

Die Elastizität der Lunge nimmt mit zunehmendem Alter allmählich ab, was zum sog. „Alters-Lungenemphysem" (➤ Kap. 14.4.4) führt. Alle wichtigen Parameter der **Lungenfunktion** (➤ Kap. 14.7.5) verschlechtern sich deutlich (die Vitalkapazität z. B. um 44 %). Auch das Flimmerepithel der Atemwege, das der Selbstreinigung dient, vermindert sich, und die Brustkorbbeweglichkeit und damit die Atembewegungen sind eingeschränkt. Bedingt durch die enorme Leistungsreserve des Lungenorgans, fühlen sich aber nur ältere Menschen mit Lungenschädigungen, z. B. infolge chronischen Rauchens, im Alltag eingeschränkt.

19.6.3 Bewegungsapparat

Vom 20. bis 70. Lebensalter schrumpfen Frauen und in geringerem Umfang auch Männer in der Länge um bis zu 5 cm, vor allem durch ein Zusammenrücken der Wirbelkörper infolge einer Schrumpfung der Bandscheiben.

Knochen Mit zunehmendem Alter werden die Knochen (besonders der Wirbelsäule und Hüfte) instabiler und durch Mineralverlust poröser (**Osteoporose,** ➤ Kap. 6.11.1). Frauen sind aufgrund der starken Abnahme der Geschlechtshormone nach den Wechseljahren stärker von der Osteoporose betroffen als Männer. Bewegungsmangel und unzureichende Kalziumzufuhr (➤ Kap. 15.5.1) in der Ernährung in den Jahrzehnten vor dem Ruhestand verstärken den Knochenabbau im Alter.

Gelenke Auch die Knorpelschicht der Gelenke wird dünner und unelastischer. Sie verliert ihre Glattheit an Stellen höchster Belastung, und viele ältere Menschen leiden unter einer **Arthrose** (Gelenkverschleiß, am häufigsten im Hüftgelenk = Coxarthrose).

Muskulatur Die Muskelmasse eines Erwachsenen vermindert sich jährlich um ca. 0,5 %. Die schwindenden Muskeln werden dabei in der Regel durch Fett ersetzt. Der Kraftverlust betrifft nicht einheitlich die gesamte Muskulatur, sondern es lässt z. B. besonders die Muskelkraft der Dorsalflexoren der Füße (Fußheber-Muskeln) stark nach. Dies begünstigt das Stolpern über die Fußspitze.

Medizinisches Problem Immobilität

Viele ältere Menschen leiden unter **Bewegungseinschränkungen** bis hin zur **Bettlägerigkeit.** Ursachen sind aber nicht nur die schon erwähnten verschleiß- und altersbedingten Veränderungen des Bewegungsapparates:

- Viele Alte nehmen eine vornübergeneigte, ungünstige Körperhaltung ein, die den Körperschwerpunkt nach vorne verlagert, was eine eventuell vorhandene Gangunsicherheit verstärkt.
- Neurologische Störungen der Gehirndurchblutung (TIA, Schlaganfall mit Lähmungsfolgen, ➤ Kap. 8.18.4), der Morbus Parkinson (➤ Kap. 8.4.3) sowie Gangunsicherheiten als Folge einer Polyneuropathie (➤ Kap. 8.2.6) wie auch durch die arteriosklerotischen Gefäßverengungen bedingten Minderdurchblutung der Beine schränken die Beweglichkeit ein.
- Schwere Herz- und Lungenerkrankungen vermindern die allgemeine Belastbarkeit.
- Sehbehinderungen, auch ungeeignete Brillen, erschweren die Orientierung im Raum und führen zu einer erhöhten Gefährdung.
- Jede länger dauernde Immobilität beeinträchtigt stark das körperliche und seelische Befinden des Patienten. Viele Patienten leiden folglich unter Obstipation (Verstopfung, ➤ Kap. 15.6) oder einem Dekubitus (durchgelegene Hautpartien, ➤ Kap. 7.2.4).

Die psychischen Reaktionen der Patienten reichen von aggressivem Verhalten gegenüber sich selbst und anderen (Rettungsdienstmitarbeitern) bis zu Passivität und einem Rückzug in kindliche Verhaltensmuster (Regression). Sehr häufig sind depressive Verstimmungen, die ihrerseits wieder die Immobilität verstärken.

Um die Betroffenen aus diesem Teufelskreis herauszuholen, helfen **krankengymnastische Übungsprogramme:**

- Während Einzelgymnastik ein genaues Eingehen auf den Patienten ermöglicht, entstehen bei der Gruppengymnastik oft soziale Kontakte, die ihrerseits das Interesse und die Mobilität des Patienten fördern.
- Bei den täglichen Aktivitäten, z. B. der Körperpflege, soll der Betroffene so viel wie möglich selbst machen, auch wenn es ihm zunächst unbequem ist.
- Viele Patienten fühlen sich einfach unsicher. Dann hilft es, Bewegungsabläufe immer und immer wieder zu üben (z. B. das Benutzen von Treppen).

Stürze

- Etwa 30 % der über 65-Jährigen,
- 60 % der Pflegeheimbewohner,
- 40–50 % der über 80-Jährigen

stürzen **ein- oder mehrmals** pro Jahr. Dabei stürzen Frauen häufiger als Männer. Mitunter sind die Folgen kleinerer Art, aber etwa 10 % der Patienten werden ins Krankenhaus eingewiesen.

Abgesehen von den Verletzungsfolgen verstärken Stürze die Unsicherheit und Immobilität des Patienten weiter, führen oft zu Schmerzen und begründen häufig den Umzug in ein Altenheim. Sie zählen zu den häufigsten Todesursachen im Alter.

Bei den Sturzursachen kann z. B. zwischen **extrinsischen** und **intrinsischen** Ursachen unterschieden werden. Zu den extrinsischen Ursachen gehören z. B. glatter Untergrund, lose Teppiche oder Schuhe mit glatten Sohlen. Intrinsische Ursachen sind z. B. chronische Erkrankungen, Nachlassen der Sehkraft, Schwäche u.Ä. ➤ Tab. 19.2 zeigt die Abnahme der Organfunktionen zwischen dem 35. und dem 70. Lebensjahr.

Eine differenziertere Unterteilung der Sturzursachen zeigt ➤ Tab. 19.3.

19.6.4 Verdauungssystem und Leber

Im Vordergrund stehen der häufig parodontosebedingte **Zahnverlust** und die damit verbundene Einschränkung der Kaufunktion. Teil- und Vollprothesen können die Kauleistung oft weitgehend wieder gewährleisten. Allerdings bilden sich die Kiefer, und hier insbesondere die Alveolarfortsätze, nach Entfernung der eigenen Zähne weiter zurück, sodass sich Prothesen allmählich lockern und häufig schon nach wenigen Jahren erneuert werden müssen.

Die Leistungsfähigkeit von Leber und Bauchspeicheldrüse nimmt durch **Atrophie** ab, was sich in einer verminderten Toleranz gegenüber Alkohol, einem verzögerten Abbau in der Leber verstoffwechselter Substanzen (z. B. Medikamente, ➤ Kap. 19.8.3) und einem erhöhten Blutzucker zeigen kann. Auch die Darmflora verändert sich mit einem Rückgang der typischen Bifidusflora (unter Sauerstoffabschluss wachsende Stäbchenbakterien), was einer der Gründe für die **Verstopfungsneigung** bei Älteren darstellt.

Nährstoffbedarf

Beim über 70-Jährigen ist der Kalorienbedarf auf rund 70 % des Kalorienbedarfs eines 20-Jährigen vermindert. Da aber der Bedarf an Eiweiß unverändert bleibt, muss die Zufuhr an Kohlenhydraten und Fetten im Alter um 40–50 % absinken! Viele ältere Menschen berücksichtigen dies oft intuitiv. Einige, und hier insbesondere alleinstehende Männer, ernähren sich aber oft einseitig, sodass der

Tab. 19.2 Übersicht über die Abnahme von Organfunktionen zwischen dem 30. und dem 75. Lebensjahr (Prozentwerte nach Sloane, 1992). Kennzeichnend ist nicht nur der zahlenmäßige Funktionsverlust vieler Organe, sondern auch die generelle Abnahme der Anpassungsfähigkeit der einzelnen Organsysteme mit steigendem Alter.

	Sinkt um bis zu …	Daraus resultierende mögliche Probleme
Gehirngewicht	44 %	Sinkende Gedächtnisleistung
Gehirndurchblutung	20 %	Geringere Reserve, z. B. bei medizinischen Eingriffen (OP)
Nervenleitungsgeschwindigkeit	10 %	Herabsetzung der Reaktionsgeschwindigkeit
Anzahl der Geschmacksknospen	65 %	Unlust am Essen („alles schmeckt fade")
Maximaler Pulsschlag	25 %	Geringere körperliche Leistung
Herzschlagvolumen in Ruhe	30 %	Langsamere Ausscheidung von Medikamenten
Nierenfiltrationsleistung	31 %	
Nierendurchblutung	50 %	(➤ Kap. 19.6.5)
Maximale Sauerstoffaufnahme des Blutes	60 %	Geringere Leistungsreserven, z. B. in Höhenlagen, bei körperlicher Arbeit oder Sport
Maximale Ventilationsrate	47 %	
Vitalkapazität	44 %	Einschränkung z. B. der OP-Fähigkeit
Mineralgehalt der Knochen • Frauen • Männer	 30 % 15 %	Osteoporose mit Gefahr pathologischer Frakturen
Muskelmasse	30 %	Geringere körperliche Leistungskraft, z. B. reduzierte Handmuskelkraft; höhere Verletzungsanfälligkeit der Muskulatur
Maximale körperliche Dauerleistung	30 %	Raschere Ermüdbarkeit bei Arbeit und Sport
Grundstoffwechsel	16 %	Übergewicht bei nicht angepasster Ernährung
Gesamtkörperwasser	18 %	Gehäufte Probleme im Wasserhaushalt

Bedarf an Nährstoffen nicht gedeckt und gleichzeitig Übergewicht begünstigt wird. Mitunter ist jedoch leider auch eine Unterernährung zu beobachten, besonders in Heimen.

Da auch der Vitamin- und Mineralstoffbedarf (insbesondere der Bedarf an Kalzium) nicht sinkt, muss die Nahrung sorgfältiger zusammengestellt werden, am besten als **eiweißreiche, fettarme Mischkost**. Reichlich **Ballaststoffe** beugen der im Alter häufigen Obstipation (Verstopfung) vor.

Wasserbedarf

Der ältere Mensch empfindet Durst meist nicht mehr so stark wie der jüngere. Er selbst bzw. seine Betreuer müssen daher auf eine **ausreichende tägliche Trinkmenge** von 1,5–2 l achten (Ausnahme: Bei Herz- und Niereninsuffizienz ➤ Kap. 12.6.4 bzw. ➤ Kap. 16.5 verordnet der Arzt oft eine Trinkmengenbeschränkung). Ein Zuwe-

Tab. 19.3 Häufige Sturzursachen bei älteren Patienten (nach Delport et al. 2012)

Patientenbezogene Merkmale/Risikofaktoren	Iatrogen	Äußere Faktoren
• Akute Erkrankung • Schmerzen bei Bewegung • Muskelatrophie (untere Extremität) • Schwindel • Gang- und Standprobleme • Einschränkungen des Sehens • Kognitive Störungen • Dranginkontinenz • Positive Sturzanamnese	• Medikamente (geändert, neu, abgesetzt), vor allem langwirksame Benzodiazepine, trizyklische Antidepressiva • Polypharmazie (> 4 Medikamente)	• Ungeeignetes Schuhwerk • Beleuchtung • Treppen und -geländer • Bodenbelag • Betreuungsperson abwesend

nig an Flüssigkeit kann nicht nur eine Obstipation (Verstopfung), sondern durch eine Austrocknung (Exsikkose) eine Hyponatriämie (Natriummangel, ➤ Kap. 16.8.1) mit akutem Verwirrtheitszustand hervorrufen.

19.6.5 Nieren und ableitende Harnwege

Auch die **Leistung der Nieren** nimmt mit zunehmendem Alter ab. So sinkt die Zahl der Nierenkörperchen (Nephrone, ➤ Kap. 16.1.5) zwischen dem 30. und 70. Lebensjahr um 35 %. Hinzu kommt eine verminderte Nierendurchblutung durch Veränderungen der Nierenarterien und Abnahme des Herzminutenvolumens. Als Faustregel kann gelten, dass die glomeruläre Filtrationsrate (➤ Kap. 16.2.2) bei einem 80-Jährigen nur noch die Hälfte der eines 20-Jährigen beträgt.

Bei der Harnblase nimmt mit zunehmendem Alter der **Tonus** (die Blasenmuskelspannung) zu und ihr Fassungsvermögen ab. Dies macht sich zuerst nachts bemerkbar. Mitbedingt durch die nachlassende Herzfunktion und einer Vergrößerung der Prostata bei Männern (➤ Kap. 19.6.6) kommt es bei zwei Dritteln der über 65-Jährigen zum nächtlichen Auf-die-Toilette-müssen (Nykturie). In der Hälfte der Fälle ist die **Drangzeit** (Zeit, in der der Harn gehalten werden kann) verkürzt, sodass deshalb 30 % zumindest zeitweise Inkontinenzbeschwerden haben.

19.6.6 Hormonsystem

Die Alterungsvorgänge des Hormonsystems verlaufen bei der Frau durch das **Klimakterium** (➤ Kap. 17.2.2) einschneidend: Während der Wechseljahre und nach der Menopause (d. h. der letzten Regelblutung) sinkt der Spiegel an weiblichen Geschlechtshormonen deutlich ab. Dies führt nicht nur zum Erlöschen der Fruchtbarkeit und zu den typischen „Wechseljahresbeschwerden", sondern auch zu Veränderungen an den Genitalorganen, z. B. einem Dünnerwerden und Austrocknen der Scheidenschleimhaut.

Beim Mann verlaufen die Alterungsvorgänge des Hormonsystems unmerklich langsam. Zwar sinkt die Testosteronkonzentration (➤ Kap. 17.1.2), dennoch ist er ist meist bis ins hohe Alter zeugungsfähig.

Auch die **übrigen hormonellen Funktionen** ändern sich im Alter. In der Regel ist dies aber klinisch nicht bedeutend, da z. B. der rund 15 % niedrigeren Schilddrüsenhormonausschüttung ein entsprechend langsamerer Abbau gegenübersteht, wodurch die Blutspiegel im Wesentlichen konstant bleiben. Anders dagegen die erniedrigte Glukosetoleranz im Alter, also die nachlassende Fähigkeit, auf eine Kohlenhydratgabe rasch die entsprechend notwendige Insulinmenge auszuschütten (➤ Kap. 15.2.2): Der Typ-2-Diabetes nimmt im Alter zu.

19.6.7 Sexuelle Funktion

Die **Fähigkeit zum Geschlechtsverkehr** (Koitus) bleibt beiden Geschlechtern erhalten. Der sexuelle Reaktionszyklus verändert sich jedoch:
- Beim Mann lässt die Erektionsfähigkeit nach dem 50. Lebensjahr deutlich nach. Die Erektion erfordert intensivere Stimulation, woraus sich Versagensängste entwickeln können. Nach dem Orgasmuserlebnis erfolgt die Rückbildung viel rascher und die Refraktärzeit (Pause bis zur nächsten möglichen Erektion) steigt auf 12–24 Stunden. Subjektiv lässt gleichzeitig das Bedürfnis zur Ejakulation und zum Orgasmus nach.
- Bei der Frau über 50 verzögert sich die Scheidenbefeuchtung in der Erregungsphase. Die Orgasmusphase ist in der Regel ebenfalls kürzer und die Rückbildung der sexuellen Erregung erfolgt rascher.
- Insbesondere Erkrankungen des Bewegungsapparates (z. B. Hüftarthrose ➤ Kap. 6.7) machen den Geschlechtsverkehr schmerzhaft oder unmöglich.

19.6.8 Immunsystem

Sowohl die **humorale** als auch die **zelluläre Immunität** (➤ Kap. 5.1.1) lassen beim älteren Menschen nach. Die Zahl der B- und T-Lymphozyten sinkt. Folge ist nicht nur eine erhöhte Infektgefährdung z. B. im Bereich der Atemwege, sondern auch eine Veränderung des klinischen Bildes bei Infektionen. Das sonst für Infektionen typische Fieber kann fehlen und auch auf die **Leukozytose** als labordiagnostisches Zeichen bakterieller Infekte (➤ Kap. 11.4.5) ist kein hundertprozentiger Verlass mehr.

Die Alterung des Immunsystems wird auch für den Anstieg der Tumorerkrankungen bei älteren Menschen (mit-)verantwortlich gemacht, da Tumorzellen nun weniger energisch von der Körperabwehr bekämpft werden können. Viele maligne Tumoren nehmen mit dem Alter rapide zu.

19.6.9 Sinnesorgane

Sehen

Bei fast allen Menschen beginnt ab dem 50. Lebensjahr die **Altersweitsichtigkeit** (Presbyopie). Die Eigenelastizität der Augenlinse nimmt ab. Die Betroffenen können nahe Gegenstände nur noch unscharf sehen und brauchen im Nahbereich eine Lesebrille. Außerdem reagieren die Pupillen langsamer auf einen Wechsel der Lichtverhältnisse und können sich insgesamt nicht mehr so weit öffnen. Verschärft durch den Funktionsverlust außen liegender Netzhautanteile bereitet das Sehen im Dunkeln und insbesondere z. B. das Hineinfahren in einen (dunklen) Tunnel dem älteren Menschen Schwierigkeiten. Gleichzeitig leidet er unter einer erhöhten Blendempfindlichkeit.

Hören

Auch der teilweise Verlust der Hörfähigkeit, v. a. im oberen Frequenzbereich, scheint eine unvermeidliche Konsequenz des Alterns zu sein (Altersschwerhörigkeit, **Presbyakusis,** ➤ Kap. 9.6.4). Oberhalb von 4.000 Hz (also im oberen Sektor des Sprachbereichs 250–4.000 Hz) sinkt das Hörvermögen nach dem 30. Lebensjahr alle 10 Jahre etwa um 10 dB (Dezibel). Typisch ist, dass der ältere Mensch zunächst das Klingeln des Telefons „überhört" und erst in späteren Stadien das Sprachverständnis – v. a. bei Nebengeräuschen – spürbar leidet.

Geschmack und Geruch

Bis zum 70. Lebensjahr büßt der Mensch etwa zwei Drittel seiner Geschmacksknospen ein, und auch der Geruchssinn lässt nach. Dies erklärt, weshalb sich viele alte Menschen über den angeblich „faden" Geschmack ihres Essens klagen.

Weitere Sinnesleistungen

Die Abnahme weiterer Sinnesleistungen wirft in erheblichem Maß auch medizinische Probleme auf:
- Abnahme der Durstperzeption (Perzeption = Wahrnehmung)
- Abnahme der Temperaturwahrnehmung (➤ Kap. 19.6.11), insbesondere für Kälte
- Abnahme der Schmerzwahrnehmung
- Abnahme der Propriozeption (Tiefenempfindung im Bewegungsapparat), wodurch die Balancefähigkeit etwa beim Überwinden kleiner Hindernisse am Boden leidet

19.6.10 Haut und Haare

Der Farbverlust der **Haare** wird zwar oftmals bereits recht früh sichtbar, ist aber medizinisch nicht von Bedeutung. In Wirklichkeit ist es dabei so, dass einzelne Haare weiß werden, lediglich durch das gemeinsame Auftreten der noch farbigen Haare mit den weißen Haaren entsteht der vermeintliche Grauton. Im Alter werden die Haare zudem dünner und es kommt zu einer Zunahme des täglichen Haarausfalls.

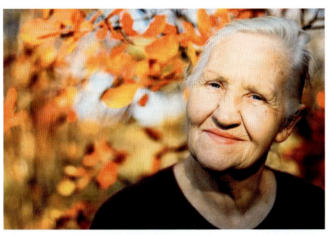

Abb. 19.15 Frau mit Hautfalten und weißem, dünnem Haar als typischen Alterungszeichen von Haut und Haaren [J787]

Bei der **Haut** bilden sich als erste Alterszeichen durch die Abnahme des Wassergehalts und den Elastizitätsverlust sog. Krähenfüße um die Augen und Lachfalten um die Mundwinkel. Die Haut wird schlaffer. Das Unterhautfettgewebe schwindet, und durch eine nachlassende Talgdrüsenaktivität wird die Haut trockener (➤ Abb. 19.15). Viele ältere Menschen berichten auch über eine größere Verletzlichkeit der Haut bei gleichzeitig verlangsamter Wundheilung. Typisch für das höhere Alter sind auch bräunlich „Altersflecken", die sich v. a. an Händen, Unterarmen und Unterschenkeln bilden und durch unregelmäßige Pigmentproduktion bedingt sind.

19.6.11 Regulation der Körpertemperatur

Die Fähigkeit zur Regulation der Körpertemperatur lässt bei älteren Menschen nach. Viele Ältere frieren deshalb häufig, manche haben aber auch ein eingeschränktes Kälteempfinden. Daher ist darauf zu achten, dass Ältere z. B. bei Spaziergängen angemessen bekleidet sind. Angehörige von älteren Alleinstehenden sollten gelegentlich die Wohnungstemperatur kontrollieren, da Studien ergeben haben, dass eine latente – dem Betroffenen nicht bewusste – Unterkühlung bei älteren Menschen häufig auftritt. Andererseits können Ältere sich weniger gut als junge Menschen an Hitze anpassen, insbesondere wenn diese feucht ist. Schwitzen ist normalerweise die effektivste Kühlmethode, bei älteren Menschen lässt diese Fähigkeit aber nach.

19.7 Veränderungen der zentralnervösen und psychischen Funktionen

19.7.1 Alterung des Gehirns

Die Zahl der Nervenzellen im Gehirn nimmt während des ganzen Lebens ab. Doch dieser Schwund erklärt nicht den klaren Abfall messbarer intellektueller Leistungen, der bei geistig Untrainierten ab dem 40. Lebensjahr und bei geistig Trainierten spätestens ab dem 70. Lebensjahr festzustellen ist. Von diesem Abfall sind die Gedächtnisleistungen, die Konzentrationsfähigkeit, die Schreibgeschwindigkeit und viele weitere schwer messbare Gehirnleistungen betroffen. Viel mehr als die Zahl der Nervenzellen sind für diesen Leistungsschwund vielfältige Veränderungen maßgeblich:

- Relativ starke Abnahme von Ganglienzellen und Astrozyten (➤ Kap. 8.2.2)
- Deutliche Abnahme der neuronalen Synapsen
- Abnahme des Volumens von weißer Gehirnsubstanz und -rinde
- Sogenannte senile Plaques (Amyloidablagerungen) und neurofibrilläre Degenerationen
- Bindegewebige Verdickungen der Hirnhäute (➤ Kap. 8.17)
- Abnahme der Neurotransmitterausschüttung (➤ Kap. 8.4.3)

19.7.2 Kognitive Funktionen

Nach dem heutigen Kenntnisstand lassen sich bei den kognitiven Funktionen (Kognition = Sammelbegriff für Wahrnehmung, Denken, Erkennen und Erinnern) zwei Gruppen bilden, die sich im Alter unterschiedlich verändern:

- Die erste Gruppe, **„kristallisierte Funktionen"** genannt, beinhaltet bildungs- und übungsabhängige Leistungen wie z. B. Wortverständnis und Sprachflüssigkeit. Sie nehmen mit dem biologischen Alter kaum ab und sind durch Aktivität und Training sogar noch steigerbar.
- Die zweite Gruppe, **„flüssige Funktionen"** genannt, umfasst die abstrakten, inhaltsübergreifenden Grundfunktionen. Zu ihnen gehören das (rasche) Entscheiden in unübersichtlicher Situation, die (mühelose) Gedächtnisbildung und (schnelle) Orientierung in neuen Umgebungen. Diese Funktionen nehmen im Alter, vor allem in ihrer Geschwindigkeit, kontinuierlich ab. Subjektiv wird vor allem die nachlassende Gedächtnisbildung beklagt (insbesondere das längerfristige Behalten, weniger das Sekundengedächtnis).

19.7.3 Veränderungen der Emotionalität

Mit **Emotionalität** werden einerseits kurzfristige Gefühle wie Ärger oder Freude und andererseits längerfristige Stimmungen und Eigenschaften wie Wohlbefinden und Lebenszufriedenheit bezeichnet.

Obwohl angenommen werden könnte, dass Alte wesentlich häufiger traurig oder depressiv, unzufrieden oder missmutig sind, konnte dies in Untersuchungen nicht eindeutig bestätigt werden. Allenfalls lässt sich eine geringere „Auslenkung" emotionaler Reaktionen im Alter nachweisen (also keine Schwankungen zwischen himmelhoch jauchzend und zu Tode betrübt innerhalb weniger Minuten). Ärger, Aggressivität und Gereiztheit nehmen im Alter häufig sogar ab.

> **MERKE**
> **Emotionalität im Alter**
> Für die Emotionalität, also den Gefühlshaushalt, des älteren Menschen sind Faktoren wie Gesundheit, Aktivitätsniveau und sozialer Status von größerer Bedeutung als das chronologische Alter.

Veränderungen der Persönlichkeit

Die **Persönlichkeitsmerkmale** („Charaktereigenschaften") eines Menschen ändern sich, bis ins hohe Alter kaum, allenfalls verstärken sich die das Individuum auszeichnenden Charaktereigenschaften im Alter. Eine klare Tendenz gibt es allerdings – für den Bereich der Extroversion/Introversion findet sich eine Zunahme der Introversion (sich abschirmen, zögerndes abwartendes Verhalten) und eine Abnahme der Extroversion (offenes, entgegenkommendes Verhalten).

> **PRAXISTIPP**
> **Neurologische Defizite**
> Ein spezielles Problem bei Einsätzen im Altenheim kann darin bestehen, dass es – anders, als es sonst oft der Fall ist – schwierig sein kann, neurologische Defizite einzuschätzen. Dies liegt darin begründet, dass oft schon entsprechende neurologische Defizite im Rahmen sogenannter Defektzustände bestehen. Differenzialdiagnostisch ist z. B. an Dehydratation (**Flüssigkeitsmangel**), Hypoglykämien (**Unterzuckerung**) und Hirnblutungen zu denken.

19.7.4 Medizinisches Problem: Schwindel

Ein sehr häufiges Problem des älteren Menschen ist der **Schwindel**. Der Betroffene fühlt sich „taumelig", muss sich überall festhalten und stürzt bereits bei geringen Anlässen. Im Schwindelanfall hat der Kranke eine akut gestörte Orientierung im Raum mit Sturzgefahr, oft zusammen mit Übelkeit, Erbrechen und anderen vegetativen Symptomen. Schwindel gefährdet den Betroffenen durch Immobilität und erhöhte Sturzgefahr.

19.8 Verwirrtheit – zentrales Problem im Alter

Verwirrtheit bezeichnet eine Störung mit mit komplexem Symptombild aus Desorientiertheit (Störung des normalen Raum- und Zeitempfindens), Denkstörungen (z. B. verlangsamtes Denken, Wahnvorstellungen) und Gedächtnisstörungen.

Bei vielen älteren Patienten ist die Verwirrtheit das zentrale Problem, vor allem auch das seiner Angehörigen und Pflegenden. Schwer Erkrankte erkennen nicht einmal mehr die nächsten Angehörigen, laufen rast- und ziellos durch den Raum und zeigen ernste Störungen des Schlaf-Wach-Rhythmus mit nächtlichem Herumwandern und langen Schlafperioden über Tag. Nicht selten werden die verwirrten Patienten, meist aus Angst oder Wahnvorstellungen heraus, aggressiv und bedrohen ihre Mitmenschen.

19.8.1 Akute Verwirrtheit

Setzt die Verwirrtheit plötzlich ein, so spricht man von **akuter Verwirrtheit**. Sie ist häufig reversibel, dauert nur Stunden oder Tage an und wird meist durch ein Zusammenspiel mehrerer ungünstiger Faktoren hervorgerufen:

- Medizinische Ursachen wie Hormonstörungen, Dehydratation, Störungen des Elektrolythaushalts (insbesondere Natriummangel = Hyponatriämie), Sauerstoffmangel des Gehirns, zu niedriger Blutdruck, Herz- oder Ateminsuffizienz, Infekte oder Stoffwechselentgleisungen bei Diabetikern
- Quälende Schmerzen
- Unerwünschte Arzneimittelwirkungen und Arzneimittelinteraktionen (➤ Kap. 19.8.3)
- Vergiftungen, insbesondere durch Alkohol
- Soziale Ursachen, wie z. B. ein Umzug in ein Altersheim oder Einweisung in ein Krankenhaus
- Tod des Partners oder Stress

Falls die Ursachen erkannt und beseitigt werden, verschwinden die akuten Störungen oft rasch. Allerdings beruht ein großer Teil der akuten Verwirrtheitszustände auf der Verstärkung einer bisher maskierten (latenten) Demenz.

> **ACHTUNG**
> **Notfall: Akut verwirrt**
> Akute Verwirrtheitszustände sind Notfälle, die sorgfältiger Klärung, Überwachung und Betreuung bedürfen. Nahrungsverweigerung, Unfähigkeit zur Kooperation, Weglauftendenzen und aggressive Handlungen sind sehr häufig und begründen ggf. auch eine zwangsweise Krankenhauseinweisung.

19.8.2 Chronische Verwirrtheit und Demenz

Eine **chronische Verwirrtheit** entsteht langsam und nimmt über Monate oder Jahre allmählich zu. Von seltenen anderen Ursachen abgesehen, haben die Patienten dann eine **Demenz**, worunter man den organisch bedingten, fortschreitenden Verlust geistiger Fähigkeiten versteht. Die Betroffenen leiden unter Gedächtnis-, Wahrnehmungs- und Denkstörungen (z. B. Wahnvorstellungen), Desorientiertheit, Persönlichkeitsveränderungen und in der Folge auch körperlichem Abbau.

> **KRANKHEIT/SYMPTOM**
> **Pflegebedürftige Demenzkranke**
> Die Demenz ist die häufigste Ursache von Pflegebedürftigkeit im Alter. Sie ist unheilbar. Zwar können die Hirnleistungsstörungen durch sorgfältige Behandlung und Pflege oft für eine gewisse Zeit gemildert werden, doch wird der Patient meist innerhalb weniger Jahre vollkommen von der Fürsorge anderer abhängig und benötigt eine Betreuung rund um die Uhr. Es ist abzusehen, dass mit der steigenden Zahl Betroffener ein Notstand in der Altenpflege eintreten wird. Schon heute ist vielerorts eine Überlastungssituation erkennbar und ein erheblicher Mangel an Altenpflegepersonal ist abzusehen.

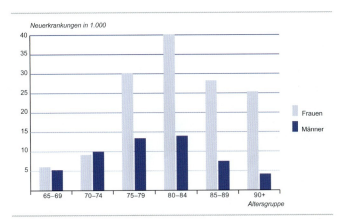

Abb. 19.16 Demenzneuerkrankungen pro Jahr. Die Häufigkeit der Demenz ist stark altersabhängig. Da die Angaben auf Krankenkassendaten beruhen, ist vor allem bei den leichten (noch nicht diagnostizierten) Demenzen von einer Dunkelziffer auszugehen. [X221]

Die Demenz ist eine außerordentlich häufige Erkrankung. Man schätzt, dass derzeit in Deutschland etwa 1,5 Millionen Menschen betroffen sind, für das Jahr 2030 wird von Experten sogar eine Anzahl von 2,5 Millionen Betroffener prognostiziert.

Krankheitsentstehung

Zwei Hauptformen werden unterschieden:
- In 60 % liegt eine **Alzheimer-Demenz** vor. Die Ursache dieser Demenzform – von der mehr Frauen als Männer betroffen sind – ist bis heute ungeklärt. Diskutiert werden v. a. genetische und Stoffwechselfaktoren. Ungeklärt ist auch, ob die bei der histologischen Untersuchung des Gehirns darstellbaren Amyloidablagerungen (Amyloid ist eine Eiweißstruktur) Ursache oder Folge der Erkrankung sind. Typisch ist, dass das Gehirn der Patienten im Laufe der Erkrankung immer mehr schrumpft (Hirnatrophie).
- In 15 % ist die Ursache der Demenz eine **vaskuläre** (gefäßbedingte) **Demenz**. Sie betrifft vor allem Männer und ist Folge „vieler kleiner Schlaganfälle" (> Kap. 8.20.4) auf dem Boden einer deutlichen Arteriosklerose (> Kap. 13.1.3).
- In weiteren 10 % liegt eine **Mischform** beider Krankheitsbilder vor.
- Die verbleibenden 15 % beruhen auf anderen Ursachen.

Prinzipien der Demenzbehandlung

Die **internistische Basistherapie** ist bei der Multiinfarkt-Demenz von besonders großer Bedeutung: Durch Behandlung der zugrunde liegenden Gefäßerkrankung und der Risikofaktoren werden erneute Ischämien (Mangeldurchblutungen) des Gehirns zu vermeiden versucht. Hierzu gehört insbesondere eine Therapie etwaiger Herzrhythmusstörungen (> Kap. 12.5.5) und eines Bluthochdrucks (> Kap. 13.4.1).

Antidementiva sollen die geistigen Funktionen stabilisieren und den Verlust dieser Funktionen hinauszögern. Zu Beginn der Erkrankung werden z. B. Acetylcholinesterase-Hemmer wie Rivastigmin (z. B. Exelon®) verwendet. Zudem kann ein Einsatz von Arzneimitteln zur Behandlung von Schlaf-Wach-Rhythmusstörungen oder Erregungszuständen erforderlich werden.

Bei der Behandlung der Verhaltensauffälligkeiten durch **aktivierende Betreuung** sind Trainingsprogramme, körperliches Training, Selbsthilfetraining und angepasste Ernährung sinnvoll.

Von großer Bedeutung ist auch die **Angehörigenberatung** und **-betreuung**. Meist ruht die Hauptlast der Betreuung auf der Familie. Da die Familie auf Dauer der enormen Belastung kaum gewachsen ist, ist ihr frühzeitig mit Rat (z. B. Hausarzt, spezialisierte Einrichtungen) und Tat (z. B. ambulante Dienste) zu helfen.

19.8.3 Besonderheiten der Arzneimitteltherapie

Aufgrund ihrer höheren Erkrankungshäufigkeit und ihrer Multimorbidität nehmen alte Menschen mehr Medikamente ein als jüngere. Gleichzeitig aber reagieren Ältere nicht nur quantitativ, sondern auch qualitativ anders auf zahlreiche Medikamente, sodass sich die Probleme mit unerwünschten Arzneimittelwirkungen und Arzneimittelinteraktionen (-wechselwirkungen) häufen.

Ältere Notfallpatienten nehmen trotz veränderter Pharmakokinetik und Pharmakodynamik im Durchschnitt mehr als vier Medikamente gleichzeitig ein. Etwa 10 % der Notfallbesuche älterer Patienten werden durch Medikamente verursacht (bei jüngeren Patienten weniger als 5 %). Fast die Hälfte davon betreffen drei Medikamentengruppen:
- **Antikoagulanzien**
- **Antidiabetika**
- Medikamente mit einem **schmalen therapeutischen Index** (z. B. Phenytoin, Digitalis etc.)

Außerdem sind häufig Diuretika und Antihypertensiva für eine notfallmäßige Einweisung verantwortlich.

Pharmakokinetik und -dynamik im Alter

- Die **Aufnahme** (Resorption) von Medikamenten aus dem Magen-Darm-Trakt ist bei gesunden alten Menschen nur für wenige Substanzen (z. B. Kalzium und Eisen) beeinträchtigt. Gegebenenfalls ist eine leichte Verzögerung vorhanden.
- Dagegen sind bei **Arzneimitteltransport und -verteilung** Änderungen vorhanden. Viele Arzneimittel werden im Blut an Eiweiße (Plasmaproteine, insbes. Albumin) gebunden und sind dadurch erst verzögert wirksam. Im Alter sind weniger Eiweiße vorhanden (ab 70 Jahren bis zu 20 % weniger), und bei gleichzeitiger Gabe mehrerer Medikamente kann es durch die verstärkte Konkurrenz um diese Eiweiße (verminderte Eiweißbindung) zu Wirkungserhöhungen bestimmter, nun in freier Form vorhandener Arzneimittel kommen. Besonders typisch ist die Wirkungsverstärkung von „Blutzuckertabletten" wie z. B. Euglucon® mit Gefahr der Unterzuckerung (> Abb. 19.17).

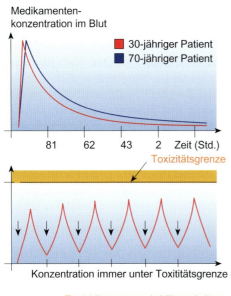
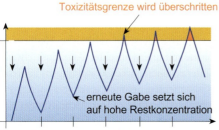

Abb. 19.17 Die verlängerte Ausscheidungszeit von Arzneimitteln bei älteren Menschen ist bei der Einzelgabe eines Medikaments weniger von Belang (oberes Bild). Gefährlich ist jedoch die Anreicherung des Arzneimittels, wenn die Einzeldosen rasch hintereinander gegeben werden – beim jüngeren Menschen reicht das z. B. achtstündige Intervall, um die Substanz weitgehend abzubauen (mittleres Bild), beim älteren jedoch nicht (unteres Bild). [L190]

- Bei alten Menschen ist der Anteil des Körperfettes höher und der Anteil des Gesamtkörperwassers sowie der Muskelmasse **niedriger** als bei jüngeren Menschen. Somit ist auch der Verteilungsraum verändert, für hydrophile Arzneimittel ist er etwa verringert. Wasser- bzw. fettlösliche (➤ Kap. 3.2.2) Medikamente können also im Alter anders verteilt sein als in jungen Jahren und somit stärker oder schwächer wirken (➤ Abb. 19.18).
- Eine Wirkungsverstärkung ist auch Folge eines nachlassenden Arzneimittelabbaus (Metabolisierung) der Leber sowie einer geringeren Arzneimittelausscheidung über die Nieren. Es droht eine **Anreicherung** (Akkumulation) bis hin zur Medikamentenvergiftung.
- Manche Medikamente, z. B. Beruhigungsmittel, wirken aber nicht nur stärker, sondern bei einigen alten Menschen auch qua-

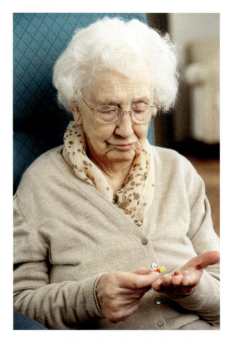

Abb. 19.18 Eine ausführliche Information und Beratung der älteren Patienten in Bezug auf Wirkung und mögliche Nebenwirkungen eines neuen Arzneipräparats sind Grundvoraussetzungen für eine erfolgreiche Pharmakotherapie. Besonders alte Menschen sind durch die in den Beipackzettel (auch Waschzettel genannt) der Medikamente aufgeführten Warnungen oft so verunsichert, dass die Einnahmeregelmäßigkeit (Compliance) leidet. [J787]

litativ anders. Es kann durchaus sein, dass die Gabe eines Schlafmittels (z. B. eines Benzodiazepins wie etwa Valium®) nicht zum Einschlafen, sondern zu Erregungszuständen führt. Das „Aufputschmittel" Koffein eignet sich bei vielen Älteren in geringer Dosis als Einschlafhilfe. Als Ursache dieser **paradoxen Wirkungen** werden vor allem Veränderungen im Rezeptorengefüge des Gehirns vermutet.

Zusammenfassend ist zu sagen, dass die unkritische Behandlung von älteren Patienten mit Arzneimitteln sehr risikobehaftet ist. Aufgrund dessen wird die Verabreichung bestimmter Arzneimittel in dieser Altersgruppe als **potenziell inadäquate Medikation** (PIM) bezeichnet. Daher wurde eigens für den deutschen Arzneimittelmarkt von Experten eine Liste erstellt, die sogenannte **PRISCUS-Liste** (potenziell inadäquate Medikation für ältere Menschen). Diese kann unter www.priscus.net abgerufen werden.

MERKE
Verminderte Ausscheidung

Die Pharmakokinetik (zeitliche Abfolge von Medikamentenaufnahme, Wirkungseintritt und -ausscheidung) verändert sich im Alter vor allem in Bezug auf die Medikamentenausscheidung (Elimination). Bei besonders riskanten Medikamenten wird deshalb die Blutkonzentration des Medikaments bei Gabe an geriatrische Patienten laborchemisch überwacht (Drug Monitoring). Behelfsmäßig werden oft die „normalen" Erwachsenendosen z. B. halbiert.

KAPITEL 20

Stephan Dönitz und Frank Flake

Strukturierte Patientenuntersuchung im Rettungsdienst

20.1	Einleitung	487
20.2	SSS (Scene: Safety, Situation)	488
20.3	Erster Eindruck (General Impression)	488
20.4	Primary Survey – ABCDE	489
20.5	Secondary Survey (SAMPLER)	490
20.6	OPQRST	493
20.7	Die 4 Hs und die HITS	494
20.8	DOPES	496
20.9	Fokussierte Untersuchung	497
20.10	Vorgehen anhand eines Fallbeispiels	498
20.10.1	Einleitung	498
20.10.2	Scene: Safety, Situation	498
20.10.3	Ersteindruck und ABCDE	498
20.10.4	Sammlung von Differenzialdiagnosen	499
20.10.5	Weitere Befragung nach OPQRST	499
20.10.6	Weitere Befragung nach SAMPLER	499
20.10.7	Fokussierte Untersuchung	500
20.10.8	Bewertung der Differenzialdiagnosen und Entscheidung über die Verdachtsdiagnose	500
20.10.9	Zusammenfassung	500

20.1 Einleitung

In den letzten Jahren haben sich in Deutschland zahlreiche zertifizierte Kursformate etabliert, denen eines gemein ist: Egal ob für die Präklinik oder Klinik – eine **strukturierte** und **prioritätenorientierte Untersuchung** („Treat first what kills first!") der Patienten ist das Ziel.

Traditionell werden in Deutschland Handlungsanweisungen für Rettungsdienstmitarbeiter oft mithilfe von Algorithmen abgebildet, über denen eine Überschrift steht, z. B. Herzinfarkt oder Asthmaanfall. In der Realität präsentiert sich der Patient jedoch mit einem Leitsymptom und nicht mit einer Diagnose. Solch ein Leitsymptom kann Atemnot, Thoraxschmerz, Bauchschmerz, eine Bewusstseinsstörung oder vieles mehr sein. Die Philosophie z. B. des AMLS®-Kursformats ist es daher, durch **zunehmende Informationsgewinnung** die unwahrscheinlichen Verdachtsdiagnosen auszuschließen, bis am Ende nur noch eine oder zwei übrig bleiben, die in dieser Situation am wahrscheinlichsten sind.

Akronyme

In den unterschiedlichen Kursformaten haben sich einige Buchstabenkombinationen, sog. Akronyme, als Merkhilfe bewährt, z. B. **ABCDE, SAMPLE(R), OPQRST** oder die **vier Hs und HITS.** Da es wichtig ist, eine gemeinsame „Sprache" zu sprechen, bilden die meisten Rettungsdienstschulen die Schüler inzwischen auch danach aus.

Die in diesem Buch vermittelten Kenntnisse setzen voraus, dass die Erkrankung oder Verletzung erkannt wird. Oder anders ausgedrückt: Nur wenn ich weiß, dass der Patient mit Brustschmerz einen Herzinfarkt hat, nutzt mir auch das Fachwissen über das Krankheitsbild. Brustschmerz kann aber auch durch viele andere Ursachen hervorgerufen werden; daher ist eine sorgfältige Untersuchung und Befragung des Patienten wichtig.

Aus diesem Grund haben sich die Herausgeber dieses Buches entschieden, die wichtigsten Hintergründe zur Patientenuntersuchung, etwa nach dem Schema ABCDE etc., an dieser Stelle zu beschreiben. Dabei soll und kann etablierten Kursformaten wie etwa dem European Resuscitation Council (ERC) Advanced Life Support (ALS), Advanced Medical Life Support (AMLS®) oder PreHospital Trauma Life Support (PHTLS®) keine „Konkurrenz" gemacht werden; die entsprechenden Kursmanuale können hier keinesfalls ersetzt werden. Genauso kann das kontinuierliche Training in einer Rettungsdienstschule nicht ersetzt werden. Vielmehr sollen die Informationen eine Ergänzung für die Leser sein, die entsprechende Kurse noch nicht besucht oder Unterricht darin (noch) nicht erhalten haben, sich aber mit der Terminologie vertraut machen möchten. Um zu verdeutlichen, wie die Theorie konkret in die Praxis übertragen werden kann, endet das Kapitel mit einem Fallbeispiel (➤ Kap. 20.10).

MERKE
Konsequente Anwendung des ABCDE-Schemas

Als „Heuristik" bezeichnen Psychologen die Fähigkeit, basierend auf vorhandenem Wissen neue und unbekannte Situationen meistern zu können. In Notfallsituationen entsteht jedoch oft Stress, der einen sog. „Tunnelblick" hervorrufen kann. Hat man sich nicht angewöhnt, immer strukturiert – z. B. nach dem ABCDE-Schema – vorzugehen, wird es gerade in der stressigen Situation ebenfalls nicht gelingen. Dies liegt daran, dass man unter Stress so handelt, wie man es üblicherweise macht. Die konsequente Anwendung des ABCDE-Schemas ermöglicht es, die meisten vital bedrohlichen Probleme zu erkennen und in der richtigen Priorität zu therapieren.

20.2 SSS (Scene: Safety, Situation)

Bereits im **Vorfeld** hat oder erhält der Rettungsdienstmitarbeiter Informationen, die es zu berücksichtigen gilt. Beispielsweise kann man sich bereits auf der Anfahrt zu einem Verkehrsunfall Gedanken machen, welche geeigneten **Krankenhäuser** von der Einsatzstelle in welcher Zeit erreichbar sind. Das **Wetter** spielt ebenfalls eine Rolle. Die Versorgung eines gestürzten Fußgängers auf der Straße bei +20 °C ist anders als bei –10 °C. Aber auch für die Fahrzeugbesatzung selbst spielt das Wetter eine Rolle, weil z. B. die Fahrweise bei Glatteisgefahr angepasst werden muss. Ebenso fliegen Rettungshubschrauber nicht bei Nebel. Auch die Tageszeit ist zu beachten, denn bei Dunkelheit sind viele Rettungshubschrauber nicht im Einsatz.

Die Buchstaben **SSS** beziehen sich erst auf die **Einsatzstelle.** Beim Erreichen der **Einsatzstelle** (Scene) ist es für alle Einsatzkräfte wichtig, diese **einzuschätzen.** Dabei geht es um zwei wesentliche Aspekte: zum einen die **Sicherheit** (Safety), die an erster Stelle steht, zum anderen die **Situation** (Situation), die an dieser Einsatzstelle konkret vorliegt. Dies bedeutet:

- **Sicherheit:** Hier ist vor allem der Eigenschutz für alle eingesetzten Kräfte wichtig (> Abb. 20.1). So muss auf etwaige Gefahrstoffe, Absicherung der Einsatzstelle, den fließenden Verkehr, aggressive Personen, das Tragen einer geeigneten Schutzausrüstung (Schutz vor Krankheitserregern) u. v. m. geachtet werden. Auch der Patient soll in Sicherheit sein. In einigen Fällen kann das bedeuten, dass er von seiner derzeitigen Position entfernt werden muss, bevor er überhaupt behandelt werden kann. Beispiele hierfür können Amoklagen sein oder ein Fahrzeug, welches zu brennen anfängt (> Abb. 20.2).
- **Situation:** Hier geht es um die Frage, wie viele Patienten betroffen sind, welche Kräfte z. B. auf den Patienten eingewirkt haben (Fahrzeugverformung etc.), ob weitere Hilfskräfte angefordert werden müssen (z. B. Polizei, Feuerwehr, weitere Rettungsdienstfahrzeuge, Rettungshubschrauber). Es geht aber auch darum zu erkennen, was **tatsächlich** passiert ist. Wenn z. B. ein völlig intakter Pkw auf einem Acker steht und keinerlei Bremsspuren erkennbar sind, steht hier vielleicht ein internistisches Problem im Vordergrund (z. B. eine Hypoglykämie) und geht es nicht, wie es auf den ersten Blick erscheinen mag, um die Auswirkung eines Verkehrsunfalls.

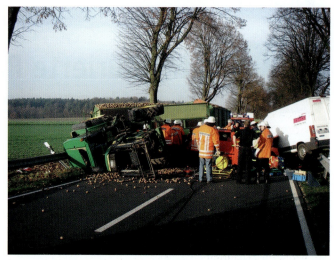

Abb. 20.1 Gerade bei Verkehrsunfällen drohen vielerlei Gefahren: austretende Betriebskraftstoffe, Glassplitter, scharfkantige Metalle usw. [M840]

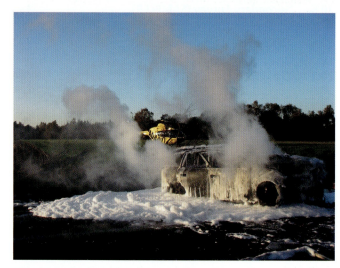

Abb. 20.2 Verkehrsunfall, bei dem ein Pkw in Brand geraten war. In solchen Fällen müssen die Patienten gerettet werden, bevor die Behandlung überhaupt beginnen kann. Vor falschem „Heldentum" seitens der Rettungskräfte sei gewarnt. [M840]

20.3 Erster Eindruck (General Impression)

Manche Kursformate nennen den ersten Eindruck General Impression oder auch First Look. Gemeint sind an dieser Stelle der **erste Kontakt** zum Patienten und eine **zügige** Einschätzung von Atmung, Kreislauf und Neurologie. Diese sollte binnen etwa 10 bis 15 Sekunden abgeschlossen sein. Man geht dabei auf den Patienten zu, stellt sich kurz vor und fragt, was passiert ist. Es gibt dabei, vereinfacht gesagt, die Möglichkeit, dass der Patient einen **potenziell kritischen** oder **potenziell nicht kritischen** Eindruck vermittelt. Erst *nach* diesem ersten Eindruck wird der Patient nach dem ABCDE-Vorgehen untersucht und behandelt.

- Kann der Patient noch normal sprechen, hat er freie Atemwege und eine ungehinderte Atmung. Zudem kann ein gewisses Maß an zerebraler Perfusion unterstellt werden.
- Kann der Patient jedoch nur abgehackt oder in kurzen Sätzen sprechen, liegt ein Atemproblem vor.
- Falls der Patient gar nicht auf die Ansprache reagiert, besteht eine bedrohliche Situation.
- Rasch wird währenddessen die Kreislaufsituation durch Tasten des Pulses eingeschätzt. Dabei wird die Frequenz jedoch nicht exakt ausgezählt. Es geht stattdessen um eine Orientierung: Ist der Puls langsam, normal, schnell oder sehr schnell? Kann der Puls gut, schlecht oder gar nicht getastet werden?
- Wie fühlt sich die Haut an? Ist sie kühl oder warm, ist sie trocken oder feucht? Wie ist die Hautfarbe? Rosig, blass, zyanotisch?

Mit geringem Zeitaufwand lässt sich so ein **erster Eindruck** vom Patienten gewinnen. In einigen Kursformaten wird vermittelt, dass der Teamleiter an dieser Stelle dem Team bereits mitteilt, wie er den Patienten einschätzt. Dies soll eine erhöhte Aufmerksamkeit und Konzentration der Teammitglieder bewirken, insbesondere dann, wenn einem Teammitglied bis zu diesem Zeitpunkt noch nicht klar war, dass hier Eile geboten ist.

Angemerkt sei an dieser Stelle, dass die ABCDE-Vorgehensweise immer *nur* für den lebenden Patienten gilt. Wird beim Patienten eine fehlende normale Atmung und Pulslosigkeit festgestellt, gilt das Vorgehen nach den Algorithmen zur Reanimation.

20.4 Primary Survey – ABCDE

Das im Folgenden vorgestellte **ABCDE-Schema** verfolgt zugleich zwei Ziele: Einerseits soll der Patient **beurteilt** werden, andererseits soll er aber auch sofort **behandelt** werden, sofern erforderlich. Dahinter steckt die Philosophie „Treat first, what kills first" („Behandle zuerst das, was zuerst tötet"). Ergebnis ist eine strukturierte und prioritätenorientierte Einschätzung *und* Behandlung. In manchen Kurssystemen (Advanced Trauma Life Support, ATLS®; Prehospital Trauma Life Support, PHTLS®; Advanced Trauma Care for Nurses, ATCN®) wird dieser Ablauf **Primary Survey** genannt, in anderen (European Resuscitation Council Advanced Life Support) hingegen wird er als **Initial Assessment** bezeichnet. Primary Survey heißt soviel wie „vorrangige Untersuchung". Ursprünglich stammt das ABCDE-Schema aus dem englischsprachigen Raum und ist dort bereits über 20 Jahre Inhalt der rettungsdienstlichen Ausbildung. Daher werden im Folgenden die englischen Begriffe vorangestellt.

A – Airway and C-Spine Stabilization (Atemweg und HWS-Stabilisierung)

Das Wichtigste und damit Erste, was sichergestellt werden muss, ist ein **freier Atemweg**. Unbehandelte Atemwegsobstruktionen führen zur Hypoxie mit dem Risiko von Schäden an lebenswichtigen Organen wie dem Gehirn. Ohne freie Atemwege besteht Lebensgefahr! Ergänzend zu der Beurteilung des Atemwegs erfolgt bei Bedarf eine (zunächst) manuelle **Stabilisierung der Halswirbelsäule (HWS)**. Im Verlauf wird die HWS dann ggf. durch Anlage einer Zervikalstütze immobilisiert, aber dennoch immer manuell durch einen Helfer stabilisiert. Falls der Atemweg bedroht ist, wird erst durch **einfache Hilfsmittel** wie Esmarch-Handgriff, Absaugung oder Einlegen eines Wendl- oder Guedel-Tubus ein freier Atemweg hergestellt.

Falls der Patient noch atmet, wird auf Atemgeräusche (z. B. Gurgeln als Hinweis auf Flüssigkeiten in den Atemwegen, Schnarchen als Hinweis auf eine teilweise Atemwegsverlegung, Stridor) oder auf sichtbare Fremdkörper (z. B. Blut, Sekrete) geachtet. Im Verlauf der Patientenversorgung wird das Airwaymanagement oft **erweitert**; z. B. kann eine endotracheale Intubation durchgeführt werden. Die Gabe von Sauerstoff gehört meist zum Schritt „B". Im Advanced-Life-Support-Kurs des ERC gehört diese jedoch schon zum Schritt „A".

B – Breathing (Atmung/Beatmung/„Belüftung der Lungen")

Das Konzept der **Behandlung im Ablauf** sieht vor, dass neben der Untersuchung gleichzeitig auch eine Therapie erfolgt. Anders ausgedrückt: sobald ein Problem identifiziert wurde, wird es sogleich behandelt, bevor man zum nächsten Untersuchungsschritt geht. Beim Schritt „B", der Beurteilung der Atmungstätigkeit, ist dies (bei Bedarf) die frühzeitige Verabreichung von Sauerstoff über eine Sauerstoffmaske mit Reservoir und einem Fluss von mindestens 10 l/min, oft auch mehr. Eine **pulsoxymetrisch gemessene Sättigung** (SpO_2) von ≥ 95 % sollte angestrebt werden; daher ist eine Sauerstoffmaske frühzeitig anzulegen. Der Thorax (**Brustkorb**) muss frühzeitig auskultiert (**mit Stethoskop abgehört**) werden, um einen Pneumothorax bzw. Spannungspneumothorax zu identifizieren. Ein Spannungspneumothorax ist eine bedeutende Ursache für ein Kreislaufproblem („C"-Problem); daher muss er bereits beim Schritt „B" erkannt und auch behandelt werden.

Zu den sonstigen Untersuchungsschritten gehören das Achten auf Zyanose, Schwitzen, paradoxe Atmung, Einsatz der Atemhilfsmuskulatur, Brustwanddeformitäten, Prellmarken, Hämatome, ein Hautemphysem, gestaute Halsvenen sowie das Erfassen von Atemfrequenz und -rhythmus. Sofern die Spontanatmung des Patienten unzureichend ist (z. B. Atemfrequenz < 8/min oder > 30/min) oder fehlt, muss diese assistiert bzw. kontrolliert übernommen werden. Jeder kritische Patient muss hochdosiert Sauerstoff erhalten! Bei beatmeten Patienten ist die Messung des **endtidalen Kohlendioxids (Kapnografie)** als zwingend anzusehen. Im Verlauf wird dann die Beatmung oft auch als maschinelle Beatmung erfolgen.

C – Circulation (Kreislauf und Blutungskontrolle)

Eine zentrale Ursache für das Versterben nach einem Trauma sind schwere **Blutungen**. Aber auch beim nichttraumatischen Patienten ist die Beurteilung der Kreislaufsituation wesentlich. Zum Schritt „C" gehört daher die Beurteilung des **Kreislaufs** und der **Gewebe-**

perfusion. Beim Tasten des Pulses wird neben Frequenz, Qualität und Regelmäßigkeit auch auf die Farbe, Temperatur, Feuchtigkeit und Rekapillarisierungszeit der Haut geachtet. Normalerweise liegt die Rekapillarisierungszeit im Bereich von 2 Sekunden. Eine Verlängerung dieser Zeitspanne kann ein Problem der peripheren Durchblutung anzeigen. Allerdings kann z. B. eine kalte Umgebungstemperatur ebenfalls zu einer Verlängerung führen. Deswegen sollte dieser Wert nicht isoliert betrachtet werden, sondern immer im Zusammenhang mit den anderen Befunden.

Einige dieser Dinge sind normalerweise schon beim Schritt „Erster Eindruck" wahrgenommen worden; sie sollen hier der Vollständigkeit halber mit aufgeführt werden.

Ein weiterer wesentlicher Schritt ist (je nach Notfallereignis) das Auffinden **äußerer Blutungen.** Diese müssen kontrolliert werden; bei starken äußeren Blutungen kann ggf. eine **CABCDE-Vorgehensweise** angebracht sein. Das bedeutet, dass die Blutung vor Beginn der ABCDE-Vorgehensweise kontrolliert wird, z. B. durch direkten Druck und/oder Anlage eines Tourniquets (Abbindung). CABCDE wird zwar v. a. in der Militärmedizin propagiert, hat aber selbstverständlich auch im zivilen Rettungsdienst seine Berechtigung. Das vorangestellte „C" steht in diesem Fall für Catastrophic Bleeding (starke Blutung). Manche sprechen auch vom TABCDE, hier ist mit dem „T" das Tourniquet gemeint.

> **MERKE**
> **Tourniquets**
> Tourniquets sind industriell gefertigte Hilfsmittel, um die temporäre Abbindung einer lebensbedrohlichen Extremitätenblutung vorzunehmen. Ziel ist das Stoppen der Blutung, bis diese auf eine andere Art gestillt werden kann. Nachdem im Bereich der Militärmedizin gute Erfahrungen damit gemacht wurden, werden Tourniquets zunehmend auch im zivilen Rettungsdienst vorgehalten. Sollten sie zum Einsatz kommen, ist eine konsequente Anwendung wichtig. Das Tourniquet muss unbedingt so fest zugedreht werden, bis die Blutung steht, auch wenn der Patient dabei Schmerzen angibt. Daher ist eine zeitnahe Analgesie wichtig.

Schwere **innere Blutungen,** wie sie bei Thoraxtraumata, abdominalen Traumata sowie Frakturen des Beckens bzw. großer Röhrenknochen vorkommen, können ausschließlich im Krankenhaus therapiert werden. Einzelheiten zum Vorgehen bei V. a. Beckenfraktur sind in ➤ Kap. 6.10.2 beschrieben. Die Stabilisierung des Beckens erfolgt mittels spezieller Beckengurte.

Jeder Patient mit Anzeichen einer Zentralisation und Tachykardie sollte (am besten angewärmte) balancierte Vollelektrolytlösungen erhalten, sofern keine kardiale Ursache vorliegt. Eine schwere Kreislaufdepression kann durch einen Spannungspneumothorax hervorgerufen werden; jedoch hätte dieser schon beim Schritt „B" erkannt und behandelt werden müssen. Bei Patienten mit Brustschmerz und/oder vermutetem akutem Koronarsyndrom (ACS) muss im Verlauf ein 12-Kanal-EKG geschrieben werden. Jetzt kann auch der Blutdruck gemessen werden. Diese Entscheidung hängt allerdings von der Art des Problems ab. So gibt PHTLS® z. B. vor, im Primary Survey noch keinen Blutdruck zu messen, weil der Blutdruckwert in der Phase des kompensierten Schocks nicht aussagekräftig ist. In einem Kursformat wie AMLS®, das auf internistische bzw. neurologische Patienten abzielt, kann bei Schritt „C" durchaus die Blutdruckmessung erfolgen. Es ist also abhängig davon, ob der Patient ein Trauma erlitten hat oder erkrankt ist.

D – Disability (Defizite der neurologischen Funktionen)

Der Schritt „D" beinhaltet eine Einschätzung der **neurologischen Funktionen.** Diese erfolgt zunächst anhand der **Glasgow Coma Scale** (➤ Kap. 6.5.4); hierbei werden die Kriterien „Augen öffnen", „beste verbale Reaktion" und die „beste motorische Reaktion" geprüft. Ergänzend wird der **Pupillenstatus** (Größe, Gleichheit, Lichtreaktion) als Hinweis auf ZNS-Verletzungen erhoben. Es sollte immer der Blutzucker gemessen werden, solange unklar ist, warum ein Patient eine GCS-Reduzierung aufweist. Gibt es Hinweise auf Alkohol- oder Drogeneinwirkung? Eine Hypoxie als mögliche Ursache für eine Bewusstseinstrübung wurde bereits beim Schritt „B" behandelt.

E – Exposure and Environment (Entkleideten Patienten untersuchen und Erhalt von Körperwärme)

Bei Traumapatienten gilt der Grundsatz, dass sie entkleidet werden sollen, damit keine relevanten Verletzungen übersehen werden. Aber auch bei anderen Patienten lohnt eine Entkleidung, um z. B. das Fentanylpflaster oder die Insulinpumpe nicht zu übersehen.

Eine gegensätzliche Forderung ist, dass Patienten vor Kälteeinfluss geschützt werden sollen. Dies steht im Widerspruch zur Entkleidung. Wie lässt sich beides in Einklang bringen? Entscheidend sind die **Situation** und die **Umgebungsbedingungen.** Befindet sich der Einsatzort z. B. im Freien, kann das Vorgehen ggf. anders sein als in warmen Räumen. Aber auch das Wetter spielt eine Rolle. Daher werden einige Patienten erst im Fahrzeug entkleidet, bei einigen wird bereits außerhalb des Fahrzeugs die Bekleidung oder ein Teil davon aufgeschnitten, in anderen Fällen wiederum ist die Entkleidung unerheblich.

20.5 Secondary Survey (SAMPLER)

Einleitung

Die ABCDE-Vorgehensweise wird auch als **Primary Survey** oder **Initial Assessment** bezeichnet. Nicht immer besteht die Möglichkeit, im Anschluss daran eine gründliche Patientenuntersuchung bzw. -befragung durchzuführen (➤ Abb. 20.3). Der Grund dafür kann sein, dass lebensrettende Maßnahmen im Vordergrund stehen oder dass der Patientenzustand eine Befragung nicht zulässt, z. B. aufgrund einer Bewusstlosigkeit. Wenn aber eine gründliche Untersuchung machbar und vertretbar ist, sollte sie erfolgen. Diese im Anschluss an den Primary Survey durchgeführte **erweiterte Beurteilung** wird als **Secondary Survey** bezeichnet. Einige wichtige Fragen sind in dem Akronym **SAMPLER** enthalten. Nicht immer fällt es leicht, dem Patienten die richtigen Fragen zu stellen und an

20.5 Secondary Survey (SAMPLER)

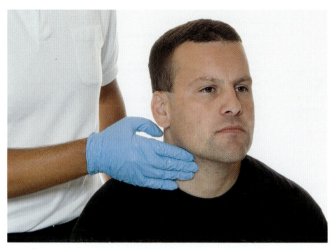

Abb. 20.3 Eine sorgfältige Anamnese und Untersuchung des Patienten hilft in den meisten Fällen, die wahrscheinlichsten Verdachtsdiagnosen herauszufinden. [J747]

alles zu denken. Dabei soll SAMPLER helfen. Das „R", das z. B. bei AMLS® für Risikofaktoren steht, ist im Kursformat PHTLS® nicht enthalten (> Abb. 20.4, > Abb. 20.5).

S – Signs and Symptoms (Befunde und Symptome)

Befunde und Symptome sind nicht dasselbe. **Befunde** sind z. B. Werte, die vom Rettungsdienstpersonal gemessen (z. B. Blutdruck), oder Dinge, die von ihm beobachtet werden (z. B. kühle, feuchte Haut). **Symptome** hingegen sind die subjektiv empfundenen Beschwerden, die der Patient angibt. Das kann Schwindel sein, Müdigkeit, Bauchschmerzen

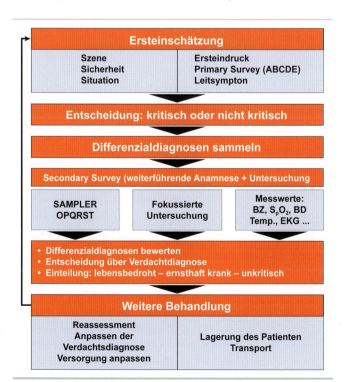

Abb. 20.4 Algorithmus zur AMLS®-Patientenbeurteilung [G256]

und vieles mehr. In manchen Fällen gibt es eine Überschneidung von Befunden und Symptomen, z. B. wenn das Rettungsdienstpersonal beobachtet, dass der Patient erbricht. In diesem Fall wird das vom Patienten wahrgenommene Symptom gleichzeitig zum Befund.

In der Praxis wird beim Schritt „S" oft vorrangig darauf abgezielt, die subjektiven Beschwerden des Patienten genau zu hinterfragen. Wie z. B. dem Algorithmus AMLS®-Vorgehensweise (> Abb. 20.4) zu entnehmen ist, werden die parallel zu erfassenden Messwerte als eigenständiger Block betrachtet.

A – Allergies (Allergien)

Hat der Patient Allergien? Dies spielt zunächst eine Rolle hinsichtlich der Medikamente, die der Rettungsdienst einsetzt. Wenn z. B. beim akuten Koronarsyndrom (ACS) die Verabreichung von ASS (Acetylsalicylsäure) geplant ist, darf der Patient dagegen nicht allergisch sein. Er ist also entsprechend zu befragen. Möglicherweise hatte der Patient aber auch Kontakt zu einem Stoff, der die Beschwerden auslöste, etwa durch versehentliche Einnahme eines Nahrungsmittels oder durch einen Bienenstich. Allergien gegen ein bestimmtes Antibiotikum, gegen Kontrastmittel usw. sind spätestens für das Krankenhaus eine wichtige Information.

M – Medication (Medikamente)

Nimmt der Patient **regelmäßig** Medikamte und **welche** sind das? Dies hilft zu erkennen, wegen welcher Vorerkrankungen der Patient behandelt wird. Manchmal wird der Rettungsdienst mit der Verabreichung eines Medikaments zurückhaltend sein, weil sich eine unerwünschte Interaktion mit anderen Medikamenten ergeben kann, die der Patient einnimmt. Ein bekanntes Beispiel hierfür ist der Verzicht auf Nitrospray bei einem Patienten, der Viagra® eingenommen hat.

Auch Medikamte, die der Patient **aktuell** eingenommen hat, sind von Interesse. Hat er z. B. ein Antibiotikum vom Hausarzt verschrieben bekommen, könnten plötzlich auftretende Probleme auf eine Unverträglichkeit hindeuten. Vielleicht ist dies dem Patienten gar nicht bewusst, aber die Rettungsdienstmitarbeiter können durch gezieltes Nachfragen den Zusammenhang herstellen. Manchmal haben Patienten versehentlich (oder absichtlich) Medikamente **überdosiert,** die sie verschrieben bekommen haben oder die frei verkäuflich sind.

P – Past Medical History (Patientenvorgeschichte)

Welche medizinische Vorgeschichte hat der Patient? Welche Erkrankungen sind bekannt? Wurden Operationen durchgeführt? Ist der Patient derzeit aktuell wegen einer Erkrankung in Behandlung? Die Vorgeschichte kann manchmal sehr hilfreich sein, wenn ein Patient angibt, dass die aktuellen Beschwerden, wegen derer er den Rettungsdienst alarmierte, genau die gleichen sind, wie er sie von einem früheren Ereignis kennt. Die Aufgabe des Rettungsdienstpersonals ist es, an dieser Stelle diejenigen Informationen zusammenzufügen, die für die Erstellung einer Arbeitsdiagnose hilfreich sind.

20 Strukturierte Patientenuntersuchung im Rettungsdienst

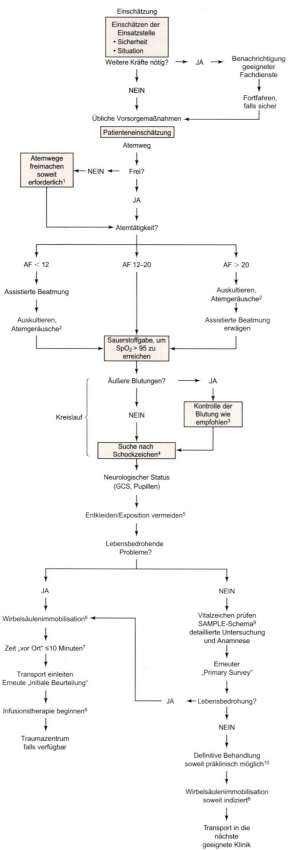

Hinweise zum Algorithmus

1. Folgen Sie dem Atemwegsmanagement-Algorithmus
2. Erwägen Sie eine Entlastungspunktion des Thorax nur, wenn ALLE folgenden Symptome vorliegen:
   - Abgeschwächte oder aufgehobene Atemgeräusche
   - Gesteigerte Atemarbeit oder erschwerte Beutel-Masken-Beatmung
   - Dekompensierter Schock/Hypotension ($RR_{syst.}$ < 90 mm Hg)
   - Führen Sie eine beidseitige Entlastungspunktion nur durch, falls der Patient mit Überdruck beatmet wird
3. Äußere Blutungskontrolle
   - Direkter Druck auf die Wunde/Druckverband
   - Tourniquet (Abbindung)
   - Erwägen Sie topisches Hämostyptikum für lange Transporte
4. Schock: Tachykardie, kühle schwitzende Haut, Blässe, Angst, abgeschwächte oder fehlende periphere Pulse
5. „Quick Check", um andere lebensbedrohende Umstände zu identifizieren, Patienten bedecken, um Körperwärme zu erhalten
6. Beachte Indikationen für Wirbelsäulenimmobilisation
7. Die „Zeit vor Ort" sollte auf 10 Minuten oder weniger begrenzt bleiben, wenn lebensgefährliche Verletzungen vorliegen, außer es existieren rechtfertigende Umstände.
8. Der Transport sollte nicht verzögert werden, um eine Volumentherapie zu beginnen. Lege zwei großlumige Zugänge; beachte den Algorithmus „Management der Volumentherapie" (> Abb. 7.13)
9. SAMPLE: Symptome, Allergien, Medikamente, persönliche internistische/chirurgische Vorgeschichte, letzte Mahlzeit, Ereignisse, die zur Verletzung führten.
10. Schiene Frakturen und verbinde Wunden so wie erforderlich.

Abb. 20.5 Algorithmus zur PHTLS®-Beurteilung [G223]

So kann z. B. eine lange Flugreise oder eine kürzlich stattgefundene Operation bei einem Patienten mit Thoraxschmerz den entscheidenden Hinweis für den Verdacht auf eine Lungenembolie liefern. Ebenso wäre beim Thoraxschmerz der Hinweis wertvoll, dass der Patient vor einigen Monaten einen Stent erhalten hat. Hingegen ist es bei diesem Patienten in der jetzigen Situation nicht relevant zu erfahren, dass er als Kind am Blinddarm operiert wurde.

L – Last Meal (Letzte Mahlzeit)

Wann hat der Patient zuletzt gegessen und getrunken? Dies ist insbesondere von Interesse, wenn eine Narkoseeinleitung bei ihm vorgesehen ist, weil z. B. das Aspirationsrisiko erhöht ist. Auch wenn im Rettungsdienst keine Narkose geplant ist: Das Krankenhaus wird sich ggf. für diese Information interessieren. Darüber hinaus können bestimmte Krankheitsbilder mit einer Nahrungsaufnahme im Zusammenhang stehen, etwa Gallenkoliken.

Insofern passt es beim Leitsymptom Abdominalschmerz, sich an dieser Stelle zu erkundigen, ob der Patient im Zusammenhang mit Essen und Trinken Besonderheiten beobachtet hat. Einfach gesagt: Wie funktioniert das Wasserlassen und wie ist das Stuhlverhalten?

E – Events (Ereignisse direkt vor dem Notfall)

An was für Ereignisse kann sich der Patient grundsätzlich oder z. B. nach einem Trauma, überhaupt noch erinnern? Was ist direkt vor dem Notfall passiert? Es ist ein Unterschied, ob der Patient z. B. von der Leiter gestürzt ist, weil er abgerutscht ist, oder ob er vielleicht aufgrund einer Synkope stürzte. Im letzteren Fall könnte die Synkope z. B. Symptom eines höhergradigen AV-Blocks gewesen sein und der Sturz vielleicht nicht das im Vordergrund stehende Problem darstellen. Unfälle können aber auch entstehen, weil der Patient eine Hypoglykämie oder einen Krampfanfall hatte. In der Regel ist der Krampf beim Eintreffen des Rettungsdienstes bereits vorbei.

R – Risk Factors (Risikofaktoren)

Die Risikofaktoren sind ein umfassender Bereich, weil sie sehr viele Aspekte umfassen. Die meisten denken an dieser Stelle wahrscheinlich an **Risikofaktoren** wie Nikotinabusus, Übergewicht, Diabetes oder einen erhöhten Blutdruck. Das ist grundsätzlich auch zutreffend, aber für einen älteren Patienten kann schon die Teppichkante oder eine fehlende Antirutschmatte in der Badewanne ein Sturzrisiko darstellen. Möglicherweise kommt der Patient mit seinen Tabletten nicht zurecht und es liegt eine versehentliche Überdosierung eines oder mehrerer Medikamente vor. Aber auch Alkoholismus ist ein Risikofaktor, der einerseits mit erheblichen gesundheitlichen Auswirkungen einhergeht und andererseits das Sturzrisiko erhöht. Nicht zuletzt können Risikofaktoren aufgedeckt werden, indem man sich nach Krankheiten bei Familienangehörigen des Patienten erkundigt.

20.6 OPQRST

O – Onset (Beginn der Beschwerden und Ursprung)

Wann und vor allem **wie** haben die Schmerzen oder Beschwerden begonnen? Was hat der Patient gemacht, als die Beschwerden auftraten? Traten die Beschwerden ganz plötzlich auf oder wurden sie im Laufe der Zeit immer schlimmer? Liegen **begleitende** Probleme vor, wie etwa Übelkeit, Erbrechen, Schwindel, Taubheitsgefühl usw.?

Solche Fragen spielen eine Rolle, weil sie helfen können, die Ursache einzugrenzen. Wenn der Patient z. B. angibt, dass ein Brustschmerz beim Treppensteigen auftrat, aber in Ruhe verschwand, sagt das etwas anderes aus, als wenn die Beschwerden auch in Ruhe bestehen. Denkt man etwa an eine Anaphylaxie als Ursache für eine Atemnot, so erübrigt sich dieser Verdacht wieder, wenn die Atemnot bereits seit einigen Tagen zunimmt.

Wichtig ist auch zu fragen, ob der Patient diese Beschwerden schon einmal hatte.

P – Palliation/Provocation (Linderung/Verschlechterung)

Manchmal kann der Patient dem Rettungsdienstmitarbeiter sagen, dass bestimmte Dinge die Beschwerden verbessern oder verschlimmern. Ein Patient mit einer Kolik ist z. B. unruhig; die Beschwerden werden meist schlimmer, wenn er still liegt. Ein anderer Patient klagt vielleicht im Stehen über Schwindel, der im Liegen besser wird oder vergeht.

Q – Quality (Qualität der Schmerzen oder Beschwerden)

Mit **Qualität** ist hier gemeint, um was für eine **Art** von Schmerz oder Beschwerden es sich handelt. Beschreibt der Patient seine Schmerzen z. B. als dumpf und nicht genau lokalisierbar, kann dies auf ein Problem der inneren Organe als Ursache hindeuten. Dieser Schmerz wird auch **viszeraler** Schmerz (viszeral = die Eingeweide betreffend) genannt. Davon abzugrenzen ist der sog. **somatische** Schmerz, der genau lokalisierbar ist und oft als scharf oder stechend beschrieben wird. Darüber hinaus gibt es den **kolikartigen** Schmerz, der dadurch gekennzeichnet ist, dass er bis zu einem Maximum stetig zunimmt und dann wieder abnimmt. Danach beginnt er irgendwann wieder von vorne, sodass dieser Schmerz auch als wellenartig charakterisiert werden kann. Beschwerden können auch als ziehend oder stechend oder in Kombination mit Bewegungen oder der Atmung beschrieben werden. Der übertragene Schmerz wird im nächsten Absatz erläutert.

R – Region/Radiation (Region/Ausstrahlung)

Zum einen soll der Patient – wenn er dies kann – die Stelle zeigen, wo er Schmerzen hat. Zum anderen ist es wichtig zu wissen, ob der Schmerz von dort aus zu einer anderen Stelle ausstrahlt. Zu beach-

Tab. 20.1 Übertragener Schmerz (aus: NAEMT. Advanced Medical Life Support, 2013.)

Lokalisation	Organ
Schmerzen in linker Schulter	Reizung des Zwerchfells (Blut oder Luft aus einer Ruptur anderer abdominaler Organe wie Ovarien; Milzruptur; Myokardinfarkt)
Schmerzen in rechter Schulter	Leberreizung, Gallenblasenschmerzen, Reizung des Zwerchfells
Schmerzen im rechten Schulterblatt	Leber und Gallenblase
Oberbauch, epigastrisch	Magen, Lunge, Herz
Umbilikal, um den Nabel	Dünndarm, Blinddarm (Appendix)
Rücken	Aorta, Magen und Pankreas
Flanken und Leistengegend	Niere, Ureter
Perineum	Harnblase
Suprapubisch	Harnblase, Kolon

ten ist dabei das Phänomen des übertragene Schmerzes. Damit ist gemeint, dass es mitunter an ganz anderen Stellen schmerzen kann als an dem eigentlichen Ort der Ursache (➤ Tab. 20.1).

S – Severity (Intensität der Beschwerden)

Im Krankenhaus und auch im Rettungsdienst ist die Numerische Rating-Skala (NRS) oder auch VAS (Visuelle analoge Schmerzskala) sehr verbreitet, die von 0 bis 10 reicht. Hat der Patient keine Beschwerden, soll er 0 Punkte vergeben; die schlimmsten Beschwerden, die er sich vorstellen kann, werden mit 10 Punkten bewertet. Meistens wird die NRS verwendet, um die **Schmerzintensität** anzugeben; aber man kann den Patienten auch bitten, auf diese Art seine Atemnot u.Ä. zu beschreiben.

T – Time (Beschwerdedauer)

Liegt der **Beginn der Beschwerden** erst Minuten oder schon Stunden oder gar Tage zurück? Bei bestimmten Fragestellungen kann dies eine Rolle spielen, etwa um zu erkennen, ob sich ein Patient mit Verdacht auf Schlaganfall noch im sog. „Lyse-Fenster" befindet. Bei einem Patienten mit ST-Strecken-Hebungsinfarkt (STEMI) kann diese Frage z.B. darüber entscheiden, ob die Zeit noch ausreicht, ihn einer Katheter-Intervention (PCI) zuzuführen, oder ob eine Lyse angezeigt ist. Die Frage kann auch dabei helfen, eine Diagnose zu erhärten oder auszuschließen. Wie oben bereits erwähnt, wird eine Atemnot, die seit mehreren Tagen zunimmt, sicherlich nicht durch eine Anaphylaxie hervorgerufen worden sein.

20.7 Die 4 Hs und die HITS

Einleitung

Kursformate wie der Advanced Life Support Provider Course des ERC (European Resuscitation Council) sehen vor, dass im Ablauf einer Reanimation nach den sog. **potenziell reversiblen Ursachen** oder anderen erschwerende Faktoren gesucht wird, die eine spezifische Behandlung erfordern. So ist z.B. ein Spannungspneumothorax ein Problem, das leicht behandelt werden kann, sofern es erkannt wird. Wenn jedoch nicht gezielt danach gesucht und es somit vielleicht auch nicht erkannt wird, sind die Überlebenschancen für den Patienten deutlich reduziert.

Damit der Anwender sich diese besser einprägen kann, wurden die potenziell reversiblen Ursachen in zwei Gruppen zu jeweils vier Begriffen zusammengefasst: **4 „Hs" und „HITS"**. Genau genommen handelt es sich um etwas mehr als vier Hs, denn die Elektrolytstörungen/metabolischen Entgleisungen beinhalten ja schon mehrere **Möglichkeiten.** Im ERC-Algorithmus „Erweiterte lebensrettende Maßnahmen beim Erwachsenen" (➤ Abb. 20.6) ist unten rechts die Liste der potenziell reversiblen Ursachen für einen Herz-Kreislauf-Stillstand dargestellt.

H – Hypoxie

Das Risiko einer **Hypoxie** soll durch eine gute Beatmung unter Verwendung von 100% Sauerstoff minimiert werden. Zudem ist darauf zu achten, ob sich der Brustkorb hebt und beidseitig Atemgeräusche auskultierbar sind. Techniken wie die endtidale Kohlendioxidmessung sind insbesondere beim intubierten Patienten unverzichtbar.

H – Hypovolämie

Zu den prognostisch sehr ungünstigen Rhythmen beim Kreislaufstillstand gehört die **pulslose elektrische Aktivität (PEA)**, die z.B. durch eine **Hypovolämie** verursacht sein kann. Handelt es sich beim Betroffenen um einen Traumapatienten, ist der Verdacht auf eine Hypovolämie naheliegend. Ist die Ursache z.B. eine gastrointestinale Blutung oder ein rupturiertes Aortenaneurysma, liegt der Verdacht womöglich nicht so nahe. Der Patient sollte mit – vorzugsweise angewärmten – balancierten Vollelektrolytlösungen versorgt werden; zudem ist eine rasche chirurgische Blutstillung essenziell. Bei Traumapatienten sollten auch die anderen hier aufgeführten potenziell reversiblen Ursachen bedacht werden: Spannungspneumothorax oder Herzbeuteltamponade.

H – Hypo- und Hyperkaliämie, Hypokalzämie, Azidose und andere metabolische Entgleisungen

Im Rettungsdienst sind **Elektrolytstörungen** oder **pH-Wert-Entgleisungen** zumeist nicht bestimmbar, da das entsprechende Laborgerät bzw. Blutgasanalyse- (BGA-)Gerät nicht verfügbar ist. Ausnahmen sind einige Intensivtransportwagen (ITW), die ein BGA-Gerät an Bord haben und die wichtigsten Elektrolyte und den Säure-Basen-Status bestimmen können. Bestimmte Medikamente, die der Patient einnimmt, oder Vorerkrankungen können aber einen Anhaltspunkt geben, z.B. eine Niereninsuffizienz oder Dialysepflichtigkeit.

Sofern noch vor Eintritt des Kreislaufstillstands ein 12-Kanal-EKG geschrieben werden konnte, kann dies diagnostische Hinweise

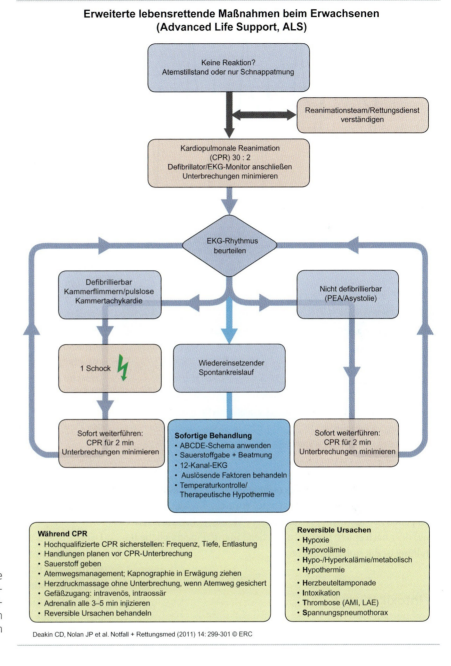

Abb. 20.6 Algorithmus Erweiterte lebensrettende Maßnahmen beim Erwachsenen (Advanced Life Support, ALS). Unten rechts: die reversiblen Ursachen. Mitte: Beachten Sie, dass auch beim wiedereinsetzenden Spontankreislauf (ROSC) nach ABCDE vorgegangen werden soll. [F634]

geben. So gibt es z. B. typische Veränderungen, die für eine Hyperkaliämie sprechen (große, spitze, zeltförmige T-Wellen – in mehr als einer Ableitung ist die T-Welle größer als die R-Zacke, ➤ Abb. 20.7). In allen Fällen einer schweren Hyperkaliämie, Hypokalzämie oder einer Überdosierung mit Kalzium-Kanal-Blockern ist die intravenöse Gabe von Kalzium angezeigt.

H – Hypothermie

Definitionsgemäß ist eine Körperkerntemperatur < 35 °C eine Hypothermie. Die ERC-Leitlinien 2010 haben neben der einfachen Einteilung in eine leichte, mittlere und schwere Hypothermie auch die **Schweizer Stadieneinteilung der Hypothermie** übernommen. Diese stützt sich auf klinische Zeichen (➤ Tab. 20.2) und entspricht der ungefähr zu erwartenden Körpertemperatur. Individuelle Abweichungen sind möglich.

H – Herzbeuteltamponade

Eine **Herzbeuteltamponade,** auch **Perikardtamponade** genannt, ist gerade im Kreislaufstillstand schwierig zu diagnostizieren, weil die typischen Zeichen (gestaute Halsvenen und niedriger Blutdruck)

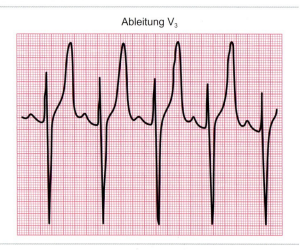

Abb. 20.7 EKG-Befund bei einer schweren Hyperkaliämie. Beachten Sie die großen, spitzen T-Wellen. [E355]

Tab. 20.2 Schweizer Stadieneinteilung der Hypothermie

Einteilung	Klinisches Bild	Körperkerntemperatur
Hypothermie Grad I	Patient wach, Kältezittern	Etwa 35–32 °C
Hypothermie Grad II	Patient schläfrig, kein Kältezittern	Etwa 32–28 °C
Hypothermie Grad III	Patient bewusstlos	28–24 °C
Hypothermie Grad IV	Patient mit Atemstillstand	24–13 °C
Hypothermie Grad V	Patient tot bei irreversibler Hypothermie	<13 °C

während des Kreislaufstillstandes nicht beurteilt werden können. Allerdings gibt es verdächtige Umstände, etwa ein Kreislaufstillstand nach penetrierendem Thoraxtrauma (z. B. Messerstich, Schussverletzung) oder nach einem herzchirurgischen Eingriff. Eine mögliche Behandlung ist die Notfallthorakotomie.

I – Intoxikationen

In Deutschland kommen insbesondere **Medikamentenintoxikationen** häufig vor; etwa 8.000 Menschen sterben jährlich daran. Das Spektrum der Substanzen ist groß, es reicht von Benzodiazepinen, β-Blockern, Opioiden (z. B. Heroin), Antidepressiva, Alkohol oder Paracetamol bis hin zu Kohlenmonoxid oder Rauchgasen. Nicht immer ist es einfach, eine Intoxikation zu erkennen. Falls verfügbar, sollten die entsprechenden Antidote (**Gegenmittel**) gegeben werden (z. B. Naloxon bei Opioidintoxikation, Flumazenil bei Benzodiazepinintoxikation); allerdings ist meist vor allem eine symptomatische Therapie wichtig, also etwa eine Beatmung oder Kreislaufstabilisierung.

T – Thromboembolische Ursachen

Eine **thromboembolische** Ursache für einen Kreislaufstillstand ist eine massive Lungenarterienembolie (LAE). Nach den ERC-Leitlinien 2010 soll unverzüglich ein Thrombolytikum verabreicht werden, sofern der Verdacht besteht, dass eine Lungenembolie die Ursache für den Kreislaufstillstand ist. Hat man sich entschieden, eine Fibrinolyse durchführen, sollte die Reanimation für mindestens 60–90 Minuten weitergeführt werden, bevor sie beendet wird. Eine andere thromboembolische Ursache ist ein Herzinfarkt; hier gibt es jedoch keine Evidenz für die Fibrinolyse.

S – Spannungspneumothorax

Nach der S3-Leitlinie Polytrauma soll die Verdachtsdiagnose **Spannungspneumothorax** bei einseitig fehlendem Atemgeräusch bei der Auskultation der Lunge (nach Kontrolle der korrekten Tubuslage) und dem zusätzlichen Vorliegen von typischen Symptomen, insbesondere einer schweren respiratorischen Störung oder einer oberen Einflussstauung in Kombination mit einer arteriellen Hypotension, gestellt werden. Jedoch ist im Kreislaufstillstand ein Teil dieser Symptome nicht hilfreich, da der Patient ohnehin keinen Kreislauf hat. Ursache kann z. B. ein stumpfes oder penetrierendes Thoraxtrauma sein, aber auch ein zentralvenöser Punktionsversuch (insbesondere bei der V. subclavia). Wie bei der Hypovolämie angesprochen, kann ein Spannungspneumothorax ebenfalls primäre Ursache einer PEA sein. Nach der S3-Leitlinie Polytrauma sollte die Entlastung eines Spannungspneumothorax durch eine Nadeldekompression erfolgen, gefolgt von einer chirurgischen Eröffnung des Pleuraspalts mit oder ohne Thoraxdrainage.

20.8 DOPES

Beatmete Patienten

DOPES ist ein weiteres Akronym, das bei der Behandlung von beatmeten Patienten Anwendung finden kann. Ursprünglich wurde es für pädiatrische Patienten entwickelt, es kann aber auch bei Erwachsenen angewendet werden. Bei einer anhaltenden oder fortschreitenden Hypoxämie sollen demnach – trotz liegendem Endotrachealtubus – folgende Punkte zur Fehlersuche strukturiert abgearbeitet werden:

D – Dislokation des Tubus

Besteht eine **Dislokation**? Diese kann endobronchial, ösophageal oder pharyngeal sein. Eine kritische Phase, in der es leicht zur Dislokation des Tubus kommen kann, ist die Umlagerung eines Patienten. Insbesondere die **Kapnografie** ist ein wesentliches Hilfsmittel, um eine Dislokation aus der Trachea zu erkennen. Im Zweifelsfall sollte mit dem Laryngoskop nachgeschaut werden, ob der Tubus noch korrekt positioniert ist. Die **Auskultation** ist ein wichtiges Hilfsmittel, um einen zu tief liegenden Tubus zu erkennen. Dieser kann mit der Kapnografie nicht erkannt werden.

> **PRAXISTIPP**
> **Kapnografie**
>
> Die Kapnografie ist nicht nur wesentlich, um die korrekte Lage des Endotrachealtubus zu bestimmen. Sie ist auch ein ganz entscheidendes und lebenswichtiges Überwachungsinstrument bei beatmeten Patienten oder ein Indikator für das Eintreten eines ROSC (Return Of Spontaneous Circulation) während der Reanimation. Daher soll die Kapnografie bei jedem beatmeten Patienten lückenlos überwacht werden!

O – Obstruktion des Tubus

Durch Sekrete oder Blut kann es zu einer partiellen oder kompletten **Verlegung** des Tubus bzw. Tracheostomas kommen. In diesem Fall muss der Patient abgesaugt werden. Auch kann der Tubus komprimiert oder abgeknickt sein. In solchen Fällen kann sich das Beatmungsgerät durch einen plötzlichen Anstieg des Beatmungsdrucks bemerkbar machen. In der Praxis ist es oft hilfreich, mit einer sog. Gänsegurgel dafür zu sorgen, dass weniger Zugkräfte auf den Endotrachealtubus wirken. Eine Gänsegurgel ist ein etwa 10–15 cm langer Schlauch, der zwischen Beatmungsschlauch und Endotrachealtubus/Larynx-Tubus etc. platziert wird. Üblicherweise ist bei Einmalartikeln die Länge durch ein sog. „Ziehharmonika-Design" variabel einstellbar. Bei pädiatrischen Patienten sollte allerdings bedacht werden, dass der Einsatz einer Gänsegurgel zu einer relevanten Totraumerhöhung führen kann.

> **PRAXISTIPP**
> **Beatmungsdruck**
>
> Zu jeder Beatmung gehört auch die kontinuierliche Beobachtung des **Beatmungsdrucks.** Es gibt verschiedene Ursachen, die zu einem Anstieg des Beatmungsdrucks führen können, etwa eine Sekretbildung in den Atemwegen, eine unzureichende Narkosetiefe, ein Bronchospasmus oder ein Spannungspneumothorax. In jedem Fall müssen diese umgehend ermittelt werden. Bei einer **druckkontrollierten** Beatmung können einige der möglichen Ursachen für den Druckanstieg eine Weile unbemerkt bleiben, weil bei dieser Beatmungsform bei gleichbleibendem Beatmungsdruck das applizierte Atemhubvolumen stark abnehmen kann. Beobachten Sie daher bei druckkontrollierter Beatmung stets, welche **Atemhubvolumina** (Tidalvolumina) mit dem jeweiligen Beatmungsdruck im Verlauf verabreicht werden, und arbeiten Sie ausnahmslos mit an den Patienten adaptierten Alarmgrenzen.

P – Pneumothorax und andere pulmonale Störungen

Ein Pneumothorax kann z. B. durch hohe Beatmungsdrücke, aber auch traumatisch oder spontan entstehen. Der Spannungspneumothorax wurde bereits bei den Hs und HITS behandelt. Pulmonale Ursache für Beatmungsprobleme kann ein Bronchospasmus oder ein Lungenödem sein. Die Auskultation ist ein wichtiges Hilfsmittel, um einen Bronchospasmus oder ein Lungenödem zu erkennen. Beide können sich in einer mehr oder weniger ausgeprägten Steigerung des Beatmungsdrucks bemerkbar machen.

E – Equipmentversagen

Ein typisches Problem, das zum Ausfall des Beatmungsgeräts führen kann, ist der Ausfall der Sauerstoffversorgung. Dieser kann auftreten, wenn die Sauerstoffflasche leer ist oder weil im Bereich der Steckkupplung zwischen Gerät und Gasversorgung eine Diskonnektion vorliegt. Denkbar ist bei akkubetriebenen Geräten, dass der Akku leer ist. Abgeklemmte Beatmungsschläuche oder verklebte Ventile können ebenfalls Beatmungsprobleme hervorrufen. Wann immer Probleme auftreten, sollte nicht zu viel Zeit mit der Fehlersuche verbracht werden. In diesem Fall sollte der Patient mit einem Handbeatmungsbeutel beatmet werden.

> **ACHTUNG**
> **Geräteausfall bei maschineller Beatmung**
>
> Der maschinell beatmete Patient ist in potenzieller Lebensgefahr, wenn kein Handbeatmungsbeutel mitgeführt wird, um einen etwaigen Geräteausfall zu kompensieren.

S – Stomach (Magen)

Ein mit Luft gefüllter Magen, z. B. nach einer vorangegangenen Beutel-Masken-Beatmung, kann die Ursache für ein Beatmungsproblem sein. Grund hierfür ist, dass ein mit Luft gefüllter Magen zu einem Zwerchfellhochstand führt, welcher wiederum die Dehnbarkeit der Lunge beeinträchtigt. Manche empfehlen daher die routinemäßige Anlage einer Magensonde bei allen beatmeten Patienten. Darüber hinaus kann die liegende Magensonde abgesaugt werden, um das Aspirationsrisiko zu reduzieren.

20.9 Fokussierte Untersuchung

Die **fokussierte** Untersuchung ist Bestandteil der körperlichen Untersuchung. Die körperliche Untersuchung kann je nach Situation sehr umfassend sein, aber auch sehr rasch orientierend von Kopf bis Fuß durchgeführt werden. Die fokussierte Untersuchung rückt das **Leitsymptom** des Patienten in den Mittelpunkt. Bei einem Patienten mit Bauchschmerz bedeutet das z. B., dass die vier Quadranten des Bauches inspiziert, auskultiert und palpiert werden. Normalerweise ist der Bauch weich und nicht druckschmerzhaft. Ist er dagegen beim Abtasten bretthart, liegt wahrscheinlich eine lebensbedrohliche Situation vor.

Wenn der Untersucher weiterreichende Kenntnisse hat, können auch spezielle Untersuchungen vorgenommen werden. Ein **Murphy-Zeichen** ist bei einem Patienten mit Bauchschmerzen z. B. ein Hinweis auf Gallensteine oder eine Cholezystitis. Können die Bauchschmerzen hingegen nicht durch eine Palpation ausgelöst werden, kann dies z. B. auf Nierensteine oder einen Harnwegsinfekt hindeuten.

Aber auch ein Herzinfarkt kann z. B. Beschwerden im Abdomen und Übelkeit hervorrufen. Dieses Beispiel zeigt, wie wichtig es ist, sich nicht voreilig auf eine Diagnose festzulegen, sondern den Patienten umfassend und strukturiert zu untersuchen und eine sorgfältige Anamnese zu erheben.

20.10 Vorgehen anhand eines Fallbeispiels

20.10.1 Einleitung

Die Autoren haben sich an dieser Stelle für ein internistisches Fallbeispiel entschieden, weil die fortführende Untersuchung, insbesondere nach OPQRST, anhand eines traumatologischen Fallbeispiels nicht optimal dargestellt werden kann. In den **Kommentaren** wird erklärt, warum sich der Teamleiter für die jeweiligen Schritte entschieden bzw. welche Schlussfolgerungen er daraus gezogen hat.

20.10.2 Scene: Safety, Situation

Einsatzmeldung
Die RTW-Besatzung wird im November an einem trockenen Tag (12 °C) um 17:20 Uhr zu einem Einfamilienhaus alarmiert, das sich im gleichen Ort wie die Rettungswache befindet. Das Einsatzstichwort lautet „akutes Abdomen, weiblich, 48 Jahre". Die Anfahrt beträgt 4 Minuten. Die Leitstelle hat zu diesem Einsatz zusätzlich ein NEF disponiert, welches voraussichtlich eine Anfahrt von 20 Minuten haben wird.

Kommentar Bei diesem Einsatz sind auf den ersten Blick keine Besonderheiten an der Einsatzstelle zu erwarten. Da sich die Patientin wahrscheinlich im Haus befindet, spielt die Außentemperatur keine Rolle. Auch durch den fließenden Verkehr sind an der Einsatzstelle keine Gefahren zu erwarten. Das nächstgelegene Krankenhaus der Grund- und Regelversorgung ist die Klinik, an der auch das NEF stationiert ist. Demzufolge beträgt die Fahrzeit zum Krankenhaus etwa 20 Minuten. Eine Klinik der Maximalversorgung wäre vom Einsatzort aus innerhalb von 40 Minuten erreichbar. Ein Hubschrauber ist zu dieser Jahreszeit um diese Uhrzeit nicht mehr einsatzbereit, weil bereits die Dunkelheit eingesetzt hat. Sofern sich in dem Haus kein gefährlicher Hund befindet, ist eher von keinen Gefahren auszugehen.

Ankunft an der Einsatzstelle
Es handelt sich um ein Einfamilienhaus. Die Besatzung wird vom Ehemann der Patientin bereits an der Straße erwartet. Er macht sich durch Winken bemerkbar.

Kommentar Bei Ankunft an der Einsatzstelle sind keine offensichtlichen Gefahren zu erkennen. Die Gegend macht einen ordentlichen und gepflegten Eindruck. Der bereits an der Straße wartende Ehemann vermittelt den Eindruck, besorgt um seine Frau zu sein.

20.10.3 Ersteindruck und ABCDE

Ankunft am Patienten
Der Ehemann führt die Besatzung in das Schlafzimmer, wo seine Frau auf dem Bett liegend angetroffen wird. Die Frau wirkt unruhig und scheint nicht still liegen zu können. Sie sieht gepflegt aus und hat einen schmerzgeplagten Gesichtsausdruck. Sie ist etwas übergewichtig. Medikamentenschachteln oder Alkoholika sind nicht zu sehen.

Kommentar Auf dem Weg zur Patientin hat die Besatzung wahrgenommen, dass auch das Innere des Hauses insgesamt einen ordentlichen und gepflegten Eindruck macht. Es sind keinerlei offensichtliche Gefahren, etwa Haustiere, zu entdecken. Beim Betreten des Schlafzimmers wirkt die Patientin auf die Besatzung krank. Sie ist unruhig und hat offenbar Schmerzen.

Ersteindruck
Der Teamleiter der RTW-Besatzung stellt sich der Patientin namentlich vor und fragt sie nach ihren Hauptbeschwerden. Nebenbei tastet er mit der Hand kurz den Puls und erfasst bei dieser Gelegenheit auch den Zustand der Haut. Die Patientin antwortet ihm in ganzen Sätzen, dass ihre Hauptbeschwerden starke Bauchschmerzen sind, die am Morgen begonnen haben. Der Teamleiter teilt seinem Kollegen mit, dass er die Patienten bis jetzt als **potenziell kritisch** ansieht.

Kommentar Da die Patientin in ganzen Sätzen antworten kann und keinerlei pathologische Atemgeräusche bestehen, hat sie einen freien Atemweg. Die Atmung wirkt etwas oberflächlicher als normal, aber ein Problem beim Atmen hat sie nicht. Beim Tasten des Pulses fällt auf, dass dieser kräftig, jedoch leicht erhöht ist. Die Haut ist warm und trocken, aber blass. Ein Ikterus besteht nicht. Da die Patientin bis jetzt adäquat geantwortet hat, ist derzeit nicht von einem neurologischen Problem auszugehen. Aufgrund der Unruhe und der offensichtlich starken Bauchschmerzen entscheidet sich der Teamleiter, die Patientin zum jetzigen Zeitpunkt als **potenziell kritisch** einzuschätzen. Dies teilt er seinem Kollegen mit, um dessen Aufmerksamkeit zu erhöhen. Somit kann der Teamleiter jetzt die Untersuchung nach ABCDE beginnen. Eine Nachforderung des Notarztes ist in diesem Fall nicht erforderlich, weil das NEF bereits parallel alarmiert wurde.

ABCDE-Vorgehensweise
A: Der Teamleiter sagt laut an: „Kein A-Problem."
Kommentar Der Atemweg ist frei. Dies wurde bereits im Rahmen des Ersteindrucks festgestellt. Der Teamleiter könnte an dieser Stelle noch in den Mund der Patientin schauen. Da das Problem der Patientin aber offensichtlich der Bauchschmerz ist, wurde darauf verzichtet.

B: Es fällt auf, dass die Patientin oberflächlich atmet und eine etwas erhöhte Atemfrequenz von etwa 20/min aufweist. Gestaute Halsvenen sind nicht zu sehen. Auskultatorisch sind beide Lungenhälften belüftet und es sind keine pathologischen Atemgeräusche feststellbar. Die Thoraxexkursionen sind atemsynchron und weisen keine Auffälligkeiten auf. Es bestehen keine Hämatome oder sonstigen Auffälligkeiten. Die Patientin erhält 10 l Sauerstoff über eine Gesichtsmaske, parallel dazu wird ein Pulsoxymeter angelegt. Der Teamleiter sagt laut an: „Kein B-Problem."

Kommentar Gäbe es einen Anhaltspunkt für ein Trauma, müsste an dieser Stelle noch der Brustkorb **abgetastet** werden. Bestünde ein Spannungspneumothorax, müsste auch dieser beim Schritt „B" behandelt werden. Ob Sauerstoff verabreicht wird, hängt vom Eindruck ab, den der Patient macht. Im Zweifelsfall macht man nichts verkehrt, wenn zu Beginn Sauerstoff gegeben wird; dieser kann später ggf. wieder entfernt werden.

C: Der Puls wird nun exakt ausgezählt. Er beträgt 90/min, ist kräftig und regelmäßig. Der Teamleiter bittet seinen Kollegen, das EKG anzulegen und danach einen venösen Zugang vorzubereiten. Die Rekapillarisierungszeit beträgt etwa 2 Sekunden, die Haut ist, wie bereits festgestellt wurde, warm, trocken und blass. Eine offensichtliche äußere Blutung ist nicht zu erkennen. Der Blutdruck beträgt 130/90 mmHg. Sobald das EKG angelegt ist, wird ein Sinusrhythmus mit einer Frequenz von 90/min sichtbar. Der Teamleiter sagt laut an: „Kein C-Problem."

Kommentar Bei einem Traumapatienten würde Schritt „C" noch um eine Untersuchung der **Blutungsräume** Abdomen, Becken und beide Oberschenkel ergänzt. Auch würde man an dieser Stelle noch keinen Blutdruck messen. Da die Symptomatik Bauchschmerz ebenso zu einem Herzinfarkt passen könnte, sollte an das Schreiben eines 12-Kanal-EKG gedacht werden. Eine europäische Leitlinie fordert, dass dieses beim Verdacht auf akutes Koronarsyndrom innerhalb von höchstens 10 Minuten nach medizinischem Erstkontakt angefertigt wird.

D: Der Teamleiter fragt die Patientin, welches Datum heute ist und wo man sich „hier" befindet. Außerdem bittet er sie, zwei Finger der rechten Hand hochzuheben. Er verzichtet auf die Untersuchung der Pupillen. Aus dem Mandrin des venösen Zugangs, den der Kollege inzwischen angelegt hat, wird der Blutzucker bestimmt. Der Teamleiter sagt laut an: „Kein D-Problem."

Kommentar Um die neurologische Situation der Patientin einzuschätzen, ermittelt der Teamleiter den GCS. Die Patientin hat die Frage nach Datum und Ort korrekt beantwortet und zwei Finger der rechten Hand hochgehoben. Somit ist sie zeitlich und örtlich orientiert und weist eine unauffällige Motorik auf (GCS = 15). Normalerweise gehört zur Beurteilung der neurologischen Situation auch die seitengetrennte Beurteilung der Motorik und eine Untersuchung der Pupillen inkl. Lichtreaktion. Da bei dieser Patientin keine Hinweise auf ein neurologisches Problem bestehen, hat der Teamleiter bewusst auf diese Untersuchungsschritte verzichtet.

Eine Hypoglykämie ist keine seltene Ursache für ein auffälliges neurologisches Erscheinungsbild bis hin zum Krampfanfall. Deswegen gehört insbesondere dann, wenn der Patient ein vermindertes Bewusstsein aufweist, zur neurologischen Einschätzung auch die Untersuchung des Blutzuckers.

E: Keine weiteren Maßnahmen. Der Teamleiter teilt seinem Kollegen mit, dass er die Patientin als **kritisch** einschätzt.

Kommentar Wie eingangs angeführt wurde, gibt es viele Situationen, in denen eine Entkleidung des Patienten zielführend sein kann oder sogar dringend erforderlich ist, z. B. beim Traumapatienten. Auch ist häufig auf den Wärmeerhalt zu achten. In dem hier dargestellten Fall sind weder Entkleidung noch Wärmeerhalt erforderlich. Die Entscheidung, ob ein Patienten als kritisch oder nicht kritisch eingeschätzt wird, unterliegt einer gewissen Subjektivität. Vielleicht hätte ein anderer Teamleiter die Patienten als nicht kritisch angesehen. In diesem Fall waren die starken Bauchschmerzen ausschlaggebend für die Entscheidung.

Spätestens am Ende des Primary Survey sollte der Teamleiter mitteilen, ob er den Patienten als kritisch oder nicht kritisch ansieht.

20.10.4 Sammlung von Differenzialdiagnosen

Hinweis: Die (gedankliche) Sammlung der Differenzialdiagnosen und die Untersuchung nach OPQRST erfolgt nicht, wenn es sich um einen Traumapatienten handelt.

Ansonsten gilt: In diesem frühen Stadium der Patientenversorgung geht es darum, sich den Blick nicht zu verstellen, indem man sich vorschnell auf eine Diagnose festlegt. Mögliche Ursachen für die Beschwerden der Patientin im Fallbeispiel sind z. B.:

- Herzinfarkt
- Nierensteine, Nierenbeckenentzündung
- Lungenentzündung
- Bauchaortenaneurysma
- Magenulkus, Gastritis
- Gallensteine, Cholezystitis
- Hepatitis
- Pankreatitis
- Gynäkologische Ursache

Im weiteren Verlauf geht es darum, durch

- OPQRST,
- SAMPLE(R),
- eine fokussierte Untersuchung und
- erhobene Messwerte

die unwahrscheinlichen Verdachtsdiagnosen von dieser gedanklichen Liste zu „streichen", bis am Ende im Idealfall nur noch die Verdachtsdiagnose übrig bleibt, die am wahrscheinlichsten ist.

20.10.5 Weitere Befragung nach OPQRST

O: Die Beschwerden der Patientin traten am Morgen nach einem Brunch auf, zu dem sie eingeladen war.

P: Den Tag über half es, im Haus umherzugehen. Jetzt fühlt sich die Patientin aber schwach und möchte lieber liegen.

Q: Die Patientin beschreibt den Schmerz so: Er wird abwechselnd schlimmer und dann wieder etwas besser. Nach einer Weile beginnt er erneut.

R: Die Patientin zeigt auf den rechten oberen Quadranten des Abdomens. Hier haben die Schmerzen begonnen. Sie strahlen zum Rücken hin.

S: Die Patientin gibt den Schmerz mit 7 von 10 Punkten an.

T: Morgens war die Patientin zum Brunch eingeladen. Dort aß sie reichlich. Kurz darauf begannen die Beschwerden.

20.10.6 Weitere Befragung nach SAMPLER

S: Die Patientin ist unruhig und gibt die Hauptbeschwerden als Schmerzen im rechten Oberbauch an.

A: Eine Allergie gegen Paracetamol ist bekannt.

M: Die Patienten nimmt gelegentlich ein frei verkäufliches Mittel gegen Magenbeschwerden ein. Wie das Mittel heißt, ist ihr gegenwärtig nicht geläufig.

P: Seit etwa einem halben bis dreiviertel Jahr tritt immer mal wieder Bauchschmerz auf. Dieser ist bislang aber immer von selbst

Tab. 20.3 Messwerte im Überblick

Atemfrequenz	20/min, etwas oberflächlich
Blutdruck	130/80 mmHg, im Verlauf unverändert
Herzfrequenz	90/min
EKG	Sinusrhythmus
Pulsoxymetrie	100 % unter O_2-Gabe (98 % unter Raumluft)
Blutzucker	108 mg/dl
Temperatur	37,1 °C, tympanal gemessen

weggegangen. Eine Vorstellung beim Hausarzt erfolgte daher nicht.

L: Seit dem Brunch hat die Patienten kein Essen mehr zu sich genommen. Die Speisen beim Brunch waren z. T. recht fetthaltig. Am Nachmittag hat sie versucht, eine Tasse Tee zu trinken und einen Zwieback zu essen, danach aber erbrochen.

E: Die Beschwerden begannen am Morgen nach dem ausgiebigen Essen. Tagsüber half es etwas, im Haus umherzulaufen. Da die Beschwerden aber nicht weggingen, alarmierte der Ehemann schließlich den Rettungsdienst.

R: Übergewicht, ansonsten keine.

20.10.7 Fokussierte Untersuchung

Im oberen rechten Quadranten des Abdomens besteht eine schmerzhafte Abwehrspannung bei der Patientin. Die Schmerzen werden als kolikartig beschrieben und strahlen in den Rücken. Außerdem hat die Patientin im Laufe des Nachmittags erbrochen. Die Inspektion und Auskultation des Abdomens ergeben keine Anfälligkeiten. Es besteht ein positives Murphy-Zeichen.

Weitere Fragen beim Leitsymptom Abdominalschmerz: Auf Nachfrage berichtet die Patientin, dass sie keine Probleme beim Wasserlassen hat. Der Stuhlgang sah etwas heller aus als sonst, aber es zeigte sich kein frisches Blut im Stuhl, kein Teerstuhl. Das Erbrochene sah ebenfalls unauffällig aus. Die letzte Menstruation verlief normal, seitdem kein vaginaler Ausfluss oder eine Blutung. Eine Schwangerschaft schließt die Patientin aus.

20.10.8 Bewertung der Differenzialdiagnosen und Entscheidung über die Verdachtsdiagnose

Herzinfarkt Es ist wichtig, beim Bauchschmerz an die Möglichkeit eines ACS zu denken, auch bei einem unauffälligen Befund im 12-Kanal-EKG! Bei Frauen sind zudem Atemnot, Übelkeit, Erbrechen und Oberbauchschmerzen häufiger als bei Männern die einzigen Symptome eines Herzinfarkts. Die Anamnese, der kolikartige Schmerz sowie die Besserung der Beschwerden beim Umherlaufen sprechen aber dagegen.

Nierensteine, Nierenbeckenentzündung Auch diese wären denkbar, sind allerdings weniger wahrscheinlich als etwa Gallensteine. Der Schmerz ist zwar kolikartig, würde bei einer Nierenkolik jedoch eher in der Flanke auftreten. Zudem gibt die Patientin an, keine Beschwerden beim Wasserlassen zu haben.

Lungenentzündung Eine Lungenentzündung im rechten Unterlappen kann Schmerzen im rechten oberen Quadranten hervorrufen. Die Auskultation ergibt jedoch normale Atemgeräusche und es bestehen keine atemabhängigen Schmerzen. Außerdem gehört produktiver Husten mit Atembeschwerden zu den häufigsten Symptomen einer Lungenentzündung, diesen hat die Patientin aber nicht. Auch kann bei der Lungenentzündung Fieber auftreten, dieses besteht ebenfalls nicht.

Bauchaortenaneurysma Dazu würde passen, dass der Schmerz in den Rücken ausstrahlt. Allerdings ist die krampfartige Beschreibung des Schmerzes untypisch. Am häufigsten werden beim Aortenaneurysma außerdem thorakale Schmerzen angegeben und diese werden als unerträglich oder zerreißend beschrieben.

Magenulkus, Gastritis Aufgrund der Vorgeschichte (Magenbeschwerden) und der gelegentlichen Einnahme eines Medikaments gegen diese Beschwerden wären diese Ursachen denkbar. Jedoch ist für eine Gastritis ein brennender Schmerz typischer als der hier angegebene kolikartige Schmerz. Auch gibt die Patientin kein Sodbrennen in der Vorgeschichte an, das zu einer Gastritis passen würde.

Gallensteine, Cholezystitis Dies ist aus folgenden Gründen der Favorit bei den Verdachtsdiagnosen: Der Schmerz ist kolikartig, strahlt in den Rücken aus (dies ist häufig bei Gallensteinen der Fall) und kann mit der Nahrungsaufnahme in Zusammenhang gebracht werden. Es besteht ein positives Murphy-Zeichen. Außerdem wurde der Schmerz durch Bewegung besser. Zudem passen das weibliche Geschlecht, Alter und Übergewicht gut zu dieser Verdachtsdiagnose.

Hepatitis Für eine Hepatitis würden u. a. Fieber, Übelkeit, Durchfall und Bauchschmerzen sprechen, im Verlauf auch ein Ikterus der Augen und der Haut. Die meisten dieser Symptome liegen hier nicht vor. Auch hat die Patientin eine Alkoholanamnese als mögliche Ursache verneint.

Pankreatitis Auch diese ist denkbar, jedoch werden die Beschwerden normalerweise nicht durch Essen verstärkt. Zudem ist der Schmerz bei der Pankreatitis eher konstant und nicht kolikartig.

Gynäkologische Ursachen Das Menstruationsverhalten und das Fehlen von vaginalem Ausfluss bzw. einer Blutung deuten nicht in diese Richtung. Eine Schwangerschaft wurde verneint (deswegen kann diese jedoch nicht sicher ausgeschlossen werden).

20.10.9 Zusammenfassung

Inzwischen ist auch der Notarzt an der Einsatzstelle eingetroffen. Nach der Übergabe bestätigt er die Verdachtsdiagnose Gallenkolik. Die Patientin wird als ernsthaft krank, jedoch weder als lebensbedroht noch als unkritisch eingeschätzt. Der Notarzt verabreicht der Patientin Buscopan® zur Spasmolyse und Metamizol zur Analgesie und begleitet den Transport nach Voranmeldung in das Krankenhaus der Grund- und Regelversorgung. Dort kann die Patientin in deutlich gebessertem Zustand bei weiterhin stabilen Vitalparametern an das Personal in der zentralen Notaufnahme übergeben werden. Im Verlauf bestätigt sich die Verdachtsdiagnose Gallensteine **(Cholezystolithiasis).**

Anhang

Wichtige medizinische Fachbegriffe 502

Abkürzungsverzeichnis 504

Literatur 508

Register 511

Wichtige medizinische Fachbegriffe

Adenom	gutartiger Tumor, vom Drüsengewebe ausgehend
adrenerg	Adrenalin- und Noradrenalinwirkung betreffend/Reaktion auf Adrenalin und Noradrenalin (➤ Kap. 8.4.3)
Ätiologie	Ursache, die einer Erkrankung zugrunde liegt
afferent	zuführend
Alkalose	Anstieg des Blut-pH-Wertes über den Normalbereich (➤ Kap. 16.10)
Aminosäure	Grundmolekül der Eiweiße
Anämie	Blutarmut (➤ Kap. 11.2.8)
anabol	aufbauend (Stoffwechsel, ➤ Kap. 15.1)
Anamnese	Kranken(vor)geschichte (➤ Kap. 1.9.3)
Anatomie	Lehre vom Bau der Körperteile
antagonistisch	entgegengesetzt wirkend
anterior	nach vorne
Antigen	Substanz, welche die Bildung von Antikörpern hervorruft (➤ Kap. 5.6.1)
Antikoagulans	gerinnunghemmende Substanz (➤ Kap. 11.6.66)
Antikörper	vom Abwehrsystem produzierter Abwehrstoff (➤ Kap. 5.3.1)
Apathie	Teilnahmslosigkeit, Abwesenheit
Arteriosklerose	„Gefäßverkalkung" (➤ Kap. 13.1.3)
Arthroskopie	Gelenkspiegelung
aszendierend	aufsteigend
Atopie	anlagebedingte Anfälligkeit für Allergien (➤ Kap. 5.6.1)
Atrophie	Schwund oder Rückbildung eines Gewebes oder Organs
Azidose	Abfall des Blut-pH-Wertes unter den Normalbereich (➤ Kap. 16.10)
benigne	gutartig
Biopsie	Entnahme von Gewebe beim Lebenden
Bronchoskopie	Spiegelung des Bronchialbaums der Lunge (➤ Kap. 14.4.2)
cholinerg	Reaktion auf Acetylcholin/Acetylcholin betreffend (➤ Kap. 8.4.3)
Demyelinisation	Zerstörung der Markscheiden von Nerven
desoxygeniert	ohne Sauerstoffbeladung
Diagnose	Erkennung und Benennung einer Krankheit (➤ Kap. 1.9.3)
Dilatation	Erweiterung, Dehnung (z. B. der Pupille oder eines Blutgefäßes, ➤ Kap. 12.7.2)
Dilutionsazidose	Abfall des Blut-pH-Wertes unter den Normalbereich durch Zufuhr größerer Mengen an Bikarbonat-armen Infusionslösungen (➤ Kap. 3.5.6)
Disposition	Veranlagung (für eine Krankheit)
distal	von der Rumpfmitte entfernt liegend
disseminierte intravasale Koagulopathie	Verbrauch von Gerinnungsfaktoren durch Gerinnselbildung im Gefäßsystem und dadurch Blutungsneigung (➤ Kap. 11.6.7)
dorsal	rückenwärts
Dura mater	harte Hirnhaut
dys…	Wortteil für krankhafte Störung eines Zustands oder einer Funktion
efferent	wegführend
Elektrolyt	(im Körperwasser gelöstes) Körpermineral, z. B. Natrium oder Kalium (➤ Kap. 15.5, ➤ Tab. 2.1)
Embolie	Blutgerinnsel, das sich gelöst hat und ein Gefäß verstopft (➤ Kap. 11.6.5)
Embryo	Ungeborenes in den ersten 3 Monaten (➤ Kap. 18.2)
endogen	im Körper selbst entstehend
Endorphin	vom Körper gebildeter morphinähnlicher, schmerzhemmender Stoff (➤ Kap. 8.5)
Endoskopie	Spiegelung von Hohlräumen und -organen des Körpers
Endothel	Zellschicht, welche die Blutgefäße von innen auskleidet
Epidermis	Oberhaut (➤ Kap. 7.1.2)
Erythrozyt	rotes Blutkörperchen (➤ Kap. 11.2)
Exspiration	Ausatmung (➤ Kap. 14.7.3)
exogen	außerhalb des Körpers entstehend, von außen kommend
extra…	außerhalb von
exzitatorisch	erregend (➤ Kap. 8.4.3)
Fetus	Ungeborenes, 4. Monat bis Geburt (➤ Kap. 18.3)
fibular	zum Wadenbein (Fibula) hin
Ganglien	Verdickung eines Nervenstrangs im peripheren Nervensystem durch Ansammlung von Nervenzellkörpern (➤ Kap. 8.7.8)
gastrointestinal	den Verdauungstrakt betreffend
Gastroskopie	Magenspiegelung
Granulozyten	zu den weißen Blutkörperchen gehörende Abwehrzellen (➤ Kap. 11.4.1)
Hämolyse	Auflösung/Zerfall von roten Blutkörperchen (➤ Kap. 13.2.1)
hepatisch	die Leber betreffend
Hormon	„Botenstoff", von Hormondrüsen freigesetzt
hyper…	das normale Maß übersteigend
Hyperkaliämie	zu viel Kalium-Ionen im Blut (➤ Kap. 16.9.2)
hypo…	das normale Maß unterschreitend
Hypoxämie	Sauerstoffmangel
Hypokaliämie	zu wenig Kalium-Ionen im Blut (➤ Kap. 16.9.2)
Immunität	angeborene oder erworbene Abwehrkraft gegen Krankheitserreger (➤ Kap. 5.5.1)
indolent	schmerzlos
Inhibitor	Hemmstoff, Blocker
Interstitium	Raum außerhalb der Zellen und Gefäße (➤ Kap. 3.4)
Inspiration	Einatmung (➤ Kap. 14.7.2)
Insuffizienz	unzureichende Funktionstüchtigkeit (z. B. Herzinsuffizienz, ➤ Kap. 12.5.2)
intravasal	im Gefäßsystem
intrazellulär	innerhalb der Zellen
invasiv	eindringend (ins Gefäß, Gewebe)
ischämisch	nicht durchblutet, unter Sauerstoffmangel leitend
inferior	nach unten (bei aufrechtem Körper)
Inzidenz	Anzahl der Neuerkrankungsfälle an einer bestimmten Krankheit in einem bestimmten Zeitraum
irreversibel	nicht umkehrbar oder rückgängig zu machen
kardiovaskulär	das Herz-Kreislauf-System betreffend
Karzinom	bösartiger Tumor, vom Epithel ausgehend
katabol	abbauend (Stoffwechsel, ➤ Kap. 15.1)
kaudal	steißwärts, nach unten (bei aufrechtem Körper)

Wichtige medizinische Fachbegriffe

Keratinozyten	kernhaltige Hornzellen (▶ Kap. 7.1.2)
Koagulopathie	Blutgerinngsstörung, die durch Mangel oder Funktionsstörung von Gerinnungsfaktoren entsteht (▶ Kap. 11.6.7)
kolloidale Lsg.	Lösung, die körpereigene oder künstliche Makromoleküle enthält (▶ Kap. 3.5.6)
Koloskopie	Dickdarmspiegelung
Kolposkopie	Spiegelung von Scheide und Gebärmuttermund
Koma	tiefe Bewusstlosigkeit (▶ Kap. 8.9.4)
Konstriktion	Einengung, Zusammenziehung (z. B. der Pupille oder eines Gefäßes) (▶ Kap. 13.1.3)
kontraktil	zur aktiven Verkürzung befähigt
Korium	Lederhaut (▶ Kap. 7.1.2)
kranial	kopfwärts (zum Schädel hin)
Kraniektomie	Entfernung des Schädeldachs zur Druckentlastung des Gehirns
kristalloide Lsg.	Elektrolytlösungen, die keine Makromoleküle enthalten (▶ Kap. 3.5.6)
lateral	von der Mitte weg, seitwärts
Leukämie	unkontrollierte Vermehrung von weißen Blutkörperchen (▶ Kap. 11.4.5)
Leukozyten	weiße Blutkörperchen (▶ Kap. 11.4)
Lipide	Fette und fettähnliche Moleküle (▶ Kap. 2.4)
Lymphom	gutartige oder bösartige Schwellung von Lymphknoten (▶ Kap. 11.5.1)
Lymphozyten	zu den weißen Blutkörperchen gehörende Abwehrzellen (▶ Kap. 11.4.3)
Makromoleküle	größere Teilchen, welche die Zellmembran normalerweise nicht überwinden können (▶ Kap. 3.5.6)
Mammakarzinom	Brustkrebs
maligne	bösartig
medial	zur Mitte, auf die Medianebene zu
median	innerhalb der Medianebene
Metastase	Tochtergeschwulst
motorisch	die Bewegung betreffend
Myalgie	Muskelschmerz (▶ Kap. 8.16)
Nekrose	Zell- oder Gewebstod im lebenden Organismus
nerval	durch das Nervensystem vermittelt
Neuron	Nervenzelle (▶ Kap. 8.2.1)
Nystagmus	unwillkürliches, rhythmisches Augenzittern
Ödem	Ansammlung wässriger Flüssigkeit in Geweben oder Zellen (▶ Kap. 13.1.6)
oral	den Mund betreffend, durch den Mund
Osmolarität	Stoffmenge der osmotisch wirksamen Teilchen in einer Lösung (▶ Kap. 3.5.5)
palmar	zur Hohlhand hin
Parasympathikus	Teil des vegetativen Nervensystems (▶ Kap. 8.14.1)
parenteral	(Nahrungs- oder Arzneimittelzufuhr) unter Umgehung des Verdauungstrakts (▶ Kap. 15.7)
Parese	unvollständige Lähmung
palliative Therapie	Behandlung, die nicht auf Heilung abzielt, sondern auf eine Linderung der Symptome und somit dem Erhalt der Lebensqualität dient
Pathologie	Lehre von den erkrankten Geweben und den Krankheiten
Perfusor	Spritzenpumpe
peri…	um … herum
peripher	auf den Rand des Körpers zu, von der Mitte weg
Physiologie	Lehre von den normalen Körpervorgängen, Grundlagenfach der Medizin
plantar	zur Fußsohle hin
Plasmozytom	entartete Plasmazelle, die unkontrolliert Antikörper produzieren kann (▶ Kap. 11.5.4)
Polyneuropathie	generalisierte Erkrankung der peripheren Nerven (▶ Kap. 8.2.6)
Polyradikulitis	Entzündung mehrer Nervenwurzeln, infektiös oder autoimmun bedingt (▶ Kap. 8.16)
post…	nach
posterior	nach hinten
prä…	vor
Prävalenz	Erkrankungshäufigkeit zum Untersuchungszeitpunkt = Anzahl der Erkrankten in einer bestimmten Population an einer bestimmten Krankheit
Prävention	Vorbeugung
Prognose	zu erwartender Krankheitsverlauf (▶ Kap. 1.9.3)
progressiv	fortschreitend
proximal	auf den Rumpfansatz der Gliedmaßen zu
Psyche	Seele des Menschen
pulmonal	die Lunge betreffend
radial	zur Speiche (Radius) hin
Reanimation	Wiederbelebung (▶ Kap. 20)
Rehydratation	Ausgleich von Flüssigkeitsverlusten z. B. durch Gabe von Infusionen (▶ Kap. 3.5.6)
respiratorisch	die Atmung betreffend
reversibel	heilbar, umkehrbar
Rezeptor	„Empfänger" für bestimmte Reize oder Stoffe (▶ Kap. 9.1.1)
Sekretion	Absonderung (z. B. von Speichel)
sensorisch, sensibel	die Sinne betreffend, empfindungsfähig
spastisch	verkrampft, mit hohem (Ruhe-)Tonus (▶ Kap. 6.3.6)
Shunt	Kurzschluss zwischen Gefäßen, was zu einem venös-arteriellen gemischten Blut führt
spinal	das Rückenmark betreffend
Subkutis	Unterhaut (▶ Kap. 7.1.2)
Substitution	Ersatz
superior	nach oben (bei aufrechtem Körper)
Sympathikus	Teil des vegetativen Nervensystems (▶ Kap. 8.14.1)
Symptom	Krankheitszeichen (z. B. Schmerz; ▶ Kap. 1.9.3)
Syndrom	Symptomkomplex, Gruppe von Krankheitszeichen
synergistisch	zusammenwirkend
Therapie	(Heil-)Behandlung (▶ Kap. 1.9.3)
Thrombolyse	Auflösung einer Blutgerinnsels (▶ Kap. 11.6.6)
Thrombose	ein Blutgerinnsel, das ein Gefäß verstopft (▶ Kap. 11.6.5)
Thrombozyten	Blutplättchen (Funktion bei der Blutstillung, ▶ Kap. 11.6.1)
Tinnitus	Ohrgeräusch (▶ Kap. 9.6.4)
Tonus	Spannungszustand (eines Muskels)
Ulkus	Geschwür, Gewebsdefekt (▶ Kap. 15.12.7)
ulnar	zur Elle (Ulna) hin
Ultima Ratio	letzte therapeutische oder diagnostische Möglichkeit
Vasopathie	Gefäßerkrankungen (▶ Kap. 11.6.7)
vegetativ	das autonome (vegetative) Nervensystem betreffend (▶ Kap. 8.14.1)
ventral	bauchwärts
Vigilanz	Aufmerksamkeit, Wachheit
volar	zur Hohlhand hin
zentral	auf das Innere des Körpers zu, zur Mitte hin
zerebral	das Gehirn betreffend
Zystoskopie	Harnblasenspiegelung

Abkürzungsverzeichnis

A
α	Alpha
A., Aa.	Arterie, Arterien
ACE	Angiotensin-Converting-Enzym
ACh	Acetylcholin
ACS	akutes Koronarsyndrom
ACT	Activated Clotting Time
ACTH	adrenokortikotropes Hormon
ADCC	antikörperabhängige zellvermittelte Zytotoxizität (Antibody Dependent Cellular Cytotoxicity)
ADH	antidiuretisches Hormon
AED	automatisierter externer Defibrillator
AF	Atemfrequenz
AHA	American Heart Association
AIDS	erworbenes Immundefizienzsyndrom
ALS	Advanced Life Support (erweiterte lebensrettende Maßnahmen)
ALS	amyotrophe Lateralsklerose
ALT	Alaninaminotransferase
AMLS®	Advanced Medical Life Support (zertifiziertes Kurssystem für internistische/neurologische Notfälle)
AMV	Atemminutenvolumen
ANF	atrial-natriuretischer Faktor
APC	antigenpräsentierende Zellen (Antigen Presenting Cell)
APGAR	Atmung, Puls, Grundtonus, Aussehen, Reflexe
ARAS	aufsteigendes retikuläres Aktivierungssystem
ARDS	akutes respiratorisches Distress-Syndrom (Adult Respiratory Distress Syndrome)
ASB	Arbeiter-Samariter-Bund
ASB	assistierte (druckunterstützte) Spontanatmung (Assisted Spontaneous Breathing)
ASR	Achillessehnenreflex
ASS	Acetylsalicylsäure
ATCN®	Advanced Trauma Care For Nurses (zertifiziertes Kurssystem für die Schockraumversorgungsphase für Pflegepersonal)
ATLS®	Advanced Trauma Life Support (zertifiziertes Kurssystem für die Schockraumversorgungsphase für Ärzte)
ATP	Adenosintriphosphat
AV	Atrioventrikular(knoten)
AVNRT	atrioventrikuläre nodale Reentry-Tachykardie
AZV	Atemzugvolumen

B
β	Beta
BAA	Bauchaortenaneurysma
BÄK	Bundesärztekammer
BAK	Blutalkoholkonzentration
BBK	Bundesamt für Bevölkerungsschutz und Katastrophenhilfe
B-Con	Bleeding Control
BE	Basenabweichung (Base Excess)
BGA	Blutgasanalyse
BHS	Blut-Hirn-Schranke
BiPAP	druckkontrollierte Beatmung mit zwei Druckniveaus
BiVAD	biventrikuläres Assist-Device
BKS	Blutkörperchensenkungsgeschwindigkeit
BLS	Basic Life Support (einfache lebensrettende Maßnahmen)
BMI	Body-Mass-Index
BNP	Brain Natiuretic Peptide
BOS	Behörden und Organisationen mit Sicherheitsaufgaben
BSG	Blut(körperchen)senkungsgeschwindigkeit
BSR	Bizepssehnenreflex
BTM	Betäubungsmittel
BtMG	Betäubungsmittelgesetz
BURP	Backward, Upward And Rightward Pressure
BWK	Brustwirbelkörper
BWS	Brustwirbelsäule
BZ	Blutzucker

C
°C	Grad Celsius
C	zervikal (z. B. C5 = fünfter Halswirbel)
Ca	Kalzium
caMRSA	Community Acquired MRSA (von Mensch zu Mensch außerhalb von Krankenhäusern übertragener MRSA)
CASEVAC	Casualty Evacuation (behelfsmäßiger Verwundetentransport, militärisch)
CBRN	biologisch, chemisch, radiologisch oder nuklear
CCT	kraniale Computertomografie
Ch	Charrière (1 Ch = ⅓ mm)
CK	Creatininkinase
CK-MB	Creatininkinase Isoenzym MB
Cl	Chlor
cm	Zentimeter
CMV	Zytomegalievirus
CMV	Controlled Mandatory Ventilation (kontrollierte mechanische Beatmung)
CO	Kohlenmonoxid
CO-Hb	Carboxyhämoglobin
CO_2	Kohlendioxid
COPD	chronisch-obstruktive Lungenerkrankung
COX	Zyklooxygenase
CPAP	Continuous Positive Airway Pressure (Spontanatmung bei Anwendung eines PEEP)
CPP	Cerebral Perfusion Pressure (zerebraler Perfusionsdruck)
CPPV	Continuous Positive Pressure Ventilation (kontinuierliche Überdruckbeatmung)
CPR	kardiopulmonale Reanimation
CPSS	Cincinnati Prehospital Stroke Scale
CRH	Corticotropin-Releasing-Hormon
CRM	Crisis (Crew) Ressource Management
CRP	C-reaktives Protein
CS	Complete Stroke
CT	Computertomografie
CTG	Kardiotokografie
CVI	chronisch-venöse Insuffizienz

D
DBRD	Deutscher Berufsverband Rettungsdienst e. V.
DD	Differenzialdiagnose
DGAI	Deutsche Gesellschaft für Anästhesiologie und Intensivmedizin e. V.
DGHM	Deutsche Gesellschaft für Hygiene und Mikrobiologie e. V.
DGU	Deutsche Gesellschaft für Unfallchirurgie e. V.
DGUV	Deutsche Gesetzliche Unfallversicherung
DGzRS	Deutsche Gesellschaft zur Rettung Schiffbrüchiger e. V.
DIC	disseminierte intravasale Koagulation; Verbrauchskoagulopathie
DIVI	Deutsche interdisziplinäre Vereinigung für Intensiv- und Notfallmedizin e. V.
DLT	Doppellumentubus
DLRG	Deutsche Lebensrettungsgesellschaft e. V.
DNA	Desoxyribonukleinsäure (Desoxyribonucleic Acid)
DRF	Deutsche Rettungsflugwacht
DRK	Deutsches Rotes Kreuz

E

ECMO	extrakorporale Membranoxygenierung
EEG	Elektroenzephalogramm
EF	linksventrikuläre Ejektionsfraktion
EGA	extraglottischer Atemweg
EH	Erste Hilfe
EK	Erythrozytenkonzentrat
EKG	Elektrokardiogramm
ELISA	Enzyme Linked Immunosorbent Assay
EMG	Elektromyogramm
EPC®	Emergency Pediatric Care
EPH	Edema (Ödeme), Proteinurie, Hypertonie
EPLS	European Paediatric Life Support (zertifiziertes Kurssystem für die Versorgung von Kindern)
ERC	European Resuscitation Council
ERV	exspiratorisches Reservevolumen
ETC®	European Trauma Course (zertifiziertes Kurssystem für die Schockraumversorgungsphase)
etCO$_2$	endtidaler Kohlendioxidgehalt
ETT	Endotrachealtubus
EUG	Extrauteringravidität

F

FAST	Face-Arm-Speech-Time
FAST	Sonografie beim Traumapatienten (Focused Assessment With Sonography In Trauma)
FEV	forciertes exspiratorisches Volumen
FFP	gefrorenes Frischplasma (Fresh Frozen Plasma)
FiO2	Fraction Of Inspired Oxygen (inspiratorischer Sauerstoffgehalt)
FRC	funktionelle Residualkapazität
FSH	follikelstimulierendes Hormon
FSME	Frühsommer-Meningoenzephalitis
FTU	fokussierte Traumauntersuchung

G

G	Gauge
g	Gramm
GABA	Gamma-Aminobuttersäure
GCS	Glasgow Coma Scale/Score
GERD	Gastroesophageal Reflux Disease (gastroösophagealer Reflux)
GFR	glomeruläre Filtrationsrate
GHB	Gamma-Hydroxybutyrat
GLDH	Glutamatdehydrogenase
GOT	Glutamat-Oxalacetat-Transaminase
GPT	Glutamat-Pyruvat-Transaminase
GRR	Deutsches Reanimationsregister (German Resuscitation Registry)

H

h	Stunde
H	Wasserstoff
haMRSA	im Krankenhaus erworbener MRSA (Hospital Acquired MRSA)
HAV	Hepatitis-A-Virus
Hb	Hämoglobin
HBV	Hepatitis-B-Virus
HCl	Salzsäure
HCN	Blausäure
HCO$_3$	Bikarbonat
HCV	Hepatitis-C-Virus
HDL	High Density Lipoproteins
HDV	Hepatitis-D-Virus
HES	Hydroxyethylstärke
HEV	Hepatitis-E-Virus
HF	Herzfrequenz
HHNS	hyperosmolares hyperglykämisches nichtketotisches Syndrom
HIT	Heparin-induzierte Thrombozytopenie
HIV	Humanes Immundefizienz-Virus
Hk, Hkt	Hämatokrit
HMV	Herzminutenvolumen
HNO	Hals-Nasen-Ohren
HPV	humanes Papillomavirus
HRST	Herzrhythmusstörungen
HSV	Herpes-simplex-Virus
HUS	hämolytisch-urämisches Syndrom
HWK	Halswirbelkörper
HWS	Halswirbelsäule
HZV	Herzzeitvolumen

I

i. m.	intramuskulär (in einen Muskel hinein)
i. o.	intraossär (in das Knochenmark hinein)
i. v.	intravenös (in eine Vene hinein)
IBP	invasive Blutdruckmessung (Invasive Blood Pressure)
ICD	implantierbarer Kardioverter-Defibrillator
ICP	Intracranial Pressure (intrakranieller Druck)
ICR	Interkostalraum
I. E.	Internationale Einheit
ID	Innendurchmesser
Ig	Immunglobulin
IL	Interleukin
ILA	Interventional Lung Assist
IMV	Intermittent Mandatory Ventilation (intermittierende mechanische Beatmung)
INR	International Normalized Ratio (Messung zur Bestimmung der Blutgerinnung)
IPPV	Intermittent Positive Pressure Ventilation (intermittierende Beatmung mit Überdruck)
ITH	Intensivtransporthubschrauber
ITLS	International Trauma Life Support (zertifiziertes Kurssystem für präklinische Schwerverletztenversorgung)
ITN	Intubationsnarkose
ITP	idiopathische thrombozytopenische Purpura
ITW	Intensivtransportwagen

J

J	Joule

K

K	Kalium
kg	Kilogramm
KG	Körpergewicht
KHK	koronare Herzkrankheit
KIT	Kriseninterventionsteam
KOD	kolloidosmotischer Druck
KOF	Körperoberfläche
KTW	Krankentransportwagen
KV	Kassenärztliche Vereinigung

L

l	Liter
LAD	Left Anterior Descendent (linke vordere absteigende Herzarterie)
LAE	Lungenarterienembolie
LA-MRSA	Livestock Associated MRSA (MRSA verbreitet bei Nutztieren; bei Menschen, die beruflich mit den Tieren zu tun haben)
LAPSS	Los Angeles Prehospital Stroke Screen
LBBB	Left Bundle Branch Block (Linksschenkelblock)

LD	letale Dosis		NMR	Nuklearmagnetresonanz-, -kernspintomografie
LDH	Laktatdehydrogenase		NPP	Nucleus-pulposus-Prolaps
LDL	Low Density Lipoproteins		NSTEMI	Non ST-Elevation Myocardial Infarction (Nicht-ST-Strecken-Hebungsinfarkt)
LEFR-TCC®	Law Enforcement and First Response Tactical Casualty Care			
LH	luteinisierendes Hormon		**O**	
LMA	Laryngeal Mask Airway (Larynxmaske)		O_2	Sauerstoff
LNA	Leitender Notarzt		OGIB	obere gastrointestinale Blutung
LSD	Lysergsäurediethylamid		OP	Operation, auch Operationssaal
LSM	lebensrettende Sofortmaßnahmen		OrgL	Organisatorischer Leiter
LT	Larynx-Tubus		OSG	oberes Sprunggelenk
LVAD	linksventrikuläres Assist-Device			
LVEDP	linksventrikulärer enddiastolischer Druck		**P**	
LWK	Lendenwirbelkörper		p. c.	post conceptionem (nach der Empfängnis)
LWS	Lendenwirbelsäule		p. m.	post menstruationem (nach der letzten Menstruation)
			$paCO_2$	Partialdruck für Kohlendioxid im arteriellen Blut
M			paO_2	Partialdruck für Sauerstoff im arteriellen Blut
M	Mega		PAP	Zervix-, Portio- oder Scheidenabstrich nach Papanicolaou
m	Meter (Längenmaß), auch: Masse		pAVK	periphere arterielle Verschlusskrankheit
M.	Morbus (Erkrankung), z. B. M. Bechterew		PCI	perkutane koronare Intervention
M., Mm.	Muskel, Muskeln		PEA	pulslose elektrische Aktivität
MAD®	Mucosal Atomization Device (Medikamentenzerstäuber für nasale Applikation), auch: mittlerer arterieller Druck		PEEP	Positive Endexspiratory Pressure (positiv endexspiratorischer Druck)
MAP	Mean Arterial Pressure (mittlerer arterieller Druck)		PET	Positronenemissionstomografie
MAS	Mekoniumaspirationssyndrom		pH	Maß der Wasserstoffionenkonzentration
MAS	Morgagni-Adams-Stokes		PHTLS®	Prehospital Trauma Life Support (zertifiziertes Kurssystem für präklinische Schwerverletztenversorgung)
mbar	Millibar			
MCH	mittleres zelluläres Hämoglobin		PNS	peripheres Nervensystem
MCHC	mittlere korpuskuläre Hämoglobinkonzentration		PRIND	Prolonged Reversible Ischaemic Neurological Deficit
MDA	Methylendioxyamphetamin		PS	Progressive Stroke
MDMA	Methylendioxymethamphetamin		PSA	persönliche Schutzausrüstung
MedEvac	Medical Evacuation (qualifizierter Verwundetentransport, militärisch)		PSR	Patellarsehnenreflex
			PTCA	perkutane transluminale koronare Angioplastie (Ballondilatation)
MEES	Mainz Emergency Evaluation Score			
MetHb	Methämoglobin		PTV	perkutane transtracheale Ventilation
MET	Medical Emergency Team (innerklinisches Notfallteam)		PVT	pulslose ventrikuläre Tachykardie
MFAT	multifokale Vorhoftachykardie		**Q**	
Mg	Magnesium		QSL	Querschnittlähmung
mg	Milligramm			
µg	Mikrogramm		**R**	
MHC	Major Histocompatibility Complex (Haupthistokompatibilitätskomplex)		RA	Rettungsassistent/in
			RAAS	Renin-Angiotensin-Aldosteron-System
min	Minute		RBBB	Right Bundle Branch Block (Rechtsschenkelblock)
MIND	minimaler Notfalldatensatz		RCA	Right Coronary Artery (rechte Koronararterie)
MMDA	Methoxymethylendioxyamphetamin		RD	Rettungsdienst
mmHg	Millimeter Quecksilbersäule		RIVA	Ramus interventricularis anterior (Left Anterior Descending, LAD)
MMR	Masern, Mumps, Röteln			
MODS	Multiorgandysfunktionssyndrom		RKI	Robert-Koch-Institut
MOV	Multiorganversagen		Rö	Röntgen
MPG	Medizinproduktegesetz		ROSC	wiederkehrender Spontankreislauf nach Reanimation (Return Of Spontaneous Circulation)
MRSA	methicillinresistenter *Staphylococcus aureus*			
MRT	Magnetresonanz-, Kernspintomografie		RR	Riva-Rocci, Prinzip einer Blutdruckmessung
MSH	melanozytenstimulierendes Hormon		RS	Rettungssanitäter/in
MTA	Medizinisch-technische(r) Assistent(in)		RSI	Rapid Sequence Induction (Blitzintubation, „Ileuseinleitung")
N			RTH	Rettungshubschrauber
N., Nn.	Nerv, Nerven		RTW	Rettungswagen
Na	Natrium			
NA	Notarzt		**S**	
NAEMT	National Association of Emergency Medical Technicians		s, Sek.	Sekunde
NAS	numerische Analogskala (Schmerzskala)		SAB	Subarachnoidalblutung
NAW	Notarztwagen		SABA	Short Acting Beta Agonist
NEF	Notarzteinsatzfahrzeug		s. c.	subkutan (unter die Haut)
NFS	Notfallsanitäter/in, auch: Notfallseelsorge		SaO_2	arterielle Sauerstoffsättigung
NIBP	Noninvasive Blood Pressure (nichtinvasive Blutdruckmessung)		SBP	spontan bakterielle Peritonitis
			SBS	Shaken Baby Syndrome (Schütteltrauma)
NIV	Noninvasive Ventilation (nichtinvasive Beatmung)			

SHT	Schädel-Hirn-Trauma
SIH	schwangerschaftsinduzierte Hypertonie
SIMV	synchronisierte intermittierende maschinelle Ventilation
SIRS	Systemic Inflammatory Response Syndrome (systemische Entzündungsreaktion)
SpCO	arterielle Kohlenmonoxidsättigung (pulsoxymetrisch ermittelt, quasi-arteriell)
SpMet	arterielle Methämoglobinsättigung (pulsoxymetrisch ermittelt, quasi-arteriell)
SpO$_2$	periphere Sauerstoffsättigung
SSW	Schwangerschaftswoche
STEMI	ST-Strecken-Hebungsinfarkt (ST-Elevation Myocardial Infarction)
STIKO	Ständige Impfkommission des Robert-Koch-Instituts
STS	Schütteltrauma-Syndrom
STU	schnelle Traumauntersuchung
SV	Schlagvolumen (Stroke Volume)
SVES	supraventrikuläre Extrasystole(n)
SVR	Systemic Vascular Resistance (systemischer Gefäßwiderstand)
SVT	supraventrikuläre Tachykardie
T	
T3	Trijodthyronin
T4	L-Thyroxin
TAA	thorakales Aortenaneurysma
TAA	Tachyarrhythmia absoluta
TAK	Thyreoglobulin-Antikörper
Tb	Tuberkulose
TCCC®	Tactical Combat Casualty Care (taktische Verwundetenversorgung)
TECC®	Tactical Emergency Casualty Care
TEL	Technische Einsatzleitung
TF	Tissue Factor
Th	thorakal (z. B. Th4 = vierter Brustwirbel)
THC	Tetrahydrocannabinol
TIA	transitorische ischämische Attacke
TK	Thrombozytenkonzentrat
TLC	Totalkapazität der Lunge
TRALI	Transfusion Related Acute Lung Injury (transfusionsassoziierte akute Lungeninsuffizienz)
TSH	Thyrotropin
TSR	Trizepssehnenreflex
TUIS	Transport-Unfall-Informations- und Hilfeleistungssystem
TXA	Tranexamic Acid (Tranexamsäure)
TZ	Thrombinzeit
U	
US	Ultraschall
V	
V	Volt
V., Vv.	Vene, Venen
VAH	Verband für angewandte Hygiene
VAP	ventilatorassoziierte Pneumonie
VAS	verbale/visuelle Analogskala (Schmerzskala)
VEL	Vollelektrolytlösung
VES	ventrikuläre Extrasystole(n)
VF	Ventricular Fibrillation (Kammerflimmern)
VKOF	verbrannte Körperoberfläche
VRE	vancomycinresistenter *Enterococcus*
Vt	Volume Tidal (Tidalvolumen)
VT	ventrikuläre Tachykardie (Ventricular Tachycardia)
VZV	Varizella-Zoster-Virus
W	
WHO	World Health Organisation (Weltgesundheitsorganisation)
WPW	Wolff-Parkinson-White
Z	
ZNS	Zentralnervensystem
ZVD	zentraler Venendruck
ZVK	zentraler Venenkatheter

Literatur

Adams HA, Baumann G, Cascorbi I et al. Empfehlungen zur Diagnostik und Therapie der Schockformen der IAG Schock der DIVI. Köln: Deutscher Ärzte-Verlag, 2005.

Allmeroth M. Diagnose-Lehrbuch für Heilpraktiker – Differenzialdiagnose in Anamnese, Untersuchung und Labor. 4. Aufl. Stuttgart: Sonntag-Verlag, 2009.

Aktories K, Forth W, Allgaier C, (Hrsg.). Allgemeine und spezielle Pharmakologie und Toxikologie. 11. Aufl. München: Elsevier-Verlag, 2013.

Arastéh K, Baenkler HW, Bieber C et al. Duale Reihe Innere Medizin. 3. Aufl. Stuttgart: Georg-Thieme-Verlag, 2012.

Arntz HR, Bossart L, Fillipatos G. Initiales Management von Patienten mit akutem Koronarsyndrom. Notfall Rettungsmed. 2006; 9 (1): 81–89.

Auerbach PS. Wilderness Medicine: Expert Consult Premium Edition – Enhanced Online Features and Print. 6. ed. St. Louis: Mosby, 2011.

Bernhard M, Helm M, Luiz T et al. Pädiatrische Notfälle in der prähospitalen Notfallmedizin. Implikationen für die Notarztqualifikation. Notfall Rettungsmed. 2011; 14: 554–566.

Biarent D, Bingham R, Eich C et al. Lebensrettende Maßnahmen bei Kindern („paediatric life support"). Sektion 6 der Leitlinien zur Reanimation 2010 des European Resuscitation Council. Notfall Rettungsmed. 2010; 13: 635–664.

Bickenbach J. Point-of-Care-Monitoring – Blutgasanalyse. Anästhesiologie Intensivmedizin Notfallmedizin Schmerztherapie 2010; 45 (11/12): 722–730.

Böcker W, Denk H, Heitz P et al. Pathologie. 5. Aufl. München: Elsevier-Verlag, 2012.

Bouchama A, Knochel JP. Heat Stroke. N Engl J Med. 2002; 25: 1978–1988.

Brokmann J, Rossaint R. Repetitorium Notfallmedizin. 2. Aufl. Heidelberg: Springer-Verlag, 2010.

Bruch HP, Trentz O (Hrsg.). Berchtold: Chirurgie. 6. Aufl. München: Elsevier-Verlag, 2008.

Bücking B, Debus F, Ruchholtz S. Präklinische Versorgung von Extremitäten- und Wirbelsäulenverletzungen. Notfallmed. up2date 2012; 7(4): 283–295.

Cotic C, Hammes C, Lingenfelder T. BASICS Urologie. 2. Aufl. München: Elsevier-Verlag, 2013.

Darai G, Handermann M, Sonntag HG et al. Lexikon der Infektionskrankheiten des Menschen: Erreger, Symptome, Diagnose, Therapie und Prophylaxe. 4. Aufl. Berlin, Heidelberg, New York: Springer-Verlag, 2012.

Deakin CD, Nolan JP, Soar J. Erweiterte Reanimationsmaßnahmen für Erwachsene („advanced life support"). Sektion 4 der Leitlinien zur Reanimation 2010 des European Resuscitation Council. Notfall Rettungsmed. 2010; 13: 559–620.

Delport K, Lüthy M, Bingisser R et al. Geriatrische Notfälle. Notarzt. 2012; 28: 171–180.

Deutsche Gesellschaft für Allergologie und klinische Immunologie (DGAKI). Leitlinie Akuttherapie anaphylaktischer Reaktionen. Allergo J. 2007; 16: 420–434.

Deutsche Gesellschaft für Gefäßchirurgie (DGG). Aortale Dissektion (Leitlinie zur Diagnostik und Therapie von Typ-B-Dissektionen). 2008. www.gefaesschirurgie.de/fileadmin/websites/dgg/download/LL_Aortendissektion_2011.pdf (letzter Zugriff: 14.5.2014).

Deutsche Gesellschaft für Gefäßchirurgie (DGG). Leitlinien zum Bauchaortenaneurysma und Beckenarterienaneurysma. 2008. www.gefaesschirurgie.de/fileadmin/websites/dgg/download/LL_Aneurysmen_Bauch_Becken_2011.pdf (letzter Zugriff: 14.5.2014).

Deutsche Gesellschaft für Gynäkologie und Geburtshilfe. Diagnostik und Therapie hypertensiver Schwangerschaftserkrankungen. 2013. www.awmf.org/uploads/tx_szleitlinien/015-018l_S1_Diagnostik_Therapie_hypertensiver_Schwangerschaftserkrankungen_2014-01.pdf (letzter Zugriff: 12.5.2014).

Deutsche Gesellschaft für Kardiologie. ESC/DGK Pocket-Leitlinien: Diagnostik und Therapie von Synkopen. 2009. http://leitlinien.dgk.org/files/2010_Pocket-Leitlinien_Synkopen_Update.pdf (letzter Zugriff: 14.5.2014).

Deutsche Gesellschaft für Kinderchirurgie. Leitlinie Akutes Skrotum. 2010. www.awmf.org/uploads/tx_szleitlinien/006-023l-S1_Aktues_Skrotum_abgelaufen.pdf (letzter Zugriff: 14.5.2014).

Deutsche Gesellschaft für Neurochirurgie. Leitlinie Schädel-Hirn-Trauma im Erwachsenenalter. 2007. www.neurochirurgie-baden.de/wp-content/themes/neuro/pdf/Sch%C3%A4del-Hirn-Trauma.pdf (letzter Zugriff: 14.5.2014).

Deutsche Gesellschaft für Neurologie. S1-Leitlinie Querschnittlähmung. 2012. www.awmf.org/uploads/tx_szleitlinien/030-070l_S1_Querschnittlähmung_2012.pdf (letzter Zugriff: 14.5.2014).

Deutsche Gesellschaft für Unfallchirurgie. S1-Leitlinie Sprunggelenkfraktur. 2008. www.awmf.org/uploads/tx_szleitlinien/012-003l_S1_Sprunggelenkfraktur_abgelaufen.pdf (letzter Zugriff: 14.5.2014).

Deutsche Gesellschaft für Urologie. S3-Leitlinie Harnwegsinfektionen. 2010. www.awmf.org/uploads/tx_szleitlinien/043-044l_S3_Harnwegsinfektionen.pdf (letzter Zugriff: 14.5.2014).

Deutsche Gesellschaft für Verdauungs- und Stoffwechselkrankheiten. S3-Leitlinie Aszites, spontan bakterielle Peritonitis, hepatorenales Syndrom. Z Gastroenterol. 2011; 49; 749–779.

Diener HC, Weimar C (Hrsg.). Leitlinien für Diagnostik und Therapie in der Neurologie. Herausgegeben von der Kommission „Leitlinien" der Deutschen Gesellschaft für Neurologie. Stuttgart: Georg-Thieme-Verlag, 2012.

Dönitz S. Neues zur Infusionstherapie. Pflegen Intensiv. 2010; 7(2): 36–38.

Drenckhahn D, Benninghoff A. Anatomie – Band 1. 17. Aufl. München: Elsevier-Verlag, 2008.

Druml W. Warum sind die Infusionslösungen so (schlecht) zusammengesetzt? Eine historische Perspektive. Klin Wochenschr. 2005; 117(3): 67–70.

Erdmann E. Klinische Kardiologie. 8. Aufl. Heidelberg: Springer-Verlag, 2011.

Ertmer et al. Fluid resuscitation in multiple trauma patients. Curr Opin Anesthesiol. 2011; 2: 202–208.

Eschmann D, Walcher F, Obertackel U. Präklinische Frakturversorgung. Notfallmed. up2date 2008; 41–52.

ESPED, Erhebungseinheit für seltene pädiatrische Erkrankungen in Deutschland. Shaken-Baby-Syndrom (Schütteltrauma). Jahresbericht 2008. www.esped.uni-duesseldorf.de/jabe2008.pdf (letzter Zugriff: 14.5.2014).

Ferencík M, Rovenský J, Matha V et al. Wörterbuch Allergologie und Immunologie: Fachbegriffe, Personen und klinische Daten von A–Z. Wien: Springer-Verlag, 2005.

Flake F, Hoffmann B. Leitfaden Rettungsdienst. 5. Aufl. München: Elsevier-Verlag, 2011.

Fox KM; European trial on reduction of cardiac events with perindopril in stable coronary artery disease investigators. Efficacy of perindopril in reduction of cardiovascular events among patients with stable coronary artery disease: randomised, double-blind, placebo-controlled, multicentre trial (the EUROPA study). Lancet. 2003; 362(9386): 782–788.

Gätje R, Eberle C, Scholz C, Lübke M. Kurzlehrbuch Gynäkologie und Geburtshilfe. Stuttgart: Georg-Thieme-Verlag, 2011.

Greiner C. Schädel-Hirn-Trauma. Skript Neurotrauma. www.klinikum.uni-muenster.de/fileadmin/ukminternet/daten/kliniken/neurochirurgie/Lehre/script_neurotrauma_-6.pdf (letzter Zugriff: 12.5.2014).

Gries A, Conrad G, Müller-Ramcke C et al. Aktuelle medizinische Versorgungskonzepte in der Luftrettung. Notfall Rettungsmed. 2006; 9: 220–226.

Gruber S. BASICS Gynäkologie und Geburtshilfe. 4. Aufl. München: Elsevier-Verlag, 2014.

Hartog CS, Welte T, Schlattmann P et al. Fluid replacement with hydroxyethyl starch in critical care – a reassessment. Dtsch Arztebl Int. 2013; 110(26): 443–450.

Hehlmann A. Leitsymptome. 6. Aufl. München: Elsevier-Verlag, 2011.

Helm M, Biehn G, Lampl L et al. Pädiatrischer Notfallpatient im Luftrettungsdienst. Anaesthesist. 2010; 59: 896–903.

Herold G. Innere Medizin. Eigenverlag. 2014.

Herrmann B. ZNS-Verletzungen bei Kindesmisshandlungen – das Shaken Baby Syndrom. Kinder- und Jugendarzt. 2005; 36: 256–265.

Hirner A, Weise K. Chirurgie – Schnitt für Schnitt. 2. Aufl. Stuttgart: Georg-Thieme-Verlag, 2008.

Holt S et al. Potenziell inadäquate Medikation für ältere Menschen: Die PRISCUS-Liste. Dtsch Arztebl Int. 2010; 107(31–32): 543–551.

Huppert P, Adili F, Bauersachs R; Deutsche Gesellschaft für Angiologie, Gesellschaft für Gefäßmedizin. Die S3-Leitlinien zur Diagnostik und Therapie der peripheren arteriellen Verschlusskrankheit (PAVK). 2009. www.laekh.de/upload/Hess._Aerzteblatt/2010/2010_02/2010_02_09.pdf (letzter Zugriff: 14.5.2014).

Ittner KP, Hossfeld B, Koppenberg J et al. Hydroxyethylstärke (HES): Neubewertung durch das Pharmacovigilance Risk Assessment Committee (PRAC). Notarzt 2013; 29(04): 163–166.

Jacobi G et al., Misshandlung und Vernachlässigung von Kindern – Diagnose und Vorgehen. Dtsch Arztebl Int 2010; 107(13): 231–240.

Jafar TH, Stark PC, Schmid CH et al. Progression of chronic kidney disease: the role of blood pressure control, proteinuria, and angiotensin-converting enzyme inhibition. Ann Intern Med. 2003; 139(4): 244–252.

Jeanneret C, Baldi T, Jenelten R. Die oberflächliche Thrombophlebitis: Ein Überblick. Curriculum Schweiz Med Forum. 2006; 6: 190–195.

Jester l, Genzwürker H, Jester A et al. Notfallmanagement bei kindlichen Verbrennungen. Notfall Rettungsmed. 2006; 9: 227–238.

Karutz H, D'Amelio H, Pajonk FGB. Psychologische Aspekte pädiatrischer Notfallsituationen. Notfallmed. up2date 2012; 7: 121–134.

Keil J, Olivieri M, Hoffmann F. Das 1 × 1 der häufigsten Kindernotfälle. Notfallmed. up2date. 2013; 8(2): 133–147.

Keller CK, Geberth SK. Praxis der Nephrologie. 3. Aufl. Berlin, Heidelberg, New York: Springer-Verlag, 2010.

Kempe CH. The Battered-Child Syndrome. J Am Med Assoc 1962; 181: 17–24.

Kiechle M. Gynäkologie und Geburtshilfe. 2. Aufl. München: Elsevier-Verlag, 2011.

Kluess HG, Noppeney T, Gerlach H et al. Leitlinie zur Diagnostik und Therapie des Krampfaderleidens. Stuttgart: Schattauer-Verlag, 2004.

Knichwitz G. Der Säure-Basen-Haushalt. Intensivmed. up2date 2005; 1(3): 205–220.

Koch T. Rethinking the role of hydroxyethyl starch in fluid replacement. Dtsch Arztebl Int. 2013; 110(26): 441–442.

Kollrack Y. Notfall: Verletzung der Halswirbelsäule. 2011. https://www.thieme.de/viamedici/klinik-faecher-orthopaedie-und-unfallchirurgie-1540/a/halswirbelsaeule-3955.htm (letzter Zugriff: 12.5.2014).

Krämer PF, Grützner PA, Wölfl CG. Versorgung des Brandverletzten. Standardisiertes präklinisches Management. Notfall Rettungsmed. 2010; 13: 23–30.

Krahn NE. Das akute Kompartmentsyndrom. Funktionelle Resultate und Lebensqualität nach operativer Behandlung. Inaugural-Dissertation zur Erlangung des Doktorgrades der Medizin. Medizinische Fakultät der Ruhr-Universität Bochum, 2005.

Kreuder M. Präklinische HWS-Immobilisation auf Grundlage der „Canadian C-Spine Rule". Notfall Rettungsmed. 2011; 14: 497–499.

Kühn D, Luxem J, Runggaldicr K. Rettungsdienst heute. 5. Aufl. München: Elsevier-Verlag, 2010.

Lemke B, Fröhlig G, Jung J et al. Herzschrittmacher- und Defibrillator-Therapie. Stuttgart: Georg-Thieme-Verlag, 2013.

Lippert H. Lehrbuch Anatomie. 8. Aufl. München: Elsevier-Verlag, 2011.

Lönnecker S, Schoder V. Hypothermie bei brandverletzten Patienten – Einflüsse der präklinischen Behandlung. Chirurg. 2001; 72: 164–167.

Loscalzo J, Möckel M. Harrisons Kardiologie. Berlin: ABW-Wissenschaftsverlag, 2011.

Luiz L, Madler C. Notfälle in Altenheimen. Notfallmed. up2date 2009; 4: 313–325.

Mancia G, Fagard R, Narkiewicz K et al. 2013 ESH/ESC Guidelines for the management of arterial hypertension: the Task Force for the management of arterial hypertension of the European Society of Hypertension (ESH) and of the European Society of Cardiology (ESC). J Hypertens 2013; 31: 1281–1357.

Manski D. Akute Pyelonephritis (Nierenbeckenentzündung). 2014. www.urologielehrbuch.de/akute_pyelonephritis.html (letzter Zugriff: 14.5.2014).

Matthes G, Ekkernkamp A. Thoraxtrauma. In: Hachenberg T, Welte T, Fischer S (Hrsg.). Anästhesie und Intensivtherapie in der Thoraxchirurgie. Stuttgart: Georg-Thieme-Verlag, 2010; 125–130.

Maybauer D, Traber DL, Radermacher P et al. Behandlungsstrategien des akuten Rauchgasinhalationstraumas. Anaesthesist. 2006; 55: 980–988.

Mayr E. Unterschenkelfrakturen. Chirurg. 2002; 73: 642–663.

Mehlhorn H. Die Parasiten des Menschen. Erkrankungen erkennen, bekämpfen und vorbeugen. 7. Aufl. Berlin, Heidelberg. New York: Springer-Verlag, 2012.

Mutter TC, Ruth CA, Dart AB. Hydroxyethyl starch (HES) versus other fluid therapies: effects on kidney function. The Cochrane database of systematic reviews 2013; CD007594.

NAEMT. Advanced Medical Life Support – Präklinisches und klinisches Notfallmanagement. München: Elsevier-Verlag, 2013.

NAEMT. Präklinisches Traumamanagement PHTLS. 2. Aufl. München: Elsevier-Verlag, 2012.

Nicolai T, Hoffmann F. Kindernotfall-ABC: Kompendium für Notärzte und Kindernotärzte. 2. Aufl. Berlin, Heidelberg: Springer-Verlag, 2014.

Nürnberger J. Thrombotische Mikroangiopathien. Nephro News. 2010; 4.

Pease S, Bouadma L, Kermarrec N. Early organ dysfunction course, cooling time and outcome in classic heatstroke. Int Care Med. 2009; 8: 1454–1458.

Pexa-Titti E, Raisin J, Frenzer A. Aszites: Ursachen, Abklärungen und Therapie. Curriculum Schweiz Med Forum. 2012; 49: 951–954.

Pinger S. Repetitorium Kardiologie. Köln: Deutscher Ärzte-Verlag, 2011.

Piper W. Innere Medizin. 2. Aufl. Berlin, Heidelberg: Springer-Verlag, 2013.

Poets CF. Der plötzliche Kindstod. Notfall Rettungsmed. 2005; 8: 533–538.

Prückner S, Martin S, Kleinberger T et al. Logistische Aspekte der Notfallmedizin beim alten Menschen. Notfall Rettungsmed. 2011; 14: 197–201.

Pschyrembel Klinisches Wörterbuch. 265. Aufl. Berlin: Verlag De Gruyter, 2014.

Raffoula W, Berger MM. Verbrennungen: Von der Verbrühung bis zum Elektrotrauma. Schweiz Med Forum. 2006; 6: 243–251.

Reister B, Keller F. Nierenerkrankungen. Notfall Rettungsmed. 2012; 15: 717–730.

Renz-Polster H, Krautzig S, Braun J. Basislehrbuch Innere Medizin. 5. Aufl. München: Elsevier, 2012.

Richter S, Garay P. Versorgung von Frakturen und Gelenkverletzungen: Jede verletzte Extremität ist individuell. Rettungsdienst. 2013; 36: 32–41.

Riepl C, Beck A, Kraus M. Präklinisches Management von Beckenverletzungen. Notarzt. 2012; 28:125–136.

Rommens PM et al. Notfallmanagement instabiler Beckenverletzungen. Notfall Rettmed. 2004; 7: 151–160.

Rörtgen D, Schaumberg A, Skorning M et al. Vorgehaltene Medikamente auf notarztbesetzten Rettungsmitteln in Deutschland. Anaesthesist. 2011; 60 (4): 312–324.

S3-Leitlinie Polytrauma/Schwerverletzen-Behandlung, 2011. www.awmf.org/uploads/tx_szleitlinien/012-019l_S3_Polytrauma_Schwerverletzten-Behandlung_2011-07.pdf (letzter Zugriff: 12.5.2014).

Schmassmann A, Di Nicola A. Prophylaxe und Therapie der Ösophagusvarizen. Schweiz Med Forum. 2001; 12: 313–319.

Schneider T, Wolcke B, Böhmer R. Taschenatlas Notfall & Rettungsmedizin. 4. Aufl. Berlin, Heidelberg: Springer-Verlag, 2010.

Schwabe P, Haas NP, Schaser KD. Extremitätenfrakturen mit schwerem offenem Weichteilschaden. Unfallchirurg 2010; 113: 647–672.

Silbernagl S, Lang F. Taschenatlas Pathophysiologie, 4. Aufl. Stuttgart: Georg-Thieme-Verlag, 2013.

Singer D. Notfälle des Kindes – Nöte des Notarztes. Notfallmed. up2date 2012; 7(2): 89.

Sökeland J, Rübben I. Taschenlehrbuch Urologie. 14. Aufl. Stuttgart: Georg-Thieme-Verlag, 2008.

Spelten O, Wetsch WA, Braunecker S, Genzwürker H, Hinkelbein J. Abschätzung des Substitutionsvolumens nach Verbrennungstrauma. Systematische Übersichtsarbeit über publizierte Formeln. Anaesthesist. 2011; 60: 303–311.

Stewart WF, Ricci JA, Chee E et al. Lost productive time and cost due to common pain conditions in the US workforce. JAMA 2003; 290 (18): 2443–2454.

Stierle U, Hartmann F. Klinikleitfaden Kardiologie. 5. Aufl. München: Elsevier-Verlag, 2013.

Stockhaus B. Embryotox – Arzneimittelsicherheit in Schwangerschaft und Stillzeit: Einführung. Pharmakovigilanz- und Beratungszentrum für Embryonaltoxikologie. Berlin: Beuth-Hochschule, 2013. www.embryotox.de (letzter Zugriff: 12.5.2014).

Stöckl D, Nörtemann M, Gynäkologie und Geburtshilfe in Frage und Antwort. 3. Aufl. München: Elsevier-Verlag, 2014.

Stork B, Hofmann-Kiefer K. Analgesie in der Notfallmedizin. Notfall Rettungsmed. 2008; 11 (6): 427–438.

Staubli G. Kindesmisshandlung. Notfall Rettungsmed. 2007; 10: 579–584.

Strauss A, Gräsner JT, Ohnesorge H et al. Geburtshilfliche Notfälle I, Notarzt. 2012; 28: 217–226.

Strauss A, Gräsner JT, Ohnesorge H et al. Geburtshilfliche Notfälle II – Peripartale Gefahrensituationen. Notarzt. 2012; 29: 259–272.

Stubbe H, Wölfer J. Schädel-Hirn-Trauma beim Erwachsenen. Intensivmed. up2date 2012; 8(4): 253–269.

Taeger K. Leitlinie zur Sedierung und Analgesie (Analgosedierung) von Patienten durch Nicht-Anästhesisten. Anästhesiologie und Intensivmedizin. 2002; 10: 639–641.

Tate RC, Selde W. How to treat vehicular hyperthermia in children. JEMS. 2013; 8: 36–42.

Thews G, Mutschler E, Vaupel P. Anatomie – Physiologie – Pathophysiologie des Menschen. 6. Aufl. Stuttgart: Wissenschaftliche Vertragsgesellschaft, 2007.

Tryba M. et al. Akuttherapie anaphylaktoider Reaktionen. Ergebnisse einer interdisziplinären Konsensuskonferenz. Allergo J. 1994; 3: 211–224.

Tscherne H, Oestern HJ. Die Klassifikation des Weichteilschadens bei offenen und geschlossenen Frakturen. Unfallheilkunde 1982; 85:111–115.

Tutdibi E, Veit M, Gortner L. Neonatologische Notfälle beim reifen Neugeborenen. Intensivmedizin und Notfallmedizin. 2011; 48: 7–14.

Weyland A, Grüne F. Intraoperative Hypotension – Pathologie und Konsequenzen. Anästh Intensivmed. 2013; 54: 381–390.

Wölfl CG, Wölfl A, Wentzensen A et al. Notfallmanagement von Schwerbrandverletzten. Notfall Rettungsmed. 2007; 10: 375–387.

Zander R. Flüssigkeitstherapie. 2. Aufl. 2009. Download unter: www.bbraun.de/documents/Knowledge/3969050_Fluessigkeitstherapie_Zander_dt_05_09.pdf (letzter Zugriff: 12.5.2014).

Zetterström R. Die Abschaffung des elterlichen Züchtigungsrechts in Schweden. In: Pernhaupt G (Hrsg.). Gewalt am Kind. Wien, München: Jugend- und Volk Verlagsgesellschaft 1983; 83–91.

Ziring E, Ishaque BA, Ruchholtz S. Präklinisches Management der Amputationsverletzung, Notfallmed. up2date 2009; 4: 25–37.

Register

Symbole
4 Giants Of Geriatrics 476
4 Hs und HITS 494
– Elektrolytstörungen 494
– Herzbeuteltamponade 495
– Hypothermie 495
– Hypovolämie 494
– Hypoxie 494
– Intoxikationen 496
– pH-Wert-Entgleisungen 494
– Spannungspneumothorax 496
– thromboembolische Ursachen 496

A
AB0-System 254
ABCDE-Schema 165
ABCDE-Vorgehensweise 488
– Airway, C-Spine Protection 489
– Breathing 489
– Circulation 489
– Disability 490
– Exposure/Environment 490
– Fallbeispiel 498
Abdomen, akutes 386
Abdominalgravidität 451
Abduktion 107
Ablagerung
– extrazelluläre 18
– intrazelluläre 18
– krankhafte 18
Ablatio retinae 227
Abort 458
Abscheidungsthrombus 262
Absence 188
Abstoßungsreaktion 53
Abszess 21
Abwehr
– Bakterien 69
– humorale 66
– Parasiten 70
– spezifische 66, 67
– unspezifische 65, 66
– Viren 70
– zelluläre 66
Abwehrsystem, *siehe* Immunsystem
ACE-Hemmer 291, 424
– relative Kontraindikationen 425
Acetabulum 140
Acetylcholin 100, 178
Acetylcholinesterase 100
Acetyl-Coenzym A 31
Acetylsalicylsäure 221, 267
Achillessehnenreflex 199
Achselarterie 308
Achselvene 312
Acute Respiratory Distress Syndrome, *siehe* ARDS
Adamsapfel 338
Adduktion 107
adenoide Vegetationen 338
Adenosindiphosphat, ADP 33
Adenosintriphosphat, ATP 33

Aderhaut 224
ADH 318
Adipositas 378
Adiuretin 190, 236, 419, 433
Adoleszenz 469
ADP-Rezeptor-Blocker 267
Adrenalin 240, 329
– anaphylaktischer Schock 74
– Applikation 329
adrenokortikotropes Hormon 236, 238
Afferenzen 168
After 404
After Drop 16
Afterload 288
Agglutination 69, 253, 254
Agonist 98
AIDS 84
– CDC-Klassifikation 84
– klinische Symptome 84
Air-Trapping 344
Akinese 181
Akklimatisierung 11
Akkumulation 486
Akromion 132
Akronyme 487
Aktin 61, 99
Aktionspotenzial 173, 174
– Ablauf 175
– Ladungsverschiebungen 174
aktives Zentrum 33
Aktivimmunisierung 70
Akustikusneurinom 195
Akute-Phase-Proteine 21
akutes Koronarsyndrom 295
Ala ossis ilii 140
Albumin 44
Aldosteron 239, 318, 424, 433
Algorithmus 487
– Erweiterte lebensrettende Maßnahmen beim Erwachsenen 495
Alkalität 29
Alkalose 29, 249, 436
– Definition 249
Alkohol, Energiegehalt 373
Allergene 72
Allergie 72
– Diagnostik 76
– Gastroenteritis 394
– Immunkomplex-Typ 75
– Nickel- 76
– Soforttyp 73
– Transplantatabstoßung 76
– T-zellvermittelt 75
– zytotoxischer Typ 75
allergische Erkrankungen 73
allergische Reaktion 72
– Immunkomplex-Typ 75
– Soforttyp 73
– Typen 73
– verzögerter Typ 75
– zytotoxischer Typ 75
allergischer Schock 74

Alles-oder-Nichts-Prinzip 173
– Herzmuskel 282
Alles-oder-Nichts-Regel 100
allogene Transplantation 53
Alopezie 158
Alpha-Amylase 398
Altenheim 476
Alter 475
– Atmungssystem 479
– Bettlägerigkeit 480
– Bewegungsapparat 479
– biografisches 478
– biologisches 478
– Definition der WHO 476
– Emotionalität 483
– Geschmack und Geruch 482
– Haare 482
– Haut 483
– Herz-Kreislauf-System 479
– Hören 482
– Hormonsystem 481
– Immobilität 480
– Immunsystem 482
– kognitive Funktionen 483
– Körpertemperatur 483
– krankengymnastische Übungsprogramme 480
– Medikamente 485
– Nährstoffbedarf 480
– Nieren und Harnwege 481
– Pharmakokinetik 485
– Schenkelhalsfraktur 144
– Schwindel 484
– Sehen 482
– Sexualität 482
– Sinnesleistungen 482
– Sinnesorgane 482
– Stürze 480
– Sturzursachen 481
– Veränderungen der Organfunktion 479
– Veränderungen der Persönlichkeit 484
– Verdauungssystem und Leber 480
– Verwirrtheit 484
– Wasserbedarf 481
Altern
– Aktivitätstheorie 479
– demografische Aspekte 477
– Disengagement-Theorie 479
– Gesellschaft 479
– Prozess 476
– soziales 478
– typische Verläufe 477
Alterspyramide 478
Altersschwerhörigkeit 230
Altersweitsichtigkeit 482
Alterungsprozesse 476, 477
Alterungstheorien 477
– Genregulationstheorie 477
– Theorie der freien Radikale 477
Alveolen 342, 355
Alzheimer-Demenz 485
Amaurosis fugax 215

Amboss 229
Ammoniak 411
Ammonshorn 189
Amnionflüssigkeit 454
Amnionhaut 454
Amnionhöhle 454
Amphiarthrosen 95
Amplitudenmodulation 173
Ampulla recti 404
Amyloidablagerung 485
Anabolismus 6, 372
Analgesie 220
– Notfallmedizin 222
– Reposition 94
Analgetika 220
– Notfallmedizin 222
Anämie 247, 252
– durch Erythropoesestörung 253
– hämolytische 253
– Ursachen 253
Anamnese 17
Anaphase 50
anaphylaktischer Schock 74, 327
– Adrenalin 74, 329
– klinisches Bild 329
– Pathophysiologie 328
anaphylaktoide Reaktion 328
Anaphylaxie 73
– IgG-abhängige 327
– intramuskuläre Injektion 143
Anastomose, arteriovenöse 316
Anatoxine 70
androgenbindendes Globulin 439
Aneurysma 210
– intrakranielles 303
– verum 302
Aneurysma 300
Anfall
– epileptischer 188
– fokaler 188
– tonisch-klonischer 188
Angina 338
Angina pectoris, Diagnostik 294
Angiopathien, diabetische 376
Angioplatie, perkutane transluminale koronare 295
Angiotensin 424
Angiotensin-Converting-Enzyme-Hemmer 424
Angiotensin-II-Rezeptor-Antagonisten 291, 425
Angulus mandibulae 118
Anionen, metabolisierbare 46
Anisokorie 226
Anorexia nervosa 379
Ansatz, Muskel 97
Antagonist 98
Antazida 394
anterior 2, 106
Antibiogramm 83
Antibiotika, Resistenz 83
Anti-D-Antikörper 254
Antidementiva 485
Antidiabetika 377
antidiuretisches Hormon 236, 318, 433
Anti-D-Prophylaxe 255

Antigen D 254
Antigene 66
Antigengedächtnis 66
Antikoagulation 266
Antikörper 67
– Aufbau 67, 68
– Funktion 67
– Klassen 68
– monoklonale 68
– polyklonale 68
Antikörperklassen 68
Antiplasmine 264
Antrum pyloricum 390
Anulus fibrosus 123
Anurie 420, 427
Anus 404
Aorta 271, 297, 307
Aortenaneurysma 300
– Bauchaorta 302
– Einteilung 301
– Pathogenese 301
– Risikofaktoren 301
– Symptome 301
– thorakales 301
Aortenbogen 308
Aortenklappe 272
Aortenklappenprothese 274
Aortenklappenstenose 274, 304
– Ätiologie 304
– Pathophysiologie 304
– Symptome 304
Aortenstenose, siehe Aortenklappenstenose
apallisches Syndrom 192
Apex 270
APGAR-Schema, Bewertung 466
Aphasie
– motorische 186
– sensorische 187
Appendektomie 406
Appendix vermiformis 403, 406
Appendizitis, Schmerzpunkte 406
Applikation, intranasale 336
Aquädukt 191, 210
Äquatorialebene, Zelle 50
Arachnoidalzotten 207
Arachnoidea 206, 207
Arbeit, körperliche 11
Arcus
– costalis 128
– vertebrae 121
– zygomaticus 109
ARDS 344
– extrakorporale Lungenunterstützung 344
– extrakorporale Membranoxygenierung 344
Armarterien 308
Arm 133
Armgeflecht 205
Armschlagader 308
Arteria(-ae)
– axillaris 308
– basilaris 212
– brachialis 308
– carotis 212
– carotis communis 308
– carotis externa 308
– carotis interna 212, 308

– cerebri 212
– cerebri media 212
– communicans 212
– femoralis 309
– hepatica 409
– iliaca communis 309
– iliaca interna und externa 309
– mesenterica 309, 386
– peronea 309
– poplitea 309
– pulmonalis 315
– radialis 308
– rectalis 386
– rectalis superior 405
– renalis 309, 417
– subclavia 308
– tibialis 309
– ulnaris 308
– umbilicales 456
– vertebrales 212
– vertebralis 308
Arterien 298
– Bauchraum 386
– Gehirn 212
– vom elastischen Typ 298
– vom muskulären Typ 298
– Wandaufbau 298
Arteriolen 299
Arteriosklerose 293, 299
– Krankheitsbilder 300
– Pathogenese 299
– Risikofaktoren 299
– Symptome 300
Arthrose 480
Articulatio cubiti 134
Ask-Upmark-Niere 423
Asphyxie 328, 362
Assoziationsbahn 185
Assoziationsfelder 184
Assoziationsgebiete 187
Asthma bronchiale 342
– Formen 343
– Pathogenese 343
Asthma cardiale 290
Astrozyt 170
Aszites 290, 311
– portaler 311
Ataxie 196
Atelektase 347
Atemhilfsmuskulatur 129, 351
Atemluft 335
Atemmechanik 351
Atemminutenvolumen 102, 353
Atemmuskulatur 129
Atemmuster, pathologische 363
Atemnotsyndrom 345
Atemstillstand 362
Atemvolumina 353
Atemwegshilfen, supraglottische 364
Atemwegssicherung 365
Atemzeitverhältnis 366, 367
Atemzentrum 191, 360
– Anregung 363
Atemzugvolumen 353
Atemzyklus 367
Atherosklerose, siehe Arteriosklerose

Atlas 119
Atmung 12, 333
– Exspiration 352
– Inspiration 351
– paradoxe 131
– Steuerung 360
Atmungskette 32
Atmungskontrolle
– Blutgase 360
– mechanisch-reflektorische 360
Atmungssystem 333
– Veränderungen im Alter 479
Atom 3, 25
Atopie 75
Atopiker 73
atopische Dermatitis, siehe Neurodermitis
atopische Erkrankungen 75
atriales natriuretisches Peptid 420, 433
atrionatriuretisches Hormon 242
Atrioventrikular-Block 284
Atrioventrikularklappen 271
Atrium 270
aufsteigendes retikuläres Aktivierungssystem 192
Augapfel 224
Auge, Schutzeinrichtungen 228
Augenhöhlennerv 194
Augeninnendruck 225
Augenmuskelnerven 193
Augenzittern 231
Aura 188
Auskultation, Lunge 347
Außenknöchel 149
Außenrotation 108
Auswurf 340
autogene Transplantation 53
Autoimmunerkrankungen 72, 76
Autoimmunreaktionen 72
autokrine Hormonwirkung 233
AV-Block 284
AV-Knoten 281
Axis 119
Axon 63, 170
Axonotmesis 172
Azetat 46
Azidität 29
Azidose 29, 46, 249, 436
– Definition 249
– metabolische 325

B
Babinski-Reflex 199
Bakteriämie 77
Bakterien 78
– Abwehr 69
– gramnegative 81
– grampositive 81
Balken 183
Ballaststoffe 381
Ballondilatation 295
Bänder 92
– Zerrung 97
Bandscheiben 123
Bandscheibenvorfall 123, 197
Barotrauma 348
Bartholin-Drüsen 447

Bartholinitis 447
Basalganglien 184, 189
Basalis 445
Basalmembran 55
Basalzellschicht 156
Base 28
Base Excess (BE) 251
Basenabweichung 251
Bathmotropie 322
Battered-Child Syndrome 474
Bauchaorta 309
Bauchaortenaneurysma 302
– frei rupturiertes 303
– Pathogenese 302
– Risikofaktoren 302
– Symptome 303
Bauchatmung 353
Bauch-Beckenraum 8
Bauchfell 384
– siehe auch Peritoneum 8
Bauchhautreflex 199
Bauchhöhle 384
Bauchhöhlenschwangerschaft 451
Bauchpresse 353
Bauchraum
– Arterien 386
– Gefäßversorgung 386
– Lymphgefäße 387
– Venen 386
Bauchspeicheldrüse, Hormone 241
Bauchspeicheldrüsenentzündung 408
Bauchwassersucht 290
Baufett 58
Bazett-Formel 284
Beatmung
– CPAP 367
– druckkontrollierte 366, 367
– künstliche 364
– nichtinvasive 368
– PEEP 367
– volumenkontrollierte 366
– Ziele 364
– Zugangswege 364
Beatmungsformen 364, 366
Beatmungsfrequenz 366, 367
Beatmungsmodi 366
Becherzellen 56
Becken
– Untersuchung 142
– Verletzung 141
Beckenarterie 309
Becken 139
Beckenendlage 462
Beckenfraktur 141
– Arten 142
– Typen 142
– Vorkommen 141
Beckenraum 8
Beckenringverletzung, Klassifikation 142
Beckenvene 312
Bedside-Test 255
Befruchtung 450
Begleitverletzungen, Brandverletzung 165
Beinvenenthrombose 264
Benommenheit 192

Benzodiazepine 181
– Krampfanfall 181
– Psychosen 189
Berührungsrezeptoren 217
Beta-Rezeptoren-Blocker 291, 294
Betäubungsmittel-Verschreibungsverordnung, BtMVV 222
Bewegungsapparat 89
– Veränderungen im Alter 479
Bewegungsrichtungen 107
Bewusstlosigkeit 285
Bewusstseinslage 192
Bifurcatio tracheae 341
Bikarbonat 47, 250, 357
– bei Alkalose, Azidose 251
– Infusionen 46
Bikarbonat-Kohlendioxid-Puffersystem 249
Bikarbonatpuffersystem 436
Bilirubin 411
Biliverdin 411
Billroth-Operation 395
Bindegewebe 4, 57
– retikuläres 57
Biokatalysator 33
Biomorphose 476
Biot-Atmung 363
BIPAP-Anwendung 370
Bizepssehnenreflex 199
Blasenentleerung 431
Blasenentzündung 432
Blasenreflex 200
Blasensprung, vorzeitiger 460
Blastozyste 450
Blausäure 359
Blinddarm 403, 406
Blinddarmentzündung 406
Blut
– Aufgaben 244
– Bestandteile 244
– Erythrozyten 246
– feste Bestandteile 244
– Gerinnung 263
– Gerinnungssystem 262
– Granulozyten 256
– Hämatopoese 244
– Kohlendioxidtransport 357
– Leukozyten 256
– Lymphozyten 257
– Monozyten 257
– pH-Wert 436
– Sauerstofftransport 357
– Thrombozyten 262
Blutarmut 247, 252
Blut 243
Blutbild
– rotes 252
– weißes 257
Blutdruck 317
– diastolischer 319
– glomerulärer 419
– Steuerung 317
– systolischer 310, 319
Blutdruckmessung 318, 319
– auskultatorische 319
– indirekte 318
– Kontraindikationen 319

– nach Riva-Rocci 318
– palpatorische 318
Blutdruckregulation 317
– kurzfristige 318
– langfristige 318
– mittelfristige 318
Bluterbrechen 340, 395
Blutgasanalyse 249, 362
– Interpretation 251
– Normwerte 252
Blutgase 360
Blutgerinnsel 300
Blutgerinnungsstörungen 267
Blutgruppen 254
Blut-Hirn-Schranke 171
Bluthochdruck, *siehe* Hypertonie
Blut-Hoden-Schranke 439
Bluthusten 340
Blutkreislauf, fetaler 456
Blut-Liquor-Schranke 211
Blut-Luft-Schranke 342, 355
Blutmauserung 247, 260
Blutplättchen 262
Blutprodukte 255
Blutstillung 262
Blutströmung 315
Bluttransfusion 255
Blutungen
– gastrointestinale 397
– gynäkologische 447
– intrakranielle 210
Blutungsanämie 253
Blutvergiftung 77
Blutviskosität 315
Blutwasser 243
Blutzucker, Einheit 374
Blutzuckerspiegel 375
– Regulation 241
B-Lymphozyten 257
Body-Mass-Index, Beurteilung 379
Boerhaave-Syndrom 390
Bohr-Effekt 248
Booster-Effekt 70
Botenstoffe 234
Bowman-Kapsel 418
Bradykardie 310
Brandverletzung 160
– Ausdehnung 162
– Begleitverletzungen 165
– Flüssigkeitsersatz 162
– Gradeinteilung 164
– Kühlung 164
– Pathophysiologie 160
– Transport 165
– Ursachen 160
– Verbrennungsgrade 162
– Verbrennungstiefe 162
– Zonen 161
Brandwunde, Aufbau 161
Brenztraubensäure 30
Bries 260
Broca-Sprachzentrum 186
Bronchialbaum 341
Bronchien 341
Bronchiolen 341
Bronchioli respiratorii 342

Bronchoskopie 341
Broteinheiten 377
Brownsche Molekularbewegung 42
Brücke 191
Brummen 347
Brustaorta 309
Brustatmung 353
Brustbein 128
Brustfell 349
Brusthöhle 7
Brustkyphose 120
Brustwirbelsäule 120, 121
BSE 87
Buckel 124
Bulbus
– oculi 224
– olfactorius 193, 223
Bulimie 380
Bursa
– Kniegelenk 147
– omentalis 385
Bypass 295

C

CABCDE-Vorgehensweise 490
Caecum 403, 406
Calcaneus 151
Canalis opticus 111
Canalis sacralis 123
Candida 88
Capitulum humeri 134
Capsula interna 186
Caput
– femoris 143
– fibulae 149
– humeri 133
– radii 135
– tibiae 148
– ulnae 135
Carboanhydrase 357
Carboanhydratase 391
Carboxypeptidase 398
Carina 341
Carpus 136
Cartilago
– arytaenoidea 338
– cricoidea 338
– thyreoidea 338
Cauda equina 197
Cavum
– oris 387
– tympani 229
– uteri 443
Cellulae
– ethmoidales 111, 337
– mastoideae 109
Cerebellum 195
Cerumen 229
Chalazion 228
Charcot-Trias II 401
Chemische Reaktion 26
Chemorezeptoren 217
– periphere 362
– zentrale 362
Cheyne-Stokes-Atmung 363
Chiasma 52

Chlamydia pneumoniae 299
Chlor 25
Choanen 334
Cholangitis 401
Choledocholithiasis 400
Cholelithiasis 62, 400
Cholesterin 378
Cholezystektomie 401
Cholezystitis 401, 406
– akute 401
– chronische 401
Cholezysto-Cholangiografie 400
Cholezystokinin-Pankreozymin 242
Cholezystolithiasis 400
Chondrozyten 59
Chorioidea 224
Chorionhaut 454
Christmas-Faktor 263
Chromatiden 38
Chromatin 38
Chrom 380
Chromosomen 38, 51, 52
– Feinbau 38
Chronifizierung 22
chronisch-obstruktive Lungenerkrankung, *siehe* COPD
Chronotropie 322
Chylomikronen 403
Chymotrypsin 398
Chymotrypsinogen 398
Chymus 395
Circulus
– arteriosus cerebri 212
– arteriosus Willisii 212
Cisterna chyli 259
CO_2-Narkose 361
Cochlea 229
Coenzym A 31
Coenzym 33
Colitis ulcerosa 397
Collum femoris 143
Colon
– ascendens 404
– descendens 404
– sigmoideum 404
– transversum 404
Colony Forming Cells 244
Columna vertebralis 120
Columnae renales 416
Coma
– hepaticum 411
– uraemicum 429
CO-Messung, nichtinvasive 359
Compliance 345
Conchae nasales 334
Concha nasalis 111, 117
Condylus occipitalis 110, 112
COPD, Einteilung 342
Cor 269
– pulmonale 342, 348
Corpus
– amygdaloideum 189
– callosum 183
– cavernosum penis 440
– femoris 143
– humeri 133

– luteum 443, 444
– pineale 237
– spongiosum penis 440
– sterni 128
– striatum 184, 189
– uteri 443
– vertebrae 121
– vitreum 227
Cortex renalis 416
Corticotropin-Releasing Hormone 235, 238
Corti-Organ 230
Costae
– fluctuantes 128
– spuriae 128
– verae 128
Cowper-Drüsen 437
Coxarthrose 480
CPAP-Anwendung 367
C-reaktives Protein 21
Creutzfeld-Jakob-Krankheit 86
Crista iliaca 140
Crossing Over 52
CRP, siehe C-reaktives Protein
Cumarinderivate 266
Curare 178
Cushing-Syndrom 238
Cushing-Trias 116

D

Dammschnitt 461
Dammschutz 461
Darmbein 139, 140
Darmbeinkamm 140
Darmbeinschaufel 140
Darmbeinstachel 140
Darmerkrankungen, infektiöse 81
Dauerausscheidung 77
Dauerkontraktion 103
Daumen 138, 139
Daumenwurzelgelenk 96, 137
Defäkation 406
Defäkationsfrequenz 406
Defektheilung 22
Defibrillator 291
Dehnungsrezeptoren 199, 217, 318
Dehydratation 434
– hypertone 435
– hypotone 435
Dekompensation 22
Dekubitus, Prophylaxe 160
Demenz 188, 484
– Hauptformen 485
– Therapie 485
Dendrit 63, 170
Dens axis, Fraktur 119
– Einteilung 119
Depolarisation 174
Depression 180
– Therapie 180
– Ursachen 180
Dermatologie 159
Dermatome 125
Dermatophyten 88
Dermis, siehe Lederhaut
Descensus testis 438
Desinfektion 78

Desmosom 54
Desquamationsphase 445
Detrusor vesicae 431
Deutsche Gesellschaft für Verbrennungs-
  medizin e.V. 165
dexter 2
Dextran-Lösung 47
Dezidua 455
Diabetes insipidus 419
Diabetes mellitus 374
– Akutkomplikationen 375
– Behandlung 376
– Behandlung Typ I 376
– Behandlung Typ II 377
– diätetische Behandlung 377
– Glukosurie 421
– medikamentöse Therapie 377
– Spätschäden 376
– Typ 1 374
– Typ 2 374
Diabetestherapie 374
Diagnose 17
Diaphragma 129
Diaphyse 90
Diarthrosen 95
Diastole 277
Diastolikum 280
Diathese, hämorrhagische 267
Dickdarm 403
– Bewegungen 405
– Schleimhaut 403
Diencephalon 190
Differenzialblutbild 257
Differenzialdiagnose 17
Differenzierung 7, 35
Diffusion 42, 355
– erleichterte 43
– osmotische 43
Digestion 383
Digitalis 291
Diktyosom 39
Dilutionsazidose 46
Dipol 28
Discus intervertebralis 123
Discusprolaps 123
disseminierte intravasale Koagulation 325
disseminierte intravasale Koagulopathie 77,
  268
Dissoziation 28
Disstress 241
distal 2, 106
Distorsion 96
Diuretika 291, 422
– Aldosteronantagonisten 291
– kaliumsparende 422
– Schleifendiuretika 291
– Thiazide 291, 422
Divertikel 405
Divertikulitis 405
DNA-Replikation 49
Dopamin 180
Dopaminmangel 181
DOPES 496
– Dislokation des Tubus 496
– Equipmentversagen 497
– Obstruktion des Tubus 497

– pulmonale Störungen 497
– Stomach (Magen) 497
Doppler-Sonografie 275
Dornfortsatz 121
dorsal 2, 106
Dorsum sellae 112
Dottersack 454
Down-Regulation 69
Drangzeit 481
Drehschwindel 231
Drehsinn 230
Dreieckbein 136
Drillingsnerv 194
Dromotropie 322
Drosselvene 312
Druck
– kolloidosmotischer 44
– osmotischer 43
Druckerhöhung, intrakranielle 212
Drüsen 57
– endokrine 57
– exokrine 57
– Haut 158
– muköse 57
– seröse 57
Drüsenhormone 233
Ductus
– arteriosus Botalli 455
– choledochus 399
– cochlearis 230
– cysticus 399
– deferens 440
– ejaculatorius 440
– epididymidis 440
– hepaticus 399, 409
– lymphaticus dexter 259
– pancreaticus 408
– thoracicus 259, 387, 403
– venosus Arantii 455
Duftdrüsen 159
Dünndarm 395
– Abschnitte 395
– Bewegungen 396
– Erkrankungen 397
– lymphatisches Gewebe 396
– Peristaltik 396
– Resorptionsfläche 396
– saft 396
Duodenum 395
Dura mater 206
Durchblutung
– lokale 316
– Regulation 316
Dysbakterie 87
Dysbiose 87
Dysmenorrhö 445
Dysmetrie 196
Dyspareunie 447
Dysregulation, orthostatische 479
Dyssynergie 196
Dysurie 432

E

E 605 179
Echokardiografie, FEEL-Protokoll 275
Economy Class Syndrome 348

Efferenzen 168
EHEC 79
– Pathophysiologie 79
– Ursachen 79
Eibläschen 443
Eichel 440
Eierstöcke 442
Eierstockschwangerschaft 451
Eigelenk 96
Eigenreflex 198
– Reflexbogen 199
Eihäute 455
Eileiter 443
Eileiterschwangerschaft 451
Eileitertrichter 443
Eindruck 182
Eingeweide-Haut-Reflex 200
Eingeweidenerv 195
Eingeweideschlagader 309, 386
Eingeweideschmerz 220
Einnistung 450, 451
Einsekundenkapazität 354
Eisen 248, 356, 380
– Verwertungsstörung 381
Eisprung 443
Eiter 20, 256
Eiweiß 373
Eiweißelektrophorese 245
Eiweißstoffwechsel, Leber 412
Eiweißverdauung 402
Eizellbildung 443
Eizelle 443, 450
Ejakulat 439
Ejakulation 439
EKG 282
– Abfolge 283
– Aussagemöglichkeiten 284
– Belastungs 283
– Brustwandableitungen 283
– Extremitätenableitungen 283
– Langzeit- 283
Eklampsie 459
Ektoderm 452
elastische Fasern 58
elastischer Knorpel 59
Elektrokardiogramm, siehe EKG
Elektrolyte 380
– in Infusionen 46
– Konzentrationen 44
– Normwerte 363
– Resorption 403
– Serumkonzentrationen 434
Elektrolythaushalt 434
Elektronen 26
Elektronentransportkette 32
Elektrophorese 245
elektrotonischer Stromfluss 176
Elemente, chemische 25
Elle 135
Ellenbogengelenk 133
Ellenköpfchen 135
Ellenschlagader 308
Ellenvenen 312
Embolie 264
– arterielle 265

Embryo 449
– Entwicklung 452
– Entwicklungsstufen 454
Embryonalphase 449
Empfängnis 450
Emphysem 347
Empyem 21
Endharn 420
Endhirn 183
Endknopf, präsynaptischer 170
endogenes Ekzem, siehe Neurodermitis
Endokard 274, 275
Endokarditis, infektiöse 275
endokrine Drüsen 57
Endokrinologie 233
Endolymphe 230
Endometriose 443
Endometrium 445
Endomysium 98
endoplasmatisches Retikulum 39
Endorphine 182, 219, 221
endotracheale Intubation 364, 365
Endotrachealtubus 364
Energie, chemische 27
Energiebedarf 372
Energiegehalt 373
Energiestoffwechsel, Muskel 101
Energieumsatz 373
Enkephaline 219
Enteritis regionalis 397
Enterobakterien 82
Enterokolitis 397
Enteropeptidase 398
Enterotoxin 81
Entoderm 452
Entwicklung 6, 449
– Bewegungs-Kind 472
– Geh-Kind 471
– Greif-Kind 471
– Ich-Kind 472
– Kind 470
– Krabbel-Kind 471
– Pubertät 472
– Saug-Kind 471
– Trotz-Kind 472
Entzündung 19
– eitrige 21
– Formen 21
– geschwürige 21
– granulomatöse 22
– Kardialsymptome 19
– Mediatoren 20
– Mitreaktion des Gesamtorganismus 20
– proliverative 22
– pyogene 21
– seröse 21
– ulzerierende 21
– Verlauf 21
Enzephalitis 208
– bovine spongiforme 87
– Herpes-simplex- 209
Enzephalopathie 209
– hepatische 411
– spongiforme 86
Enzym 33
Eosinophilie 256

Ependymzelle 171
Epicondylus
– Oberarm 133
– Oberschenkel 143
Epidermis, siehe Oberhaut
Epididymis 440
Epididymitis 441
– Pathophysiologie 441
– Ursachen 441
Epiduralhämatom 211
Epiduralraum 207
Epiglottis 337, 338
Epiglottitis 339
Epikard 274
Epikutantest 76
Epilepsie 188
Epimysium 98
Epiphyse 90, 190, 237
Episiotomie 461
Epistaxis, Ursachen 336
Epithelgewebe 54
– Formen 55
Epitheloidzellen 419
Erbsenbein 136
Erektion 440
Erfrierung 16
– Gradeinteilung 16
– Pathophysiologie 16
– Ursachen 16
Erguss 19
Erkältungskrankheiten 84
Ernährung
– Fisch 383
– Fleisch 383
– im Alter 480
– Lacto-Vegetarier 382
– Mangel- 382
– Ovolacto-Vegetarier 382
– parenterale 381
– Veganer 382
– Vegetarier 382
– Vollwert- 383
Erregbarkeit 6
Erregungsablauf, Herz 281
Erregungsausbreitung, kontinuierliche 176
Erregungsbildung
– autonome 281
– Herz 280
Erregungsleitung
– Nervus vagus 288
– saltatorische 172, 176
– Sympathikus 288
Erregungsüberleitung 176
Ersteindruck 488
– Fallbeispiel 498
Erythema toxicum 468
Erythroblast 246
Erythropoese 246
– Regulation 247
Erythropoetin 242, 244, 247, 425
Erythrozyten 246
– Abbau 247
– Bildung 246, 247
– Kugelform 44
– Lebenszyklus 248
– Stechapfelform 44

Erythrozytenkonzentrat 255
Escherichia coli 79, 82, 403
Ess-Brech-Sucht 380
Euler-Liljestrand-Reflex 342
Eustachi-Röhre 229, 337
Eustress 241
Euthyreose 237
exokrine Drüsen 57
Exophthalmus 238
Exsikkose 375
Exspiration 351, 352
Exsudat 19, 21, 351
Extension 107
extrapyramidales System 186
Extrasystole 286
– supraventrikuläre 286
– ventrikuläre 286
Extrauteringravidität 451
Extrazellulärflüssigkeit 8
Extrinsic System 263

F
Fadenpilze 88
$FADH_2$ 31
Fallsucht 188
Falx
– cerebelli 207
– cerebri 207
Farbdoppler 275
Faserknorpel 59
Fasern 58
– elastische 58
– Kollagen- 58
– retikuläre 58
Fastenkur 379
FAST-Test 215
Faszikulieren 103
Fäzes, siehe Stuhl
Fazialislähmung 119, 194
Fehlgeburt 458
Felderhaut 155, 158
Felsenbein 109
Femur 143
Fenoterol 458
Ferritin 249
Fersenbein 151
Fetalstadium 449
Fett 373
Fettgewebe 58
– braunes 59
– weißes 59
Fettstoffwechsel 378
– Leber 412
– Störungen 378
Fettverdauung 399, 403
Fetus 449
– Blutkreislauf 455
– Blutversorgung 454
– Entwicklung 455
– Entwicklungsstufen 454
Fibrin 263
Fibrinogen 263
Fibrinolyse 264
Fibrin-stabilisierender-Faktor 263
Fibroblasten 21
Fibrose 19

Fibula 147, 149
Fibulafraktur 150
fibular 106
Fieber 12, 21
– Senkung 12
Fieberkrampf 188
Fieberthermometer 12
Filmbildner 394
Filtration 48
– glomeruläre 419
Filtrationsdruck, effektiver 305
Filtrationsdruck, glomerulärer 419
Filtrationsrate, glomeruläre 420
Finger, Muskulatur 137
Fingerbeuger 138
Fingergrundgelenke 137
Fingerknochen 137
Fingernägel 159
First-Pass-Effekt 411
Fissuren 183
Fixateur externe 94
Flankenschmerzen 430
Flavin-Adenin-Dinukleotid, FAD 31
Flexion 107
Flexura
– coli dextra 404
– coli sinistra 404
– duodenojejunalis 396
Flimmerepithel 56, 335
Flora, physiologische 66
Fluor 380
Flüssigkeit
– extrazelluläre 41
– intrazelluläre 41
– Verteilung 41
Flüssigkeitsbilanzierung 434
Flüssigkeitsräume 41
Flüssigkeitsumsatz 383
Fluss-Volumen-Kurve 354
Foetor uraemicus 429
Follikel 237
Follikelphase 445
follikelstimulierendes Hormon 236
Fontanellen 116
Fonticulus
– anterior 117
– mastoideus 117
– posterior 117
– sphenoidalis 117
Foramen
– intervertebrale 121
– jugulare 110
– magnum 110
– obturatum 140
– ovale 270, 455
– transversarium 121
– vertebrale 121
Foramina sacralia 123
Formatio reticularis 190, 192
Fornix 189
Fossa
– coronoidea 134
– cranii 111
– mandibularis 109, 112
– olecrani 134

– ovalis 270
– radialis 134
Fovea hypophysalis 112
Fraktur
– Blutverlust 92
– Klassifikation von Weichteilschäden 92
– Radius 136
– Reposition 93
– Retention 94
– rettungsdienstliche Versorgung 92
– Untersuchung 92
Frakturheilung 94
Frakturzeichen
– sichere 93
– unsichere 93
Frank-Starling-Mechanismus 288
Freiheitsgrade, Gelenk 95
Fremdanamnese 17
Fremdreflex 199
– Schema 200
Frequenzmodulation 173
Fresh Frozen Plasma 255
Fresszellen 67
Frontalebene 2
Fruchtblase 454
Fruchtwasser 454
Frühabort 458
Frühgeborenes 455, 468
Functio laesa 19
Fundus 390
Funiculus spermaticus 438
Funktionalis 445
Funktionsgewebe 4
Furchungsteilungen 450
Furunkel 21
Fuß 151
Fußgewölbe, Fehlfunktionen 153
Fußsyndrom, diabetisches 173, 376

G
G0-Phase 51
G1-Phase 51
Galle 398
– Farbstoff 411
– Fettverdauung 399
– Steine 400
– Zusammensetzung 398
Gallenblase 398, 400
Gallenblasengang 399
Gallenkolik 62, 400
– Therapie 401
Gallensäuren 399
Gallensteine 62, 400
Gallensteinleiden 400
Gallenwege 399
Gamma-Aminobuttersäure 178, 181
– Benzodiazepine 181
Gangrän 19
Gänsegurgel 497
Gänsehaut 158
Ganzheitsmedizin 200
Gap Junctions 55
Gasaustausch 354
– Komponenten 355
Gastransport 355
Gastrin 242

Gastritis
- akute 393
- chronische 393
Gastroenteritis 393, 397
- Allergien 394
- chemische Ursachen 394
- Infektionen 394
gastrointestinale Blutung 397
- obere 397
- untere 398
Gastrointestinaltrakt, Wandaufbau 383
Gaumen 117
Gaumenbein 117
Gaumenfortsatz 117
Gaumenmandeln 338
Gebärmutter 443
Geburt 459
- Austreibungsphase 460, 461
- Eröffnungsphase 460
- Komplikationen 461
- Lageanomalien 462
- Pressphase 461
- Sauerstoffmangel 462
Geburtsgewicht 467
Geburtsstillstand 461
Geburtstermin, Berechnung 467
Geburtstermin, errechneter 467
Gedächtnis 175, 190
Gedächtniszellen 67
Gefäßdurchmesser 315
Gefäßpol 418
Gefäßveränderungen, diabetische 376
Gefäßverschluss 300
Gefäßwiderstand, systemischer 115
Geflechtknochen 60, 61
Geflechtschicht 157
Gehirn
- Alterung 483
- Arterien 212
- Blutung 210
- Venen 213
Gehirndurchblutung, Autoregulation 115
Gehirnentzündung 208
Gehirnerschütterung 112
Gehör 228
- Veränderungen im Alter 482
Gehörgang 109, 229
Gehörknöchelchen 229
Gelatine-Lösung 47
Gelbkörper 443, 444
Gelbsucht 399, 400, 411
Gelenke 95
- Formen 95, 96
- Kapseln/Bänder 95
- Unterkiefer 118
Gelenkfortsatz 120
Generatorpotenzial 174
Genitale, *siehe* Geschlechtsorgane
Geriatrie 476
Gerinnselretraktion 264
Gerinnungsfaktoren 263
- Hemmstoffe 264
- Synthese 264
Gerinnungskaskade 265
Gerinnungssystem 262
- Aktivierung 263

Gerontogene 477
Gerontologie 476
Gerstenkorn 228
Geruchssinn 223, 335
- Veränderungen im Alter 482
Gesamtkörperwasser 433
Gesamtwiderstand, peripherer 315
Geschlechtsorgane
- Frau 442
- Mann 437
Geschlechtsverkehr 447
Geschmackssinn, Veränderungen im Alter 482
Geschwür, *siehe* Ulkus
Gesichtsnerv 194
Gesichtsschädel 109, 117
Gestalt, menschliche 105
Gesundheit, Homöostase 17
Gewebe 3, 35, 53
- Binde- 57
- Epithel- 54
- Fett- 58
- Knochen- 59
- Knorpel- 59
- Muskel- 61
- Nerven- 63
- Stütz- 57
Gewebeschäden 18
Gewebs-Mastzellen 256
Gewebsthrombokinase 263
Gicht 378
Giemen 347
Gingiva 388
Gipsbehandlung 94
Gitterfasern 58
Glandula(-ae)
- bulbourethrales 437
- suprarenales 238
- thyreoidea 237
- vestibulares majores 447
Glandulae, *siehe* Drüsen
Glans penis 440
Glanzstreifen 62
Glasgow Coma Scale, Schweregradeinteilung des SHT 113
Glaskörper 227
Glatzenbildung 158
Glaukom, akuter Anfall 225
Gleichgewichtsnerv 195
Gleichgewichtsorgan 196, 230
Gleichgewichtspotenzial 173
Gleichgewichtsprüfung 231
Gleichgewichtssinn 230
Gleitgelenk 95
Gliazelle 169, 170
Glied, männliches 440
Globalinsuffizienz 289
Globin 246
Globus pallidus 189
Glomerulum 417
Glomerulusfiltrat 417, 418, 420
Glukagon 241, 242, 408
Glukokortikoide 238
- Therapie 239
Glukoneogenese 33, 412
Glukose 30, 101, 373

Glukoselösung 46
Glukosurie 375, 421
Glutamat 178, 219
Glycin 178
Glykogen 32, 101, 412
Glykogenolyse 101
Glykokalix 37
Glykokalyx, endotheliale 161
Glykolyse 30
Gn-RH 235
Golgi-Apparat 39
Golgi-Vesikel 39
Graaf-Follikel 443, 444
Grand-Mal-Anfall 188
Granulationsgewebe 21
Granulome 22
Granulozyten 256
- basophile 256
- Blutbild 257
- eosinophile 256
- neutrophile 67, 256
grauer Star 227
graue Substanz 172, 183
Gravidität
- ektope 452
- Extrauterin- 451
Grenzstrang, Ganglien 203
Griffelfortsatz 109
Grimmdarm 403, 404
Grippe 84, 336
Großhirn 183
- Assoziationsgebiete 187
- Blutversorgung 212
- Furchen 183
- graue Substanz 183
- Kerne 183
- Krankheitsbilder 188
- Lappen 183
- Rinde 183
- weiße Substanz 185
Großhirnfurche 183
Großhirnschlagader 212
Großhirnsichel 207
Growth-Hormone-Releasing Hormone 235
Grundsubstanz 57
Grundumsatz 372
grüner Star 225
Guanosintriphosphat, GTP 31
Guillain-Barré-Syndrom 205
Gyrus
- postcentralis 187
- praecentralis 185

H

H_2-Blocker 394
Haar 158
Haarausfall 158
Haare, Alter 482
Haarfollikel 158
Haarfollikelsensoren 218
Haarschaft 158
Haarwurzel 158
Haarzellen 230
Haemophilus influenzae B, Impfung 339
Haftstiel 454

Hagelkorn 228
Hageman-Faktor 263
Hakenbein 137
Hals 119
Halsgeflecht 205
Halslordose 120
Halsschlagader 308
Halswirbelsäule 120, 121
– Immobilisierung 113
– Stabilisierung 94
– Verletzung 126
Häm 246
– Abbauprodukt 411
Hämatemesis 340, 395
Hämatokrit 252, 253
Hämatom
– epidurales 114
– subdurales 114
Hämatopoese 244, 245
Hämatothorax 349
Hammer 229
Hämodiafiltration 429
Hämodialyse 428
Hämofiltration 429
Hämoglobin 246, 247, 356
– Blutbild 252
– Eisen 248
– Sauerstoffbindungskurve 248
hämolytisch-urämisches Syndrom 79
Hämophilie-A-Faktor 263
Hämophilie 267
Hämophilie-B-Faktor 263
Hämopoetine 244
Hämoptyse 340
hämorrhagischer Schock 325
– Klassifizierung 326
Hämorrhoidalzone 405
Hämosiderin 249
Hand, Muskulatur 139
Handflächenregel 162
Handgelenk 96
– Muskulatur 137
– proximales 136
Handlung 182
Handregel 162
Handskelett 136
Handwurzel 136
Handwurzelknochen 136
Harn, siehe Urin
Harnblase 430
– Entleerung 431
Harnleiter 430
Harnpol 418
Harnproduktion 418
Harnröhre 431, 440, 447
Harnröhrenschwellkörper 440
Harnsamenröhre 440
Harnsäure 429
Harnsteine 431
– Pathophysiologie 432
– Ursachen 431
Harnsteinleiden 431
Harnstoff 412, 429
Harnsystem 415
Harnvergiftung 428

Harnverhalt
– akuter 432
– chronischer 432
Harnwege, ableitende 430
Harnwegsinfekt 432
Harnwegsinfektion 82
Hassall-Körperchen 260
Hauptbronchien 341
Hauptlymphgang 259
Haut
– Alter 483
– Aufbau 155
– Aufgaben 155
– Drüsen 158
– Erkrankungen 159
– Farbe 156
– Pflege 159
– Rezeptoren 218
– Sensibilität 218
Hautanhangsgebilde 158
Haut 155
Haut-Eingeweide-Reflex 201
Havers-Kanal 60
Hb, Hämoglobin 246
HCG, siehe humanes Choriongonadotropin
HDL-Colesterin 378
Head-Zonen 200
Heilfasten 379
Heilung 22
Heilungsprozess 21
Heimhämodialyse 429
Helicobacter pylori 394
HELLP-Syndrom, Pathophysiologie 459
Hemianopsie, homonyme 214
Hemiparese 213
Hemisphäre 183
Henle-Schleife 418
Hepar 408
Heparin 266
Hepatitis 412
– A 412
– B 412
– C 413
– chronische 413
Herpes-simplex-Enzephalitis 209
Herz 269
– Alles-oder-Nichts-Prinzip 282
– Binnenräume 270
– Blutversorgung 293
– Erregungsablauf 281
– Erregungsbildung 280
– Hämodynamik 277
– Klappenebene 272
– Lage, Größe 269
– Ventilebene 272
Herzaktion, Synchronisierung 281
Herzarbeit 12
Herzbeutel 276
Herzbeutelerguss 277
Herzfrequenz 115
– Regulation 289
Herzgeräusche 279, 280
Herzglykoside 291
Herzinfarkt 294, 295

Herzinsuffizienz 282, 289
– dekompensierte 290
– Diagnostik 290
– kardiale Resynchronisationstherapie 290
– kompensierte 289
– Medikamente 291
– Schweregrade 290
– Therapie 290
Herzklappen 271
Herzklappenfehler 274
– Aortenklappenstenose 274
– Mitralklappeninsuffizienz 274
Herzklappeninsuffizienz 274
Herzklappenstenose, Aortenklappenstenose 274
Herzkranzarterien 308
Herz-Kreislauf-Stillstand, Brandverletzung 161
Herz-Kreislauf-System 297
– Veränderungen im Alter 479
Herz-Kreislauf-Zentrum 191
Herzleistung
– Einflussfaktoren 288
– Kontraktilität 288
– Nachlast 288
– Regulation 287, 288
– Vorlast 288
– weitere Regulationsmechanismen 289
Herzminutenvolumen 287
Herzmuskelgewebe 104
Herzmuskelhypertrophie 276
Herzmuskulatur 62
Herzohren 273
Herzrhythmusstörungen 286
– AV-Block 284
– Extrasystolen 286
– Kammerflattern 287
– Kammerflimmern 287
– Vorhofflimmern 286
Herzscheidewand 269
Herzschrittmacher 285
Herzspitze 270
Herztöne 279
Herztransplantation 291, 292
Herzwand 274
Herzzeitvolumen 115
Herzzeitvolumen, siehe auch Herzminutenvolumen
Herzzyklus 278
– Druckverhältnisse 278
– Kammerzyklus 277
HES-Lösung 45, 47
Hexenmilch 468
Hiatushernie 389
High-Dose-Heparinisierung 266
Hinterhauptfontanelle 117
Hinterhauptsbein 109
Hinterhauptshöcker 110
Hinterhauptslappen 183
Hinterhauptsloch 109
Hinterhorn 197
Hinterwurzel 197
Hippocampus 189
Hirnanhangsdrüse, siehe Hypophyse
Hirnblutungen 209, 210
Hirnhäute 206
Hirnhautentzündung 208

Hirninvolution 114
Hirnnerven, funktionelle Einteilung 192
Hirnödem 115, 212
– vasogenes 115
– zytotoxisches 115
Hirnschädel 109
Hirnstamm 190
Hirnstammeinklemmung 212
Hirnstiele 191
Hirnvenen 213
His-Bündel 281
Histamin 20, 178, 242, 328
Histone 38
Hitzeerschöpfung 14
Hitzekrämpfe 13
Hitzeohnmacht 14
Hitzesynkope 14
Hitzetod 12
Hitzschlag 14
– Formen 14
– Pathophysiologie 14
HIV 84
– berufliche Exposition 85
– Übertragung 85
Hoden 438
– Aufbau 439
– Wanderung 438
Hodenkanälchen 439
Hodenläppchen 439
Hodennetz 439, 440
Hodenretention 438
Hodensack 438
Hodentorsion 441
– Pathophysiologie 441
– Ursachen 441
Hodgkin-Lymphom 260, 261
Hohlfuß 153
Hohlkreuz 124
Hohlvene 273
Hohlvene, siehe auch V. cava
homoiotherm 9
Homöostase 8, 17
Homunkulus 186
Hordeolum 228
Horizontalachse 2, 106
Hormondrüsen 57
Hormone 233, 234, 242
– Abbau 235
– Aufgaben 233
– Bildungsorte 233, 234
– Drüsen 233
– Einteilung 233
– glanduläre 233
– Hypothalamus 235
– Signale 234
– Transportproteine 235
– Veränderungen im Alter 481
– Wirkprinzip 234
Hormonrezeptor 234
– intrazellulärer 235
– in Zellmembran 234
Hormonwirkung
– autokrine 233
– parakrine 234
Horn 156
Horner-Syndrom 226

Hornhaut 224
Hornschicht 156
Hörorgan 228
Hörsturz 230
Hörzentrum 187
Hüftgelenk 96, 140
Hüftgelenkpfanne 140
Hüftloch 140
Hüftmuskulatur
– äußere 144
– innere 143
Humanalbumin-Lösung 47
humanes Choriongonadotropin 451
Humeroradialgelenk 134
Humeroulnargelenk 96, 134
Humerus 133
Humerusfraktur 133
Hunger 182
Husten 340
Hustenreflex 340
hyaliner Knorpel 59
Hydrolyse 28
Hydrozephalus 211
Hygiene 76
Hymen 447
Hypalbuminämie 311
Hyperämiezone 161
Hyperextension 127
Hyperflexion 127
Hyperglykämie 375
Hyperhydratation 434
– hypertone 435
– hypotone 435
Hyperimmunisierung 70
Hyperimmunserum 71
Hyperkaliämie 435
Hyperkapnie 361, 363
Hyperkoagulabilität 264
Hyperlipidämie 378
Hyperlipoproteinämie 378
Hypernatriämie 435
hyperosmolares hyperglykämisches nichtketotisches Syndrom 375
Hyperparathyreoidismus, sekundärer 427
Hyperpolarisation 174
Hypersensitivitätsreaktion, Typen 73
Hypertension, portale 311
Hyperthermie 13
– Hitzeerschöpfung 14
– Hitzekrämpfe 13
– Hitzeohnmacht 14
– Hitzesynkope 14
– Hitzschlag 14
– Pathophysiologie 13
– Sonnenstich 15
– Ursachen 13
Hyperthyreose 237, 238
Hypertonie 317, 319
– Diagnose 320
– Lebensführung 320
– schwangerschaftsinduzierte 459
– spastische 103
– Ursachen 320
Hyperurikämie 378
Hyperventilation, psychogene 363
Hyperventilationstetanie 363

Hypoaldosteronismus 435
Hypoglykämie 46, 375
Hypokaliämie 45, 435
Hypokapnie 361
Hyponatriämie 435
Hypoperfusion, Mentruationszyklus 445
Hypophyse 112, 190, 235
Hypophysenhinterlappen 235
– Hormone 236
Hypophysenstiel 190
Hypophysenvorderlappen 190, 236
Hyposthenurie 426
Hypothalamus 189, 190, 235
– Funktionen 190
– Hormone 235
– hypophyseotrope Zone 235
Hypothenar 139
Hypothermie 15
– Erfrierung 16
– Medikamente, Defibrillation 16
– Schweizer Stadieneinteilung 496
– Stadien 15
– Unterkühlung 15
Hypothyreose 237, 238
Hypotonie 317, 320
hypovolämischer Schock 321
– Dekompensationsstadium 323
– Formen 321
– irreversibles Stadium 325
– klinisches Bild 326
– Kompensationsstadium 322
– Pathophysiologie 321
– Stadien 322, 323, 325
Hypoxämie, Formen 357
Hypoxie 357

I
i-gel®Maske 365
Ikterus 399, 411
– Formen 411
– Neugeborenes 412
Ileozäkalklappe 406
Ileum 395
Ileus 407
– mechanischer 407
– paralytischer 407
Immunantwort 66
Immunglobulin
– A 68
– D 68
– E 68
– G 68
– M 68
Immunglobuline 67
– Klassen 68
Immunisierung
– aktive 70
– passive 70
Immunität 70
Immunsystem 65
– Erkrankungen 72
– Fetalperiode 456
– Gedächtnisfunktion 67
– Organe 66
– Selektivität 66

– spezifisches 67
– unspezifisches 66
– Veränderungen im Alter 482
Immuntoleranz 76
Impfnebenwirkungen 71
Impfung 70
– Nebenwirkung, Schäden 71
– STIKO-Empfehlungen 72
Imprägnation 450
Incisura, vertebralis 121
Incus 229
Infarkt 300
Infektion 76
– Ablauf 77
– bakterielle 78
– Eintrittspforten 78
– Gastroenteritis 394
– inapparente und apparente 77
– lokale und generalisierte 77
– nosokomiale 78, 336
– opportunistische 78
– Pilze 87
– Pneumokokken 81
– Prionen 86
– Quellen 77
– Staphylokokken 79
– Streptokokken 81
– Übertragungswege 78
– virale 83
Infektionskrankheiten 76
inferior 2, 106
Influenza 84
Informationsverarbeitung 173
Infundibulum 190
Infusionslösungen 45
– Empfehlungen für den RD 48
– hyperosmolare 48
– hyperosmolare hyperonkotische 48
– im Rettungsdienst 45
– kolloidale 45, 47
– kristalloide 45, 47
– künstliche Kolloide 46
– Wirkweise 44
Inhalationstrauma 164, 359
– klinische Hinweise 165
Inhibin 439
Inhibiting-Hormon 235
Initial Assessment 489
Injektion 158
Inkubationsphase 77
Innenknöchel 148
Innenohr 229
Innenrotation 108
inneres Milieu 8
– Gleichgewicht 17
– Regulation 8
– Störungen 8
Inotropie 288
Insektizid 179
Inspiration 351
Insuffizienz, akute respiratorische 369
Insulin 241, 242, 373, 377, 408
– Wirkungen 373
Insult, apoplektischer 213
Intentionstremor 196

Interferone 70
Interkostalarterien 309
Interkostalmuskeln 128, 129
Interkostalraum 128
Interneurone 170
Interphase 49
– Phasen 51
Interzellularspalt 54
Interzellularsubstanz 53
Intestinum tenue 395
intrakranielles Aneurysma 303
– Pathogenese 303
– Risikofaktoren 303
– Symptome 303
intraperitoneal 8
Intrinsic Factor 392
Intrinsic System 263
Introitus vaginae 447
Intubation 364
Invasionsphase 77
Ionenkanäle, Gedächtnis 175
Iris 224, 225
Ischämie 300
Ischämiephase, Menstruationszyklus 445
Ischiasnerv 206
Ischurie 432
Isosthenurie 426
isotone Lösung 43
Istwert 9

J
Jejunum 395
Jochbein 109, 117
Jochbogen 109
Jochfortsatz 117
Jod 380
Jodmangel 237
Jungfernhäutchen 447
juxtaglomerulärer Apparat 419

K
Kahnbein 136, 151
Kaiserschnitt 461
Kalium 25
Kaliumhaushalt 435
Kalkablagerung 18
Kaltrezeptoren 219
Kalzium 25, 263, 380
– Blutgerinnung 264
Kammer 270
– linke 273
– rechte 273
Kammerflattern 287
Kammerflimmern 287
Kammerwasser 224
Kammerwinkel 224
Kammerzyklus 277
Kapazitätsgefäße 306
Kapillaren 304
Kapillargebiet, Druckverhältnisse 305
Kapnografie 361
Kapnometrie 361
Kapuzenmuskel 133
Kardia 390

kardiogener Schock 292, 327
– Infarkt 292
– Therapie 293
Kardiomyopathie 292
kardiovaskuläres System 297
Karotisgabelung 308
Karpaltunnel 138
Karyoplasma 38
Karzinom, Magen 395
Käseschmiere 467
Katabolismus 6, 372
Katecholamine 240
kaudal 2, 107
Kehldeckel 337, 338
Kehlkopf 118, 337, 338
Keilbein 111, 151
Keilbeinhöhlen 111, 117, 337
Keimblätter, Entwicklung 452
Keimepithel 439
Keimphase 449
Keimzellen 450
Keratin 156
Keratinozyten 156
Kernhülle 38
Kernporen 38
Kernteilung 49, 50
Ketoazidose, diabetische 375
Keuchhusten 340
Kiefergelenkpfanne 109
Kieferhöhlen 117, 337
Killerzellen, natürliche 67
Kind
– Atemfrequenz 370
– Atemparameter 370
– Atemwege 370
– Atmungssystem 370
– Bestimmung der Tubusgröße/Einführtiefe 470
– Entwicklungsstufen 470
– Gewichtsabschätzung 470
– Gewichtszunahme 470
– körperliche Entwicklung 469
– Körperproportionen 470
– Krankheiten 473
– Längenwachstum 469
– Wachstum/Entwicklung 469
Kindchenschema 470
Kinderkrankheiten 473
Kinderlähmung 204
Kindernotfälle 473
Kindesmisshandlung 474
– Definition 474
– Häufigkeit 474
– Hinweise auf 474
– körperliche Anzeichen 475
– typische Verletzungen 474
Kindstod, plötzlicher 473
– Risikofaktoren 473
Kinetose 231
Kinine 20
Kinozilien 56
Kitzler 447
Klappenebene 272, 278
Kleinfinger 139

Kleinhirn 195
- Koordinationssystem 196
- Schädigungen 196
Kleinhirnhemisphären 195
Kleinhirnkerne 195
Kleinhirnrinde 195
Kleinhirnsichel 207
Kleinhirnstiele 195
Kleinhirnwurm 195
Kleinhirnzelt 207
Kleinkindalter 469
Klimakterium 443
- Beschwerden 445
Klitoris 447
Kniegelenk 147
- Bänder 147
- einwirkende Muskeln 147
- Schleimbeutel 147
Kniekehlenvene 312
Kniescheibe 147
Knochen 59
- Aufbau 60, 90
- Bildung 91
- Ernährung 91
- flache/platte 90
- Geflecht- 61
- irreguläre 90
- kurze 90
- Lamellen- 60
- lufthaltige 90
- Oberflächenstrukturen 92
- Typen 90
Knochenbälkchen 90
Knochenbruch, siehe Fraktur
Knochenhaut 90
Knochenmark 91
Knochenmatrix 91
Knorpel 59
- elastischer 59
- hyaliner 59
Koagulationszone 161
Koagulopathien 267
Kobalt 380
Kochsalzlösung 45, 47
Kohabitation 447
Kohlendioxidtransport 357
Kohlenhydrate 373
Kohlenhydratspeicher 412
Kohlenhydratstoffwechsel 373
- Leber 412
Kohlenhydratverdauung 402
Kohlenmonoxid 359
Kohlenmonoxidintoxikation 359
Kohlensäure-Bikarbonat-Puffer 29
Kohlenstoff 25
Kolik 61
Kollagenfasern 58
Kolloide, künstliche 46
kolloidosmotischer Druck 44
Kolon 403, 404
koloniestimulierende Faktoren 244
Koma 192
- exogenes 411
- hepatisches 411
- hyperglykämisches 375
- urämisches 429

Kombinationsverletzungen, thermomechanische 165
Kommissurenbahn 185
Kommunikation 6
Kompakta 90
Kompartment 150
Kompartmentsyndrom 150
Kompensationsmechanismen 436
Komplementaktivierung 69
Komplikation 18
Konduktion 11
Konjunktivitis 228
Konkremente 400
Konkremente, siehe auch Harnsteine
Kontraktilität 6
Kontraktion
- isometrische 103
- isotonische 103
- pathologische 103
- Skelettmuskel 99
Kontusion 97
Kontusionsblutung, intrazerebrale 114
Konvektion 11
Konvergenzreaktion 228
Konzentration 30
Konzentrationsgradient 49
Konzeption 450
Kopf 109
Kopfbein 137
Kopflage 462
Kopfwender 352
Koprostase 407
Korium, siehe Lederhaut
Kornea 224
Korneozyten 156
Körnerschicht 156
Körnerzellschicht 195
Koronararterien 293, 307
koronare Herzkrankheit 293
- medikamentöse Therapie 294
- Rekanalisierung 295
Koronarstenose 293
Korotkow-Töne 319
Körper
- Hauptachsen 2
- Hauptebenen 2
- Organisationsebenen 3
- Richtungsbezeichnungen 2
- Seele 5
Körperhöhlen 7
Körperkerntemperatur 8, 10
Körperkreislauf 297, 307
Körpertemperatur, Alter 483
Körperwasser 41
Kortikalis 60, 90
Kortikosteron 238
Kortisol 238
Kortison 238
Kotransmitter 178
Kotstein 407
Kot, siehe Stuhl
Kotyledonen 453
Krampfadern 306
- klinisches Bild 307
- Pathogenese 307
Krampfanfall, psychogener 188

Krampfleiden 188
kranial 2, 107
Krankheit 9
Krankheitslehre, Grundbegriffe 17
Krankheitsphase 77
Krankheitsverlauf
- Chronifizierung 22
- Defektheilung 22
- Dekompensation 22
- Heilung 22
- Progredienz 22
- Rezidiv 22
Kranznaht 116
Kreatinin 429
Kreatinphosphat 101
Kreislaufinsuffizienz 329
Kreuzband 147
Kreuzbein 120, 122, 139
Kreuzbeinkanal 123
Kreuzbeinlöcher 123
Kreuzgeflecht 206
Kreuzprobe 255
Kronenfortsatz 118
Kropf 237
Krummdarm 395
Kugelgelenk 96
Kupfer 380
- Verwertungsstörung 381
Kurvatur, kleine/große 391
Kußmaul-Atmung 363, 436
Kutschersitz 129
Kyphose 120

L
Labor
- Blutbild, rotes 252
- Blutbild, weißes 257
Labyrinthausfall 231
Labyrinth, knöchernes 229
Lacto-Vegetarier 382
Lacuna vasorum 309
Lagerungsschwindel, paroxysmaler 231
Lagesinn 230
Lähmung 204
- periphere 204
- Querschnitt- 205
- spastische 204
- zentrale 204
Lakat 46
Laktatazidose 30
Laktat 30
Laktazidose 30
Lakt-Azidose 47
Laktazidose 250
Lambdanaht 116
Lamellenknochen 60
Lamina(-ae)
- basalis 445
- cribrosa 111
- functionalis 445
- perpendicularis 111
Langerhans-Inseln 241, 408
Längsachse 2, 106
Lanugobehaarung 467

Lappenbronchien 341, 346
Laryngopharynx 338
Laryngotracheobronchitis 339
Larynx 118, 338
Larynx-Tubus® 365
Larynxmaske 365
Larynxödem 339
Latenzzeit 100
lateral 2, 107
Laxantien, Abhängigkeit 435
LDL-Cholesterin 378
Lebenserwartung, durchschnittliche 477
Lebensmittelinfektion 81
Lebensmittelvergiftung 81
Leber
– Aufbau 408
– Blutversorgung 409
– Eiweißstoffwechsel 412
– Entgiftungsfunktion 410
– Fettstoffwechsel 412
– First-Pass-Effekt 411
– Hauptaufgaben 408
– Kohlenhydratstoffwechsel 412
– Lage 409
– Stoffwechselorgan 412
– Veränderungen im Alter 480
Leberarterie 409
Leber 408
Leberzerfallskoma 411
Lebewesen 6
– Merkmale 6
Lederhaut 157, 224
Leerdarm 395
Leichenstarre 101
Leistenhaut 155
Leistenhernien, kindliche 438
Leitfähigkeit 173
Leitsymptom 487, 500
Leitungswege
– afferente 203
– efferente 202
Lendengeflecht 205
Lendenlordose 120
Lendenwirbelsäule 120, 122
Lesezentrum 187
Leukämie 258, 260
– akute lymphatische 258
– akute myeloische 258
– chronische lymphatische 258
– chronische myeloische 258
Leukopoese 257
Leukozyten 256
– Bildung 257
– Blutbild 257
– Normwerte 257
Leydig-Zwischenzellen 439
Lidhebermuskel 193
Lien 260
Ligamentum
– anulare radii 136
– falciforme 409
Ligamenta vocalia 339
Ligamentum 92
limbisches System 184, 189
Linea terminalis 141
Linksherzinsuffizienz 289, 290

Linksschenkelblock 282
– kardiale Resynchronisationstherapie 290
Linse 227
Linsenkern 189
Lipase 398
Lipid-Doppelschicht 37
Lipidsenker 378
Lippen 388
Lippenbremse 344
Liquor cerebrospinalis 206, 210
Liquorentnahme 209, 210
Liquorräume 211
– innere 210
Lobus
– caudatus 409
– quadratus 409
Longitudinalachse 2, 106
Lordose 120
Low-Dose-Heparinisierung 266
Luftröhre 340
Luftwege 334
Lumbalpunktion 210
Lumbosakralgelenk 123
Lunge 345
– Aufteilung 346
– Blutversorgung 347
– körperliche Untersuchung 347
Lungenarterienembolie 327
Lungenbläschen 354
Lungendurchblutung 355
Lungenembolie 347
– Economy Class Syndrome 348
– Klassifizierungen 347
– Pathophysiologie 348
– Risikofaktoren 347
Lungenentzündung 356
Lungenfell 349
Lungenflügel 345
Lungenfunktion 354
Lungenhilus 346
Lungenkontusion 350
Lungenkreislauf 297, 315, 347
Lungenlappen 346
Lungenödem 357
– interstitielles 290
Lungensegmente 346
Lungenvenen 315
Lungenversagen, akutes 344
Lungenvolumina 353
Lutealphase 445
luteinisierendes Hormon 236, 443
Luxation 95, 97
– habituelle Schultergelenk 132
– Reposition 97
Luxationsfraktur, oberes Sprunggelenk 152
lymphatische Organe 66, 258
lymphatisches System 258
Lymphbahnen 259
Lymphe 258
Lymphgefäße 259
– Bauchraum 387
Lymphkapillaren 259
Lymphknoten 259
– Schwellung 260
Lymphknotenstationen 259

Lymphoblast 257
Lymphödem 259
Lymphogranulomatose 261
Lymphom 260
– malignes 261
Lymphozyten 67, 257
– Blutbild 257
Lysosomen 39
Lysozym 66

M
Macula densa 419
Magen 390
– Abschnitte 390
– Enthaltung 393
– Erkrankungen 393
– Karzinom 395
– Peristaltik 393
– Schleimhaut 391
– Verweilzeiten 393
– Wandaufbau 391
Magen-Darm-Trakt 383
Magengeschwür 394
Magensaft 391
– Regulation 392
Magenschleim 392
Magersucht 379
Magnesium 25
Maisonneuve-Fraktur 152
Majortest 255
Makrogliazelle 171
Makrophagen 67, 257
Maldescensus testis 438
malignes Melanom 156
Malleolengabel 150
Malleolus
– lateralis 149
– medialis 148
Malleus 229
Mallory-Weiss-Syndrom 390
Mamillarkörper 189
Mandelkern 184, 189
Mandibula 117
Mangan 380
Mangelernährung 382
Mantelkante 183
Manubrium sterni 128
Marcumar® 266
Mark, verlängertes 191
– Schädigung der Regelzentren 191
Marknagelosteosynthese 94
Markpyramiden 416
Markscheide 171
Markstrahlen 416
Massenzahl 26
Mastdarm 403, 404
Mastdarmschlagader 405
Materie 25
Maxilla 117
Meatus acusticus 109
Mechanorezeptoren 217, 218
medial 2, 107
median 107
Mediastinum 7
Mediatoren, Entzündung 20

Medikamente
– im Alter 485
– intranasale Applikation 336
Medulla
– oblongata 191
– renalis 416
– spinalis 196
Megakaryozyten 262
Meibom-Drüse 228
Meiose 51
– erste Reifeteilung 52
– zweite Reifeteilung 52
Meissner-Tastkörperchen 157, 218
Mekonium 468
Mekoniumaspirationssyndrom 468
Melanom, malignes 156
Melanozyten 156
Melanozyten-stimulierendes Hormon 236
Melatonin 237
Membran, siehe Zellmembran
– Permeabilität 37
Membrana
– interossea 148
– obturatoria 140
– tectoria 230
– tympani 229
Membranpotenzial 173
Membrantransport-Proteine 37
Memory Cells 67
Menarche 445
Mengenelemente 25, 380
Menière-Krankheit 231
Meningen 206
Meningismus 208
Meningitis 208
Meningoenzephalitis 208
Meningokokken 208
Meniskus 147
Menopause 443, 445
Menstruation 445
Menstruationsbeschwerden 445
Menstruationszyklus 445
– Veränderungen 446
Merkel-Tastscheiben 156, 218
Mesangiumzellen 419
Mesencephalon 191
Mesenterialinfarkt 405
Mesenterium 385
Mesoderm 452
Mesokolon 385, 404
metabolisches Syndrom 377
Metabolismus, siehe Stoffwechsel
Metamyelozyt 257
Metaphase 50
Metaphyse 90
Mikrofilamente 40
Mikrogliazelle 171
Mikrotubuli 40
Mikrozirkulation 322
– Störungen 323
Miktion 431
Milchbrustgang 259, 387
Milchsäure 30, 46
Milien 468
Milieu, inneres 8
Milz, Funktionen 260

Minderdurchblutung 321
Minderperfusion 321
Mineralokortikoide 239
Mineralstoffe 25, 380
Minithorakotomie 350
Minortest 255
Miosis 225, 227
Mitochondrien 39
Mitose 49
– Phasen 49
– Stadien 50
Mitosespindel 50
Mitralklappe 271
Mitralklappeninsuffizienz 274
Mitteldruck, arterieller 317
Mittelfellraum, siehe auch Mediastinum 7
Mittelfuß 153
Mittelhand 137
Mittelhandknochen 137
Mittelhirn 191
Mittelhirndach 191
Mittelohr 229
mittlerer arterieller Druck 115
Mizellen 403
mol 30
Molekül 3
Molekularschicht 195
Molybdän 380
Monarthritis 378
Mondbein 136
Mongolenfleck 468
Monoblast 257
Monozyten, Blutbild 257
Monozyten-Makrophagen-System 57, 67
Mons pubis 447
Morbus
– Addison 240
– Basedow 238
– Crohn 397
– hämolyticus neonatorum 255
– Hodgkin 261
– Menière 231
– Parkinson 180
– Wilson 381
Morgagni-Adams-Stokes-Anfall 286, 312
Morphin, bei Koliken 62
Morula 450
Motilität 6
Motoneuron 99, 204
Motorik, Entwicklung 470
motorische Einheit 100
motorische Endplatte 99, 100, 177
MRSA 80
– Gruppen 80
– Pathophysiologie 80
– Patiententransport 81
– Ursachen 80
Mukosa 383
Müller-Lidheber 228
Multimorbidität 476
Multipara 460
Multi-unit-Typ 105
Mundhöhle 387
Mundrachen 338

Musculus(-i)
– abductor pollicis 139
– detrusor 431
– digastricus 118
– dilatator pupillae 225
– extensor digitorum 138
– flexor digitorum 138
– flexor pollicis 138
– geniohyoideus 118
– intercostales 351, 352
– interossei 139
– levator palpebrae 228
– levator scapulae 133
– mylohyoideus 118
– opponens digiti minimi 139
– opponens pollicis 139
– orbicularis oculi 228
– pectoralis 352
– pectoralis minor 133
– popliteus 147
– rhomboideus 133
– scaleni 352
– serrati 352
– serratus anterior 133
– sphincter ani 404
– sphincter Oddi 398, 399
– sphinkter pupillae 225
– stapedius 229
– sternocleidomastoideus 352
– stylohyoideus 118
– subclavius 133
– tarsalis 228
– tensor tympani 229
– trapezius 133
Muskel
– Ansatz 97
– Training 102
– Ursprung 97
Muskelarbeit
– andauernde 101
– kurzzeitige 101
Muskelbauch 97
Muskelfaser 62
– Aufbau 99
Muskelfaszie 62, 98
Muskelgewebe 61, 97
– Aufbau 98
– glattes 61, 104
– Herzmuskulatur 62
– quer gestreiftes 62
Muskelkontraktion 99
– Formen 102
Muskelpumpe 306
Muskelrelaxanzien 100, 178
Muskelspindeln 199
Muskeltonus 103
Muskularis 383
Muskulatur
– Mann/Frau 97
– mimische 119
– Muskelgewebe 97
– Skelettmuskel 97
Mutterpass 463
Mutterschutz 457
Myasthenia gravis 179
Mycobacterium tuberculosis 82

Mydriasis 225, 227
Myelin 171
Myeloblast 257
Myelom, multiples 261
Myofibrillen 61, 99
Myofilamente 99
Myoglobin 62, 99, 102
Myokard 104, 274, 276
Myokardinfarkt 294, 295
Myokarditis 276
Myoklonie 188
Myometrium 445
Myosin 61, 99
Myxödem 238

N
Nabelarterien 456
Nabelschnur 455
Nabelschnurumschlingung 455
Nabelschnurvorfall, Pathophysiologie 462
Nabelvene 455
Nachgeburtsphase 461
Nachlast 288
Nachwehen 461
Nackensteifigkeit 208
Nadeldekompression 350
Nadelstichverletzung 86
NADH 31
Naegele-Regel 467
Nägel 159
Nagelbettprobe 159
Nährstoffe, Energiegehalt 373
Nahrungspassage 389
Naloxon 221
Narbe 21
Nase 334
– Aufbau 334
– Funktion 335
– Knochen 117
Nasenbein 117
Nasenbluten 308, 335, 336
Nasenhöhle 335
– Funktionen 335
– Schleimhautregionen 336
Nasenmuschel 111, 117
Nasennebenhöhlen 117, 337
– Entzündung 337
Nasenrachen 337
Nasenscheidewand 117
Nasopharynx 337
Natrium 25, 380
Natriumhaushalt 435
Natrium-Ionenkanäle 174
Natrium-Kalium-Pumpe 49, 173
natriuretisches Atriumpeptid 242
natürliche Killerzellen 67
Nebenhoden 440
Nebenhodenentzündung, akute 441
Nebenhodengang 440
Nebenniere, Hormone 238
Nebennierenmark 240
Nebennierenrinde 238
Nebenschlussgefäße 316
Neisseria meningitidis 208
Nekrose 18
Nekrosezone 161

Neonatalperiode 465
Nephrolithiasis 62, 430
Nephrologie 416
Nephron 418
Nephropathie, diabetische 376
Nervenfaser 172
– motorische 172
– sensorische 172
Nervengeflechte 203
Nervengewebe 63, 169
– Strukturerkrankungen 172
Nervenläsion 172
Nervensignal 234
– Fortleitung 176
Nervensystem 168
– Aufgaben 168
– autonomes 169
– Funktionen 182
– peripheres 168, 205
– vegetatives 169, 201
– Verletzungen 172
– willkürliches 168
– zentrales 168
Nervenzelle, Neuron 169
Nervus(-i)
– abducens 193
– accessorius 195
– facialis 194
– femoralis 206
– intercostales 205
– ischiadicus 206
– mandibularis 194
– maxillaris 194
– mentalis 118
– oculomotorius 193
– olfactorius 111, 192
– ophthalmicus 194
– opticus 193
– peroneus 206
– phrenicus 127, 205
– radialis 205
– recurrens 340
– tibialis 206
– trigeminus 194
– trochlearis 193
– ulnaris 205
– vagus 195, 288
– vestibulocochlearis 195, 230
Netzhaut 226
Netzhautablösung 227
Neugeborenenakne 468
Neugeborenenexanthem 468
Neugeborenenikterus 412
Neugeborenenperiode 465, 469
Neugeborenes 465, 471
– Definition 467
– Frühgeborenes 468
– Gewicht 467
– harmlose Auffälligkeiten 468
– Hautschuppung 468
– Primitivreflexe 466
– Reifebeurteilung 467
– Schwangerschaftsreaktionen 468
– übertragenes 468
– Untersuchung 466
Neuner-Regel nach Wallace 162

Neurapraxie 172
Neurocranium 109
Neurodermitis 159
Neurofibrillen 170
neurogener Schock 331
– klinisches Bild 331
– Pathophysiologie 331
– Trauma 331
– Ursachen 331
Neuroglia 63
Neurohormone 234
Neurohypophyse 190
neurokardiogene Synkope 312
– Ätiologie 312
– Pathophysiologie 314
– Symptome 314
Neuromodulation 178
Neuron 63, 169
– Aufbau 170
– Einteilung 170
– Funktion 173
– motorisches 99
– Synapse 177
Neuropathia vestibularis 231
Neuropeptide 182, 234
Neurosekretion 190
Neurotmesis 172
Neurotransmitter 177, 234
– Depression 180
– Eigenschaften 178
– Hormonwirkung 203
– klinisch relevante 178
– Synthese 178
– wichtigste 178
Neutralfette 378, 403, 412
Neutronen 25
nichtsteroidale Antiphlogistika 221
– Acetysalicylsäure 221
– Arylessigsäurederivate 221
– Arylpropionsäurederivate 221
– Indolessigsäurederivate 221
Nichttetanisierbarkeit 281, 282
Nickelallergie 76
Nidation 450, 451
Nieren 415, 416
– Aufgaben 415
– Autoregulation 420
– Blutversorgung 417
– Funktion 419
– Gestalt 416
– Glomerulum 417
– innerer Aufbau 416
– Rückresorption 420
– Sammelrohr 419
– Tubulusapparat 418, 420
– Venen 418
– Veränderungen im Alter 481
Nierenarterie 309, 417
Nierenbecken 416, 430
Nierenbeckenentzündung 422
Nierenersatztherapieverfahren 428
– Hämodiafiltration 429
– Hämodialyse 428
– Hämofiltration 429
– Heimhämodialyse 429
Nierenhilum 416

Niereninsuffizienz 425
– Störungen der Stickstoffausscheidung 427
– Störungen des Wasser-, Elektrolyt- und Protonenhaushalts 426
– Störungen hormoneller Funktionen 427
Niereninsuffizienz, chronische 426
– Pathophysiologie 426
– Stadieneinteilung 426
– Ursachen 426
Nierenkapsel 416
Nierenkelch 417
Nierenkolik 62, 430
Nierenkörperchen 417
– Funktionsmodell 418
Nierenmark 416
– Blutversorgung 417
Nierenpapillen 416
Nierenrinde 416
Nierensteine 62, 430
Nierenvene 418
Nierenversagen, akutes 420
– Pathophysiologie 428
– RIFLE-Kriterien 427
– Ursachen 427
Nikotinamid-Adenin-Dinukleotid, NAD 31
Nissl-Schollen 170
Nitrate, Herzinsuffizienz 292
Non-Hodgkin-Lymphom 260, 261
Noradrenalin 179, 240
Normalflora 66
Normalgewicht
– BMI 379
– nach Broca 378
nosokomiale infektion 336
Notfall
– hyperthermischer 13
– hypothermischer 15
Nozizeptoren 218
NSA (nichtsteroidale Antiphlogistika) 221
NSTEMI 295
Nucleus(i)
– caudatus 189
– lentiformis 189
– paraventiculares 190, 235
– pulposus 123
– ruber 191
– supraoptici 235
– supraopticus 190
Nucleus-pulposus-Prolaps 197
Nuklear-Sol 38
Nukleinsäuren, Resorption 403
Nukleolus 38
Nukleus, *siehe* Zellkern
Nykturie 481
Nystagmus, Prüfungen 231

O

Oberarm 133
Oberarmknochen 133
Oberarmvene 312
Oberflächenepithel 54
Oberflächenfaktor 345
Oberflächenschmerz 219
Oberhaut 155

Oberkieferknochen 117
Oberkiefernerv 194
Oberlidheber 228
Oberschenkel
– Knochen 143
– Muskulatur 146
Oberschenkelschaft 143
– Fraktur 146
Oberschenkelvene 312
Obstipation 381
obstruktiver Schock, Pathophysiologie 327
Ödeme 19, 305
– kardiale 290
Ohr 229
Ohrenschmalz 229
Ohrenspiegelung 229
Ohrtrompete 337
Olekranon 134, 135
Oligodendrozyt 171
Oligurie 420, 427
Omega-3-Fettsäuren 383
Oogenese 443
Oozyte 443
Open-Book-Fraktur 93, 142
Opiate 221
Opioide 221
Opioidrezeptoren 221
OPQRST 493
– Fallbeispiel 499
– Onset 493
– Palliation, Provocation 493
– Quality 493
– Region, Radiation 493
– Severity 494
– Time 494
Opsonierung 67, 69
Ordnungszahl 26
Organ 4
– lymphatisches 66
Organdurchblutung 11
– Sicherung 315
Organelle 3
Organellen 36, 37
Organfunktionen, Abnahme im Alter 481
Organlandkarte 200
Organogenese 449
Organsystem 4, 5
Oropharynx 338
ORSA, Ursachen 80
Orthopädie 89
orthostatische Synkope 314
– Ätiologie 314
– Pathophysiologie 314
– Symptome 314
Os(-sa)
– capitatum 137
– coccygis 123
– coxae 139
– cuboideum 151
– cuneiformia 151
– ethmoidale 111
– frontale 109
– hamatum 137
– hyoideum 118
– ilium 139
– ischii 139

– lunatum 136
– metatarsalia 153
– naviculare 151
– occipitale 109
– palatinum 117
– parietalia 109
– pisiforme 136
– pubis 139, 140
– sacrum 122, 139
– scaphoideum 136
– sphenoidale 111
– temporalia 109
– trapezium 137
– trapezoideum 137
– triquetrum 136
– zygomaticum 109, 117
Osmolarität, Plasma 43
Osmoregulation 433
Osmose 43
osmotischer Druck 43
Ösophagus 388
– Engstellen 389
– Inkarzeration 389
– Nahrungspassage 389
– Varizen 311
– Verlauf 388
Osteoblasten 91
Osteoklasten 91
Osteon 60
Osteoporose 427, 479
Osteosynthese 94
Osteosyntheseverfahren 94
Osteozyten 59, 91
Östrogen 443
Otolithen 231
Otoskopie 229
Ovar 442
Ovolacto-Vegetarier 382
Ovulation 443
Ovum 443, 450
Oxidation 34
Oxygenierung 354
Oxytocin 190, 236
– Medikament 236

P

Palatum durum 117
Palliativmedizin 476
palmar 107
Palmaraponeurose 138
Palpebrae 228
Palpitationen 287
Pankreas 398, 407
– Enzyme 398
– Lage und Aufbau 407
Pankreasinsuffizienz 408
Pankreassaft 398
Pankreatitis
– akute 408
– chronische 408
Papilla
– duodeni major 399, 408
– Vateri 396
Paracetamol 221
parakrine Hormonwirkung 234
Paralyse 204

Paraparese 127
Paraphimose, Pathophysiologie 441
Paraplegie 127, 205
Parasiten, Abwehr 70
Parasympathikus 201
– Funktionen 202, 203
– Herz 288
– peripherer 203
Parathion 179
Paratyphus 82
Parenchym 4, 53
Parenchymzerreißung 114
Parese 204
Parkinson-Syndrom
– Formen 180
– Pathophysiologie 181
– Symptomtrias 181
– Ursachen 180
Parkland-Baxter-Formel 161, 162
Pars alveolaris 118
Partialdruck 356
Passivimmunisierung 70
Patchtest 76
Patella 147
Patellarsehne 147
Patellarsehnenreflex 198
Paukenhöhle 229
Paukentreppe 230
PECH-Regel 97
PEEP-Anwendung 367
Pelvis 139
Pendelurin 423
Penis 440
Penisschwellkörper 440
Penumbra-Konzept 215
Pepsin 392
Pepsinogen 392
Perforansvenen 306
Perfusion 355
Perfusionsdruck, zerebraler 115
Perichondrium 59
Perikard 276
Perikarderguss 277
Perikarditis 276, 277
Perikardtamponade 277, 327
Perilymphe 229
Perimetrium 445
Perimysium 98
Periost 60, 90
peripher 107
peripheres Nervensystem 205, 206
Peristaltik 383, 389
Peritonealhöhle 8
Peritoneum 8, 384, 445
– parietale 385
– viscerale 385
Peritonitis 385
– akute 385
– bakterielle 311
– circumscripta 385
– libera 385
Perkussion, Lunge 347
Permeabilität, selektive 37
Peroxysomen 39
Persönlichkeit, Veränderungen im Alter 484
Pertussis 340

Pes 151
Petechien 209, 267
Peyer-Plaques 396
Pfeilgift 178
Pfeilnaht 116
Pflugscharbein 117
Pfortader 310, 386, 409, 410
Pfortadersystem 310
– Druckerhöhung 311
Pförtner 390
Pfötchenstellung 364
Phagozyten 67
Phagozytose 57
Phalangen 137
Phantomschmerz 220
Pharmakokinetik, im Alter 485
Pharynx 337, 388
Phimose 441
Phlebothrombose 264, 307
Phlegmone 21
Phosphatpuffer 30
Phosphor 25
Phosphorylierung, oxidative 32
Photorezeptoren 217
pH-Wert 8, 29
– Bestimmung 249
– Blut 436
– Magen 392
– physiologischer 249
pH-Wert-Veränderungen 249
– Folgen 250
– Kompensationsmechanismen 250
– Ursachen 250
Physiotherapie 18
Pia mater 206, 207
Pigmentepithel 226
Pilzinfektionen 87
Placenta praevia, Formen 458
plantar 107
Planzentalösung, vorzeitige 457
Plaque 300
Plasma 243, 245
– Osmolarität 43
– Proteine 246
Plasmawasser 433
Plasmazellen 257
Plasmozytom 261
Plattenepithel 56
Plattenosteosynthese 94
Plattfuß 153
Plazenta
– Aufgaben 453
– Blutversorgung 453
– Entwicklung 452
– Hormonproduktion 454
Plazentaschranke 454
Plazentation 452
Plegie 204
Pleura 349
Pleuraerguss 351
Pleurahöhlen 7
Pleurapunktion 351
Pleuraspalt, Unterdruck 349
Pleuritis 351

Plexus 203
– brachialis 205
– cervicalis 205
– choroidei 210
– lumbalis 205
– pudendus 206
– sacralis 206
Plicae
– vestibulares 339
– vocales 339
Pneumonie 344
Pneumothorax, Formen 349
Podozyten 418
poikilotherm 9
Poliomyelitis 204
Polkörperchen 443
Pollakisurie 432
Polydipsie 236, 375, 421
Polyneuropathie 172
– diabetische 173, 376
Polypen 338
Polypharmakotherapie 476
Polyradikulitis 205
Polyurie 236, 375, 421
Pons 191
Porta hepatis 409
Portio 444
Porus acusticus internus 109
posterior 2, 107
Postexpositionsprophylaxe 86
Postmenopause 443, 445
Potenzial, elektrisches 173
Präeklampsie 459
– Pathophysiologie 459
– Ursachen 459
Praeputium 440
Präkoma 192
Prednisolon 239
Preload 288
Presbyakusis 230
Presbyopie 482
Pressorezeptoren 317
Pressorezeptorenreflex 318
Prick-Test 76
Primärfollikel 443
Primärharn 417, 420
Primary Survey 489
Primipara 460
Prionen 86
Prionenkrankheiten 86
– BSE 87
– Pathophysiologie 86
– Scrapie 87
– Traberkrankheit 87
– Ursachen 86
PRISCUS-Liste 486
Proaccelerin 263
Processus
– accessorii 122
– alveolaris 117
– articularis 121
– condylaris 118
– coracoideus 131
– coronoideus 118, 135
– costarius 122
– mastoideus 109

– palatinus 117
– spinosus 121
– styloideus 109
– transversus 121
– vaginalis testis 438
– xiphoideus 129
– zygomaticus 117
Proconvertin 263
Produkt 33
Proerythroblast 246
Progesteron 443
Prognose 18
Progredienz 23
Projektionsbahn 185
Prolactin-Inhibiting Hormone 235
Prolactin-Releasing Hormone 235
Prolaktin 236
Proliferation 22
Proliferationsphase 445
Prolymphozyt 257
Promonozyt 257
Promontorium 122
Promyelozyt 257
Pronation 136
Prophase 50
Prophylaxe 18
– Dekubitus 160
Prostaglandine 20, 242
Prostata 437
Proteinpuffer 30
Proteoglykane 57
Prothrombin 263
Protonen 25
Protonenpumpe 391
Protonenpumpenhemmer 394
Protuberantia occipitalis externa 110
proximal 2, 107
Pseudokrupp 339
Psyche 5
Psychopharmaka, Schmerztherapie 223
Psychosen 188
– Benzodiazepine 189
Psychosomatik 5
Psychotherapie 18
Ptyalin 402
Pubertät 469, 472
Puffer 29
Pulmonalklappe 272
Pulpa 260
Puls-CO/MetHb-Oxymeter 359
Pulsdruck 319
Pulskontrolle, Kriterien 310
pulslose elektrische Aktivität 326
Pulsmessung, Methoden 310
Pulsoxymetrie 360
Pupille 225
– Seitendifferenz 226
Pupillenfunktion 113
Pupillenreflex 227
– Prüfung 226
Purkinje-Fasern 281
Purkinje-Zellen 195
Putamen 189
Pyelonephritis 422
– akute 422
– chronische 423

– emphysematöse 423
– Erreger 423
– Pathophysiologie 423
– Symptome 423
– Ursachen 423
– xanthogranulomatöse 423
Pylorus 390
Pyramiden 191
Pyramidenbahn 186
– Verlauf 185
Pyramidenbahnzeichen 199
Pyramidenseitenstrangbahn 186
Pyramidenvorderstrangbahn 186
Pyrogene 12, 21
Pyruvat 30

Q

Querachse 2, 106
Querbrückenzyklus 100
Querfortsatz 121
Querschnittlähmung 127, 205
– Versorgung 127
Quincke-Ödem 339

R

Rabenschnabelfortsatz 131
Rachen 337, 388
Rachenmandel 337
Radgelenk 96
radial 107
Radioallergosorbent-Test 76
Radioulnargelenk 96, 134, 135
Radius 135
Radiusfraktur 136
Radiusköpfchen 135
Rami mandibulae 118
Ramus
– communicans albus 203
– communicans griseus 203
Ranvier-Schnürringe 171
Rauch 164
Rauchgasinhalation 359
R-auf-T-Phänomen 286
Rautenmuskel 133
Reaktion
– anabole 27, 33
– chemische 26
– katabole 27, 33
Recapping 86
Rechtsherzinsuffizienz 289, 311
Rekurrensparese 340
Reduktion 34
Reflexbogen 198
– Eigenreflex 199
– Schema 199
Reflexe 198
– Eigenreflex 198
– Fremdreflex 199
– kutiviszerale 201
– monosynaptische 199
– pathologische 199
– Prüfung 199
– vegetative 200
– viszerokutane 200
– viszerosomatische 200
– viszeroviszerale 200

Reflexzentren 191
Reflux, vesikoureteraler 430
Refraktärperiode 175
Refraktärphase, absolute 281
Refraktärzeit 101
Regelblutung 445
Regelkreis 9, 198
– physiologischer 9
– Temperaturregulation 11
– Versagen 9
Regenbogenhaut 224, 225
Regulation 8
Reibetest 76
Reifeteilung
– erste 52
– zweite 52
Reifezeichen 467
Reisekrankheit 231
Reissner-Membran 230
Reiz
– adäquater/inadäquater 218
– Leitung 218
– Verarbeitung 218
Reizhusten 340
Rekapillisierungstest 159
Rekombination 52
Rektum 403, 404
Releasing-Hormon 190, 235
Renin 242, 423
Renin-Angiotensin-Aldosteron-System 420, 424
– ACE-Hemmer 291, 424
– Angiotensin-II-Rezeptor-Antagonisten 291, 425
– Hemmstoffe 291, 424
Renin-Angiotensin-System 318
Repolarisation 174
Reposition 93
– Analgesie 94
– Luxation 97
Reproduktion 7
Reservealveolen 342
Reservevolumen
– exspiratorisches 353
– inspiratorisches 353
Residualkapazität, funktionelle 354
Residualvolumen 353
Resistenzprüfung, Antibiotika 83
Resorption 383, 401
– Eiweiße 402
– Elektrolyte 403
– Fette 403
– Kohlenhydrate 402
– Nukleinsäuren 403
– Vitamine 403
Respirationstrakt 334
Respiratory Distress Syndrome 345
Restitutio ad integrum 22
Resynchronisationstherapie, kardiale 282, 290
Rete testis 439, 440
Rete mirabile 417
retikuläre Fasern 58

Retikulozyten 246
Retikulum, endoplasmatisches 39
Retina 226
Retinaculum
– extensorum 138
– flexorum 138
Retinopathie, diabetische 376
retroperitoneal 8
Retroperitonealraum 384
Rezeptor 9, 168, 177, 217
– Arten 217
Rezidiv 22
Rhabdomyolyse 102, 151
Rhesussystem 254
Rhesusunverträglichkeit 254
Ribosomen 39
Richtungsbezeichnungen 106
Riechfelder 223
Riechnerv 111, 192
Riechschleimhaut 335
RIFLE-Kriterien 427
Rigor 103, 181
– mortis 101
Rindenblindheit 187
Rindenfelder 183, 185
– primäre motorische 185
– primäre sensorische 187
– sekundäre motorische 186
– sekundäre sensorische 187
– Sinnesorgane 187
Rinderwahnsinn 87
Ringer-Laktat-Lösung 45, 46
Ringer-Lösung 45, 47
Ringknorpel 338
Rippen 128
– Frakturen 130
Rippenbogen 128
Rippenfell 349
Rippenfortsatz 122
Rippenfraktur 130
Rippenserienfraktur 131
Röhrenknochen, Aufbau 90
Rollhügel 143
Rosenthal-Faktor 263
r–tPA 267
Rückenmark 196, 197
– Arterien 212
– Funktionsfelder 198
– graue und weiße Substanz 197
– Schaltzentrum 196
– Segmente 196
Rückenmarkshäute 207
Rückenmarksreflexe 196
Rückenschule 124
Rückkoppelung 9
Ruhepotenzial 173
Ruhetremor 181
Rundrücken 124

S

Sägezahnmuskel 133, 352
Sagittalachse 2, 106
Sagittalebene 2
Sakralkyphose 120
Sakroiliakalgelenk 123, 139
Salmonellen 82

Salpingitis 443
saltatorische Erregungsleitung 172
Salze 380
Salzsäure (Magen) 391
Samenbläschen 437
Samenkanälchen 439
Samenleiter 440
Samenstrang 438
Samenwege 438
– ableitende 439
Samenzellen 439, 450
Sammelrohr 419
SAMPLER 491
– Allergies 491
– Events 493
– Fallbeispiel 499
– Last Meal 493
– Medication 491
– Past Medical History 491
– Risc Factors 493
– Signs and Symptoms 491
Saprobionten 88
Sarkolemm 99
Sarkomer 99
Sarkoplasma 99
Sartane 291, 425
Sattelgelenk 96
Sauerstoff 25
Sauerstoffbindungskurve 248
Sauerstoffpartialdruck 356, 360
Sauerstoffsättigung 248, 356
Sauerstoffschuld 102
Sauerstofftherapie, hyperbare 359
Sauerstofftransport 356
Sauerstoffversorgung 159
Säugling
– Beurteilung Wasserhaushalt 117
– Nasenatmer 370
Säuglingsalter 469
Säure 28
Säure-Basen-Haushalt 436
– Puffersysteme 436
– Störungen 249
Säure-Basen-Status 363
Säureschutzmantel 159
Scala tympani 230
Scala vestibuli 229
Scapula 132
– alata 133
Scene
– Safety, Situation 488
Scene, safety, situation
– Fallbeispiel 498
Schädel 109
Schädelbasis 109, 111
– äußere 112
– Fraktur 113
– innere 111
Schädelbasisarterie 212
Schädelbasisfraktur 113
Schädelgrube 111
Schädel-Hirn-Trauma
– Definition 112
– geschlossenes 113
– Glasgow Coma Scale 113
– Immobilisierung HWS 113

– offenes 113
– Primär- und Sekundärschaden 114
– Versorgung 113
Schädelhöhle 7
Schädelkalotte 109
Schädellage 462
Schädelnähte 116
Schädelprellung 112
Schalenkern 189
Schalltrauma 230
Schambein 139, 140
Schambeinfuge 139, 140
Schambeinhöcker 140
Schamberg 447
Schamgeflecht 206
Schamlippen 447
Scharniergelenk 96
Schau-Kind 471
Scheide 447
Scheidenvorhof 447
Scheidenwand 447
Scheitelbein 109
Scheitel-Hinterhauptsfurche 183
Scheitellappen 183
Schenkelhalsfraktur 143
Schenkelnerv 206
Schertrauma, diffuses axonales 115
Schienbein 148
Schienbeinnerven 206
Schienbeinschlagader 310
Schilddrüse 237
– Erkrankungen 237
– Hormone 237
– Karzinom 237
Schildknorpel 338
Schimmelpilze 88
Schizophrenie 181
– Therapie 181
– Ursache 181
Schlacken, *siehe* Ballaststoffe
Schläfenbein 109
Schläfenlappen 183
Schlaganfall 213
– Diagnostik 215
– hämorrhagischer 213
– ischämischer 215
– Symptome 215
Schlagfrequenz 287
Schlagvolumen 115, 287
Schleifendiuretika 422
Schlemm-Kanal 224
Schließmuskel
– Blase 431
– Darm 404
Schlitzmembran 418
Schlund 337, 388
Schlüsselbein 131
Schlüsselbeinschlagader 308
Schlüsselbeinvene 312
Schlüssel-Schloss-Prinzip 69
Schmerz
– akuter 220
– chronischer 220
– Entstehung 219
– neurogener 220

– psychogener 220
– Rezeptoren 219
– somatischer 219
– subjektive Empfindung 220
– Therapie 220
– Typen 219
– viszeraler 220
Schmerzrezeptoren 219
Schmerztherapie 220
Schmierblutungen 448
Schmierinfektion 78
Schnappatmung 363
Schnecke 229
Schnupfen 336
Schock 321
– allergischer 74
– anaphylaktischer 74, 327
– distributiver 127, 327, 329, 331
– Formen 321
– hypovolämischer 321
– kardiogener 292, 327
– neurogener 127, 331
– obstruktiver 327
– septischer 77, 329
– Sludge-Phänomen 325
– spinaler 172, 331
Schockniere 420
Schraubenosteosynthese 94
Schrittmachertherapie 285
Schulkindalter 469
Schulterblatt 132
Schulterblattgräte 132
Schulterblattheber 133
Schultergelenk, Luxation 132
Schultergelenkpfanne 132
Schultergürtel 131
– Muskulatur 132
Schuppennaht 116
Schütteltrauma-Syndrom 474
Schutzbarrieren, äußere 66
Schutzimpfung, *siehe* Impfung
Schwammknochen 60
Schwangerschaft 456
– Dauer 456
– drittes Trimenon 457
– Embryonalphase 452
– erstes Trimenon 456
– Fetalperiode 455
– Geburt 459
– Gewichtszunahme 457
– Nachgeburt 461
– Trimenon 456
– zweites Trimenon 457
Schwangerschaftsdauer, Berechnung 449
Schwangerschaftserkrankungen, hypertensive 459
Schwangerschaftsstreifen 457
Schwann-Zellen 171
Schwefel 25
Schweifkern 189
Schweiß 159
Schweißdrüsen 159
Schwertfortsatz 129
Schwindel 484
Scrapie 87

Scratch-Test 76
Secondary Survey 490
Sectio caesarea 461
Seele, *siehe* Psyche
Seelenblindheit 187
Segelklappen 271
Segmentbronchien 341
Sehnen 92
Sehnenscheiden 138
Sehnerv 193
Sehnervenkanal 111
Sehrinde 187
Sehschärfe 227
Sehsinn, Veränderungen im Alter 482
Sehzentrum 187
Seitenfontanelle 117
Seitenhorn 198
Sekret 57
Sekretin 242
Sekretionsphase 445
Sekundärfollikel 443
Sekundärharn 420
Selen 380
Sella turcica 111, 112
Semipermeabilität 37
Sensibilität 217
– Haut 218
Sepsis 77
– Brandverletzung 161
septische Patienten 209
septischer Schock 329
– Antibiotikatherapie 330
– Auslöser 330
– hyperdynames Stadium 330
– hypodynames Stadium 330
– klinisches Bild 330
Septum
– cardiale 270
– interatriale 270
– interventriculare 270
Serosa 384
Serotonin 178, 180, 242
Sertoli-Stützzellen 439
Serum 243
Sesambein 90
Sexualität, im Alter 482
Shaken Baby Syndrome 474
Shunt 270
Sichelzellanämie 247
Sichelzellkrise 247
Sicherheit 488
Siebbein 111
Siebbeinhöhle 111, 117
Siebbeinplatte 335
Siebbeinzellen 111, 337
Siebplatte 111
Sigma 404
Signalleitung 176
Single-unit-Typ 105
sinister 2
Sinnesmodalität 218
Sinnesorgane 6, 217
– im Alter 482
– Rindenfelder 187
Sinnesqualität 218

Sinus 207, 213, 260
– coronarius 273, 312
– ethmoidalis 111
– frontalis 109, 117, 337
– maxillaris 117, 337
– paranasales 117
– sphenoidalis 111, 117, 337
Sinusitis 337
Sinusknoten 281
Sinusthrombose 213
Sinusvenenthrombose 265
SIRS, Pathophysiologie 330
Situation 488
Sitzbein 139, 140
Skelett 108
– Funktionen 90
Skelettmuskel 62, 97
– Aufbau 98
– Blutversorgung 98
– Kontraktion 99, 102
– Mechanik 97
– Nerven 98
– Stoffwechsel 101
Skelettmuskulatur, Übersicht 109
Skelettsystem 89
Sklera 224
Sklerenikterus 411
Sklerose 19
Skoliose 124
Skrotum 438
– akutes 440
Slow-Virus-Infektion 84
Sludge-Phänomen 325
Small-for-date-Kind 468
Sollwert 9
Soma 63
Somatostatin 241, 242, 408
Somnolenz 192
Sonderdiäten 379
Sonnenstich 15
Sopor 192
Spalt, synaptischer 177
spanischer Kragen 441
Spannungspneumothorax 327, 349
Spasmus 103
Spätabort 458
Speiche 135
Speichelsekretionsreflex 200
Speichenschlagader 308
Speichenvenen 312
Speicherfett 58
Speiseröhre 388
– Engstellen 389
– Verlauf 388
Sperma 439
Spermien 439
Spermium 450
S-Phase 51
Spina
– iliaca 140
– ischiadica 140
– scapulae 132
Spinalganglion 197

Spinalkanal 121
Spinalnerven 120, 196, 197
– Äste 205
Spinalnervenplexus 205
Spinnwebenhaut 207
Spirometrie 354
Splen 260
Spongiosa 60, 90
Spotting 447
Spritzkanal 440
Sprosspilze 88
Sprungbein 151
Sprunggelenk 150
– Fraktur 152
– oberes 150, 151
– unteres 152
Sprunggelenkfraktur 152
– Auftreten 152
– Klassifizierung 152
– Luxationsfraktur 152
Spurenelemente 25, 380
– essenzielle 380
– Mangel 381
– schädliche 381
Sputum 340
SSS (Scene Safety, Situation) 488
Stachelzellschicht 156
Stammganglien 189
Ständige Impfkommission am Robert-Koch-Institut 72
Stapes 229
Staphylococcus aureus 79
– Methicillin- bzw. Oxacillin-resistente 80
Staphylokokken 79
Staroperation 227
Stase 264, 324
Stasezone 161
Statine 294
Status asthmaticus 327
Status epilepticus 188
Staubinfektion 78
Stauchung 127
Steigbügel 229
Steißbein 120, 123
Stellglieder 9
Stellknorpel 338
STEMI 296
Stenokardie 294
Stent 295
Sterilisation 78
Sterkobilin 411
Sternum 128
Sternzellen 195
Steroiddiabetes 238
Stickstoff 25
Stimmbänder 338, 339
Stimmbandlähmung 340
Stimmfalten 339
Stimmritze 340
Stirnbein 109
Stirnfontanelle 117
Stirnhöhlen 109, 117, 337
Stirnlappen 183
Stirnnaht 116
Stoffaustausch 41
Stoffmenge 30

Stofftransport 41
Stoffwechsel 6, 25, 372
Storchenbiss 468
Stratum
– basale 156
– corneum 156
– granulosum 156
– lucidum 156
– reticulare 157
– spinosum 156
Streifenkörper 184, 189
Streptococcus pneumoniae 344
Streptokinase 267
Streptokokken 81
Stresshormone 241
Stressreaktion, Reaktionsketten 240
Striae 457
Stroke 213
Stroke Unit 215
Stroma 4, 53
Stromfluss, elektrotonischer 176
Stromunfall 165
Strömungswiderstand 315
Struma 237
Stuart-Prower-Faktor 263
Stuhl 407
Stuhlentleerung 406
Stützgewebe 57
Subarachnoidalblutung 210
Subarachnoidalraum 206, 208
Subduralhämatom 210
Subduralraum 207
Subileus 407
Subkutis, *siehe* Unterhaut
Submukosa 383
Substantia nigra 191
Substanz P 219
Substrat 33
Sudden Infant Death Syndrome 473
Summation, zeitliche 103
superior 2, 107
Supination 136
Surfactant, Compliance 345
Sutura(-ae) 116
– coronalis 116
– frontalis 116
– lambdoidea 116
– sagittalis 116
– squamosa 116
Sympathikus 201
– Funktionen 202, 203
– Herz 288
– peripherer 203
Symphyse 139, 140
Symptom 17
Synapse 63, 170, 176
– Aufbau 176
synaptischer Spalt 177
Synarthrosen 95
Synchondrosen 95
Syndesmosen 95
Synergist 98
Synkope 285, 312
– neurokardiogene 312
– orthostatische 314
– vasovagale 312

Synostosen 95
Synovialmembran 95
Synthese 27
Synzytiotrophoblast 451
Systemic Inflammatory Response Syndrome 14, 161
Systemic Inflammatory Response Syndrome, *siehe auch* SIRS
Systole 277
Systolikum 280

T
Tachykardie 310
Talgdrüsen 158
Talus 151
Tarsusmuskel 228
Taschenfalten 339
Taschenklappen 272
– Venen 306
Taschenmesserphänomen 103
Tastsinn 218
Tawara-Schenkel 281
Tbc, *siehe* Tuberkulose
Teerstuhl 395
Teilhirntod 192
Telencephalon 183
Telophase 50
Temperaturregulation 9, 11
Tentorium cerebelli 207
Terminalschlaf 188
Terminologie, medizinische 2
Tertiärfollikel 443
Testes 438
Tetanus 103
Tetrade 52
Tetraparese 127
Tetraplegie 127, 205
Thalamus 190
Theca folliculi 443
Thenar 139
Therapie 18
Thermoregulation 10
Thermorezeptoren 11, 217, 219
Thorax 128
– Trauma 129
Thoraxdrainage 350
Thoraxtrauma, Vorgehen 129
Thrombolyse 266
– therapeutische 267
Thrombophlebitis 307
– Ätiologie 307
– Pathophysiologie 307
– Risikofaktoren 307
– Symptome 307
Thrombopoetin 244
Thrombose 264
– arterielle 265
– Sinusvenen- 265
Thrombozyten 262
– Adhäsion 262
– Aggregation 262
– Bildung 262
Thrombozytenaggregation 325
Thrombozytenaggregationshemmer 294
Thrombozytenkonzentrat 255
Thrombozytenpfropf 262

Thrombozytenstörungen 267
Thrombozytensturz 325
Thrombozytopathie 267
Thrombozytopenie 262, 267, 325
Thrombozytopoese 262
Thrombozytose 262
Thrombus 287, 300
Thymopoetin 242
Thymosin 242
Thymus 260
Thymusfaktoren 242
Thyreoidea-stimulierendes Hormon 236
Thyreotropin-Releasing Hormone 235
Tibia 147
Tibiafraktur 150
Tick 104
Tiefenschmerz 219
Tiefensensibilität 196
Tiffeneau-Test 354
Tight Junctions 55
Tine-Test 82
Tinnitus 230
T-Lymphozyten 257
Todd-Parese 188
Tonsilla
– palatina 338
– pharyngea 337
Totalkapazität 354
Totenstarre 101
Totraum
– alveolarer 353
– anatomischer 353
Totraumventilation 354
Tourniquet 490
Toxoide 70
Trabekel 273
Traberkrankheit 87
Trachea 340
Trachealkanüle 365
Traktionsschiene, Kontraindikationen 146
Tränenbein 117
Tränennasengang 337
Transferrin 249
Transmembranprotein 37
Transplantatabstoßung 76
Transplantation 53
– allogene 53
– autogene 53
Transport
– aktiver 42, 49
– Brandverletzung 165
– passiver 42
Transportprozesse 42
Transsudat 19, 351
Transversalachse 106
Transversalebene 2
Trauma, akustisches 230
Treitz-Flexur 397
Tremor 103
Treppenmuskeln 352
Trieb 182
Trigeminusneuralgie 194
Triglyzeride 378, 403, 412
Trikuspidalklappe 271

Trimenon 456
Trizepssehnenreflex 199
Trochanter 143
Trochlea humeri 134
Trommelfell 229
Tröpfcheninfektion 78
Truncus
– arteriosus spinalis 212
– brachiocephalicus 308
– coeliacus 309, 386
– pulmonalis 271, 273, 315
Trypsin 398
Trypsinogen 398
Tuba auditiva 337
Tuba auditiva eustachii 229
Tubae uterina 443
Tuber
– calcanei 151
– ischiadicum 140
Tuberculum pubicum 140
Tuberkulintest 82
Tuberkulose 82
– Kavernenbildung 82
– Tuberkulintest 82
– Verkäsung 82
Tubuli seminiferi 439
Tuberositas tibiae 148
Tubulusapparat 417, 418
– Funktion 420
Tumor, Rezidiv 22
Tunica
– albuginea 439
– vaginalis 438
Türkensattel 111, 112
Typhus 82

U

Überempfindlichkeitsreaktionen 72
Übergangsepithel 56
Übergewicht 378
– Abnehmen 379
– Sonderdiäten 379
Überwässerung 428, 434
Überwindungsphase 77
Überzuckerung 375
Ulcus
– duodeni 394
– ventriculi 394
Ulkus 21, 394
– Komplikationen 395
– Therapie 395
Ulkuskrankheit 394
Ulna 135
ulnar 107
Ultrafiltrat 418
Unterarm 135
Unterhaut, Injektionen 157
Unterkiefer 117
Unterkiefernerv 194
Unterkühlung 15
– After Drop 16
– im Wasser 16
– Pathophysiologie 15
– prädisponierende Faktoren 15
– Ursachen 15
– Wiedererwärmung 16

Unterschenkel 147
Unterschenkelfraktur, Versorgung 150
Unterschlüsselbeinmuskel 133
Untersuchung
– Akronyme 487
– Algorithmus 487
– Fallbeispiel 498
– fokussierte 497, 500
– Leitsymptom 487, 497
– strukturierte 487
Untersuchung, strukturierte
– SSS 488
Unterwässerung 434
Unterzuckerung 46, 375
Urämie 428
Ureter 430
Urethra 431, 440, 447
Urin
– Bestandteile 429
– Farbe 430
Urobilin 430
Urobilinogen 411, 430
Urochrome 430
Urokinase 267
Urologie 416
Ursprung, Muskel 97
Uterus 443, 444
– Wandaufbau 444

V

Vagina 447
Vakazine 70
Valva ileocaecalis 406
Varikose 306
Varikosis, *siehe* Krampfadern
Varizen 306
vasoaktives intestinales Peptid 242
Vasodilatation 11, 299
Vasokonstriktion 299
Vasopathien 268
Vater-Pacini-Lamellenkörperchen 157, 218
Veganer, Kinder 382
Vegetarier, Vitamine 382
vegetatives Nervensystem 201
– periphere Anteile 202
– Teilsysteme 201
– Übersicht 201
– zentrale Anteile 202
Vena(-ae)
– axillaris 312
– brachialis 312
– cava 273, 297
– cava inferior 312
– cava superior 312
– femoralis 312
– iliaca communis 312
– iliaca externa 312
– jugularis externa 312
– jugularis interna 312
– poplitea 312
– portae 310, 386, 409
– pulmonales 315
– radiales 312
– renalis 418

– saphena magna 312
– subclavia 312
– ulnares 312
Venen 298, 306, 312
– Bauchraum 386
– Gehirn 213
– -klappen 306
Venenklappeninsuffizienz 306
Venenplexus 312
Venenstern 312
Venenthrombose 264
Venenwinkel 259, 312
Venolen 306
Ventilation 354
Ventilationszyklus 367
Ventilebene 272, 278
Ventilebenenmechanismus 278
ventral 2, 107
Ventriculus 390
– laryngis 339
Ventrikel 210, 270
Ventrikelseptumdefekt 270
Ventrikelsystem 210, 211
Venushügel 447
Verbindung
– anorganische 28
– chemische 27
– organische 27, 30
Verbrauchskoagulopathie 77, 268, 325
Verbrennung 160
Verbrennungsgrade 162
Verdauung
– Eiweiß 402
– Fette 403
– Hormone 241
– Kohlenhydrate 402
Verdauungsorgane 384
Verdauungssystem, siehe Magen-Darm-Trakt
– Veränderungen im Alter 480
Verfettung 18
Vermehrung 7
Vermis cerebelli 195
Vernix caseosa 467
Verschlussikterus 400, 412
Vertebra 120, 121
– prominens 121
Verwirrtheit
– akute 484
– chronische 484
– Demenz 484
– im Alter 484
Vesica fellea 400
Vesiculae seminales 437
Vestibularapparat 230
Vestibulum 231
– vaginae 447
Vieleckbein 137
Vielzeller 35
Vierhügelplatte 191
Virchow-Trias 264, 307
Viren 83
– Abwehr 70
Virusgrippe 84, 336
Virushepatitis 412
Viscerocranium 109
Visus 227

Vitalkapazität 353, 354
Vitamin 33
Vitamin K 264
Vitamine, Resorption 403
volar 107
Volkmann-Kanäle 60
Vollelektrolytlösungen, balancierte 47
Vollheparinisierung 266
Vollwerternährung 383
Volumendefizit 434
Volumenmangelschock 329, 331
Volumenregulation 433
Volumenüberlastung 434
Vomer 117
Vorderhorn 197
Vorderwurzel 197
Vorhaut 440
Vorhautverengung 441
Vorhof 231, 270
– linker 273
– rechter 273
Vorhofdrüsen 447
Vorhofflimmern 286
– Risikofaktoren 287
Vorhofschwellkörper 447
Vorhofseptumdefekt 270
Vorhoftreppe 229
Vorlast 288
Vorsteherdrüse 437
Vulva 447

W

Wachstum 6
Wachstumsphasen 105
Wadenbein 149
Wadenbeinnerven 206
Wadenbeinschlagader 309
Wadenwickel 12
Wärmeabgabe 11
Wärmeaufnahme 10
Wärmeleitung 11
Wärmeproduktion 10
Wärmestrahlung 11
Wärmeströmung 11
Warmrezeptoren 219
Warzenfortsatz 109, 229
Wasser 28
– Organismus 41
Wasserhaushalt 433
– Ein- und Ausfuhr 433
– im Alter 481
– Regulation 433
– Störungen 435
Wasserkopf 211
Wasserstoff 25
Wasserstoffbrücken 28
Wasservergiftung 435
Waterhouse-Friderichsen-Syndrom 209
Wechseljahre, siehe Klimakterium
Weinen 228
weiße Substanz 172, 185, 198
Wernicke-Zentrum 187
Wiedererwärmung 16
Windkesselfunktion 298
Wirbel 121
Wirbelbogen 121

Wirbelkanal 121
Wirbelkörper 121
Wirbelkörper-Rippen-Gelenk 122
Wirbelloch 121
Wirbelsäule 120
– Abschnitte 121
– Drei-Säulen-Modell 124
– Erkrankungen 123
– Fehlhaltungen 124
– Immobilisierung 126
– Trauma 124
Wirbelsäulenimmobilisierung 126
Wirbelsäulentrauma
– Definition 124
– Dermatome 125
– Häufigkeit 125
– Immobilisation 126
– Untersuchung 125
Wirbelsäulenverletzung, Halswirbelsäule 126
Wirbelschlagader 308
Wirbelschlagadern 212
Wirtszelle 83
Wolff-Parkinson-White-Syndrom 272
Wundernetz 417
Wundheilung 264
Würfelbein 151
Wurmfortsatz 403, 406

Z

Zahnfleisch 388
Zahnfortsatz 117, 118
Zahnradphänomen 103
Zapfengelenk 96
ZA-Schwerbrandverletzte 166
Zehen 153
Zeis-Drüse 228
Zelle 3, 35
– Aufbau 36
Zellkern 36, 37
Zellmembran 37
– Aufbau 36
Zellmembranrezeptor 235
Zellorganellen 36, 37
Zellschäden 18
Zellteilung 49, 50
Zelltod 18
Zellzyklus 51
zentral 107
Zentralfurche 183
Zentralisation 323
Zentralkanal 211
Zentralkörperchen, siehe Zentriolen
Zentralnervensystem, siehe ZNS
Zentriolen 41
zerebraler Perfusionsdruck 115, 116
Zervix uteri 444
Ziliarkörper 224
Ziliarmuskel 193, 224
Zink 380
Zirbeldrüse 190, 237
Zisternen 207, 210
Zitratzyklus 31, 101
ZNS 168
– Blutversorgung 212
– menschliches 183

– Nervenverletzung 172
– Versorgungs- und Schutzeinrichtungen 206
Zoll-Drüse 228
Zona pellucida 443
Zonulafasern 224
Zottenbäumchen 453
Z-Streifen 99
Zuckung 102
Zugang, intraossärer 91
Zungenbälge 338
Zungenbein 118

Zwerchfell 129, 351
Zwerchfellnerv 205
Zwischenblutungen 447
Zwischenhirn 190
Zwischenlappenarterie 417
Zwischenrippenmuskeln 128, 351
Zwischenrippennerven 205
Zwischenwirbelloch 120, 121
Zwischenwirbelscheiben 123
Zwölffingerdarm 395
– Geschwür 394
Zyanidintoxikation 359

Zyanose 358
Zygote 450
Zystitis 432
Zytoplasma 36
Zytoskelett 40
Zytosol 36
Zytotoxine 67
Zytotrophoblast 451

Maße und Einheiten

Länge

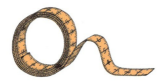

	1 Meter	1 m	1 m
1 hundertstel Meter	1 Zentimeter	1 cm	0,01 m
1 tausendstel Meter	1 Millimeter	1 mm	0,001 m
1 millionstel Meter	1 Mikrometer	1 µm	0,000 001 m
1 milliardstel Meter	1 Nanometer	1 nm	0,000 000 001 m

Volumen

Das Volumen ist eine von der Länge abgeleitete Einheit. 1 Liter entspricht dem Volumen eines Würfels von je 10 cm Länge, Breite und Tiefe.

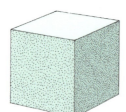

	1 Liter	1 l = 1000 cm³	1 l
1 Zehntel Liter	1 Deziliter	1 dl = 100 cm³	0,1 l
1 tausendstel Liter	1 Milliliter	1 ml = 1 cm³	0,001 l
1 millionstel Liter	1 Mikroliter	1 µl = 1 ml³	0,000 001 l
1 milliardstel Liter	1 Nanoliter	1 nl	0,000 000 001 l
1 billionstel Liter	1 Pikoliter	1 pl	0,000 000 000 001 l
1 billiardstel Liter	1 Femtoliter	1 fl	0,000 000 000 000 001 l

Masse

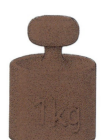

1000 Gramm	1 Kilogramm	1 kg	1000 g
	1 Gramm	1 g	
1 tausendstel Gramm	1 Milligramm	1 mg	0,001 g
1 millionstel Gramm	1 Mikrogramm	1 µg	0,000 001 g

Druck

Der Druck ist die Kraft, die auf eine bestimmte Fläche wirkt. Leider existieren in der Medizin mehrere Einheiten nebeneinander. Zur Umrechnung gelten folgende (gerundete) Umrechnungsfaktoren:

1 Pascal	1 Pa	= 0,0075 mmHg	= 0,01 mbar	= 0,01 cm H$_2$O
1 Millimeter Quecksilbersäule	1 mmHg	= 133 Pa	= 1,33 mbar	= 1,33 cm H$_2$O
1 Zentimeter Wassersäule	1 cm H$_2$O	= 1 mbar	= 0,75 mmHg	= 100 Pa
1 Millibar	1 mbar	= 1 cm H$_2$O	= 0,75 mmHg	= 100 Pa

Volumen- und Massenkonzentration

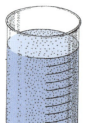

Die Konzentration ist der Volumen- oder Massenanteil eines Stoffes in 1 Liter (oder Milliliter) Lösungsmittel.

1 ml/l	1 Milliliter pro Liter	Volumenkonzentration
1 g/l	1 Gramm pro Liter	Massenkonzentration
1 g/dl	1 Gramm pro Deziliter	Massenkonzentration
1 mg/dl	1 Milligramm pro Deziliter	Massenkonzentration
1 µg/l	1 Mikrogramm pro Liter	Massenkonzentration

Stoffmengenkonzentration

Gibt die Zahl der Teilchen (Moleküle) an, die in 1 Liter Lösungsmittel (z.B. Blutserum) enthalten sind.

1 mol/l	1 mol pro Liter	1 mmol/ml
1 mmol/l	1 tausendstel mol pro Liter	1 µmol/ml

Zeit

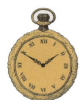

60 Minuten	1 Stunde	60 Min.	3600 Sek.
60 Sekunden	1 Minute	1 Min.	60 Sek.
	1 Sekunde	1 Sek.	
1 tausendstel Sekunde	1 Millisekunde	1 ms	0,001 Sek.